心内科疾病
防治与新技术应用

（上）

崔文健等◎主编

吉林科学技术出版社

图书在版编目（CIP）数据

心内科疾病防治与新技术应用/ 崔文健等主编. --
长春 : 吉林科学技术出版社, 2016.2
ISBN 978-7-5578-0145-8

Ⅰ. ①心… Ⅱ. ①崔…Ⅲ. ①心血管疾病—防治
Ⅳ. ① R54

中国版本图书馆CIP数据核字(2016) 第026346号

心内科疾病防治与新技术应用

XINNEIKE JIBING FANGZHI YU XINJISHU YINGYONG

主　　编　崔文健　张文宗　李占海　梁　鷃　李　晖　张亚平
副 主 编　周　波　双晓萍　姚朝阳　魏朝阳
　　　　　杜来义　李　庆　王锦鹏　门小平
出 版 人　李　梁
责任编辑　孟　波　张　卓
封面设计　长春创意广告图文制作有限责任公司
制　　版　长春创意广告图文制作有限责任公司
开　　本　787mm×1092mm　1/16
字　　数　1002千字
印　　张　41
版　　次　2016年3月第1版
印　　次　2017年6月第1版第2次印刷

出　　版　吉林科学技术出版社
发　　行　吉林科学技术出版社
地　　址　长春市人民大街4646号
邮　　编　130021
发行部电话/传真　0431-85635177　85651759　85651628
　　　　　　　　　85652585　85635176
储运部电话　0431-86059116
编辑部电话　0431-86037565
网　　址　www.jlstp.net
印　　刷　虎彩印艺股份有限公司

书　　号　ISBN 978-7-5578-0145-8
定　　价　160.00元
如有印装质量问题　可寄出版社调换

主编简介

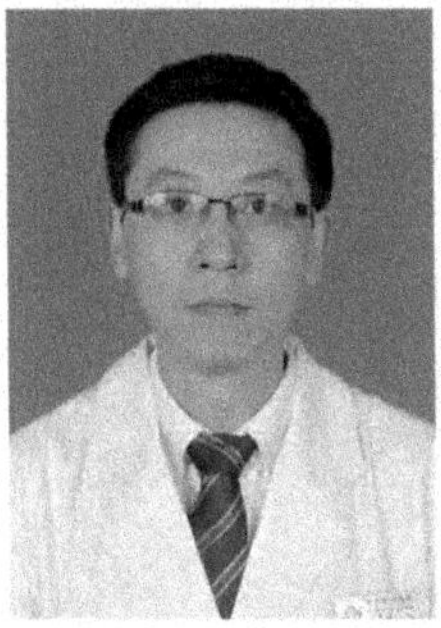

崔文建

1968年出生，硕士研究生，甘肃省中医院心血管病科，副主任医师，甘肃省心脏起搏与电生理专业委员会委员。在国家级核心期刊发表论文十余篇，主编著作一部，参编著作一部。获得国家心血管疾病介入诊疗资质，参加了为期三年的甘肃省第五期中医师承教育。2007年参加甘肃省首届急救技能大赛，获得第一名的好成绩，被甘肃省卫生厅授予“甘肃省急救状元”称号。长期从事心血管疾病的诊断和治疗工作，擅长心脏起搏与电生理技术，对心血管疑难、危重症疾病具有丰富的临床经验。

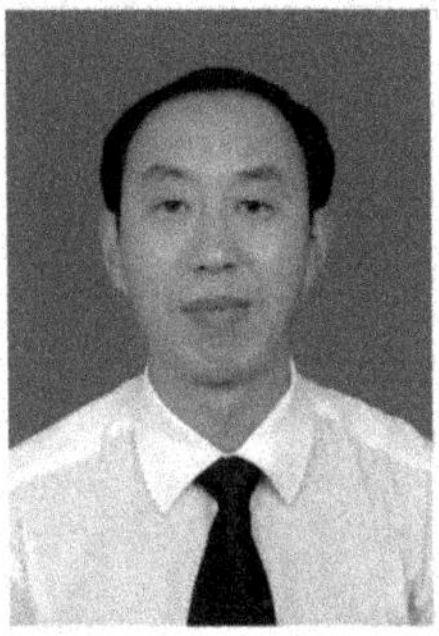

张文宗

1971年出生，医学博士，河南中医学院副教授，副主任医师，从事内科学的临床、教学、科研工作。擅长冠状动脉造影及支架植入术、射频消融术术、心脏起搏器植入术、先天性心脏病伞堵术及心血管疾病的中西医结合诊治。现为河南省心血管专业委员会委员、河南省高血压专业委员会委员、河南省心电生理与起搏专业委员会青年委员、河南省中医心血管专业委员会委员。承担省级科研项目三项，市级科研项目一项，获得厅级科研成果二项，在SCI发表文章二篇，核心期刊发表文章十余篇，出版专著三部。

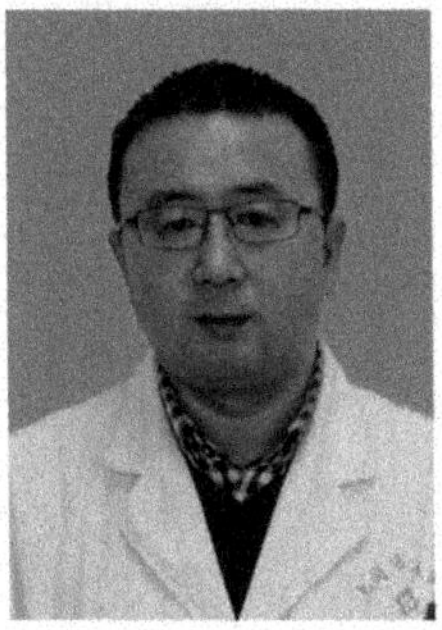

李占海

1968年出生，医学硕士，山西大同市第五人民医院心血管重症监护病区主任，副主任医师。山西大同大学兼职副教授，大同市科技专家，大同市学术技术带头人。现任山西省医师协会心血管病分会常务委员，山西省中西医结合学会心血管病分会常务委员。擅长各种心血管急危重症患者的抢救工作，参与完成世界心脏联盟和中华医学会心血管病分会共同领导的“BRIG项目”，并获“重要贡献”荣誉证书。完成省级科研项目二项，发表国家级、省级学术论文十余篇，参编著作三部。

编 委 会

主　编　崔文建　张文宗　李占海
梁　鸥　李　晖　张亚平

副主编　周　波　双晓萍　姚朝阳　魏朝阳
杜来义　李　庆　王锦鹏　门小平

编　委　(按姓氏笔画排序)

门小平　长春中医药大学附属医院
王锦鹏　南阳市肿瘤医院
牛少辉　郑州大学第二附属医院
方春梅　青岛市第八人民医院
双晓萍　襄阳市中医医院
杜来义　郑州大学附属郑州中心医院
李　庆　南阳医学高等专科学校第一附属医院
李　晖　湖北襄阳市第一人民医院
李占海　山西省大同市第五人民医院
李妍博　山西省大同市第五人民医院
李现立　河南省安阳地区医院
张文宗　河南中医药大学
张亚平　平顶山市第二人民医院
陈　炜　无锡市第三人民医院
范晓涌　兰州市第一人民医院
周　波　青岛市第八人民医院

姚朝阳　湖北医药学院附属襄阳医院
高千惠　山东大学齐鲁医院（青岛）
黄宏伟　新乡医学院第三附属医院
崔文建　甘肃省中医院
梁　鹍　郑州大学第五附属医院
魏朝阳　四川省江油市九〇三医院

前　言

随着社会的飞速发展和生活水平的日益提高，心血管疾病已成为威胁人类健康的主要疾病。为进一步提高心内科临床医师诊断心血管疾病的准确性，提高心血管疾病患者的治愈率，编者根据自己丰富的临床经验，并参考国内外最新的心内科学研究成果，吐故纳新，倾力著以此书。

本书重点讲述了心内科疾病的常见症状、常规检查、常规检验以及各类心内科常见疾病的综合诊疗与预防措施，对于心内科新技术的临床应用也做了详细介绍。全文紧扣临床，简明实用，内容丰富，资料新颖，适用于心内科及相关科室的医护人员，尤其是主治医师、研究生和医学生参考。

本书编委均是高学历、高年资、精干的专业医务工作者，对各位同道的辛勤笔耕和认真校对深表感谢！由于写作时间和篇幅有限，难免有纰漏和不足之处，恳请广大读者予以批评、指正，以便再版时修正。

编　者

2016 年 3 月

编写概况

全书内容共分二十一章，其中分为三篇，分别为基础篇、疾病篇和技术篇。基础篇主要包括心内科常见症状、检验及检查；疾病篇主要包括心内科常见的主要疾病；技术篇主要包括心内科常见的介入治疗及技术。

参编的各位编委均来自临床一线各个心内科的骨干人员，共22位。其中主编崔文建主要负责心内科相关内容的编写，共计15万余字。主编张文宗主要负责写心内科相关疾病等内容的编写，共计10万余字。主编李占海主要编写心内科相关内容，共计8.8万余字。主编梁鹍以心内科新技术应用为主等相关内容的编写，共计8万余字。主编李晖以心内科相关内容为主编写，共计7万余字。主编张亚平以心血管内科为主等相关内容的编写，共计5万余字。副主编周波主要负责心内科相关疾病为主编写，共计5万余字。副主编双晓萍主要负责中西医心内科为主编写，共计4.8万余字。副主编姚朝阳以高血压，冠心病的内容编写，共计4.5万余字。副主编魏朝阳以心内科常见病为主编写，共计5万余字。副主编杜来义以心内科为主编写，共计4万余字。副主编李庆以心血管内科为主编写，共计3.5万余字。副主编王锦鹏以中医内科为主编写，共计3万余字。副主编门小平以心内科检验为主编写，共计3万余字。编委李现立以心血管内科为主编写，共计1万余字。编委牛少辉以心血管病的介入诊疗和危重症的诊治为主编写，共计1万余字。编委陈炜心内科相关疾病为主编写，共计1万余字。编委李妍博以心内科相关内容为主编写，共计1万余字。编委范晓涌以心血管专业为主编写，共计1万余字。编委高千惠主要负责心内科为主编写，共计1.5万余字。编委黄宏伟主要负责心内内容为主编写，共计1.5万余字。编委方春梅主要负责心内科心电图为主编写，共计1.5万余字。

目　录

第一篇　基础篇

第二篇　疾病篇

第三篇　技术篇

第一篇

基础篇

第一章　心内科常见症状

第一节　呼吸困难

呼吸困难（dyspnea）是指患者主观上自觉呼吸不畅或呼吸费力，常被描述为“气短”、“气促”；客观上表现为患者用力呼吸，并伴呼吸频率、深度和节律的改变。引起呼吸困难的原因有心源性、肺源性、代谢性以及神经精神性几类，且各具特点。由于健康人在重体力负荷时也可出现呼吸困难，所以只有当安静状态或一般情况下，不引起呼吸困难的体力活动时出现的呼吸困难方属病理性呼吸困难。呼吸困难是一种主观症状，各人的耐受性有较大的差别。在呼吸功能受限程度相同的情况下，有些患者几乎完全不能活动，而另一些患者却可坚持相对正常的活动。

引起心源性呼吸困难的主要病理生理基础，是左心衰或二尖瓣病变引起的肺静脉和毛细血管内压力升高。由于肺内血液或肺间质内液体量增加，而肺内空气含量相对减少使肺的顺应性下降，这无疑增加了呼吸肌的负荷，使患者感到呼吸费力，肺血管内压力增加所引起的反射性呼吸加快也增加了呼吸困难的程度。这类因肺淤血而引起的心源性呼吸困难，一般表现为呼吸浅表而快。相反地，肺气肿患者因气道阻塞而致呼吸困难，患者以呼吸深大为主，而呼吸频率增快不明显。此外，心源性呼吸困难除非伴发于肺水肿，一般情况下，动脉血气分析无变化，而肺气肿所致呼吸困难时，血气分析结果大多异常。详细的病史和体格检查是鉴别上述两类呼吸困难的最主要的依据。

心源性呼吸困难又因疾病性质或程度不同，而有以下几种类型：

（一）劳力性呼吸困难

劳力性呼吸困难是左心衰或二尖瓣病变时最早和最常见的症状，其呼吸困难的程度与体力负荷的轻重有关。在询问病史中应了解患者在何种程度的体力负荷下出现呼吸困难，如上楼、爬山、负重行走或跑步等。在评定呼吸困难程度时，还应注意结合患者的精神状态及其耐受性。如有些明显二尖瓣狭窄的患者，主诉仅有轻度呼吸困难，其原因部分是由于在病情逐渐发展的长期过程中，患者已不自觉地将自身的体力活动限制在可耐受的范围内，因而不致出现明显的呼吸困难。

与心源性呼吸困难不同，肺源性呼吸困难早期出现于某些妨碍胸部扩张的动作时，如穿衣、脱衣、下蹲系鞋带等，而且其发展过程相对缓慢。

少数情况下，短暂发作性劳力性呼吸困难实际上相当于心绞痛发作。这是由于劳力负荷造成严重的心肌缺血，导致左心室功能暂时下降，而使呼吸困难的症状比胸痛的症状更明显。此类患者诉说呼吸困难的部位常与心绞痛的部位一致。

（二）端坐呼吸

端坐呼吸（orthopnea）是另一类型的心源性呼吸困难，当其伴发于劳力性呼吸困难时，表明左心功能不全已较明显，或有严重的二尖瓣狭窄。安静休息时即有呼吸困难，平卧时呼吸困难加重，患者为减轻这一症状常自发取坐位或高枕卧位。这样可使静脉回心血量减少，继之可使肺淤血减轻。与这一机制相同，有些患者还可有卧位性咳嗽。

支气管哮喘或其他严重肺部疾患时，也可出现端坐呼吸，这种情况可能是因为坐位时横膈低位，有利于肺的扩张，使呼吸困难减轻。更重要的是取端坐体位有利于咳出分泌物而明显缓解呼吸困难。

（三）急性心源性呼吸困难

这类呼吸困难常发生于急性左心衰或急性心律失常时，是左、右心排血量之间急剧失衡所致。右心排血量维持不变或有所增加，而左心又不能将其所接纳的血液全部排出，这样就使血液淤滞在肺中。呼吸困难常骤然发生，或夜间出现（夜间阵发性呼吸困难），或白天发生，均可发展至肺水肿。急性肺水肿的病理生理机制是急性静脉淤血而有渗液进入肺实质。其表现有三种常见的临床类型：

1. 夜间阵发性呼吸困难　夜间阵发性呼吸困难（paroxysmal noctumal dyspnea）见于左心衰已较明显时，仅在夜间出现。一般在入睡后 1～2h 发生，患者常常因憋气而突然惊醒，伴窒息感。常被迫坐起甚至走到窗口以便吸入更多空气，有时这种呼吸困难伴有咳嗽或喘鸣。这是由肺淤血挤压了小支气管使之狭窄所致。有时还伴有心悸、眩晕或压榨性胸骨后疼痛，持续 10～30min，之后症状消失，患者重新上床，一般可安静入睡至天明。当呼吸困难发作时，患者面色苍白或轻微发绀，皮肤湿冷。特别严重的夜间阵发性呼吸困难可发展至肺水肿。

从原则上说，夜间阵发性呼吸困难的发生机制与其他的心源性急性呼吸困难相似。夜间发作的特征性机制，尚未能充分了解。除了夜间平卧睡眠时肺内血容量增加外，睡眠时肾上腺素能活力下降、左心室收缩力减弱，夜间迷走神经张力增加、小支气管收缩，平卧时横膈高位、肺活量减少以及夜间呼吸中枢处于抑制状态等也是影响因素。

2. 心性哮喘　心性哮喘可以是劳力性呼吸困难、端坐呼吸以及夜间阵发性呼吸困难的表现形式，急性左心衰当小支气管壁高度充血时，即可出现哮喘样发作。有时与支气管哮喘难以鉴别。如果自幼即有哮喘发作史则多为支气管哮喘。中年首次发作哮喘则首先考虑为心源性，但是慢性支气管哮喘的患者也可同时有心脏疾病，也就是同一患者既有呼吸系疾病又有左心衰，这必须依靠详细地询问病史及体格检查。对有些病情复杂的病例，甚至需要进行血气分析，肺功能测定或心导管检查等方能确定是心源性或支气管性哮喘。

3. 急性肺水肿　这是心源性呼吸困难中最为严重的一种类型，是急性重度左心衰的表现，常伴发于急性心肌梗死、高血压危象、二尖瓣腱索或乳头肌断裂时。此外，高度二尖瓣狭窄的患者劳力负荷过重时，由于肺静脉压突然增高也可出现肺水肿。快速心房颤动心室率过快时，左心室充盈受限，也可导致肺水肿。慢性心力衰竭的患者由于保护性机制，使肺内小动脉发生组织学改变，可防止在心力衰竭加重时血管内液体向肺泡内渗出。所以左心衰及二尖瓣病变早期比晚期更容易发生肺水肿。肺水肿的严重程度可有所不同，但所有肺水肿的患者均有呼吸困难。如果水肿仅限于肺间质内，听诊可无水泡音，而 X 线胸片可资证明。最严重的肺水肿时，患者似骤然被自己的呼吸道分泌物所淹溺，处于极度痛苦的状态下，自己可以听到胸内如壶中开水沸腾，并不断有白色或粉红色泡沫状痰从口、鼻中涌出。患者面色苍白并有发绀，皮肤湿冷。症状持续时间长短不一。处于这样的紧急关头，如不采取紧急抢救措施，患者难免一死。

（四）潮式（Cheyne – Stokes）呼吸

1818 年 Cheyne 首先描述了这种节律异常的呼吸。呼吸暂停约十数秒钟后，出现慢而微弱的呼吸，继之逐渐加深加快，然后再逐渐减慢以至停止，如此周而复始。这种潮式呼吸是脑部受损的一种表现，也可出现于严重的左心功能不全时，缺血性与高血压性心脏损害患者更为多见，而这类患者通常也合并脑血管病变。但脑源性与心源性潮式呼吸的病理生理基础不尽相同，对脑部疾病而言，是因为呼吸中枢处于抑制状态，对正常的二氧化碳和 O_2 分压不能产生调节效应。所以呼吸中枢抑制到一定的程度时引起呼吸暂停，而呼吸暂停后潴留的二氧化碳又可刺激呼吸中枢而激发数次呼吸。心源性潮式呼吸主要是由于血液从左心室至脑的循环时间延长，因而干扰了呼吸的反馈调节机制。此外，颈动脉窦反射异常和低氧血症也参与了作用。

（五）其他的心源性呼吸困难

有些特殊的心脏病其呼吸困难的机制尚不十分清楚，如左向右分流量较大的先天性心脏病（室间隔或房间隔缺损、动脉导管未闭等），其呼吸困难是由于肺内血流量增多——多血肺，还可能有反射性机制参与。右向左分流的发绀型先天性心脏病时的呼吸困难，可能是低氧血症引起的反射性呼吸加快。右心衰时，可能有胸水、腹水压迫或同时存在的左心衰及肺部疾患等因素参与。

左心房黏液瘤或左心房内球形血栓常在坐位时或某一特殊体位时，突发呼吸困难，而卧位时可较轻。这是由于坐位或某一特殊体位时，黏液瘤或球形血栓恰好堵塞在二尖瓣口，使左心房血流至左心室受阻。法洛四联症（fallot tetrad）时的呼吸困难可在蹲踞位时减轻。这是由于这一体位可增加体循环阻力，而使右向左的分流量减少。

肺栓塞也属于心血管病急症之一，其呼吸困难的发生更为突然，呼吸困难程度与劳力负荷无关，常伴有惊恐、心悸、胸痛和咯血。由于肺栓塞大多数情况下并无器质性心脏病基础，栓子多来自下腔静脉系统，临床诊断较困难，很易误诊为急性心肌梗死。

（崔文建）

第二节 胸痛

胸痛（chest pain）是心血管疾病常见症状之一。对于胸痛症状应了解以下有关的内容：起始情况、疼痛部位、放射区域、疼痛性质、严重程度、持续时间、诱发因素（如体力负荷、精神紧张、进食等）、缓解因素（如休息、体位改变等）及是否伴有呼吸困难、出汗、眩晕或心悸等。有些患者对胸痛的感觉描述为压迫感、窒息感或胸部不适等。可有严重胸痛症状的心血管疾病主要有4种：缺血性心脏病、急性心包炎、肺栓塞及主动脉夹层。

（一）缺血性心脏病

缺血性心脏病的胸痛包括稳定型心绞痛和急性冠脉综合征（acute coronary syndrome），其发生是由冠状动脉粥样硬化使冠脉狭窄或痉挛，或冠脉阻塞、斑块破裂和出血所致。心血管专科医师对患者的胸痛症状应认真耐心地询问，以判明是稳定型心绞痛或急性冠脉综合征。

1. 心绞痛　典型稳定型心绞痛的特点可归纳如下：疼痛的部位为胸骨下段后（患者在描述其症状时常以手握拳置于胸骨区），疼痛可放射，主要向左肩及左臂尺侧放射；疼痛性质多为压榨感、紧缩感，有时为烧灼感；疼痛持续1～10min，大多为3～5min；疼痛常因劳力负荷所诱发，特别是在寒冷时或进餐后；休息和含服硝酸甘油可使疼痛缓解。心绞痛除上述典型表现外，临床上尚有较多不典型的表现，有时甚至十分离奇，如心绞痛的部位在骶部、大腿或身体的某一处瘢痕。疼痛性质不典型及发作无规律的现象更为多见。

2. 急性冠脉综合征　包括不稳定型心绞痛、ST段抬高型心肌梗死和非ST段抬高型心肌梗死。不稳定型心绞痛可由稳定型心绞痛发展而来，也可直接出现或在急性心肌梗死之前发生。除疼痛性质与典型心绞痛相似外，一般程度更严重，与劳力负荷可无关系，静息状态下也可发生，持续时间较长但一般短于20min。ST段抬高型心肌梗死表现为突然发生的、持久而剧烈的胸痛，诱因多不明显，且常发生于安静时，持续时间可长达30min或更长，休息或含服硝酸甘油不能使疼痛缓解。患者常有濒死感伴呼吸困难、大汗、乏力、恶心和呕吐，同时心电图示ST段明显抬高，血清心肌坏死标志物浓度升高并有动态变化。非ST段抬高型心肌梗死是指具有典型的缺血性胸痛症状，持续时间超过20min，血清心肌坏死标志物浓度升高并有动态演变，但心电图无典型的ST段抬高而是表现为ST段压低、T波异常或ST－T正常等非特征性改变的一类心肌梗死，其胸痛症状与ST段抬高型心肌梗死不尽相同。

当患者具有冠心病的危险因素，且主诉为典型的劳力性胸骨后疼痛时，诊断为心绞痛的准确率是较高的。如果没有明显的冠心病危险因素，胸痛也不典型，则心绞痛的可能性不大。具有明显冠心病危险因素者，即使胸痛不典型也不能轻易否定心绞痛的诊断。冠心病的危险因素如高龄、男性、高血压及冠心病的家族史以及本人有高血压、血脂异常、糖尿病、吸烟史等均与冠心病发病有一定关系，在病史中均应注意询问。

还有一点也不能忘记，既往没有冠心病的年轻人有时也可以出现心肌缺血性胸痛，这种情况多见于严重贫血、阵发性心动过速心率极快时、主动脉瓣病变、肥厚型心肌病等，如有怀疑，应对相关的病史进行仔细询问。

（二）急性心包炎

急性心包炎的胸痛主要是由于壁层心包受炎症侵犯所致，或炎症侵及邻近的胸膜之故。疼痛部位较局限，通常位于胸骨及胸骨旁区，可放射至颈、背或上腹部，由于左侧横膈胸膜受侵犯，疼痛可放射至左肩部，但很少波及左上臂。疼痛性质多为锐痛，但其程度差异甚大，一般持续数小时至数天，可在吞咽、深呼吸及仰卧位时加剧。当前倾坐位时疼痛可缓解；应用止痛消炎药物也可使疼痛减轻。发病前有上呼吸道感染病史，有助于诊断。若体检听到心包摩擦音，可以诊断。

（三）肺栓塞

大面积的肺栓塞其疼痛性质、部位与不稳定型心绞痛或急性心肌梗死十分类似，但一般更为剧烈，放射更为广泛，可在呼吸时加剧。含服硝酸甘油不能使疼痛缓解。常伴有呼吸困难、咳嗽、咯血、心动过速及低血压，严重者出现休克及猝死。其疼痛可能是由于右心室压力突然增高，使冠脉血流量减少，而氧耗量反而增高，导致心肌缺氧所致。也有人认为肺动脉的扩张也可能是引起疼痛的因素之一，这一机制也常用以解释肺动脉高压时的胸痛。巨大肺栓塞时，患者常有胸膜性胸痛和少量咯血等症状。

（四）急性主动脉夹层

主动脉夹层疼痛常突然暴发，持续而异常剧烈。其疼痛部位依主动脉壁内层断裂的部位不同而异。主动脉夹层最常发生于主动脉弓或降主动脉，此时疼痛多局限于前胸，并放射至背部，有时以背部疼痛为主而放射至项部、颈部或手臂。如果主动脉夹层在数小时或数日内继续扩展，则疼痛将扩展至腹部、腰部和下肢。对于慢性高血压患者、妊娠妇女及马方综合征（Marfan syndrome）的患者应多考虑这种可能性，少数患者疼痛不十分剧烈而以突发呼吸困难及晕厥为主要表现。

以上几种心源性胸痛的鉴别见表 1－1。

表 1－1　几种心源性胸痛的鉴别

	稳定型心绞痛	不稳定型心绞痛	心肌梗死	急性心包炎	肺栓塞	急性主动脉夹层
部位	胸骨后可波及心前区	胸骨后可波及心前区	胸骨后可波及心前区	心前区及胸骨后	胸骨下端	前胸部或背部
放射	左肩、左臂尺侧或达下颌、咽及颈部	左肩、左背上方、左臂尺侧或达下颌、咽及颈部	左肩、左背上方、左臂尺侧或达下颌、咽及颈部	颈、背、上腹、左肩	广泛	颈、背部、腹部、腰部和下肢
性质	压榨感、紧缩感	胸痛阈值降低、程度加重、次数增加	胸痛的程度较心绞痛更剧烈	锐痛	剧烈痛	胸痛突然暴发、剧烈，呈撕裂样
时间	3～5min	通常＜20min	数小时或更长	持续性	持续性	持续性
诱因	劳力、情绪激动、寒冷、进餐	轻体力活动或休息时发作	不常有	吸气、吞咽、咳嗽加剧	右心室压力增高所致	常患高血压或马方综合征
缓解方式	休息、硝酸酯缓解	硝酸酯缓解作用减弱	休息和硝酸酯不能缓解	前倾坐位可缓解	硝酸酯不能缓解	硝酸酯不能缓解
伴随临床表现	有时可出现第4心音和乳头肌功能不全的表现	第4心音和乳头肌功能不全的表现明显，可出现一过性心功能不全的表现	呼吸短促、出汗、烦躁不安和濒死感；恶心、呕吐和上腹胀	心包摩擦音	呼吸困难、咯血、低血压，急性右心衰和肺动脉高压的表现	下肢暂时性瘫痪、偏瘫和主动脉关闭不全的表现，双上肢血压和脉搏不对称

（五）其他原因引起的胸痛

除了上述引起胸痛的疾病外，还有一些心源性和非心源性疾病可引起胸痛。在鉴别诊断时应予以考虑。比较常见的有：

(1) 扩张型心肌病和二尖瓣脱垂患者常诉胸痛，其机制不明。疼痛性质可类似典型心绞痛，也可类似功能性胸痛。

(2) 肋软骨炎或肌炎引起的胸壁疼痛，这类胸痛常伴有肋软骨或肌肉的局部压痛。身体活动或咳嗽时可使疼痛加重。

(3) 左侧胸部带状疱疹，在出疹前其胸痛有时可误诊为心肌梗死，但随之出现的疱疹可使诊断当即明确。

(4) 功能性或精神性胸痛，忧郁症的患者也可有胸痛，常同时伴有叹息样呼吸、过度换气、手足发麻，称之为心血管神经症。这种胸痛常局限于心尖部，持续性钝痛，长达数小时或十数小时，伴有心悸，兼有针刺样短暂锐痛。心前区常有压痛。胸痛发作间期常有神经衰弱、疲倦无力等症状。情绪不稳定，止痛药不能使疼痛完全缓解，但休息或活动或镇静剂，甚至安慰剂可使疼痛部分缓解。

胸腔内其他脏器或组织的疾病，上腹部脏器的疾病有不少也有胸痛症状。值得一提的是食管痉挛及反流性食管炎其胸痛症状常易与心绞痛混淆。尽管有不少检查手段有助于鉴别多种不同原因的胸痛，但毫无疑问询问病史是最重要、最有价值的方法。特别是对胸痛性质及其伴随症状的综合分析常可得到重要的鉴别线索。

（崔文建）

第三节　心悸

心悸（palpitation）是心血管病的主要症状之一，是患者感觉到自身心跳增强或加速的不舒服感觉，也是患者就诊的常见原因。患者描述心悸的感觉各有不同，如心慌、心脏下沉感、心脏振动感、撞击感、停顿感及心跳不规则等。心悸的轻重很大程度上取决于患者的敏感性。对这一主诉应进一步询问其诱发或加重因素，诸如运动、进食、情绪激动、饮酒及服用药物的影响等。

（一）不伴有心律失常的心悸

这种心悸十分常见。有些只是对正常心搏的感知，特别当左侧卧位时更明显，多见于紧张和敏感的正常人。情绪易激动者常有窦性心动过速使之感到心慌，并多伴有焦虑、呼吸深大、手足发麻、颤抖等。与阵发性心动过速不同，窦性心动过速起始和终止都是逐渐而隐袭的。心率一般为100～140次/分。

正常人在剧烈运动时出现的心悸是由于窦性心动过速及高动力循环状态所致。

（二）心律失常所致的心悸

心悸是心律失常患者的常见症状，心悸时心率可快可慢，心律亦可不规则。各种类型的期前收缩、快速性心律失常、缓慢性心律失常或心律不规则均可引起心悸；但有心律失常不一定都有心悸症状。

根据长程心电图的监测，心脏正常的人群，大多有偶发的房性期前收缩或室性期前收缩，但不一定都有心悸症状。因室性期前收缩而有心悸者随年龄增高而增加。各种类型的器质性心脏病均可伴发期前收缩，但临床上功能性期前收缩更为多见。有期前收缩者常主诉有心搏脱漏或停顿感，有时描写为心脏冲向喉部或下沉的感觉，少数患者感到有连跳。

阵发性室上性心动过速时，其心慌的症状呈突发突止的特点，心率一般超过 160 次/分；心律规则，持续时间可长达数小时，也可能仅数分钟。颈动脉窦按摩、Valsalva 动作、作呕或呕吐等刺激迷走神经的动作一般可使心慌症状终止。

阵发性心房颤动发作时心慌更为严重，心跳快而极不规则，伴有脉搏短绌是其特点。心房扑动在临床上较为少见，心率常为 150 次/分左右，可以规则也可以不规则，心率成倍地增加或突然减半是其特征。

室性心动过速发作时，心室率增快可引起心悸，且常伴有晕厥或晕厥前症状，可能还会发生猝死。

心率缓慢时，也可出现心悸，多由房室传导阻滞或窦房结病变引起。

由于伴随于心律失常的心悸症状大多数情况下不是持久性的，所以当患者就诊时往往不是正值心律失常发作之际。请患者描述心悸的感觉，发作心悸时心跳的节律和速率，有时有助于判断心律失常的性质。常规心电图及长程心电图对心律失常的诊断价值最高。心脏电生理检查对阵发性心动过速的诱发复制率极高，确诊率可达 90% 左右。

（三）血流动力学改变所致的心悸

由于每搏血量增加，心肌收缩力增强，可使患者经常存在心悸感，特别在二尖瓣或主动脉瓣关闭不全时，心内、心外有分流时，或心动过缓时心悸感常较明显。此外，高动力循环状态，如妊娠、甲亢及嗜铬细胞瘤时均可有此症状。

由于心功能不全，每搏血量减少，心率代偿性增快，常表现为轻度活动后即出现心悸。

（李妍博）

第四节　晕厥

晕厥（syncope）是由于一过性脑部供血不足所致的突然和短暂的意识丧失伴自主体位丧失，一般能很快恢复正常。如果患者尚未达到意识丧失的程度，但出现头晕、心慌、胸闷、气短、乏力、面色苍白、出汗、站立不稳、视物模糊、听力下降及消化道症状，则称之为晕厥先兆。其供血不足的病理生理基础不外乎是心脏泵血不足或是周围血管异常反应——血管扩张、血容量相对不足，或者两者兼而有之。由明显的失水、失血等造成的低血容量休克伴晕厥不在本节内讨论。晕厥的病因多种多样，大体上可分为以下几类：①神经介导性晕厥：主要包括血管迷走性晕厥（vasovagal syncope）、颈动脉窦综合征（carotid sinus syndrome）和其他反射性晕厥；②心源性晕厥；③脑源性晕厥；④直立性低血压（orthostatic hypotension）；⑤血液成分异常，如低血糖和重度贫血。另有一些晕厥虽经各种检查仍诊断不明。从治疗及预后的角度来看，心源性晕厥最为重要；但从临床发病率来看，血管迷走性晕厥最为多见。

（一）神经介导性晕厥

指多种因素触发的过强的神经反射，引起低血压和心动过缓，从而导致晕厥发作。

1. 血管迷走性晕厥　是临床上最常见的晕厥，约占晕厥患者的30% ~50%。多见于年轻体弱的女性，常反复发生，但无器质性疾病，也无特定性诱因。情绪激动、恐惧、久站、见到血、疼痛、天气闷热、空气污浊、过度疲劳等情况下均可发作，过去均列入“不明原因”性晕厥。自1986年Kenney采用直立倾斜试验（head upright test，HUT）用于诊断血管迷走性晕厥以来，国内外对血管迷走性晕厥患者的体位、血压、心率与晕厥的关系进行了大量临床研究，将血管迷走性晕厥分为三种类型：血管抑制型，直立倾斜试验中诱发晕厥时以血压降低为主；心脏抑制型，晕厥时表现为心率突然减慢甚至出现心脏停搏；混合型，晕厥时心率和血压均明显下降。尽管血管迷走性晕厥发生的病理生理机制尚未完全明了，但这类患者在直立倾斜位时出现血压下降及（或）心动过缓，并再现晕厥发生的症状是明确的。目前临床上已将倾斜试验作为诊断血管迷走性晕厥最可靠的手段。

2. 颈动脉窦综合征　是指对颈动脉窦刺激的过度神经反射导致心动过缓和（或）血压下降，从而引起晕厥。常见诱因为局部动脉硬化、炎症、外伤、肿物、衣领压迫、颈部肌肉加压、转动头部、揉压颈部或其他刺激颈动脉窦的动作等。颈动脉窦综合征在老年人中多见，心血管和神经系统检查往往正常，晕厥发作前常无预兆，以心脏停搏和心动过缓为特点，做颈动脉窦按摩试验可资诊断。

3. 情境性晕厥　情境性晕厥（situational syncope）与咳嗽、排尿、排便和吞咽等相关，其发生机制相似，分别通过反射弧将通路上的胸腔、膀胱和胃肠道内压力感受器经脑神经与中枢（孤束核、髓质血管减压部位）连接，反射性地引起传出通路中的迷走神经张力增高，从而引起心率减慢和心输出量降低，最终导致晕厥发作。

4. 疼痛性晕厥　舌咽神经或三叉神经痛引起的喉部和面部疼痛可导致晕厥发作；触摸扁桃体、耳、咽、喉的引发点产生疼痛刺激也可引起晕厥。其发生机制可能为：疼痛刺激由相应神经传入，反射性地引起血管舒缩中枢抑制，周围血管扩张，回心血量减少，心输出量减少，脑部供血不足导致晕厥发作。

（二）心源性晕厥

指由心脏疾病造成心输出量暂时减少导致一过性脑供血不足而产生的晕厥。常见的原因可归纳如下：

1. 心律失常　缓慢性心律失常：如严重窦性心动过缓、房室传导阻滞、心室停搏或病窦综合征等；快速性心律失常：如室性心动过速、心室扑动、心室颤动、阵发性室上速、心房颤动、心房扑动、心脏遗传性离子通道病（先天性长QT综合征、Brugada综合征）、起搏器功能不良、药物的促心律失常作用等。如果在一阵心悸后出现晕厥，常提示为快速性心律失常中止时，在正常窦性心律恢复之前有短暂的窦性停搏或严重心动过缓。

2. 器质性心脏病或心肺疾病　心瓣膜口狭窄或流出道梗阻：如严重的主动脉瓣狭窄、肺动脉或肺动脉瓣狭窄、肺栓塞、法洛四联症、肥厚型梗阻性心肌病、心房黏液瘤、二尖瓣脱垂等；泵衰竭：如急性心肌梗死或心肌缺血等；其他心脏疾病：如急性主动脉夹层、心包疾病、心脏压塞等。体位改变或体力负荷突然加重可使这类患者心输出量突然减少、血压明显降低导致晕厥发作。

心源性晕厥一般发生极为突然，无头昏不适等前驱症状，持续时间甚短，可有外伤及大小便失禁。意识恢复后，除原有心脏病症状外，常无其他明显症状。

（三）脑源性晕厥

脑血管病变、痉挛而发生一过性、短暂脑供血不足，也可发生晕厥，如短暂性脑缺血发作（TIA）、锁骨下窃血综合征、脊椎基底动脉供血不足等均可造成一过性晕厥。双侧颈动脉严重狭窄也可引起晕厥。

（四）直立性低血压

直立性低血压也叫直立性低血压。当患者突然改变体位，如从卧位或蹲位快速站立时，血液因重力作用而积聚在下肢，由于患者存在着自主神经功能障碍，外周血管不能相应收缩，静脉回心血量下降，心搏出量减少，血压过度下降（>20/10mmHg），大脑灌注不足，因而发生晕厥。直立性低血压常见于老年患者、服用抗高血压和抗抑郁药及利尿剂的患者，继发于糖尿病和滥用酒精的自主神经功能受损的患者也易出现直立性低血压。

（五）血液成分异常引起的晕厥

脑储备糖的能力差，但耗能大，血糖过低会引起头昏、乏力、冷汗、神志恍惚甚至晕厥；贫血时血液中红细胞减少，血氧浓度降低引起脑缺氧，也可发生晕厥。此外，过度换气导致二氧化碳排出过多、血液中二氧化碳含量下降和低碳酸血症，继而引起外周血管扩张、回心血量减少和大脑供血不足；低碳酸血症还可引起脑血管收缩和血红蛋白对氧的亲和力增强、大脑供氧量降低，进而导致晕厥发作。此外，晕厥在临床上还应与其他引起意识障碍的疾病相鉴别，如癫痫、癔症发作、前庭病变等。

对晕厥的诊断，首先要判断是否确有意识丧失，如对外界刺激的感知，是否有摔倒、受伤及二便失禁等。经过详细询问病史，包括诱发因素、前驱症状、晕厥持续时间、恢复过程、意识恢复后的心率、自我感觉以及伴随症状等常可提供诊断线索。例如：血管迷走性晕厥多与疼痛、恐惧、听到噩耗、情绪激动、站立时间过久、环境闷热等有关；“情境性”晕厥多与排便、排尿、咳嗽、吞咽有关；突然转动颈部发生晕厥提示颈动脉窦综合征；活动上肢而发生晕厥提示锁骨下窃血综合征；由卧位直立时突然晕倒提示直立性低血压。运动、劳力时发生晕厥则可见于多种疾病如肥厚型心肌病、主动脉瓣狭窄、先天性长 QT 综合征等。

病史结合体格检查一般可对晕厥的原因做出初步判断。进一步明确诊断常需做特殊检查，特别是疑为心律失常所致的晕厥除一般心电图及超声心电图之外，需做长程心电图，甚至心脏电生理检查。对疑为血管神经性晕厥者，应行倾斜试验。

（张文宗）

第五节 发绀

发绀（cyanosis）是指皮肤和黏膜呈现蓝色的异常外观，其主要是由于血液中还原血红蛋白含量的增多，少数情况下异常血红蛋白的增多也可引起发绀。发绀既是一种症状，也是一种体征，除非发绀已十分明显，一般体格检查时容易被忽视。

毛细血管血液中还原血红蛋白含量的多少取决于两个因素：其一是动脉血内氧的浓度，其二是组织从毛细血管中摄取氧量的多少。因此，毛细血管血液中还原血红蛋白增加，可能是由于动脉血氧不饱和，此型发绀称之为中心性发绀；也可能是由于组织从血中摄取过多的氧，此型发绀称之为周围性发绀。正常情况下，动脉血氧饱和度为100%，还原血红蛋白仅为0.75g/dl，血液流经毛细血管，组织摄取了部分氧气，在静脉血液中的还原血红蛋白即升高至4.75/dl。由此看来，发绀与静脉内氧含量的关系更大。当临床上判断有发绀时，其毛细血管内血液的还原血红蛋白含量至少达到了4g/dl。

（一）中心性发绀

中心性发绀主要见于右向左分流的先天性心脏病患者。一般当分流量大约相当于30%的左心搏出量时即可出现发绀，这部分分流的血液不经过肺部的气体交换，致使动脉和毛细血管内的血液氧饱和度不足。换句话说，即循环血流中还原血红蛋白的含量增加。

在先天性心脏病中，以下三种情况可导致右向左分流而引起发绀：①当右心流出道有狭窄而同时有一大的间隔缺损时，血流倾向于经过缺损口从右向左分流（如法洛四联症、肺动脉口闭锁等）；②较大的间隔缺损，原有左向右分流（如室间隔缺损），随着时间的推移，逐渐形成肺血管的阻塞性改变，而使分流倒向，出现发绀；③有一个左、右共用的心腔，在血流进入动脉系统以前，氧饱和与氧未饱和的血液混合在一起（如单心室），可出现发绀，但如无肺动脉阻塞性改变，同时肺血流量较大时，动脉血氧饱和度可达82%～88%，可以没有或仅轻度发绀。

除了右向左分流的先天性心脏病以外，中心性发绀也可见于严重的呼吸系统疾病，如呼吸道阻塞、肺部疾患（肺炎、阻塞性肺气肿、弥漫性肺间质性纤维化、肺淤血、肺水肿）、胸膜疾患（大量胸腔积液、气胸、严重胸膜肥厚）及肺血管病变（原发性肺动脉高压、肺动静脉瘘）等，其发病机制是由于呼吸功能衰竭，肺通气或换气功能障碍，经过肺的血液不能得到充分氧合，导致体循环毛细血管中还原性血红蛋白增多，从而发生发绀。

中心性发绀具有以下两大特点可资与周围性发绀鉴别：①中心性发绀患者常有杵状指（趾），这是十分重要的鉴别体征；②中心性发绀时动脉血氧饱和度一般均低于85%，并伴有红细胞增多。发绀在体力负荷时明显加重。

确定为中心性发绀后，应进一步判断其为心源性还是肺源性。单纯的心源性中心性发绀，一般没有严重的呼吸困难，除非有急性肺动脉栓塞或急性肺水肿。而肺源性发绀毫无例外均有严重的呼吸困难。此外，如为肺源性发绀给予纯氧吸入5～10min后，发绀可明显减轻，甚至消失。心源性者则无此反应。对心源性发绀只有采取降低肺血管阻力的措施或输入含有溶解性氧的液体时，方可使发绀略有减轻。

（二）周围性发绀

周围性发绀系因通过皮肤的血流减少或缓慢所致，常出现在肢体末梢及身体下垂部位，如肢端、耳垂及鼻尖。以下几种情况可导致周围性发绀：当体循环淤血、周围血流缓慢、氧在组织中被过多地摄取时，如右心衰、缩窄性心包炎。局部静脉病变（血栓性静脉炎、下肢静脉曲张）等；当肢体或末梢动脉收缩或阻塞时，如雷诺现象（Raynaud phenomenon）是典型的周围性局限性发绀；由于心输出量减少、循环血容量减少、周围组织血流灌注不足及缺氧所致，如严重的休克；当血红细胞数与血红蛋白含量显著增高时，如真性红细胞增多症。周围性发绀以肢端及暴露部位更为明显。在温度保持较高的部位如结膜、唇内面、颊内面和舌头常无发绀。而中心性发绀在这些部位也无例外。此外，周围性发绀常伴皮肤苍白发凉，当搓揉和加温后，局部发绀可消失。

中心性与周围性发绀的鉴别见表1－2。

表1－2 中心性与周围性发绀的鉴别

	中心性发绀	周围性发绀
动脉氧饱和度	低于75%～85%	基本正常
发绀的分布	全身性（包括口腔内黏膜），发绀部位暖和，周围血管扩张	局限于四肢末端、鼻尖、外耳、口唇等；发绀部分较凉，周围血管收缩
对吸入100%氧的反应	肺源性发绀减轻	无反应
对体力活动的反应	发绀可加重	发绀可减轻
同时存在的情况	右至左分流的先心病，肺动静脉瘘，弥漫性肺脏疾病，如严重肺气肿等	休克、充血性心力衰竭（后者发绀主要为周围性，中心性因素也参与）

（三）混合性发绀

肺心病的发绀是中心性和周围性混合性发绀。中心性发绀是因肺部疾患所致，周围性发绀则因晚期心输出量不足所致。

有些少见的血红蛋白异常疾病也可引起类似发绀的皮肤色泽改变，应注意鉴别，如硫变血红蛋白血症（因食入乙酰苯胺、乙酰氧乙苯胺、苯胺、磺胺等引起）、中毒性高血红蛋白血症（如大量食用含亚硝酸盐的蔬菜，或少数情况下由于长期应用硝普钠或亚硝酸盐类药物）、先天性高血红蛋白血症（患儿自幼即有发绀，有家族史而无心肺疾病）。此外尚需与色素沉着病如银质沉着病或血色沉着病等鉴别。

（张文宗）

第六节 水肿

水肿（edema）是由于体内液体过量积聚在细胞外组织间隙中的表现，患者外观浮肿，如在骨表面用指压皮肤，可见压痕持续数秒不消失，水肿既是一症状，也是一体征。

严重的心力衰竭、肾病综合征和肝硬化患者均可出现水肿，根据病史、物理检查和简单的实验室检查可对其进行鉴别。水肿是右心衰较晚期的症状，但在右心衰导致体循环静脉压力增高以前，往往已可因水、钠潴留而使体重增加，一般在细胞间隙内积聚的液体超过5L时方可见到显性水肿。故在心性水肿出现以前，患者常先有少尿及体重增加（3～5kg）。

无论病因如何，引起心性水肿的因素主要有二，一是静脉压升高，二是水、钠潴留，后者是由于肾脏排钠减少。而影响水钠潴留的因素很多，目前尚未能一一阐明。醛固酮增加可能是引起水、钠潴留的因素之一，而醛固酮增加又是心输出量减少导致肾血流量减少的代偿反应。有些研究表明，当心力衰竭进入慢性期时，醛固酮的分泌逐渐恢复至正常水平，此时应用血管紧张素转化酶抑制剂阻断血管紧张素Ⅰ转换为血管紧张素Ⅱ，其有利的作用主要是减少心脏的后负荷（扩张血管），而并不在于消除刺激醛固酮分泌的因素。大多数晚期心力衰竭患者有效血循环量减少（尽管整个血容量是增加的），促使抗利尿激素增加，这对水的潴留和稀释性低钠（尽管体内总钠量增加）起一定的作用。

临床上心力衰竭患者白天水肿明显而夜间可减轻，其水肿部位与重力有关。门诊患者水肿主要见于双下肢（脚和踝部），卧床患者则主要表现在腰骶部。当水潴留进一步增加时，可发展为全身性水肿，面部水肿常较晚出现，可能提示伴有肾功能不全或上腔静脉阻塞。

（一）心性水肿的特点

（1）心性水肿总是伴有静脉压升高，后者的主要体征是颈静脉搏动增强及怒张，肝脏充血肿大并有压痛，肝颈静脉回流征阳性。

（2）心性水肿部位与重力有关，好发于身体下垂处，且为双侧对称性，如双下肢，除非患者长时间保持侧卧体位。

（3）大多数右心力衰竭的病因为二尖瓣病变及肺心病，所以在心性水肿出现以前，一般均先有呼吸困难。少数情况下，全心疾病首先影响右心者，如心肌病、缩窄性心包炎等则出现水肿前可无呼吸困难症状，但大多数全心疾病常同时波及左、右心，所以呼吸困难和水肿常同时出现。

（二）水肿的特殊形式

1. 腹水　腹膜腔内积液是晚期右心衰的另一种表现，常先有或同时有腹壁水肿。心源性腹水几乎毫无例外地先有下肢水肿，仅仅在缩窄性心包炎或三尖瓣疾患时可以先有腹水或腹水比下肢水肿更突出。此时应高度重视与肝性腹水相鉴别，观察颈静脉，判断有无体循环静脉压升高，将对鉴别诊断有重要帮助。

2. 胸水　胸膜腔内积水主要来自壁胸膜的渗漏。由于胸膜上的静脉同时引流至体循环及肺循环，所以只有当体循环和肺循环静脉压力均升高时，方有胸水形成。所以，胸水常见于同时有左、右心衰时。心力衰竭时出现的胸水常为双侧性，而以右侧为多。少数单侧胸水也均在右侧，如果出现左侧的单侧胸水，心力衰竭所致的可能性极小。

如果胸水是由于心力衰竭所致者，在 X 线上常同时有上叶肺静脉影增粗，以及出现 Kerley 水平线。表明有慢性肺静脉压增高。

（李占海）

第七节　咯血

咯血（hemoptysis）是指痰中带血丝或血块，血虽来自呼吸系统，但由于心肺关系极其密切，不少情况下，心脏疾患是咯血的病因，如：

（1）急性肺水肿，红细胞从淤血的血管中进入肺泡，典型的表现为咳大量粉红色泡沫痰。

（2）严重二尖瓣狭窄，肺动脉高压导致肺动脉与支气管静脉系统形成侧支循环，支气管内的血管扩张，进而破裂而发生大口咯鲜血色血液。

（3）肺梗死，肺动脉梗死组织坏死出血，血液进入肺泡可出现痰中带血或咯血。

（4）各种心脏病所致慢性左心功能不全，肺淤血均可有痰中带血或暗红色血痰。

（5）主动脉瘤偶可破入支气管而引起极大量的咯血，可致患者迅即死亡。

以上所列举的各类心脏疾患可导致不同程度的咯血，临床上应特别注意与呼吸系统疾病所致的咯血相鉴别，详细的病史对确定咯血的病因有着重要的作用。如患者是否有长期慢性咳嗽、咳痰，吐大量脓痰以及长期低热史，这些对诊断支气管炎、支气管扩张或肺结核有参考价值。咯血量的多少对确定病因也有重要的参考价值，如反复发生的小量咯血多见于慢性支气管炎、支气管扩张、肺结核或二尖瓣狭窄，此类患者有时也可出现大量咯血；中等量咯血可见于肺动静脉瘘破裂。中老年患者不明原因的反复咯血应怀疑肿瘤的可能，伴有急性胸痛的咯血提示肺动脉栓塞伴肺梗死；先天性心脏病患者出现咯血和发绀时提示艾森门格综合征（Eisenmenger syndrome）。伴有严重呼吸困难的咯血常提示心脏疾患所致，高血压、冠心病常是导致左心功能不全的病因，病史中不可疏忽。体格检查也十分重要，如单纯二尖瓣狭窄时，心尖部舒张期杂音局限且音调低沉，常容易疏漏应特别注意。

（李占海）

第八节　咳嗽

咳嗽（cough）是心肺系统最常见的症状之一。肺部和支气管的各种感染、肿瘤及过敏反应等均可引起咳嗽。心血管疾病所致的咳嗽多由于肺静脉高压、间质性和肺泡性肺水肿、肺梗死及主动脉瘤压迫支气管等原因引起。肺静脉高压引起的咳嗽常继发于左心衰或二尖瓣狭窄，先有刺激性干咳，而后有浆液性痰、血泡痰，患者多于夜间睡眠 1～2h 后突然憋醒，发生刺激性咳嗽。肺水肿所致咳嗽多由左心功能不全或快速静脉补液过量引起，患者表现为连续性咳嗽、咳出粉红色泡沫痰，并出现夜间阵发性呼吸困难，双肺可闻及水泡音。当患者出现咳嗽伴胸痛、咯血及呼吸困难等症状时应想到肺梗死的可能。主动脉瘤压迫气管和支气管时可引起咳嗽和气急，咳嗽往往带有金属音。当咳嗽伴发劳力性呼吸困难时，常提示慢性阻塞性肺病或心功能不全；而当患者有过敏和（或）喘鸣病史时，咳嗽常常伴发支气管哮喘。如果咳嗽合并声嘶而又无上呼吸道疾病的病史时，可能为扩大的左心房和肺动脉压迫左喉返神经致其麻痹所致。此外，某些心血管常用药如血管紧张素转化酶抑制剂卡托普利、依那普利等可引起部分患者咳嗽，有文献报道其发生率高达 15.4%，且多为干咳，晚上或仰卧位时加重。咳嗽在服药后 24h 至数月内发生，治疗期间可持续存在，停药数日后症状可消失。

痰的性状也有助于判断不同病因的咳嗽。咳嗽咳出粉红色泡沫痰常因肺水肿引起；而痰中带血丝则提示肺结核、支气管扩张、肺癌或肺梗死等疾病。

（李　晖）

第九节　乏力以及其他症状

疲劳也称乏力（fatigue），是一种非常常见的症状。当心脏泵血能力下降时，活动期间流向肌肉的血液灌注不足以满足组织代谢的需要，此时患者常感到疲乏与倦怠，它是心血管疾病中最没有特异性的一种症状。疲劳的原因很多，包括心源性和非心源性两大类。冠心病及先天性心脏病等引起的组织血液灌注不足及低氧血症均可引起疲劳无力。某些药物也可引起乏力：如 β 受体阻滞剂可通过减慢心率、降低血压而引起乏力；对那些过度治疗的高血压和心力衰竭患者而言，乏力可因大量利尿和利尿所导致的低血钠引起。极度的乏力常常伴随或继发于急性心肌梗死。

夜尿是充血性心力衰竭早期的常见症状；厌食、腹胀、左前胸不适、体重下降和恶病质是进展性心力衰竭的症状；厌食、恶心、呕吐和视力改变是洋地黄中毒的重要表现；急性心肌梗死也常常出现恶心、呕吐。声嘶可由主动脉瘤、肺动脉扩张或左心房急剧扩张压迫喉返神经引起；发热和寒战常见于感染性心内膜炎。

（李　晖）

第二章　心血管检验

第一节　心脏标志物在心血管疾病中的分类及介绍

1954 年，天冬氨酸氨基转移酶（AST）作为首个心脏标志物被应用于临床。半个世纪以来，医学工作者陆续发现许多心脏生物标志物，其中部分心脏标志物已在临床实践中逐步得到应用，心脏标志物为临床提供了方便、非创伤性的诊断检验依据。近十余年来，心脏标志物领域有了飞速的发展，出现一系列新的标志物，推动了心血管疾病诊断水平的提高，尤其是心脏特异肌钙蛋白的检测对急性冠状动脉综合征（ACS）的检测具有重要意义，推动建立诊断急性心肌梗死的新标准。同时引入了危险分层的概念，协助临床制订治疗方案。

目前临床应用的心脏标志物大致可分为 3 类：第 1 类是反映心肌组织损伤的标志物；第 2 类是了解心脏功能的标志物；第 3 类是预测心血管事件危险性的标志物。

一、反映心肌组织损伤的标志物

临床实践中已陆续发现多种反映心肌组织损伤的标志物，包括反映心肌缺血损伤的标志物，如缺血修饰白蛋白（IMA）、髓过氧化物酶（MPO）、CD_{40}配体等；心肌缺血坏死早期即发病 6 小时内的标志物，如肌红蛋白、脂肪酸结合蛋白、糖原磷酸化酶 BB 同工酶等；心肌组织损伤坏死的确定标志物，如心肌肌钙蛋白等。而天冬氨酸氨基转移酶（AST）、乳酸脱氢酶（LDH）及其同工酶和 β－羟丁酸脱氢酶等因灵敏度和特异性都相对较差，在心肌损伤的诊断检测中已不再应用或逐步停用。

对于急诊胸部不适疑为心肌梗死的患者，目前临床多根据症状、心电图结合血液心肌损伤标志物如肌酸激酶（CK）、肌酸激酶 MB 同工酶（CK－MB）、肌红蛋白（Mb/Myo）及心肌肌钙蛋白（cardiac troponin，cTn）I 或 T 等进行诊断与鉴别诊断。这些标志物在正常情况下存在于心肌细胞中，心肌梗死发作后释放入血，若在血中发现这些物质水平升高，则表明有心肌损伤存在。相对而言，CK、CK－MB 和 Mb 等心脏特异性稍差一些，若体内其他部位肌肉受损，血中这些标志物水平也可升高。近些年来，cTn（包括 cTnI 和 cTnT）的临床检测越来越受到重视。

心肌坏死标志物的特征见表 2－1。

表 2-1 各种心肌坏死标志物的特征

标志物	相对分子质量	心脏特异性	优点	缺点	最早升高时间	持续时间
肌红蛋白 myoglobin	18 000	NO	高敏感性，阴性预测价值，早期检测 MI 和再灌注	低特异性，骨骼肌损伤和肾功能不全也升高，心肌坏死后持续时间短	1～3h	12～24h
心型脂肪酸结合蛋白 H-FABP	15 000	+	早期检测 MI	低特异性，骨骼肌损伤和肾功能不全也升高	1～1.5h	18～30h
CK-MB 质量检测 CK-MB mass assays	85 000	+ + +	可以诊断再梗死，原诊断心肌坏死的金标准	低特异性，骨骼肌和平滑肌损伤也升高	3～4h	24～36h
CK-MB 同工酶 CK-MB isoforms	85 000	+ + +	早期检测 MI	无法直接检测	3～4h	18～30h
心肌肌钙蛋白 T cTnT	37 000	+ + + +	可用于危险分层，心肌高特异性，持续时间长达 2 周	不是心肌梗死的早期指标，对于再梗死需要连续监测	3～4h	10～14d
心肌肌钙蛋白 I cTnI	23 500	+ + + +	可用于危险分层，心肌高特异性，持续时间高达 7 天	不是心肌梗死的早期指标，对于再梗死需要连续监测，尚无参考标准	4～6h	4～7d

（一）心肌肌钙蛋白

临床实践证明，心肌肌钙蛋白（cTn）是目前临床敏感性和特异性最好的心肌损伤标志物，已成为心肌组织损伤（如心肌梗死）最重要的诊断依据。在不能使用 cTn 的情况时，也可以使用 CK-MB 质量（CK-MB mass）检测。

cTn 检测在急性冠状动脉综合征（ACS）中的临床用途主要有：协助或确定诊断；危险性分层；病情监测；预后评估等。在考虑心肌梗死（MI）诊断时，心脏标志物检测结果的评价应结合临床表现（病史、体格检查）和心电图（ECG）检查的结果。cTn 或 CK-MB mass 的检测值高于参考范围上限值的 ACS 患者存在心肌损伤，结合相应的临床表现或 ECG 检测结果，可以考虑诊断为 MI，这些患者应尽快得到有效治疗，以减少危险性。

cTn 的临床应用正在不断增加，据不完全统计，美国约 90% 的实验室已开展 cTn 的检测，3 年中增加了 2 倍，CAP 的 2002 年心肌标志物室间质评中，开展 cTn 检测的实验室数超过了 3500 个，比 1999 年增加了 1.23 倍，我国的许多医院检验部门也开展了 cTn 检测。

临床现今应用的心肌肌钙蛋白 I（cTnI）或心肌肌钙蛋白 T（cTnT）的检测方法对心肌特异性都已达到 100%，因此外周血中出现任何一种可检测到的 cTn 必然是心肌细胞受损伤的结果。

cTn 可以用高度敏感的免疫化学发光法做定量检测，也可用固相免疫层析法做快速定量检测，但固相免疫层析法的检测灵敏度相对稍差，检测范围相对较窄。

检测 cTnI 或 cTnT 在了解心肌损伤的临床价值相同。检测 cTnT 的试剂生产厂商较少，而检测 cTnI 的试剂很多，并得到了广泛应用。各种 cTnI 分析方法测定结果之间存在明显差异，最大甚至可达100倍左右，不同的cTnI检测方法有着不同的临界值，这一问题应引起充分关注。最近在cTnI参考的标准化方面取得了突破性的进展，已有可能使某些检测cTnI方法的测定值具有一致性，但在检测标准化中仍存在不少问题尚未很好地解决。标准化实现之前，参考范围、临床决定限只能因检测方法不同而异。

为使cTn临床应用更科学合理，国内外的有关学术团体如中华医学会检验分会、国际临床化学联盟（IFCC）、美国临床生化学会（NACB）、欧洲心肝病学会（ESC）、美国心肝病学会（ACC）、美国心脏学会（AHA）等先后发表许多有关cTn临床应用的建议或导则的重要文件。

国内外的有关学术团体对疑为急性心肌损伤时检测cTn的标本采集时间的建议几近一致。有临床数据显示，若急性心肌梗死（AMI）后<60分钟内得到治疗，病死率约为1%；若AMI后6小时才得到治疗，病死率为10%～12%。假定这呈线性关系，则可推论AMI后得到治疗的时间每延长30分钟，病死率约增加1%。因此，上述文件都是提出检测cTn的检测周转时间（turn－around time，TAT）应不超过60分钟。心脏标志物的检测TAT是指从标本采集到临床医生收到检测结果报告的时间。

在临床应用cTn的检测时，确定健康人群cTn参考范围上限（第99百分位值）十分重要，这是判断心肌损伤的临床界点。生产厂商应该提供根据多个实验室联合研究的结果所确定的各自测定方法的cTn参考范围上限，医院检测部门也可根据条件，确定各自测定方法的cTn参考范围上限。卫生部临床检验中心和全国6家医院曾联合进行了560例表面健康人调查，上海地区也进行了358例表面健康人调查，两项调查得到的cTnT参考范围上限值都为<0.01μg/L。

对cTn的分析精密度要求参考范围上限值的CV≤10%，但目前大部分检测方法达不到这一要求。因此，应选用一个能达到检测CV≤10%的最低检测值作为临界值应用于临床，生产厂商提供的数据与临床应用研究的结果有时不一致，应提倡临床检验部门根据自己的检测条件，确立检测CV≤10%的最低检测值作为临界值应用于临床实践。

（二）肌酸激酶同工酶（CK－MB）

肌酸激酶具有3种同工酶：CK－BB，CK－MB，CK－MM。

CK－MB是迄今为止诊断心肌梗死最佳的血清酶指标。人体各组织除腓肠肌外，只有心肌含有较高的CK－MB，可达40%以上，故此同工酶对诊断心肌梗死的特异性可高达100%。心肌梗死发生时，血清CK－MB可增高10～25倍，超过CK总活力增高的10～12倍。但由于其他组织也有CK－MB，如肌肉疾病、中毒性休克、创伤、脑血管意外、甲状腺功能低下、急性酒精或CO中毒、急性精神病，甚至分娩初期，都可见CK－MB升高。不过在这些非心肌梗死疾病中，血清CK－MB占总CK的百分比平均为2.5%～7.5%（正常人<2%），均低于心肌梗死的7.5%～19.5%（MB占总CK的百分比因测定方法不同而差别很大）。

（三）肌红蛋白（myoglobin，Mb）

Mb广泛存在于心肌、骨骼肌当中，由于Mb相对分子质量小，所以容易较早地释放入血循环。AMI患者在发病后2～3小时Mb即可开始升高，9～12小时达到峰值，24～36小时后恢复正常。Mb阴性有助于除外心肌梗死。因此，对于那些发病时间早、临床症状和心电图不典型的疑为AMI的患者，应尽早检测Mb，以免贻误治疗时机。对于入院时已超过

Mb 高峰期者，根据发病时间应辅以 cTn 或 CK－MB 的同时检测，以做出明确的诊断；同时，Mb 也可作为一种评估 AMI 预后和判断梗死面积的一个良好指标。

（四）缺血修饰白蛋白及其他

最近，缺血修饰白蛋白（IMA）这一检测项目，已用于在急诊室就诊的胸痛患者的诊断及鉴别诊断。目前认为 IMA 是评价心肌缺血的较好的生物标志物，检测出 ACS（特别是早期心肌缺血）的灵敏度较高。如果发生缺血，IMA 的水平就会发生变化（升高）。美国食品与药品监督管理局（FDA）已批准此实验项目用于在 cTn 阴性及心电图正常的患者中排除心肌缺血。然而，有些没有缺血证据的患者，也可能有高水平的 IMA。因此，IMA 水平升高的患者，需要进行进一步检查，以确定是否心脏方面存在问题。此外，与 IMA 类似，髓过氧化物酶（MPO）、CD_{40}配体、妊娠相关血浆蛋白 A 等在评价心肌缺血和 ACS 危险性分类方面也显示较好的价值，但其临床特异性还需更多研究证实。

二、了解心脏功能的标志物

近年来，血浆 B 型利钠肽（B－type natriuretic peptide，BNP）浓度检测在心力衰竭患者的诊断、危险分层和治疗监测方面有非常重要的意义。BNP 属于结构上相同的钠尿肽家族中的一种，钠尿肽家族包括 A 型利钠肽（A－type natriuretic peptide，ANP）、BNP、C 型利钠肽（C－type natriuretic peptide，CNP）、肾利钠肽（renal natriuretic peptide，urodilatin）及树眼镜蛇属利钠肽（dendroaspis natriuretic peptide，DNP），结构上都有一个 17－氨基酸二硫化物环。ANP 主要由心房肌细胞分泌；BNP 最初虽是从猪脑组织中分离出来并被称为脑钠肽，但其合成及分泌主要在心室肌细胞；CNP 由血管内皮细胞分泌，有局部扩血管及抗增殖作用；肾利钠肽的合成和分泌均在哺乳动物的肾小管，以旁分泌调节肾脏的钠水代谢；DNP 先是从绿色树眼镜蛇的毒液中分离出来，随后发现人血浆中也存在，心力衰竭时其血浆水平也升高。

大量临床研究表明，ANP 和 BNP 是目前重要的了解心脏功能的标志物，正在得到临床的广泛重视，两者分别主要由心房和心室分泌。刺激 ANP 和 BNP 释放的主要因素是心肌张力的增加。ANP 的分泌释放调节主要在心房储存水平，新合成的很少；BNP 的合成、分泌释放调节主要在基因表达水平。ANP 或 BNP 分别与相应的无生物活性的氨基末端（N－terminal pro－A－type natriuretic peptide，NT－proANP 或 N－terminal pro－B－type natriuretic peptide，NT－proBNP）以等摩尔形式同时分泌入血循环。ANP 或 BNP 在外周血中的生物半衰期分别比相应的 NT－proANP 或 NT－proBNP 短，在外周血中的浓度也分别比相应的 NT－proANP 或 NT－proBNP 低。

ANP 或 BNP 的主要生理作用有：增加肾小球滤过，抑制钠重吸收，促进排钠利尿，使血管平滑肌松弛，降低血压，减轻心脏前负荷；抑制肾素—血管紧张素—醛固酮系统活性；抑制某些其他激素（内皮素、血管加压素等）活性；抑制中枢和外周交感神经系统活性；抗心肌细胞脂肪分解作用、抑制心肌细胞肥大，还可能参与凝血系统和纤溶系统调节，减少内皮功能损伤。

无论是在门诊还是在急诊，在成人的疑似心力衰竭患者当中，除了 X 线胸片、心电图、心脏超声检测以外，血浆 BNP 浓度检测是一种新的、非常有益的检测指标。作为一种新的检测指标，BNP 检测可以区分是否为心力衰竭引起的呼吸困难或水潴留，同时为心力衰竭或其他心脏疾病提供一些有价值的信息。尽管 BNP 检测是一种很好的检测方法，但是，BNP 水平的升高受到年龄、性别、不同个体机能和药物治疗的影响，最好还是不要把 BNP 检测孤立起来，而应该同其他的临床诊断依据相结合。

心脏利钠肽的主要临床用途有：①临床诊断和鉴别诊断。如呼吸困难的鉴别诊断（心源性还是肺源性，见图 2－1），充血性心力衰竭（CHF）的诊断，高血压心肌肥厚的诊断等。②评价心脏功能。ANP、NT－proANP 或 BNP、NT－proBNP 浓度与心力衰竭程度有关，是判定心力衰竭及其严重程度的客观指标。③心血管疾病预后估计和危险性分层。如心力衰竭的预后评价，预测再患病率和病死率；急性心肌损伤后的预后评价（图 2－2），预测再次患病率和病死率、估计心肌缺血损伤范围、ACS 危险性分层。④治疗效果的监测。ANP、NT－proANP 或 BNP、NT－proBNP 的浓度变化与疗效有关，可根据变化调整药物剂量，估计疗效。⑤其他，如高危人群筛查。值得注意的是，检测 BNP 或 NT－proBNP 并不是诊断 HF 的必要条件，BNP 或 NT－proBNP 的临床应用并不能替代目前常用的实验室检查（如超声心动图、左心室射血分数等）。

目前还没有证据显示 BNP 或 NT－proBNP 可应用于普通人群筛查，以发现是否存在心功能不全。

研究表明，采用 EDTA 抗凝的标本在实验室检测前无须特殊处理；塑料或玻璃材料和样品试管对标本和检测都没有明显影响。NT－proANP、NT－proBNP 和 BNP 在体外的稳定性都可以满足日常检测的要求。标本采集时，患者应取相同的体位（NT－proANP 或 NT－proBNP 较少受体位、运动等血流动力学改变的影响）；为避免昼夜节律影响，采样时间也应一致，以便比较。采集前应休息 10 分钟，因为活动可以使利钠肽增高（ANP 受运动的影响最大）。某些药物（糖皮质激素、甲状腺素、β 受体阻滞剂、利尿药、血管紧张素转换酶抑制剂、肾上腺素激动剂等）会影响利钠肽的量；饮食习惯（钠的摄入）不同、妊娠后期、临床前以及肾脏功能不全时，利钠肽的量可变化。月经周期中利钠肽的量无明显变化。

目前，有 2 种钠尿肽的检测方法应用于美国和欧洲的临床实验室中。第 1 种是采用免疫荧光法进行 BNP 检测（biosite diagnostics，san diego），它能够在 15 分钟内完成检测，是一种床旁即时检测（POCT）的方法。这种检测方法得出的检测结果比较可靠，并且适用于急诊等各种紧急情况，当在实验室检测有困难或者需要得到快速的检测结果的情况下，该检测方法就可以满足需要。第 2 种是电化学发光的检测方法，它可以应用在全自动分析仪器上，并且检测时间一般在半小时内。BNP 和 NT－proBNP 的正常值参考范围因为检测方法学不同而不同，并且不同的人群也会有不同的参考值。一般来说，血浆 BNP 的浓度随着年龄的升高而增高，并且女性比男性稍微偏高。建议的 BNP 正常阈值为 0.5～30ng/L，NT－proBNP 正常阈值为 68～112ng/L。在年龄大于 55 岁的患者，诊断心力衰竭的 BNP 阳性阈值为 100ng/L。对于 NT－proBNP，欧洲建议的阳性阈值为男性 100ng/L、女性 150ng/L，美国不分性别把 125ng/L 作为阳性阈值。

一般认为，NT－proBNP 半衰期相对较长，浓度相对较稳定，是较理想的预测标志物；BNP 半衰期相对较短，在了解患者即刻情况时较有价值。商业竞争使各种检测方法不断问世，但免疫分析方法的不同使检测特异性有所不同，应避免不同实验室之间测定结果不一致的问题。

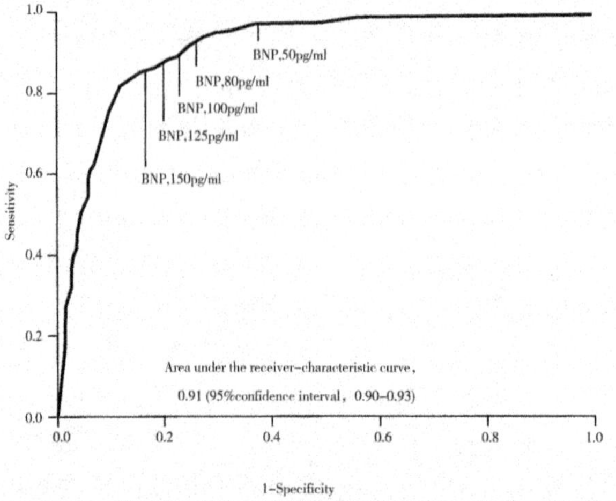

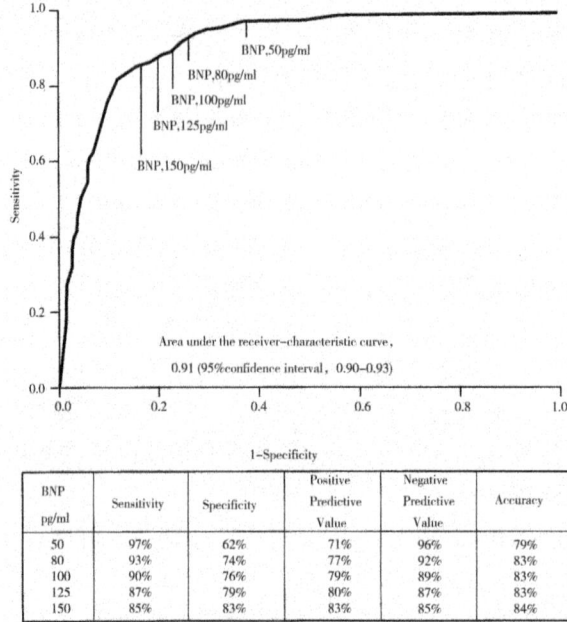

BNP pg/ml	Sensitivity	Specificity	Positive Predictive Value	Negative Predictive Value	Accuracy
50	97%	62%	71%	96%	79%
80	93%	74%	77%	92%	83%
100	90%	76%	79%	89%	83%
125	87%	79%	80%	87%	83%
150	85%	83%	83%	85%	84%

图 2-1　BNP 用于鉴别诊断急性呼吸困难（心力衰竭型）患者的 ROC 曲线

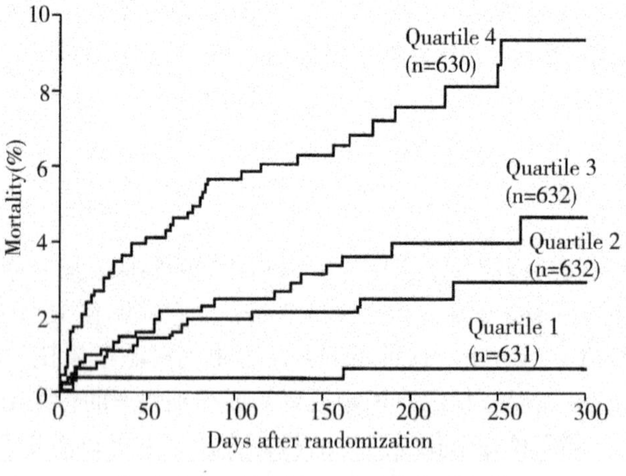

图 2-2　BNP 用于 ACS 患者预后评估

BNP 分别为：5.0～43.6ng/L（quartile 1），43.7～81.2ng/L（quartile 2），81.3～137.8ng/L（quartile 3），137.9～1456.6ng/L（quartile 4）。各组间 $P<0.001$

三、预测心血管事件危险性的标志物

预测心血管事件危险性的标志物很多，并不断有新的标志物出现，如 C 反应蛋白（C-reactive protein）、IL-6、血清淀粉样蛋白 A（serum amyloid A）、血管细胞间黏附分子（VCAM）、可溶性 $CD_{40}L$（soluble CD_{40} ligand）、白细胞计数、组织纤溶酶原激活剂（tissue-plasminogen activator）、小而密 LDL（small dense LDL）、脂蛋白 a（lipoprotein a）、氧化型低密度脂蛋白胆固醇（oxidized LDL）、同型半胱氨酸（homocysteine）、微白蛋白尿（microalbuminuria）、半胱氨酸蛋白酶抑制剂 C（cystatin C）等，这些标志物的研究大部分还处于实验研究阶段或临床前研究，其临床应用还需要进一步的研究数据支持。

（一）胆固醇

心脏病发作和心力衰竭经常是由动脉粥样硬化所致的心脏动脉中形成栓塞引起。经过 40 多年的临床实践与研究，人们已经认识到脂质，特别是胆固醇的升高，是将来发生心脏疾病的一类关键的危险因素。临床测定血清总胆固醇（TC）以及低密度脂蛋白胆固醇（LDL－C，也称“坏胆固醇”），高密度脂蛋白胆固醇（HDL－C，也称“好胆固醇”）和三酰甘油（TG）水平对心脏事件的危险评估是非常重要的。当然，有条件的实验室还可以开展血清载脂蛋白 AI、B 及脂蛋白 a 等项目的临床测定。

研究表明，各种胆固醇成分如氧化型低密度脂蛋白胆固醇、小而密 LDL、脂蛋白 a 等与动脉粥样硬化发病过程密切相关，比天然形式的胆固醇有更强的致病性，并可能作为预测心血管事件危险性的标志物应用于临床。

（二）C 反应蛋白（CRP）

近年来，C 反应蛋白（CRP）等炎症标志物在心血管疾病中的应用受到广泛重视。研究表明，动脉粥样硬化、血栓形成除了是脂肪堆积的过程外，也是一个慢性炎症过程。CRP 是动脉粥样硬化、血栓形成等疾病的参与者和标志物。CRP 在动脉粥样硬化中的可能作用包括：激活补体系统；增加分子间黏附作用；增强吞噬细胞对低密度脂蛋白的吞噬作用；刺激 NO 生成，增强纤溶酶原激活抑制物的表达和活性等。

CPR 对心绞痛、急性冠状动脉综合征和行经皮血管成形术的患者，具有预测心肌缺血复发危险和死亡危险的作用。研究表明，个体的 CRP 基础水平和未来心血管病的关系密切；但 CRP 水平与用于心血管疾病危险评估的一些传统指标如年龄、吸烟、血胆固醇水平、血压、糖尿病等之间没有直接关系。前瞻性研究资料显示，CRP 是比 LDL－C 更有效的心血管疾病预测指标，CPR 在代谢综合征的所有过程中都起着重要的作用，这是 CRP 与 LDL－C 明显不同的另一个显著特点。血脂评价加 CRP 评价可增加心肌缺血复发和死亡危险的预测价值。

由于健康人体内的 CRP 水平通常 $<3mg/L$，因此筛查一定要使用高敏感的检测方法（hs－CRP，能检测到 $\leq 0.3mg/L$ 的 CRP）。hs－CRP 的检测费用远小于其他心血管疾病检查项目的费用，从寿命延长和费用/效果比值这 2 项指标来看，hs－CRP 筛查是高度有效的。美国一些临床医师已将 hs－CRP 检测作为每年健康体检的内容之一。hs－CRP 临床应用时，应注意人群、性别、年龄、生活习惯等的差异，选用的检测方法应注意标准化，使检测结果准确、可靠。目前一般认为，用于心血管疾病危险性评估时，hs－CRP $<1.0mg/L$ 为低危险性，$1.0 \sim 3.0mg/L$ 为中度危险性，$>3.0mg/L$ 为高度危险性，如果 hs－CRP $>10mg/L$，表明可能存在其他感染，应在其他感染控制以后重新采集标本检测。

（三）其他

此外，近来国外 Davidson 等（2008）还推出另一项新的实验室检查，测定脂蛋白磷脂酶 A2（Lp－PLA_2）水平。Lp－PLA_2 在血管壁内产生氧化分子，它更易于导致动脉粥样硬化和产生不稳定性斑块。Lp－PLA_2 水平的升高预示着有斑块形成和破裂的很大危险性，并且不依赖其他脂类和 CRP 水平。有 Lp－PLA_2 水平升高的患者发生心血管事件的危险性更大，很多针对 CRP 升高的治疗对于高水平的 Lp－PLA_2 也有帮助。

四、心肌标志物的合理应用

目前对于心肌标志物的应用，临床推荐的常用方案是两种标志物的联合使用，即将一种快速升高的早期标志物（如 Mb）与另一种为持续升高且特异性高的确诊标志物（如 cTn）的联合使用。此方案有助于快速鉴别非心肌梗死的胸痛患者，改善急诊科的周转及对患者的管理，特别是明显改善了 ACS 诊断的准确性和适时性，减少了患者的观察时间和费用。当然，对于因胸痛入院后的几个小时（发病 6 小时后）仍不能确定 ACS 的患者，使用早期标志物是不必要的。在这种情况下，建议单独测定 cTn。

当怀疑患者有心力衰竭时，应检测 BNP 或 NT－proBNP。血浆 BNP 浓度已经成为预示心力衰竭的最主要的指标。由于 BNP 诊断心力衰竭具有较高的阴性预测值，如果 BNP 小于 100ng/L，心力衰竭的可能性不大（图 2－1）。

五、小结与展望

适用于临床的心脏生物标志应该具有较好的诊断、危险性分类和预后估计的价值；对临床诊治患者有较好的指导价值；分析检测方法应敏感、快速、便捷、费用合理。心脏生物标志物的正确应用有助于明确诊断，避免漏诊、误诊或某些患者的盲目住院；有助于尽早进行有效治疗，减少并发症；有助于避免其他更昂贵的检查，从而可以减少医疗资源的浪费，节省相关费用。心脏生物标志物检测结果的解释应结合患者病理生理变化，临床疾病的发展是致病因素和机体的防御—修复机制之间的动态变化过程，生物标志物只是部分反映了这一变化，心脏生物标志物的应用并不能替代认真的临床观察、分析和判断。

展望未来，临床医学科学研究人员将继续找寻更好的心脏标志物；体外诊断（IVD）试剂仪器生产厂商将投入更多力量研发新的可靠的检测项目；临床医生将根据循证医学（EBM）的研究结果，在临床实践中选用最适合的检测项目；检验医学工作者应积极参与这些检测项目的应用选择和评价，特别重视检测标准化，在心脏疾病的早期诊断、病情监测、疗效判断和预后估计等诸多方面共同发挥重要作用。

（门小平）

第二节 急诊中的床旁心脏标志物检验技术

一、心肌缺血标志物

急性冠状动脉综合征（ACS）是一组从不稳定心绞痛到 ST 段抬高心肌梗死（STEMI），严重程度互不相同的临床综合征。其中高危患者需要早期治疗，因此必须对这一病症进行早期诊断和危险分层。在所有急诊胸痛患者中，最终有大约 25% 的患者诊断为 ACS。由于 ACS 患者的表现各不相同，要达到这一目标对医生来说确实是一种挑战，尤其是那些非 ST 段抬高的患者。急诊科（ED）医生往往站在这种挑战的第一线，评估和处置这些患者。

在急诊，心脏标志物的检测对诊断急性心肌梗死（AMI）越来越重要，特别是常规 12 导联心电图无特异性的非 ST 段抬高的患者。心脏标志物的检测除了提高诊断的准确性外，还可以对胸痛患者进行危险评估，使急诊和心脏医生能够快速识别和处理可疑 ACS 的高危患者。床旁检验技术（POCT）的发展大大缩短了诊断和治疗的时间。胸痛的诊断流程、胸痛单元和快速的评估方案都已将心脏标志物的检测纳入其中，在提高 AMI 和不稳定心绞痛的诊断准确率的同时，也减少了住院率和花费。

本文将讨论心脏标志物检测在急诊的重要性，以及其在胸痛诊断流程、胸痛单元和快速评估方案中的应用。为了判定这些方案和流程对临床决策的影响，我们将引入似然比（likelihood ratios，LRs）这一概念

（一）急诊患者的胸痛评估

1. 初始评估　急诊胸痛患者的初始评估主要是在患者到达医院的 10 分钟之后，包括初诊 12 导联心电图、病史采集和体格检查。12 导联心电图 ST 段的偏移强烈预示结局不良，这些患者应该接受积极治疗。在急诊患者中，50% 的患者初始 12 导联心电图为非特异性，病史和体格检查排除 AMI 也并不可靠。因此，要提高诊断准确性和判定预后，就需要增加其他的诊断试验。

在急诊评估时，应该尽早完成首次心肌坏死标志物的检测。最常检测心肌坏死的心脏标志物是肌红蛋白、心肌肌钙蛋白 T（cTnT）或肌钙蛋白 I（cTnI）以及肌酸激酶心肌同工酶（CK－MB）。但是，在就诊当时检测这些心脏标志物的敏感性可能很低，其敏感性取决于发生症状到就诊的时间、心肌缺血时间和受累心肌的数量。在急诊进行连续的心脏标志物检测可以大大提高心肌坏死的诊断率。

2. 传统心脏标志物在急诊的应用

（1）CK－MB：CK－MB 主要存在于心肌，在 CK 的 3 种同工酶中，对心肌坏死的检测最具特异性。在心肌发生坏死后 4～6 小时 CK－MB 开始升高，持续 24～48 小时。据 Brogan 等（1994）和 Young 等（1997）报道，初诊 CK－MB 诊断 AMI 的敏感性为 23%～57%。多次检测 CK－MB 可提高 AMI 的诊断敏感性，就诊后 3 小时复查 CK－MB 可以使诊断的敏感性提高到 88%，如果及时复查，CK－MB 在就诊后 9 小时的诊断敏感性达到最高。

CK－MB 的特异性很高，Brogan 等（1994）和 Young 等（1997）报道可以达到 97%～99%。在骨骼肌的 CK 中，CK－MB 占到总量的 3% 左右，因此骨骼肌坏死时也会发生 CK－MB 的非特异性升高。计算 CK－MB 占总 CK 的百分比得到 CK－MB 的百分比，可以减少单纯检测 CK－MB 总量的这一局限。CK－MB 升高低于总量的 2.5% 表明为骨骼肌损伤所致。

（2）心肌肌钙蛋白：心肌肌钙蛋白检测的出现使 AMI 的定义也发生了实质性的改变。与 CK－MB 相似，在心肌开始发生坏死的 4～12 小时，在血液中就可以检测到 cTnI 和 cTnT，24～48 小时达到峰值。与 CK－MB 不同的是，心肌肌钙蛋白水平的升高可以持续 7～10 天。

在检测心肌坏死方面，肌钙蛋白比 CK－MB 更具敏感性和特异性，并且被推荐为诊断心肌梗死的心脏标志物。在没有 CK－MB 升高而只有肌钙蛋白升高时，提示“微梗死”，此时坏死心肌的数量相对较少。此外，心肌肌钙蛋白升高是患者死亡和再发梗死等不良心脏事件的强烈预测因子，即使在没有 CK－MB 升高或 ST 段偏移时。通过对高危患者的识别，使得急诊和心脏科医生能够决定哪些患者将可以从积极的 ACS 治疗中得到最大的收益。与肌钙蛋白水平正常的患者相比，心肌肌钙蛋白升高的患者在抗凝治疗、糖蛋白Ⅱb/Ⅲa 受体抑制剂和早期侵入性血管重建等措施中的获益更大。

首次检测肌钙蛋白诊断心肌梗死的敏感性从4%至66%不等。连续检测肌钙蛋白能够显著提高心脏标志物对AMI的检出能力。Hamm等（1997）在就诊当时和4小时之后检测肌钙蛋白，在非ST段抬高的患者中，cTnT的敏感性从51%升至94%，cTnI从66%上升到100%。在该研究中，在4小时之内连续肌钙蛋白阴性的患者，30天的心肌梗死和死亡的发生率分别是1.1%和0.3%。心肌肌钙蛋白诊断心肌梗死的特异性为89%～98%。这些报道中所出现的肌钙蛋白诊断AMI特异性的差异也反映了各研究中所采用诊断AMI的“金标准”各不相同。

（3）肌红蛋白：肌红蛋白是一种小分子量、非结合的胞浆蛋白，存在于心肌和骨骼肌的肌肉组织中。由于肌红蛋白的这些生化特性，AMI患者在症状出现的1～2小时之后就会有肌红蛋白水平的升高。因此，肌红蛋白水平的升高早于CK－MB和肌钙蛋白，使其成为快速建立AMI诊断的理想指标。检测肌红蛋白最好在患者症状出现的6小时之内。由于肌红蛋白在症状发生的12～36小时之后会很快消失，因此在就诊延误的胸痛患者中的诊断价值有限。

对症状出现后马上就诊的急诊患者，肌红蛋白诊断心肌梗死的敏感性要优于CK－MB，两者分别为55%和23%。与CK－MB和心肌肌钙蛋白一样，连续检测也能提高诊断的敏感性。在Gibler等（1987）的研究中，肌红蛋白在0小时、3小时和6小时的敏感性分别为14%，90%和100%。肌红蛋白水平的升高也具有预后价值。在de Lemos等（2002）的一项对非ST段抬高的ACS患者的研究中，肌红蛋白升高的水平与6个月的病死率升高有关。由于肌红蛋白普遍存在于骨骼肌中，因此，骨骼肌损伤的患者也会出现肌红蛋白水平升高。由于肌红蛋白的特异性有限，因此，一般只将CK－MB和心肌肌钙蛋白推荐为肯定而又明确的心脏标志物。

（4）心肌坏死标志物对ACS急诊分层的作用：在临床上，在遇到一个症状与ACS相关但又无法确诊的患者时，医生就往往使用“怀疑或可能ACS”这一概念。根据就诊时的12导联心电图将ACS患者分为两大类：对那些心电图上出现新发的ST段抬高的患者，就诊断为ST段抬高的心肌梗死（STEMI）；而对那些ST段压低、T波改变或心电图无特殊的患者，则诊断为非ST段抬高的ACS（NSTEACS）。NSTEACS又包括不稳定心绞痛（UA）和非ST段抬高心肌梗死（NSTEMI）。临床上引入非ST段抬高的ACS（NSTEACS）主要是根据对STEMI和NSTEACS治疗上的不同所决定的。不稳定心绞痛（UA）和NSTEMI两者更为接近，有着共同的发病机制和临床表现，但严重程度不同。需要指出的是，NSTEMI比UA缺血的程度更为严重，持续的时间更长，并且导致不可逆的心肌损伤（心肌坏死）。临床上通过检测心肌坏死标志物来鉴别两者（图2－3）。

3. 90分钟快速判断方案　通过联合使用多个心脏标志物可以克服单个心脏标志物检测中的许多缺陷。1999年国际临床生化学会（National Academy of Clinical Biochemistry）推荐了一个心脏标志物的联合快速检测方案来评估怀疑ACS而无ST段偏移的胸痛患者。该方案包括了早期高敏的心脏标志物和晚期特异的心脏标志物。早期高敏是指在症状发生6小时之内血液浓度一定增加；晚期特异是指在症状发生的6～9小时后血液浓度还可能升高。

血浆肌红蛋白和心肌肌钙蛋白的联合检测进行初始评估正好可以满足这一推荐。McCord等（2001）使用POCT设备在0和90分钟检测肌红蛋白和cTnI，2种标志物联合检测对AMI的敏感性和特异性分别为97%和59.7%（+LR为2.41，－LR为0.05），表明cTnI

和肌红蛋白均阴性可以显著减少后续为排除 AMI 而进行的重复检测。血浆肌红蛋白水平升高，但 cTnI 正常，则需要连续进行心脏标志物的检测。

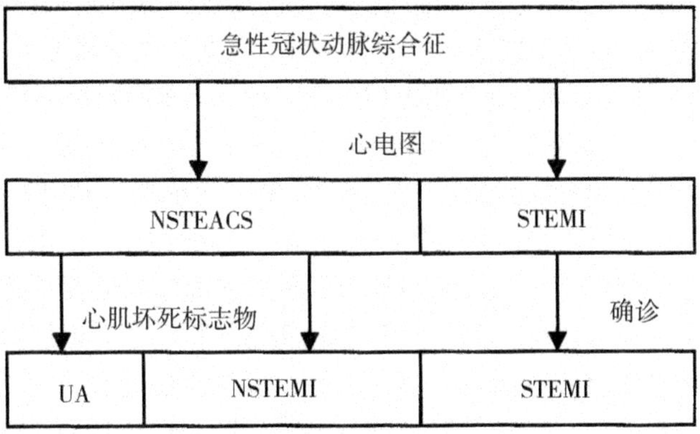

图 2－3　心肌坏死标志物对 ACS 的急诊分层

Ng 等（2001）建立了一套联合检测 cTnI、肌红蛋白和 CK－MB 的判定方案（图 2－4）。将心电图不能确诊的患者分成不稳定心绞痛可能性大（probable），可能不稳定心绞痛（possible）和持续 6 小时以上的非心源性胸痛。在就诊当时（0 分钟）、30 分钟、60 分钟和 90 分钟检测心脏标志物，并把心脏标志物阳性的患者收住院。90 分钟后，cTnI 阳性并且肌红蛋白增加大于 25%，诊断 AMI 的敏感性为 94%，特异性为 98%（＋LR 47.0，－LR 0.06）。90% 的急诊处置都能够在 90 分钟内做出决断。对出院的患者进行 30 天的随访，仅有 0.2% 的患者后来诊断为 AMI，2% 的患者最后因为不稳定心绞痛而住院。

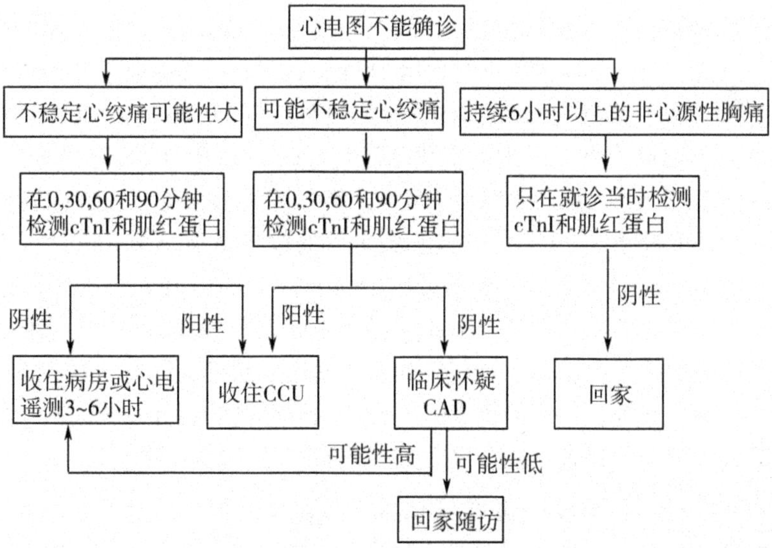

图 2－4　Ng 及其同事在加州大学圣地亚哥分校（UCSD）建立的快速判定方案

4. 心脏标志物检测方法的差别　在这些心脏标志物中，心肌肌钙蛋白和 CK－MB 的敏感性在很短的时间内就得到了证实，同样也很快证实了肌红蛋白的特异性。与非心脏原因引起标志物的改变不同，心肌坏死标志物在心肌坏死时呈指数上升。

1. 肌红蛋白　采用“肌红蛋白的水平随时间而升高”这一评估指标要优于其使用“绝对浓度的升高”这一指标，但与此有关的研究结果各不相同。Brogan 等（1994）对肌红蛋白水平阳性的定义是指在 0 或 1 小时的测量水平高于诊断折点值，其对 AMI 诊断的敏感性为55%，特异性为98%（+LR 27.5，-LR 0.46）。在此定义中增加了“肌红蛋白在1小时后升高400ng/L”这一条后，其诊断敏感性上升到91%，其特异性仍可保持为96%（+LR 22.75，-LR 0.09）。与之相对的是，Montague 等（1995）对肌红蛋白阳性的定义是在0或2小时的测量水平高于诊断折点值。这一方法诊断 AMI 敏感性为100%，特异性为77%（+LR 4.34，-LR 0）；在将肌红蛋白阳性值的标准提升1倍之后，其诊断敏感性下降为64%，特异性上升至98%（+LR 32，-LR 0.37）。同样，Ng 等（2001）报道在就诊时（0分钟）和90分钟之后肌红蛋白水平升高，诊断 AMI 的敏感性是70%，特异性为80%（+LR 3.5，-LR 0.38）。在90分钟时肌红蛋白水平升高>25%，诊断的特异性上升为98%，但诊断敏感性下降为29%（+LR 14.5，-LR 0.72）。这些结果的差异是因为所使用的免疫测定法的不同、选取的诊断折点值差异以及采取的阳性值标准不同所致。

2. CK-MB 和肌钙蛋白　CK-MB 的水平在2小时内升高是另一项快速而又准确的 AMI 诊断方法。Fesmire 等（2000）研究了 CK-MB 和 cTnI 在2小时内的改变与诊断 AMI 的关系。初始的研究表明，CK-MB 在2小时的改变>1.5μg/L 对 AMI 诊断的敏感性为87.7%，特异性为95.8%（+LR 20.08，-LR 0.13）。联合连续心电图检查可使诊断敏感性上升为94.0%，特异性保持为93.5%（+LR 14.46，-LR 0.06）。他们还采用了不同的免疫检测方法重复该研究，以肌钙蛋白作为 AMI 的诊断“金标准”。在随后的研究中，2小时 CK-MB 的增加>0.7μg/L 诊断 AMI 的敏感性为93.2%，特异性为98.5%（+LR 62.13，-LR 0.07）。他们同时也发现 CK-MB 2小时的变化要优于肌红蛋白。Kontos 等（1999）研究了 CK-MB 3小时内的变化。他们定义的阳性标准是 CK-MB 在0或3小时的测量水平高于 AMI 的诊断折点值，CK-MB 在3小时内增加3μg/L 或 CK-MB 在3小时内增加1倍。采用这一标准诊断 AMI 的敏感性为93%，特异性为98%（+LR 46.5，-LR 0.07）。

也有一些关于 cTnI 在2小时内的变化的研究。Fesmire 等（2000）报道，cTnI 在2小时后升高0.2μg/L 诊断 AMI 的敏感性为61.4%，特异性为96.5%（+LR 17.54，-LR 0.4）。cTnI 在2小时后的升高也与30天内不良心脏事件的危险增加有关。通过直观比较，Fesmire 等（2000）观察到 CK-MB 在2小时的改变的意义优于 cTnI 在2小时的改变。

由于以上临床试验的结果杂乱，因此，以心脏标志物为基础的诊断流程也没有得到广泛采用。由于心肌坏死后期心脏标志物释放到血流的速度减慢，因此，这些方法的准确性取决于症状发生的时间。此外，不同的折点值、诊断的敏感性和特异性都取决于所使用的免疫方法。但是，联合其他一些检查可能会显示这些检查在急诊的应用价值。

（二）新的缺血标志物：急诊室的潜在角色

最近出现了一些新的心肌缺血和（或）斑块不稳定的标志物，如人钴结合血清白蛋白（human serum albumin cobalt binding）、心型脂肪酸结合蛋白、C反应蛋白以及髓过氧化物酶。尽管它们在急诊的作用还并不清楚，但它们对建立 ACS 的诊断和预后的判定具有潜在的应用价值。这些心脏标志物代表了另一种病理生理过程，无需心肌坏死的存在。许多这些新的心脏标志物在心肌缺血时会升高，对识别那些早期就诊 ACS 患者可能非常有用。

（三）心脏标志物在胸痛方案中的作用

通常来说，肌红蛋白、心肌肌钙蛋白和 CK - MB 只能检测心肌坏死，无法准确地检测无梗死心肌缺血。在过去的十几年里，将心脏标志物的连续检测、连续心电图和心脏激发试验相结合，建立了多种急诊胸痛诊断方案。通过将这 3 种诊断方法联合，能够既快速而又准确地识别和诊断 AMI 和不稳定心绞痛，同时降低了住院率，减少了成本效益比。

由于需要一些必要的时间，因此在传统的急诊室中完成这些检查并不是一件容易的事情。胸痛中心的建立使得急诊观察的时间延长到 6 ~ 9 小时，而在中国的三级甲等医院似乎无需考虑这一点。胸痛中心的成员由急诊医生和护士组成，胸痛中心任务的完成有赖于参与科室的备用资源，以及急诊医生和护士、心脏科医生、内科医生和放射科医生的通力合作。

在大多数方案中，胸痛患者在普通急诊就要开始初始评估。急诊医生必须根据病史、体格检查和初始 12 导联心电图来确定 ACS 的危险。低到中危的患者是胸痛中心的主要入住人群，要转送到胸痛中心接受进一步的评估；那些明显不是心源性胸痛的患者可以立即离院回家；对初始评估为高危的患者，特别是那些心电图就能诊断的患者，需要即刻收住院。一般完成胸痛方案的时间为 6 ~ 9 小时。除了连续的心脏标志物和心电图检测，还要使用静息心肌灌注显像（MPI）、运动试验和负荷超声以及负荷核素显像。具体选择哪种方法取决于该诊断方法的可行性和可靠性。随着计算机显像技术和互联网的发展，甚至可以轻松地进行远程会诊。

二、心力衰竭标志物

心力衰竭是由心脏结构改变或功能障碍所导致的临床综合征，主要表现为心室充盈障碍和射血分数减低。心力衰竭的诊断主要根据临床症状和体征，但仅仅依靠这些表现在临床上很容易造成误诊，尤其是在急诊的情况下。

在过去的 10 年中，B 型利钠肽（BNP）和氨基末端 BNP 前体（NT - proBNP）的检测对呼吸困难患者的鉴别诊断、诊断和排除心力衰竭以及重症心力衰竭患者的急诊监测方面显示出了其特别的价值，同时，它们在心力衰竭患者的危险分层、预后的判定以及监测治疗效果和门诊患者的随访方面都有重要意义。在此将主要讨论这些心力衰竭标志物在急诊的应用，并简述心力衰竭患者心肌肌钙蛋白升高的临床意义。还有一些新的心力衰竭的标志物，如 C 型利钠肽、内皮素 1（ET - 1）、高敏 CRP（hs - CRP）、心肌营养素 1（cardiotrophin - 1）和髓过氧化物酶（MPO）等，由于还没有大规模地为临床接受，因此暂不述及。

BNP 检测在临床上具有下列几个方面的优点：①可以用于快速的床旁即时检测；②受年龄和肾功能的影响较小；③有统一的折点值。由于 NT - proBNP 的水平除了与肾功能相关之外，并且其折点值受患者年龄影响，其诊断阈值出现由 125ng/L 到 75 岁后的 450ng/L 的跳跃性改变。在 65 ~ 85 岁的患者当中，就出现了 NT - proBNP 对充血性心力衰竭（CHF）的诊断“灰区”，对于这一类患者，NT - proBNP 检测的结果就会给医生和患者造成迷茫。此外，NT - proBNP 的半衰期为 120 分钟，在血液中的代谢周期大约为 12 小时；BNP 的半衰期为 22 分钟，其血液代谢周期为 2 小时。此外，已有研究证实，BNP 能够精确地反映 2 小时内肺毛细血管楔压的变化。

（一）急诊呼吸困难的鉴别诊断

在急诊的患者中，我们往往很难鉴别呼吸困难是由肺部原因还是心脏原因所致。一方面是“呼吸困难”这一症状的特异性不高，如一些有呼吸困难相关疾病患者，或者是机体代谢功能减低的中老年人和肥胖患者，都会发生呼吸困难。而心力衰竭的临床体征，如颈静脉怒张、第三心音、肺部啰音和水肿等，在很多 CHF 患者当中都不一定会出现。而常规实验室检查、心电图和胸部 X 线，也仅仅在阳性的患者才有意义，很难与实际患者诊断相符。超声在急诊的应用也很有限，呼吸困难的患者不一定有足够的时间等到进行心脏超声的检查，并且超声所得出的检查结果图像有可能还会受到肥胖或肺部疾病一些因素的影响。因此，对 CHF 患者进行诊断的新的血液学的方法呼之欲出。

1. 呼吸困难患者的急诊策略　大多数利钠肽的早期研究都集中在 BNP 或 NT - proBNP 在有心力衰竭症状患者的诊断方面。几个前瞻性多中心的临床试验研究了血中 BNP 或 NT - proBNP 的检测对急诊心力衰竭患者的初始评估价值。在多中心的呼吸困难研究（breathing - not - property study）中，采用 100ng/L 作为 BNP 的诊断折点值，诊断心力衰竭引起的呼吸困难的敏感性为 90%，特异性为 76%，诊断准确率为 81%，在入选的样本为 1586 名到急诊就诊的患者中，这一结果要优于单纯的临床判断。根据这项研究的结果，一项随机对照试验比较了包括 BNP 和单纯临床判断 2 个诊断策略，结果表明，在急诊进行 BNP 检测能够改善急性呼吸困难患者的诊断和治疗，缩短了出院时间，并且减少了总的治疗费用。

NT - proBNP 的检测也得到了同样的结果，在监护病房中对普通患者的 NT - proBNP 检测也能提高心力衰竭诊断的准确性。急诊科呼吸困难患者 ProBNP 检测研究（proBNP investigation of dyspnea in the emergency department，PRIDE）也同样证实 NT - proBNP 具有相同的作用，他们一共检测了 600 个到急诊的呼吸困难患者的 NT - proBNP，在 NT - proBNP 诊断折点值 >450ng/L（<50 岁）和 >900ng/L（>50 岁）对心力衰竭的诊断具有很高的敏感性和特异性；<300ng/L 是急性心力衰竭的最佳排除指标（阴性预测值为 90%）。

2. 临床诊断界值的应用决策　目前急诊 BNP 水平检测普遍采用两个折点值：低值的阴性预测值高，能够排除心力衰竭；高值的阳性预测值高，可以诊断心力衰竭。如图 2 - 5 所示，BNP 水平的折点值为 100ng/L 和 400ng/L，折点值与年龄和性别无关，但与肾脏疾病和肥胖有关。肾病患者肾小球滤过率小于 60ml/min 时，采用 200 ~ 225ng/L 的折点值（而不是 100ng/L）诊断心力衰竭更为准确。相反，肥胖的患者选择 BNP 水平的折点值要低，对严重肥胖的患者（定义为体重指数大于 $35kg/m^2$），推荐采用 BNP 的折点值为 60ng/L 来排除心力衰竭，而以 200ng/L 来诊断心力衰竭。

75% 的急性呼吸困难患者的 BNP 水平或者是低（<100ng/L），或者是高（>400 或 500ng/L）。对于 BNP 水平在两头的患者，BNP 水平非常有助于快速准确诊断。还有 25% 患者的 BNP 水平落在诊断的灰区，还需要进行其他检查，以排除肺栓塞、肺炎以及其他疾病。

总的说来，在急诊科 BNP 数值分成 3 个范围：低值、高值和灰区。BNP 水平小于 100ng/L 的患者，其心力衰竭可能性很小，必须根据他们的就诊情况考虑其他诊断和治疗；BNP 水平大于 400ng/L 的患者，则心力衰竭的可能性会非常大，BNP 水平非常高的患者，急性死亡的风险也高，需要采取更为积极的治疗；BNP 值位于 100 ~ 400ng/L 灰区的患者，必须要接受其他急诊检查。

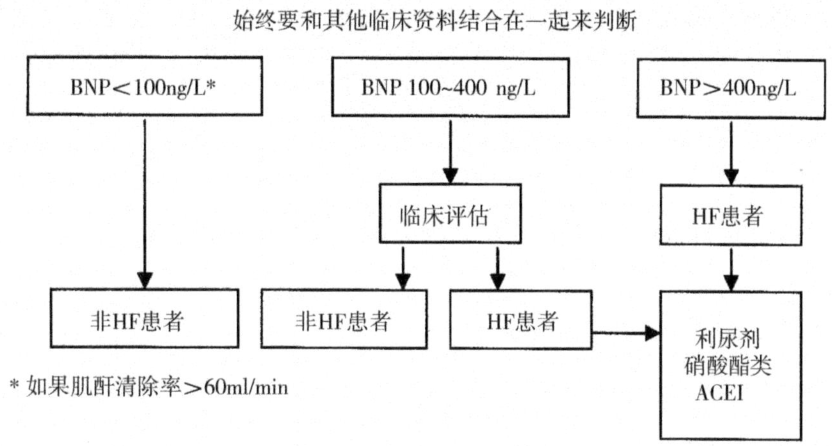

图 2－5 BNP 测定值的临床应用决策

（二）急诊重症监护室的应用

在急诊和危重疾病的治疗护理过程中，都要求用到床旁检验（POCT）技术，以便临床能够根据即时检测的结果及时地对患者进行治疗。Davis 等检测了 52 位急性呼吸困难患者的 ANP 和 BNP，结果表明，BNP 检测的结果优于左室射血分数（LVEF）和 ANP 检测。

在一个 ICU 患者的研究中，对急性失代偿的 CHF 患者进行了 48 小时的每 4 小时血流动力学和 BNP 水平的监测。肺毛细血管楔压前 24 小时从（33 ± 2）mmHg 下降到（25 ± 2）mmHg，而 BNP 的水平从（1472 ± 156）ng/L 降到（670 ± 109）ng/L，这些改变出现在最初治疗的 2 ~4 小时内。肺毛细血管楔压下降改变幅度与 BNP 下降的幅度有良好的相关性（$r = 0.73$，$P < 0.05$），BNP 最初的下降幅度为每小时（33 ± 5）ng/L。显示急性失代偿心力衰竭的患者，血中 BNP 浓度的变化与肺毛细血管楔压的改变有关。虽然 BNP 水平和其他相关检测指标例如心排血量、静脉血氧饱和度、静脉压等之间没有太多的关联意义，但可以作为右心功能评估的补充参数。

（三）心肌肌钙蛋白检测在心力衰竭患者中的临床意义

血液中肌钙蛋白阳性表示心肌坏死，这一点在急性冠状动脉综合征（ACS）的患者中已经得到了广泛的应用。对急诊心力衰竭的患者进行肌钙蛋白检测已经成为急诊医生排除心肌缺血所致的心力衰竭的检查常规。但是对晚期心力衰竭患者或患者处于心力衰竭的失代偿阶段时，一些心力衰竭患者会出现短暂或持续的 cTnI 或 cTnT 水平升高而没有任何明显的心肌缺血。血清肌钙蛋白水平升高与长期预后不良有关。几个临床试验进一步表明连续血清肌钙蛋白水平的升高提示进行性心肌坏死，与不良预后强烈相关。

三、小结

可以急诊应用的心脏标志物的种类很多，目前主要集中在心肌坏死标志物和心力衰竭标志物。心肌坏死标志物在急诊主要用于胸痛的患者诊断或排除 AMI，而心力衰竭标志物则主要用于急诊的呼吸困难患者诊断或排除心力衰竭。随着医学实践的发展，以后会逐渐出现心肌缺血标志物，甚至会出现其他一些新标志物，如呼吸道感染标志物、脓毒症标志物，急诊也必将成为这些标志物检测的主要内容之一。随着床旁检验（POCT）技术的发展，这些标志物的检测将更简单、方便、快速，达到迅速指导临床医生决策的目的，有助于急诊患者的诊断、危险分层和处置，必将有广阔的急诊应用前景。

（门小平）

第三节　心肌损伤的酶学标志

一、肌酸激酶及其同工酶

（一）肌酸显色法测定肌酸激酶总活性

1. 原理　磷酸肌酸和二磷酸腺苷（ADP）在肌酸激酶（creatine kinase，CK）催化下，生成肌酸和三磷腺苷。肌酸与二乙酰（2，3－丁二酮）及α－萘酚结合生成红色化合物。在一定范围内，红色深浅与肌酸量成正比，据此求得血清中 CK 活性。Mg^{2+} 为激活剂，半胱氨酸供给巯基，氢氧化钡和硫酸锌沉淀蛋白并中止反应。

2. 主要试剂

（1）混合底物溶液：预先配制 Tris－HCl 缓冲液（pH7.4）、12mmol/L 磷酸肌酸溶液（－25℃保存）、4mmol/L ADP 溶液（－25℃保存）。临用前将三溶液等量混合，然后按每 9ml 混合液中加入盐酸半胱氨酸 31.5mg，调 pH 至 7.4，置－25℃或冰盒中保存，可用 1 周。若空白管吸光度太高，表明有游离肌酸产生，不能再用。

（2）配制沉淀剂：50g/L 硫酸锌溶液和 60g/L 氢氧化钡溶液。

（3）配制显色剂：先配制碱储存液（含 NaOH 60g/L 和 Na_2CO_3 128g/L），临用前再以碱储存液为溶剂配制 40g/Lα－萘酚溶液；配制 10g/L 的 2，3－丁二酮溶液作储存液，临用前蒸馏水作 20 倍稀释。

（4）配制 1.7mmol/L 肌酸标准液，在冰箱保存可用数月。

3. 操作步骤（表 2－1）

表 2－1　肌酸显色法测定 CK 操作步骤

	测定管	标准管	空白管
血清（ml）	0.1		
肌酸标准液（ml）		0.1	
蒸馏水（ml）			0.1
混合底物液（ml，需 37℃预温）	0.75	0.75	0.75
混匀，37℃水浴 30 分钟			
氢氧化钡溶液（ml）	0.5	0.5	0.5
硫酸锌溶液（ml）	0.5	0.5	0.5
蒸馏水（ml）	0.5	0.5	0.5
充分振荡混匀后离心（2000r/min×10min），取上清液继续如下步骤			
上清液（ml）	0.5	0.5	0.5
α－萘酚溶液（ml）	1.0	1.0	1.0
2，3－丁二酮溶液（ml）	0.5	0.5	0.5

续 表

	测定管	标准管	空白管
混匀后，37℃水浴15～20分钟			
蒸馏水（ml）	2.5	2.5	2.5
混匀后在540nm波长，空白管调零比色			

单位定义：1ml血清在37℃与底物作用1小时产生1μmol肌酸为1个CK活力单位。若将此单位乘以1000/60（或16.7），即为国际单位（U/L）。

结果计算如下：CK单位 =（测定管吸光度/标准管吸光度）×标准管中肌酸含量（μmol）×［1/反应时间（h）］×［1/样品量（ml）］=（测定管吸光度/标准管吸光度）×3.4

4. 参考范围　成人血清：8～60U/L。

5. 评价

（1）肌酸与α－萘酚溶液及2，3－丁二酮产生红色化合物的反应并非肌酸所特有，精氨酸、胍乙酸及肌酐均可起反应。在肾衰竭及某些代谢病时，此类物质含量较高，应注意做血清空白对照。实验所用α－萘酚应为白色或略带黄色之结晶，如颜色过深，应在乙醇中重结晶后再用。

（2）本法的线性范围在200U/L，当血清CK活力超过200U/L时，需用已知较低CK活性的血清稀释后再作，经计算得出结果。如用生理盐水稀释，CK活性将随血清稀释倍数的增加而增加，因为血清中存在内源性的抑制剂。

（二）酶耦联法测定总CK

1. 原理　在CK的催化下，磷酸肌酸与ADP反应生成肌酸和ATP；随即在己糖激酶（HK）催化下，生成的ATP使葡萄糖磷酸化为6磷酸葡萄糖（G－6－P）；再在6－磷酸葡萄糖脱氧酶（G_6PDH）催化下，G－6－P与$NADP^+$反应，生成6－磷酸葡萄糖酸和NADPH；在340nm波长下，监测NADPH的生成速率，即代表总CK活性。反应过程如下：

$$\text{磷酸肌酸} + ADP \xrightarrow{\text{肌酸激酶（pH 6.7）}} \text{肌酸} + ATP$$

$$ATP + \text{葡萄糖} \xrightarrow{\text{己糖激酶}} 6-\text{磷酸葡萄糖（G}-6-\text{P）} + ADP$$

$$G-6-P + NADP^+ \xrightarrow{G_6PDH} 6-\text{磷酸葡萄糖酸} + NADPH + H^+$$

2. 主要试剂　由试剂盒提供，各厂家试剂盒可能会略有不同。试剂1主要含咪唑缓冲液（pH 6.7）、D－葡萄糖、醋酸镁、五磷酸二腺苷、N－乙酰半胱氨酸、己糖激酶、G6PDH、ADP、AMP、$NADP^+$等（N－乙酰半胱氨酸供给巯基，保持CK活性中心必需基团不被氧化；Mg^{2+}作激活剂；血清中Ca^{2+}是Mg^{2+}的竞争性抑制剂，EDTA可消除Ca^{2+}的影响，且有利于试剂的稳定；AMP和五磷酸二腺苷可抑制腺苷酸激酶的活性）。试剂2为磷酸肌酸。

3. 操作步骤

（1）以半自动分析仪为例，操作如下：

1）取2ml试剂1与100μl血清置测定管中，混匀，37℃水浴5分钟。

2）加入500μl已预温的试剂2，混匀，移入比色杯中，立即放入37℃恒温比色槽。

3）待延滞时间150秒后，在340nm波长处，连续监测吸光度变化速率（读数时间150秒），以线性反应期吸光度的增加速率，计算血清中CK的活性。

（2）如为自动分析仪上机操作，则严格按说明书要求设置参数。

4. 计算　CK（U/L）＝（ΔA/min）×（106/6220）×26＝（ΔA/min）×4180

式中6220为NADPH在340nm的摩尔吸光度，26为反应液总体积与血清用量的比值。ΔA/min为平均每分钟吸光度变化值。

5. 参考范围　①成年男性血清参考范围为：38～174U/L；②成年女性血清参考范围为：26～140U/L。

6. 评价

（1）酶耦联法测定血清肌酸激酶活性灵敏、快速，为IFCC推荐方法。

（2）最好采用血清标本，勿用柠檬酸盐、EDTA和氟化物作抗凝剂，否则会影响测定结果。黄疸和脂血可干扰测定。

（3）红细胞中虽不含CK，轻度溶血对测定无影响，但中度和重度溶血时，红细胞释放的腺苷酸激酶（AK）可催化2ADP→ATP＋AMP，红细胞中还会释放ATP及6－磷酸葡萄糖等干扰测定，影响结果。其余同肌酸显色法评价2。

（三）免疫抑制法测定肌酸激酶MB同工酶

1. 原理　预先加入抗肌酸激酶M亚基抗体，完全抑制CK－MM和半抑制肌酸激酶MB同工酶（creatine kiriase－MB，CK－MB）的活性，在后续反应中，仅肌酸激酶B亚基催化磷酸肌酸与ADP的反应。其后续反应及测定原理同前述的酶耦联法测定总CK。但测得的是肌酸激酶B亚基的活性，结果乘以2即为CK－MB的活性。

2. 主要试剂　由试剂盒提供，各厂家试剂盒可能会略有不同。试剂1主要含咪唑缓冲液（pH 6.5）、葡萄糖、醋酸镁、五磷酸二腺苷、N－乙酰半胱氨酸、己糖激酶、G6PDH、ADP、AMP、$NADP^+$、抗肌酸激酶M亚基抗体等。试剂2主要为磷酸肌酸、咪唑缓冲液（pH 8.5）。

3. 操作步骤　按说明书要求设置参数，上全自动生化分析仪进行测定。

4. 计算　计算公式同前，所得结果为CKB（U/L）。

CK－MB（U/L）＝CK－B（U/L）×2

5. 参考范围　成人血清参考范围为0～10U/L，或CK－MB活力占总CK活力的5%以内。

6. 评价

（1）本法是假定标本中无CK－BB或CK－BB活性极低，若某些疾病致CK－BB异常升高，则可使CK－MB测定结果假性偏高，有的甚至高于CK。

（2）巨分子BB（免疫球蛋白复合物）会被当作B亚基测定，如CK－B的活性超过总CK活性的20%，应怀疑有巨分子BB存在。

（3）线性范围为500U/L，其余评价同酶耦联法评价（2）和（3）。

（四）全血快速定性检测CK－MB质量（CK－MB mass）

1. 原理　CK－MB质量（CK－MB mass）可用固相免疫层析法试条快速测定。

2. 操作步骤　吸取肝素化或EDTA抗凝的全血150μl加入样本孔，由于膜的作用将血细胞同血浆分离（3 分钟内），定量的血浆随即迁移，标本中的 CK－MB 同染料标记的 CK－MB 抗体结合，形成的复合物被固定在测定线上的抗 CK－MB 抗体捕获而显色。过量的标记抗体继续移动在质控区结合形成沉淀线。阳性检测结果会出现两条沉淀线，阴性结果只有一条质控线。如在规定时间内，没有质控线出现，则视为无效，必须重新测定。

3. 评价

（1）此项试验同其他的 CK 同工酶无交叉反应，胆红素、血红蛋白和三酯酰甘油不影响结果。

（2）目前已经有 ELISA 方法定量检测 CK－MB 的试剂盒，抗干扰和特异性进一步增强，并可较精确定量。

二、乳酸脱氢酶及其同工酶

（一）比色法测定乳酸脱氢酶总活力

1. 原理　乳酸脱氢酶（lactate dehydrogenase，LD）催化 L－乳酸脱氢，生成丙酮酸。丙酮酸和 2，4－二硝苯肼反应，生成丙酮酸二硝基苯腙，在碱性溶液中呈棕红色。其颜色深浅与丙酮酸浓度呈正比，由此计算酶活力单位。

$$\text{乳酸} + NAD^{+} \xrightarrow{LD/pH>9.5} NADH + H^{+} + \text{丙酮酸} \xrightarrow{2,4\text{二硝基苯肼}} \text{丙酮酸二硝基苯腙}$$

2. 主要试剂

（1）底物缓冲液（含 0.3mol/L 乳酸锂，pH 8.8）。

（2）11.3mmol/L NAD 溶液，4℃保存可用 2 周。

（3）1mmol/L 2，4－二硝基苯肼溶液。

（4）0.5mmol/L 丙酮酸标准液。

3. 操作步骤

（1）血清 0.01ml（另设立对照管）＋底物缓冲液 0.5ml→37℃水浴 5 分钟→测定管加 NAD 溶液 0.1ml，对照管不加→37℃水浴 15 分钟→2，4－二硝基苯肼 0.5ml，以及 NAD 溶液 0.1ml（对照管不加）→氢氧化钠溶液 5.0ml 终止反应→室温放置 5 分钟后，波长 440nm，比色杯光径 1.0cm，用蒸馏水调零，读取各管吸光度。以测定管与对照管吸光度之差值查标准曲线，求得酶活力。

（2）标准曲线按表 2－2 制作：

表 2－2　标准曲线绘制步骤

加入物	B	1	2	3	4	5
丙酮酸标准液（ml）	0	0.025	0.05	0.10	0.15	0.20
底物缓冲液（ml）	0.5	0.475	0.45	0.40	0.35	0.30
蒸馏水（ml）	0.11	0.11	0.11	0.11	0.11	0.11
2，4－二硝基苯肼	0.5	0.5	0.5	0.5	0.5	0.5
37℃水浴 15 分钟						
0.4mmol/L 氢氧化钠溶液（ml）	5.0	5.0	5.0	5.0	5.0	5.0
相当于 LD 活力（金氏）单位	0	125	250	500	750	1000

室温放置5分钟，波长440nm，比色杯光径1.0cm，用B管调零，读取各管吸光度，并与相应的酶活力单位数绘制标准曲线。

（3）金氏单位定义：以100ml血清，37℃作用15分钟，产生1μmol丙酮酸为一个单位。

4. 参考范围　190～437金氏单位。

5. 评价

（1）乳酸锂、乳酸钾、乳酸钠都可作为乳酸脱氢酶底物，其中乳酸锂为稳定性较好的固体，容易称量，故常选用。后两种为水溶液，如保存不当易产生酮酸类物质，抑制酶反应，且含量不够准确，所以一般不选用。

（2）除二乙醇胺缓冲液外，也可用Tris或焦磷酸缓冲液。金氏法以前用pH10的甘氨酸缓冲液，但甘氨酸对LD有抑制作用，所以现一般改用二乙醇胺缓冲液，这样LD增高时的检出率加大。

（3）血清含有较多的免疫球蛋白时，IgA、IgG、IgM可与LD形成复合物，对LD活性产生抑制作用，使测得活性降低。

（4）因红细胞内LD浓度为血浆中的360倍左右，因此轻微溶血即可引起LD浓度增加，为防止LD从红细胞中逸出，标本必须在采集后2小时内离心；离心不彻底的抗凝血，因血浆中富含血小板，同样可引起LD假性升高。由于LD－4和LD－5对冷敏感，所以常规分析的血清应该储存在室温下，室温下血清可稳定至7天。

（二）连续监测法测定LD总活力

1. 原理　LD催化的反应如下：

$$\text{L－乳酸} + NAD^{+} \underset{b}{\overset{a}{\rightleftharpoons}} \text{丙酮酸} + NADH + H^{+}$$

当pH在8.8～9.8之间时，正向反应（a）发生，此时在340nm处测得的NADH的吸光度增加，其增加的速率与标本中LD的总活力成正比关系。IFCC推荐在30℃时测定正向反应，也可于37℃测定，测定正向反应是全自动生化分析的主要方法。

当pH在7.4～7.8之间时，逆向反应（b）发生，在反应过程中，丙酮酸还原成乳酸，同时NADH氧化成NAD^{+}，引起340nm处吸光度下降，其下降速率与标本中LD活性呈正比关系。

2. 主要试剂

（1）正向反应（a）的主要试剂：pH范围：8.9±0.1；Tris－HCl 50mmol/L；L－乳酸锂（MW96.01）50mmol/L；NAD（酵母，MW 663.4）6mmol/L。另外以1ml乳酸锂Tris缓冲液（含Tris 52.5mmol/L，乳酸锂52.5mmol/L）加4.2mgNAD^{+}配制底物应用液。

（2）逆向反应（b）的主要试剂：pH范围：7.5±0.1；Tris－HCl 50mmol/L；NAD（酵母，MW 663.4）0.2mmol/L；EDTA－Na_2 5mmol/L；丙酮酸1.2mmol/L。

3. 操作步骤

（1）正向反应（a）的主要操作步骤（以半自动分析仪为例）：

1）血清稀释度：血清50μl，加37℃预温底物应用液1.0ml，立即吸入自动分析仪，血清稀释倍数为21。

2）主要参数：系数：3376；孵育时间：30秒；连续监测时间：60秒；波长：340nm；吸样量：0.5ml；温度：37℃。

3）计算：LD（U/L）=ΔA/min×3376

（2）逆向反应（b）的主要操作步骤：

1）在光径1.0cm比色杯中，加入血清50μl和NADH－Tris－EDTA缓冲液2.0ml，混匀，37℃预温5分钟（消除血清标本中内源性α－酮酸对NADH的消耗）。再加入0.2ml已预温的丙酮酸溶液，混匀，记录340nm波长处吸光度的下降速率（－ΔA/min）。

2）计算：LD（U/L）=AA/min×7234

4. 参考范围　①LD－L法：109～245U/L；②LD－P法：200～380U/L。

5. 评价

（1）正向反应以L－乳酸锂和NAD为底物，为乳酸→丙酮酸的反应（简称LD－L法）；逆向反应以丙酮酸和NADH为底物，为丙酮酸→乳酸的反应（简称LD－P法）。作为IFCC的推荐方法，LD－L法的主要优点有：乳酸盐和NAD底物液的稳定性比丙酮酸盐和NADH底物液的稳定性好，前者冰冻保存可稳定6个月以上，后者只能保存数天；LD－L法的线性范围也较宽，重复性比LD－P法好。

（2）由于逆向反应速度比正向反应速度快，且测定方法不同，参考范围也有所不同，LD－P法的参考值约为LD－L法的2倍。

（3）LD－P法中，如有微量金属离子存在，NADH的稳定性较差，此时可于试剂中加入EDTA以螯合金属离子，增加NADH的稳定性。

（4）关于内源性α－酮酸对NADH的消耗问题（LD－P法），有学者认为需要3～5分钟预孵育期，但也有学者认为内源性反应不会显著改变ΔA/min的值，各实验室最好通过预试验确定。

（5）其余同比色法评价（4）。

（三）选择性测定LD同工酶LD_1

1. 原理　LD是由H亚基和M亚基组成的四聚体，共有五种LD同工酶（LD isoenzyme）。LD_1的组成为H_4，通过选择性抑制M亚基，即可检测LD_1。

（1）化学抑制法：将1，6－已二醇或高氯酸钠加入到含样本的反应液中，选择性地抑制含M亚基的LD同工酶，由于LD_1由4个H亚基组成，因此只有LD_1不被抑制，可被测定。

（2）免疫抑制法：将抗M亚基的抗体加入，与含M亚基的同工酶形成免疫复合物，离心移去免疫复合物，上清液中只有唯一不含M亚基的LD_1被测定。

2. 主要试剂　除化学抑制剂或免疫抑制剂外，其余试剂同比色法或连续监测法。

3. 操作步骤　除先行抑制外，其余步骤同所选方法（比色法或连续监测法）。

4. 参考范围　①化学抑制法：15～65U/L；②免疫抑制法：18～34U/L。

5. 评价　免疫抑制法的特异性较化学抑制法好，且经离心去除沉淀后再行下一步测定，对后续测定影响较小，所以该法较理想，但抗体较贵。其余评价同比色法或连续监测法。

（四）琼脂糖凝胶电泳分离LD同工酶

1. 原理　LD由M和H亚基组成，H亚基含较多的酸性氨基酸，在碱性缓冲液中带有较多的负电荷，因此含H亚基多的LD同工酶在电泳时迁移快，加之各同工酶分子形状不同，它们在琼脂糖凝胶中电泳后可分离成五条区带，从阳极到阴极分别为LD_1、LD_2、LD_3、LD_4、LD_5。经酶染色后用光密度计扫描，即可计算出各同工酶百分比。

2. 主要试剂

（1）基质－显色液：①乳酸溶液：85%乳酸2.0ml用氢氧化钠调pH至7.0；②1g/L的吩嗪甲酯硫酸盐溶液；③1g/L NBT溶液；④10g/L NAD^+溶液。临用前分别顺次吸取四种溶液4.5ml、1.2ml、12ml、4.5ml，混匀即为基质－显色液。

（2）其余试剂：如电泳缓冲液、固定漂洗液等，均按电泳常规试剂配制。

3. 操作步骤　常规制作5g/L琼脂糖凝胶板，根据LD总活性大小加样20～40μl。电泳条件为：①电压：75～100V；②电流：8～10mA/板；③电泳时间：30～40分钟。

将基质－显色液与经沸水融化的8g/L琼脂糖凝胶液，按4∶5的比例混合制成显色凝胶，避光置于50℃水浴中备用。电泳结束后，取下凝胶板置于铝盒中，立即用滴管吸取显色凝胶液约1.2ml滴于电泳板上，使其自然铺开，完全覆盖。待显色凝胶液凝固后，置铝盒于37℃水浴中保温1小时。显色完毕后，常规固定和漂洗凝胶，置光密度计中于570nm处扫描，即可求出各区带的百分比。

4. 参考范围　①LD_1：（28.4±5.3）%；②LD_2：（41.0±5.0）%；③LD_3：（19.0±4.0）%；④LD_4：（6.6±3.5）%；⑤LD_5：（4.6±3.0）%。

5. 评价

（1）基质－显色液中的递氢体对光敏感，所以显色液需避光保存和使用，否则显色后凝胶板的背景色深；NBT被大量用来证实同工酶的活力，但非脱氢酶也可导致非特异染色，在相当于LD_1和LD_3的位置出现干扰。

（2）LD同工酶电泳时可观察到电泳谱带变宽的现象，如电泳谱带宽度为$LD_1>LD_2>LD_3>LD_4>LD_5$，则为H亚基的H′变异；如$LD_1<LD_2<LD_3<LD_4<LD_5$，则为M亚基的M′变异。LD同工酶变异往往可造成对测定结果的错误解释。

（3）其余评价与普通琼脂糖电泳相同。

三、糖原磷酸化酶及其同工酶BB

（一）比色法测定糖原磷酸化酶

1. 原理　根据糖原分解第一步的逆反应，糖原磷酸化酶（glycogen phosphorylase，GP）催化如下反应：

$$\text{糖原}+\text{葡萄糖}-1-\text{磷酸}\xrightarrow{\text{糖原磷酸化酶}}\text{糖原}(n+1)+\text{磷酸}$$

通过测定反应液中磷酸的含量来确定酶活性。

2. 主要试剂

（1）混合缓冲液（pH 8.6）：40mmol/L甘氨酰甘氨酸，30mmol/L巯基乙醇，8mmol/L EDTA。

（2）3.3%糖原溶液，83mmol/L的葡萄糖－1－磷酸，5mmol/L AMP。

（3）2%十二烷基磺酸钠，35mmol/L硫酸溶液，氨基萘磺酚酸。

3. 操作步骤

（1）于试管中依次加入下列溶液：待测血清250μl，混合缓冲液250μl，3.3%糖原溶液300μl，83mmol/L葡萄糖－1－磷酸溶液200μl，5mmol/L AMP液200μl。

（2）37℃水浴4分钟、64分钟、124分钟后，分别取反应混合液200μl，加入2%十二烷基磺酸钠1.2ml，35mmol/L硫酸溶液1.2ml，以及氨基萘磺酚酸后混匀，室温下显色30分钟，在700~730nm波长处读取吸光度值。

（3）单位定义：以每毫升血清每分钟生成的磷酸mmol数表示其活性（即mU）。

4. 参考范围　各实验室自己建立。

5. 评价　本法以反应生成的磷酸为目标物来指示糖原磷酸化酶的活性，因此在试剂配制和分析中，应注意含磷酸基团物质的干扰。

（二）ELISA法测定糖原磷酸化酶同工酶BB

1. 原理　应用双抗体夹心酶标免疫分析法测定标本中人糖原磷酸化酶同工酶BB（glycogen phosphorylase-BB，GP-BB）水平。用纯化的抗体包被微孔板，制成固相抗体，往包被抗体的微孔中依次加入人GP-BB、生物素化的抗人GP-BB抗体、HRP标记的亲和素，经过彻底洗涤后用底物四甲基联苯胺（TMB）显色。TMB在过氧化物酶的催化下转化成蓝色，并在酸的作用下转化成最终的黄色。颜色的深浅和样品中的GP-BB呈正相关。

2. 主要试剂　由试剂盒提供，主要包括酶联板、样品稀释液、检测稀释液、底物溶液、浓洗涤液、终止液等。

3. 操作步骤　各试剂在使用前需平衡至室温。分别设空白孔、标准孔、待测样品孔，严格按试剂盒说明书操作。用酶标仪在450nm波长处测量各孔的吸光度值。

以标准物的浓度为横坐标（对数坐标），吸光度值为纵坐标（普通坐标），在半对数坐标纸上绘出标准曲线，根据样品的吸光度值由标准曲线查出相应的浓度，再乘以稀释倍数；或用标准物的浓度与吸光度值计算出标准曲线的直线回归方程式，将样品的吸光度值代入方程式，计算出样品浓度，再乘以稀释倍数即可。

4. 参考范围　为1.6~19μg/L。

5. 评价

（1）如标本中待测物质含量过高，应先稀释后再测定，最后乘以稀释倍数。

（2）洗涤过程应充分，否则易造成假阳性。

（门小平）

第四节　心肌损伤的蛋白标志

一、肌钙蛋白

（一）胶体金法测定血清肌钙蛋白

1. 原理　采用固相层析-双抗体夹心技术定性检测人血清（浆）心肌肌钙蛋白I（cardiac troponin I，cTnI）。检测卡的检测线处包被有固化的cTnI单克隆抗体，质控线处包被有抗IgG抗体。检测时，将血清（浆）滴入加样孔后，如标本中含有一定浓度的cTnI，则与膜中的胶体金标记的cTnI抗体结合形成复合物，该复合物通过毛细管作用向前移动，当移行至检测线处，被检测区内包被的未标记的抗cTnI特异抗体所捕捉，形成一条可见的紫红色带。

试剂盒提供配套的检测板、滴管等。

2. 操作步骤

（1）把试剂盒、样品平衡至室温后，取出检测卡，于样品孔内滴加 100 ~ 150μl 血清（浆），15 分钟内观察结果。

（2）结果判断：①阳性：在检测线和质控线处均出现紫红色带。如早于 15 分钟出现，也可判定为阳性。②阴性：质控线处出现紫红色带，检测线处无明显的紫红色带。阴性结果必须等到 15 分钟方可判断。③无效：标本加入 15 分钟后，在质控线处无紫红色带，则无论检测线处是否有紫红色带，均为无效，应重新检测。

3. 评价

（1）本法方便、快捷，适合作床旁检测。但必须注意各试剂厂家的灵敏度不一致，差别较大，一般为 0.3ng/ml，但也有 1.0ng/ml 的，在报告结果应予说明。

（2）待测样品最好用血清，不用抗凝血浆。EDTA 是 Ca^{2+} 螯合剂，可促使 cTnI - TnC 复合物的解离，使游离型 cTnI 增加，游离型 cTnI 易降解；肝素带有负电荷，可与 cTnI 结合形成复合物，影响抗原 - 抗体反应，进而引起结果错误。

（3）如检测线处包被的是心肌肌钙蛋白 T（cardiac troponin T，cTnT）单克隆抗体，则测定的为 cTnT。目前主张只测定其中一种，以下均以 cTnI 为例。

（二）免疫比浊法测定血清肌钙蛋白 I

1. 原理　将特异抗体结合于胶乳颗粒表面，标本中的 cTnI 与胶乳颗粒表面的抗体在反应缓冲液中结合，相邻的胶乳颗粒彼此交联，浊度增加，引起 500 ~ 600nm 处的吸光度增加，该增加幅度与标本中的 cTnI 含量成正比，以此定量 cTnI。

2. 主要试剂　由试剂盒配备，可能会略有不同。试剂 1 主要为含增敏剂和表面活性剂的缓冲液；试剂 2 为结合有特异抗体的胶乳颗粒。

3. 操作步骤　以半自动分析仪为例，操作步骤如下（如为全自动分析仪，则按说明书要求进行参数设置和测定）：

（1）取 150μl 试剂 1 与 25μl 血清置测定管中，混匀，37℃水浴 3 分钟。

（2）加入 90μl 试剂 2，混匀，移入比色杯中，立即放入 37℃恒温比色槽。

（3）在 500nm 波长处，待延滞时间 100 秒后，开始读数，连续监测吸光度变化速率，读数时间为 120 秒。以线性反应期吸光度的增加速率进行多参数曲线拟合，根据参考工作曲线得出结果。

4. 参考范围　95% 单侧上限为 0.8μg/L。

5. 评价

（1）纤维蛋白或其他颗粒物质可造成假阳性，故标本于使用前需 4000r/min 离心 10 分钟，以确保去除该类干扰物。TB > 680μmol/L、Hb > 3.9g/L、TG > 17.1mmol/L 可干扰测定，应予避免。

（2）类风湿因子可与抗体结合导致胶乳聚集，出现假阳性。某些人体内存在的异种动物蛋白的抗体，如抗鼠抗体、抗兔抗体等也可与抗体结合，造成假阳性。

（3）目前 cTnI 测定尚未实现标准化，无法溯源至统一标准，因此各方法间无法进行直接的数值比较。其余评价同胶体金法评价（2）和（3）。

（三）ELISA 法测定血清肌钙蛋白 I

1. 原理　双抗体夹心 ELISA 法。

2. 主要试剂　由试剂盒配备，可能会略有不同，主要包括：抗 cTnI 抗体包被板、抗体－酶结合物、孵育缓冲液、浓缩洗液、终止液和显色剂、cTnI 标准品等。

3. 操作步骤　严格按照试剂盒说明书操作，主要包括如下步骤：混合→孵育结合→加酶孵育→显色与终止。最后在酶标仪上于 450nm 波长下测定吸光度值，根据标准品绘制标准曲线，然后根据标准曲线计算未知样品中 cTnI 浓度。

4. 参考范围　0～0.15μg/L。

5. 评价

（1）本试剂盒用于检测血清样品，肉眼可见的溶血、脂浊会影响测定。

（2）应在标本采集 6 小时内进行检测，如不能及时进行，应将血清存于－20℃或更低温度，可保存 3 个月，但应避免反复冻融。

（3）用孵育缓冲液稀释具有较高浓度 cTnI 的血清，不可用蒸馏水稀释。

二、肌红蛋白

（一）ELISA 法测定血浆（清）肌红蛋白

1. 原理　样品中的肌红蛋白（myoglobin，Mb）和酶标记 Mb 竞争结合 Mb 特异抗体，酶标记 Mb－Mb 抗体复合物中的辣根过氧化物酶作用于底物（OPD－H_2O_2）产生有色物质，颜色深浅与样品中 Mb 浓度成反比，查半对数坐标曲线即得样品 Mb 的浓度。

2. 主要试剂　由试剂盒提供，可能会略有不同，主要包括：包被液、酶标记 Mb 溶液、底物溶液、稀释液、Mb 标准品。

3. 操作步骤　严格按照试剂盒说明书操作，主要包括如下步骤：抗体包被→加样与酶标抗体→显色终止与测定。最后在酶标仪 E 于 492nm 波长下测定吸光度值，以系列 Mb 标准的吸光度为普通坐标，以浓度为对数坐标绘制半对数标准曲线，然后根据样品吸光度值即可得出样品中 Mb 的浓度。

4. 参考范围　2.5～22.8ng/L。

5. 评价

（1）该法灵敏度高、特异性强、操作简单，可同时检测多个样本，检测的线性范围也较宽，可达 1000μg/L。唯一的缺点是耗时稍长。

（2）血清肌红蛋白上午 9 时最高，下午 6～12 时最低。因此，连续监测时应注意定时采集标本，以免受生理节律的影响。

（3）理想的标本应该是新鲜采集的血清，最好无溶血、脂浊。分离后的血清可于 2～8℃保存 1 天。不能及时测定的标本最好分装成小管，于－20℃冰冻保存，避免反复冻融。理想的血清标本最好不用促凝剂或抗凝剂，样品采集管中的分离胶也会干扰分析，标本采集后待其自然凝固或适度孵育后离心即可。

（二）胶乳增强免疫透射比浊法测定血浆（清）肌红蛋白

1. 原理　将抗人 Mb 抗体包被至大小均匀的聚苯乙烯胶乳颗粒上，当待检血清与胶乳试剂在缓冲液中混合时，标本中的 Mb 与胶乳颗粒表面的抗体结合使反应混合液浊度增加，引起 570nm 处的吸光度值升高。通过绘制 Mb 浓度吸光度标准曲线，即可求出 Mb 的浓度。

2. 主要试剂　由试剂盒提供，可能会略有不同，试剂 1 为甘氨酸缓冲液，试剂 2 为包被有抗人 Mb 抗体的胶乳颗粒。

3. 操作步骤　全自动分析主要测定参数如下：①分析方法：两点终点法；②测光点：20～34；③样品/R1/R3：11/110/80；④主波长/次波长：570nm/800nm。

4. 参考范围　①血清：0～70μg/L；②尿液：0～5μg/L。

5. 评价　本法最低检测限为 20ng/ml，检测范围为 20～750ng/ml。TB 680μmol/L、Hb 5g/L，以及 1.5% 的脂肪乳对本法无干扰。其余评价同 ELISA 法评价（2）和（3）。

（三）放射免疫分析法测定血浆（清）肌红蛋白

1. 原理　同 RIA 分析原理。

2. 主要试剂　由试剂盒提供，可能会略有不同，主要包括：抗血清、$^{125}I-Mb$、Mb 标准溶液、PR 分离剂等。

3. 操作步骤　严格按照试剂盒说明书操作，以 $B/B_0\%$ 为纵坐标，相应的标准 Mb 浓度为横坐标绘制标准曲线。根据样品管的 $B/B_0\%$，从标准曲线上查得 Mb 浓度。

4. 参考范围　13～45μg/L。

5. 评价　RIA 法灵敏度高，最低检测范围可为 2μg/L，特异性强，操作简便快速；但有放射性污染的危险。其余评价同 ELISA 法评价（2）和（3）。

三、脂肪酸结合蛋白

（一）ELISA 法测定心脏型脂肪酸结合蛋白

1. 原理　采用非竞争夹心酶联免疫吸附的原理，应用 2 株针对心脏型脂肪酸结合蛋白（heart fatty acid binding protein，FABP－H）不同表位的单克隆抗体，测定 FABP－H 含量。

2. 主要试剂　由试剂盒提供，可能会略有不同，主要包括：FABPH 单克隆抗体、封闭液、洗涤液、底物液。

3. 操作步骤　严格按照试剂盒说明书操作，主要包括如下步骤：包被→封闭→加样→加抗体→显色与终止。最后在酶标仪上于 492nm/620nm 波长下测定吸光度值，绘制标准曲线，然后根据标准曲线得出未知样品中 FABPH 浓度。

4. 参考范围　成人血浆 FABP－H：1.57～8.97μg/L。

5. 评价

（1）该法线性范围较宽，可达 0～25ng/ml。特异性好，与肌红蛋白、肌球蛋白无交叉反应。血浆标本的批内 CV 为 7%，批间 CV 为 7.9%；尿液标本的批内 CV 为 5%，批间 CV 为 9.6%。

（2）血液标本用枸橼酸钠抗凝，静脉血 1.8ml 加 109mmol/L 枸橼酸钠溶液 0.2ml，3000r/min 离心 5 分钟取血浆待测或置入 －20℃ 冻存。如为尿液，应新鲜采集。

（二）时间分辨荧光免疫法测定脂肪酸结合蛋白

1. 原理　以 F31 型单克隆抗体作为捕获抗体，用 Eu 标记 F12 型单克隆抗体作为标记抗体，于时间分辨荧光计上测定荧光强度，其强度值与血清中 FABP 含量呈正比。

2. 主要试剂　F31 型单克隆抗体，F12 型单克隆抗体，LANFLA 增强液和洗涤液。

3. 操作步骤　包被（每孔加入 100μl F31 型单克隆抗体标记包被反应板，4℃ 过夜后，洗涤 3 分钟 ×3 次）→加样（标本 100μl 加入包被后的微孔板中，室温放置 30 分钟，洗涤 3

分钟 ×3 次）→加抗体（各孔加 F12 型单克隆抗体 100μl，室温放置 30 分钟，洗涤 3 分钟 × 3 次）→增强与测定（每孔加增强液 100μl，混匀后于时间分辨荧光计上测定荧光强度，并自动计算、打印出结果）。

4. 参考范围　为 0 ~ 2.0μg/L。

5. 评价　本法灵敏度高，最低检测浓度为 1μg/L，测定范围为 1 ~ 300μg/L。

（崔文建）

第五节　肾素－血管紧张素－醛固酮系统的检验

一、RIA 法测定血浆肾素活性

1. 原理　由于肾素在体内作用于底物－血管紧张素原并产生血管紧张素Ⅰ（AngⅠ），因此测定血浆肾素活性（reninactivity，RA）实际上是测 AngⅠ的产生速率。即双份血浆，一份直接测定其 AngⅠ浓度，为对照管；另一份在 37℃温育一定时间后，再测定其 AngⅠ浓度，为测定管。根据测定管和对照管的 AngⅠ浓度，计算出 AngⅠ的产生速率，即为 RA。AngⅠ含量测定采用放射免疫技术，其原理与普通放射免疫原理一致。

2. 主要试剂　商品化试剂盒一般包括抗 AngⅠ抗体、^{125}I 标记 AngⅠ、AngⅠ标准品、缓冲液、分离剂等。有些试剂盒还包括特殊的抗凝剂。

3. 操作步骤　采用均相竞争法直接测定血浆中的 AngⅠ，严格按照试剂盒说明书操作，注意放射性污染。各管经 γ 计数后，通过绘制标准曲线，求出各管 AngⅠ的结果。根据对应测定管和对照管的 AngⅠ浓度差值，计算 PRA，一般采用 37℃孵育 1 小时所产生的 AngⅠ来表示 RA。公式如下：

RA =（测定管 AngⅠ－对照管 AngⅠ）/孵育时间

4. 参考范围　①普通饮食（卧位）：0.05 ~ 0.79ng/（ml · h）；②低钠饮食（卧位）：0.00 ~ 5.86ng/（ml · h）。

5. 评价

（1）肾素活性是以 AngⅠ产生速率来表示的。标本采集时采用加酶抑制剂来阻断转换酶的活性，从而达到准确测定的目的。标本采集的抗凝剂和酶抑制剂包括：EDTA、8－羟基喹啉和二巯丙醇，详见试剂盒说明书。低温离心分离血浆后，可于－20℃保存 2 个月。

（2）β－阻断剂、血管扩张剂、利尿剂、甾体激素、甘草等均影响体内肾素水平，测定 PRA 一般要在停药 2 周后；若用利血平等代谢缓慢的药物，则应在停药 2 ~ 3 周后。不宜停药的患者可改服胍乙啶等降压药。

（3）肾素分泌呈周期性变化，有较多的影响因素：高钠饮食时分泌减少，低钠饮食时分泌增多；卧位时分泌下降，立位时分泌升高；同一体位时早晨 2 ~ 8 时为分泌高峰，中午至下午 6 时为分泌低谷；肾素的分泌随年龄的增加而减少；肾素的分泌还随女性的月经周期而变化，卵泡期最少，黄体期最多。

二、RIA 法测定血管紧张素Ⅱ

1. 原理　RIA 法测定血管紧张素Ⅱ（angiotensinⅡ，AngⅡ）同放射免疫分析基本原理。

2. 主要试剂　商品化试剂盒一般包括抗 Ang Ⅱ抗体、^{125}I 标记 Ang Ⅱ、Ang Ⅱ标准品、缓冲液、分离剂等。有些试剂盒还包括特殊的抗凝剂。

3. 操作　严格按照试剂盒说明书操作，注意放射性污染。

4. 参考范围　21.5～50.1pg/ml。

5. 评价　本法直接测定血浆中 Ang Ⅱ含量，采用加酶抑制剂来阻断血管紧张素酶的活性，以达到准确测定的目的。其余评价同 RIA 法测定血浆肾素活性的评价。

三、RIA 法测定醛固酮

1. 原理　RIA 法测定醛固酮（aldosterone，Ald）同放射免疫分析基本原理。

2. 主要试剂　商品化试剂盒一般包括抗 Ald 抗体、^{125}I 标记 Ald、Ald 系列标准品、缓冲液、阻断剂、分离剂等。

3. 操作步骤　严格按照试剂盒说明书操作，注意放射性污染。

4. 参考范围　①普通饮食（卧位）：59.5～173.9pg/ml；②低钠饮食（卧位）：121.7～369.6pg/ml。

5. 评价

（1）采用肝素抗凝血浆测定，每 1ml 标本中加肝素注射液（12500U）10μl。应避免溶血，严重溶血可使结果升高 2 倍。

（2）实验中采用二抗－PEG 分离，最好使用圆底试管，沉淀更容易集中。

（3）血浆钾、钠离子水平的变化对于血浆 Ald 水平影响很大，在钾、钠离子相对稳定的状态下测定 Ald 水平才有意义。

（李占海）

第三章　心电图检查

第一节　常规心电图

常规心电图（electrocardiogram，ECG）又称体表心电图、普通心电图和静态心电图。

一、心电图导联体系

如将探测电极安置于体表相隔一定距离的任意两点。原则上均可记录到心电的电位变化，此两点即构成一个导联。

（一）常规心电图导联

包括肢体导联与胸导联共 12 个体表导联。前者又分成 3 个双极标准导联（即Ⅰ、Ⅱ、Ⅲ导联，正、负电极分别放置于左、右上肢或左下肢，反映的是两个肢体之间的电位差）和 3 个单极加压肢体导联（即 aVR、aVL、aVF 导联，正极接探查电极，负极接无关电极，基本上代表探查部位的电位变化）。胸导联为 6 个单极导联（即 V_1 ~ V_6 导联，负极接无关电极，正极分别放置于胸前固定部位）。各导联连接方式见表 3－1、表 3－2。

表 3－1　常规肢体导联心电图电极位置

导联	Ⅰ	Ⅱ	Ⅲ	aVR	aVL	aVF
正极	L	F	F	R	L	F
负极	R	R	L	L + F	F + R	R + L

表 3－2　常规胸导联和选用导联电极位置

导联	正极位置	导联	正极位置
V_1	胸骨右缘第 4 肋间	V_7	左腋后线 V_4 水平
V_2	胸骨左缘第 4 肋间	V_8	左肩胛线 V_4 水平
V_3	V_2 与 V_4 连线的中点	V_9	左脊旁线 V_4 水平
V_4	左锁骨中线第 4 肋间	V_3R	右胸部与 V_3 对应处
V_5	左腋前线 V_4 水平	V_4R	右胸部与 V_4 对应处
V_6	左腋中线 V_4 水平	V_5R	右胸部与 V_5 对应处

（二）选用导联

常用的有 V_7、V_8、V_9 导联和右胸导联 V_3R、V_4R、V_5R。下壁心肌梗死或怀疑右心室心肌梗死时应加做右胸导联；怀疑正后壁心肌梗死时应加做 V_7、V_8、V_9 导联。

二、平均心电轴

平均心电轴一般是指 QRS 平均电轴，是心室除极过程中全部瞬间向量的综合，反映心室在除极过程中的平均电力方向和强度。一般采用与额面心电向量图相同的坐标，并规定Ⅰ导联左（正）侧端为0°，右（负）侧端为±180°，循0°顺钟向的角度为正，逆钟向者为负。心电轴代表心室电活动在额面的最大综合向量，当该向量垂直投影到某个导联时，所记录到的电位最小或是在等电位线上，与向量平行的导联记录到的电位最大。

心电轴按 4 个象限划分，0° ~ +90°为正常心电轴，+90° ~ +180°为心电轴右偏，-90° ~0°为心电轴左偏，-180° ~ -90°为电轴极度右偏或未定，其中-30° ~0°为电轴轻度左偏，+90° ~ +110°为电轴轻度右偏（图3-1）。

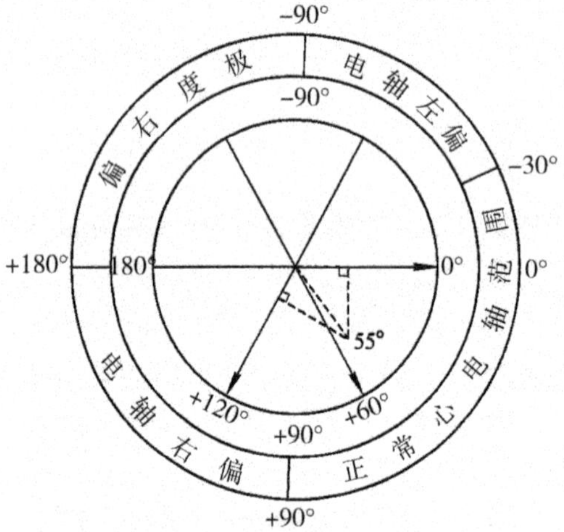

图3-1 正常心电轴及其偏移

（一）检测方法

通常可根据肢体Ⅰ、Ⅲ导联 QRS 波群的主波方向，以估测心电轴的大致方位：若Ⅰ、Ⅲ导联 QRS 波的主波均为正向波，则可推断为正常心电轴；若Ⅰ导联出现较深的负向波，则属心电轴右偏；若Ⅲ导联出现较深的负向波，则属心电轴左偏。临床上通常采用这种目测方法。为了获得较精确的检测结果，尚可采取下述方法以判定心电轴：①作图法：可以根据Ⅰ、Ⅲ导联 QRS 波幅的实测结果（正向与负向波的代数和），在Ⅰ、Ⅲ导联的相应幅度处分别作两垂直线相交，其交点到轴心的连线与0°线的夹角即为额面平均心电轴角度。②查表法：按Ⅰ导联及Ⅲ导联正负波幅值代数和的两个数值，从一个专用的心电轴表中直接查得相应的额面心电轴。

（二）临床意义

正常人心电轴通常变动于0° ~ +90°，但心电轴轻度左偏和轻度右偏仍属正常范围。心电轴左偏可见于横位心（肥胖体型、妊娠晚期及高度腹水等）、左心室肥大、左束支传导阻滞、左前分支传导阻滞及预激综合征等。心电轴右偏可见于垂位心、右心室肥大、左后分支传导阻滞、右束支传导阻滞、预激综合征和右位心等。

三、心电图各波段的正常范围及临床意义

（一）P 波

代表心房电活动，前半部分为右心房激动，后半部分为左心房激动。正常 P 波在Ⅰ、Ⅱ、aVF 导联和 $V_4 \sim V_6$ 导联直立，aVR 导联倒置，Ⅲ和 aVL 导联不定。P 波电压不超过 0.25mV，时限不超过 0.11s。左心房扩大易导致整个激动时间延长而出现 P 波增宽。P 波振幅增高多提示右心房增大。

（二）P－R 间期

P－R 间期是右心房开始激动到心室开始激动的时间，正常为 0.12～0.20s。P－R 间期在一定范围内随窦性频率变化而变化，也受全身情况、自主神经张力和多种药物的影响。P－R 间期 <0.12s 者见于交界区心律和房室旁路传导。P－R 间期 >0.20s 为Ⅰ度房室传导阻滞，多见于心肌炎、心肌病、心肌梗死和抗心律失常药物的影响等。

（三）QRS 波群

反映心室除极过程，心室最早激动发生在室间隔上部，然后向左、右心室及心尖部扩展，并由心内膜向心外膜传导，心室激动的总时间为 0.06～0.10s。若 >0.12s，说明室内传导延迟，见于束支传导阻滞和室内传导阻滞等。

心室激动瞬间综合向量在各导联投影形成相应的波群。激动从左向右通过间隔形成"间隔波"（在Ⅰ、aVF、V_5、V_6 导联为小 q 波，V_1 导联为 r 波），继而向心尖、下部和左侧传导，最后激动转向心脏后部，形成典型的右胸导联 rS 型，左胸导联 qR 波群，左后背部导联（V_7、V_8、V_9 导联）波群为 qR 型，比例和振幅与 V_5 导联相似。正常胸导联 R 波变化有一定规律，即从右到左胸导联 R 波逐渐增高，S 波逐渐降低，使 R/S 在 V_1 导联 <1，V_5 导联 >1。一般来说，R 波在Ⅰ导联 <1.5mV，aVL 导联 <1.2mV，aVF 导联 <2.0mV，V_1 导联 <1.0mV，V_5 导联 <2.5mV。

正常心电图 V_1、V_2 导联不应有 q 波。除 aVR 导联外，其余导联出现的 q 波宽度一般 < 0.03s，深度小于同一导联 R 波的 1/4。如果超过正常范围，即为异常 Q 波，对心肌梗死的诊断与定位很有价值。

（四）ST 段

ST 段是指 QRS 波终点至 T 波起始前的一段水平线。相当于心室缓慢复极期和快速复极早期，它与 QRS 波的交界处为 J 点。为了避免 J 点下移对 ST 段的影响，常在 J 点后 0.08s 处测量 ST 段的偏移程度。分析时要注意 ST 段的形态及其与基线 TP 段的偏移。正常情况下 ST 段呈等电位线，各导联下移或压低不应超过 0.05mV，ST 段上抬在右胸 $V_1 \sim V_3$ 导联不应 >0.3mV，其他导联不应 >0.1mV。ST 段上斜型下移通常见于心动过速，无特殊临床意义。ST 段水平型或下垂型下移 >0.05mV 常见于心肌缺血，称为原发性复极异常。当心室肥大、束支传导阻滞、预激综合征和室性异位心律等心室除极异常的情况下也会相应出现复极异常的变化，即继发性 ST－T 改变。

水平型或下斜型 ST 段压低最有临床意义，常见于心肌缺血。而上斜型下移通常见于心动过速，无特殊意义。

（五）T 波

代表心室快速复极时的电位变化。分析 T 波时应注意其形状、振幅和方向。T 波方向多与同导联 QRS 主波方向一致，但振幅较小，时间较长，使 T 波呈宽而钝圆状，轻度不对称。正常人 T 波在Ⅰ、Ⅱ、$V_4 \sim V_6$ 导联直立，在 aVR 导联倒置，在其他导联可直立、双向或倒置；但若 V_1 导联 T 波直立，则 $V_2 \sim V_6$ 导联就不应再倒置。T 波振幅在肢体导联多 <0.6mV，在胸导联也多 <1.2mV。所有以 R 波为主的导联上，T 波振幅均不能低于同导联 R 波的 1/10，也不能双向、倒置。如果 T 波尖而对称，见于超急性期心肌梗死和高钾血症。心肌炎症、心肌缺血、电解质紊乱、自主神经功能失调、药物、脑血管意外时 T 波可以低平或倒置。此外，在上述 ST 段出现异常改变的情况下，也会伴随着 T 波的改变。

（六）Q－T 间期

Q－T 间期代表心室除极与复极过程的总时间，为 QRS 起始部到 T 波终末部的时限。Q－T 间期受心率影响很大，所以常用校正的 Q－T 间期（Q－Tc），即 $Q-Tc = Q-T/R-R^{1/2}$。Q－Tc 正常值为 <0.44s。Q－T 间期常因 T 波终点不清晰而不易准确测得。Q－T 间期延长可以是先天性的，但更多是后天获得的，其中以低血钾、心动过缓、抗心律失常药物引起者最为常见，其他如心肌损伤、脑血管疾病、低血钙、低温等都可使 Q－T 间期延长。Q－T 间期延长反映心室复极延迟甚至不均匀，是造成室内折返的条件，可能会导致严重的室性心律失常，如尖端扭转型室性心动过速或心室颤动等，使猝死危险性显著增加，应予重视。

（七）U 波

U 波是 T 波后的一个低振幅波，在胸导联较易见到。它与 T 波方向一致，正常时振幅不超过同导联 T 波的 50%。低血钾时，T 波低平，U 波较明显，常出现 T、U 波融合，此时测量的 Q－T 间期实际上是 Q－U 间期。U 波产生的确切机制尚不清楚，可能与中层心肌复极较慢有关。

四、正常心电图的变异

心电图变异即一部分正常人可出现心电图异常，通常无临床意义。心电图变异与性别、年龄、体重、胸部性状、种族、吸烟、饮食中高糖和胸导联放置的部位等有关。

（一）ST 段抬高

多见于年轻人，表现为胸前多个导联特别是 $V_1 \sim V_3$ 导联 ST 段弓背向下抬高，可达 0.2～0.4mV，T 波直立，运动后可消失。目前认为是早期复极所致，临床意义不大。但近年也有早期复极综合征可致猝死的报道。

（二）神经兴奋的反应

精神紧张、过度换气可引起心电图改变。主要表现为 P－R 间期延长、窦性心动过速、ST 段压低和 T 波倒置。后者可能与 β 受体高敏有关，可进行普萘洛尔（心得安）试验而与心肌缺血鉴别。

五、异常心电图

（一）心律失常

心电图是诊断心律失常最有效和最常用的方法，绝大部分心律失常通过心电图可得出诊断。心律失常的具体心电图表现见心律失常相关章节。

（二）房室肥大

各种诊断标准中，胸导联参数较肢体导联参数敏感。

1. 左心室肥大　主要表现为电轴由左偏（一般不超过 -30°）、QRS 波增宽（一般仍 < 0.12s）、左心室电压增高及继发性 ST - T 改变。左心室电压增高的主要临床表现为面向左心室的导联（Ⅰ、aVL、$V_5 \sim V_6$）的 R 波增高合面向右心室的导联（$V_1 \sim V_2$）S 波加深。心电图的诊断标准为：①胸导联 $R_{V_5(V_6)} > 2.5mV$；$S_{V_1} + R_{V_5(V_6)} > 3.5mV$（女性），$> 4.0mV$（男性），为临床上应用最多的标准。②肢体导联 $R > 1.5mV$；$R_{aVL} > 1.2\ mV$；$R_{avF} > 2.0\ mV$；$R_{Ⅰ} + S_{Ⅲ} > 2.5mV$。③cornell 标准：$S_{V_3} + R_{aVL} \geqslant 2.0$（女性），$\geqslant 2.8$（男性）。当 QRS 波群电压增高伴 ST 段下斜型压低及 T 波低平、双向或倒置，V_1 导联 T 波直立时，称为左心室肥大伴劳损。

2. 右心室肥大　主要表现为右胸导联 R 波增高和（或）左胸导联 S 波加深和（或）R 波变小、电轴右偏（≥ +90°，重症可 > +110°），但 QRS 时限正常。心电图的诊断标准为：①V_1 导联 $R/S > 1.0$，V_5（V_6）导联 $R/S < 1.0$，$R_{V_1} + S_{V_5(V_6)} > 1.05mV$（重症 > 1.2mV），为临床上应用最多的标准。②aVR 导联 R/S 或 $R/q \geqslant 1$，或 $R_{aVR} > 0.5mV$。上述心电图改变伴有右胸导联 ST 段压低及 T 波倒置，称右心室肥大伴劳损。除右心室肥大外，右胸导联高电压临床上还可见于预激综合征、右束支传导阻滞、后壁或侧壁心肌梗死和肥厚型心肌病等，结合病史、心电图的其他特征和超声心动图，一般不难鉴别。

3. 双侧心室肥大　由于两侧心室除极向量的相互抵消，双侧心室肥大的心电图并非左、右心室肥大表现的简单相加，而是可以呈大致正常或仅表现为一侧心室肥大心电图，也可同时显示有左、右心室肥大的心电图特征：如左心室肥大图形加额面电轴右偏 > +90°；或左胸导联 R 波高电压，但 V_1 导联 $R/S > 1$ 等。

4. 心房扩大　左心房扩大主要表现为：①P 波增宽 > 0.11s，并呈双峰型，峰距 ≥ 0.04s。以Ⅰ、Ⅱ、aVL 导联明显。因多见于二尖瓣病变，因此又称为“二尖瓣型 P 波”。②V_1导联 P 波呈正、负双向，P 波终末电势（为负向波的振幅与时间的乘积）即 $Ptf_{V_1} < -0.04mm \cdot s$，也提示左心房肥大，右心房肥大主要表现为 P 波高尖，振幅 > 0.25mV，以Ⅱ、Ⅲ、aVF 导联最为突出，多见于肺动脉高压，因此又称为“肺型 P 波”。左、右心房都扩大主要表现为 P 波增宽、增高。

（三）冠心病

冠心病心电图改变分为心肌梗死和心肌缺血两类，心肌梗死又分为 ST 段抬高和非 ST 段抬高型心肌梗死。对临床疑为心肌梗死的患者，最好加做右胸导联和后壁导联，共 18 导联心电图。

1. ST 段抬高型心肌梗死　典型心电图改变有一系列的演变过程。最早为超急性期，见于发病初，表现为短暂 T 波高尖，提示急性心肌缺血，通常由于患者就诊较晚而难以捕捉到。随后出现 ST 段弓背向上抬高，与高尖 T 波形成缺血性“单向曲线”，此时为急性期，提示心肌损伤，与超急性期一起为可逆性改变。如果缺血持续存在且达到一定时间，则发生心肌坏死，出现病理性 Q 波，大多属不可逆性改变。病理性 Q 波是指宽而深的 Q 波，即 Q 波时限 >0.04s，深度超过同一导联 R 波的 1/4。还可以表现为原来 R 波振幅降低，同时伴有 T 波由直立开始倒置，并逐渐加深，呈冠状 T 波。随后抬高的 ST 段逐渐回落并恢复至基线，T 波倒置变浅，而 Q 波持续存在，为亚急性期。最后 T 波也恢复正常，仅残留坏死性 Q 波，进入陈旧期。如果 ST 段持续抬高在 6 周以上，则要考虑已形成室壁瘤的可能。

2. 非 ST 段抬高型心肌梗死和心肌缺血　主要表现为 ST 段水平型或下斜型下移，伴或不伴 T 波倒置。心肌缺血时的心电图则在与病变冠状动脉供血区相对应的导联（如右冠状动脉狭窄或闭塞则心电图异常变化常反映在Ⅱ、Ⅲ、aVF 导联上；左前降支冠状动脉供血障碍则表现在胸导联上）出现 ST 段水平型或下斜型下移 >0.05mV，并呈动态性改变。

单纯的 T 波低平和（或）倒置不能诊断为心肌缺血，必须结合临床。如果 T 波倒置很深且双肢对称，称为“冠状 T 波”，也常提示心肌缺血。

（四）心肌病

心电图改变为非特异性的，包括 ST 段下移和（或）T 波低平、倒置。肥厚型心肌病中以室间隔非对称性肥厚为常见类型，其心电图上在Ⅰ、aVL 或Ⅱ、Ⅲ、aVF 或 $V_4 \sim V_5$ 导联可出现深而不宽的异常 Q 波；心尖部肥厚型心肌病的心电图变化具有一定的特异性，主要表现为以 V_3、V_4 为中心的胸前导联 ST 段水平型或下斜型下移，T 波倒置，R 波振幅增高。此时需与心肌缺血和非 ST 段抬高型心肌梗死鉴别。心尖部肥厚型心肌病通常胸痛症状不明显，ST 段和 T 波虽然在相对较长时间内可能会发生改变，但在数小时或 1 ~ 2d 内不会有所变化，而心肌缺血和非 ST 段抬高型心肌梗死的 ST 段和 T 波的改变通常发生在数小时或 1 ~ 2d 内，R 波的振幅可能会降低。

（五）心包炎

急性心包炎可出现胸痛、ST 段抬高和血清心肌酶谱升高，需与 ST 段抬高型心肌梗死鉴别。后者 ST 段抬高呈弓背向上，具有定位分布，而前者 ST 段抬高为弓背向下，可能涉及除 aVR 以外的所有导联。ST 段抬高型心肌梗死在数小时内可发生病理性 Q 波，或 ST 段逐渐恢复至接近正常，一定时间内不会一成不变。而急性心包炎的 ST 段在数小时内一般不会有所变化，也不会形成病理性 Q 波。心包积液量较多时，可出现肢体导联低电压（即各肢体导联 QRS 波振幅的绝对值之和 <0.5mV），有时会出现电交替现象。

（六）肺源性心脏病

分为急性和慢性肺源性心脏病。

1. 急性肺源性心脏病　发生于肺动脉压力突然升高，右心室后负荷增加，急性右心室、右心房扩张，多见于大面积肺栓塞。典型心电图改变为：右束支传导阻滞图形；aVR 及 V_1 导联的 R 波增高；Ⅰ导联出现深 S 波，Ⅲ导联出现 Q 波，且 T 波倒置（即呈 $S_{Ⅰ}Q_{Ⅲ}T_{Ⅲ}$ 型）；V_5 导联 S 波加深，R/S <1，以及右心房增大的心电图表现。

2. 慢性肺源性心脏病　发生于慢性阻塞性肺疾病的基础上，右心房和右心室负荷长期过重所致。心电图改变主要为右心房扩大和右心室肥大的表现，即 $P_{Ⅱ} > 0.25mV$；R_{V_1} +

$S_{V_5}>1.05mV$；额面电轴右偏 > +90°，往往伴有极度顺钟向转位，即常见 V_1 ~ V_6 导联均呈 rs 型；V_1 或 aVR 导联呈 qR 型；肢体导联 QRS 低电压。

（七）电解质紊乱

Na^+、K^+ 和 Ca^{2+} 是影响心肌除极和复极的重要离子，血液和细胞内离子浓度的变化必然会影响到心电图，变化的速度、程度及细胞内外比值都是心电图出现变化与否的因素。其中，以血钾异常引起的心电图改变最为常见。

1. 高血钾　最早表现为 T 波高尖，在胸导联较为明显。血钾继续升高达 7mmol/L 以上时，P 波可以消失，QRS 波增宽，心率减慢，类似室性自主心律，称为“窦室传导”，与心房肌对高血钾敏感而停止激动有关。

2. 低血钾　心电图主要表现为 T 波低平甚至倒置，U 波明显，甚至超过 T 波，并与 T 波融合，难以区分，使测得的 Q－T 间期（实际上是 Q－U 间期）延长，容易并发尖端扭转型室性心动过速。

（八）药物对心电图的影响

1. 洋地黄制剂　洋地黄制剂对心电图的影响表现为 ST 段下移。ST 段从 J 点开始降低，呈“匙样”斜行下移，T 波被拖向下类似倒置样。由于电收缩时间缩短，故 Q－T 间期变短。这正是洋地黄药物起作用的表现，而不是洋地黄中毒的征象。

洋地黄中毒可出现各种心律失常，特别是同时合并有低血钾时更易出现。常见的心律失常包括频发室性早搏（多呈二联律）、非阵发性交界性心动过速、心房颤动伴Ⅲ度房室传导阻滞等。自从不用负荷量方式给药后，临床上洋地黄类药物中毒已较少见。

2. 抗心律失常药物　所有抗心律失常药物都具有负性频率和负性传导的作用，所以对心电图或多或少都有不同程度的影响，主要表现为心率减慢和 P－R 间期延长。另外，Ⅰa 和Ⅲ类抗心律失常药物还可使 Q－T 间期延长，甚至出现尖端扭转型室性心动过速，特别是奎尼丁和索他洛尔比较多见。Ⅲ类的代表药物胺碘酮虽然也可使 Q－T 间期延长，但它延长复极较均匀，并不使 Q－T 离散度增加，所以尖端扭转型室性心动过速的发生率很低，目前应用得较为广泛。

3. 抗肿瘤药物　化疗对心脏的损害既可以是急性的，也可以是慢性的。化疗药物中以蒽环类的多柔比星（阿霉素）对心脏毒性最明显，早期心电图表现为心室复极异常即 ST－T 改变，以后可出现各种心律失常。

六、心电图的价值和局限性

心电图主要反映心脏激动的电学活动。体表心电图是诊断心律失常最有效和最常用的方法。到目前为止尚没有任何其他方法能替代心电图在这方面的作用。但普通心电图对于窄 QRS 波和宽 QRS 波心动过速各自的鉴别诊断尚有一定的局限性，主要原因在于心动过速时普通心电图上 P 波不易辨认，需借助食管心电图和（或）心内电生理检查；体表心电图对于Ⅰ度和Ⅲ度窦房传导阻滞无法诊断，对于某些房室传导阻滞的精确定位以及揭示一些隐匿性的房室传导阻滞等，尚需借助心内电生理检查。

（方春梅）

第二节　动态心电图

一、原理

动态心电图（dynamic electrocardiogram，DCG）是指用一种随身携带的小型磁带或磁卡记录仪，连续记录人体 24～72h 日常生活状态下的心电变化，经回放到计算机进行分析处理后的心电图。DCG 又称长程心电图，因此方法为 Holter 在 1961 年最先应用于临床，故常将记录 DCG 的系统称为 Holter 系统。

二、Holter 装置

Holter 系统包括电极、导联线、记录仪及分析系统。分析系统由回放装置、显示器、打印机和分析软件组成。微机技术可自动检测心律失常并进行分类，同时可进行人机对话，对分析仪的误判可以进行修改和更正，并可按需要进行资料编辑，打印出全览图、异常心电图图例及文字报告。标准的 Holter 装置均有自动计时系统，可任意核查某一时刻的心电图改变，以及准确报告某一心律失常发生的时间。

为判断患者的症状与心电图变化之间的相关性，应要求患者在佩带 Holter 记录盒的时间内做好生活日志，即按时间记录其活动状态、发生症状的情况及服用有关药物的反应等。不能自己填写的患者应由家属或医务人员代写。不论有无症状，都应认真填写记录。一份完整的生活日志对于分析 DCG 资料具有重要参考价值。

在心电记录方式上有磁带式和集成电路固态式两种。磁带式可以做到 24h 心电图全容量记录，但早年出现曾因走带不均而导致信号失真等机械问题，近年来已得到明显改进，故临床应用较为普遍。集成电路固态式无磁带的机械缺点，体积小且较耐用，但是集成片存储数据量有一定限度，因此只能降低采样频率或压缩信息，这样必然会影响资料的保真度。

三、导联选择

由于是长时间、不限制日常生活和活动的心电图记录，不可能采用常规心电图导联，电极必须用胶布固定在受活动和体位影响较小的躯体胸部，多采用双极导联。目前 Holter 系统多可同步记录两导联、三导联和 12 导联心电图。导联的电极部位可根据不同的检测目的任意选择，各有相应的优选部位。常用导联如下。

（一）CM5 导联

正极置于 V_5 导联的位置，负极置于胸骨柄处，为模拟 V_5 导联。该导联对检出缺血性 ST 段下移最为敏感，且记录到的 QRS 波振幅最高。

（二）CM1 导联

正极置于 V_1 导联的位置，负极置于胸骨柄左侧，为模拟 V_1 导联，其优点在于显示 P 波较清楚，有利于心律失常的分析。

（三）MaVF 导联

正极置于左腋前线第 9～10 肋间，负极置于左锁骨下凹外侧，为模拟 aVF 导联，有利于检出左心室下壁的心肌缺血性改变。

（四）CC5 导联

正极置于 V_5 的位置，负极置于 V_5RR 的位置，适合于检测体型肥胖的横位心患者的心肌缺血作为接地的无关电极可任意置于胸部的任何部位，一般选择 CM5、MaVF 以及 CM5、CM1、MaVF 做双通道和三通道同步记录。

四、临床应用

普通心电图最主要的缺点是只能记录受检者安静状态下且为时很短的心电资料，记录的心搏一般仅数十次，对一过性心律失常及心肌缺血很难发现，更无法记录到受检者在睡眠、各种活动状态下的心电变化。DCG 记录 24h，可获得 10 万次左右的心电图信息，从中检出异常改变的可能性较普通心电图要大得多，并且能充分反映受检者的活动、症状与用药等的关系，有助于某些主观症状如晕厥等病因的鉴别、确立诊断、制订用药方案和疗效观察，尤其是阵发性短暂心律失常的检出率显著高于普通心电图。

对于怀疑或证实为室性心律失常和窦房结或房室结功能异常者均应进行 DCG 检查，以判断有无这些心律失常及其程度和发生规律，同时 DCG 还可将心律失常与临床症状联系起来，并可了解有无心肌缺血发作，有助于诊断和治疗。DCG 已从临床监测分析心律失常的作用，扩大到检测自主神经功能，预测心脏性猝死，检查无症状性心肌缺血等，成为一项有重要价值的临床检查手段。

（一）监测分析心律失常

大多数心律失常常无规律可循，常为一过性、间歇性，有的只在夜间出现，可无症状，常规心电图难以捕捉。由于 DCG 监测的时间较长，故能提高对各型心律失常，特别是易于在夜间入睡后发生的各种心律失常的检出率，诸如偶发的早搏、阵发性心动过速、间歇出现的传导阻滞及心动过缓等。

DCG 对于心律失常可做出准确的定性和定量分析，它不仅可确定心律失常的有无、种类和数量，而且可确定心律失常的起止时间以及与日常生活及自觉症状之间的关系，还可了解不同心脏病引起的心律失常的发作特点。即使在正常人，DCG 也常可检出房性、室性早搏等心律失常，其发生频度与年龄呈正相关。

DCG 对严重窦性心动过缓、窦房传导阻滞、窦性停搏和慢－快综合征中快速性心律失常的检出率甚高。快速异位心律终止后的长间歇相当于窦房结恢复时间，如间歇 >1600ms，不必再做食管心房调搏检查即可诊断窦房结功能障碍。DCG 还可判明临床症状与心电图改变之间的关系，更可提高诊断的正确率。DCG 安全无创，可重复，对诊断病态窦房结综合征的敏感性和准确性均较高，是诊断病态窦房结综合征的首选方法。

有时 24～72h DCG 尚不能捕捉到一些心电异常，可连续佩戴 30d 或更长时间的事件心电记录仪，对不常发生的心律失常事件诊断高度有效。可埋置的事件记录仪还能连续监测心电几个月甚至几年，具心律失常发作记忆功能，并可电话传送储存的信息，对诊断不常发生的、不明原因的晕厥更有价值。

（二）了解有无心肌缺血及其程度

对于不适合做运动负荷心电图或症状与运动无明显关系的患者，为了了解心肌缺血情况，最好做DCG。DCG诊断心肌缺血通常采用“3个1”标准，即在主波向上的导联中ST段水平型或下斜型下移＞1mm、持续1min以上为一次缺血发作，间隔1min以上再次出现ST段下移为另一次发作。在DCG上出现上述ST段改变，若无临床症状，可考虑为无症状性心肌缺血。24h内有症状及无症状性心肌缺血的总时间称为缺血总负荷（total ischemia burden），这一指标对判断缺血的严重程度及判定抗缺血的治疗效果有一定价值。

（三）心率变异分析（heart rate variability，HRV）

HRV是通过测定窦性心律连续的R－R间期差值变化以反映自主神经张力改变。对R－R间期差值分析可以从时域及频域两方面得出多个参数指标。HRV原来主要用于心肌梗死患者，分析其自主神经平衡状态，以预测其猝死危险。24h长程HRV在分析24h DCG时只需借助一专用的软件程序即可自动呈报分析结果。由于HRV指标过多，正常与异常界限尚不清楚，各项指标间的相关性也不一致，因此目前临床上较少应用。

总之，凡需要捕捉偶发性心电异常或需收集连续大量的心电信息并进行定量分析时应采用DCG。但DCG也有不足之处，其所记录到的心电信号须经回放分析系统回放后方能得出结论，属于回顾性分析，不能即刻做出判断，故对于固定性、持续性的异常心电改变，如房室肥大、持续存在的心脏传导异常和心律失常等，普通心电图的应用价值仍是第一位的，特别是需要了解即刻的心电变化或对心脏各部位电活动的全貌进行分析时，DCG不能取而代之。

（李　晖）

第三节　负荷心电图

负荷心电图（loading electrocardiogram）又称心电图负荷试验，系指通过运动或其他方法增加心脏的负荷，使心肌耗氧量增加；当负荷达到一定量时，冠状动脉狭窄患者的心肌供血不能相应增加，诱发心肌缺血，并通过心电图检查结果显示出来，从而辅助冠心病心肌缺血的诊断。根据负荷试验所采用的方法将心电图负荷试验分为三类。

一、药物负荷试验

常用药物有双嘧达莫（潘生丁）、腺苷、多巴酚丁胺、异丙肾上腺素等。

二、非运动、非药物负荷试验

常用方法有心房调搏、冷加压、缺氧、饱餐试验等。

三、心电图运动试验

心电图运动试验（electrocardiogram exercise test）又称运动负荷心电图，是目前最常用的、最重要的一种心电图负荷试验。心电图运动试验是使患者通过运动以增加心脏负荷，增加心肌耗氧量，继而诱发心肌缺血，导致心电图出现缺血性ST段改变。目前常用的是分级运动试验，主要有踏车运动试验和平板运动试验两种。平板运动试验是当前使用最普遍的方法，有多种方案，均从低运动量的热身活动开始，逐步提高运动的速度和平板的倾斜高度，分成由不同速度和倾斜度组合的阶段，反映逐步增加的耗氧量和运动负荷。最常用的是

Bruce 方案及较低运动量的修订 Bruce 方案。分级运动试验多采用常规 12 导联进行记录，与常规心电图不同的是肢体电极要放在躯干上，以减少肌肉活动的干扰。

根据运动量的大小又将运动试验分为极量运动试验和次极量运动试验。运动强度通常用最大心率代表。最大心率随年龄增加而减少。女性低于男性。极量运动试验是指受试者竭尽全力所达到的运动量，极量运动时的目标心率为 220 - 年龄。次极量运动试验的运动量相当于极量运动的 85% ~90%，其目标心率为极量运动时的 85%（约相当于 190 或 195 - 年龄）。

（一）运动试验的终点

发生以下情况是终止运动的指标。

（1）达到预计的心率值。

（2）出现典型的心绞痛。不是敏感的阳性指标，因不少冠心病患者有无症状性心肌缺血。

（3）出现缺血性心电图改变，特别是同时伴有心绞痛症状时。

（4）收缩压明显改变。收缩压较运动前下降 10mmHg 或升高达 200mmHg 以上。

（5）严重的心律失常。如频发室性早搏、室性心动过速等。

（6）明显的乏力、腿软、脸色苍白、步态不稳，均提示心排血量减少、骨骼肌缺血。

（7）出现心功能不全的临床表现。

（二）运动试验阳性标准

（1）出现典型的心绞痛症状。

（2）出现异常的心电图改变：包括运动中或运动后出现 ST 段水平型或下斜型下移≥0.1mV，持续≥2min；ST 段在 J 点后 0.08s 下移 >0.2mV，持续到停止运动后至少 1min；ST 段抬高 >0.1mv。对于无症状的健康人群，单纯心电图阳性改变不能诊断为冠心病，只是相当于冠心病的一个危险因素。

（三）运动试验假阳性和假阴性反应

运动试验假阳性即运动试验阳性但并没有冠心病。运动试验假阳性率比较高，特别是在更年期前后的女性。常见影响因素包括自主神经功能失调、过度换气、电解质紊乱、高血压、心室肥厚、心房复极波的干扰。运动试验假阴性即运动试验为阴性但患者确有冠心病。经与冠状动脉造影对照研究，运动试验假阴性率亦不低，甚至在有严重三支冠状动脉病变时运动试验也可呈阴性，这与 12 导联心电图记录对整个心脏而言还存在盲区及相对应部位缺血所致电位变化相互抵消等因素有关。

（四）运动试验的临床应用

运动试验主要用于冠心病的协助诊断、冠心病患者病情及预后的评估、治疗措施的选择和治疗效果的评价。如上所述，运动试验既有假阳性，又有假阴性，故在临床评价其结果时必须结合患者的症状及其他检查结果，必要时应做介入检查以明确诊断。此外，显性预激和完全性左束支传导阻滞可使运动试验的结果难以评价而没有诊断价值。反映冠心病病情严重或预后差的运动试验指标如下。

1. 症状限制的运动时间　完成 Bruce 第 2 阶段前或运动量 <6.5METS 即出现症状。

2. 症状限制时的心率　未用 β 受体阻滞剂等药物，尽管运动负荷增加，心率不能相应达到 120 次/min 以上。

3. ST 段水平型或下斜型下移　出现于心率 <120 次/min 或运动量 <6.5METS 时，或 ST 段下移 >0.2mV 或持续到运动后 6min 以上或多导联 ST 段下移。

4. 收缩压反应　持续性降低 >10mmHg 或增加运动量时血压不相应上升（<130mmHg）。

5. 其他重要表现　运动诱发的 ST 段抬高或诱发心绞痛或运动引起 U 波倒置或运动诱发室性心动过速。

（五）运动试验的安全性与禁忌证

运动试验通常比较安全，关键在于严格掌握运动试验的禁忌证，否则运动试验可能会诱发心肌梗死甚至死亡。运动试验的禁忌证为：不稳定型心绞痛、严重高血压、明显的心功能不全、严重的瓣膜狭窄、梗阻性肥厚型心肌病等。

（方春梅）

第四章　心脏电生理检查

第一节　适应证和禁忌证

一、适应证

早期的心电生理研究工作主要是详细分析心脏传导系统的生理功能及其异常变化，随后人们的注意力逐步转移到研究预激综合征和其他室上性心律失常的发病机制。近年来，研究工作的重点已经转移到了对器质性心脏病引起的室性心动过速（室速）和心脏性猝死的机制以及介入治疗上。在这一发展过程中，电生理检查从一种研究工具发展成为了实际临床操作。目前，心电生理检查主要目的是用于诊断和评价多种临床心律失常。表 4－1 列出了较为经典的电生理检查适应证。目前，电生理检查的适应证仍在不断扩大，最突出的领域是将电生理检查作为指导心律失常介入性治疗的工具，用于术前诊断、术中标测定位和鉴别诊断、术后疗效和并发症评价以及远期随访等。

表 4－1　心内电生理检查的经典适应证

适应证	发生率（%）
心脏停搏	30
无法解释的反复晕厥	25
反复发作的持续性室性心动过速	25
预激综合征并发症状性心律失常	10
其他室上性心动过速	8
过缓性心律失常	2

（一）窦房结疾病

大多数窦房结病变患者，根据病史和动态心电图监测即可决定是否需植入起搏器，不需再做电生理检查窦房结功能。但对某些病人，症状持续存在，但仅伴轻度心电图异常。在这种情况下，测定窦房结恢复时间很有帮助，如明显延长，则是埋植永久起搏器的适应证。但是，观察窦房结恢复时间正常与否，并不能除外有症状的病态窦房结综合征，窦房结恢复时间轻度异常的临床意义尚不清楚。窦房传导时间是窦房结功能障碍的一个敏感但不特异的指标，目前尚未显示具有更重要的临床价值。

（二）房室传导阻滞

大多数房室传导阻滞患者，根据病史和体表心电图就可决定是否安装永久起搏器，而不需要记录心内心电图。有症状的房室传导阻滞病人需安装起搏器，没有症状的病人仅高度结内阻滞者需安装起搏器。二度房室传导阻滞莫氏Ⅰ型和完全性心脏阻滞时逸搏心律的频率及形态特征，对判断阻滞水平相当准确。但是，对某些病人，仅根据体表心电图却不易做出清楚诊断。此外，心内心电图对下列病人的诊断尤有帮助：房室传导文氏阻滞伴束支传导阻滞，窄 QRS 波型莫氏Ⅱ型阻滞、伴频发交接区期前刺激的莫氏Ⅱ型阻滞，提示隐匿性交接区期前刺激造成类似莫氏Ⅱ型传导阻滞。

（三）室内传导延缓

无症状的双束支阻滞病人进展为高度传导阻滞的病程慢，不需特殊处理。

有症状（晕厥或晕厥前症状）的双束支阻滞病人可出现间歇性完全性阻滞，监测心电图上可看到逸搏心律。对这种病人，电生理检查中出现起搏诱发的结内阻滞或明显的 HV 间期延长，是安装起搏器的指征。有些电生理专家则认为需出现更高程度的 HV 间期延长才安装起搏器。电生理检查结果正常虽不能除外间歇性的心脏阻滞，但已使这种可能性大大减少。对一部分有症状的双束支阻滞病人，电生理检查还能提示心脏阻滞以外的晕厥原因（如可诱发持续性室速）。

（四）室上性心动过速

仅表现轻微症状的室上性心动过速（室上速）病人如果进行治疗，可采用常规药物。对心室率快（>220 次/分）伴明显症状者，反复症状发作而常规治疗无效者需作电生理检查。在这种情况下，可筛选治疗药物，对药物治疗无效者，可筛选非药物治疗方法如特殊抗心动过速起搏器和外科手术。

（五）预激综合征

预激综合征伴发室上速者需作电生理检查。由于药物对正常和异常通道的复杂相互作用，笔者倾向于检查所有正开始用药物治疗心动过速的预激综合征病人。显而易见，房颤伴快速心室反应者需做电生理检查。对拟行非药物治疗者需先做完整的电生理检查。

无症状的预激综合征者发作房颤时也会有极快速的心室传导，但这种危险似乎很小，对这些病人一般不常规做电生理检查。

（六）宽 QRS 波心动过速的鉴别诊断

电生理检查是鉴别室上速伴差传和室速的唯一确切方法。对大多数病人，可疑心动过速可在电生理实验室诱发出来。仔细分析希氏束和心房电位与心室电位的关系，可确诊心动过速的实质。

（七）室性心动过速

所有反复性、持续性室性心动过速（室速）（持续 30 秒以上）的病人都有做电生理检查的指征。这种心律失常的 90% 可在电生理实验室用程序刺激的方法诱发出来。而且在电生理检查中进行药物试验可预测病人对药物的临床反应，胺碘酮除外。如果考虑安装起搏器和植入型自动复律/除颤器（ICD），或施行外科手术，则必须先做电生理检查。电生理检查对非持续性室速病人的价值尚不清楚。

（八）院外心跳骤停

所有心跳骤停复苏病人中没有急性病因如心肌梗死或电解质紊乱者，均有指征做电生理检查。心跳骤停复苏者中近 70% 可在电生理检查时诱发室速或室颤。不能诱发心律失常的病人可能不需抗心律失常治疗，而需直接治疗现有心脏病。能够诱发出心律失常的病人，电生理实验室能预防诱发的药物可能即临床有效药物。但对这两种观点都还存有争议。电生理检查对评价装有ICD的病人或电生理检查指导的外科手术是必不可少的。目前，电生理检查对预测心肌梗死猝死危险性帮助不大。

（九）晕厥

对大多数晕厥病人，经过仔细询问病史、体格检查和心电图就能做出诊断。但是经非创伤性检查后晕厥原因仍不清楚时，尤其是晕厥反复发作者，应做电生理检查。电生理检查可在60%以上的这种病人中查出需治疗的心动过缓或心动过速，对没有器质性心脏病的病人作电生理检查意义要小些。

二、禁忌证

电生理检查的禁忌证包括：

（1）某些急性因素使检查结果不能反应病人的一般状况时（如电解质异常、急性缺血和药物毒性）。

（2）病人目前的心脏病可能使诱发的心律失常终止相当困难和产生死亡的高度危险（如急性心肌梗死、不稳定性心绞痛、血流动力学不稳定如持续性心功能Ⅳ级心衰和重度主动脉瓣狭窄）。

（3）对于存在明确感染疾病，尤其是发热的患者，应避免在感染的急性期进行有创的电生理检查，以免引起炎症扩散。

（崔文建）

第二节　危险性和并发症

Josephson等对约6500例患者进行了电生理检查，并发症的总发生率不到2%，仅有一例死亡。国内报告的心脏电生理检查的并发症发生率约3%。较严重的并发症有血流动力学不稳定的室性心律失常、股动脉和股静脉血栓形成、肺动脉栓塞、左心衰竭、心房心室壁穿孔引起的心脏压塞等。

一、心律失常

心电生理刺激过程中发生心律失常是必然的，心脏起搏或刺激本身就是一种心律失常（非正常心律）；另一方面，诱发心律失常往往是电生理检查的目的。心房和（或）心室刺激可诱发多种折返性心律失常，也能终止心律失常。联律间期短的期前心房/心室刺激可引发心房/心室颤动，可能需要电转复或除颤。反复发作的房颤可能无法完成检查。

诱发血流动力学不稳定的室性心律失常是电生理检查的主要危险之一。这种危险性在检查室上性心律失常病人时较少，但在检查持续性室速或心跳骤停存活者时则有30%～40%。治疗方法是立即电复律或除颤。由于有效的治疗，故预期死亡率很低（千分之一）。

此外，在心脏电生理检查中药物的致心律失常作用也不容忽视，特别是室性心律失常。Horowitz等在3977例患者进行的室上性心律失常的电生理检查中，3%发生了抗心律失常药物引起的严重的心律失常。

二、严重出血

大多发生在动脉或股静脉穿刺处，以腹股沟部位多见。如发生在颈内静脉或锁骨下静脉，则后果较严重，甚至可引起病人死亡。

三、血栓栓塞

右心导管术时间较长的患者较易发生，穿刺动脉做左心导管术的患者发生率较高。对左心电生理检查者应给予全身性肝素化，持续时间较长的右心电生理检查也应考虑给予。静脉穿刺者，仅用纱布覆盖穿刺部位即可，不必加压包扎。股动脉穿刺点压迫的力量要适中，加压包扎不宜过紧，时间不宜过长，卧床期间定期观察足背动脉，必要时在卧床期间可给予适当的抗凝治疗。形体消瘦者更容易发生血栓栓塞，尤应注意。一旦发生血栓栓塞，应立即给予抗凝及溶栓治疗。如果是动脉血栓，还应考虑请外科切开取栓。

四、心脏压塞

由于电极导管相对较硬，在操作时可引起心室、心房或冠状静脉窦穿孔，发生率约0.07% ~0.05%。心脏穿孔的直接后果是心脏压塞，严重者需心包穿刺引流减压。如果引流效果不好，需及时开胸行外科手术修补。心房和右室壁较薄，尤其是冠状静脉窦，较易发生穿孔，在操作时务必要小心。

（崔文建）

第三节　术前准备和操作步骤

一、术前准备

（一）人员、设备及器械的准备

1. 人员的准备　为安全地进行心脏电生理检查，需要一个经过专业训练、配合默契的小组。这个小组应包括两名医生、1 ~2 位护士和一名技术人员，还要有一名麻醉医生随时能够提供帮助。小组中负责全面工作的医生必须先在心内科受过专业的临床训练，然后在心导管术和电生理检查的实际操作方面受过严格的培训，能独立地进行心导管及电生理检查操作。另一位医生主要协助主要医师工作，负责放置和操纵各种心导管和（或）电极导管，进行心内膜标测和程序刺激。护士和技术人员应熟悉电生理检查室的所有仪器和设备，在检查过程中记录和测量资料和数据，能熟练进行心电监护，并在检查过程中及时给予各种药物以及心肺复苏术，包括除颤器的使用。

2. 设备

（1）导管室：应该宽敞、明亮，能容纳相应的仪器设备，同时还应留有一定的抢救空间。配备紫外线消毒灯及其他相应的配套措施。

（2）透视系统：主要用于放置和操作各种电极导管。至少应是500mA 以上的X线机和图像质量较好的影像增强系统。由于电极导管的不透X线特性，采用心导管室影像设备或便携式透视系统都能得到较好的透视图像。最好是建有专用的心电生理导管室，可旋转的 C 形臂 X 线机，可以在不同体位指导电极导管的放置。

（3）多导生理记录仪：多导生理记录仪是临床电生理检查的主要设备，要求 8 个或更多的通道，以进行心电信号的即时记录、打印。多导电生理仪大多采用浮地式的隔离电路以防止泄漏电流进入人体引起危险。美国心脏协会（AHA）规定泄漏电流必须 $<10\mu A$。

心内电图必须与 3～4 个体表心电图导联同步记录，以便定时准确，确定电轴和评定 P 波的时限和形状。因此，体表心电图导联至少应相当于 X、Y 和 Z 导联，通常采用工、aVF（Ⅱ）和 V_1 导联。用来记录心内电图的放大器必须具有调节增益以及高通和低通滤波的性能。当信号经过 30Hz 或 40Hz（高通）和 400Hz 或 500Hz（低通）滤波后，希氏束电图和大多数心内电图记录最为清晰。

记录器必须记录准确和同步性高，频响在 500Hz 以上，有不同档次的走纸速度（纸速），最高能达到 200mm/s。应该配备记录仪或打印机。

目前，随着计算机数字处理技术的发展，很多大型心电生理实验室已经以功能强大的心电工作站或新型多导生理仪代替了传统的多导生理记录仪。因此，对心电信号的检测、放大、分析、比较、保存和记录更加稳定、全面、清晰、精确和系统。有些研究机构还采用了具有电解剖标测功能或三维等时标测功能的第 4 代心电生理仪，如 CARTO 和 Ensite3000，以及目前刚应用于临床研究的磁导航系统等。

（4）电极导管（图 4－1）：电极导管有多种类型。导管管身大多由可以绝缘的涤纶（聚酪纤维）或聚氨酪制成，内有金属导丝，远端与电极相连，近端为导管插头，可接插于多道生理仪的连接转换器中。要求导管经久耐用，导管进入心腔后既能保持造型又有弹性，操作简便，且可以反复使用。

导管的型号用其外径表示，通常表示为 F（3F＝1mm）。导管的外径自 3F 至 8F 不等，成年人常用的是 5F、6F、7F、8F，小号的为儿童用。导管长度一般为 125cm。

导管上环状电极一般由铂制成，环宽 2mm。电极的数目和电极间距有多种类型。为常规的起搏和记录，一般用普通的双极导管（电极间距 10mm）已足够，但最好采用四极导管（两对电极）。若为了对心脏激动方式作细致研究或多处心内膜面进行起搏，则需要更多的电极（六极或更多）导管。

电极间距常用的是 5mm 或 10mm，一般能满足精确测定局部组织的激动时间。电极间距更窄（2mm，或 <1mm）的电极导管有助于对心内电图的多个成分进行更精确的了解。

有一些特殊用途的电极导管。一种是带腔的电极导管，在电生理检查的同时可记录心腔内压力、取血和注入液体等。另一种是专为记录冠状静脉窦电活动而设计的电极导管（Jackman 导管）。还有专门设计的尖端可偏转的电极导管等，用于冠状静脉窦、房室环或心室的标测。

射频消融术导管顶端较大，常为 4mm，也有 6mm、8mm，因此，又称为“大头导管”（RF 导管）。大头导管顶端后的 8～10cm 部分可通过导管的手柄操纵向一个方向弯曲，有的还可向两个相反的方向弯曲。这种特性有助于导管头端在心腔内对不同部位心内膜的接触。

（5）心脏刺激器：程序刺激器为心脏电生理检查所必须，至少应当具有 6 种性能。①恒定的电流；②泄漏电流低于 $10\mu A$；③起搏的周长范围广（10～2000ms），并至少能同时进行两处刺激；④至少能发放 3 个期前刺激，程控精确度在 1ms 内；⑤在自身心律或起搏心律时，程序刺激器能与心电信号同步；⑥能任意选择释放刺激脉冲的方式，并能迅速地根据要求开始或停止发放脉冲。

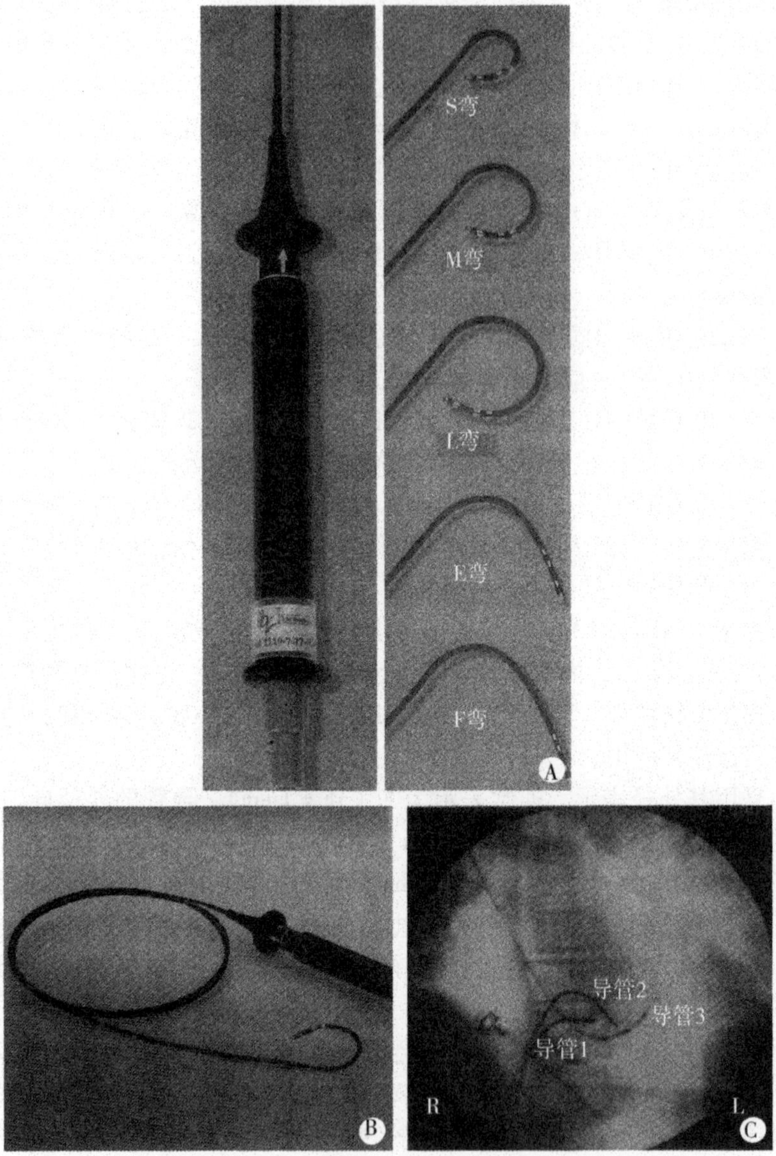

图4－1　电生理检查中常用的电极导管

A. 6F三极和四极导管，注意电极尾端可直接插入接线盒；B. 三极和四极导管上的电极外形。可从三极导管上任意二个电极间记录双极电图，在四极电极导管上，常将远端电极和第二个电极用于起搏，将第三和第四电极用于记录；C. X线透视上典型的导管位置。导管1是高位右房四极导管。导管2是穿过三尖瓣在适当位置记录希氏束电图的三极导管，横跨三尖瓣环上部。导管3位于冠状静脉窦，注意冠状静脉窦向上成角，在侧位上证实冠状静脉窦的位置很重要

（6）复苏设备：电生理室应备有全部常规急救设备。

1）除颤器：在检查室性心律失常时，一般常规准备两部除颤器备用。在整个心电生理

检查过程中，心律转复除颤器应随时处于待命状态，这在有恶性室性心律失常的患者进行心电生理检查时尤其重要，因为20% ~50%的患者在检查中需要心律转复和（或）除颤。

2）急救药品及设备：急救用品、氧气、简易呼吸器以及气管插管等都是必备的，并随时可用。经皮穿刺血管组件和静脉切开包用于经静脉或动脉放置导管。临时心脏起搏器用于心跳骤停或严重心动过缓的抢救。

（7）手术器械：心脏电生理检查的手术器械与其他心导管术相同。

（二）病人准备

1. 征得病人的同意　向病人解释操作的性质及可能发生的危险，如果病人有室性心律失常，则应说明在实验室有诱发室颤的可能性。向病人解释，在实验室发生心律失常要比在家里发生者好的多，在实验室里已准备好随时处理这种心律失常。大多数病人都能了解其所患心律失常的严重性，因而对可能产生的危险能理解，从而避免产生不必要的过度焦虑。

2. 检查前停用所有抗心律失常药物至少4个半衰期　有威胁生命的心律失常者停药期间应住进监护病房。

3. 如果有可能尽量避免术前用药　因为其电生理作用可影响检查结果。对焦虑病人或有紧急电复律可能性者，可口服地西泮（检查前1小时给5 ~10mg）。地西泮没有明显的直接电生理作用。此外，对特殊病人（高度紧张、躁动或不能配合检查者）在操作中亦可静脉注射小剂量的地西泮。阿片制剂、抗组胺制剂和洋地黄类药物具有抗胆碱能作用，在电生理检查中应尽量避免使用。

4. 检查前6h禁食　以便在必要时施行紧急电复律。

二、操作步骤

（一）经皮穿刺技术

经皮穿刺法的优点是快速，疼痛轻，可随时更换电极导管，被穿刺过的血管（静脉和动脉）经几天可修复。在近期内愈合后血管仍可利用。因此经皮穿刺方法已广泛用于包括心脏电生理检查在内的心导管术。用于心脏电生理检查的常见血管包括颈内静脉、锁骨下静脉、股静脉和股动脉。电生理检查一般在清醒患者进行，仅需在刺激部位用1%普鲁卡因液或1% ~2%利多卡因溶液局部浸润麻醉，一般不需用全身麻醉药物。必要时可以用地西泮或其性质类似的药。

穿刺术采用Seldinger改良法。穿刺成功后送入钢丝，沿钢丝送入带扩张管的鞘管，然后撤出扩张管和钢丝，用生理盐水冲洗鞘管，也可给予肝素抗凝。经过鞘管可送入各种导管到右心系统。在心脏电生理检查中，如仅穿刺静脉，则可不进行抗凝，但也有人主张抗凝，先给予2000U的冲击量肝素，然后每小时追加1000U。在左心进行电生理检查有时需要经动脉插管。动脉穿刺的方法同静脉，但穿刺成功后先给予肝素3000U，然后每小时追加1000U。

1. 股静脉途径　股静脉穿刺具有很高的安全性和成功率。左、右股静脉都可利用，在腹股沟韧带下方2cm、动脉搏动内0.5cm处作为穿刺点。经皮穿刺股静脉插入导管的禁忌证：①严重的外周血管病变；②局部有皮肤病或外伤。

2. 锁骨下静脉途径　锁骨下静脉是另一个常用的穿刺和送入导管的静脉途径。锁骨下静脉穿刺术较容易，成功率也高，但可能会引起严重并发症，如血胸、气胸等。

3. 颈内静脉穿刺插管　经皮穿刺颈内静脉插管是安全可行的，最大的优点是电极导管较易进入冠状静脉窦，已为日常的心脏电生理检查所采用。

少数情况下还使用其他插管途径，包括上肢静脉途径。

（二）心内电极导管的放置

电极导管放置的先后顺序，一般无关紧要。有人主张，应当首先放置右室（心尖部）的电极导管以备必要时心室起搏。放置电极导管的数量和种类一般根据电生理检查的目的确定。经典的操作步骤是常规放置 4 根电极导管：经左锁骨下静脉或右颈内静脉放置 1 根 4F10 极冠状静脉窦电极导管，用于记录左心房和左心室电活动；经右股静脉送如 3 根电极导管，其中 1 根放置在高位右房，用于对心房进行刺激或记录；1 根放置在希氏束走行部位，用于寻找和记录希氏束电位，必要时进行希氏束刺激；1 根通过三尖瓣口进入右心室，放置在右室心尖部和流出道起始部，用于对心室记录或刺激。根据临床检查和治疗目的的不同，电生理医师在实际操作中经常对上述经典方法加以改良。最多的情况是减少放置电极导管的数量，以 1 根导管完成多项任务，例如分别用于记录、刺激和标测（图 4－2）。但是，在很多情况下，需要增加放置电极导管的数量，才能完成对复杂病例的电生理诊断和标测。例如，当需要对左心房和左心室进行检查时，可增加放置左心室导管和通过房间隔穿刺放置左心房导管；当需要对右心室进行标测时，可增加放置可操纵的右心室标测导管（图 4－3）；当需要对右心房进行标测时，可增加放置右心房环状标测导管（图 4－4）。

1. 右房　自任何静脉均能容易地进入右房。高右房，即右房后侧壁上部与上腔静脉交界处（窦房结区域）是最常用的记录和刺激部位。到达高位右房的最常用径路是从股静脉插管，最重要的是使远端电极与心房壁之间接触良好，据一般的经验，这可通过在右房外侧壁上形成一个弧圈而实现。在某些病人导管可直接进入右心耳，在后前位上，右心耳位于右房正中线侧，与脊柱影重叠。

2. 右室　电极导管通过任何静脉途径都可达到右室。右室心尖部是使用最多的部位，在此处进行记录和刺激，重复性最高。进入右室的常用径路是右股静脉，使导管打一圈后通过三尖瓣，固定在右室尖。为使导管放置在右室流出道，可回撤导管，顺钟向旋转，再前送进入右室流出道。

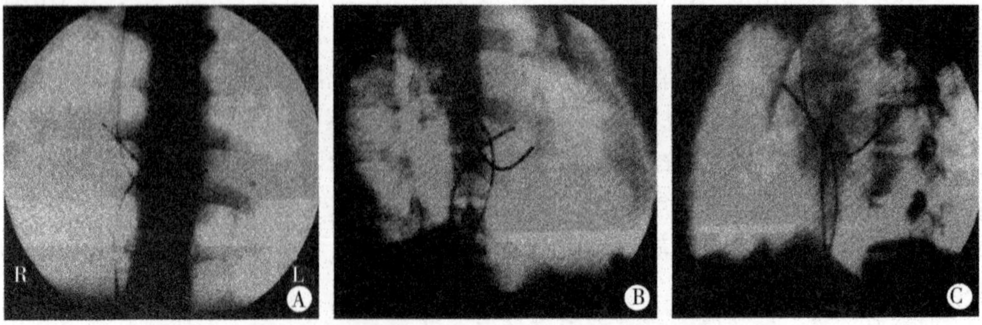

图 4－2　改良的电生理检查电极导管放置方法

只是放置了高位右房、希氏束和冠状静脉窦电极导管，当需要进行右心室刺激时，可将高位右房导管送至右室心尖部进行刺激。A. 后前位；B. 右前斜位 30°；C. 左前斜位 45°

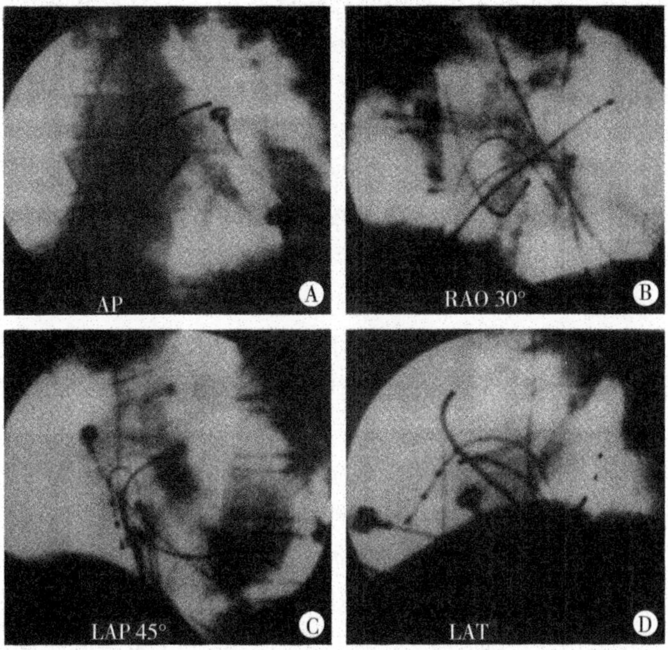

图 4-3

在电生理检查时，增加放置以可操纵的电极导管标测右室流出道

A. 后前位；B. 右前斜位 30°；C. 左前斜位 45°；D. 左侧位

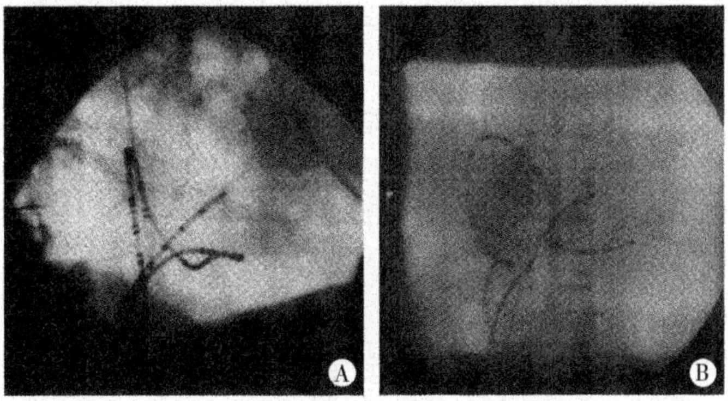

图 4-4　环状多极电极标测导管放置

在电生理检查时，增加放置可操纵的环状多极电极导管标测右心房，位于三尖瓣环上方的 Halo 电极导管共有 10 对环状电极。A. 右前斜位 30°；B. 左前斜位 45°

3. 左房　左房电活动的记录和起搏较难。最常采用的方法是通过置于冠状静脉窦内的电极导管，间接地记录或起搏左房。也可采用右侧股静脉插管将电极导管通过未闭的卵圆孔、房间隔缺损或穿刺房间隔直接到达左房。也可经动脉插入电极导管，逆向进入左室，然后越过二尖瓣再逆向地进入左房。若电极导管无法进入左房或冠状静脉窦，可把电极导管置于主肺动脉，可记录到左房前部的电位；或自食管插入电极导管，可记录到左房后部的电位。

4. 左室　在一小部分病人，诱发持续性室速需刺激左室。在某些病人，诱发室速时做左室导管标测可提供室速时心室活动的最早部位。进行左室刺激（起搏）和记录左室电图一般要经过动脉途径插管，少数可经过冠状静脉窦途径，或可经未闭的卵圆孔、房间隔缺损或房间隔穿刺进入左房，再跨过二尖瓣进入左室。在左室内，除了可以记录到心肌电位外，在室间隔左侧面可以记录到浦肯野纤维电位，在室间隔的左侧底部主动脉瓣下区域可记录到左束支电位。常规心电生理检查不必进行左室导管术。

5. 希氏束　准确判定房室传导（尤其是希—浦系统内的传导）时间以希氏束电图波为准。希氏束位于房间隔的右房侧下部，冠状静脉窦的左上方，卵圆窝的左下方，靠近三尖瓣口的头侧。在X线透视下，将电极导管送入三尖瓣口上部，使其顶端（远端电极）向三尖瓣口间隔面的右房壁贴靠，当A波和V波都较显著、A波<V波时，常能发现希氏束波（H波）。它是一个双相或三相的尖波，其正常时限一般在20～25ms内。有时在心室波（V波）前可记录到右束支电位，貌似希氏束电位，但与V波的间距短于30ms。此时再徐徐后撤导管往往可记录到真正的希氏束电位。

在后前位上，希氏束电位记录的合适部位在高位右室近室间膈部，常沿脊柱左缘走向。如果记录清晰的希氏束电位有困难，可顺钟向轻轻旋转导管，以便更加接近室间膈。当用极间距离为1cm的三极导管记录不到希氏束电位时，改用极间距离更近的导管常能获得成功。

6. 冠状（静脉）窦　在检查室上速时，冠状窦是进行左房刺激和记录的最稳定的部位，可通过左贵要静脉（经皮或切开）或股静脉径路进入冠状窦。经贵要静脉插管时，将导管送至右房和右室的下部交界处，在此处可找到冠状窦开口，然后，反钟向旋转导管，使之逐渐指向更后方，导管向下成角有助于进入冠状窦，形成一个向下的环。在后前位上通过导管成特征性的角度，左前斜位和侧位上，导管后向起源指向脊柱和记录到特征性冠状窦电位，可识别导管是否进入冠状窦。进入冠状窦后，轻轻前送导管使之通过冠状窦全程，这样能对旁道准确定位。

（三）抗凝剂的应用

只限于右侧心腔操作导管的电生理检查是否需抗凝尚存在争议。由于电生理检查后血栓栓塞发生率很高，在一般导管室凡导管留置时间超过45min者都使用全剂量肝素抗凝。首次剂量（2000～3000U）于所有导管放置好后给，撤出导管后不需逆转抗凝作用。4～6h后给第二剂（5000U）。如果刺激或标测左室，必须全剂量肝素抗凝。

（四）记录心内电图

1. 体表心电图　体表心电图导联对于确定所诱发心律失常的形态特征、检测预激的证据和检测心室最早激动的部位非常重要。心内心电图至少应与3个导联的体表心电图同步记录，一般常规选用工、aVF和V_1导联，个别导管室选用Frank向量心电图的X、Y、Z导联。

2. 心内心电图

（1）双极心电图记录：双极心电图记录的是两个相距很近的心内电极之间的电位差，在作电生理检查时使用非常普遍。用这种方法可获得局部电活动，心电图快速反折穿过基线处即代表局部电活动时间。为记录双极心电图，代表相应心内电极的电极导管外端都插入一个接线盒的标号插座上，接线盒的拨盘放在两个插入插座之间，以记录其电位差，并将接线盒上与之相符合的输出线接到放大器上（见图4－5）。

（2）滤波、振幅和纸速：心内心电图的常规滤波范围是40～500Hz，可去除低频噪音。在某些情况下（如房颤），调整滤波器可记录到更清晰的希氏束束电位。对心电图振幅的调整以便于阅读和分析为准，图形太大时导联之间容易重叠，图形太小时难以准确测量有关参数。

（3）希氏束电位的确定：确定好记录的希氏束电位是代表希氏束的电活动而不是右束支的电活动或心房、心室电活动的一部分尤为重要。确定希氏束电位最广泛使用的方法是回撤希氏束导管时仔细记录希氏束电图，其顺序特征如图 4－6 所示。记录到整个顺序特征强烈提示在心房、心室电位之间同步于 PR 间期所记录到的电位即代表希氏束电活动。有人试图通过希氏束起搏来确定希氏束电位，此技术很困难，一般认为帮助不大。

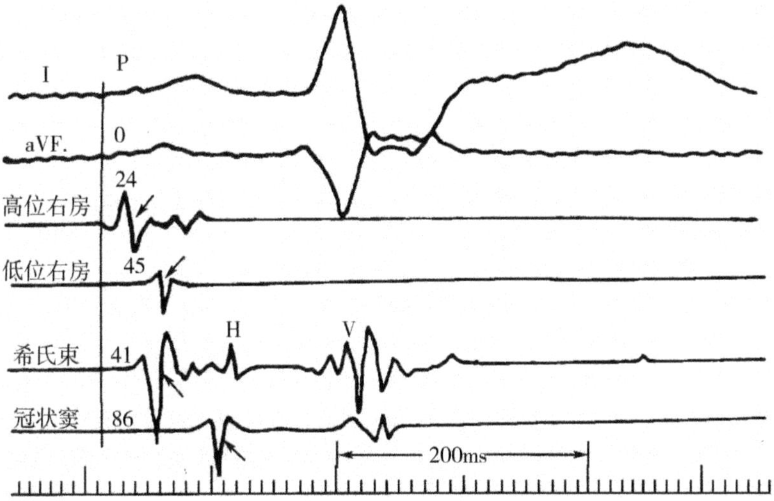

图 4－5　正常窦性心律时心房前向激动顺序

将电极放在心房的不同部位，可以观察沿窦房结激动在心房内的前向激动顺序和时间，该图窦性激动前向传导的顺序是：HRA→LRA→LA（C. S）

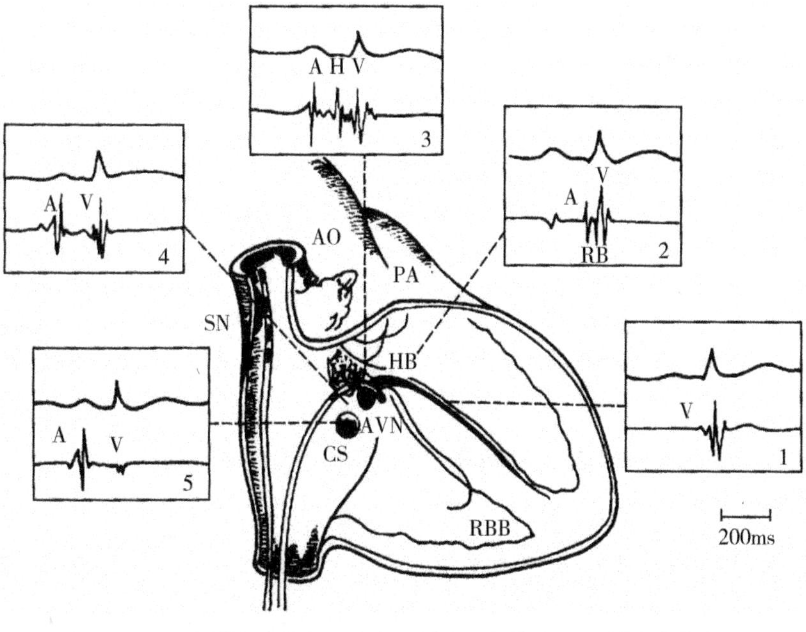

图 4－6　通过缓慢地从右室腔内回撤电极导管可证实希氏束来电图

位置 2 记录到右束支电位。从位置 2 撤到 3，记录到快速反折的希氏束来电位。AO 主动脉，MS 膜部室间隔，CS 冠状静脉窦，SN 窦房结，HB 希氏束，RBB 右束支，PA 肺动脉，AVN 房室结

3. 冠状窦电图　记录特征性冠状窦电图上有心房和心室成分，心房成分出现于P波终末，心房波成分大（图4－7）。

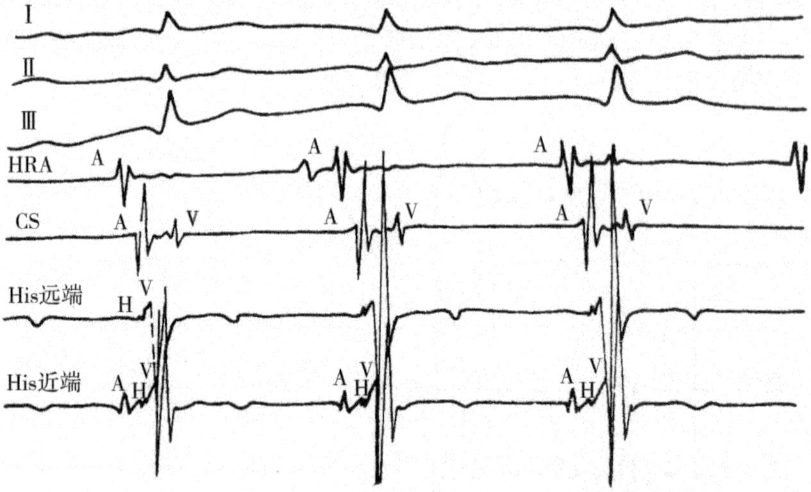

图4－7　电生理检查的基础记录。记录纸速是100mm/s。上三导分别是体表心电图Ⅰ、Ⅱ和Ⅲ导联，其余是心腔内心电图。高位右房电图（HRA）上有明显的A波，冠状窦电图（CS）有心房（A）和心室波（V），远端和近端希氏束电图上显示有心房波、希氏束波（H）和心室波

4. 特殊记录形式　除了上述常规记录导联外，根据电生理检查目的不同，在实际操作中所采用的电生理记录方式或侧重点可能有所不同或明显不同。例如：

（1）当对局灶心房颤动进行电生理检查时，需要着重记录肺静脉开口部位的自发或刺激电位（图4－8）。

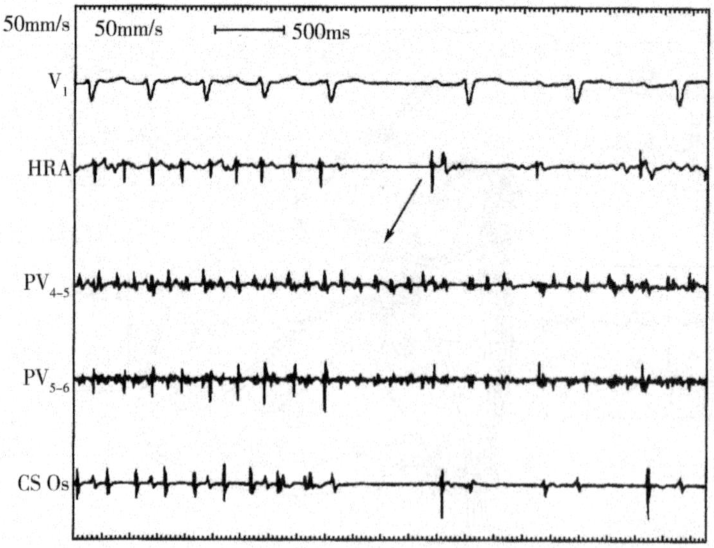

图4－8　标测肺静脉定位局灶性房颤的激动起源。肺静脉内高频快速的电位诱发阵发性房颤发作，但并不维持房颤，房颤终止后，肺静脉内高频电位仍然存在HRA：高右房，CS：冠状窦，PV：肺静脉

（2）当标测预激综合征房室旁道部位时，需要在激动经旁道前传（心房起搏或显性预激时）或逆传（心室起搏或心动过速时）着重记录房室环靶点电图（图4－9）。

（3）当标测左心室特发性室速的起源点时，需要在室速、心室起搏或窦性心律下着重标测靶点部位的特异性P电位或最早激动点（图4－10）。

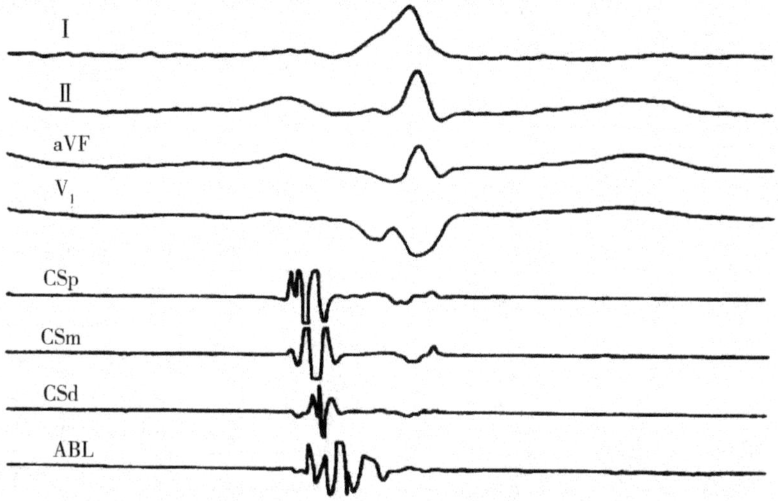

图4－9 标测预激综合征房室旁道部位时，在激动经旁道前传（显性预激时）时记录房室环靶点电图。图示在右后侧三尖瓣环处标测记录的旁道前传靶点电图（ABL），心房波和心室波完全融合

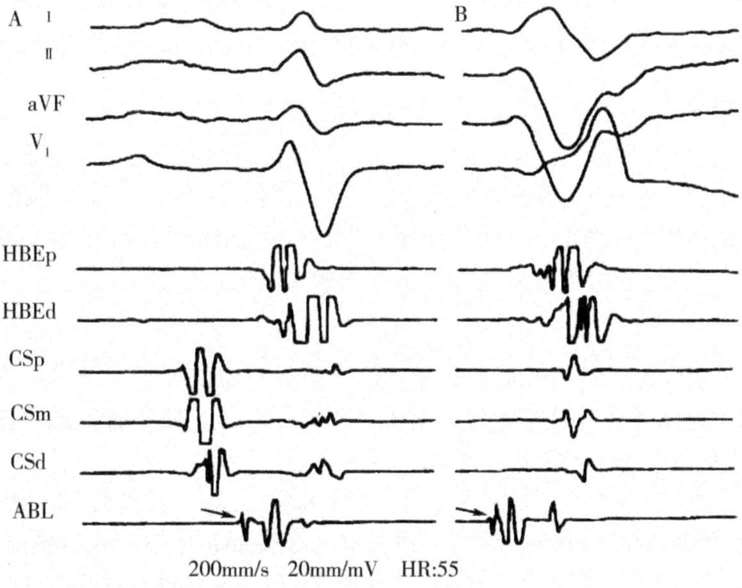

图4－10 标测左心室特发性室速起源点时，在窦性心律（A）下和室速（B）时
标测靶点部位的特异性P电位（箭头处）或最早激动点

（4）当标测Ⅰ型心房扑动时，需要着重分析和比较以环状电极导管标测的右心房大折返环部位的房扑波激动顺序（图4－11）。

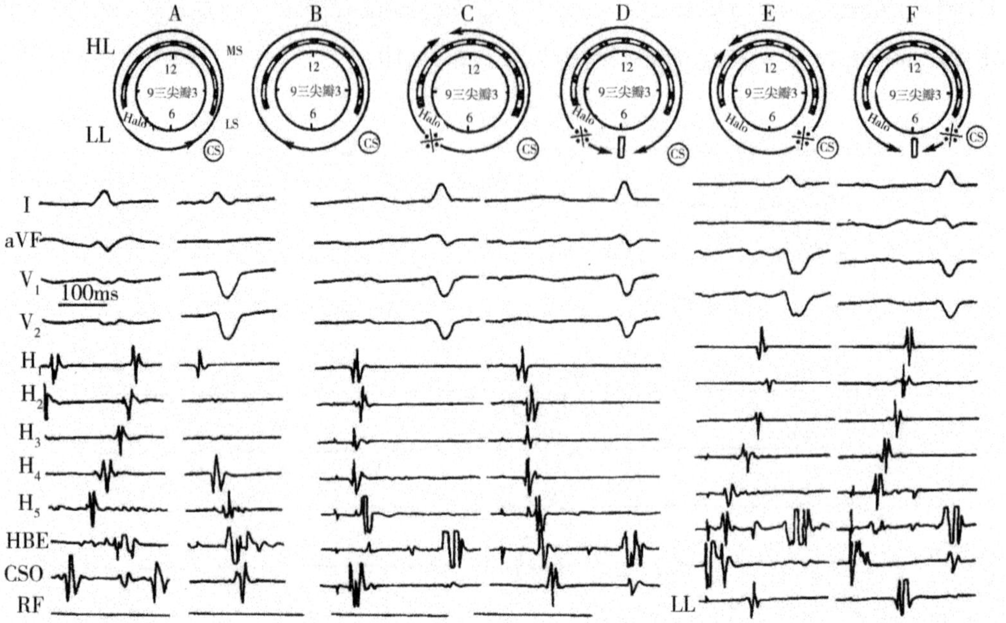

图4－11　标测Ⅰ型心房扑动时，记录、分析和比较以环状电极导管标测的右心房大折返环部位的房扑波激动顺序

A. 逆向性大折返激动顺序；B. 顺向性大折返激动顺序；C. 消融阻断后峡部传导前，右房后外侧起搏时的激动顺序；D. 消融阻断后峡部传导后，右房后外侧起搏时的激动顺序；E. 消融阻断后峡部传导前，冠状窦口起搏时的激动顺序；F. 消融阻断后峡部传导后，冠状窦口起搏时的激动顺序

（五）程序刺激

程序刺激是心电生理检查的基本手段，通过事先设定的刺激方式对心脏进行刺激，通过与体表心电图和心腔内电图记录技术相结合，达到了解心肌和心脏传导系统的电生理特性、诱发和分析心律失常以及研究药物和非药物治疗心律失常的效果等目的。开胸手术时直接进行的心外膜标测以及食管电生理检查方法不在本章内讨论。

（六）方法

1. 刺激参数的设置　刺激仪发出的脉冲信号为一直流电方波。要求心内刺激的脉冲宽度为2ms，电流/电压的刺激强度为舒张期阈值的2倍。为了使检查的结果具有可比性，要求刺激的强度、时间、部位和程序尽可能一致。

2. 导联的选择　体表心电图通常至少选择Ⅰ、Ⅱ和 V_1 导联，以代表不同轴向的心电图。心内心电图通常选择高右房（HRA）电图、右心室（心尖部）电图、冠状窦电图（代表左房、左室电图）和希氏束电图。根据检查的目的和要求不同，还可选用其他部位的电图。

3. 刺激方式

（1）连续规则刺激

1）分级递增刺激：又称 S_1S_1 刺激，用高于自身心率10～20次/分的频率开始连续刺激，时间10～60秒，然后逐渐增加频率，每次增加10～20次/分，再重复刺激，直到刺激频率达到 170～250 次/分（依据检查的目的和刺激的部位）。频率过快可引起非生理性的严重快速心律失常，如心房颤动，影响病人的检查结果。

2）短阵猝发（burst）刺激：也是连续的规则刺激，只是频率较高（常 >200 次/分）、持续时间较短（6～12 次）。多用于心动过速的诱发和终止，但不是心脏电生理检查的常规手段。

（2）程序期前刺激：主要用于心脏组织不应期的测定，也可用于心动过速的诱发。可以分为两种类型。

1）S_1S_2 刺激：S_1S_2 刺激采用两种刺激周期，即 S_1S_1 周期和 S_1S_2 周期，前者又称基础周期，一般均用 ms 表示。S_1S_1 周期通常比基础周期高 20～30ms，以 500～600ms 应用较多，连续发放 8 个。然后发放单个的 S_1S_2 周期，常比 S_1S_1 周期短 20～50ms。此后，间隔 8～10 个正常的周期，再重复进行 S_1S_2 刺激扫描，再次刺激的 S_1S_2 周期比上一次缩短 10～20ms，而 S_1S_1 周期不变。

根据检查的情况，还可以加发 S_3 刺激，成为 $S_1S_2S_3$，而更多的期前刺激 $S_1S_2S_3S_4$、$S_1S_2S_3S_4S_5$ 等应用的较少，因引起的非生理性心律失常较多。一般在 S_1S_2 检查的基础上加 S_3 刺激，S_2S_3 刺激的起始周期同是 S_1S_2 周期，一般等于心脏组织的不应期 +50ms，以后周期性重复刺激时，S_2S_3 周期逐渐缩短，而 S_1S_2 和 S_1S_1 周期保持不变。根据需要，可改变 S_1S_1、S_1S_2 周期在重复上述检查过程。

2）S_2 刺激：这种刺激方式与 S_1S_2 刺激相似，只是基础周期为自身节律周期，通过感知 8～10 个自身的心脏电活动周期（S_1S_1）触发 S_2 刺激。同样，也可增加 S_3 甚至更多的刺激。

（3）药物试验：电生理检查时，可以在进行基础程序刺激后进行药物试验，来提高心律失常的诱发率、观察心肌对程序刺激反应的准确性以及心脏传导系统的特性。常用的药物有：①异丙肾上腺素。常用于增加各种室性和室上性快速性心律失常的诱发率，检验介入治疗即刻疗效。②阿托品。常用于增加各种室上性快速性心律失常的诱发率（图 4－12），评价自主神经系统对心脏传导系统功能的影响。③腺苷类制剂（如 ATP）。常用于评价自主神经系统对心脏传导系统功能的影响、鉴别室上性和室性快速性心律失常。④抗心律失常药物（如心律平和胺碘酮）。⑤其他。

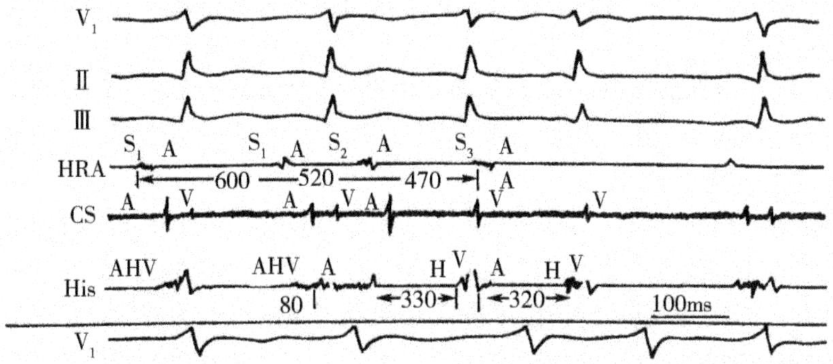

A

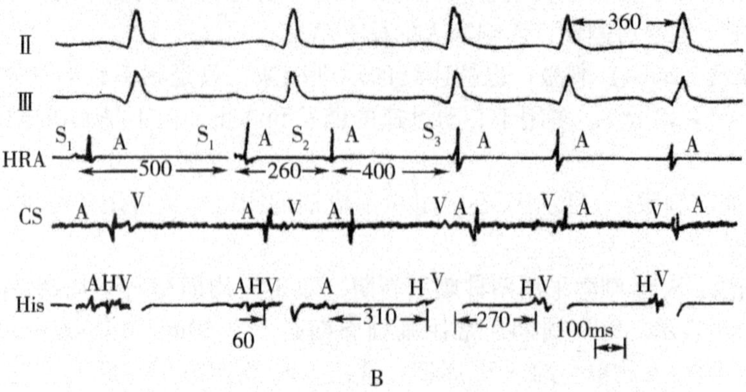

图4－12 用阿托品帮助诱发房室结内折返性心动过速

A. 以基础周长600ms起搏，发放期前刺激 S_1 和 S_2，注意在希氏束电图上可见下传的 S_2 和 S_3，其AH间期明显延长，为慢径路前向传导；B. 用阿托品后，在高位右房以周长500ms起搏（因窦率快），下传的 S_3 其AH间期延长，但此时阿托品促进了通过房室结内快径路的逆传，诱发房室结内折返性心动过速。注意心动过速时心房和心室同时除极前识别出激动的走向非常重要

（李 晖）

第四节 心电生理检查的基本内容

一、测定不应期

（一）不应期的定义和类型

心脏组织对刺激反应的不应性可用不应期来表示。在临床心脏电生理学，不应期可分为三种：相对不应期（RRP）、有效不应期（ERP）和功能不应期（FRP）。

1. 相对不应期　以较长联律间期进行期前刺激时，期前刺激和基本刺激两者引起的搏动（早搏和基本搏动）的传导时间相等。随着联律间期的逐渐缩短，早搏的传导时间逐渐延长。开始比基本搏动传导时间延长的最长联律间期为相对不应期，它标志心脏组织应激性/兴奋性未完全恢复。

2. 有效不应期　将期前刺激与基本刺激间的联律间期继续缩短，直到期前刺激不能下传。有效不应期是指期前刺激不能传导时的最长联律间期。有效不应期应当在该组织的近端（冲动传入端）进行测定。

3. 功能不应期　心脏组织的功能不应期是经过其传导的连续两个冲动间的最短联律间期。因为FRP是自该组织传出的一个指标，应当在该组织的远端来测定。当测定某一段组织的有效不应期时，其近段组织的功能不应期必须短于该段组织的有效不应期。例如，当测定房室结的有效不应期时，心房的功能不应期必须短于房室结有效不应期才能测定，否则由于心房先进入不应期而无法再显示房室结的不应期。功能不应期可以用下式计算：

$$FRP = H_1H_2 = A_1A_2 + A_2H_2 - A_1H_1$$

可以看出，期前心房刺激的联律间期（A_1—A_2），房室结传导时间及房室结传导递增时间（$A_1H_1—A_2H_2$）都是影响功能不应期的因素。部分人的房室结具有除具有前向传导功能外还有逆向传导（VA）功能。VA 传导的不应期可采用心室期前刺激法测定。

（二）不应期的测定方法

测定不应期的方法是期前刺激技术，一般于 8～10 个基本刺激波后引进一个舒张晚期的期前刺激，逐步缩短其联律间期，观察其下传或逆传的反应，直到不再发生反应。引进期前心房刺激是为房室传导系统各部分前向不应期的测定和旁道不应期测定，而引进期前心室刺激是测定其逆向传导功能和不应期。

由于心脏组织的不应期取决于其前一个周期的长度（周长），因此测定不应期是在固定基本刺激周长的情况下引进期前刺激，基本刺激的周长应在生理范围内（1000～600ms）。这样，可避免继发于窦性心律不齐或自发的早搏后的周长改变而可能导致的不应期改变。

（三）影响不应期的因素

有两个重要的因素影响心脏组织不应期的测定。

1. 刺激电流强度和脉宽　在心肌组织测定的不应期与所用的电流呈反比关系。所用的刺激电流强，测得的有效不应期将缩短。刺激的脉宽越大，测得的有效不应期也将缩短。为了比较干预前后心房和（或）心室不应性的变化，必须对刺激强度标准化。大多数心电生理实验室标准化的刺激电流规定为舒张期阈值的两倍，但也有学者主张用较高的电流。

2. 基本刺激周长　一般选定两或两个以上的基本刺激（驱动）频率，一个较窦性心律略快而又能夺获窦性（或自身）心律的频率，可以认为这一频率接近“生理”状态；另一个较快的频率重复进行测定。有时还需要再选择第三个频率进行基本起搏。正常情况下，心房、希氏束－浦肯野系统和心室的不应期与基本驱动（起搏）周长直接相关，就是说基本驱动周长减短，有效不应期缩短。这个现象在希－浦肯野系统表现得最明显。房室结恰好相反，当基本驱动周长缩短时，ERP 延长。周长改变时房室结的功能不应期的反应不恒定，但趋于随周长减短而缩短。这是因为功能不应期并不是期前心房冲动（A_2）所遇到的房室结不应性的真正量度。前一个周长对不应性的明显影响（显著缩短或延长），可用来解释长、短－长或长－短顺序对前向或逆向传导所产生的矛盾反应。这些发现也可用来解释取决于前面一个周长的心动过速诱发的某些变异。

二、窦房结功能检查

窦房结功能紊乱是心源性晕厥的一个重要原因。临床上窦房结功能障碍是以自律性或传导异常或两者均异常为特征的。窦房结功能的评价应该包括判断窦房结的自律性（利用体表心电图记录方法测定窦房结恢复时间）和测定窦房传导时间。现将临床广泛使用的电生理检查方法介绍如下。

（一）窦房传导时间测定（SACT）

1. Nurula 法　这种评价方法是利用一个比原有心率约快 10 次/分的心房起搏，测定最后一个起搏搏动（S_1）到下一个窦性 P 波（A_3）的间期（S_1A_3）：$SACT = (S_1A_3 - A_1A_1)/2$。

2. Strouss 法在每 8～10 个稳定窦性心搏后 A_1A_1 发放一个进行性提前的房性早搏 A3，早搏前窦性 P 波为 A_1，早搏后的 P 波为 A_3。当 $A_2A_3 > A_1A_1$ 和 $A_1A_3 < 2A_1A_1$ 时，那么窦房传

导时间为：SACTstrouss＝（$A_2A_3-A_1A_1$）/2。

Narula 法和 Strouss 法都是间接测量窦房传导时间。

（二）窦房结恢复时间

用超速刺激完全抑制窦房结，经过一定的时间后突然停止起搏，窦房结恢复节律的时间称为窦房结恢复时间（sinus nodal recovery time，SNRT）。停止起搏后首先出现的是结性或房性逸搏心律，则起搏信号到第一个逸搏信号的时距称为窦结恢复时间（SJRT）。校正窦房结恢复时间等于窦房结恢复时间减去病人的固有窦性周长，此值应小于550ms。起搏停止后头10次心跳中出现的交接区逸搏和任何停搏都应加以记录。如果停止刺激后最长的PP间期出现在第2、3个或更晚的心动周期，称为继发性停搏。继发性停搏和SJRT对病窦综合征的诊断均有意义。

（三）窦房结电图

直接记录窦房结电图对窦房结功能的评价具有重要意义。然而，由于窦房结位于心外膜，分布较广，其电位是一种慢电位，因此用心腔内电极很难记录到，限制了其临床应用。

三、房室传导及室内传导功能评价

（一）AH 间期

AH 间期代表激动从低位右房经过房室结传到希氏束的时间。AH 间期的测定是以希氏束电图上最早的心房活动到最早偏离基线的希氏束电位，正常值是60～125ms。AH 间期对自主神经的影响非常敏感。

（二）HV 间期

HV 间期代表激动从近端希氏束到达心室肌的传导时间，测量方法是从最早偏离基线的希氏束电位到多导体表心电图上或希氏束电图上最早的心室活动。正常值35～55ms。

（三）房室传导障碍

房室传导异常可以发生在心脏传导通路中的任何部位，由于常常出现交叠现象，故单凭体表心电图不能确定阻滞部位，均表现为PR间期延长或房室传导比例的改变。但通过腔内电图记录和心房刺激技术能够明确阻滞部位和机制。房室阻滞病人的预后主要取决于阻滞发生的部位和程度。此外，心脏电生理研究对心室内传导障碍患者发生完全性心脏传导阻滞具有一定的预测价值。对传导系统病变的电生理检查有助于医师制定正确的治疗措施。

1. 心房内传导延缓　起源于窦房结的冲动必须穿过右心房才能到达房室结，一般用PA间期代表心房内的传导时间，正常值为10～60ms，如>60ms，则提示房内传导延缓。若要准确测定心房内传导，至少需记录靠近窦房结的高位右房电图A波和希氏束电图A波，两者的起始部的时间间距为右房的传导时间。

2. 房室结水平阻滞　房室结是决定房室传导时间的主要部位。窦律时AH间期正常范围约60～125ms。在房室阻滞中，由于房室结阻滞（AH间期）引起的一度房室阻滞最为常见。PR间期延缓的幅度差异很大。如果患者PR间期大于300ms，而QRS综合波又是窄的情况下，可以肯定有某种程度的房室结传导阻滞。但一度房室阻滞伴有宽QRS综合波时，提示希氏束水平或以下部位的传导阻滞（HV间期延长）。在心内电图上，一度房室结阻滞表现为 AH 间期 >130ms。

因房室结间歇性传导而引起的伴窄 QRS 综合波的二度阻滞极为常见，如二度Ⅰ型房室阻滞的部位几乎都在房室结水平。在心内电图上，二度Ⅰ型房室阻滞的表现是 AH 间期的逐渐延长，直至 H、V 波脱落一次。

房室结发生二度Ⅱ型房室阻滞者也有报道。但在所报道的这些病例中，阻滞部位其实并不发生在房室结而是发生在希氏束；或者其本身就是一种不典型的二度Ⅰ型房室阻滞，因停搏后的 AH 间期是缩短的。目前还没有证实房室结发生真性二度Ⅱ型房室阻滞。

发生于房室结的三度房室阻滞相对常见。许多下壁心肌梗死可出现一过性完全性心脏阻滞。最常见到的逸搏节律来源于希氏束，QRS 波为窄型，其前方有希氏束电位，HV 间期正常。

3. 希氏束内及下部传导阻滞　又称希氏束内阻滞，在体表心电图上无法直接诊断，因为其表现与房室传导系统其他部位的阻滞表现相同。当希氏束内总的传导时间 >30ms，尤其是希氏束电图出现切迹或分裂时一般诊断为一度希氏束阻滞。由于激动在希氏束内传导的时间很短，因此即使希氏束内有明显的传导延缓，体表心电图上的 PR 间期也不一定延长。

希氏束内二度阻滞的定义是激动从希氏束近端向远端的间歇性传导。在每个心房除极波后均有近端希氏束电位，而远端希氏束电位则间歇性出现。

希氏束下部阻滞主要表现为 HV 延长。由于没能记录到希氏束波分裂，许多希氏束内阻滞被认为是希氏束下部阻滞。

4. 心室内传导障碍　人们常将束支分为三个主要分支：右束支、左前分支和左后分支。束支阻滞可以是其中的一支，也可是两支或三支阻滞。阻滞可以是功能性的，也可是病理性的。当出现三分支阻滞时，在体表心电图无法完全将其与房室结阻滞或希氏束阻滞鉴别开来。在心内电图上表现 HV 间期延长。

心内电生理检查：①单束支或分支阻滞。完全性左束支阻滞（CLBBB）时，约 50% ~ 80% 为 HV 间期延长；而完全性右束支阻滞（CRBBB）时，70% HV 间期正常；有左前分支阻滞（IAH）时，HV 间期正常；而左后分支阻滞（LPH）时 46% 的 HV 间期延长。②双支阻滞。RBBB + LAH 者，HV 间期平均为 59ms，62% 有 HV 间期延长；RBBB + LPH 者，HV 间期平均 67ms，HV 间期延长者占 80%。③三支阻滞。一度 AVB + RBBB + LAH 的 HV 间期长者占 88%；一度 AVB + RBBB + LPH 的 HV 间期长者为 100%；一度 AVB + LBBB 的 HV 间期长者占 90%。

四、心动过速环路评价

在这部分检查中，电生理医师试图证明哪些心脏结构参与了折返环路。

（一）房室结折返性心动过速

1. 房室结双径路的检查双径路的电生理特征是跳跃现象，因此如能显示跳跃现象，则能证实双径路的存在。当给予心房 S_1S_2 刺激时，房性期前刺激的联律间期（S_1S_2 间期）逐渐减少（每次 10 ~ 20ms），而 AH 间期突然增加至少 50ms，称为跳跃现象。AH 间期增加的范围通常是 70 ~ 100ms，偶尔可达数百毫秒。

有些病人有典型房室结折返性心动过速的发作，但电生理检查不能显示双径路的前传跳跃现象，其机制为：①双径路的不应期相近；②心房的功能不应期较长；③基础刺激时心房激动沿慢径路下传。

2. 房室结折返性心动过速的诱发

（1）心房刺激诱发：典型房室结折返的自发性发生，几乎都是由房性早搏所诱发的，它引起一个长 PR 间期或长 AH 间期及心动过速的发作。房性期前刺激是产生房室结折返的最常见的诱发方式。对于典型的双径路，一般期前刺激先引起 PR 和 AH 间期的显著延长，同时或随后引起房室结折返性回波或房室结折返性心动过速。如果常用的 S_1S_2 程序刺激不能诱发心动过速甚至跳跃现象，可用 $S_1S_2S_3$ 的程序刺激和较短 S_1S_1 周期的 S_1S_2 程序刺激进行诱发，其机制如上所述。

（2）心室刺激诱发：心室期前刺激或心室早搏也能诱发出典型的房室结折返性心动过速，但这些方法不如心房起搏刺激有效。由于慢径路的有效不应期长，心室刺激经快径路逆传，而慢径路发生隐匿性阻滞，随后如慢径路有足够的时间恢复传导，可顺传冲动产生室性回波或持续性心动过速。更为多见的是，如果快通道逆向不应期大于慢通道不应期，则室性期前刺激可产生逆向性房室结双径路传导，从而引起不常见型（快－慢型）房室结折返性心动过速。

（二）房室折返性心动过速

对室上速进行电生理学评价时，确定旁道特性是很重要的一个方面。在心电图有怀疑时，为证实旁道是否存在，必须进行电生理检查。通过临床电生理检查，可以确定心动过速的机制、旁路的位置及电生理特性，为本病的诊断和治疗提供重要依据。

1. 旁路定位

（1）心电图定位：根据体表 12 导联心电图的 δ 波和 QRS 波的极性和方向可以对显性预激旁路进行定位。

（2）心内膜标测定位法：用多导生理记录仪同步记录Ⅰ、Ⅱ、aVF、V_1 等导联的心电图和 HRA、LRA、HBE、LA 及 RV 的电位。

1）窦性心律标测：有显性预激时，因 AV 间期 < AH 间期，致使 HV 间期很短。在标测图上，哪个导联 AV 间期最短，该导联在旁路的位置或旁路附近。

2）心房刺激标测：在心房不同部位以相同频率进行起搏并同步记录各部位心腔内电图，其判断与窦性心律的标测相似。起搏部位越靠近旁路时，V 波越提前，AV 间期越短甚至消失，预激波越明显，说明该部位就是旁路的位置或附近。如果 HRA 导联的 V 波提前，提示旁路位于右心前壁，CS 近端导联的 V 波提前，提示旁路在间隔或右后壁，如果 CS 导联远端的 V 波提前，提示旁路在左心。

3）心室起搏时标测：在右室起搏时，记录 HBE 及房内不同部位电位，观察逆向心房激动顺序，并寻找心房最早激动的部位（EAA），该部位就是旁路部位。例如，激动经房室结逆传时，HBE 导联的 A 波最提前，其他心房导联的 A 波落后，说明为离心型激动传导；HRA 导的 A 波提前，提示旁路位于右心前壁，又称右侧偏心型激动；CS 导联近端导联的 A 波提前，提示旁路在间隔或右后壁；如果 CS 导联远端的 A 波提前，提示旁路在左心，又称左侧偏心型激动。这种方法是隐匿性预激综合征的重要诊断方法。

4）室上速发作时标测：当预激伴室上速发作时，若 QRS 波正常，提示房室结前传、旁路逆传，即顺向型房室折返性心动过速。此时应进行房内标测，寻找最早的心房回波（AE）对旁路进行定位，判定方法同右室起搏标测。

5）心外膜标测定位：在直视下开胸将电极置于心外膜上标测。目前发展出网套式电极，标测点可多达256个，而且用计算机分析迅速、可靠。但是由于心内膜标测技术和导管消融技术的推广应用，很少单独因预激综合征而进行开胸及心外膜标测。

2. 旁路的电生理特性　一般旁路的传导速度比房室结的前向传导速度快，传导时间短。用程控刺激，使 S_1S_2 逐渐缩短，AH 间期逐渐延长，而 S_2V 间期不变，HV 间期缩短。在心室预激范围最大时，V 波最宽，HV 间期缩小到 0 甚至负值，此时的 S_2V 间期即为旁路的前传时间（速度）。当 S_1S_2 缩短到某一临界值时，旁路下传阻滞，仅经房室结下传，预激波消失，QRS 波正常，PR 延长，此时最长的 S_1S_2 间期即为旁路的有效不应期。

3. 诱发心动过速　可采用递增性的 S_1S_1 刺激或 S_1S_2 程序刺激，必要时还可将期前刺激的数目增加到 S_3、S_4、S_5 甚至 S_6。要注意的是，心室刺激的频率不宜过快（一般 <230 次/分），持续时间不宜过长（<30s）。

（1）心房期前刺激诱发：旁路参与的心动过速的最常见类型是顺向型，即激动由正常的房室结下传，激动心室后再由旁路逆传激动心房。预激患者的顺向型房室折返性心动过速（顺向型心动过速）常由自发性的房性早搏或心房期前刺激所诱发（图 4－13）。

（2）心室刺激诱发：一般情况下，80% 患者均可诱发。心室刺激诱发顺向型心动过速，必须仅有旁路逆传至心房，而房室结和希—浦系能从心室刺激产生的隐匿性传导中恢复应激性，从而构成心房顺传至心室的条件。因此，房室结逆传功能不好而旁路的前传功能较好时容易诱发心动过速。在隐匿性预激也是如此。

如果心动过速时自发或室早诱发了束支传导阻滞，并且心动过速周长延长，说明与束支阻滞同侧的心脏旁道参与折返（图 4－14）。

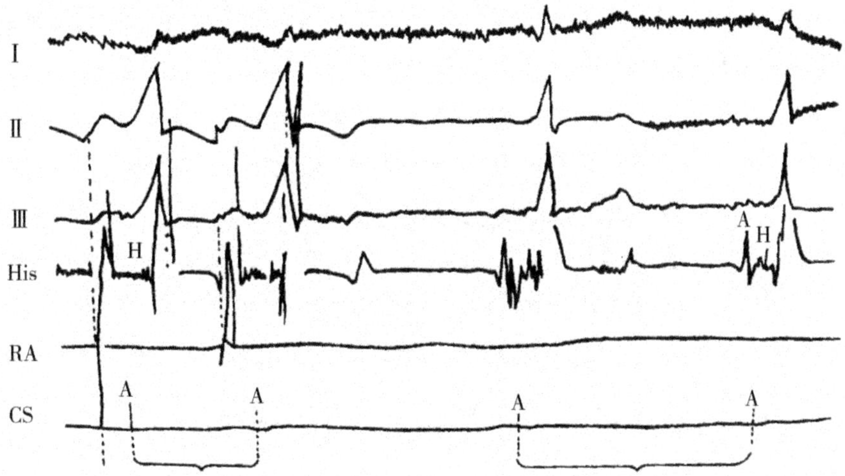

图 4－13　揭示预激现象

左边两跳是右房起搏，右边两跳是窦性心律。窦性心律时，希氏束电位和体表心电图上室性活动同时出现，说明心室是由旁道预激而且是由右室、结—希束轴除极的；右房起搏时，较快的频率使 AH 间期延长，但旁道传导不受影响，于是，预激程度增加，心室活动开始在希氏束活动之前提前激动而希氏束激动不受影响，说明存在另外的心室、心房连接（即旁道）并使用了它

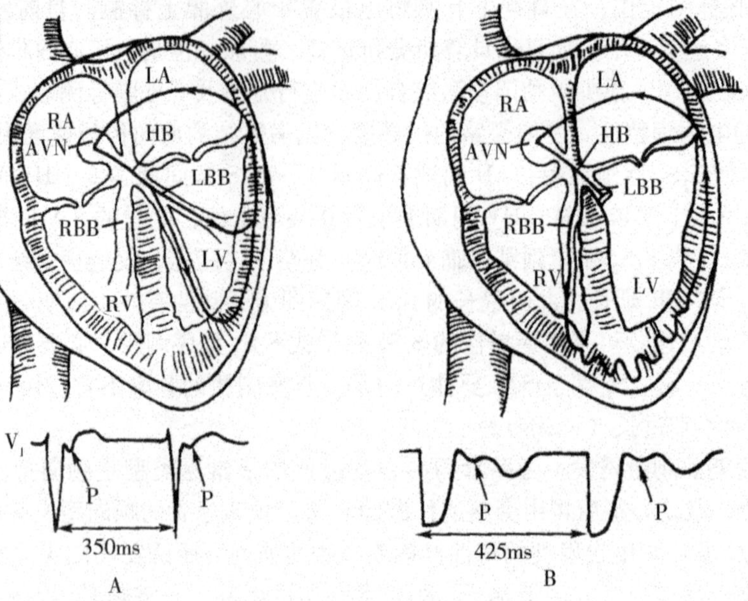

图 4-14 束支传导阻滞对心动过速作用的模式图

A. 心动过速用房室结作前传支，用左侧旁道作逆传支；B. 当发生左束支传导阻滞时，心动过速环路加长，结果心动过速减慢。RA，右房；RBB，右束支；LV，左室；LA，左房；LBB，左束支；ms，毫秒；AVN，房室结；RV，右室

评价心动过速环路成分的其他技术包括在心动过速时插入定时的房性或室性期前刺激。如果激动某一结构导致心动过速周长缩短，并且心内心电图形态改变，就说明激动进入了心动过速环路并促进了它。图 4-15 示室上速时室早预激心房活动的例子。

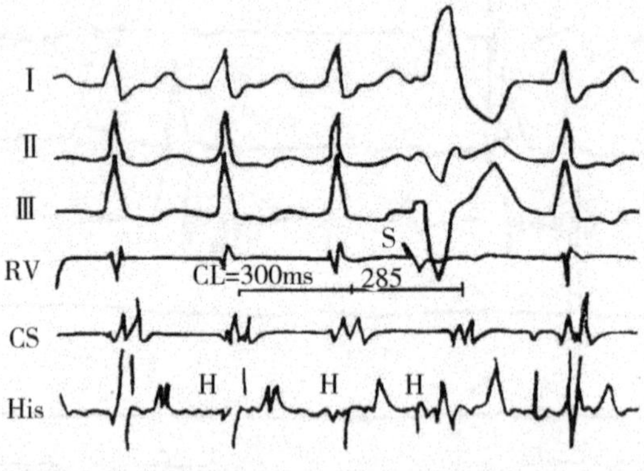

图 4-15 心动过速中引入室性期前刺激证实旁道参与了房室反复性心动过速的折返机制

当在右室尖发放期前刺激时，冠状窦电图上的心房电位不受影响，且也不干扰下一个希氏束电位，表明此期前刺激打入了心动过速环路并重新驱动了它

五、心电药理试验

室上速电生理检查的目的之一是确定药物治疗方案。已经证明能在电生理实验时预防心动过速诱发的药物，在临床上预防心动过速复发亦有效。药物试验前，证明心动过速能被程

序刺激反复诱发很重要。一般发现对室上速病人最有效的药物试验方法是在冠状窦留置导管，即从左肘静脉将导管伸至冠状窦，留置数天，进行序列试验。

在进行任何药物试验前，必须排尽以前使用的一些药物。一般在给每一种药物前都重复一次对照诱发，并且一天仅试验一种药物或一种药物再联用一种药物。药物必须逐渐给予，这样可严密观察其出现的任何副作用。用药后应重复完整的电生理检查。同时，测定血药浓度非常重要。

试验药物的选择主要根据心动过速的性质决定，同时应密切注意具体病人的药物过敏史或禁忌证。对每个病人所需试验药物及联合使用的种类多少尚没统一。一般习惯试验至少一种房室结阻滞剂和一种麻醉药物（表4-2）。

表4-2　室速病人电生理检查中诱发的心律失常

临床心律失常	诱发心律失常			
	持续性室性心动过速（%）	心室颤动（%）	非持续性室性心动过速（%）	无心律失常（%）
持续性室性心动过速	90	2	2	6
心室颤动	55	10	15	20
非持续性室性心动过速	20	2	50	28

如果一种药物能预防持续性室上速诱发即认为有效。如果用药后进行刺激引起2~3个总能自行终止的折返激动，这个药物亦认为有效。对个别病人，明显减慢心动过速频率的药物亦可用于长期治疗。但是，如果用药后需更强的刺激诱发心动过速，而且心动过速本身并不改变，这可能是不能接受的反应。图4-16表示室上速药物试验的例子。

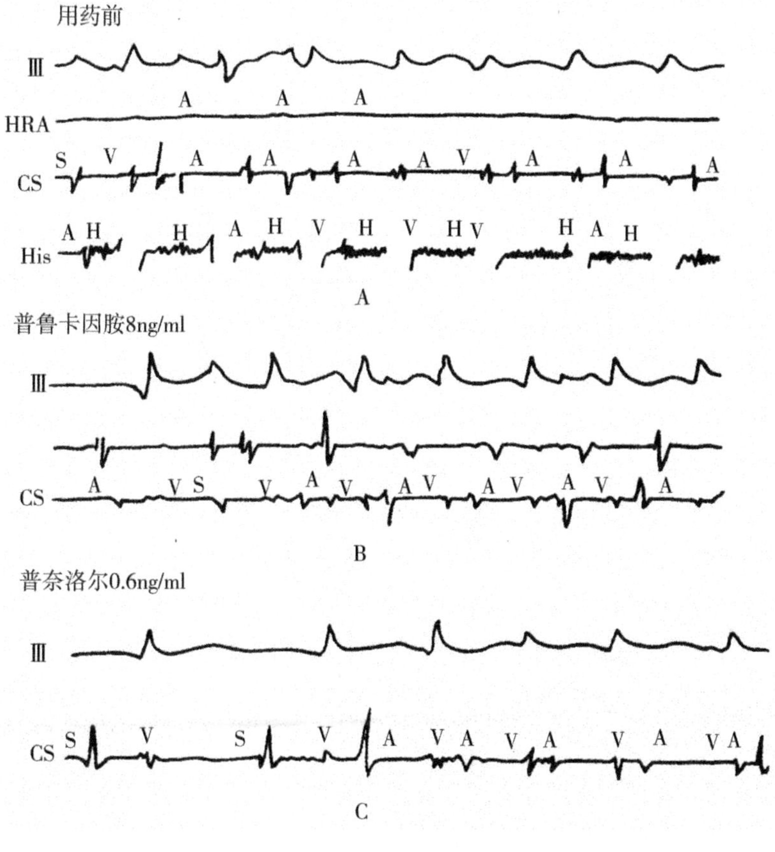

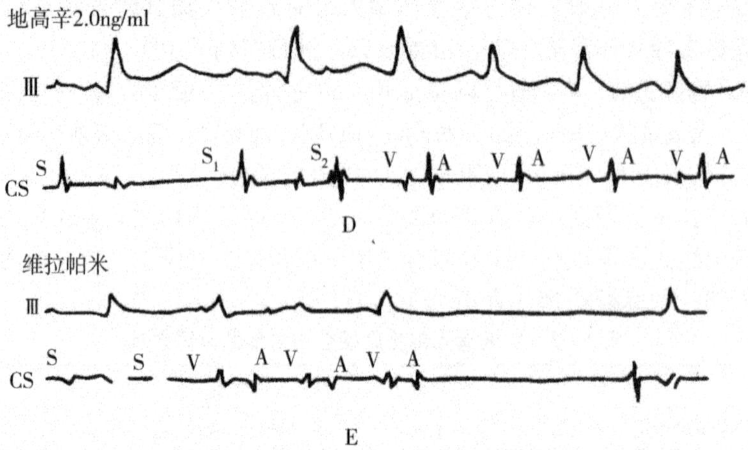

图 4-16　室上速病人的药物试验

A. 在非用药状态下窦房结起搏诱发心动过速，揭示为隐匿性旁道，即房室结－希氏束作前传支，左侧旁道作逆传支；B～E. 用药后几天做程序刺激，由保留的冠状窦导管进行刺激，结果仅维拉帕米（异搏定）能防止本例病人的心动过速的诱发

六、诊断室上速

对室上速的类型、发病率和电生理特征小结如下：

（一）房室结折返性室上速（58%）

（1）能为房性期前刺激、室性期前刺激或房室结文氏阻滞时心房起搏所诱发或终止。

（2）房室结双不应曲线，心动过速诱发需 AH 间期临界延长。

（3）逆 P 隐藏于 QRS 波中，希氏束导联最早激动。

（4）心房和心室不参与心动过速的形成。

（二）房室旁道所致室上速（30%）

（1）为房性期前刺激或室性期前刺激所诱发或终止。

（2）逆 P 呈短 RP 间期。

（3）诱发和维持室上速需心房和心室参与。

（4）离心性逆行心房活动顺序。

（5）与旁道同侧的束支传导阻滞时室上速频率减慢。

（6）室上速时发放室性期前刺激能提前激动心房。

（三）窦房结和心房折返性心动过速（8%）

（1）能为房性期前刺激所诱发或终止。

（2）可存在 AN 结阻滞而不影响心动过速。

（3）窦房结拆返时心房活动顺序与窦性心律相同。

（4）心房折返时心房活动顺序与窦性心律时不同。

（四）房性自律性心动过速（4%）

（1）不能用房性期前刺激诱发或终止。

（2）P 波与窦性 P 波不同。

（3）可存在 AV 传导阻滞而不影响心动过速。

七、评价室性心律失常

评价室性心律失常是进行诊断性电生理检查的最常用指征。在电生理实验室诱发室性心律失常的能力随心律失常类型而异。表 4－2 最常见的室性心律失常的大致结果。从表中可见，反复性、持续性室速可在 90%～95% 的病人复制出来。持续性室性心律失常可在 65% 以上的院外心跳骤停存活者中诱发出来。心脏电生理检查主要适用于那些持续性单形性室速，因为这一部分病人在血流动力学上能够耐受检查。非持续性室速病人的诱发率变化更大。

（一）针对室速的电生理检查和药物试验内容

一般采用下列记录和刺激顺序评价室速病人：

（1）导管置于高位右心房和希氏束部位。心房刺激结束后，再将导管放入心室。很多实验室使用三根导管，故不需移动导管。

（2）正常窦性心律时记录希氏束电位。获得稳定的希氏束电位非常重要，因为诱发心动过速时，希氏束电位存在与否对诊断至关重要。

（3）进行心房频率递增刺激和心房期前刺激。如果低频率时出现文氏阻滞，即可有效排除室上速并差传，而且有些室速用心房起搏可以诱发。

（4）使用单期前刺激和双期前刺激在右心尖进行心室期前刺激（图 4－17）。可在窦性心律和两种基础起搏周长下发放这些期前刺激（常用 600 和 450ms）。

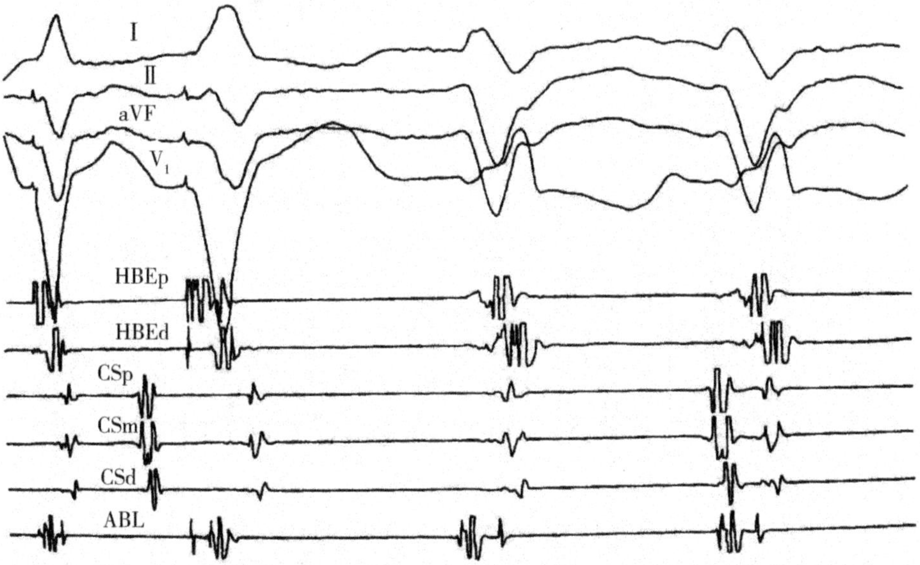

图 4－17　在右室基础起搏下发放单个心室期前刺激诱发左室特发性室速

（5）如果右室心尖双期前刺激不能诱发心动过速，大多数实验室再加第三个期前刺激。图 4－18A 示三个期前刺激诱发的持续性室速。

（6）在右室心尖部以 400、350 和 250ms 周长进行快速刺激（与自身 QRS 波同步开始）。

（7）如果右室心尖刺激不能诱发室速，在右室流出道重复心室刺激的整个顺序。

（8）从右室刺激不能诱发室速的病人，有些实验室从左室几个部位重复整个刺激步骤（常选用一个间隔和一个外侧部位）。由于三个期前刺激能增加心动过速诱发率，并且从左室进行系列药物试验很困难，一般认为临床电生理检查左室刺激价值有限。

（9）当常规方法不能诱发室速时，有些实验室使用异丙肾上腺素（开始剂量 0.5μg/min，调整剂量使窦性心率增加 25% ~50%，最大剂量 4μg/min）。异丙肾上腺素很可能对运动诱发的室速病人有帮助。

（10）如果诱发心动过速，应注意心动过速的频率和形态，确定是否与病人的临床心动过速有关。如有可能应做 12 导联心电图。并且必须鉴别室速或室上速并差传。

1）50% 的室速存在房室分离，一旦确认有房室分离，便可诊断室速。

2）如存在室房传导，则每个 QRS 波前都无希氏束电位，如在窦律时清楚见到希氏束电位时，可诊断室速。

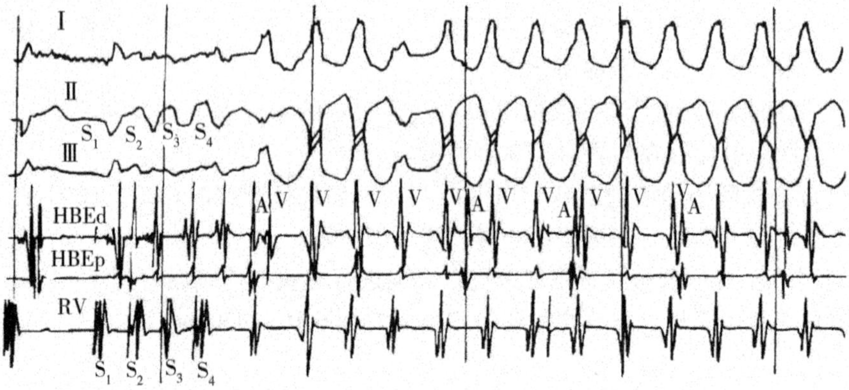

A

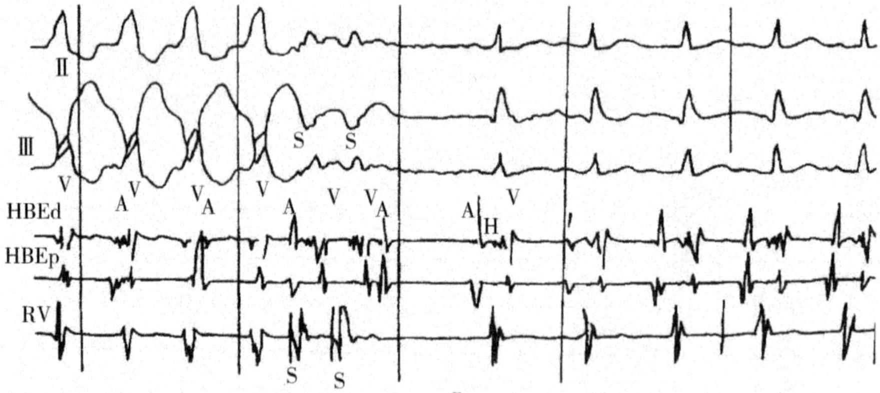

B

图 4－18　电生理检查中诱发室速

A. 心电图从上到下依次为体表导联Ⅰ、Ⅱ、Ⅲ和心内导联希氏束远端（D）、近端（P）和右室，基础起搏周长是 600ms，发放三个期前刺激，在经历三个不稳定的多形性激动后，诱发持续性室速；B. 5 个连发刺激终止室速。注意在右室发放二个连续期前刺激，心动过速终止

3）如 QRS 波前虽存在希氏束电位，但 HV 间期小于窦律时的 HV 间期，提示心室不是

通过房室结—希氏束轴激动的，心动过速为室性。有些不常见的使用旁道的心动过速可能与之相似。

4）如每个 QRS 波前有希氏束电位且 HV 间期等于或长于窦律时的 HV 间期，可诊断室上速并差异传导。

（11）如果诱发出持续性室速，下一步操作视病人对心动过速的耐受性而定。如果对心动过速所造成的血流动力学不能耐受，应立即电复律或电除颤。如果心动过速耐受良好，即可有时间做其他操作如导管标测和采用损伤性较小的终止方法。按以下顺序操作：

1）使刺激器与病人 QRS 波同步，在全舒张期发放单个期前刺激终止发作。

2）如果单个期前刺激无效，可试用双期前刺激。图 4－18B 表示双期前刺激终止室速。一般可用此法终止心动过速，因为比快速刺激加速心动过速的危险性小。

3）如心动过速对发放一个或二个期前刺激无反应，可采用同步快速起搏终止心动过速（图 4－19A）。这必须以比心动过速快 20～50 次/分的频率连续夺获 6～15 个心搏，然后突然终止起搏。如开始起搏失败，可增加频率重复起搏，最大频率可达周长 250ms。

4）如快速起搏终止心动过速无效，可用比心动过速略快的频率起搏心室，亦可于连串起搏终末发放单个或双个期前刺激。

5）如果心动过速由于任何操作恶化为室颤或血流动力学不能耐受的室速，立即电除颤或电复律。

（12）确定药物对病人心动过速的作用，为临床提供有用的信息。所试验药物数目随病人而不同。一般的方法是对心动过速容易终止者比心动过速需除颤终止者试验更多的药物。一般从静脉注射普鲁卡因酰胺开始。静脉注射普鲁卡因酰胺后（50mg/min，总量 1～2g），严密观察血压、心率和 QT 间期。静脉注射后，重复整套刺激步骤，同时测定 PA 血药浓度。

随后几天，可通过肘静脉、锁骨下静脉留置在右室心尖的导管进行药物试验。室速药物试验原理与室上速者非常相似。为保证前一种从体内药物排除，一般通常在一天只试一种药物或一种药物联合。如有可能，在每次试验前都应作对照诱发。试验药物的选择主要根据病人的病史，应特别注意药物过敏史。所有试验药物都应缓慢给药，严密观察其副作用。口服药物试验时，应在刺激前调整剂量到最大耐受水平。静脉和口服给药都应测定血药浓度。药物试验结束后，应进行一次全套程序刺激。图 4－19B 示持续性室速病人的药物试验。

（二）特殊注意事项

诱发室性心律失常的领域正在迅速发展。目前尚有几个应予注意的有争议的重要领域。

1. 三个期前刺激的使用、刺激的敏感性和特异性　当电生理检查仅限于反复性持续性室速，刺激程序仅限于发放双期前刺激时，Vandelpel 等证明这一技术的敏感性和特异性都很好，即有临床心律失常者，也能在电生理实验室诱发出来，无临床心律失常者，也没有可诱发的心律失常。由于此技术已扩展到用于检查临床没能很好鉴别（指伴晕厥或心跳骤停者）的心律失常病人，并且因刺激方法也变得更复杂（使用 3～4 个期前刺激），故人们对检查结果的特异性越来越关心。Brugada 等发现如使用 3～4 个期前刺激，对某些病人可诱发出没有临床发作的恶性室性心律失常。然而，Mardav 和 Buxton 等认为，要诱发某些临床心律失常，必须使用 3 个期前刺激。

解决这个问题不太容易。目前尚未确定能获得最大敏感性和特异性的理想刺激方案。故刺激结果必须结合每一病人的临床情况进行解释。如刺激诱发出与临床发作相同的单形态持续性室速，则无论刺激多么强烈，所诱发的心律失常很可能具有临床意义。但是，对于临床上没有记录到心律失常的病人，用3个期前刺激诱发出的多形态非持续性室速便不能认为是阳性结果。用强刺激诱发的室颤的临床意义尚有争议，但一般认为这在大多数病人仍然是阳性结果。

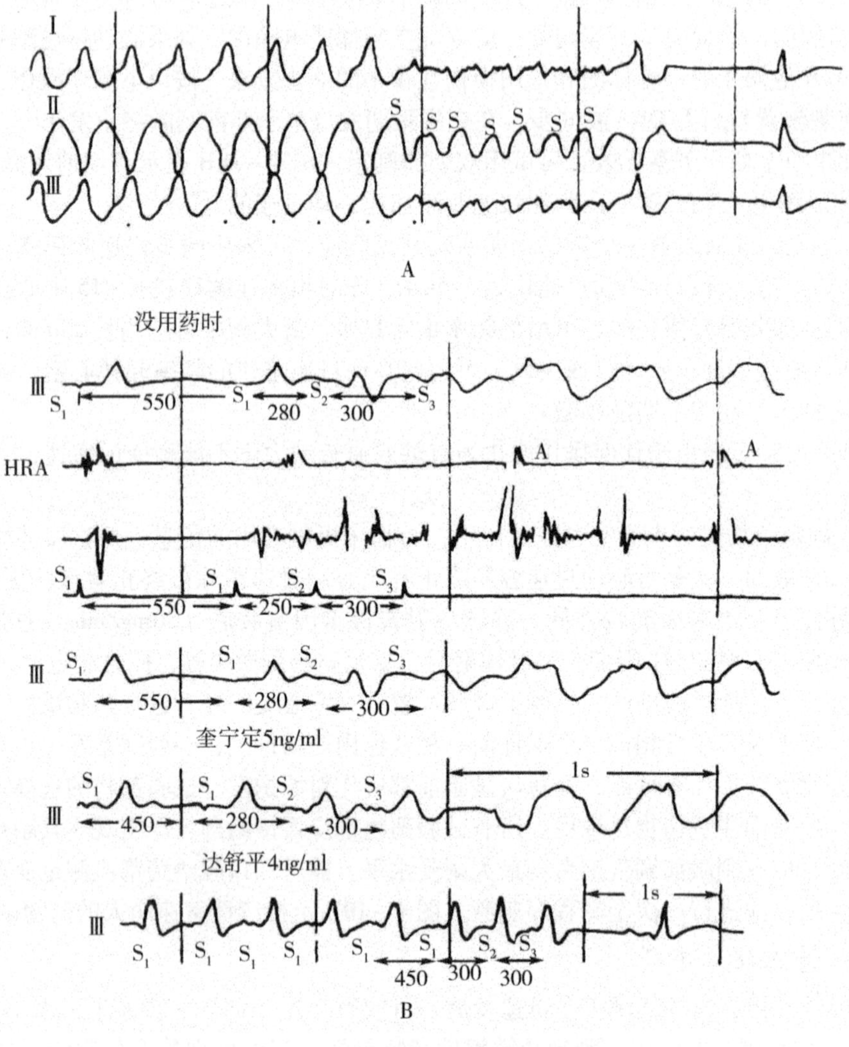

图4－19　快速起搏终止室速及药物试验

A. 快速起搏终止室速，以300次/分快速起搏7次，终止了心动过速；B 室速药物试验。上图为在没用药状态下诱发心动过速，下三幅图为在随后几天用右室保留导管进行药物试验，使用同样的刺激方案，结果仅达舒平能防止室速诱发

2. 给药前后刺激的终点　在大多数实验室，刺激方案的唯一终点是诱发持续性室性心律失常（室速或室颤）；如诱发非持续性（<30秒）室性心律失常，则继续按刺激方案刺激。早期的研究者认为，实验室药效评价应仅根据是否能抑制所有室速的诱发。Swerdlous等证明药物试验前的持续性室速，在用药后转变成小于15次的反复心室反应者其预后通常良好。

能明显减慢室速的药物一般耐受良好，可作为长期治疗药物。仅使心律失常更难诱发的药物可能并不满意。对这些重要问题都需做进一步研究。

3. 不能诱发的意义　研究表明，约 20% ~35% 的院外心跳骤停复苏者中，没有可诱发的持续性心律失常。有些实验室报道，这组病人不用特殊抗心律失常药物，仅直接治疗其基础心脏病预后良好。但是，其他一些研究者对此提出了异议。

4. 药物试验技术

（1）普鲁卡因胺：在电生理检查时对病人作多种药物试验非常困难。如能有一个预测有效和无效药物的方法将非常有帮助。Waxman 等报道静脉注射普鲁卡因胺后的刺激结果常可预测用其他 I 类药物治疗时的刺激结果。基于此项研究，很多实验室都将短期药物试验限定为静脉注射普鲁卡因胺，如果证明普鲁卡因胺无效，则直接转试研究性药物。但是，最近一些研究提示，即使静脉注射普鲁卡因胺无效，也还有多达 20% 的病例使用奎尼丁和达舒平能成功。一般主张对诱发的心律失常难于终止者直接由普鲁卡因胺转试研究性药物。但是对能良好耐受药物试验的病人，一般则习惯在试验研究性药物前先试验其他 I 类药物。

（2）胺碘酮：几个实验室报道，用胺碘酮治疗的病人，临床反应良好，尽管做药物试验时不能预防心律失常诱发。对此现象的一个可能解释是胺碘酮消除了室早，去除了诱发室速的诱因，而不是影响诱发。而且开始胺碘酮治疗后仅 2 ~3 周进行检查并不能预测达到稳态血药浓度时的疗效。应予注意的是其他一些实验室对这些发现有异议，认为电生理检查能良好预测胺碘酮反应。

目前对这一问题尚不能最后作答。一般的办法是对接受胺碘酮治疗者重复电生理检查，对检查结果的解释应结合病人的临床心律失常。如果胺碘酮治疗者又诱发出耐受良好的持续性室速，则继续胺碘酮治疗。但是，对院外心跳骤停者，如果胺碘酮治疗 6 周后，仍能诱发出对血流动力学不能耐受的心律失常，一般并不认为这便是合适的治疗终点。

八、评价晕厥

晕厥的电生理评价包括诱发潜在性心动过速和心动过缓的操作。一般对反复发作不能解释的晕厥病人采用下列电生理检查方案。

（1）将导管置于高位右房和希氏束部位，心房刺激结束后将心房电极导管送入右室。

（2）记录基础传导间期。

（3）测定窦房结恢复时间。

（4）采用心房频率递增起搏评价房室传导系统。

（5）在高位右房做心房期前刺激，使用两种起搏周长和单个或双期前刺激。

（6）窦性心律、基础周长 600ms 和 450ms 起搏时从右室心尖部发放单个或双个期前刺激，然后采用快速刺激达周长 250ms。

（7）然后在右室流出道按同样方案刺激心室。

一般对不能解释的晕厥病人不常规使用三个期前刺激、左室刺激或静脉滴注异丙肾上腺素。电生理检查对晕厥病人的敏感性和特异性很难确定。明显的异常发现（即明显延长的窦房结恢复时间，心房起搏时出现结下阻滞，诱发出快速室上速，诱发持续性室速）一般可诊断为病人的晕厥原因。其他发现帮助较少。诱发非持续性室速，不应该认为是阳性结果。

（张文宗）

第二篇

疾病篇

第五章　高血压

第一节　成年人原发性高血压

一、高血压的流行及控制状况

（一）高血压流行状况

与国情、经济、地域、年龄、种族、营养、健康教育等状况紧密相关。欧美发达国家35～64岁患病率在20%以上。我国虽不如发达国家高，但随着经济、社会的发展呈上升趋势。我国进行过4次大规模的高血压患病率人群的抽样调查，虽然标准不一，但从总的患病率上仍能看出我国高血压患病率呈明显上升的趋势。1958－1959年、1979－1980年、1991年、2002年的4次调查，高血压患病率分别为5.11%、7.73%.13.58%、18.8%。2002年全国居民营养和健康状况调查显示，我国18岁以上的成年人高血压患病率为18.8%，按2010年人口数量和结构估计，目前我国约有2亿高血压患者，约占全球高血压总人数的1/5。我国各地高血压患病率相差较大，东北、华北地区高于南部地区，具有从北到南逐渐走低的明显趋势。男性与女性总体患病率无明显差别，两者高血压的患病率均与年龄增长呈正相关。在我国的高血压人群中，绝大多数是轻、中度高血压（占90%），轻度高血压占60%以上。血压正常高值水平人群占总成年人群的比例不断增长，尤其是中青年，已经从1991年的29%升高至2002年的34%，是我国高血压患病率持续升高和患者数剧增的主要来源。估计我国每年新增高血压患者1000万人。随着人口的老龄化，原发性高血压（essential hypertension）患病率将不断升高，高血压的防治任务任重而道远。

（二）高血压流行的一般规律

高血压患病率随年龄增长而升高；女性在更年期前患病率略低于男性，但在更年期后迅速升高甚至高于男性；高纬度寒冷地区患病率高于低纬度温暖地区；盐和饱和脂肪酸的摄入越高，平均血压水平和患病率也越高。我国人群高血压流行有两个比较显著的特点：①从南方到北方，高血压患病率呈递增趋势，可能与北方年平均气温较低，以及北方人群盐摄入量较高有关；②不同民族之间高血压患病率也有差异，生活在北方或高原地区的藏族、蒙古族和朝鲜族等患病率较高，而生活在南方或非高原地区的壮族、苗族和彝族等患病率则较低，可能与地理环境、生活方式等有关，但尚未发现与遗传因素有关。在国际24小时动态血压监测数据库中，直接对比欧洲人和亚洲人尤其是东亚人24小时的血压监测数据时，发现东亚人夜间血压比欧洲人有显著升高，可能与高钠/低钾饮食有关，另外，酗酒也可能是我国高血压的重要原因。值得指出的是，我国人群中高同型半胱氨酸（homocysteine）和低叶酸合并高血压患者较多，而在欧美国家相对较少，有人将高同型半胱氨酸伴有高血压称为“H型高血压”。

（三）高血压患者的“三率”

高血压患者的知晓率、治疗率和控制率是反映高血压流行病学和防治状况的重要指标。我国1991、2002年两次较大规模高血压患者的抽样调查结果显示，高血压患者的知晓率、治疗率和控制率分别为26.3%、12.1%、2.8%与30.2%、24.7%、6.1%。我国1992—1994年、1998年、2004—2005年的15组人群的抽样调查显示，高血压的知晓率、治疗率和控制率有了明显的进步，知晓率由32.4%增长至48.4%，治疗率由22.6%增长至38.5%，控制率由2.8%增长至9.5%。然而，仍分别低于50%、40%和10%的目标水平，并存在着农村低于城市、男性低于女性的状况。

（四）男女高血压流行与控制状况的差异

流行病学资料证实，女性更年期前高血压患病率低于男性，更年期后高于男性。我国人群35岁以下男性高血压患病率略高于女性，35岁以上则女性明显高于男性，有些地区更为显著。其原因可能与妇女妊娠次数、孕期、饮食习惯等有关。据1991年全国高血压调查结果显示，我国高血压的“三率”存在性别差异，女性均高于男性，城市高于农村。我国第四次全国高血压抽样调查结果显示，2002年我国18岁以上人群男性高血压患病率约为20.2%，女性为18.0%。其中，青年（18～44岁）女性患病率总体上低于男性（6.7%对比12.7%），但45～59岁和年龄≥60岁组女性高血压患病率高于男性（30.0%对比28.9%，50.2%对比48.1%）。然而2002年，仅有27.7%的女性高血压患者在服药治疗，6.5%的女性高血压患者血压得到控制，控制率在18～44岁年龄组更低（3.8%）。

二、高血压相关致病因素

（一）高血压与遗传和神经内分泌因素

1. 遗传因素　高血压的发病有明显的家族集聚性。国内调查发现，与无高血压家族史者相比，双亲一方有原发性高血压者其子女高血压的患病率高1.5倍，双亲均有原发性高血压者其子女患病率高2～3倍。某些基因突变如血管紧张素、糖皮质激素受体、脂蛋白酶等基因与高血压发病有关，但尚未肯定高血压的相关基因。目前认为，原发性高血压是多基因遗传病，具有遗传背景的患者占整个高血压人群的30%～50%。

2. 精神神经作用　①精神源学说。患者在长期或反复的外因刺激下，会出现比较明显的精神紧张、焦虑、烦躁等情绪变化，导致人体各类感受器传入的病理信号增多，大脑皮质兴奋，交感冲动增强，引起缩血管物质占优势而导致血压升高。流行病学资料表明，长期精神紧张是高血压发病的危险因素，长期从事高度精神紧张工作的人群高血压的患病率增高。②神经源学说。各种诱因（如精神紧张、运动等）－大脑皮质＋压力感受器＋化学感受器+下丘脑和其他高级中枢变化-延髓心血管中枢整合各种冲动信号并调节-交感神经兴奋-缩血管冲动增强+阻力血管对神经介质反应过度-血压升高等。交感神经及其相关的体液因子在高血压的发生发展中起着更重要的作用。

3. 肾素-血管紧张素-醛固酮系统（RAAS）平衡失调　肾脏球囊细胞分泌的肾素，可将肝脏合成的血管紧张素原转变成血管紧张素（angiotensin，Ang）Ⅰ，AngⅠ经过肺肾等组织时在血管紧张素转化酶（angiotensln converting enzyme，ACE，又称激肽酶Ⅱ）的活化作用下转化为AngⅡ，ACE还可促进缓激肽的分解，而AngⅡ再在酶的作用下脱去门冬氨酸转化成AngⅢ。AngⅡ也可经非ACE途径转化形成，如胃促胰酶等可直接将血管紧张素原转化成AngⅡ、醛固酮。此外，脑、心、肾、肾上腺、动脉等多种器官组织可局部合成AngⅡ、醛固酮，称为组织RAAS。在RAAS中AngⅡ是最重要的活性部分，其病理生理作用主要是通过与受体的结合而产生的，可使血管收缩、醛固酮分泌增多、水和钠潴留及增强交感神经活性，最终导致高血压的形成。AngⅡ强烈的缩血管作用造成的加压效应为肾上腺素（epinephrine）的10~40倍。AngⅡ、醛固酮还是组织纤维化的刺激因素，可导致组织重构。

（二）高血压与高钠低钾饮食

根据盐负荷或限盐后的血压反应，分为盐敏感性高血压、盐不敏感性高血压和中间型。盐敏感性高血压是指高盐饮食后导致血压明显升高≥10%或限盐后血压下降≥10%，否则为盐不敏感性高血压或中间型。流行病学研究表明，若摄盐量<3g/d，高血压的发病率很低；若摄盐量>3g/d，随着年龄的增长，未来患高血压的风险显著增高，而且盐摄入量越大，其风险越大。目前已知的诱发盐敏感性高血压的环境因素是盐过多摄入，而个体血压对盐的敏感性则是遗传因素所决定。例如，非洲裔美国人对盐敏感性高于白种人，而且其血浆肾素和醛固酮的水平较低，有着更高的对钠的重吸收率；日本人盐敏感相关的等位基因频率较白种人高，表明盐敏感性高血压存在种族差异。遗传性盐敏感性高血压包括Liddle综合征、Gordon综合征和非调节型高血压等。已知有多种基因参与了盐敏感高血压的发生，包括血管紧张素原基因、ADD基因、肾素基因、胰岛素受体基因、心房利钠肽基因、钠泵基因、β22肾上腺素受体基因等。其中，ADD基因是一种异源二聚体细胞骨架蛋白，在膜连接和膜骨架形成以及细胞内信息的传递中起着重要作用。研究认为α-ADD的460位Gly突变可以导致盐敏感性高血压，且突变个体对利尿剂的反应好，但该突变与高血压的相关性具有地域和个体差异。在高血压患者和血压正常的人群中，51%的高血压患者和26%的正常血压患者盐负荷后出现血压升高，表现为盐敏感性。我国近60%的高血压患者属于盐敏感性高血压。

摄入盐过多引起血压升高的机制比较复杂，目前认为是由于各种原因导致部分人群细胞膜离子转运缺陷和肾脏排钠功能异常，在高盐环境下发生钠盐代谢异常，出现多种病理生理改变，从而发生高血压。遗传性细胞膜钠离子代谢异常、肾脏排钠功能障碍、血管反应性异常增高是盐敏感性高血压的重要发病机制。具体机制包括：①正常人血压升高时肾排钠排水增多，以维持血压保持正常，称为压力-钠利尿现象。而高血压患者此种机制减弱，不能排除过多的钠与水，致使血压升高。肾脏排钠障碍引起水、钠潴留，细胞外液和循环血量明显增多，血压升高后即使肾脏排钠增强，也难以保持体液平衡。②水、钠潴留刺激下丘脑-肾上腺释放毒毛花苷（哇巴因）样物质，抑制平滑肌细胞和心肌细胞Na^+-K^+-ATP酶活性，Na^+-Ca^{2+}交换增强，血管对升压物质反应性增高，心肌收缩力增强。③高盐摄入引起交感-肾上腺髓质活动增强，血管内皮受损，一氧化氮（nitric oxide，NO）释放减少，内皮素释放增多，使血压进一步升高。④高钠能够诱导成纤维细胞和血管平滑肌细胞肥大，使血管平滑肌细胞表达血管紧张素Ⅱ受体1（angiotensln Ⅱ receptor 1，AT1）mRNA（micro RNA）增多，AT1密度增高，介导AngⅡ引起血管收缩和心肌肥厚。⑤高钠负荷可使血压的昼夜节律发生变化，因过多的钠需于夜间排泄，早期的效应是影响夜间动脉血压。⑥在盐敏感性高血压患者中，血浆肾素活性较低（非调节型盐敏感高血压肾素水平正常或升高），水、钠潴留又促进RAAS激活，出现RAAS功能异常。⑦内分泌机制也参与盐敏感性高血压的形成。如雌激素缺乏，可使盐敏感性增高，绝经期后女性更容易发生高血压。⑧高盐饮食可诱导胰岛素抵抗，主要是改变胰岛素代谢途径必需酶的活性而发挥作用，但是目前尚缺乏证据证实胰岛素抵抗是盐敏感性高血压的独立危险因素。⑨许多神经体液因子如抗利尿激素（antidiuretic hormone）、醛固酮（aldosterone）、肾素（renin）、心钠肽（atrial natriuretic peptide，ANP）、前列腺素（prostaglandins，PG）等对其也有影响。

人群中钠盐摄入量与血压水平和高血压患病率呈正相关，而钾盐摄入量与血压水平呈负相关。膳食钠/钾比值与血压的相关性更强。我国14组人群研究表明，钠盐摄入量平均每天增加2g，收缩压和舒张压分别增高2.0mmHg和1.2mmHg。高钠、低钾膳食是我国大多数高血压发病的主要危险因素之一。我国大部分地区人均每天盐摄>12~15g，即使南方地区摄盐量常>6g。在盐与血压国际协作研究（international study of macro - micro - nutrient and blood pressure，INTERMAP）中，反映膳食钠/钾量的24小时尿钠/钾比值，我国人群>6，而西方人仅为2~3。在另一项国际合作研究（INTERMAP）中，发现高血压在东亚地区流行，尤其是在我国的流行与较高的盐摄入量相关性较欧美国家更强。限制钠盐摄入可明显改善血压的水平。国内人群的样本分析结果显示，在校正体质指数（body mass index，BMI）以及其他变量后，北方和南方地区收缩压差异的66%可以被钠/钾摄入水平的不同所解释。在肾血管性高血压患者，高血钠使病情恶化，降低钠盐摄入则明显好转。临床研究发现，改变钠摄入和血钠水平，仅改变部分而不是全部个体的血压水平，摄入盐仅在体内遗传性钠运转缺陷时才致高血压。

（三）高血压与代谢性因素

1. 超重与肥胖　人群中BMI与血压水平呈正相关，BMI每升高3kg/m²，4年内发生高血压的危险男性升高50%，女性升高57%。我国24万成人随访资料的汇总分析显示，BMI≥24kg/m²者发生高血压的危险是体质量正常者的3~4倍。身体脂肪的分布与高血压的发生也密切相关，腹部脂肪聚集越多，血压水平就越高。男性和女性腰围分别≥90cm和≥85cm时，发生高血压的危险是腰围正常者的4倍以上。随着我国经济发展和生活水平提高，人群中超重与肥胖的比例均有明显上升。在城市的中年人群中，超重者的比例已达25%~30%，超重与肥胖将成为我国高血压患病率的又一重要危险因素。肥胖导致高血压的可能原因如下：①肥胖因影响心排血量、肺活量而增强交感神经活性；②肾内脂肪积聚，系膜细胞及毛细血管内皮细胞增生，肾乳头顶端乳头管闭塞、变形造成尿路不畅，肾内压增高；③肥胖是代谢综合征的重要组成部分，常伴有胰岛素抵抗、高胰岛素血症；④脂肪细胞可产生过多的血管紧张素原等。

2. 代谢综合征　约50%的原发性高血压患者中存在胰岛素抵抗，而胰岛素抵抗、高胰岛素血症与代谢综合征、2型糖尿病密切相关。2型糖尿病患者高血压的发生率为非糖尿病患者的2.5~3倍。基因研究发现，有过氧化物酶体增殖物活化受体γ（peroxisome proliferator activated receptor，PPAR-γ基因突变者首先出现高胰岛素血症，随之出现高血压、低高密度脂蛋白胆固醇（high density lipoprotein cholesterol，HDL-C），提示高血压与代谢性疾病有关。胰岛素抵抗时血压升高的机制可能是胰岛素水平升高影响 Na^+-K^+-ATP酶与其他离子泵，促使细胞内 Na^+、Ca^{2+} 浓度升高，并使交感神经活性增强，促进肾小管对水、钠的重吸收，提高血压对盐的敏感性，以及减少内皮细胞产生一氧化氮，刺激生长因子（尤其是平滑肌）和内皮素的分泌等。

（四）高血压与饮酒及其他因素

1. 饮酒　过量饮酒也是高血压发病的危险因素，人群高血压患病率随饮酒量的增大而升高。虽然少量饮酒后短时间内血压会有所下降，但长期少量饮酒可使血压轻度升高，过量饮酒则使血压明显升高。如果每天平均饮酒>3个标准杯（1个标准杯相当于12g酒精，约合360g啤酒，或100g葡萄酒，或30g白酒），收缩压与舒张压分别平均升高3.5mmHg和2.1mmHg，且血压上升的幅度随着饮酒量的增大而增大。我国饮酒人数众多，部分男性高血压患者有长期饮酒嗜好和饮烈度酒的习惯，因此更应重视长期过量饮酒对血压和高血压产生的影响。饮酒还会减弱降压药物治疗的效果，而过量饮酒可诱发脑出血或心肌梗死。

2. 其他因素　高血压发病的其他危险因素包括年龄、缺乏体力活动等。前列腺素系统与RAAS有密切关系，高血压的形成可能与肾髓质合成具有扩血管作用的前列腺素A或E不足有关。缓激肽系统可能参与其中，与ACE促进缓激肽降解而使扩血管作用消失有关。加压素、内皮素等肽类物质也应引起重视，但尚未明确与高血压的因果关系。吸烟过度可能也是引起高血压不可忽视的原因。

三、心血管系统的病理生理改变

1. 大动脉　随着年龄的增长，大动脉逐渐纤维化，顺应性下降，成为老年人收缩期高血压的重要原因。高血压后期，主动脉可发生中层囊性坏死和夹层分离，夹层好发于主动脉弓和降主动脉分界处，也可发生于升主动脉弓和腹主动脉。高血压促进动脉粥样硬化（atherosclerosis）的发生和发展，导致重要器官的缺血与损伤。

2. 小动脉　早期全身小动脉痉挛→小动脉压力负荷增高+缺血、缺氧→内膜透明样变性→中层平滑肌细胞增殖+肥大→血管壁重构→管壁纤维化→管腔狭窄→组织器官供血不足→组织器官缺血损伤。需要指出的是，急进型高血压可在短期内出现纤维素样坏死。

（1）肾脏：肾小动脉病变最为明显。主要发生在输入小动脉，叶间动脉也可累及，如无糖尿病，较少累及输出小动脉。缓进型高血压→肾小动脉管腔狭窄甚至闭塞→肾实质缺血→肾小球纤维化+肾小管萎缩+间质纤维化→肾皮质萎缩→相对正常的肾单位代偿性肥大→病变进展到一定程度时肾表面呈颗粒状→病变发展出现肾萎缩而体积变小→肾衰竭（良性肾硬化）；急进型高血压→输入小动脉中层纤维素样坏死+叶间与弓状动脉内膜增生+胶原和成纤维细胞呈“洋葱皮”样同心圆排列→病变延伸至肾小球毛细血管丛→肾小球硬化发展快→肾衰竭（恶性肾硬化）。

（2）中枢神经系统：脑血管结构较薄弱→硬化后加重损害→微动脉瘤形成→血管痉挛与血管腔压力波动时破裂出血→常发生在内囊和基底节；在小动脉硬化（arteriolosclerosis）基础上有利于血栓形成而发生脑梗死，而梗死后脑组织软化可出现梗死周围脑组织出血；颅内外动脉硬化斑块脱落可导致脑栓塞，以心房颤动时左心房血栓和颈内动脉斑块脱落引起脑栓塞多见。

（3）视网膜：初期小动脉痉挛→逐渐发生硬化→视网膜动脉变细且出现交叉压迫现象→视网膜渗出和出血。检眼镜检查可观察到眼底动脉的变化。

3. 心脏　特征性改变是左心室肥厚（left ventricular hypertrophy，LWH），但LVH与血压程度并非呈正相关。LVH的原因：周围血管阻力增高，心室后负荷加重；交感神经兴奋时释放的儿茶酚胺类物质可刺激心肌细胞蛋白的合成；循环和局部RAAS中的血管紧张素Ⅱ、醛固酮可刺激心肌细胞肥大、胶原增生。LVH导致左心室形态和功能变化，主要变化为：心室后负荷+儿茶酚胺+RAAS→早期向心性肥厚→长期室壁由厚变薄→左心腔离心性肥大。部分左心室肥厚为非对称性，可局限于心尖和左心室基底部，有的酷似肥厚型心肌病，可能与肥厚部位对儿茶酚胺、RAAS尤为敏感有关。降压药物钙离子拮抗剂、利尿剂尤其是ACEI或ARB具有逆转高血压心肌肥厚的作用。心肌肥厚时冠状动脉储备也下降，舒张所需的能量受限，而且顺应性降低，引起舒张功能障碍。左心室扩大后，逐渐出现收缩功能障碍。老年患者因心肌细胞减少、功能减退及纤维组织相对增多，更易出现收缩功能障碍。

四、高血压的临床表现特点

根据起病和病情进展的缓急及病程的长短，将原发性高血压分为缓进型高血压（良性高血压）、急进型高血压（恶性高血压）。急进型高血压占原发性高血压的1%～5%。

（一）缓进型高血压

1. 发病特点　①多为中青年起病，有家族史者年龄相对较轻；②起病隐匿，病情发展慢，病程长；③早期血压间歇性升高，精神紧张、情绪变化、劳累等常为诱因，而后血压逐渐变为持续性升高；④约半数无症状，体格检查或因其他疾病就医时发现，症状多发于早期血压波动时，血压持续升高后症状反而减轻或消失，主观症状与血压升高的程度并非完全一致，少数发生重要脏器的并发症后才明确诊断。

2. 临床表现　①神经精神系统，常见症状为头痛、头晕和头胀，或有颈项扳紧感。头痛多位于前额、颞部和枕部；头晕暂时或持续，少见眩晕，与内耳迷路血管障碍有关。特点是降压治疗有效，但降压过快也可导致头晕、头痛。长期高血压可导致缺血性和出血性脑卒中，临床表现可轻可重。②心血管系统，左心室肥厚→心尖搏动有力+主动脉瓣第二心音（A_2）亢进→随病情发展出现舒张功能不全的临床表现→心脏扩大（伴或不伴瓣膜反流）+主动脉增宽（伴或不伴瓣膜相对狭窄或关闭不全的反流性杂音及喷射音）→收缩功能不全的临床表现，部分合并冠心病。③肾脏，肾小动脉血管病变的程度与高血压程度及病程密切相关。早期无临床表现→出现少量蛋白尿（早期损伤指标）+镜下血尿+管型（主要为透明和颗粒管型，少见）→肾功能损伤加重→多尿（夜尿增多明显）+尿比重降低（固定在1.01左右）→肾功能进一步减退→尿量减少+肌酐清除率下降→严重肾功能不全的表现。强调的是，在缓进型高血压中，患者出现尿毒症前，多数因心脑血管并发症而死亡。④其他，主动脉夹层+主动脉狭窄+颈动脉狭窄+肾动脉近端狭窄+上肢与下肢周围血管疾病变等，出现相应的临床表现。

（二）急进型高血压

急进型高血压主要为：①多在青中年发病，男女比例为 3 ∶ 1；②起病较急，或由缓进型高血压转化而来；③典型表现为血压显著升高，舒张压多持续在≥130 ~ 140mmHg；④脑缺血症状如头晕、头痛更为显著；⑤病情严重且发展迅速，常于数月至 1 ~ 2 年内发生重要脏器的损害，出现脑卒中、心力衰竭、肾衰竭及视力模糊或失明，以肾损害最为显著。

五、血压与心血管事件的关系

血压水平与心血管病发病和死亡的危险之间存在密切的因果关系。在全球 61 个人群（约 100 万人，40 ~ 89 岁）为基础的前瞻性观察研究荟萃分析中，平均随访 12 年，诊室收缩压或舒张压与脑卒中、冠心病事件的危险呈连续、独立、直接的正相关，血压从 115/75 ~ 185/115mmHg，收缩压每升高 20mmHg 或舒张压每升高 10mmHg，心脑血管并发症发生的危险增高 1 倍。在包括中国 13 个人群的亚太队列研究（asia pacific cohort studiescollabration，APCSC）中，诊室血压水平也与脑卒中、冠心病事件密切相关。亚洲人群血压升高与脑卒中、冠心病事件的关系比澳大利亚、新西兰人群更显著，收缩压每升高 10mmHg，亚洲人群脑卒中与致死性心肌梗死的危险分别增高 53% 和 31%，澳大利亚与新西兰人群仅分别增高 24% 和 21%。长期随访发现，随着诊室血压的升高，终末期肾病的发生率也明显增高。在重度高血压，终末期肾病发生率是正常血压者的 11 倍以上，即使血压水平在正常高值也达 1.9 倍。血压与脑卒中、冠心病事件的危险之间的正相关，在动态血压或家庭血压监测研究中得到进一步证实。研究发现，不仅血压的平均值很重要，而且血压的昼夜节律以及数日、数周甚至数月期间的血压变异，也独立于血压平均值并可预测心脑血管事件的发生。

对于收缩压、舒张压、平均动脉压（mean artery pressure，MAP）和脉压等各种血压参数，在预测心血管事件方面，总体上收缩压或舒张压优于 MAP 和脉压；用收缩压与舒张压联合或 MAP 与脉压联合优于单一参数；收缩压与舒张压联合又优于 MAP 和脉压联合。对冠心病事件而言，在年轻人群中舒张压的预测价值高于收缩压；在 50 岁以上的人群，收缩压的预测价值开始超越舒张压；随着年龄的进一步增长，收缩压进一步升高，而舒张压则呈下降趋势，因而脉压增大，并成为最强的冠心病事件的预测因子。由于 MAP 和脉压分别与外周血管阻力及大动脉弹性功能密切相关，可能具有更重要的病理生理意义。

脑卒中依然是我国高血压人群最主要的心血管病。国内人群监测数据显示，心脑血管死亡占总死亡人数的 40% 以上，其中高血压是首位危险因素；脑卒中年发病率为 250/10 万，脑卒中发病率是冠心病事件发病率的 5 倍。在临床治疗试验中，我国高血压人群脑卒中/心肌梗死发病比值为 5 ~ 8 ∶ 1，而西方人群为 1 ∶ 10 尽管冠心病发病近年来有增高趋势，但脑卒中发病率与冠心病事件发生率的差异仍然非常显著。

六、高血压患者的病史收集与相关检查

诊断性评估前，要进行病史收集、体格检查和实验室检查等。主要评估内容：①确定血压水平及其他心血管病危险因素；②判断高血压的原因，明确有无继发性高血压（secondary hypertension）；③寻找靶器官损害及相关的临床情况，据此作出高血压的诊断并评估患者的心血管危险程度，以指导诊断和治疗。

1. 病史收集　①家族史，询问患者有无高血压、糖尿病、血脂异常、冠心病、脑卒中

或肾脏病家族史。②病程，患高血压的时间，血压最高水平，是否接受过降压治疗及其疗效与不良反应。③症状与既往史，目前及既往有无冠心病、心力衰竭、脑血管病、外周血管病、糖尿病、痛风、血脂异常、支气管哮喘、睡眠呼吸暂停综合征、性功能异常和肾脏疾病等病史、症状以及治疗情况。④有无继发性高血压的临床表现，如有肾炎史或贫血史，提示肾实质性高血压；有肌无力、发作性软瘫等低血钾表现，提示原发性醛固酮增多症；有阵发性头痛、心悸、多汗，提示嗜铬细胞瘤。⑤生活方式，膳食脂肪、盐、酒摄入量，吸烟支数，体力活动量以及体质量变化等情况。⑥药物引起高血压，是否服用使血压升高的药物，如避孕药、甘珀酸、滴鼻药、可卡因、安非他明、类固醇、非固醇类抗炎药、促红细胞生成素、环孢素及中药甘草等。⑦心理社会因素，包括家庭情况、工作环境、文化程度及精神创伤史。

2. 体格检查　有利于发现继发性高血压的线索和靶器官损害情况。包括：①正确地测量血压和心率，必要时测定立卧位血压和四肢血压；②测量 BMI、腰围及臀围；观察有无库欣综合征面容，神经纤维瘤性皮肤斑，甲状腺功能亢进症性突眼症或下肢水肿；③听诊颈动脉、胸主动脉、腹部动脉和股动脉有无杂音；④触诊甲状腺；全面心肺检查；检查腹部有无肾脏增大（多囊肾）或肿物；⑤检查四肢动脉的搏动和神经系统体征。

3. 高血压患者的实验室检查项目

（1）基本检查项目：心电图、血生化［血钾、空腹血糖、血浆 TC、TG、高密度脂蛋白（high density lipoprotein，HDL）、低密度脂蛋白（low density lipoprotein，LDL）、肌酐］、全血细胞计数、血红蛋白和血细胞比容；尿液分析（尿蛋白、糖和尿沉渣镜检）。基本检查项目对于发现高血压合并的危险因素及进行危险分层很有价值，是每个高血压患者的必查项目。需要指出的是：①心电图诊断左心室肥厚的敏感性不高，假阴性率为 68% ~77%，假阳性率为 4% ~6%。左心室顺应性下降而致右房负荷增大，心电图表现为 P 波增宽、切迹和 PV，终末电势负值增大（Ptfvl）等改变，可出现在左心室肥大之前，较为敏感和特异。②注意有无贫血，贫血可加重心脏的损害，而且是心力衰竭预后的独立预测因子。③血脂、血糖、尿蛋白等是高血压患者危险分层的重要因素，应当及时检查，并尽早进行危险分层和决定治疗策略。

（2）推荐检查项目：24 小时动态血压监测（ambulatory blood pressure monitoring，ABPM）、超声心动图、颈动脉超声、餐后血糖（当空腹血糖≥6.1mmol/L 时）、同型半胱氨酸、尿白蛋白定量（糖尿病患者必查项目）、尿蛋白定量（用于尿常规检查蛋白阳性者）、眼底、胸片、脉搏波传导速度（pulse wave velocity，PWV）及踝肱指数（ankle brachial index，ABI）等。需要强调的是：①动态血压监测要规范，报告数据要全面。②尿微量蛋白检查可发现早期肾脏损伤，尽可能检查。③超声心动图是发现心脏损害方便且无创的检查方法，有利于发现左心室肥厚、舒张功能障碍等早期改变。室间隔和（或）左心室后壁厚度 >13mm，可诊断为左心室肥厚，应注意非对称性。约 1/3 以室间隔肥厚为主，室间隔厚度：左心室后壁厚度比值 >1.3，并注意有无单纯心尖肥厚。舒张期顺应性下降的指标有等容舒张期延长、二尖瓣开放延迟、A 峰明显增高等。④X 线胸片检查早期不敏感，晚期可有主动脉改变 + 左心形态改变 + 肺淤血。当左心衰竭合并右心衰竭时，肺淤血反而减轻。⑤眼底检查是人体唯一通过无创检查发现小动脉硬化的方法。眼底检查分级：Ⅰ级，视网膜动脉痉挛；Ⅱ级 A，视网膜动脉轻度硬化；Ⅱ级 B，视网膜动脉显著硬化；Ⅲ级，视网膜渗出或出血；Ⅳ级，视神经盘水肿。⑥颈动脉超声是发现大、中等动脉硬化的无创检查方法，对于判定有无动脉硬化、有无粥样斑块以及斑块的稳定性具有重要价值。

（3）选择检查项目：对怀疑继发性高血压者，根据需要可以分别选择以下检查项目：血浆肾素活性、血和尿醛固酮、血和尿皮质醇、血游离甲氧基肾上腺素及甲氧基去甲肾上腺素、血和尿儿茶酚胺、动脉造影、肾和肾上腺超声、CT 或 MRI、睡眠呼吸监测等。明确继发性高血压后应针对不同的病因给予特殊治疗。对有并发症的高血压患者，进行相应的脑功能、心功能和肾功能检查。

4. 血压的测量方法及要求

（1）选择符合计量标准的水银柱血压计，或经过验证（英国高血压协会、美国医疗器械协会或欧洲高血压国际协会推荐产品）的电子血压计。

（2）使用大小合适的气囊袖带，气囊至少应包裹 80% 以上的上臂。大多数成年人的臂围为 25 ~ 35cm，可使用气囊长 22 ~ 26cm、宽 12cm 的标准规格的袖带（国内标准气囊的规格：长 22cm，宽 12cm）。肥胖者或臂围大者应使用大规格的气囊袖带，儿童应使用小规格的气囊袖带。

（3）测量血压前，受试者 30 分钟内禁止吸烟或饮咖啡，排空膀胱，至少坐位休息 5 分钟。

（4）受试者取坐位，最好坐靠背椅，裸露上臂，上臂与心脏处在同一水平。如怀疑外周血管病，首次就诊时应测量左、右上臂的血压，以后通常测量较高读数一侧的上臂血压。老年人、糖尿病患者及出现体位性低血压者，应加测站立位血压。站立位血压应在卧位改为站立后 1 分钟和 5 分钟时测量。

（5）将袖带紧贴缚在被测者的上臂，袖带下缘应在肘弯上 2.5cm。将听诊器探头置于肱动脉搏动处。

（6）使用水银柱血压计测压时，快速充气，使气囊内压力达到桡动脉搏动消失后，再升高 30mmHg，然后以恒定的速率（2 ~ 6mmHg/s）缓慢放气。心率缓慢者，放气速率应当减慢。获得舒张压读数后，快速放气至零。

（7）在放气的过程中，仔细听取柯氏音，观察第Ⅰ时相（第一音）和第Ⅴ时相（消失音）水银柱凸面的垂直高度。收缩压读数取柯氏音第Ⅰ时相，舒张压读数取柯氏音第Ⅴ时相。年龄 <12 岁以下的儿童、妊娠妇女、严重贫血、甲状腺功能亢进症、主动脉瓣关闭不全及柯氏音不消失者，可以第Ⅳ时相（变音）为舒张压。应相隔 1 ~ 2 分钟重复测量，取 2 次读数的平均值记录。如果收缩压或舒张压的 2 次读数相差 5mmHg 以上，应当再次测量，取 3 次读数的平均值记录。

（8）使用水银柱血压计测压读取血压数值时，末位数只能为偶数，不能出现奇数。

（9）计算脉压：脉压 = 收缩压 - 舒张压。

（10）计算平均动脉压（MAP）：MAP = 舒张压 + 1/3 脉压。IAP 是高血压急症紧急降压时常用的评价指标，较单纯评价收缩压和舒张压更为合理。

5. 无创动态血压监测

（1）临床价值：2011 年英国高血压指南明确指出，必须进行动态血压或家庭血压监测方能诊断高血压。建议所有诊室血压≥140/90mmHg 的患者，都必须进行动态血压监测。同时将其用于高血压的分级，分级标准：白天清醒状态下血压≥135/85mmHg 为 1 级高血压，

≥150/95mmHg 为 2 级高血压。该建议存在着较大的争议，但从侧面反映了动态血压监测在高血压诊断方面地位的提升。目前普遍认为，如果条件许可，所有新诊断的高血压患者，或血压尚未达标的患者，或诊室血压已经达标但靶器官损害仍在加重的患者，均需要进行 24 小时动态血压监测。监测目的如下。

明确高血压的诊断：24 小时动态血压能够测量患者不同时间段的血压值，更能真实地反映患者 24 小时血压的变化情况，有利于高血压的确立。动态血压监测更为重要的价值在于排除假性高血压、白大衣高血压（white coat hypertension）或假性正常血压（maskedhypertension）。白大衣高血压是指诊室血压异常升高，但 24 小时血压监测正常。如果白大衣高血压误诊为高血压并进行相应治疗，可能存在潜在的风险。白大衣高血压或单纯性诊所高血压（isolated clinical hypertension）可能是一种特殊的病理生理现象，心血管风险低，但发生率不低，而且部分白大衣现象患者长时间后可能转变为真正高血压。对于高血压患者如果伴有白大衣现象，常常误认为难治性高血压，可通过动态血压监测加以区别。假性正常血压又称为隐匿性高血压，是指充分休息后在诊室测量血压正常，但 24 小时血压监测出现异常升高。属于病理生理状态，具有较高的心血管风险，由于不能及时识别，其心血管风险较发现并得到及时治疗的高血压患者更高。假性正常血压表现为活动状态下血压异常升高，清晨异常升高（晨峰血压）或夜间睡眠状态下血压异常升高（夜间高血压），监测 24 小时动态血压具有特殊的临床价值，特别是高血压患者经过降压治疗后更容易发生晨峰高血压、夜间高血压。单纯夜间高血压可能与摄入过多盐量有关，即过多钠盐白天不能充分排泄，而通过升高夜间血压、增加肾血流量和肾小球滤过率而加快水钠排泄。

观察血压的昼夜变化：健康人的血压昼夜变化为杓型，而高血压可表现为杓型，也可表现为非杓型。80% 高血压属于杓型，非杓型高血压可能对组织器官影响较大，更易发生心血管事件。动态血压监测有利于发现短时间血压升高如晨峰血压等。

评价疗效和安全性：主要观察 24 小时、白天和夜间的平均收缩压与舒张压是否达标，计算谷/峰比值和平滑指数，分析降压药物出现抵抗或低血压的原因等。

预后的判断：通过计算 24 小时监测的收缩压和舒张压水平之间的关系，可评估大动脉的弹性功能，预测心血管事件特别是脑卒中的危险。

（2）测量方法和要求：①使用经英国高血压协会、美国医疗器械协会或欧洲高血压国际协会推荐的动态血压监测仪，并每年至少 1 次与水银柱血压计进行读数校准，采用“Y”形或“T”形管与袖带连通，两者的血压平均读数应 <5mmHg。②测压间隔时间可选择 15、20、30 分钟，通常夜间测压时间间隔 30 分钟。血压读数应达到应测次数的 80% 以上，并且每个小时至少有 1 个血压读数。③动态血压监测的常用指标是 24 小时、白天（清醒）和夜间（睡眠）的平均收缩压和舒张压水平，夜间血压下降的百分率以及清晨时段血压升高的幅度（晨峰）。④动态血压测量期间，应避免过度活动、饮酒、吸烟与喝咖啡等。⑤患者应当记录睡眠时间、晨醒时间及有无其他特殊情况。

（3）高血压的诊断标准：24 小时 ≥130/80mmHg，白天 ≥135/85mmHg，夜间 ≥120/70mmHg。夜间血压下降的百分率为（白天血压平均值 - 夜间血压平均值）/白天平均值，10% ~20% 为杓型；<10% 为非杓型。收缩压与舒张压不一致时，以收缩压为准。血压晨峰为起床后 2 小时内的收缩压平均值 - 夜间睡眠时的收缩压最低值（包括最低值在内的 1 小时内的平均值），≥35mmHg 为血压晨峰升高。

6. 家庭血压的测量　2011 年《英国高血压指南》明确指出：如果患者不能耐受或无条件进行动态血压监测，建议进行连续多日的家庭血压监测，其诊断标准与动态血压监测相同。2012 年我国专门制订了家庭血压监测专家共识，指出家庭自测血压的必要性。家庭血压适用于一般高血压患者的血压监测，白大衣高血压的识别，难治性高血压的鉴别，评价长时间血压变异，帮助评估降压疗效，预测心血管病危险及预后等。此外，还具有独立的临床价值，如可有效提高高血压患者长期降压治疗的依从性。

家庭血压监测必须做到规范，才能更为准确，避免误差。其测量方法和要求具体包括：①使用经过验证的上臂式全自动或半自动电子血压计（BHS 或 AAMI、ESH）。②家庭血压值一般低于诊室血压值，高血压的诊断标准为≥135/85mmHg，与诊室血压的 140/90mmHg 相对应。③一般每天早晨和晚上测量血压，每次测 2～3 遍，取平均值；血压控制平稳后，可每周测量 1 天血压。对初诊高血压或血压不稳定的高血压患者，建议连续测量血压 7 天（至少 3 天），每天早晚各 1 次，每次测量 2～3 遍，取后 6 天血压的平均值作为参考值。④详细记录每次测量血压的日期、时间以及所有血压读数，而不是仅记录平均值，应尽可能向医生提供完整的血压记录。⑤家庭血压监测（home blood pressure monitoring，HBPM）是观察数日、数周，甚至数月、数年间长期变异情况的可行办法，应当鼓励家庭监测血压。将来可通过无线通讯与互联网为基础的远程控制系统，实现血压的实时、数字化监测。⑥对于精神高度焦虑的患者，不建议家庭自测血压。

7. 中心动脉压测量的临床价值　血压具有变异性，而且不同的血管段血压也不相同。血压变化以收缩压、脉压变化较大，而舒张压变化较小。从主动脉到外周大血管，随着管径的不断变小，收缩压呈现逐渐增高的趋势，到达微小的阻力血管（尤其 300μm 以下血管）时，总体上压力是下降的。如果单纯测定肱动脉压力，可能难于反映其他部位的血压，如主动脉压、腘动脉压、踝动脉压等。主动脉压关系到冠状动脉、脑动脉及肾动脉等重要脏器的血液供应，测量中心动脉压比测量肱动脉压更能直接地反映器官的灌注和更为密切地预测心血管的风险。

测量中心动脉压的临床价值在于决定是否降压治疗和如何选用药物。如果肱动脉压升高而中心动脉压很低，心血管风险可能较低，一般无需药物治疗或不必加强治疗，但尚需进一步研究证实。如果中心动脉压升高，β 受体阻滞剂因减慢心率，在一定程度上增加压力反射，而压力反射较大时可致中心动脉压下降。若必须服用 β 受体阻滞剂时，需要考虑中心动脉压的水平，必要时联合用药。钙离子拮抗剂等降压药物对中心动脉压疗效较好，可以选择。

七、高血压患者靶器官损伤的评估

高血压患者靶器官损伤的识别，对于评估患者的心血管危险、早期积极治疗具有重要意义。在高血压到最终发生心血管事件的整个过程中，亚临床靶器官损伤是极其重要的中间环节。在高血压患者中检出无症状亚临床靶器官损伤是高血压诊断评估的重要内容。

1. 心脏　心电图检查可以发现左心室肥厚、心肌缺血、心脏传导阻滞或心律失常。近来报道，aVR 导联的 R 波电压与左心室重量指数密切相关，甚至在高血压不伴有心电图左心室肥厚时，也可以预测心血管事件的发生。胸部 X 线检查可以了解心脏轮廓、大动脉及肺循环情况。超声心动图在诊断左心室肥厚和舒张功能不全方面优于心电图。必要时采用其他的诊断方法，如 MRI 和磁共振血管造影（magnetlc resonance angiography，MRA）、计算机断层扫描冠状动脉造影（CTCA）、心脏放射性核素显像、运动试验等。

2. 血管　颈动脉内膜中层厚度和粥样斑块可独立于血压水平而预测心血管事件。大动脉硬度预测并评估心血管危险的证据日益增多。多项研究证实，脉搏波传导速度（PWV）增快是心血管事件的独立预测因素。踝肱指数（ABI）能有效筛查外周动脉疾病，评估心血管事件的危险性。

3. 肾脏　肾脏损害主要是根据肌酐的升高、估测肾小球滤过率（estimated glomerularfiltration rate，eGFR）降低或尿白蛋白排出量（urinary albumln excretion，UAE）增多。

微量白蛋白尿（microalbuminuria，MAU）不仅反映了肾小球内皮功能的受损，同时也是全身血管内皮损伤的一个重要标志。MAU 的存在常常提示动脉粥样硬化性心血管疾病的病理生理过程。大量临床研究证实，与无 MAU 的患者比，伴 MLAU 的高血压和（或）糖尿病患者发生颈动脉内膜增厚、左心室肥厚、缺血性心脏事件，以及外周血管疾病的风险明显增高。AgraWal 等研究发现，与无 MAU 者相比，伴有 MAU 的高血压患者中左心室肥厚（24% 对比 13.8%）、冠心病（31% 对比 22.4%）、心肌梗死（7% 对比 4%）、脑卒中（5.8% 对比 4.2%）、外周血管疾病（7.3% 对比 4.9%）的发生率均明显增高。MAU 是高血压和糖尿病患者发生心血管事件的重要危险因素。MAU 的检测简便易行，且敏感可靠，有助于早期发现肾脏损害与心血管高危人群，因此成为心血管高危患者风险评估时的一项重要指标。

微量白蛋白尿已经被证实是心血管事件的独立预测因素。高血压尤其合并糖尿病患者应当定期检查尿白蛋白排泄量，以 24 小时尿白蛋白排泄量或晨尿白蛋白/肌酐的比值为最佳，随机尿白蛋白/肌酐的比值也可使用。eGFR 是判定肾脏功能简便而敏感的指标，可采用肾脏病膳食改善试验（modification of diet in renal disease，MDRD）公式，或我国学者提出的 lDRD 改良公式计算。eGFR 降低与心血管事件之间存在着强相关性。血尿酸可能对评估有价值。

4. 眼底　视网膜动脉病变可反映小血管病变情况。常规眼底检查的高血压眼底改变，按 Keith - Wagener 和 Backer 四级分类法，3 级和 4 级高血压眼底对判断预后有价值。

5. 脑　脑 MRI 与 MRA 有助于发现腔隙性病灶和脑血管痉挛、钙化及斑块病变。经颅多普勒超声对诊断脑血管痉挛、狭窄、闭塞有帮助。目前认知功能的筛查评估主要采用简易精神状态量表（mini - mental state examlnation，MMSE）。

八、高血压的定义、分类与分级（分期）

1. 2005 年、2010 年《中国高血压防治指南》

（1）高血压定义：在未使用降压药物的情况下，非同日 3 次测量血压，收缩压≥140mmHg 和（或）舒张压≥90mmHg。患者既往有高血压史，正在使用降压药物，血压即使＜140/90mmHg，仍诊断为高血压。

（2）按血压水平分类：正常血压为收缩压/舒张压＜120/80mmHg；正常高值为收缩压 120～139mmHg 和（或）舒张压 80～89mmHg；高血压为收缩压≥140mmHg 和（或）舒张压≥90mmHg。此分类适用于 18 岁以上的成人。将收缩压/舒张压在 120～139/80～89mmHg 定为血压高值，是根据我国流行病学调查研究数据的结果确定。血压 120～139/80～

89mmHg 的人群，10 年后心血管危险比血压水平 110/75mmHg 的人群增高 1 倍以上；血压 120～129/80～84mmHg 和 130～139/85～89mmHg 的中年人群，10 年后分别有 45% 和 64% 的发生高血压。

（3）根据血压水平分级：Ⅰ级高血压（轻度）为收缩压 140～159mmHg 和（或）舒张压 90～99mmHg；Ⅱ级高血压（中度）为收缩压 160～179mmHg 和（或）舒张压 100～109mmHg；Ⅲ级高血压（重度）为收缩压≥180mmHg 和（或）舒张压≥110mmHg。

（4）单纯收缩期高血压：收缩压≥140mmHg 且舒张压＜90mmHg，在老年人中常见。

2. 2003 年美国高血压预防、检测、评价和治疗的全国联合委员会第 7 次报告（JNC7）正常成年人（年龄≥18 岁）血压标准为收缩压＜120mmHg 且舒张压＜80mmHg。为强调高血压的预防，提出了高血压前期的概念；将高血压分期由 JNC 6 的 3 期简化为 2 期。2003 年美国 JNC7 建议成年人血压分类如下：①正常血压，收缩压＜120mmHg 且舒张压＜80mmHg；②高血压前期，收缩压 120～139mmHg 和（或）舒张压 80～89mmHg；③1 期高血压，收缩压 140～159mmHg 和（或）舒张压 90～99mmHg；④2 期高血压，收缩压≥160mmHg 和（或）舒张压≥99mmHg。

3. 2007 年欧洲高血压学会和欧洲心脏病学会（ESC）制定的血压分类与分级标准　①理想血压，收缩压＜120mmHg 和舒张压＜80mmHg；②正常血压，收缩压 120～129mmHg 和（或）舒张压 80～84mmHg；③正常高值，收缩压 130～139mmHg 和（或）舒张压 85～89mmHg；④高血压分级与我国相同；⑤单纯收缩期高血压，收缩压≥140mmHg 和舒张压＜90mmHg，可根据收缩压的数值分为 1 级、2 级和 3 级。

九、高血压患者的心血管危险分层

高血压患者的心血管危险评估是血压及其他危险因素的综合评估，危险分层是根据个体存在的多种危险因素进行分层，并非单一危险因素。患者心血管危险的分层，有利于确定启动降压治疗的时机，有利于采用优化的降压治疗方案，有利于确立合适的血压控制目标，有利于实施危险因素的综合管理。

1. 心血管危险因素　①高血压；②年龄，男性年龄＞55 岁，女性年龄＞65 岁；③吸烟；④糖耐量受损，餐后 2 小时血糖 7. 8～11. 0mmol/L，和（或）空腹血糖 6. 1～6. 9mmol/L；⑤血脂异常，TC≥5. 7mmol/L. 或 LDL－C＞3. 37mmol/L，或 HD－C＜1. 0mmol/L；⑥早发冠心病家族史，一级亲属的发病＜50 岁；⑦肥胖，男性腰围≥90cm，女性腰围≥80cm，或 BMI≥28kg/m^2；⑧高同型半胱氨酸，血浆水平＞10μmol/L。

2. 靶器官损害　①左心室肥厚；②心电图：Sokolow－Lyons＞38mV，或 Cornell＞2440mm · mms；③左心室质量指数（left ventrlcular mass index，LVMI），男≥125g/m^2，女≥120g/m^2；④颈动脉内膜中层厚度（CIMT）＞0. 9mm 或颈动脉粥样斑块；⑤颈－股动脉脉搏波速度（PWV＞12m/s 或踝肱指数（ABI＜0. 9；⑥eGFR＜60ml/（min · 1. 73m^2），或血浆肌酐轻度升高，即男 115～133μmo1/L，女 107～124μmol/L；⑦尿微量白蛋白：30～300mg/24h 或白蛋白/肌酐比值≥30mg/g。

3. 合并临床疾患　①脑血管病，如脑出血、缺血性脑卒中、短暂性脑缺血发作（TIA）；②心脏疾病，如心肌梗死、心绞痛、冠状动脉血运重建、充血性心力衰竭史；③慢性肾病，男性血肌酐＞133μmol/L. 女性＞124μmol/L，或蛋白尿＞300mg/24h；④外周血管疾病；

⑤视网膜病变，如出血或渗出、视乳头水肿；⑥糖尿病，空腹血糖≥7.0mmol/L，餐后血糖≥11.1mmol/L，糖化血红蛋白（glycosylated hemoglobin Alc，HbAlc）≥6.5%。

4. 心血管危险分层 ①低危：高血压1级，无其他危险因素。10年内发生主要心血管事件的危险<15%。②中危：高血压2级，或1~2级高血压伴有1~2个其他危险因素。10年内发生主要心血管事件的危险15%~20%。③高危：高血压3级，或1~2级高血压伴有3个及更多的其他危险因素，或伴有靶器官损伤，或糖尿病者。10年内发生主要心血管事件的危险20%~30%。④很高危：高血压3级伴有其他危险因素或靶器官损伤、糖尿病，或高血压合并临床疾患。10年内发生主要心血管事件的危险≥30%。

十、高血压的诊断和鉴别诊断

1. 诊断内容 ①确定是否为高血压，即血压是否真正高于正常；②排除继发性高血压；③高血压分级；④心血管危险因素、靶器官损伤和合并临床疾患的评估；⑤综合评估与危险分层，判定预后。

2. 单纯收缩期高血压的诊断 诊断单纯收缩期高血压，需排除动脉粥样硬化、高动力循环状态和心排血量增高引起的收缩期高血压。因其治疗有着明显的不同，需要加以鉴别。

3. 排除情况

（1）白大衣现象：白大衣高血压的发生率较高（约为30%），临床上应注意鉴别。当诊断有疑问时，可进行冷加压试验，如收缩压增高>35mmHg，舒张压增高>25mmHg，支持高血压的诊断。动态血压监测或家庭自测血压可明确诊断。

（2）假性正常血压：假性正常血压发生率为10%~30%，预后较白大衣高血压差。临床上对有相应症状和靶器官损伤等临床表现，而诊室血压正常的患者，应考虑到假性正常血压的可能，并监测动态血压或家庭自测血压以明确诊断。

（3）一过性血压升高：由于血压受到情绪、睡眠、运动和特殊饮食等多因素的影响，常呈波动性，因此应当检测非同日血压，并在检查前去除各种影响血压的因素。

（4）继发性高血压：血压急骤升高或难治性高血压，尤其发生于年轻人，应当考虑到继发性高血压的可能并加以鉴别。

十一、高血压的治疗策略及方法

1. 高血压的治疗策略

（1）治疗目的：最大限度地降低心脑血管并发症的发生和死亡的总体危险。积极干预可逆性心血管危险因素、靶器官损害以及并存的临床疾病。危险因素越多，干预的力度就越大。

（2）基本原则：①高血压常伴有其他危险因素、靶器官损害或临床情况，需要进行综合干预；②抗高血压治疗包括非药物和药物治疗，大多数患者需要长期甚至终身坚持治疗；③定期测量血压，规范治疗，改善依从性，尽可能实现降压目标；④坚持长期平稳有效的降压。

（3）标准目标：对检出的高血压患者，在非药物治疗的基础上，使用高血压指南推荐的起始与维持抗高血压药物，特别是每日1次就能够控制24小时血压的降压药物，使血压达到治疗目标。同时，控制其他可逆性的危险因素，并有效干预亚临床靶器官损害和临床疾病。

（4）基本目标：对检出的高血压患者，在非药物治疗的基础上，使用国家食品与药品监督管理局审核批准的任何安全有效的抗高血压药物，包括短效药物，使血压达到治疗目标。同时，尽可能控制其他的可逆性危险因素，并有效干预亚临床靶器官损害和临床疾病。

（5）降压目标：在患者耐受的情况下，逐步降压并使血压达标。一般高血压患者，应将血压（收缩压/舒张压）降至<140/90mmHg；年龄≥65岁的老年人，收缩压应控制在<150mmHg，如能耐受可进一步降低；伴有肾脏疾病、糖尿病或病情稳定的冠心病患者的治疗宜个体化，一般可以将血压降至<130/80mmHg；脑卒中后的高血压患者一般血压目标为<140/90mmHg。处于急性期的冠心病或脑卒中患者，应当按照相关指南进行血压管理。舒张压<60mmHg的冠心病患者，应在密切监测下逐渐实现血压达标。

（6）策略选择：全面评估患者的总体危险，并在危险分层的基础上作出治疗决策。①较高危的患者：立即开始对高血压及并存危险因素和临床情况进行综合治疗。②高危患者：立即开始对高血压及并存危险因素和临床情况进行药物治疗。③中危患者：对患者血压及其他危险因素进行为期数周的观察，并评估靶器官损害情况，然后决定是否及何时开始药物治疗。一般在进行治疗性生活方式干预基础上，监测血压及其他危险因素1个月，如收缩压≥140mmHg和（或）舒张压≥90mmHg，开始药物治疗；如收缩压<140mmHg和舒张压<90mmHg，继续监测和积极纠正不良的生活方式。④低危患者：对患者进行较长时间的观察，反复测量血压，尽可能进行24小时动态血压监测，并评估靶器官损害情况，然后决定是否给予药物治疗。一般在有针对性生活方式干预基础上，监测血压及其他危险因素3个月，如收缩压≥140mmHg和（或）舒张压≥90mmHg，应考虑药物治疗；如收缩压<140mmHg和舒张压<90mmHg，应继续监测和纠正不良的生活方式。

2. 高血压的非药物治疗　健康的生活方式，在任何时候，对任何高血压患者（包括正常高值血压）都是有效的治疗方法，在降低血压的同时，也显著影响其他危险因素和相关的临床情况。

（1）改善高钠/低钾的摄入：钠盐可显著升高血压及高血压发病的危险，而钾盐可拮抗钠盐升高血压的作用。DASH（dietary approaches to stop hypertension）是以人群为基础的减盐降低血压的典型临床试验，采用随机并交叉对照，对比不同饮食模式及不同食盐摄入水平下的血压差异，结果表明收缩压随着高盐摄入、中等盐摄入与低盐摄入，血压水平呈依次降低的趋势。台湾地区有研究显示，使用富钾代用盐与普通食用盐比较，显著降低41%的心血管死亡风险。对于所有高血压患者，均应限制钠盐摄入量，并增加食物中钾盐、蔬菜和水果的摄入量，对肾功能良好者使用含钾的烹调用盐。每人每日食盐量逐步降至6g，收缩压可下降2~8mmHg。

（2）控制体质量：减轻体质量可起到显著降压效果。BMI≥28kg/m^2，或腰围≥95/90cm（男/女），应当减重；BMI≥24kg/m^2，或腰围≥90/85cm（男/女），应当控制BMI。最有效的措施是控制能量的摄入和增加体力活动，通常以每周减重0.5~1kg为宜。对重度肥胖患者，在医生指导下应用药物减肥。每减重10kg，收缩压可下降5~20mmHg。合理膳食并且营养均衡，收缩压也可降低8~14mmHg。

（3）限制饮酒：可显著降低高血压的发病率。每日酒精摄入量男性不应>25g，女性不应>15g，不提倡高血压患者饮酒。如果饮酒，则宜少量：白酒、葡萄酒（米酒）、啤酒量分别少于 50、100 和 300ml。每天白酒 <1 两、葡萄酒 <2 两、啤酒 <5 两，收缩压可降低 2 ~4mmHg。

（4）戒烟：吸烟与高血压并无明确的关联，但已成为冠心病的第二大危险因素。任何年龄的戒烟均有益。

（5）体育运动：对身体产生多重有益的作用，可降低血压、改善糖代谢、消耗能量等。要求每天进行适当的 30 分钟以上的体力活动，而每周则应有 1 次以上的有氧体育锻炼。运动形式与运动量均根据个人的兴趣和身体状况而定。每周中等量运动 3 ~5 次，每次 30 分钟左右，收缩压可下降 4 ~9mmHg。

（6）精神与心理：心理或精神压力可引起心理应激（反应）。长期过量的心理反应，尤其是负性的心理反应会显著增加心血管事件的风险。精神压力增大的主要原因包括过度的工作和生活压力及病态心理（抑郁症、焦虑症、A 型性格等），应当进行心理与药物干预。

3. 降压治疗的临床试验证据

（1）随机对照的降压治疗临床试验：①降压治疗结果显示，可以显著降低各种类型的高血压患者发生心脑血管并发症的危险。②不同种类药物之间对比的临床试验，通过钙离子拮抗剂、ACEI、ARB 与传统降压药物噻嗪类利尿剂、β 受体阻滞剂比较，结果表明降低血压是减少心脑血管并发症的最主要因素，药物之间的差别总体上很小，但对于特定并发症仍存在差别。③不同降压药物联合治疗临床试验，氯沙坦干预以减少高血压终点的研究（lorsartan intervention for endpolnt reduction in hypertension study，LIFE）及随机治疗伴左心室肥厚的高血压患者，结果表明氯沙坦 ± 氢氯噻嗪组对比阿替洛尔 ± 氢氯噻嗪组可显著降低心血管复合事件。北欧心脏结局研究（anglo - scandinavian cardiac outcomes trial - blood pressure lowering arm，ASCOT - BPLA）结果表明，氨氯地平 ± 培哚普利组与阿替洛尔 ± 氟苄噻嗪组比较，能更好地降低心血管病的危险。联合降压治疗避免心血管事件（avoiding cardiovascular events through combination therapy in patients living with systolic hypertension，ACCOM - PLISH）结果表明，贝那普利 + 氨氯地平方案优于贝那普利 + 氢氯噻嗪，可明显降低复合终点事件。④强化降压或高危心血管病患者进一步降压临床试验，结果表明，血压更低的一组，有些并发症的危险明显下降，而某些并发症的危险则有上升趋势。试验提示，血压在达到 140/90mmHg 以下，进一步降低血压应当坚持个体化的原则，充分考虑患者的疾病特征及降压治疗方案的组成和其实施办法。虽无足够证据证明血压达标后进一步降压有增加心脑血管病的危险，即“J”形曲线的存在，但对于心血管病高危患者，特别是年龄较大、合并严重动脉粥样硬化和临床心脑血管病的患者，血压不宜降得过低，一般收缩压/舒张压最好控制于 110 ~115/60 ~65mmHg。

（2）高血压降压治疗一级预防试验：中国老年收缩期降压治疗临床试验（systolic hypertension in china，Syst - China），以及上海（Shanghai trial of nifedipine in the elderly，STONE）和成都（Chengdu city nifedipine hypertension intervention trial，CNIT）硝苯地平降压治疗等临床试验证实，以尼群地平、硝苯地平等钙离子拮抗剂为基础的积极降压治疗方案，可显著降低我国高血压患者脑卒中的发生率与病死率。非洛地平降低并发症研究（felodipine event reduction study，FEVER）显示，氢氯噻嗪 + 非洛地平与单用氢氯噻嗪比较，尽管加用非洛地平平均血压仅降低 4/2mmHg，但致死性与非致死性脑卒中的发生率可降低 27%。对 FEVER 试验事后分析发现，治疗后平均血压水平 <120/70mmHg 时，脑卒中、心脏事件和总死亡危

险最低。我国高血压综合防治研究（chinese hypertension lntervention efficacy，CHIEF）结果表明，初始用小剂量氨氯地平与替米沙坦或复方阿米洛利联合治疗，可明显降低高血压患者的血压水平，高血压的控制率可达 80%。研究提示，以钙离子拮抗剂为基础的联合治疗方案是我国高血压患者的优化降压方案之一。

（3）高血压降压治疗二级预防试验：我国独立完成的脑卒中后降压治疗研究（PATS），是国际上第一个较大规模的安慰剂对照的脑卒中后降压治疗的临床试验，结果表明，吲哒帕胺（2.5mg/d）治疗组与安慰剂组对比，血压降低 5/2mmHg，脑卒中的发生率降低 29%。我国还积极参与了国际合作脑卒中后降压治疗预防再发的研究（perindopril protection gainst recurrent stroke study，PROGRESS）。并入选了整个试验的 6105 例患者中 1/4 的病例，结果表明，培哚普利 + 吲哒帕胺或单药治疗总体降低脑卒中再发危险的 28%，培哚普利 + 吲哒帕胺联合降压效果优于单用培哚普利。亚组分析结果显示，中国与日本等亚洲研究对象脑卒中危险下降的幅度更大。事后分析的结果显示，治疗后平均血压最低降至 112/72mmHg 仍未见“J”形曲线。我国入选的 1520 例患者进一步进行了平均 6 年随访观察，结果表明降压治疗显著降低了脑卒中的再发危险，总死亡率及心肌梗死的危险也呈下降趋势。我国还积极参与了老年高血压治疗研究（hypertension in the very elderly trial，HYVET）与降压、降糖治疗 2 型糖尿病预防血管事件的研究（the action in diabetes and vascular disease - preterax and diamlcron MR contro ed evaluation，ADVANCE）。HYVET 研究结果显示，在收缩压 > 160mmHg 的高龄老年（年龄≥80 岁）高血压患者中进行降压治疗，采用缓释吲哒帕胺将收缩压降至 150mmHg，与安慰剂对比，可减少脑卒中与死亡危险。ADVANCE 研究结果显示，在糖尿病患者中采用低剂量的培哚普利/吲哒帕胺复合制剂进行降压治疗，与常规降压治疗比较，将血压降低 5.6/2.2mmHg，降至平均 135/75mmHg，可降低大血管和微血管联合终点事件 9%。

（4）多种维生素治疗试验：高同型半胱氨酸与脑卒中危险呈正相关。国内有关荟萃分析显示，补充叶酸可显著降低脑卒中的危险，国外已纳入脑卒中预防指南。我国有待于大规模临床试验的进一步确切证据。

（5）高血压靶器官亚临床病变检测技术：如超声心动图诊断左心室肥厚、血管超声检测颈动脉内中膜厚度、微量白蛋白尿、脉搏波速度等，以中间心血管检测指标为主要研究目标的临床试验广泛开展，研究的样本量较小，观察时间短，对探讨高血压的损伤机制和降压治疗的保护机制有较大价值。但检测技术有的比较复杂，影响因素多，研究结果有时不一致，与心血管并发症之间的关系有时较难确定，能否替代以心脑血管并发症为研究目标的大样本长期降压临床治疗试验仍值得进一步探讨。

4. 常用降压药物的作用特点与临床选择

（1）降压药物分类：根据作用机制分为容量依赖性降压药物和 RAAS 与交感神经抑制剂，前者包括利尿剂、钙离子拮抗剂，通过利尿和扩血管降低血压；后者包括 ACEI、ARB、β 受体阻滞剂，通过抑制交感神经系统和 RAAS 而发挥降压作用。根据作用时间分为短效、中效和长效。短效和中效降压药物需要每日多次服药，血压控制不稳定，同时短效和中效容量依赖性降压药物在降低血压的同时具有部分交感神经激活的作用，临床上除非病情需要，一般不选用。

临床上应根据患者的危险因素、亚临床靶器官损害及合并的临床疾病，优先选择某类药物。α 受体阻滞剂和其他降压药物有时亦用于某些高血压人群。肾素抑制剂（如阿利吉伦）已在国内注册，临床试验表明阿利吉伦具有良好的耐受性，降压效果良好，引起干咳的不良反应少。但是，对心血管事件的影响尚缺乏循证医学证据。

（2）降压药物应用原则：遵循 4 项原则，即小剂量、长效药、联合性、个体化。

小剂量：初始治疗时，通常采用较小的有效治疗剂量，并根据需要，逐步增加剂量。降压药物需要长期或终身使用，药物的安全性和患者的耐受性不亚于甚至更胜于药物的疗效。小剂量初始用药的目的主要为：①防止血压下降过快诱发不良反应；②便于观察药物效果，有利于下一步用药剂量的确定；③即使发生不良反应，也相对较大剂量轻微。

长效药：尽可能使用能够具有 24 小时降压作用的长效药物，即每天 1 次服药，以有效控制夜间血压和晨峰血压，更有效地预防心脑血管并发症的发生。

联合性：联合用药目的是药物降压的叠加和放大作用，不同药物对心血管的保护作用，药物不良反应的互相抑制作用。在低剂量单药治疗疗效不满意时，可以采用两种或多种药物联合治疗。对于血压≥160/100mmHg 或中危以上的患者，起始即可采用两种小剂量药物联合治疗或用小剂量的复方制剂。目前两种药物联用的临床试验证据比较充分，而多种药物联用仅有钙离子拮抗剂 + ACEI + 噻嗪类利尿剂有充分的循证医学证据。

个体化：根据患者的个体不同的临床情况选用降压药物，尤其是伴有靶器官损伤或靶器官疾病。《英国高血压指南》明确提出：按照年龄选用药物，将会使降压药物的选用更加合理。RAAS 抑制剂和 β 受体阻滞剂可能对低龄高血压患者更为敏感。

（3）钙离子拮抗剂的作用特点与临床选择。

二氢吡啶类钙离子拮抗剂：主要通过阻断血管平滑肌细胞上的“L”形钙通道发挥降压作用。临床试验证实，以其为基础的降压治疗方案能够显著降低高血压患者脑卒中的危险。亚洲钙离子拮抗剂临床应用增加建议强调了其降压优势与预防心脑血管疾病尤其是脑卒中的作用。国内《指南》将钙离子拮抗剂列为首位，主要原因为：①我国人群钠盐摄入量较高，钠盐敏感性高血压更为多见，作用于容量血管的钙离子拮抗剂较噻嗪类利尿剂更为有效；②国内进行过较大样本的降压临床试验，钙离子拮抗剂降压与预防心血管并发症疗效确切；③多个荟萃分析显示，更有效预防脑卒中，与其他种类的药物相比差别 > 10%；④与其他 4 类药物联用均有协同或相互减弱不良反应的作用。二氢吡啶类钙离子拮抗剂尤其适用于老年高血压、周围血管疾病、单纯收缩期高血压、稳定性心绞痛、颈动脉粥样硬化、冠状动脉粥样硬化患者。服药 1 周后才出现明显的降压作用，最大降压效果在用药后 4 ~ 6 周，在初期治疗时应当反复检测血压并调整药物剂量。二氢吡啶类钙离子拮抗剂没有绝对禁忌证，但短效二氢吡啶类如硝苯地平、尼群地平、尼莫地平、非洛地平不作为高血压的一线药物，因可引起反射性交感神经兴奋和水、钠潴留，使用时宜与 β 受体阻滞剂合用，联用利尿剂可预防水肿的发生。慎用于冠心病、心动过速、心力衰竭者，禁用于急性冠状动脉综合征患者。大规模临床试验表明，硝苯地平缓释剂用于冠心病患者是安全的，非洛地平缓释片和氨氯地平可用于心力衰竭患者。常见的不良反应包括心悸、面部潮红、头痛、眩晕、胃肠不适、踝部水肿、肝酶升高（多见于用药后 2 ~ 3 周）等，多为一过性，若持续存在应当停药；少见的不良反应为嗜睡、心动过缓、齿龈增生、多尿、尿频、肌肉酸痛和抽搐等；偶有过敏反应（如皮疹、血管神经性水肿）、血象异常（如粒细胞减少、血小板减少）。对血电解质、尿酸、脂质及糖代谢无影响。

非二氢吡啶类钙离子拮抗剂：维拉帕米和地尔硫䓬可用于降压治疗，尤其适用于合并心绞痛、颈动脉粥样硬化、室上性心动过速患者。可与利尿剂、ACEI、ARB 联用。常见不良反应主要由负性变时和变力作用引起。禁用于心力衰竭、窦性心动过缓、Ⅱ度以上的 AVB。其与 β 受体阻滞剂合用时可加重负性变时和变力作用，特别是避免维拉帕米与 β 受体阻滞剂的合用。地尔硫䓬可致齿龈增生，维拉帕米易致便秘，两者均可增加地高辛的血浆浓度。

（4）ACEI 或 ARB 的降压作用特点与临床选择。

ACEI：通过抑制血管紧张素转换酶，使血管紧张素工转化为血管紧张素Ⅱ受到抑制，血管紧张素Ⅱ是强有力的血管收缩剂。大规模临床试验表明，ACEI 对于高血压患者具有良好的靶器官保护和心血管终点事件的预防作用。更适用于心力衰竭、左心室功能不全、心肌梗死后、左心室肥厚、颈动脉粥样硬化、糖尿病肾病、非糖尿病肾病、蛋白尿/微量白蛋白尿、代谢综合征、新发心房颤动的预防（尤其是左心室功能不全者）。临床常用的 ACEI 有羟基类卡托普利；羧基类贝那普利、培哚普利和赖诺普利，磷酸基类福辛普利等。对糖脂代谢无不良影响。常见的不良反应为持续性干咳，多见于用药初期，症状较轻者可坚持服药。少见的不良反应为低血压、皮疹，偶见血管神经性水肿、粒细胞减少和味觉异常。长期应用可导致血钾升高。禁忌证为双侧肾动脉狭窄、高钾血症及妊娠妇女。

ARB：通过阻断血管紧张素Ⅱ受体中的Ⅰ型受体（AT1）而发挥降压作用。临床上常用药物有氯沙坦、缬沙坦、厄贝沙坦、替米沙坦、坎地沙坦、奥美沙坦。欧美国家大规模的临床试验表明，ARB 可降低高血压患者心血管事件的危险；降低糖尿病或肾病患者的蛋白尿及微量白蛋白尿；降低新发糖尿病的风险；有预防高血压、左心室功能不全新发心房颤动的作用。适用于各种高血压患者，为高血压患者的一线药物，更适用于心力衰竭、心肌梗死后、糖尿病肾病、蛋白尿/微量蛋白尿、左心室肥厚、代谢综合征、心房颤动的预防。ACEI 不能耐受时 ARB 常作为替代药物。奥美沙坦预防糖尿病患者微量蛋白尿的临床试验（randomised olmesartan and diabetes microalbuminuria prevention study，ROADMAP）是一项随机、双盲、安慰剂对照的多中心临床研究，纳入 4447 名 18～75 岁有 2 型糖尿病且至少有一种其他心血管危险因素的患者，随机分为奥美沙坦酯组（40mg/d）和安慰剂组，结果显示奥美沙坦组显著降低微量蛋白尿的发病率，延迟了微量蛋白尿的发生时间，提示 ARB 可以预防 2 型糖尿病患者慢性肾病的发生。ARB 不良反应少见，无咳嗽不良反应，偶有腹泻。长期应用有可能导致血钾升高。禁用于双侧肾动脉狭窄、高钾血症及妊娠妇女。

5）利尿剂的降压作用特点与临床选择：国内流行病学研究显示，高血压患者中盐敏感的比例约为 60%，在老年、肥胖、糖尿病等患者中盐敏感的比例更高。但利尿剂在国内降压治疗中的应用严重不足，尤其是在摄盐量较大的北方地区，与高血压的低控制率有明确的关系。在利尿剂的应用中特别强调：①使用利尿剂的同时不能忽视严格限盐。②荟萃分析显示，利尿剂长期应用对糖代谢的影响取决于低钾血症的发生率，而控制血钾降低则可以减少利尿剂引起的糖尿病的发生率。高钠低钾是我国高血压患者的饮食特点，因此应当在限盐的同时适当补钾，并监测血钾。③对 eGFR < 30ml/（min · 1.73m^2）或血肌酐 > 200μmol/L 的高血压患者，推荐使用襻利尿剂。④对盐敏感或摄盐量较大的糖尿病患者可使用利尿剂，应注意小剂量，同时限盐和补钾，有利于减少利尿剂对糖代谢的影响。

噻嗪类利尿剂：作用于肾近曲小管，通过利尿排钠而发挥降压作用。初期降压机制主要为利尿排钠，降低血容量和细胞外液量，数周后恢复正常；此后降压作用可能为血管壁内钠离子减少，引起血管张力降低或血管扩张而降压。使用小剂量作用温和而不良反应少，临床常用的是氢氯噻嗪、氯噻酮和吲哒帕胺。氢氯噻嗪口服后 2 ~ 6 小时达有效作用，作用维持 12 小时，氯噻酮作用维持 24 ~ 48 小时，均在服药 3 ~ 4 周降压作用达高峰。吲哒帕胺口服 24 小时达有效作用，服药 3 ~ 4 周降压作用达高峰。PATS 研究证实，吲哒帕胺可明显减少脑卒中的再发危险。小剂量噻嗪类利尿剂对糖脂代谢影响很小，与常用的其他降压药合用可显著增强降压的效果。噻嗪类利尿剂适用于心力衰竭、老年高血压、单纯收缩期高血压。对“钠敏感性”和合并肥胖患者效果更好。噻嗪类利尿剂的不良反应与剂量密切相关，常见的不良反应包括血容量不足（较大剂量时）、低钾血症、血糖和尿酸升高。长期应用应当补钾。痛风患者禁用，慎用于高尿酸血症及肾功能不全。非固醇类抗炎药可减弱其降压作用，与 β 受体阻滞剂联用时疲乏感和嗜睡的发生率增多。

襻利尿剂：作用于肾小管髓襻升支粗段的离子通道，阻滞钠和氯的重吸收，从而达到利尿和降压作用。临床常用呋塞米（furosemide）和托拉塞米（torasemide），作用强而迅速，呋塞米作用时间为 6 ~ 8 小时，托拉塞米作用可持续 24 小时。适用于肾功能不全（血肌酐 > 221μmol/L）、心力衰竭患者。可与其他常用的 4 类降压药合用。非固醇类抗炎药可减弱襻利尿剂的作用。常见不良反应为血容量不足、低血压和电解质丢失（如低钠血症、低钾血症、低镁血症）、尿酸升高、继发醛固酮增多等。禁用于高尿酸血症和原发性醛固酮增多症。因增加尿钙排泄，长期使用不适宜于骨质疏松症患者。

醛固酮受体拮抗剂：拮抗醛固酮而产生利尿和排钠保钾作用，引起细胞外液容量减少和扩张血管。常用的药物有螺内酯（spironolactone，非选择性）、依普利酮（eplerenone，选择性）。降压作用慢而弱，不单独用于降压，常与噻嗪类利尿剂或襻利尿剂联用，不与保钾利尿剂联用。适用于严重心力衰竭、心肌梗死后，也适用于原发性醛固酮增多症及其手术后血压仍升高者。禁用于高钾血症、肾功能不全者。螺内酯与 ACEI 或 ARB 合用时，易发生高钾血症，需监测；长期应用可导致男性阳痿、乳房发育和女性月经紊乱等。

保钾利尿剂：选择性阻断肾远曲小管的钠转运通道，减少其钠钾交换，使尿钠排泄增多而钾排出相对减少。常用药物有阿米洛利、氨苯蝶啶。不单独用于降压治疗，多与噻嗪类利尿剂或襻利尿剂合用，以防止低钾血症的发生。不宜与醛固酮受体拮抗剂合用，而与 ACEI 或 ARB 合用时，需警惕高钾血症的发生。不良反应包括高钾血症、胃肠反应、小腿痉挛、月经不规则等。氨苯喋啶可从尿中析出，诱发尿路结石。

（6）β 受体阻滞剂的降压作用特点与临床选择

β 受体阻滞剂：主要降压机制为阻滞交感神经 β 受体，抑制激活的交感神经活性，减弱心肌收缩力，减慢心率及抑制肾素释放。美托洛尔、比索洛尔对 β_1 受体具有高度的选择性，因阻断 β_2 受体而产生的不良反应较少。既可降低血压，又对靶器官具有保护作用，并可降低心血管事件的危险性，特别具有预防猝死的作用。因 β 受体阻滞剂在高血压患者降压的同时未显著降低心血管事件，其降压地位有所降低。主要适用于心绞痛、心肌梗死后、快速性心律失常、稳定型心力衰竭。降压起效缓慢，1 ~ 2 周内出现稳定的降压作用。常见不良反应有疲乏、头晕、肢体冷感、激动不安、胃肠不适、心动过缓，可出现心力衰竭加重、抽搐、雷诺现象，还可能影响糖脂代谢。禁用于窦性心动过缓、高度 AVB、支气管痉挛、急性心力衰竭患者，慎用于哮喘、冠状动脉痉挛、AVB、周围血管疾病、重度高脂血症、糖耐量异常者，即使使用也不宜采用常规的降压剂量。糖脂代谢异常必须选用 β 受体阻滞剂时，宜选用高度选择性β受体阻滞剂。运动员和从事重体力活动者尽量避免使用。长期应用突然停药可发生撤药综合征，尤其是冠心病患者可诱发心绞痛，除非临床必须用药。每次减量不宜过大，尤其是原来使用较大剂量时。本品不宜与维拉帕米合用，与地尔硫革合用时要谨慎，需从小剂量开始。与利舍平或含有利舍平的复方制剂（复方降压片）合用可导致重度心动过缓，甚至晕厥。与α受体兴奋剂如麻黄碱、伪麻黄碱、肾上腺素等合用时明显升高血压。

β兼α受体阻滞剂：以阻滞β受体为主，同时兼有阻滞α受体作用。常用药物包括卡维地洛、阿罗洛尔、拉贝洛尔等。卡维地洛阻滞α、β受体的作用为1 ∶ 7。与β受体阻滞剂相比，其降压作用明显，β受体阻滞作用略低，与α受体阻滞剂比较，不引起体位性低血压。不良反府与β受体阻滞剂相似。因可能具有水、钠潴留的作用，应与利尿剂联用。

（7）α受体阻滞剂的降压作用特点与临床选择：阻断节后肾上腺素能α受体而扩张周围小动脉，分为选择性和非选择性。非选择性α受体阻滞剂有酚苄明、酚妥拉明，同时阻滞α_1、α_2受体；选择性α受体阻滞剂包括哌唑嗪、特拉唑嗪、多沙唑嗪和奈哌地尔，选择性阻滞α_1，受体，特点是降压的同时不伴有心排血量的改变。酚苄明作用时间 >24 小时，酚妥拉明作用时间短暂，需要静脉反复或持续用药。哌唑嗪半衰期为2～3小时，作用时间为6～8小时，起始剂量为1mg，逐渐增大剂量。特拉唑嗪半衰期为12小时，起始剂量为1mg，逐渐增大剂量；多沙唑嗪半衰期为11小时，起始剂量为0.5mg，逐渐增至常规用量，两者均于用药4～8周后作用达高峰。因大规模临床试验提示不能降低高血压患者的心血管事件，甚至有增加心血管事件发生率的趋势，故不作为高血压的首选药物，仅用于高血压伴有前列腺增生、高脂血症和糖耐量异常的患者，或作为难治性高血压联合药物。主要不良反应为头痛、头晕和首剂体位性低血压、水及钠潴留。开始用药应在入睡前，以防发生体位性低血压。使用中测量坐立位血压，最好使用控释剂。可与利尿剂、β受体阻滞剂联用。禁用于体位性低血压者，慎用于高龄老年和心力衰竭患者。

（8）其他降压药物的作用特点与临床选择

中枢抑制剂：可乐定、甲基多巴通过兴奋中枢神经的α_2受体而减少交感神经的传出冲动，减慢心率，降低心排血量、外周血管阻力，并抑制肾素分泌。莫索尼定通过选择性激动延髓腹外侧核的咪唑啉受体I_2而降低交感神经活性，引起外周血管扩张和血压下降；与可乐定相比，对α_2受体的亲和力较弱，在降压的同时无明显减慢心率和中枢镇静作用。可乐定服用后30分钟血压开始下降，2～4小时达高峰，作用维持4～24小时；甲基多巴2～5小时起效，作用维持24小时；莫索尼定降压作用4～6周最显著。中枢神经抑制剂对不同体位的血压均有显著的降压作用，但不作为首选药物，可用于难治性高血压联合用药时，或用于肾功能不全和血浆肾素增高的患者。甲基多巴用于妊娠高血压综合征是安全的。可乐定可与利尿剂和血管扩张剂联用，因具有降压拮抗作用而不宜与普萘洛尔、胍乙啶、溴苄胺和三环类抗忧郁药合用。主要不良反应包括嗜睡、口干、停药后反跳现象等。甲基多巴可致可逆性肝损害、狼疮综合征，禁用于肝病患者。可乐定禁用于孕妇。

周围交感神经抑制剂：利舍平通过耗竭周围交感神经末梢的去甲肾上腺素而抑制反射性血管收缩和肾素分泌，降压作用温和而持久，口服1周后开始下降，2～3周达最低水平。不作为首选药物单独使用，但可作为难治性高血压的联合用药，也适用于交感神经活性过度增强和血浆肾素增高的患者。不能与单胺氧化酶抑制剂合用。主要不良反应为鼻塞、抑郁、增加胃酸分泌而加重溃疡、诱发胆绞痛等。禁用于溃疡病、精神抑郁患者。

节后交感神经抑制剂：胍乙啶降压机制为耗竭节后交感神经末梢的去甲肾上腺素，阻碍肾上腺素能节后神经末梢冲动的传递，降低外周小血管阻力，减慢心率，降低心排血量。服药后24~36小时血压下降，停药后作用持续3~4天，降低坐位、立位血压尤为显著。可作为常规降压药物难以控制高血压时的联合用药，与利尿剂合用可增强作用，不宜与单胺氧化酶合用。不良反应与迷走神经张力增强有关，如口干、乏力、腹泻、阳痿，可致体位性低血压。慎用于冠心病、心力衰竭、脑血管病、肾功能不全；禁用于青光眼患者。

直接血管扩张剂：直接作用于小动脉的平滑肌使动脉扩张。常用药物有肼屈嗪、米诺地尔。肼屈嗪服药后作用迅速，3~4小时作用达高峰，持续24小时。米诺地尔作用显著而持久，1次给药降压作用可持续12小时以上，可作为难治性高血压患者的联合用药。肼屈嗪可安全地用于妊娠高血压综合征患者，其静脉制剂可用于妊娠高血压综合征急症的治疗，口服制剂可用于肾功能不全者，并可与β受体阻滞剂、利尿剂或中枢交感神经抑制剂联用。常见不良反应包括头痛、头晕、乏力、呕吐、腹泻、心率增快、周围神经炎等。长期大量（>400mg/d）服用可引起类风湿关节炎和狼疮综合征。禁用于冠心病、主动脉夹层、心动过速及近期脑出血患者。

5. 联合用药的目的和适应证

（1）联合用药的目的：①提高降压疗效。降压作用机制不同但具有互补性，不同药物的疗效具有相加作用。联合用药较单药治疗使血压达标更早，单药治疗有效率约为60%，两药联合可达90%；单一用药增大剂量与降压之间并非呈线性关系。②降低心血管事件。高血压患者心血管事件的降低主要来自于血压的控制，但高血压合并靶器官亚临床损害或合并临床疾病时，常需联合用药。联合用药作用于不同的机制，有利于重要器官的保护和预防心血管事件。③抵消不良反应。合理选用药物联合降压，可互相抵消和减弱药物的不良反应。起始给予两药小剂量，较单药给予全量的不良反应更小。④提高患者依从性。药物效果增强使患者依从性提高，固定复方制剂对于患者的依从性可能更高。

（2）联合用药的适应证：2级高血压和（或）伴有多种危险因素、靶器官损害或临床疾患的患者，往往初始治疗即需要应用2种小剂量降压药物。如仍不能达到目标水平，可在原药基础上加量或可能需要3~4种以上的降压药物。

（3）联合用药疗效比较：INSIGHT（international nifedipine GITs study interventions as a goal in hypertension treatment）研究表明，钙离子拮抗剂+β受体阻滞剂降压效果优于β受体阻滞剂+利尿剂；LIEF研究证实，ARB+利尿剂较β受体阻滞剂+利尿剂更能降低心血管事件，逆转左心室肥厚的作用更好；ASCOT-BPLA研究显示，钙离子拮抗剂+ACEI与钙离子拮抗剂+β受体阻滞剂比较，不但获得更大的降压效果，而且心血管事件显著降低；VALUE（valsartan antihypertensive long-term use evaluation）研究表明，以钙离子拮抗剂为基础的联合治疗方案较ARB为基础的联合治疗方案在控制血压方面更好，但降低糖尿病的发生率方面以缬沙坦为基础的联合治疗方案更显著；ACCOMPLISH（avoidng cardiovascular events through combination therapy in patients living with systolic hypertension）研究显示，ACEI+钙离子拮抗剂与ACEI+利尿剂比较，心血管死亡与脑卒中、心肌梗死的发生率显著降低。总体研究情况说明，ACEI+钙离子拮抗剂优于其他联合，以钙离子拮抗剂为基础的联合降压治疗优于以ACEI为基础的联合降压治疗，并且以ACEI或钙离子拮抗剂为基础的联合治疗优于利尿剂+β受体阻滞剂，虽然利尿剂+β受体阻滞剂也可有效降压和降低心血管事件的发生率。相关研究还表明，β受体阻滞剂降压疗效并不显著，但并不影响其降低高危患者心血管事件的地位。

（4）常用的联合用药方案

两药联合方案：①优先使用，二氢吡啶类钙离子拮抗剂+ACEI；二氢吡啶类钙离子拮抗剂+ARB；ARB+噻嗪类利尿剂；ACEI+噻嗪类利尿剂；二氢吡啶类钙离子拮抗剂+噻嗪类利尿剂；二氢吡啶类钙离子拮抗剂+β受体阻滞剂。②一般使用，利尿剂+β受体阻滞剂；α受体阻滞剂+β受体阻滞剂；二氢吡啶类钙离子拮抗剂+保钾利尿剂；噻嗪类利尿剂+保钾利尿剂。③不作为常规使用，ACEI+β受体阻滞剂；ARB+β受体阻滞剂；ACEI+ARB；中枢作用药+β受体阻滞剂。ACEI+β受体阻滞剂虽然降压方面无协同作用，但在某些交感神经活性增高、高动力循环状态的高血压患者可以选择，尤其适用于心力衰竭患者。ACEI+ARB经大规模临床试验证实可进一步降压，但不能进一步降低终点事件的发生，甚至增加不良事件的危险性（如低血压、高钾血症及肾脏损害）。但相关研究提示，ACEI+ARB联用进一步降低慢性肾病患者的蛋白尿，严重心力衰竭患者能够降低再住院率。值得提出的是，在2型糖尿病伴肾功能不全患者进行的Altitude试验中，因肾素抑制剂阿利吉伦与ACEI或ARB联合，使非致死性脑卒中、肾脏并发症、高钾血症和低血压的发生率明显升高，试验被迫停止。该试验提示，全面阻断RAAS不能获益，反而升高风险。

三药联合方案：在两药联用方案的基础上加用另一种降压药物，其中二氢吡啶类钙离子拮抗剂+ACEI（或ARB）+噻嗪类利尿剂最为常用。

4药联合方案：主要适用于难治性高血压患者，可以在上述三药联用的基础上加用第4种药物，如β受体阻滞剂、螺内酯、可乐定或α受体阻滞剂。

固定配比复方制剂：又称单片固定复方制剂。通常由不同作用机制的两种小剂量降压药组成。与分别处方的降压联合治疗相比，其优点是使用方便，能够改善治疗的依从性。大规模临床试验证明，氨氯地平/缬沙坦（5mg/80mg）固定配比复方制剂能够进一步降压，对2～3级高血压或某些高危患者可作为初始治疗药物的选择之一。降压药与其他心血管药物组成的固定配比复方制剂有二氢吡啶类钙离子拮抗剂十他汀类、ACEI+叶酸。应用时注意其相应的成分、剂量、适应证、禁忌证或可能的不良作用。

6. 合并不同临床情况时降压药物的选择

（1）靶器官损害：①左心室肥厚选用ACEI/ARB、钙离子拮抗剂；②动脉硬化（无症状）选用钙离子拮抗剂、ACEI；③微量蛋白尿选用ACEI或ARB；④肾功能损伤选用ACEI或ARB。

（2）靶器官疾病：①心绞痛选用β受体阻滞剂、非二氢吡啶类钙离子拮抗剂；②心肌梗死后选用β受体阻滞剂、ACEI或ARB；③心力衰竭选用β受体阻滞剂、ACEI或ARB、利尿剂、醛固酮受体拮抗剂；④阵发性心房颤动宜选用ARB/ACEI，而永久性心房颤动选用β受体阻滞剂、非二氢吡啶类钙离子拮抗剂；⑤脑卒中选用ACEI或ARB、钙离子拮抗剂、吲哒帕胺；⑥蛋白尿/各种类型肾病选用ACEI或ARB、襻利尿剂；⑦周围血管疾病选用钙离子拮抗剂。

（3）其他情况：①糖耐量异常与糖尿病选用ACEI或ARB；②代谢综合征选用ACEI或ARB、钙离子拮抗剂；②妊娠选用非二氢吡啶类钙离子拮抗剂、甲基多巴、肼屈嗪、拉贝洛尔。

7. 高血压固定配比复方制剂的组成及用法

（1）传统固定配比复方制剂：复方利舍平片（利舍平0.032mg/氢氯噻嗪3.1mg/双肼屈嗪4.2mg/异丙嗪2.1mg）1~3片，每天2~3次；复方利血平氨苯蝶啶片（利舍平0.1mg/氨苯蝶啶12.5mg/氢氯噻嗪12.5mg/双肼屈嗪12.5mg）1~2片，每天1次；珍菊降压片（可乐定0.03mg/氢氯噻嗪5mg）1~2片，每天2~3次。

（2）ACEI/利尿剂组成的固定配比复方制剂：卡托普利/氢氯噻嗪（卡托普利10mg/氢氯噻嗪6mg）1~2片，每天1~2次；贝那普利/氢氯噻嗪（贝那普利10mg/氢氯噻嗪12.5mg）1片，每天1次；培哚普利/吲哒帕胺（培哚普利4mg/吲哒帕胺1.25mg）1片，每天1次；赖诺普利/氢氯噻嗪（赖诺普利10mg/氢氯噻嗪12.5mg）1片，每天1次；复方依那普利片（依那普利10mg/氢氯噻嗪12.5mg）1片，每天1次。

（3）ARB/利尿剂组成的固定配比复方制剂：氯沙坦钾/氢氯噻嗪（氯沙坦钾50mg/氢氯噻嗪12.5mg；氯沙坦钾100mg/氢氯噻嗪12.5mg）1片，每天1次；缬沙坦/氢氯噻嗪（缬沙坦80mg/氢氯噻嗪12.5mg）1~2片，每天1次；替米沙坦/氢氯噻嗪（替米沙坦40mg/氢氯噻嗪12.5mg）1片，每天1次；厄贝沙坦/氢氯噻嗪（厄贝沙坦150mg/氢氯噻嗪12.5mg）1片，每天1次。

（4）钙离子拮抗剂/非利尿剂降压药组成的固定配比复方制剂：氨氯地平/缬沙坦（氨氯地平5mg/缬沙坦80mg）1片，每天1次；氨氯地平/贝那普利（氨氯地平5mg/贝那普利10mg）1片，每天1次；尼群地平/阿替洛尔（尼群地平10mg/阿替洛尔20mg）1片，每天1~2次；尼群地平/阿替洛尔（尼群地平5mg/阿替洛尔10mg）1~2片，每天1~2次。

（5）降压药/非降压药组成的多效固定配比复方制剂：依那普利/叶酸片（依那普利10mg/叶酸片0.8mg）1~2片，每天1~2次；氨氯地平/阿托伐他汀（氨氯地平5mg/阿托伐他汀10mg）1~2片，每天1次。

8. 高血压患者合并其他危险因素的处理

（1）调脂治疗：临床大规模试验证实，降脂治疗使高血压患者脑卒中的危险显著降低；对于冠心病合并高血压患者能够明显减少冠心病事件及总病死率。他汀类药物调脂治疗对高血压或非高血压患者预防心血管事件的效果相似，均能有效降低心脑血管事件；小剂量他汀类药物用于高血压合并血脂异常安全有效。他汀类药物降脂治疗对心血管危险分层为中危、高危的患者可带来显著临床获益，但低危人群未见获益。基于安全性及效益/费用比的考虑，低危人群的一级预防使用他汀类药物仍应慎重。

（2）血糖控制：高血压合并糖尿病时心血管病发生危险更高。英国前瞻性糖尿病研究（UK prospective diabetes study，UKPDS）显示，强化血糖控制和常规血糖控制较预防大血管事件的效果并不显著，但可明显降低微血管并发症。控制血糖的目标是空腹血糖≤6.1mmol/L，HbAlc≤6.5%。对于老年人、并发症多、自理能力差的患者，空腹血糖≤7.0mmol/L或HbAlc≤7.0%、餐后血糖≤10.0mmol/L是合理的。对于中青年糖尿病患者，要求空腹血糖≤6.1mmol/L、餐后血糖≤8.1mmol/L、HbAlc≤6.5%。

（3）抗血小板药物：①高血压合并稳定型冠心病、心肌梗死、缺血性脑血管病，或TIA史及合并周围动脉硬化疾病患者，应用小剂量阿司匹林每天100mg进行二级预防；②合并血栓症急性发作，如急性冠状动脉综合征、缺血脑卒中或TIA、闭塞性周围动脉粥样硬化症时，应当使用阿司匹林，通常急性期给予负荷量每天300mg，然后应用小剂量（每天100mg）作为二级预防；③高血压合并心房颤动的高危患者宜口服抗凝剂，中、低危患者或不能口服抗凝剂的患者可给予阿司匹林；④高血压合并糖尿病、心血管高危者可用小剂量阿司匹林（每天75～100mg）进行一级预防；⑤阿司匹林不能耐受者，可用氯吡格雷，（每天75mg）替代，使用时须在高血压控制稳定（<150/90mmHg）后开始应用，并筛选出血的高危患者。

（4）多种危险因素的综合干预：强调综合心血管危险因素的干预，并使各种可逆性危险因素达到目标水平，能进一步降低心脑血管事件。综合干预是多方面的，包括降压、调脂、控制血糖、抗血小板或抗凝等。对于叶酸缺乏者补充叶酸也是综合干预的措施之一。

十二、特殊高血压的处理

1. 血压变异性与阵发性高血压

（1）血压变异性：血压是随时间的变化而变化的，英国学者 Peter Rothwell 描述为“血压变异性”（blood pressure variability）。具体表现为：①任何两个心脏搏动之间的血压变异，主要反映自主神经功能的变化；②不同时间之间的血压变异，如24小时动态血压监测中每3分钟、5分钟测量一次血压等，可能反映血压与活动量及其他因素的关系，能够准确反映阵发性高血压、夜间高血压等；③周期性血压变异，每周、每月血压变异可能与工作规律密切相关，每季、每年血压变异可能与气候、温度相关。血压变异多属于正常的生理性变异，但部分血压变异过大或过小则为异常现象。血压变异原因是复杂多变的，与血压管理密切相关的是24小时血压是否控制良好，以及血压的变异情况等。

（2）阵发性高血压：是指血压在每日某一时间段异常升高。血压变异性是产生阵发性高血压的重要原因，如晨间高血压、夜间高血压等。24小时动态监测血压有利于诊断阵发性高血压并指导治疗。2011年英国国家卫生与临床优化研究所（national institute for health and clinical excellence，NICE）指南明确指出，与其他降压药相比，长效钙离子拮抗剂对血压变异性的改善更为有效。

（3）隐匿性高血压：诊室外血压测量如家庭监测血压观察到血压升高，而诊室内血压测量正常。定义为家庭自测血压>135/85mmHg，诊室血压<140/90mmHg。现有证据表明，青年、男性、吸烟者隐匿性高血压患病率较高，而高龄、女性患病率较低。越来越多的证据表明，隐匿性高血压可发展成为持续性高血压，并且与靶器官的损害和心血管事件相关。许多以群体为基础的研究和前瞻性临床试验已充分证明，相对于诊室血压、动态血压及家庭自测血压对于预测此后的心血管事件更具有价值。最近的研究表明，隐匿性高血压者颈动脉粥样硬化的受累程度（内膜增厚、动脉斑块）较白大衣高血压更加显著，与持续性高血压者相似，左心室肥厚也是如此；相对于白大衣高血压，隐匿性高血压是心血管疾病更有力的预测因子，但目前对此尚有争议。争议焦点在于隐匿性高血压的定义是否同时适用于已接受治疗和未接受治疗的患者以及实际患病率尚未完全确定。

2. 盐敏感性高血压的诊断和治疗

（1）临床特点：具有原发性高血压共同的临床表现，同时具有其自身的特点：①盐负荷后血压明显增高，限盐后血压明显降低；②血压昼夜变化规律变小，夜间血压升高，表现为非杓型高血压的患者增多；③精神应激和冷加压试验后血压增幅明显高于盐不敏感者，且持续时间长；④肾脏靶器官的损害出现较早，尿微量蛋白排泄量增多；⑤伴有胰岛素抵抗的表现，特别是盐负荷试验后血浆胰岛素的水平较盐不敏感者明显升高，胰岛素敏感指数降低，血浆三酰甘油和胆固醇的水平较高，常合并代谢综合征；⑥左心室重量增大，心室后壁肥厚发生率较高；⑦高盐饮食使脑卒中发生率增高，加速肾功能的恶化；⑧高钠饮食使尿钙排泄增多，继而发生骨脱钙和骨质疏松，易发生骨折等。

（2）治疗原则：①限制钠盐摄入每天 <3g，既降低血压，又增强降压药物的疗效。②增加膳食中钾的摄入，钾的摄入量与高血压呈负相关。③适当增加膳食中钙的摄入。尤其是老年盐敏感性高血压患者，多数盐敏感性高血压属于低肾素活性型高血压，可能呈现膳食中钙较低而肾排泄钙增加的现象，血浆游离钙的水平多偏低，研究表明，增加膳食钙的摄入与血压之间有着稳定的负相关关系，适当补钙可能有益。④降压药物，利尿剂是首选药物，其中利尿剂用于轻、中度盐敏感性高血压患者，特别是老年和心力衰竭患者，可与 ACEI 联用，以降低低血钾的发生。联用 ACEI 或 ARB 更适宜于尿微量蛋白异常的患者，利尿剂对于糖尿病患者应慎用选择；钙离子拮抗剂具有降压和利尿作用，并可减少尿微量蛋白排泄量，临床上可以选用。⑤奥马曲拉（omapatrilat）是血管肽酶抑制剂，通过抑制神经内肽酶 5 而增强血管舒张作用，对盐敏感性高血压有效。

3. 老年高血压病的诊断和治疗

（1）流行病学：Framingham 流行病学研究显示，随着年龄增长高血压的患病率逐渐增高，在年龄 <60 岁的人群中高血压的患病率为 27%，80 岁以上的老年人群高血压的患病率达 90%。近年来流行病学调查显示，老年高血压占高血压患者的大多数，总数可达 8346 万人，大约每 2 个老年人就有 1 名患有高血压，居全球首位。

（2）临床特点：与老年血管壁僵硬度增大及血压调节中枢功能减退有关。①脉压增大：老年单纯收缩期高血压（isolated systolic hypertension，ISH）占高血压的 60%。随着年龄的增长，ISH 的发生率升高，脑卒中的发生率也急剧升高。老年人脉压与总病死率和心血管事件呈显著正相关。②血压波动大：血压有时明显升高，“晨峰”现象比较多见；体位性低血压增多（由卧位、坐位改变为直立位后 3 分钟内，收缩压下降 >20mmHg 或舒张压下降 >10mmHg，同时伴有低灌注的症状如头晕或晕厥），伴有糖尿病、低血容量、使用利尿剂与扩血管药物及精神病药物者容易发生；老年人餐后低血压（postprandial hypotension）也常发生（餐后 2 小时内每 15 分钟测量血压，与餐前比较，收缩压下降 >20mmHg），或餐前收缩压≥100mmHg，而餐后 <90mmHg，或餐后血压下降较轻，但有心脑缺血症状如头晕、心绞痛、意识障碍、晕厥。老年人血压波动大，影响治疗效果。血压急剧波动时，可显著增加心血管事件的危险性。③血压昼夜节律异常：发生率高，表现为非杓型或超杓型，导致靶器官损害的危险性增高。④白大衣高血压增多。⑤假性高血压增多：是指袖带法所测量血压值高于动脉内测压值的现象（收缩压高≥10mmHg 或舒张压高≥15mmHg），可发生于正常血压或高血压的老年人。⑥并发症较多：冠心病、脑卒中、心力衰竭、外周动脉疾病等发生率高。⑦低肾素和肾上腺皮质增生较多：临床研究发现老年高血压患者具有低肾素及高容量、高心排血量的特点，同时合并肾上腺皮质增生和腺瘤的发生率较年轻人增高约 3 倍，因肾动脉粥样硬化狭窄引起长期慢性肾脏缺血是其主要诱因，临床上应当注意识别。

（3）临床诊断：2010 年，我国将老年高血压患者的年龄确定为年龄≥65 岁，并且血压持续或 3 次以上非同日坐位收缩压≥140mmHg 和（或）舒张压≥90mmHg 为老年高血压。

若收缩压≥140mmHg，舒张压<90mmHg为老年单纯收缩期高血压（ISH）。

（4）降压证据：老年高血压试验荟萃分析表明，无论收缩期或舒张期高血压，抑或是老年ISH，降压治疗均可降低心脑血管病的发生率及病死率；收缩压平均降低10mmHg或舒张压降低4mmHg，脑卒中的危险性降低30%，心血管事件和病死率降低13%，在年龄>70岁的老年男性、脉压增大或存在心血管并发症者获益更多。我国Syst－China、STONE等临床试验结果均表明，钙离子拮抗剂治疗老年高血压可显著减少脑卒中发生的危险性。关于高龄患者的降压治疗，HYVET试验是目前唯一一项针对年龄>80岁高龄高血压患者的大规模、随机、双盲临床降压试验，入选3845例年龄≥80岁、收缩压166～199mmHg、舒张压≤110mmHg，受试者随机分组接受利尿剂或联合ACEI、安慰剂治疗，血压治疗目标为<150/90mmHg，中位随访1.8年而提前终止。结果显示与安慰剂治疗组相比，药物治疗在显著降低血压的同时，使脑卒中发病的相对危险性降低30%，总病死率降低21%，心力衰竭发病危险性降低64%。HYVET试验首次证明对高龄高血压患者降压治疗同样使患者显著获益。目前指南推荐对高龄患者应当降压治疗，并推荐以利尿剂为基础的治疗方案。国外多个临床试验结果均证实，老年包括高龄老年（年龄>80岁）高血压患者通过降压治疗可降低总病死率20%，心血管病死率33%，脑卒中发病率40%，冠心病发病率15%。我国Sys－China研究表明，每治疗1000例老年收缩性高血压患者，5年内可减少55例全因死亡、39例脑卒中及59例主要心血管事件。

（5）降压策略：老年患者常具有动脉硬化、血管弹性降低、压力感受器反射减弱、左心室舒张功能降低、体液调节功能障碍、肝肾功能下降、药代动力学降低，并且多合并心血管危险因素、靶器官损伤和靶器官疾病等因素，因此应当遵循个体化的治疗策略。①缓慢降压，小剂量开始，小剂量递增，缓慢加量，避免血压下降过快；②平稳降压，使用长效制剂，保持24小时降压，避免出现血压波动（如夜间高血压、晨峰现象）；③联合降压，针对血压类型与程度、合并的心血管危险因素及靶器官损伤和靶器官疾病等综合分析，采取联合用药，并优选治疗方案，既逐步达到降压达标，减少药物不良反应，又控制心血管危险因素，保护靶器官，降低心血管事件的发生。

（6）降压目标：患者的降压目标为150/90mmHg，如能耐受可降至140/90mmHg以下。对于年龄>80岁高龄患者的降压目标值为<150/90mmHg，但目前尚不清楚降至140/90mmHg以下是否有更大获益。对于老年患者，由于常合并多重危险因素，尤其是靶器官疾病，降压治疗应当谨慎，注意降压“J”形曲线的可能性。

（7）降压特点：①应强调收缩压达标，在能耐受的降压治疗的前提下实现逐步的降压达标，避免过快和过度降压。初始治疗宜采用小剂量，必要时采用小剂量联合用药。对降压耐受良好的患者应积极降压治疗。②老年降压治疗的理想药物标准为平稳有效；不良反应少，安全性高；服药方便，依从性好。老年高血压的降压药物宜选择长效钙离子拮抗剂、ACEI或ARB，为达到降压目标可选用利尿剂。③对于合并前列腺肥大或使用其他降压药而血压控制不理想的患者，α受体阻滞剂也可以使用，但注意体位性低血压等不良反应。④对于合并双侧肾动脉狭窄≥70%且伴有脑缺血症状的患者，降压治疗更应慎重。⑤收缩压高而舒张压偏低的患者降压治疗难度较大。当舒张压<60mmHg，如收缩压<150mmHg，则观察而不用药物；如收缩压为150～179mmHg，谨慎使用小剂量降压药；如收缩压≥180mmHg，则用小剂量降压药。对于单纯收缩期高血压主张小剂量利尿剂和（或）钙离子拮抗剂治疗，

根据血压情况逐渐增加用药剂量。

十三、降压“J”形曲线现象的讨论

1979 年 Stewart 首先观察到“J”形曲线现象，此后“J”形曲线问题成为研究和争议的焦点。承认“J”形曲线现象的观点认为，在高血压治疗的过程中，当血压降低至某一水平（即“J”点）时，患者获益达到最大程度，进一步降压反而会导致心血管事件发生率的升高。1992 年，Farnett 等荟萃分析了多个高血压研究后发现，舒张压 < 85mmHg 将增加心血管事件的风险，而收缩压降低并不增高心血管事件的风险，同时血压降低与脑卒中无“J”形曲线关系，认为“J”形曲线存在器官特异性。2005 年，IDNT 对 1590 例合并糖尿病肾病患者的降压进行事后分析，发现收缩压为 120mmHg、舒张压为 85mmHg 能达到最佳的心血管效益，低于此血压值就伴随着心血管事件的增多。2006 年，Messerli 对国际维拉帕米/群多普利研究（international verapamil SR/trandolapril study trial，INVEST）进行事后分析，该研究入选 22 576 例 50 岁以上伴有冠心病高血压患者，结果发现舒张压≥84mmHg、收缩压≥119mmHg 与全因死亡、心肌梗死都有“J”形曲线关系，调整后舒张压的“J”形曲线趋势依然显著，但舒张压低的高血压患者脑卒中发生率并不增高。2008 年长期单独应用替米沙坦以及联合应用替米沙坦与雷米普利多中心终点试验（ongoing telmisartan alone and in-combination with ramipril global endpoint trial，ONTARGET）进一步表明，当收缩压降至 < 130mmHg 时，获益主要来源于脑卒中的减少，而心肌梗死事件、心血管病死率等终点指标并未进一步减少，甚至还增多。2009 年，Messerli 荟萃分析了 1987 年以来的 20 多项研究成果显示，过低的舒张压带来终点增多的“J”形曲线现象，绝大部分属于缺血性心脏病，少部分包括脑卒中和全因死亡，“J”点的范围主要集中在 70 ~ 90mmHg 这一区间。2010 年糖尿病患者危险因素控制（ACCORD）、高血压亚组研究共入选了 4733 例 2 型糖尿病患者，随机分成标准血压干预组（收缩压控制目标 < 140mmHg）和强化血压干预组（收缩压控制目标 < 120mmHg），平均随访 4. 7 年后。结果发现强化血压干预组比标准血压干预组的主要终点发生率无显著差异性，在次要终点中强化血压干预组脑卒中的危险性有所降低，但非致死性心肌梗死、心血管死亡与全因死亡并未降低，表明对于 2 型糖尿病高危患者进行强化降压并未带来进一步益处。INVEST、治疗达新目标研究（treatlng to new targets，TNT）、ONTARGET 及 VALUE 试验的事后分析的共同结果显示，高血压伴有冠心病、高风险心血管病的患者，血压降至 < 130mmHg 并未见进一步获益，当血压降至 < 120 ~ 125mmHg 冠状动脉事件发生率可能增高。ROADMAP 研究表明，虽然奥美沙坦治疗组较安慰剂组发生非致死性心血管事件略少，但发生致死性心血管事件的人数却有显著差异，可能与奥美沙坦组血压降低更显著有关，也不排除奥美沙坦的直接原因。鉴于此，2009 年《欧洲高血压指南》再评价承认可能存在“J”形曲线现象，并认为该现象与患者自身情况如年龄、临床情况和血流的自我调节状况有关。“J”形曲线的存在提醒在积极降压的同时，应避免降压过度、过快可能带来的危害，尤其是高龄、合并靶器官疾病，尤其是冠心病的患者。

然而，也有支持积极降压的循证医学证据。2002 年 Glynn 等，对两个大型研究共包括 22 071 例男性和 39 876 例女性进行了综合分析，以心肌梗死、脑卒中、冠状动脉搭桥、心血管死亡为终点，结果血压降低带来更少的终点事件发生率，未发现收缩压和舒张压的“J”形曲线。Value 研究的结果显示，血压控制在 < 140/80mmHg 能明显降低心血管事件，

而且早期控制对于高危患者更加有益。在欧洲单纯收缩期高血压（systolic hypertension in europe，Syst－Eur）研究中可以明显看到血压控制带来的全面益处。INDANA（individual data analysis of antihypertensive drugslnterventions）研究是为探讨血压“J”形曲线专门设计的荟萃分析，入选患者达40 233例，结果未发现与降压治疗相关的“J”形曲线，并认为“J”形现象出现与患者健康状况不佳相关，不能归因于降压治疗。HYVET（hypertension in the very elderly trial）研究，是一项多中心、随机、双盲、安慰剂对照的高龄老年高血压临床研究，比较利尿药吲哒帕胺缓释片与培哚普利的联合方案治疗年龄≥80岁的高血压患者，降压目标是150/80mmHg。研究主要终点指标是致命性或非致命性脑卒中，次要终点指标是各种原因引起的死亡、心血管事件引起的死亡、心脏病引起的死亡及脑卒中引起的死亡。HYVET研究中期结果提示，试验组主要终点指标及总体病死率显著降低，2007年10月因治疗组明显受益提前终止试验。最后结果表明，对于年龄≥80岁的高血压患者降压治疗也能明显获益。2009年Law等，发表了一项大型的荟萃研究分析，该研究共纳入1966—2007年之间的100多项研究，入选958 000例患者，结果显示无论患者基线血压水平如何，即使降低血压水平达到110/70mmHg，冠心病和脑卒中事件风险仍能显著降低。2010年ESH会议，对ACTION（acoronary disease trial investigatlng outcome with nifedipine GIT）研究进行再分析，结果发现稳定型心绞痛患者采用硝苯地平控释片60mg口服，当收缩压＜72mmHg时并没有增加心肌梗死的风险。FEVER亚组回顾性分析结果进一步表明，高危高血压患者采用非洛地平缓释片为基础治疗，当血压＜120/70mmHg时并未出现“J”形曲线现象。

总之，无论降压的“J”形曲线现象是否存在，降压应当遵循个体化的原则，对于年轻、无严重动脉粥样硬化疾病的患者，血压可降得比血压目标值更低一些，而对于老年尤其是高龄、合并严重动脉硬化疾病和冠心病的高血压患者，降压不宜过快，血压不宜控制过低。

十四、高血压并发其他疾病的降压治疗

（一）高血压并发脑卒中

针对脑卒中急性期后病情稳定的患者。①进行常规的降压治疗，降压目标应达到＜140/90mmHg。②利尿剂、钙离子拮抗剂、ACEI、ARB及β受体阻滞剂均可采用，ACEI和长效二氢吡啶类钙离子拮抗剂是最为常用的药物，利尿剂及某些药物可能效果更好，如培哚普利和吲哒帕胺联合治疗。③对老年人尤其高龄、双肾动脉狭窄、颅内动脉严重狭窄，以及严重体位性低血压患者谨慎降压，并尽量将血压控制在160/100mmHg以内。

（二）高血压并发心房颤动

对心房颤动患者存在的危险因素进行评估并危险分层，同时评估出血的危险，然后决定抗栓治疗策略。ACEI或ARB有预防心房颤动新发和复发的作用，特别是对左心室肥厚、左心室功能障碍者。

（三）高血压并发冠心病

1. 对稳定性冠心病、不稳定性心绞痛、心肌梗死的降压目标为＜130/80mmHg。②降压治疗宜个体化，对于患有闭塞性冠心病、糖尿病或年龄＞60岁的患者，舒张压应维持在＞60mmHg；对于老年高血压且脉压差大的患者，降压治疗可使舒张压降至＜60mmHg，但必

须评估心脑缺血的状况。③高龄患者降压治疗也能降低脑卒中的发生率，但能否降低心脏事件尚缺乏充分的证据。④宜首选β受体阻滞剂，根据病情选择 ACEI 或 ARB、长效钙离子拮抗剂，有肺淤血和水、钠潴留时选用利尿剂。

（四）高血压并发心力衰竭

①降压治疗可显著降低心力衰竭的发生率和减少心力衰竭患者的心血管事件以及病死率，改善患者预后。降压的目标值为 <130/80mmHg；②根据临床情况及心力衰竭使用药物的适应证，选择合适的药物，以 ACEI 或 ARB、β受体阻滞剂、利尿剂为首选；③心力衰竭病情稳定患者，ACEI 或 ARB、β受体阻滞剂，以及利尿剂均应从小剂量开始，逐渐递增剂量，并尽可能达到目标剂量和最大耐受量。

（五）高血压伴发外周动脉疾病

周围动脉病在年龄 >60 岁的人群中估测患病率 >10%，是系统性动脉粥样硬化的常见表现。治疗目标不仅要维持患肢功能，减少或消除症状，延缓疾病进展，而且要降低心脑血管事件的危险。治疗措施包括保守治疗、介入治疗及外科治疗。介入及外科治疗适用于有严重症状而保守治疗无效的患者。下肢动脉病合并高血压的患者应该接受降压治疗，降压达标有利于降低心脑血管事件的危险性。在降压过程中患肢血流可能有所下降，多数患者能够耐受，但严重缺血患者会出现血流进一步下降，注意降压不要过度。研究表明，β受体阻滞剂治疗下肢动脉疾病患者的高血压有效，并非禁忌。对于无高血压的有症状下肢动脉疾病患者，有研究证明使用 ACEI 也有利于降低心脑血管事件的危险性。

（六）高血压合并糖尿病

1. 危险性　糖尿病合并高血压，使患者心脑血管事件的危险升高 2 倍，并加速视网膜病变及肾脏病变的发生和发展，其死亡危险将升高 7. 2 倍。

2. 降压目标　糖尿病合并高血压患者的收缩压每下降 10mmHg，糖尿病相关的任何并发症的危险下降 12%，死亡危险下降 15%；药物治疗使平均血压降低 5. 6/2. 2mmHg，微血管或大血管事件发生率下降 9%，心血管病死率降低 14%。而强化降糖治疗并未降低大血管事件的危险性，仅降低了糖尿病微血管病变的发生率。也有研究显示，强化降压使收缩压 <120mmHg 较之常规降压使收缩压 <140mmHg 并未进一步获益，相反不良事件显著增多。对于一般糖尿病患者，降压目标应 <130/80mmHg；老年或合并严重冠心病的糖尿病患者，降压目标为 <140/90mmHg。

3. 药物选择　①血压在 130 ~ 139/80 ~ 89mmHg 的糖尿病患者，进行 <3 个月的治疗性生活方式的改变，如果血压未达标，应当采用药物治疗。②血压≥140/90mmHg 的患者，应立即采用药物治疗；伴有微量蛋白尿的患者，也应当直接使用药物治疗。首选 ACEI 或 ARB。③糖尿病合并高血压患者血压达标通常需要≥2 种药物联合治疗，其中包括 ACEI 或 ARB，也可选择钙离子拮抗剂、利尿剂。

（七）高血压合并慢性肾病

1. 常规检测　①一旦确诊高血压或糖尿病，需常规检测尿微量蛋白（MAU），并检验尿常规，以排除尿路感染等其他原因所致的尿蛋白排泄量异常。②常规筛查若 MAU 阴性，根据现行指南原则为患者确定药物或非药物降压治疗方案，使血压与血糖达标，并于 6 个月后复查 MAU。若仍阴性，此后可每年复查 1 次。③常规筛查若 MAU 阳性，则在 3 个月内重复检测。若仍阳性且血肌酐 <265μmol/L，需启动 ARB 或 ACEI 治疗。

2. 治疗目标　尿蛋白排泄量控制到正常水平（尿蛋白肌酐比值 <30mg/g 或 24 小时尿蛋白定量 <30mg），并在患者耐受的情况下，努力使 MAU 降低至可能达到的最低水平。MAU 降低越大，心血管事件的发生率越低。降压治疗目标值为 <130/80mmHg。

3. 治疗原则　积极有效地控制血压水平是治疗 MAU、改善患者心血管预后的根本保障。对于伴 MAU 的高血压患者，既要强调血压达标，也要强调尿蛋白排泄量的达标。

4. 非药物治疗　MAU 的非药物治疗主要包括控制饮食、适量运动、减轻体质量、戒烟限酒、控制不良情绪等。积极纠正不良生活方式不仅有利于血压与血糖的控制，也有助于减少尿蛋白排泄，应作为治疗 MAU 的基石。对于每位高血压和（或）糖尿病患者，医生应根据患者具体情况为其作出治疗性生活方式的建议。

5. 药物治疗　首选 ACEI 或 ARB，既降低血压，又减少尿蛋白。如血压难以达标，联合治疗方案应以 ACEI 为基础，加用小剂量噻嗪类利尿剂或钙离子拮抗剂。单片固定复方制剂有助于改善治疗的依从性，可考虑首选。在 ACEI 或 ARB 基础上加用钙离子拮抗剂，是慢性肾病合并高血压最常用的联合用药方案，能进一步促进血压达标，而未发现对肾功能的损害。钙离子拮抗剂经过肝脏代谢，在肾功能受损时，长效二氢吡啶类钙离子拮抗剂无需减少剂量，对肾动脉狭窄者也适用。如果存在 ACEI 或 ARB 禁忌，宜首先选用长效二氢吡啶类钙离子拮抗剂，噻嗪类利尿剂可用呋塞米或托拉塞米替代。在确保血压达标的同时，还需强调 MAU 达标。ACEI 和 ARB 联合应用对减少蛋白尿可能有益，但缺乏更多的循证医学证据。MAU 消失或减轻后，可维持原治疗方案，并于 6 个月后复查 MAU。

十五、高血压患者的随诊及记录

1. 随诊间隔　根据患者的血压水平和心血管总危险水平而定。①若高血压患者当前血压水平为正常高值或 1 级，属于低危或仅服用一种药物治疗者，每 1～3 个月随诊 1 次。②新发现的高危及较复杂的病例每 2 周至少随访 1 次；当血压达标且稳定后，每月随访 1 次；血压达标且其他危险因素得到控制，适当减少随诊次数。③若治疗 6 个月且至少使用 3 种降压药，血压仍未达标者，应转至高血压专科就诊。

2. 随诊内容　①每次随诊检测血压，并根据临床情况检测各种危险因素与靶器官的损害；②询问和检查有无药物的不良反应；③判定疗效，并分析和决定治疗方案；④开展健康宣教，让患者了解血压控制的重要性、长期服药的必要性；⑤指导患者的生活方式及治疗。

3. 药物调整　①对于轻、中度高血压患者，要寻找最小有效耐受剂量的药物，开始给予小剂量，如疗效欠佳而不良反应小或可耐受，可增大剂量。对于重度高血压患者，需要尽早控制血压，可以较早递增剂量或联合用药。②治疗 1～3 个月后，若药物无反应，改用另一类药物或加用另一类药物；若有部分反应，可增大剂量或加用另一类药物；如出现明显的不良反应，可改用另一类药物或与其他药物联合治疗。③随着生活方式的改变，血压达标并可能继续有显著的下降，此时可逐步减量；如血压再次升高，应当增加至原来治疗剂量。

4. 医疗记录　①门诊血压是以患者就诊时门诊医生测量的血压值为准；②入院血压是以患者入院时经管医生测量的血压值为准；③新发现的高血压，预约患者重复测量，每 2 周 1 次，如非同日 3 次血压均符合高血压的诊断标准则诊断为高血压；④如以往诊断为原发性高血压患者，并已在降压治疗，本次测量血压 <140/90mmHg，仍诊断为原发性高血压（已

用降压药物治疗)；⑤根据血压水平判定级别，并书写在原发性高血压的诊断后，如原发性高血压2级；⑥高血压患者伴有其他危险因素或靶器官损害，应将危险因素和靶器官损害逐项列出，如高血压、高胆固醇血症、左心室肥厚等；⑦高血压伴有临床疾患时，也要在高血压诊断后逐项列出，如高血压、冠心病、心绞痛、脑梗死后遗症、糖尿病等；⑧不主张将高血压危险分层（如高危）记录在门诊病历，而住院病历倾向于不将危险分层（如高危、极高危）记录在高血压诊断中，但应当在病例分析中对危险度予以说明。

5. 年度评估　①对初期明确诊断为高血压的患者，综合评估并危险分层；对既往诊断为高血压的患者，如无法确定以往情况，应根据目前实际情况进行评估和危险分层，使用近段时间非同日同一时间测量≥3次血压水平，作为危险分层或血压分级的血压值；也可以连续7天测量血压（如家庭血压），用药后6天血压平均值作为参考。②管理医生应当每年对危险分层并分级管理的患者进行年度评估。根据随访记录（全年血压记录、危险因素的变化）确定管理级别。出现病情变化和发生相关疾病时，及时评估并重新确立管理级别，进行相应管理级别的随访。③伴有心、脑、肾疾病和糖尿病者归为高危和极高危范围，一般危险分层与管理级别长期不变。伴有靶器官损害而分为高危，一般也不作变动；对仅根据血压水平和（或）1～2个可逆危险因素而分为中危或少数高危的患者，在管理1年后视实际情况调整管理级别；对血压长期控制良好者（连续6个月以上），可谨慎降低分层级别和管理级别。

十六、高血压的防治策略

1. 全人群防治策略　包括政策发展和环境支持、公众健康教育、社区参与、工作场所干预（医院、单位、学校）。

2. 易患人群防治策略　高血压易患人群的筛选包括正常高值血压人群、超重和肥胖、酗酒及高盐饮食。高血压易患人群的防治包括健康体检（一般询问，身高、体质量、血压测量，尿常规、血糖、血脂、肾功能和心电图检查等）；控制危险因素的水平（对高危个体随访管理和生活方式指导）。

3. 社区分级管理　根据实际情况采用多种多样的随访方式，达到患者方便、随访内容得到顺利完成即可。强调的是高血压一旦发生，需要终身管理。

（1）一级管理：低危患者；建立健康档案；立即开始治疗性生活方式；观察3个月，血压未达标可考虑药物治疗，每3周1次随访血压；血压达标且稳定后每3个月1次随访血压；测量腰围和BMI每2年1次；检测尿常规、血脂、血糖、肾功能、心电图每4年1次。

（2）二级管理：中危患者；建立健康档案；立即开始治疗性生活方式；随访观察1个月，血压未达标开始药物治疗，每2周1次随访测量血压；血压达标且稳定后每2个月1次随访测血压；测量腰围和BMI每年1次；检测尿常规、血脂、血糖、肾功能、心电图每2年1次。

（3）三级管理：高危和极高危患者；建立健康档案；立即开始治疗性生活方式；立即给予药物治疗；血压未达标每周1次随访测血压；血压达标且稳定后每个月1次随访血压；测量腰围和BMI每6个月1次；检测尿常规、血脂、血糖、肾功能、心电图每年1次；根据患者情况选做眼底、超声心动图检查。

4. 社区防治效果评价指标　管理率；管理人群的血压控制率（时点达标和时期达标）；

高血压知晓率、服药率、控制率（主要指标）。

（崔文建）

第二节　儿童与青少年高血压

一、儿童与青少年高血压的定义和分级

儿童、青少年的身体指标随着年龄变化较大，不能以一个单纯的血压指标作为其高血压的诊断标准。世界各国儿童、青少年的身体指标不同，其高血压诊断的标准数据来源也不相同。美国的儿科标准数据源于7万名儿童的诊室测量血压，血压的百分位数以年龄、性别分为7个组进行衡量。欧洲的参考值源于1991年一组28 043人听诊法测量的血压值，但其中未包括年龄、性别及身高等资料。意大利的参考值源于1999年一组11 519名5～17岁的学生资料，其中包括年龄、性别及身高。传统听诊法在儿童、青少年血压测量中可能存在误差。有研究采用仪器法测量13～18岁人群血压，其测量值较听诊法低几个毫米汞柱。因此，对儿童、青少年应采用何种方法测量血压仍存有争议。

根据美国第四次健康营养状况调查报告，2006年美国国家高血压教育计划委员会（NHBPEP）和2009年欧洲心脏学会/高血压学会（ESC/ESH）制定儿童、青少年高血压的诊断标准为：正常血压是指收缩压、舒张压低于年龄、性别及身高的90百分位数；高血压是指收缩压和（或）舒张压持续≥95百分位数，并以听诊法在至少3次不同时间测量；临界高血压（美国称为高血压前期）是指平均收缩压/舒张压≥90百分位数并<95百分位数。如儿童、青少年血压≥120/80mmHg，即使<90百分位数仍视为临界高血压。此外，该诊断标准还提供了儿童、青少年高血压的分期标准，1期是高血压水平在95百分位数与99百分位数之间+5mmHg；2期是高血压>99百分位数+5mmHg。儿童、青少年高血压2期时应进行评估和治疗。

二、儿童与青少年高血压的危险因素

流行病学资料表明我国原发性高血压逐年上升，起病年龄日趋年轻化，与儿童、青少年超重与肥胖日渐增多、学习和工作压力普遍较大、不良饮食生活习惯等多种因素有关。

1. 家族史与遗传倾向　相关研究表明，有86%的青少年原发性高血压患者有高血压阳性家族史；随访7～18岁有高血压家族史的青少年，收缩压>90百分位数组于成年后患高血压的概率是收缩压正常组青少年的4倍，舒张期高血压组成年后患高血压的概率是正常组的2倍；有高血压家族史的健康青少年组颈总动脉中膜厚度明显高于无家族史组。

2. 体质指数（BMI）　儿童、青少年超重与肥胖的发生率呈升高趋势。前瞻性研究证实，超重与肥胖是高血压的主要因素，并且独立于吸烟、缺乏运动等其他因素，提示青少年时期BMI与高血压呈明显相关，并且与成人超重与肥胖及其他因素相比更有预测价值。有研究显示，BMI为22～25kg/m^2的青少年未来高血压或2型糖尿病的发病率明显升高。青少年的腰围主要与收缩期高血压相关，而高脂饮食主要与舒张期高血压相关。有研究者认为，BMI是儿童、青少年的高血压独立预测因素，而非腰围和身高。

3. 胰岛素抵抗　国内青少年临界高血压或高血压者糖耐量异常发生率明显高于伴有肥

胖的血压正常者。有高血压家族史者血浆胰岛素水平比阴性者高。早期胰岛素分泌异常是胰岛素抵抗和导致青少年早期高血压的初始因素，并且与成人代谢综合征也存在着明显的相关性。

4. 缺乏运动　多项研究显示，有肥胖、胰岛素抵抗、高胰岛素血症的儿童与青少年往往缺乏运动，而体力运动有助于减少成年期高血压的发病率。但也有研究认为，运动、吸烟尚不能作为儿童、青少年高血压的独立预测因素。

5. 心理因素　某些心理因素，如焦虑、紧张、急躁、压抑等均可引起血压短暂升高，早年不良的生活环境增加了将来血压升高的可能性。有研究认为青少年未来高血压的风险增高与充满敌意和急躁情绪有关，而与焦虑、抑郁及竞争无明显相关。

三、儿童与青少年高血压的特点

1. 继发性高血压　临床相对较高多见，与成人高血压相比，儿童、青少年高血压更为多见。主要发生于青春期前，多数为肾脏疾病或肾血管疾病，部分与药物有关，少数为主动脉瓣或主动脉缩窄、神经系统病变，以及内分泌疾病等引起。儿童与青少年患继发性高血压的可能性与年龄呈负相关，与血压升高的程度呈正相关。

2. 无症状性高血压　临床较多见，儿童、青少年高血压多以临界高血压和 1 期高血压为主，多无明显症状，临床表现隐匿，应注意筛查。

3. 早发动脉粥样硬化　较多研究发现，儿童、青少年高血压组血小板聚集和血栓素 B2 水平明显高于血压正常组，血小板环磷腺苷（cyclic adenoslne monophosphate，cAMP）水平则明显降低，一氧化氮水平则代偿性增高；高血压常常伴有单核巨噬细胞功能的改变及免疫应答的增强，提示存在高氧化应激的状态，白细胞介素 -6 的水平明显增高，单核细胞对内皮细胞黏附力增强；与中老年高血压相比，青少年高血压患者在矫正 BMI 后，C 反应蛋白并不作为高血压的独立预测指标。儿童、青少年炎症反应细胞及其因子的增强是导致动脉硬化的基础因素。

4. 早发靶器官损害　儿童、青少年高血压者表现为高血流动力学状态，如心率增快、心脏指数及 LVEF 增高等。青少年临界高血压及高血压者左心室厚度及质量、相对室壁厚度、平均脉压差/心排血量和总外周阻力均明显高于血压正常者，而心室舒张早期流速峰值/舒张晚期流速峰值（E/A）值降低，左心室离心性肥大较向心性肥大更为多见。颈动脉中膜厚度是动脉粥样硬化早期重要的预测因素，青少年颈动脉内膜、中膜厚度与血压和 BILI 的升高有关。

5. 严重性血压升高　更危险儿童、青少年严重血压升高往往很危险，易发生高血压脑病、惊厥、脑卒中和心力衰竭等，需要紧急治疗。

四、儿童与青少年血压的测量规范

1. 血压测量基本要求　NHBPEP 建议，年龄 >3 岁的儿童在医疗机构就诊时应常规测量血压；年龄 <3 岁的儿童在下列情况时应该测量血压：①既往有早产、低出生体质量，或其他新生儿期有重症监护疾病的病史；②已修复或未修复的先天性心脏病；③反复泌尿系统感染、血尿或蛋白尿；④合并已知的肾脏疾病或泌尿系统畸形；⑤有先天性肾脏疾病家族史；⑥实体器官移植；⑦恶性病和骨髓抑制；⑧应用对血压有影响的药物；⑨其他伴随高血压的

全身疾病（如神经纤维瘤、结节性硬化等）；⑩颅内高压。儿童、青少年高血压的测量较成人准确性差，可能与儿童、青少年神经发育不成熟，更易受到体力活动、精神压力，以及周围环境的干扰等因素有关。测量时受测者应处于安静状态，避免外界干扰，必要时测量双臂或下肢血压。高血压的诊断应以不同时间的血压测量值为基准，一般间隔 1 周后重复测量，并且至少 3 次。强调的是诊室外血压可能更有利于评估及治疗。

2. 诊室测量血压　儿童、青少年采用听诊法测量血压的方法与成人基本相同，但也存在着某些问题，如血压测量袖带标准问题和采用听诊法还是示波法问题。

在听诊法测压中，早期普遍以科氏（Korotkoff）第一音为收缩压、科氏第 4 音作为 13 岁以下儿童的舒张压标志，目前以科氏第 5 音为舒张压标志。目前臂式示波法测量血压也被普遍应用，该法简单、方便，可直接读数，但其误差增大。以示波法测量血压时，应选用英国高血压协会、美国医疗器械协会或欧洲高血压国际协会推荐产品，并通过听诊法校准。欧洲开始禁用汞柱式血压计，但采用听诊法的其他血压计仍可使用。

3. 动态血压监测　动态血压已成为高血压诊治过程中的重要手段，可提供诊室血压无法获得的信息，如夜间高血压、晨间高血压、H 型高血压、白大衣高血压及隐性高血压（又称为隐匿性高血压）等。由于儿童高血压的患病率不清，动态血压测量相对更重要。动态血压测量是以正常血压为参考值，最初的参考值来自欧洲人群。该标准或许不适用年幼儿童，但动态血压监测也是儿童高血压研究的方向。

4. 家庭自测血压　儿童、青少年的家庭自测血压资料较少。与诊室血压相比，其重复性好。家庭自测血压时，每天早晚 2 次测压，每周测量 6 ~ 7 天。儿童家庭自测血压值较白天动态血压低，可能与其白天体力活动较多有关。采用动态血压鉴别儿童和青少年白大衣高血压、隐性高血压，其参考值尚未明了。与成人不同的是儿童、青少年白天活动较多，动态血压与家庭自测血压值可能高于诊室血压。儿童、青少年的白大衣高血压患病率为 1% ~ 44%、隐性高血压的患病率约 10%，且该类患者左心室体积明显增大。

5. 随访血压　如血压正常，下一次常规体检后再测量；临界高血压患者，间隔 6 个月再测量；高血压 1 期患者，如果患儿有症状，间隔 1 ~ 2 周或更短时间测量，如果 2 次血压测量均升高，在 1 个月内评估；高血压 2 期患者，在 1 周内评估，如果患儿有症状应立即就诊。

五、儿童和青少年高血压的临床评估

《2006 年美国儿童和青少年高血压诊疗指南》明确提出：针对不同高血压对象进行评估的内容，以便于儿童、青少年高血压的病因诊断、伴随临床情况和靶器官损害的评估。

1. 确诊病因　①病史，包括家族史、睡眠史、饮食、体育运动、吸烟、饮酒等，目的是寻找高血压的易患因素与此后的评估；②测定体重、身高、腰围等，目的是计算 BMI 和估测超重和肥胖程度；③检查尿素氮、肌酐、电解质、尿液分析、尿培养、全血细胞分析，目的是除外肾脏疾病、慢性肾盂肾炎和贫血（伴随明显肾脏疾病）；④肾脏超声检查，目的是除外肾脏占位、先天性畸形或者确定肾脏大小。对象均为血压持续≥95 百分位数的儿童。

2. 评估伴随的临床情况　①空腹血脂和血糖检查，目的是发现高脂血症和代谢异常，对象为血压持续在 90 ~ 94 百分位数的超重儿童、血压持续 >95 百分位数的所有儿童和有高血压，或者心血管疾病家族史及慢性肾脏病的儿童；②进行药物筛选，找出可导致高血压的化学物质，对象为病史中提示药物或化学物质可能对血压有影响的儿童和青少年；③多导睡眠记录仪检查，目的是发现伴随高血压的睡眠障碍，对象为经常大声打鼾的儿童和青少年。

3. 评估靶器官损害 ①超声心动图检查，目的是发现左心室肥厚和心脏受累的依据，对象为有多个危险因素和血压持续在 90 ~ 94 百分位数的儿童和血压 > 95 百分位数的所有儿童；②实施动态血压再评估，以发现白大衣高血压和 1 天中异常血压形式，对象为怀疑白大衣高血压患儿和其他特殊类型血压异常的儿童青少年；③检查血浆肾素水平，目的是发现低肾素水平并提供盐皮质激素相关疾病的线索，对象为高血压 1 期的年幼儿童、高血压 2 期所有的儿童青少年和有严重高血压阳性家族史的儿童；④肾血管造影检查，包括肾脏核素扫描、肾脏 MRI 血管显像、肾脏多普勒超声显像、三维 CT 或数字减影血管造影等，目的是发现肾血管疾病，对象为高血压 1 期的年幼儿童和高血压 2 期所有的儿童青少年；⑤血浆和尿中激素水平、儿茶酚胺水平测定，目的是发现激素介导或儿茶酚胺介导的高血压，对象为高血压 1 期的年幼儿童和高血压 2 期所有的儿童青少年。

六、儿童与青少年高血压靶器官损害

发现血压高于正常，应排除继发因素引起。儿童、青少年高血压以继发性因素相对多见。对于排除继发性高血压的儿童、青少年患者，有必要对靶器官损害进行评估。

1. 心脏 左心室肥厚最常见，患病率为 14% ~ 42%。左心室肥厚是成人心血管事件的独立危险因子，但对儿童、青少年尚无相关研究。超声心动图检查是评估左心室肥厚的首选方法，对于确诊为高血压的患儿，应在诊断时及之后的治疗中定期进行超声心动图检查。应用德弗罗方程计算左心室体积时应该将身高（m^2）标准化。左心室质量（g）= 0.80 × [1.04 ×（室间隔厚度 + 左心室舒张末内径 + 左心室后壁厚度 3 -（左心室舒张末内径 3] + 0.6。心脏大小与体格大小密切相关，需要对左心室重量进行矫正。左心室肥厚的参考数据来源不同，其诊断标准也不同。成人左心室肥厚定义为当左心室体积（g/m^2）为 $51g/m^2$ 相当于 97.5 百分位数，儿童左心室肥厚定义为 95 百分位数或 > $38.6g/m^2$。对于左心室肥厚患儿，应定期测定左心室质量指数。

2. 血管 血管壁早期改变为血管内膜增厚，动脉僵硬度增大，可发展为动脉粥样硬化。家族性高胆固醇血症儿童动脉内膜增厚。不论有无高血压，动脉内膜增厚还与超重、肥胖有关。

3. 肾脏 表现为肾小球滤过率下降和蛋白尿。肾小球滤过率通过 Schwartz Formula 公式计算。其以年龄、身高、血浆肌酐为基础，并有年龄依赖系数（早产儿 0.33，足产儿 0.45，2 ~ 12 岁儿童 0.55，13 ~ 18 岁女孩 0.55，13 ~ 18 岁男孩 0.70）。在应用 ARB、ACEI 早期会有短暂血浆肌酐升高，并非意味着肾功能恶化。存在微量蛋白尿提示肾小球滤过屏障异常。

4. 脑 癫痫、脑卒中、视力障碍是儿童和青少年高血压的严重并发症，早期诊治可有效避免。除了进行神经病学、眼科学的临床评估外，对急症患者还需要行脑电图、CT、MRI 等检查，以排除颅内出血、非活动性脑梗死、脑白质病变。

5. 眼底 小动脉病变可在早期发生。迄今对儿童高血压病导致视网膜病变研究较少。研究显示，51% 患者存在视网膜异常，舒张压增高 10mmHg，视网膜动脉缩小 1.43 ~ 2.08mm。

6. 遗传学 高血压病是一种多基因遗传学疾病，已知的基因均与肾脏钠转运异常、容量增多、肾素降低有关。常规基因筛选对儿童、青少年并无作用。

七、儿童与青少年高血压病的治疗原则及方法

1. 治疗原则

（1）明确病因：确诊为儿童、青少年高血压病，首先明确病因，排除继发性高血压病。如属继发性高血压病，应当针对病因进行有效治疗。

（2）防治危险因素：对于儿童、青少年原发性高血压病，应尽力寻找高血压病的危险因素，如肥胖、高钠饮食、运动减少、睡眠不足以及饮酒、吸烟等，并采取合理措施予以控制。所有儿童、青少年高血压均应进行生活方式的改善，并且贯穿于始终。对于临界高血压病、1 期或 2 期高血压病，如果超重应当进行体重调节咨询，保持规律的体育运动，并控制饮食。

（3）药物治疗原则：儿童、青少年高血压病的心血管终末事件，如心肌梗死、猝死、肾功能不全、心力衰竭相对少见，不宜将其作为降压试验目标，通常以靶器官损害如左心室肥厚、肾功能下降、尿蛋白作为其试验终点。临床上应根据高血压病的分期以及合并靶器官损害情况决定药物治疗。对于临界高血压病患者，如果无慢性肾脏疾病、糖尿病、心力衰竭或左心室肥厚，无需药物治疗；高血压病 1 期患者，如果是症状性高血压、继发性高血压病、高血压伴有靶器官损害、1 型或 2 型糖尿病、非药物治疗效果不满意，应当开始药物治疗；高血压病 2 期患者应当开始药物治疗，实施单药、小剂量并逐渐加量的原则，必要时联合用药。

（4）血压控制目标：由于儿童、青少年人群缺乏循证依据，血压控制目标未明。理论上应将其控制低于年龄、性别、身高相同分组的 95 百分位数，更安全的目标是降至 90 百分位数以下。合并靶器官损害时，其降压目标各不相同。伴有肾脏疾病者，将 24 小时血压控制在平均动脉压的 50 百分位数时，其 5 年肾功能维持相对较好，但蛋白尿可能反弹；控制在 75 百分位数时，5 年肾功能控制最好；控制在 90 百分位数时，肾功能维护较差。儿童、青少年糖尿病肾病患者，对其降压、减少蛋白尿的治疗缺乏循证依据，治疗策略源于成人强化治疗理念。

2. 改变生活方式的治疗方法　控制体重是肥胖相关性高血压最基本的治疗。规律的体育运动和限制静坐时间可改善体质量指数。临界高血压和高血压病患者必须进行饮食调整，鼓励以家庭为基础的干预。

儿童期维持正常的体重可减少成年后高血压病发病率。青少年体重减轻可使血压下降，而且可减低血压对盐的敏感性，降低其他心血管危险因素如脂质代谢异常和胰岛素抵抗的发生率。控制体重也可以避免药物治疗或推迟药物治疗的开始时间。

鼓励自我控制静坐时间，包括看电视录像、玩计算机游戏等，将静坐时间控制在每天 2 小时以内。定期体育活动对于心血管很有益处，推荐规律的有氧体育运动，每天 30～60 分钟。需注意的是 2 期高血压病未被控制时，限制竞技性体育运动。

适宜的饮食调整包括减少含糖饮料和高能量零食的摄入，增加新鲜水果、蔬菜、纤维素和非饱和脂肪酸的摄入，减少盐的摄取，推荐包括健康早餐在内的规律饮食。建议 4～8 岁儿童盐的摄入量为 1.2g/d，年龄较大儿童为 1.5g/d。

适于所有儿童青少年的健康生活方式包括：规律体育运动，饮食中富含新鲜的蔬菜、水果、纤维素，低脂饮食，限制钠盐摄入。

3. 药物治疗　目前尚无降压药物被真正批准用于儿童、青少年高血压病的治疗，美国、欧洲也未明确从法律上反对应用 AIEI、ARB、钙离子拮抗剂、β 受体阻滞剂、利尿剂，以及双肼屈嗪、哌唑嗪。小剂量单药初始治疗是可行的。治疗 4～8 周后血压未明显下降，可增加药量。仍然无效或出现明显不良反应时，应考虑换药。中、重度高血压病单药治疗效果不佳，可考虑联合给药。儿童、青少年的降压药物尚无头对头研究的比较，但有较低的参考剂量。

（1）β 受体阻滞剂：用于治疗儿童、青少年高血压病已有多年，它是具有儿童、青少年降压治疗证据的少数药物之一，包括普萘洛尔、阿替洛尔、美托洛尔。一项安慰剂对照的美托洛尔控释片治疗高血压病的研究证实，美托洛尔控释片 1.0mg/kg 和 2.0mg/kg，在治疗 52 周后，能显著降低收缩压、舒张压，且耐受性好。

（2）钙离子拮抗剂：维拉帕米、硝苯地平、非洛地平、地尔硫䓬及伊拉地平等，均可安全、有效降压。氨氯地平剂量从 0.06mg/kg 开始，逐渐加至 0.34mg/kg，具有剂量依赖性降压作用。药代动力学研究显示，年龄≤6 岁儿童与成年人明显不同，建议使用时剂量适当增加。

（3）ACEI：卡托普利在儿童中应用较久，其安全性、有效性得到确认。该药作用时间短，需每天 2～3 次给药。依那普利、赖诺普利的最佳剂量为每天 0.6mg/kg。福辛普利的量效关系尚未确定。雷米普利主要用于慢性肾病的儿童患者，每天 6mg/kg 可有效控制 24 小时平均动脉压，低剂量每天 2.5mg/kg 也可有效降压、减少蛋白尿。

（4）ARB：在儿童中已获得了一些积累数据。氯沙坦降低舒张压的效用有明显的剂量依赖性，起始剂量为每天 0.75mg/kg，最佳剂量为每天 1.44mg/kg。伊贝沙坦每天 3.8～5.9mg/kg 能有效降压、减少蛋白尿，最佳剂量为每天 75～150mg。坎地沙坦每天 0.16～0.47mg/kg 能明显降压，无论是否合并蛋白尿，其降压疗效无明显差异。

（5）其他：利尿剂、血管扩张剂及 α_1 受体阻断剂用于治疗儿童高血压病的历史较久，但多数缺乏临床试验，其起始剂量基于临床经验。

（6）联合用药：目的在于提高降压疗效、减少不良反应。如合并肾脏疾病患者，单药治疗降压作用有限，早期联合给药很重要。

八、儿童与青少年高血压合并相关临床情况的处理

高血压合并某些疾病，如慢性肾病、糖尿病、代谢综合征、心力衰竭、睡眠呼吸暂停综合征等，不仅需要控制血压，还要有利于合并疾病的治疗。

1. 慢性肾病　儿童慢性肾病合并高血压时，需强化降压，降低蛋白尿，阻止肾功能恶化。一项对非糖尿病性蛋白尿的慢性肾病儿童患者的研究显示，厄贝沙坦、氨氯地平在降压方面无明显差异，因厄贝沙坦显著降低蛋白尿，建议 ARB 作为首选药物。半数以上的患者需联合用药才能使血压达标，推荐联合利尿剂、钙离子拮抗剂。一项短期研究证实，ACEI 联用 ARB 可有效降低蛋白尿和保护肾功能。但 ONTARGET 研究显示，ACEI、ARB 联合可能存在负面效应．应谨慎使用。儿童糖尿病肾病相对少见，其治疗与其他慢性肾病相同，将出现微量白蛋白尿作为降压起始的重要因素，控制夜间血压很关键。

2. 胰岛素抵抗　约 60% 的肥胖儿童存在胰岛素抵抗，5% 葡萄糖耐量异常，1% 空腹血糖调节受损，0.2% 患有 2 型糖尿病。非药物治疗如控制饮食、体育活动很重要。双胍类药

物是唯一经过10岁以上儿童糖尿病试验证据的口服降糖药，并获美国食品与药品管理局和欧洲药品管理机构的认可。降压药优先选用ACEI或ARB或钙离子拮抗剂，其次利尿剂、β受体阻滞剂。药物联用时可应用小剂量利尿剂，但避免噻嗪类利尿剂与β受体阻滞剂联用。

3. 心力衰竭　儿童心力衰竭患者的治疗包括利尿剂、β受体阻滞剂及ACEI或ARB。目前尚无儿童患者的试验依据，依据成人心力衰竭治疗推测，ACEI和β受体阻滞剂联用不仅可减轻症状，还提高儿童患者的生存率。心力衰竭患者体内液体潴留，应注意利尿剂的应用。急症高血压可能导致急性心力衰竭，治疗时首选适量的襻利尿剂及血管扩张剂。

4. 睡眠呼吸暂停综合征　与高血压密切相关，在超重儿童多见。一项荟萃分析显示，睡眠呼吸暂停综合征增高了儿童高血压患者风险，但也有研究结果显示无差异。肥胖对高血压、睡眠呼吸暂停综合征影响有明显相关性，应着重强调减重。对严重睡眠呼吸暂停综合征儿童患者，可给予正压机械通气，必要时实施外科手术治疗。

5. 高血压病急症　是指不伴有靶器官损伤的严重高血压综合征。儿童高血压病急症患者应立即转入重症监护病房治疗，包括立即静脉降压、减少靶器官损害。降压过快可能导致靶器官灌注不足，最初6～8小时内降压<25%～30%，此后24～48小时内将血压逐渐降至正常。

6. 降脂治疗　《美国儿科协会指南》指出，超重、高血压、糖尿病、家族性血脂异常史、早发冠脉疾病家族史者，血脂监测应从2岁开始。血脂异常者，先推荐低胆固醇、低饱和脂肪、高植物纤维饮食以及适量运动。年龄≥8岁儿童可开始使用他汀类药物，其适应证包括低密度脂蛋白胆固醇（LDL－C）≥4.94mmol/L；LDL－C≥4.16mmol/L，伴早期冠状动脉疾病家族史、高血压病、肥胖、吸烟等；LDL－C≥3.38mmol/L伴糖尿病。

（姚朝阳）

第三节　继发性高血压病

继发性高血压亦称症状性高血压，此种高血压存在明确的病因，高血压为其临床表现之一。继发性高血压在所有高血压患者中约占5%～10%。继发性高血压本身的临床表现和危害性，与原发性高血压甚相似。因此当原发病的其他症状不多或不太明显时，容易被误认为原发性高血压。由于继发性高血压和原发性高血压的治疗方法不尽相同，且有些继发性高血压的病因是可以去除的，因此在临床工作中，两者的鉴别关系到是否能及时正确地进行治疗，很为重要。

一、病因

引起继发性高血压的原因，可有以下各种。

（一）肾脏疾病

肾脏疾病引起的高血压，是继发性高血压中最常见的一种，称为肾性高血压。包括：①肾实质性病变，如急性和慢性肾小球肾炎、慢性肾盂肾炎、妊娠高血压疾病、先天性肾脏病变（多囊肾、马蹄肾、肾发育不全）、肾结核、肾结石、肾肿瘤、继发性肾脏病变（各种结缔组织疾病、糖尿病性肾脏病变、肾淀粉样变、放射性肾炎、创伤和泌尿道阻塞所致的肾脏病变）等。②肾血管病变，如肾动脉和肾静脉狭窄阻塞（先天性畸形、动脉粥样硬化、炎症、血栓、肾蒂扭转）。③肾周围病变，如炎症、脓肿、肿瘤、创伤、出血等。

（二）内分泌疾病

肾上腺皮质疾病，包括皮质醇增多症（库欣综合征）、原发性醛固酮增多症、伴有高血压的肾上腺性变态综合征和肾上腺髓质的嗜铬细胞瘤、肾上腺外的嗜铬细胞肿瘤都能引起继发性高血压。其他内分泌性的继发性高血压包括垂体前叶功能亢进（肢端肥大症）、甲状腺功能亢进或低下、甲状旁腺功能亢进（高血钙）、类癌和绝经期综合征等。内分泌疾病伴有高血压的并不少见。继发性高血压也可由外源性激素所致：雌激素（女性长期口服避孕药）、糖皮质激素、盐皮质激素、拟交感胺和含酪胺的食物和单胺氧化酶抑制剂等。

（三）血管病变

如主动脉缩窄、多发性大动脉炎等。主要引起上肢血压升高。

（四）其他

睡眠呼吸暂停综合征和各种药物引起的高血压等。

二、发病机制和病理

肾性高血压主要发生于肾实质病变和肾动脉病变。前一类肾脏病理解剖的共同特点是肾小球玻璃样变性、间质组织和结缔组织增生、肾小管萎缩和肾细小动脉狭窄：说明肾脏既有实质性损害也有血液供应不足这两种情况同时存在，后者为肾内血管病变所引起。后一类则病变在肾动脉，主要引起肾脏血流灌注的固定性减少。在以上病变造成肾缺血缺氧的情况下，肾脏可以分泌多种增高血压的因子，主要是肾小球旁细胞分泌大量肾素。过多的血管紧张素Ⅱ通过直接收缩血管作用、刺激醛固酮分泌导致水钠潴留和兴奋交感神经系统使血压增高。高血压反过来又可引起肾细小动脉病变，加重肾脏缺血。这样互相影响，使血压持续增高。

皮质醇增多症时的高血压，是下丘脑—垂体分泌 ACTH 样物质刺激肾上腺皮质增生或肾上腺皮质自身发生肿瘤，使调节糖类和盐类的肾上腺皮质激素分泌增多，导致水钠潴留所致。嗜铬细胞瘤通过释放过量儿茶酚胺引起患者血压阵发性或持续性增高。原发性醛固酮增多症为肾上腺皮质增生或肿瘤所致的醛固酮自主性分泌过多，可导致体内钠和水潴留，进而使有效血容量增加和高血压。

肾上腺性变态综合征的高血压，是 $C_{11\beta}$羟化酶失常致 11 去氧皮质醇及 11 去氧皮质酮增多的结果。也可由于 $C_{17\alpha}$羟化酶不足而皮质醇及性激素减少，11 去氧皮质酮、皮质酮及醛固酮分泌增多所致。

甲状旁腺功能亢进患者约 1/3 有高血压，此与该病血钙增高引起肾结石、肾钙质沉积、间质性肾炎、慢性肾盂肾炎等肾脏病变有关。血钙增高对血管也有直接的收缩作用。有些患者的高血压在血钙纠正后消失。垂体前叶功能亢进症和糖尿病中，高血压较无此种疾病的人群中多数倍。绝经期综合征的高血压可能与卵巢功能减退，雌激素对大脑皮质、自主神经中枢的调节和对垂体的抑制减弱有关。

先天性主动脉缩窄和多发性大动脉炎，可在主动脉各段造成狭窄，如狭窄发生于主动脉弓的末部至腹主动脉分叉之间，其所引起的体循环血流变化可使下肢血液供应减少而血压降低，大量血液主要进入狭窄部位以上的主动脉弓的分支，因而头部及上肢的血液供应增加而血压升高。由于狭窄部位以下的降主动脉与腹主动脉供血不足，且肾动脉的血液供应也不足，遂使肾脏缺血的因素亦参与了这类疾病高血压的形成。

睡眠呼吸暂停综合征表现为睡眠中上呼吸道反复发生的机械性阻塞，其中至少一半人血压增高，经手术或鼻持续气道正压治疗血压可下降。

许多药物可以引起或加重高血压。免疫抑制剂如环孢素和糖皮质激素可使高达 80% 的接受器官移植者血压升高。非甾体类抗炎药和 COX－2 抑制剂通过其抗肾脏前列腺素的作用使血压增高。高原病伴有的高血压，主要与高原气压及氧分压低致组织缺氧有关。

三、临床表现

继发性高血压的临床表现主要是有关原发病的症状和体征，高血压仅是其中的表现之一。但有时也可由于其他症状和体征不甚显著而使高血压成为主要表现。继发性高血压患者的血压特点可与原发性高血压甚相类似，但又各有自身的特点。如嗜铬细胞瘤患者的血压增高常为阵发性，伴有交感神经兴奋的症状，在发作间期血压可以正常；而主动脉缩窄患者的高血压可仅限于上肢。

四、诊断和鉴别诊断

对下列高血压患者应考虑继发性高血压的可能：①常规病史、体检和实验室检查提示患者有引起高血压的系统性疾病存在。②20 岁之前开始有高血压。③高血压起病突然，或高血压患者原来控制良好的血压突然恶化，难以找到其他原因。④重度或难治性高血压。⑤靶器官损害严重，与高血压不相称，宜进行深入仔细的病史询问，体格检查和必要的实验室检查。

在病史询问中，应特别注意询问各种肾脏病、泌尿道感染和血尿史、肾脏病家族史（多囊肾），有无发作性出汗、头痛与焦虑不安（嗜铬细胞瘤），肌肉无力和抽搐发作（原发性醛固酮增多症）等。体检中注意有无皮质醇增多症的外表体征、有无扪及增大的肾脏（多囊肾）、腹部杂音的听诊（肾血管性高血压），心前区或胸部杂音的听诊（主动脉缩窄或主动脉病），以及股动脉搏动减弱、延迟或胸部杂音，下肢动脉血压降低（主动脉缩窄或主动脉病），神经纤维瘤性皮肤斑（嗜铬细胞瘤）等。靶器官损害的体征包括有无颈动脉杂音，运动或感觉缺失，眼底异常，心尖搏动异常，心律失常，肺部啰音，重力性水肿和外周血管病变的体征。除常规实验室检查外，根据不同的病因选作下列实验室检查项目：血浆肾素、血管紧张素、醛固酮、皮质醇、儿茶酚胺，主动脉和肾血管造影、肾上腺 B 型超声波或 CT、核素检查等。

（一）肾实质性疾病

肾实质性高血压是最常见的继发性高血压，以慢性肾小球肾炎最为常见，其他包括结构性肾病和梗阻性肾病等。应对所有高血压患者初诊时进行尿常规检查以筛查除外肾实质性高血压。体检时双侧上腹部如触及块状物，应疑为多囊肾，并作腹部超声检查。目前超声检查在肾脏的解剖诊断方面几乎已经完全取代了静脉肾盂造影，可以提供有关肾脏大小和形态、皮质厚度，有无泌尿道梗阻和肾脏肿块的所有必要的解剖学资料。功能方面的筛选试验包括尿蛋白、红细胞、白细胞和血肌酐浓度。应当对所有高血压患者进行这些检查。如多次复查结果正常，可以排除肾实质疾病；如有异常，应进一步作详细检查。

（二）肾血管性高血压

肾血管性高血压是继发性高血压的第二位原因，系由一处或多处的肾外动脉狭窄所致。老年人肾动脉狭窄多由动脉粥样硬化所致。在我国，大动脉炎是年轻人肾动脉狭窄的重要原因之一。纤维肌性发育不良症状较少见。突然发生或加重、难治的高血压提示肾动脉狭窄的存在。肾动脉狭窄的表现包括腹部血管杂音、低血钾和肾功能进行性减退。彩色多普勒超声可以发现肾动脉狭窄，尤其是接近血管开口处的病变。并能确定有助于预测介入治疗效果的阻力指数。三维增强磁共振血管造影也有助于肾血管性高血压的诊断。螺旋 CT 诊断肾血管性高血压的敏感性也相似。肾动脉狭窄的确诊性检查是动脉内血管造影。肾静脉肾素比值需要多次侵入性导管检查，操作复杂，敏感性和特异性不高，目前不作为筛选试验推荐。

（三）嗜铬细胞瘤

嗜铬细胞瘤是一种少见的继发性高血压（占所有高血压患者的 0.2% ~0.4%），可为遗传性或获得性。嗜铬细胞瘤患者约 70% 有高血压，为稳定性或阵发性（伴有头痛、出汗、心悸和苍白等症状）。诊断根据血浆或尿中儿茶酚胺或其代谢产物增多。在进行旨在定位肿瘤的功能显像检查之前，应当进行药物试验以获得支持诊断的依据。敏感性最高（97% ~98%）的试验是血浆游离甲氧基肾上腺素的测定加上尿甲氧基肾上腺素片段（fractionated metanephrines）的测定。但由于目前血浆游离甲氧基肾上腺素的测定尚未常规用于诊断，因此尿甲氧基肾上腺素片段和尿儿茶酚胺仍然是首选的诊断试验。很高的测定值则无需进一步检查即可作出诊断；如测定值为中等升高，尽管临床高度怀疑嗜铬细胞瘤，仍有必要用胰高糖素或可乐定作激发或抑制试验；当试验结果为边缘时，许多临床医师愿意直接进入影像学检查。胰高糖素试验必须在患者已经有效地接受 α 受体阻滞剂治疗之后实施，以防注射胰高糖素后发生显著的血压下降。给予可乐定后血浆儿茶酚胺水平显著下降被视为可乐定抑制试验阴性。作出定性诊断后，还需要进行定位诊断。95% 位于肾上腺附近，因为常常是体积较大的肿瘤，因此有时可通过超声检查而被发现。CT 和磁共振是最敏感的检查手段（敏感性为 98% ~100%），但后者的特异性较低（50%）。

（四）皮质醇增多症

高血压在本病十分常见，约占 80%。患者典型的体形常提示本病。可靠指标是测定 24h 尿氢化可的松水平，>110nmol（40ng）高度提示本病。确诊可通过 2d 小剂量地塞米松抑制试验（每 6h 给予 0.5mg，共 8 次）或夜间（夜 11 时给予 1mg）地塞米松抑制试验。2d 试验中第二天尿氢化可的松排泄超过 27nmol（10ng）或夜间地塞米松抑制试验中次日 8 时血浆氢化可的松水平超过 140nmol（50ng）提示本病，而结果正常可排除本病。最近也有采用后半夜血清或唾液氢化可的松作为诊断的更简单指标。本症的分型可采用进一步实验室和影像学检查。

（五）原发性醛固酮增多症

血清钾水平的检测是原发性醛固酮增多症的重要筛查试验，但只有少数患者会在本症的早期有低血钾。病因方面，30% 为肾上腺腺瘤（多见于女性），70% 为肾上腺皮质增生，罕见的是肾上腺癌。血压可轻度增高，亦可为显著增高而难以用药物控制。对难治性高血压和不能激发的低血钾患者要考虑原发性醛固酮增多症。进一步证实可通过氟可的松抑制试验（给予激素 4 天不能使血浆醛固酮水平降至阈值以下）以及标准状况下测定的醛固酮和肾素。也可测定醛固酮/肾素比值。但老年人也可有醛固酮增高和肾素降低。而且慢性肾病患者醛固酮/肾素比值也可增高，系因高血钾刺激醛固酮释放所致。一项荟萃分析的结果显示，本症患者醛固酮/肾素比值增高者在不同研究中所占比例的变化很大，从5.5%到39%，因此其临床使用价值尚有争议。肾上腺显影（目前常用CT、磁共振或放射性核素胆固醇标记技术）也有一定的使用价值。

（六）主动脉缩窄

先天性主动脉缩窄或多发性大动脉炎引起的降主动脉和腹主动脉狭窄，都可引起上肢血压增高，多见于青少年。本病的特点常是上肢血压高而下肢血压不高或降低，且上肢血压高于下肢，形成反常的上下肢血压差别（正常平卧位用常规血压计测定时下肢收缩压读数较上肢高20～40mmHg）。下肢动脉搏动减弱或消失，有冷感和乏力感。在胸背和腰部可听到收缩期血管杂音，在肩胛间区、胸骨旁、腋部和中上腹部，可能有侧支循环动脉的搏动、震颤和杂音。多发性大动脉炎在引起降主动脉或腹主动脉狭窄的同时，还可以引起主动脉弓在头臂动脉分支间的狭窄或一侧上肢动脉的狭窄，这时一侧上肢血压增高，而另一侧血压则降低或测不到，应予注意。影像学检查（超声和放射学检查）可确立诊断。

（七）睡眠呼吸暂停综合征

又称阻塞性睡眠呼吸暂停综合征（OSA），特点是睡眠中上呼吸道吸气相陷闭引起呼吸气流停顿的反复发生，氧饱和度下降。对肥胖者，特别是伴有难治性高血压者应疑及本症的存在。对动态血压监测显示为“非杓型”者，应作呼吸监测。患者的体征包括白天嗜睡、注意力难以集中、睡眠不安、睡眠中呼吸发作性暂停、夜尿、易激惹和性格变化、性功能减退等。一旦怀疑本病，应作进一步检查。呼吸监测是诊断的主要工具。本症可通过兴奋交感神经、氧化应激、炎症和内皮功能障碍等机制对心血管功能和结构产生有害影响。本症可在相当一部分患者中引起血压增高，机制可能是心血管反射性调节机制的损伤和血管内皮功能障碍。

（八）药物诱发的高血压

升高血压的药物有甘草、口服避孕药、类固醇、非甾体抗炎药、可卡因、安非他明、促红细胞生成素和环孢素等。

五、治疗

继发性高血压的治疗，主要是针对其原发病。对原发病不能根治手术或术后血压仍高者，除采用其他针对病因的治疗外，对高血压可按治疗原发性高血压的方法进行降压治疗。

有关肾血管性高血压的治疗，目前认为：①顽固性高血压和肾功能进行性下降是血管重建的指征。②介入治疗已较手术血管重建更多选用。③对肌纤维发育不良者，选用单纯血管成形术成功率高、血压控制好，而对动脉粥样硬化性病变，再狭窄发生率较高，需加放置支架。④介入治疗的效果优于药物治疗，但药物治疗仍然十分重要。如果肾功能正常、血压得到控制、肾动脉狭窄不严重，或高血压病程较长，则首选药物治疗。由于动脉粥样硬化病变有进展的高度危险，仍然需要强化生活方式的改变、小剂量阿司匹林、他汀类药物和多种降压药治疗。降压药宜选用噻嗪类利尿剂和钙拮抗剂，如无双侧肾动脉狭窄，尚可加用肾素—血管紧张素抑制剂。主要危险是狭窄后部位血流灌注显著减少导致的肾功能急性恶化和血清肌酐增高，常见于给予肾素—血管紧张素抑制剂后，但血清肌酐的变化可在撤药后恢复正常。

嗜铬细胞瘤的治疗是切除肿瘤。手术前，患者必须充分准备，包括给予 α 受体阻滞剂和 β 受体阻滞剂（前者足量给药后），然后给予手术切除，常用腹腔镜指导，此前给予足量补液，以免容量不足。

对原发性醛固酮增多症，通过腹腔镜切除腺瘤，术前给予醛固酮拮抗剂（如螺内酯或依普利酮）。对肾上腺增生，给予醛固酮拮抗剂治疗。

主动脉缩窄患者在手术修复或安置支架后，高血压可仍然存在，患者可能需要继续服用降压药。

睡眠呼吸暂停综合征合并高血压的治疗，包括肥胖者减轻体重，以及使用正压呼吸装置。

（李占海）

第四节　难治性高血压病

一、正确理解难治性高血压的含义

难治性高血压（resistant hypertension）又称为顽固性高血压。其定义为：在改善生活方式的基础上，使用足够剂量且合理的 3 种降压药物（包括利尿剂）后，血压仍在目标水平以上，或至少需要 4 种药物才能使血压达标（一般人群 <140/90mmHg，糖尿病、冠心病和慢性肾病患者 <130/80mmHg）。难治性高血压占高血压患者的 15% ~20%，由于血压难控，对靶器官的损伤更为严重，预后更差。收缩压持续升高是难治性高血压的主要表现形式。

难治性高血压并非是所有未控制达标的高血压。主要原因包括：①生活方式改善不良；②患者依从性差，未合理规律用药；③部分患者可能为继发性高血压，而尚未明确诊断；④新近诊断的原发性高血压患者，降压药物需要合理调整；⑤短暂的血压增高，尤其是在急性呼吸道感染、突然失眠、寒冷等应激情况下。

二、假性难治性高血压的常见原因

（1）医患相关因素：①血压测量技术问题，包括使用有测量误差的电子血压计、测压方法不当，如测量姿势不正确、上臂较粗而未使用较大袖带。②“白大衣”效应，表现为诊室血压高而诊室外血压正常（动态血压或家庭自测血压正常），发生率在普通人群和难治性高血压人群类似，可高达 20% ~30%，老年人似乎更常见。③假性高血压，是指间接测压法测得的血压读数明显高于经动脉真正测得的血压读数。发生机制是由于周围动脉硬化，袖带气囊不易阻断僵硬的动脉血流。尽管血压较高，但并无靶器官损害，多见于有明显动脉硬化的老年人和大动脉炎的患者。④患者依从性差，如服药怕麻烦，担心药物的不良反应；忧虑用“好药”，后将来无药可用；经济上不能承受，听信不正确的舆论等。部分为发生药物不良反应而停药。⑤生活方式改善不良，包括食盐过多、饮酒、吸烟、缺乏运动、低纤维素饮食等。摄盐过多可抵消降压药物的作用，对盐敏感性高血压更为明显。睡眠质量差造成血压升高，并且难于控制，临床上比较常见。长期大量饮酒者高血压发生率升高 12% ~

14%，而戒酒可使24小时收缩压降低7.2mmHg，舒张压降低6.6mmHg，高血压的比例由42%降至12%。⑥肥胖与糖尿病，由于胰岛素抵抗、血管内皮功能紊乱、肾脏损害、药物敏感性低等原因，更易发生难治性高血压。有研究显示，糖尿病合并高血压病患者平均需要2.8~4.2种抗高血压药物才能有效降低血压。⑦高龄，单纯收缩性高血压比较常见，并随年龄增长而增多，更难降压。⑧精神心理因素：伴有慢性疼痛、失眠、焦虑、忧郁等。

（2）药物因素：①降压药物剂量不足或联合用药不合理；②非固醇类抗炎药可使收缩压平均增高5mmHg，可以削弱利尿剂、ACEI、ARB和β受体阻滞剂的降压作用，对大部分患者影响较小，但对老年、糖尿病、慢性肾病患者影响较大；③可卡因、安非他命及其他成瘾药物的使用；④拟交感神经药；⑤口服避孕药；⑥皮质类固醇激素类；⑦环孢素和他克莫司；⑧促红细胞生成素；⑨某些助消化药、通便药、通鼻用的交感神经兴奋剂和有激素样作用的甘草酸二铵等；⑩部分中草药如人参、麻黄、甘草、苦橙等。

（3）其他因素：急性呼吸道感染常使血压显著升高或使高血压难以控制，可持续1周。环境和季节因素也显著影响血压水平，如寒冷环境血压上升幅度较大，且相对难以控制，平时所用药物不足以控制其血压，或者难以使血压达到目标水平。

三、难治性高血压的继发原因

继发性高血压是难治性高血压的常见原因。继发性高血压主要包括高血压遗传性疾病、阻塞性睡眠-呼吸暂停综合征、肾实质疾病、肾血管性高血压、原发性醛固酮增多症、嗜铬细胞瘤、慢性类固醇治疗和库欣综合征、甲状腺和甲状旁腺疾病、主动脉缩窄、颅内肿瘤等。继发性高血压的流行病学和发生率目前尚无系统的研究资料。根据Strauch等对402例高血压住院患者的研究显示，继发性高血压占全部高血压患者的31%，其中原发性醛固酮增多症占19%，肾血管性高血压和嗜铬细胞瘤分别占4%和5%，皮质醇增多症和肾性高血压分别为2%和1%。

（1）高血压遗传学：11β-羟化酶缺乏、17β-羟化酶缺乏、Liddle综合征（肾小管上皮细胞钠离子通道基因功能增强型突变）、糖皮质激素可治性高血压、肾单位上皮细胞11β-羟类固醇脱氢酶缺乏所致的盐皮质样激素中间体过剩等均为单基因遗传的高血压，而且血压较难控制。近来认定的WNK激酶（丝氨酸-苏氨酸蛋白激酶家族成员）是有多种生理功能的蛋白，包括细胞信号、细胞生成、增殖和胚胎发育，其中对离子通道有重要的调节作用。其基因突变即可导致遗传性高血压和高血钾综合征，即假性醛固酮减低症Ⅱ型。

（2）阻塞性睡眠-呼吸暂停综合征（OSAS）：约50%的高血压患者合并OSAS，男性多于女性。然而OSAS与高血压明显相关，在药物难以控制的高血压病患者中常见，美国将其列为继发性高血压的首位原因。OSAS的低氧状态导致的交感神经激活及压力反射敏感性下降，引起血压调节功能障碍，可能是造成高血压难治的主要机制。不适当的睡眠姿势、急性上呼吸道感染、饮酒和吸烟可加重病情，与喉部炎症、充血和水肿有关。诊断依靠详细询问病史和夜间呼吸睡眠监测。

（3）原发性醛固酮增多症：在难治性高血压患者中的患病率>10%，在继发性高血压中最为常见。常见原因是肾上腺腺瘤或增生，少见原因为遗传缺陷。大部分原发性醛固酮增多症并无低钾血症和尿钾增多的表现，血钾多在正常范围的低值。临床上不能以自发性低钾血症作为筛查和诊断的必要条件。肾上腺无创影像学检查对单侧肾上腺单个腺瘤的诊断价值较高，而对双侧肾上腺多个结节的准确性欠佳，需要行选择性肾上腺静脉血激素测定予以明确。

（4）肾血管性高血压：包括先天性纤维肌性发育不良、大动脉炎及肾动脉粥样硬化。前两者在年轻人（尤其是年轻女性）中多见，而后者在年龄 >50 岁的患者中多见，尤其是合并糖尿病、冠心病或周围动脉粥样硬化者。对于粥样硬化性肾动脉狭窄，介入治疗仍能获得较好的血压控制和肾脏功能的改善，但尚需大规模的临床研究加以证实。

（5）肾实质疾病：慢性肾脏疾病既是高血压难治的原因，也是难治性高血压或高血压长期未能有效控制的并发症。慢性肾脏疾病的患者绝大多数伴有高血压，通常需要抗高血压治疗且多需联合用药，需要使用 3 种以上降压药物者占 70%。

（6）库欣综合征：70% ~90% 的库欣综合征患者有高血压，其中 17% 为严重高血压。其主要机制为过多的糖皮质激素非选择性地刺激盐皮质激素受体，导致水钠重吸收增多、排钾增多和碱中毒，同时肥胖、睡眠 – 呼吸暂停也参与高血压的形成。其最有效的降压药物是醛固酮受体拮抗剂如螺内酯，必要时联用其他降压药物。

（7）嗜铬细胞瘤：患病率低却难治。95% 的患者有高血压，其中 50% 有持续性高血压。有研究表明，患者从发病到最后确诊平均需要 3 年以上时间。通过尸检发现，约为 55% 患者被漏诊。确诊需要实验室检查（定性诊断）和影像学检查（定位诊断）。

（8）主动脉缩窄：属于先天性畸形，特点为上肢血压增高而下肢血压降低，甚至完全测不出，并且不能触及下肢的动脉搏动。发病率虽低，但应考虑到发病的可能。

四、难治性高血压的临床评估

（1）详实的病史资料：详细了解高血压的时间、严重程度、进展情况及影响因素；以往治疗用药及其疗效和不良反应，现在用药情况；询问继发性高血压的可能线索，以及睡眠情况、打鼾和睡眠呼吸暂停情况；了解有无动脉粥样硬化或冠心病；注意有无近期呼吸道感染史。

（2）评估患者的依从性：患者对于药物治疗的依从性直接关系治疗效果，一般可根据患者服药史获得。但是，对于依从性差的患者必须讲究询问技巧，如询问时不要直截了当或带有责备口气，应该从用药的不良反应、药物的价格及其承受能力、用药的方便程度着手。

（3）体格检查：要获得准确的血压信息，必须规范血压测量。测量血压时应在合适的温度和环境下安静休息 >5 分钟，在正确舒适的体位和姿势下测量。袖带应覆盖上臂长度 2/3，同时气囊覆盖上臂周长的 2/3 以上。每一侧至少测量 2 次，2 次之间至少间隔 1 分钟；当 2 次血压读数差 <5mmHg 时方可认为测量读数准确，取其较低的数值为血压测量值。两臂血压不等时，应采用较高一侧的血压读数。注意测量四肢血压（下肢血压只取收缩压），有助于排除主动脉缩窄以及其他大动脉疾病。仔细检查颈区、锁骨下动脉区、肾区和股动脉区有无血管杂音，有助于诊断大血管疾病、肾动脉狭窄。肾区未闻及血管杂音不能排除肾动脉狭窄；胸骨左缘上部的杂音应当考虑到主动脉缩窄的可能。患者有皮肤紫纹、面颊部发红并且呈中心性肥胖，可能是库欣综合征。

（4）诊所外血压监测：动态血压有利于排除“白大衣”效应，并能观察血压变化的规律（包括夜间高血压）以及对药物治疗的反应等。鼓励家庭血压监测，对识别“白大衣”效应、评价血压和判定预后也具有重要价值。

五、难治性高血压的实验室及影像学检查

（1）实验室检查：①尿常规，结合病史可以帮助认定或排除肾实质性疾病，如肾炎和肾功能受损；②血液生化，包括血肌酐和血浆钾、钠、镁浓度以及血糖、血脂水平；③检查清晨卧位和立位血浆血管紧张素、醛固酮、血浆肾素水平，并计算血浆醛固酮/血浆肾素活性比值，以便诊断或排除原发性醛固酮增多症；④必要时检测血浆和尿液儿茶酚胺代谢产物水平，以排除嗜铬细胞瘤；⑤当高度怀疑库欣综合征时检查血浆皮质醇水平，并做地塞米松抑制试验。⑥肾脏超声检查，能提供肾脏大小和结构信息，有助于某些病因的诊断；⑦24小时尿液（乙酸防腐）检查，用于分析尿钠钾排泄、尿醛固酮排泄和计算内生肌酐清除率（必要时）。

（2）影像学检查：多排 CT 血管影像学检查能提供清晰可靠、接近选择性血管造影质量的图像。对于可疑肾动脉狭窄患者，如青少年高血压、女性疑为纤维肌性发育不良、老年人及粥样硬化性肾动脉狭窄的患者应进行 CT 肾动脉造影。对于非可疑肾动脉狭窄患者，不应该常规进行肾动脉造影检查。其他部位的 CT 动脉造影也有助于明确血管狭窄或结构异常的诊断。超声和 MRI 检查，对于肾动脉狭窄诊断敏感性差，不能作为排除诊断的依据。

六、难治性高血压的诊断思路

对于难治性高血压患者的诊断，首先是要符合其诊断标准，其次是找出引起难治性高血压的病因，这也是诊断难治性高血压的重要环节。

（1）筛查程序：是否为假性难治性高血压→患者服用降压药物是否规律→降压药物选择和使用是否合理→有无联用拮抗降压的药物→治疗性生活方式改变有无不良或失败→是否合并使血压增高的器质性疾病（肥胖症、糖尿病等）→有无慢性疼痛和精神心理疾病→启动继发性高血压的筛查。可简化为：识别假性高血压→分析药物原因→注意生活方式不良→重视合并的疾病（肥胖症、糖尿病等）→排除继发性高血压。

（2）确定诊断：经过明确的筛查程序后，如诊室血压 $>140/90$mmHg 或糖尿病和慢性肾脏病患者血压 $>130/80$mmHg，且患者已经使用了包括利尿剂在内的 3 种足量降压药物血压难以达标，或需要 4 种或以上的降压药物才能使血压达标，方可诊断为难治性高血压。

（3）专家诊治：已知和可疑的难治性高血压，需要就诊于相关专家门诊；对于治疗 6 个月血压仍未控制或仍不见好转者，也需要就诊高血压专家门诊，以进一步诊断和治疗。

七、难治性高血压的治疗原则及方法

（1）治疗原则：①由心血管医师诊治，最好由高血压专科诊治；②多与患者沟通，提高用药的依从性；③强化治疗性生活方式，如减轻体重、严格限盐、控制饮酒；④合理选用联合降压药物治疗方案；⑤降压失败后，在严密观察下停用现有药物，重启新的联合用药方案。原则是，专科诊治有利于寻找难治性高血压原因，有利于制订合理的治疗方案。

（2）药物选用原则：抗高血压药物剂量不足和组合不当是所谓高血压难治的最常见原因。对于血压控制不良的患者，首先停用干扰血压的药物，对其所用的 $\geqslant 3$ 种抗高血压药物，根据其血压的基本病理生理、药理学原则和临床经验进行调整或加强。基本原则为能够阻断导致血压增高的所有病因，联合药物的作用机制及协同作用，抵消不良反应。

（3）药物治疗：降压药物首先选用 ACEI 或 ARB + 钙离子拮抗剂 + 噻嗪类利尿剂、扩张血管药 + 减慢心率药 + 利尿剂的降压方案。如果效果不理想，增加原有药物的剂量尤其是利尿剂剂量。血压仍不达标时，可再加用另一种降压药物如螺内酯、β 受体阻滞剂、α 受体阻滞剂或交感神经抑制剂（可乐定）。

1）利尿剂：难治性高血压患者血浆及尿醛固酮的水平均较高，而且即使无慢性肾病，心房利钠肽及脑利钠肽的水平也较高。利尿剂是控制难治性高血压有效而稳定的药物，特别是对于盐敏感性高血压。当血压难以控制时，可适当增大剂量。通常选用噻嗪类利尿剂，当有明显肾功能不全时使用襻利尿剂如呋塞米或托拉塞米。因呋塞米是短效制剂，需要每日给药 2～3 次，否则间歇性尿钠排泄反而会激活 RAS 引起水、钠潴留。如果利尿剂加量后效果仍不佳，可联合醛固酮受体拮抗剂。2011 年应用螺内酯治疗难治性高血压的随机对照临床试验（ASPIRANT）结果表明，小剂量的醛固酮受体拮抗剂螺内酯（25mg/d）能有效降低难治性高血压患者的收缩压，特别是肾素和血钾水平较低者降压效果更好。对于肥胖或睡眠－呼吸暂停的难治性高血压患者也可加用醛固酮受体拮抗剂（如螺内酯 20mg/d）。有研究显示，调整利尿剂（增加一种利尿剂、增大利尿剂的剂量或根据肾功能水平更换利尿剂）可使 60% 以上的难治性高血压患者血压达标。值得提醒的是，利尿剂的降压效果在用药 2 周后较显著，而在用药 2 个月后才能达到比较理想的效果。

2）ACEI 或 ARB：抑制 RAS 系统，兼有明显的心脏和肾脏保护作用，在难治性高血压中是重要的联合治疗药物之一，尤其适用于糖尿病、肥胖症、胰岛素抵抗或睡眠—呼吸暂停者。但是目前国内所用剂量普遍较小，应当适当增大剂量以加强降压效果。

3）钙离子拮抗剂：常为难治性高血压患者联合用药的选择。钙离子拮抗剂的种类和品种不同，药理作用特点有较大差异，应该根据临床情况具体选择，建议选择缓释或长效制剂。硝苯地平作用强，但半衰期短，应该使用控释型或缓释片剂。尼卡地平作用强，目前尚无缓释型，仅在病情需要时使用。氨氯地平是长半衰期药物，作用温和，可安全使用。对于某些血压难控的患者，可采用二氢吡啶类与非二氢吡啶类联用，如硝苯地平联合地尔硫䓬。

4）β 受体阻滞剂：阻滞外周交感神经活性，降低中枢交感神经活性，减少肾素释放，并具有镇静和抗焦虑作用。在难治性高血压患者中，β 受体阻滞剂常作为血压难控时的联合用药，尤其对舒张压较高、脉压较小、心率较快和有焦虑或失眠的患者效果更好。兼有 α 受体阻滞作用的 β 受体阻滞剂如卡维地洛，在降压方面也有较好的效果。

5）α 受体阻滞剂或交感神经抑制剂：在难治性高血压常用联合药物不能控制时也可选用。外周 α 受体阻滞剂的耐受性良好，如果选用的 β 受体阻滞剂不兼有 α 受体阻滞作用，可加用外周 α 受体阻滞剂。中枢性 α 受体阻滞剂虽可选用，但不良反应较多，耐受性差。

6）肾素抑制剂：临床试验证实降压有效，但作为难治性高血压中的联合用药，尚缺乏确切的临床证据。有研究证实，肾素抑制剂与 ACEI 或 ARB 联用，不良事件并不减少反而增多。

（4）颈动脉压力感受器刺激术：颈动脉压力反射是调控血压的重要因素。正常生理状态下，颈动脉压力感受器感知动脉内的压力变化，通过调节交感神经张力而反射性调节血压水平，颈动脉压力升高时反射性减弱交感神经张力，颈动脉压力降低时增强交感神经活性，从而维持血压的基本稳定。

早期研究报道，颈动脉压力感受器刺激所致的血压下降伴随着血浆儿茶酚胺水平的下降，并通过肌肉交感神经活性测定及心率变异性分析，证实交感神经张力变化介导了血压的调节过程。临床随访证实，大部分接受颈动脉压力感受器刺激的患者，血压迅速并且持久地下降，最长的随访达12年。但由于该疗法不良反应较多，设备方面也有较多的技术问题难以解决等原因，限制了该疗法的临床应用。近年来研制出新型置入式Rheos脉冲发生器，体积小而且更为可靠，使此项技术重新得到重视。一项多中心临床研究纳入55例难治性高血压的患者，基线时服用5种抗高血压药物，平均血压为179/105mmHg。采用Rheos脉冲发生器刺激颈动脉压力感受器，3个月后血压下降21/12mmHg，其中17名患者随访2年，其血压平均降低33/22 mmHg，并且验证了该装置性能良好，对颈动脉压力感受器刺激不会造成颈动脉损伤、重构和狭窄。

（5）肾交感神经消融术

1）病理基础：20世纪50～60年代，在临床尚无药物治疗高血压的情况下，外科医师尝试切除内脏交感神经治疗严重高血压，如通过切除交感神经节，包括胸、腹、盆腔交感神经节，虽然降压效果良好，但手术创伤大，致残、致死率均较高，同时伴有长期并发症，如严重的体位性低血压及肠道、膀胱、勃起功能障碍。降压药物问世后，该治疗方法逐渐被淘汰，并一度认为交感神经系统在难治性高血压发生与维持中的作用是非常有限的。随着经皮导管消融技术的迅速发展，经导管肾脏交感神经射频消融术（renal sympathetic nerve radiofrequency ablation，RSNA）治疗难治性高血压初步开展，并显示出良好的效果。

肾交感神经在调控血压方面具有重要的作用：交感神经系统释放儿茶酚胺类物质（去甲肾上腺素、肾上腺素、多巴胺），通过作用于β_1受体以调控心排血量及肾素释放，作用于α_1受体以调控全身及肾血管收缩，作用于β_2受体以调节肾血管舒张，同时激活RAAS，综合作用是对血压和肾功能的调控。在正常人群中，通过短效（调节血管收缩、血管阻力及心率）和长效（调节肾素释放及肾小管水、钠吸收）两种机制维持血压的稳定。

肾交感神经分为传出纤维和传入纤维：其中传出纤维过度激活产生和分泌过多的儿茶酚胺，综合效应是心率增快、心排血量增多、血管收缩和水钠潴留，引发高血压；而传入纤维过度激活，可以引起中枢神经系统兴奋，导致全身交感神经活性增强，血压进一步升高等。肾交感神经纤维进出肾脏的绝大部分经过肾动脉主干外膜，对于经导管选择性地消融肾交感神经纤维具备了解剖学的基础。通过经导管透过肾动脉的内、中膜损坏外膜的肾交感神经纤维，以达到降低交感神经冲动传出与传入的目的。

2）研究证据

动物实验：一系列的动物实验表明，肾交感神经活性增强在高血压病中起到了重要作用，首先对肾病晚期动物进行交感神经活性测定表明，交感神经活性增加，而双侧肾切除后交感神经活性并无明显变化。对预先使肾脏缺血受损的动物可观察到持续数周的血压升高，给予肾交感神经切除或交感神经阻滞剂，其肾静脉去甲肾上腺素水平明显下降。在肾交感神经切除术后，长期接受血管紧张素Ⅱ滴注的大鼠血压仍能维持正常水平。

临床证据：2009年Krum等最早报道RSNA治疗难治性高血压的研究结果。该研究在澳大利亚和欧洲5个中心治疗了45例难治性高血压患者，结果显示诊室血压在1、3、6、9及12个月较治疗前分别降低了14/10、21/10、22/11、24/11、27/17 mmHg，对其中10例患者测定肾脏去甲肾上腺素分泌率，结果显示减少47%。表明RSNA能够在一定程度上降低肾脏局部的交感神经活性。随后，该研究组进一步扩大样本量至153例，并进行2年随访，结果显示患者在 1、3、6、12、18 和 24 个月时，诊室血压分别降低了 20/10、24/11、25/11、23/11、26/14 和 32/14 mmHg，92% 的患者术后收缩压降低≥10mmHg。2010 年 Symplicity HTN－2（renal sympathetic denervation in patients with treatment－resistant hypertension）研究是一项多中心、前瞻性、随机对照的临床试验，共纳入 24 个中心的 106 例难治性高血压患者，RSNA 组在术后仍坚持多种降压药物的联合治疗，对照组仅给予多药联合治疗（药物剂量配伍经优化处理）。随访 6 个月，主要终点诊室血压在 RSNA 组从基线的 178/96 mmHg 降低了 32/12 mmHg，而对照组诊室血压从基线水平 178/97mmHg 升高了 1/0mmHg，两组患者在用药后 1 个月开始出现降压疗效的差异，并持续于整个研究中。24 小时动态血压监测显示也具有显著差异，但差异程度较诊室血压明显缩小。RSNA 组血压降低 11/7 mmHg，对照组降低 3/1mmHg，6 个月时 RSNA 组诊室血压改善的比例明显高于对照组。另有研究表明，术后 3 个月除血压显著降低外，2 分钟血压也较基线明显降低，静息心率较术前有所下降，运动后最大心率和心率的增加与术前无明显差异。小样本的研究和个案报道显示，RSNA 对胰岛素抵抗、呼吸一睡眠暂停综合征、室性心律失常、终末期肾病等存在交感神经过度激活的疾病也有益，并且发现这种作用不依赖于血压的降低。

3）肾交感神经消融术的相关问题

安全性：目前的研究表明具有良好的安全性，主要是极少数者发生与导管操作相关的并发症，如股动脉假性动脉瘤、血肿和肾动脉夹层。RSNA 射频能量传递中主要不良反应为术中、术后短暂明显的腹部疼痛，系射频能量损伤肾动脉外膜所致，使用镇静或镇痛剂，如吗啡、芬太尼、咪达唑仑等可以缓解。少部分患者射频过程中有一过性心动过缓伴血压下降，可能系疼痛诱发迷走神经反射所致，可使用阿托品治疗。目前的研究，未在随访期间发现肾动脉狭窄、动脉瘤和动脉夹层，随访 1 年估测肾小球滤过率在术前和术后无明显差异。

主要问题：目前尚无规范的准入制度和操作规范，无客观的疗效评估标准，无专用经皮肾交感神经消融导管，远期疗效和安全性也有待于大规模临床试验的评估，有潜在风险，并且价格昂贵，风险和效益需要再评估等。

（李 庆）

第五节 高血压急症

一、高血压急症和亚急症的定义

高血压急症定义为以下几个方面。①高血压危象：广义高血压危象，是指高血压急症与亚急症，狭义的高血压危象，是指高血压急症；②急进型高血压：血压持续显著升高，短期内造成心、脑、肾等靶器官功能的严重损害；③恶性高血压：与急进型高血压有相似的含义，还含有难治性的意义。目前国内外均不建议采用高血压危象、急进型高血压和恶性高血压的术语，主张应用高血压急症和亚急症的概念。

高血压急症是指原发性或继发性高血压患者，在某些诱因作用下，血压突然和显著升高（>180/120mmHg），同时伴有进行性心、脑、肾等重要靶器官功能不全的表现。美国高血压预防、检测、评价和治疗全国联合委员会第七次报告（JNC7）对高血压急症与亚急症的定义比较简明：高血压急症是指血压急性快速和显著升高，同时伴有靶器官的急性损害；高血压亚急症是指血压显著升高，但不伴有靶器官的急性损害。

二、高血压急症和亚急症的诊断

（1）高血压急症范围：在血压升高特别是显著升高的基础上，发生高血压脑病、颅内出血（脑出血、蛛网膜下隙出血）、脑梗死、急性心力衰竭、肺水肿、急性冠状动脉综合征、主动脉夹层、子痫等。鉴别高血压急症与亚急症的标准不是血压升高的程度，而是有无新近发生的急性进行性靶器官损害。急性靶器官损害是诊断高血压急症的首要条件。

（2）血压状况：①高血压急症的发生不取决于高血压的类型，其可发生于原发性高血压患者，而继发性高血压也不少见，如妊娠高血压、急性肾小球肾炎、嗜铬细胞瘤等。②既往有无高血压病史不是高血压急症诊断的必要条件，部分高血压急症既往并无高血压病史，新近才发现血压显著升高。③血压水平的高低与急性靶器官的损害程度并非成正比。多数高血压急症的血压水平显著升高，但少数并未显著升高，如并发于妊娠期或某些急性肾小球肾炎的患者，血压未及时控制在合理范围内，会对脏器功能产生严重影响，甚至危及生命。并发急性肺水肿、主动脉夹层动脉瘤、心肌梗死者，即使血压为中度升高，也应视为高血压急症。高血压亚急症虽有血压显著升高引起的症状，如头痛、头晕、心悸、胸闷、无力、鼻出血和烦躁不安等，但无急性靶器官损害或慢性靶器官损害的急性加重。

（3）靶器官损害：确立高血压急症，血压升高是基础因素，重要靶器官的急性损害是必要条件。多数患者患有慢性靶器官的损害，应当根据临床表现、实验室及其辅助检查，评价是否出现高血压基础上急性靶器官损害，这对治疗很有价值。对于高血压伴发高血压脑病、急性脑卒中、急性冠状动脉综合征、主动脉夹层、子痫等，临床诊断并不困难。然而，对于慢性心力衰竭急性失代偿、慢性肾功能不全急性加重的患者，究竟属于高血压急症还是亚急症，需要进行鉴别。急性左心衰竭多发生于慢性心力衰竭基础上，除血压升高外，感染、快速心律失常、容量负荷过重、过度体力活动、妊娠等多种诱发因素，均可使心力衰竭由慢性转为急性，特别是其早期常表现为血压显著升高，给诊断造成困难。在诊断时应当排除高血压以外的诱发因素引起。如肾功能的急性损害加重高血压，特别是在高血压合并慢性肾功能不全时，诊断是否属于高血压急症颇为困难。对于此类患者，应当密切监测血压水平和肾功能损害的实验室指标，分析与判定两者的关系。

三、高血压急症病因与发病机制

（1）病因：在高血压急症中，原发性高血压患者占40%～70%，继发性高血压占25%～55%。高血压急症的继发性原因包括：①肾实质病变，约占继发性高血压的80%，常见于急慢性肾小球肾炎、慢性肾盂肾炎、间质性肾炎；②累及肾脏的系统性疾病，如系统性红斑狼疮、硬皮病、血管炎等；③肾血管病，如结节性多动脉炎、肾动脉粥样硬化等；④内分泌疾病，如嗜铬细胞瘤、库欣综合征、原发性醛固酮增多症；⑤药物和毒物，如可卡因、苯异丙胺、环孢素、苯环立定等；⑥主动脉狭窄；⑦子痫和先兆子痫。

（2）发病机制：不同病因其高血压的发病机制有所不同。

1）交感神经和RAS过度激活：各种应激因素（严重精神创伤、情绪过于激动等）→交感神经活性亢进→缩血管物质显著增多（儿茶酚胺类+肾素-血管紧张素）→血压急剧升高。

2）局部或全身小动脉痉挛：脑动脉主动痉挛继之被动扩张，可导致高血压脑病；冠状动脉痉挛引起缺血、损伤甚至坏死，可发生急性冠状动脉综合征；肾动脉痉挛引起肾缺血和肾内压力增高，可出现急性肾功能不全；视网膜动脉痉挛引起视网膜内层组织变性坏死，可发生视网膜出血、渗出和视盘水肿；全身小动脉痉挛通过多种病理机制引起组织器官损伤。

3）脑动脉粥样硬化：在脑血管压力、血流改变及痉挛状态下，粥样硬化斑块不稳定，并且微血管瘤形成后易破裂，最终可导致脑卒中。

4）其他机制：神经反射异常（神经源性高血压急症）、内分泌异常、心血管受体功能异常（降压药物骤停）、细胞膜离子转移功能异常（如烧伤后高血压急症）均在不同的高血压急症中发挥重要作用；内源性生物活性肽、血浆敏感因子（如甲状旁腺高血压因子、红细胞高血压因子）、胰岛素抵抗、一氧化氮合成或释放不足、原癌基因表达增多以及遗传性升压因子等，可能起到一定作用。

四、高血压急症的临床特征与处理原则

（1）临床特征：①血压水平，常 >210 ~ 220/130 ~ 140mmHg；②眼底检查，动脉变细、出血、渗出、视盘水肿；③神经系统，头痛、视觉异常、精神错乱、意识障碍、局灶性感觉缺失；④心肺检查，心尖搏动增强、心脏扩大、心力衰竭、肺部湿性啰音、肺水肿；⑤肾脏改变，少尿、蛋白尿、肌酐清除率下降、氮质血症；⑥胃肠道症状，恶心、呕吐。

（2）尽快明确诊断：当怀疑高血压急症时，应进行详尽的病史采集、体格检查和实验室检查，评价靶器官功能是否受累及受累的程度，以尽快明确是否为高血压急症。

（3）处理的基本原则：①高血压急症的患者应进入急诊抢救室或加强监护室，持续监测血压；②尽快应用适合的降压药物；③酌情使用有效的镇静剂以消除患者的紧张心理、焦虑与恐惧；④针对不同靶器官的损害给予相应的处理。

（4）实施分段渐进降压：是高血压急症的首要治疗措施。在起始降压阶段，降压的目标不是使血压降至正常，而是渐进地将血压调控至合理水平，最大限度地减轻心、脑、肾等靶器官的损害。在治疗前要明确用药种类、用药途径、血压目标水平和降压速度等。在临床应用时需考虑药物的药理学、药代动力学作用．对心排血量、全身血管阻力和靶器官的灌注等血流动力学的影响，以及可能发生的不良反应。在严密监测血压、尿量和生命体征的情况下，应视不同的临床情况使用短效静脉降压药物。降压过程中要严密观察靶器官功能状况，如神经系统症状和体征的变化、胸痛是否加重等。由于患者已存在靶器官的损害，过快或过度降压容易导致组织灌注压降低，诱发缺血事件。在处理高血压急症的同时，要根据患者靶器官疾病进行相应处理，争取最大限度地保护靶器官，并针对既往的基础危险因素进行治疗。无论血压正常者还是高血压患者，脑血管的自动调节机制下限约比静息时的平均动脉压低 25%。初始阶段（数分钟至 1 小时）血压控制的目标为平均动脉压的降低幅度不超过治疗前水平的 25%。随后的 2 ~6 小时将血压降至安全范围，一般为 160/100 mmHg 左右。如果可耐受这样的水平，临床情况稳定，此后 24 ~ 48 小时逐步将血压降至正常水平。在治疗的过程中，要充分考虑患者的年龄、病程、血压升高的程度、靶器官的损害和合并的临床情况，因人而异制订具体方案。

五、静脉降压药物的临床特点与用法

（1）硝普钠（sodium nitroprusside）：为动脉和静脉扩张剂，适用于大多数高血压急症。

因硝普钠通过血－脑屏障使颅内压进一步升高，对于存在颅内高压（高血压脑病、脑出血、蛛网膜下隙出血、大面积脑梗死）的患者慎用；硝普钠在红细胞内与巯基结合后分解为氰化物和一氧化氮，而氰化物经过肝脏代谢为硫氰酸盐，并全部经肾脏排出，对于肾功能不全、严重肝功能障碍患者禁用。因硫氰酸盐可抑制甲状腺对碘的吸收，不宜用于甲状腺功能减退症的患者。用法为0.25μg/（kg·min）静脉滴注，立即起效，作用持续1～2分钟；从最小剂量开始静脉滴注，根据血压水平每5～10分钟调整滴速，每次增加5μg/min，增量后注意监测血压。因硫氰酸盐从体内完全排出需要3天以上，容易导致蓄积，因此用药一般<48～72小时。给药时注意避光。主要不良反应为恶心、呕吐、肌肉颤动、出汗、低血压、氰化物或硫氰酸盐中毒、高铁血红蛋白血症（罕见）。氰化物或硫氰酸盐中毒多发生在大剂量或患者存在肝、肾功能不全时，表现为乏力、恶心、精神错乱、反射亢进、震颤、定向力障碍和抽搐等。若<3μg/（kg·min）静脉滴注，使用时间<72小时，一般不会发生中毒。用药后24小时内检测硫氰酸盐浓度>100～120mg/L时，应该立即停药。

（2）硝酸甘油（nitroglycerin）：为静脉和动脉扩张剂。低剂量扩张静脉，减轻心脏前负荷，降低心肌耗氧量；较高剂量扩张小动脉，降低血压并增加冠状动脉血流。适用于高血压合并急性冠状动脉综合征、急性左心衰竭的患者。用法为5～100μg/min（0.3～6mg/h）静脉滴注，2～5分钟起效，持续时间5～10分钟；从5μg/min开始静脉滴注，根据血压水平每5～10分钟调整滴速，每次增加5～10μg/min，使用中注意严密监测血压。连续用药2～3天易产生耐药性。主要不良反应为头痛、恶心、呕吐、低血压、心动过速、高铁血红蛋白血症。

（3）酚妥拉明（phentolamine）：非选择性α受体阻滞剂。适用于儿茶酚胺过度增多的高血压急症，目前仅用于嗜铬细胞瘤的紧急降压治疗。用法为2.5～5mg静脉注射，1～2分钟起效，持续作用10～30分钟；继以0.5～1mg/min（30～60mg/h）静脉滴注维持。主要不良反应为血管扩张作用引起的潮红、头痛，神经反射性引起的心动过速、心绞痛。严禁用于冠心病患者。

（4）拉贝洛尔：为α和β受体阻滞剂。静脉用药α和β受体阻滞之比为1∶7。多数在肝脏代谢，代谢产物无活性。特点是降低外周血管阻力，不影响心排血量，不降低重要脏器的血流量包括冠状动脉血流量。适用于除急性左心衰竭外的各种高血压急症。用法为20～100mg静脉注射或0.5～2mg/min静脉滴注，5～10分钟起效，持续3～6小时；继以0.5～2mg/min（30～120mg/h）静脉维持，24小时≤300 mg。主要不良反应为恶心、头皮刺激感、喉头发热、头晕、支气管痉挛、心动过缓、传导阻滞、体位性低血压。禁用于低血压、心动过缓、传导阻滞。

（5）乌拉地尔（压宁定）：α_1受体阻滞剂兼有中枢5－羟色胺激动作用，不但阻断突触后的α_1受体，而且阻断外周α_1受体，还具有降低延髓心血管中枢的交感反馈作用。主要作用为周围血管扩张和降低交感神经活性。乌拉地尔是目前最为理想的急性降压药物，降压平稳，疗效显著；减轻心脏负荷，改善心肌功能；降低心肌耗氧量，不增加心率；增加心排血量，改善外周供血；具有抗心律失常作用，与α受体阻滞及改善心肌缺血有关。α受体阻滞剂，首剂反应好，且无直立性低血压；不影响颅内压，不影响糖脂代谢。用法为12.5～50mg静脉注射，5分钟起效，持续2～8小时；继以100～400μg/min（6～24mg/h）静脉滴注维持。不良反应小，主要为低血压、头痛、眩晕。无明确禁忌证，尤其适用于肾功能不全患者。

（6）地尔硫䓬：为非二氢吡啶类钙离子拮抗剂。用法为10mg静脉注射，5分钟起效，持续 30 分钟；继以 5 ~ 15μg/（kg · min）静脉滴注维持。主要不良反应为低血压、心动过缓、传导阻滞、心力衰竭加重。原则上用药时间 <7 天。

（7）尼卡地平：二氢吡啶类钙离子拮抗剂。主要扩张小动脉，降压疗效类似于硝普钠。因不增高颅内压，适用于伴有脑卒中的高血压急症。但易引起反射性心动过速，慎用或禁用于冠心病、急性左心衰竭患者。用法为 0.5 ~ 10μg/（kg · min）静脉滴注，5 ~ 10 分钟起效，持续 1 ~4 小时。主要不良反应为头痛、心动过速、恶心、呕吐、潮红、静脉炎。

（8）美托洛尔：为 β_1 受体阻滞剂。特点是起效快，作用维持时间长，无需静脉滴注维持。用法为 5mg，静脉注射 3 ~5 分钟，必要时 5 分钟重复 1 次，总量 15mg。患者若能耐受 15mg 美托洛尔，则在末次静脉给药后 15 分钟口服美托洛尔 25 ~ 50mg，每天 4 次，直到 48 小时；然后 100mg，每天 2 次，或美托洛尔缓释片 50 ~ 100mg，可加至 200mg，每天 1 次。

（9）艾司洛尔：为 β_1 受体阻滞剂。特点为高效选择性，起效迅速，作用时间相对较短。适用于主动脉夹层患者。用法为 250 ~ 500μg/kg 静脉注射，1 ~ 2 分钟起效，持续 10 ~ 20 分钟；继以 50 ~ 300μg/（kg · min）静脉滴注维持。主要不良反应为低血压、恶心、心力衰竭加重。慎用或禁用于 AVB、心力衰竭和支气管痉挛患者。

（10）依那普利拉：对血浆高肾素和高血管紧张素活性的高血压急症有效，而对低血浆肾素和低血管紧张素活性的高血压急症疗效较差。用法为 1.25 ~ 5mg 静脉注射，每 6 小时 1 次，15 ~ 30 分钟起效，持续 6 ~ 12 小时。禁用于肾衰竭、双侧肾动脉狭窄、高钾血症、妊娠等。

（11）肼屈嗪：为动脉扩张剂。直接松弛血管平滑肌，降低周围血管阻力，并抑制去甲肾上腺素的合成，抑制 α 受体，而对 β 受体无影响，使用时应与 β 受体阻滞剂合用。适用于急、慢性肾炎所致的高血压急症及子痫。禁用于低血压、冠心病、心肌梗死，也禁用于肾功能不全、溃疡病患者。用法为 10 ~ 20mg 静脉注射，每 4 ~ 6h 1 次，10 ~ 20 分钟起效，每次持续 1 ~ 4 小时。不良反应为头痛、皮肤潮红、低血压、反射性心动过速、心绞痛、胃肠症状。

（12）非诺多泮：外周多巴胺 1 受体阻滞剂。能够扩张血管，增加肾血流，同时作用于肾近曲小管和远曲小管而促进钠排泄和肌酐清除率。降压疗效类似于硝普钠。适用于合并肾功能不全的高血压急症。用法为 0.03 ~ 1.6μg/（kg · min）静脉滴注，5 分钟内起效，持续 30 分钟。肝功能异常的患者无需调整剂量，但要注意剂量的个体化。

（13）呋塞米：襻利尿剂。20 ~ 40mg 静脉注射，必要时 3 ~ 4 小时重复。适用于急性左心衰竭。

六、高血压亚急症的处理

对于高血压亚急症患者，可在 24 ~ 48 小时将血压缓慢降至 160/100mmHg，目前尚无证据表明高血压亚急症实施紧急降压治疗可以改善预后。许多高血压亚急症患者通过口服降压药物得以控制，如服用钙离子拮抗剂、ACEI 或 ARB、β 和 α 受体阻滞剂，还可根据情况服用襻利尿剂。初始治疗可在门诊或急诊室进行，用药后观察 5 ~ 6 小时。2 ~ 3 天后门诊调整剂量，此后可应用长效制剂控制至最终的靶目标血压。

到急诊室就诊的高血压亚急症患者，在初步血压控制后，应给予口服药物治疗，并建议患者定期到高血压门诊随诊。许多患者在急诊就诊后仍维持原来未达标的治疗方案，造成高血压亚急症的反复发生，最终导致严重后果。具有高危因素的高血压亚急症可以住院治疗。另外，注意避免对某些无并发症但血压较高的患者进行过度治疗，以免增加不良反应和相应的靶器官损害。

七、高血压脑病

（1）定义：各种诱因使血压突然升高，脑血管自身调节功能严重障碍，导致脑血流灌注过多，液体经血－脑屏障渗透到血管周围脑组织，发生脑组织水肿、颅内压升高，从而引发以脑和神经功能障碍为主的临床综合征。主要表现为剧烈头痛、烦躁、恶心、呕吐、视力障碍、抽搐、意识障碍，甚至昏迷等，救治不及时极易发生死亡。

（2）病因与诱因：①高血压是基础病因，以急进型高血压和难治性高血压最为常见，其次是急慢性肾炎、肾盂肾炎、子痫、嗜铬细胞瘤；②过度劳累、情绪激动、神经紧张、气候变化、内分泌失调、降压药物停用等均为诱发因素；③部分患者无明显诱因。

（3）发生机制：高血压脑病的发生，主要取决于血压升高的程度、速度及个体耐受性，而血压升高的速度起着决定作用。在正常情况下，脑血管调节主要随着血压的水平而变化，当血压变低时脑血管扩张，血压变高时脑动脉收缩，以脑动脉血管自动调节功能保持脑血流的相对稳定。正常人平均动脉压为60～120mmHg，脑血流量保持稳定的状态。对于正常血压者短时间内突然产生高血压，可在相对较低的血压水平下发生高血压脑病；而长期缓慢升高的高血压患者由于小动脉管壁增厚、管腔狭窄等缓慢结构重构，脑血流自动调节曲线右移，平均动脉压为120～160mmHg仍能保持相对稳定的脑血流量；当平均动脉压＞160～180mmHg时，脑动脉调节功能降低，不能继续收缩以维持血流稳定，由主动收缩变为被动扩张，脑灌注显著增多而发生颅内压升高、脑水肿，并继发点状出血和小灶性梗死。

（4）临床特点：①病程长短不一，数分钟至数天，多为12～24小时。②多有明确的诱发因素，伴有比较显著的血压升高（舒张压常＞130mmHg），出现头痛、恶心、呕吐、精神异常等早期症状。③病情发展快，进行性加重，出现头痛、抽搐和意识障碍（高血压脑病三联征），或头痛、呕吐和视盘水肿（颅内高压三联征）。④伴或不伴视力模糊、偏盲或黑矇（视网膜动脉痉挛），视网膜可发生水肿、出血、渗出。⑤严重者出现呼吸衰竭、肾衰竭、心力衰竭急剧恶化、严重神经功能缺损（一过性偏瘫、失语）。⑥颅脑CT检查可见弥散性脑白质密度降低，脑室变小；MRI检查对脑水肿的影像学改变更为敏感，顶枕叶水肿具有特征性；偶见小灶性缺血或出血灶。

（5）诊断与鉴别诊断：诊断条件为血压急剧升高＋神经症状（高血压脑病三联征）或体征＋排除脑卒中、硬脑膜下血肿、脑瘤等疾病。高血压脑病的诊断要注意从以下临床情况进行评价与判断：①头痛，头痛为早期症状，多为弥散性、持续性并短时间内进行性加剧，伴恶心呕吐，血压下降后好转；②意识障碍，意识障碍和其他神经症状发生于剧烈头痛持续数小时后；③降压治疗的反应，高血压脑病降压治疗后病情迅速恢复，否则进行性加重，对鉴别诊断尤为重要；④眼底改变，出现严重而弥散性的视网膜动脉痉挛；⑤颅脑CT与MRI检查有助于诊断。临床上一般比较容易确立诊断。

（6）治疗原则

1）迅速降低血压：实施分段降压策略是治疗高血压脑病的关键，降压目标值为平均动脉压降低20%～25%。对于原有高血压者可使舒张压降至110mmHg以下，无高血压者可降至80mmHg以下，但需避免降压过低导致脑血流灌注不足。多数高血压脑病经有效降压后病情很快好转。静脉用药宜选用硝普钠、乌拉地尔、拉贝洛尔、尼卡地平，酚妥拉明仅适用于嗜铬细胞瘤、可乐定撤药、可卡因过量等。因颅内压升高不宜用硝酸甘油。

2）制止抽搐：首选地西泮 10～20mg 静脉注射，静脉注射速度成人 <5mg/min，儿童 <2mg/min，多数于5分钟内终止（约80%）。地西泮静脉注射后迅速进入脑部，但20分钟后血液及脑中浓度急剧下降，可能再发抽搐，需要15～20分钟内重复给药，并在静脉注射地西泮的同时肌内注射苯巴比妥0.2g。对于抽搐持续或反复发作（癫痫持续发作）者，应当首选地西泮静脉注射，随之给予地西泮 100mg +5%葡萄糖溶液或生理盐水 500ml，以 40ml/h 持续泵入，但需注意对呼吸和意识的影响。氯硝西泮也可作为首选药物，首次用量3mg，缓慢静脉注射，此后5～10mg/d 静脉滴注或过渡至口服。特点是起效快（数分钟），药效是地西泮的5倍，作用时间较地西泮长1～2倍，对呼吸和心脏的抑制也略强于地西泮。苯妥英钠起效缓慢，需与地西泮或氯硝西泮合用；抑制心脏作用强，注意避免静脉注射速度过快而发生低血压、心律失常；对血管有刺激作用，不要漏出血管外导致组织损伤；与葡萄糖混合易出现沉淀，应使用生理盐水或注射用水溶解后再用葡萄糖稀释。用法为成人首次剂量500～750mg，儿童10～15mg/kg，以生理盐水稀释，静脉注射速度 <50mg/min。抽搐停止后每6～8小时口服或静脉注射50～100 mg 维持。地西泮、氯硝西泮、苯妥英钠难以控制抽搐发作时选用利多卡因，50～100 mg 静脉注射，静脉注射速度≤25mg/min，继以2～4 mg/（kg·h）静脉滴注1～3天。水合氯醛、苯巴比妥、丙戊酸钠也可酌情使用。

3）治疗脑水肿：20%甘露醇 125～250ml 快速静脉滴注，每4～8小时1次；呋塞米、地塞米松酌情选用。

4）基础支持：吸氧、保持呼吸道通畅、维持水电解质平衡、预防心肾并发症等。值得注意的是，抽搐发作时维持正确的头位与保持呼吸道通畅至关重要。

（李　庆）

第六节　高血压的临床评估

一、高血压的易患因素

（一）遗传因素

遗传因素在高血压发病中起重要作用。多数学者认为，高血压属多基因遗传病，呈遗传易感性与环境因素相结合的发病模式。所涉及的基因有近百种。应用转基因细胞和动物把可能致高血压和抑高血压的基因 cDNA 导入正常血压的动物和细胞，观察外源性基因在被导入后的表达状态，与其血压调控之间的关系。这是探索高血压的关键基因的重要方法之一。有资料表明，遗传性高血压大鼠后代都患高血压。

高血压人群流行病遗传性背景调查，对于研究高血压关键基因具有十分重要的意义。尤其对双生子的研究及对同胞群的研究是最重要的方法。孪生子研究表明，单卵双生子间血压相关系数为0.55，双卵双生子间为0.25。家系调查结果表明，双亲血压正常者其子女患高血压的概率为3%；而双亲均为高血压者，其子女患高血压的概率则为45%，是血压正常者子女的15倍。

目前已知可能与高血压有关的基因可分为以下几类：①促进血管收缩与平滑肌细胞增殖有关的基因，包括肾素、血管紧张素及其受体、血管紧张素转化酶、醛固酮合成酶、内皮素及其受体、加压素及其受体、神经肽 Y 及其受体、儿茶酚胺及其受体、5-羟色胺合成酶及其受体；②促进血管舒张或抑制血管平滑肌细胞增殖的有关基因，包括心钠素及其受体、激肽释放酶和激肽、NO 合成酶、前列腺素合成酶、速激肽及其受体、降钙素基因相关肽及其受体等；③生长因子和细胞因子有关基因，包括胰岛素及其受体、IGF 及其受体、EGF 及其受体、VEGF 及其受体、γ-干扰素、IL-12、IL-8 等及其受体；④调节及信息传递体系基因、癌基因、抗癌基因、Ca^{2+} 通道、Ca^{2+} 泵及 $Na^{+}-Ca^{2+}$ 交换体、G 蛋白及其相关蛋白质、磷脂酶体系、蛋白激酶体系等。根据高血压涉及的基因不同，进行高血压分型和基因诊断，预测高血压发病，寻找高危人群，从而进行早期防治，甚至基因治疗。

（二）神经内分泌因素

1. 交感神经张力过高　交感神经兴奋作用于心脏 β 受体时，则可使心率增快，心肌收缩力增强，结果导致心排血量增加；作用于血管 α 受体，则可使小动脉收缩，外周血管阻力增高，最终导致血压升高。因此，交感神经张力过高的人容易患高血压。

2. 生物活性多肽水平过高　近年来，发现心血管系统内第三类神经——肽能神经，其末梢释放生物活性多肽，调节心肌和血管的运动。主要包括神经肽酪氨酸（neuropeptide Y，NYP），降钙素基因相关肽（calcitonin gene-related peptide，CGRP），P 物质和 K 物质缓激肽。这些神经递质水平过高易导致血压升高。

NYP 以房室结含量最高，其次为冠状动脉周围和心肌纤维。心脏内的 NYP 神经元主要在心脏神经节内，其末梢分布于窦房结、房室结、心房和心室肌及冠状动脉系统。切除星状神经节后，心内的 NYP 含量则明显减少甚至消失。在心血管系统中，NYP 神经纤维主要分布在动脉，围绕大的弹性动脉和肌性动脉并形成网络，在静脉血管分布较少。NYP 可释放于血中，血浆浓度为 1~5fmol/ml。

NYP 是交感神经去甲肾上腺素的辅递质，与儿茶酚胺共存于交感神经纤维之中。刺激交感神经不仅可使儿茶酚胺释放，而且还可促使 NYP 的分泌。NYP 可增加儿茶酚胺的缩血管作用，还能通过交感神经突触前受体抑制儿茶酚胺的释放，因此 NYP 是交感神经递质释放的调节者。此外，NYP 还可降低血管对舒血管物质的反应。总之，NYP 可致血压升高。NYP 对血管的作用有赖于细胞内 Ca^{2+} 的存在。因此，钙拮抗剂可明显降低 NYP 的缩血管作用。肾上腺髓质嗜铬细胞瘤患者血浆 NYP 水平明显高于正常人。

CGRP 主要分布在中枢神经和外周神经系统中，是一种神经递质。其神经纤维广泛分布于心血管系统中。CGRP 具有强大的扩血管作用，是体内最强的舒血管活性多肽。有强烈的扩张冠状动脉的作用，其作用比硝酸甘油强 240 倍，且不依赖血管内皮的完整性，即对已发生的动脉粥样硬化的冠状动脉也有明显的扩张作用。

CGRP 可增加心肌收缩力，使心排血量增加，此外，还有正性变时作用使心率增快。它的这一作用可部分被普萘洛尔阻滞，但其正性肌力作用不受 β 受体阻滞剂的影响。

CGRP 释放减少，是引起血压升高的一个重要因素。CGRP 有可能成为治疗高血压，防治心绞痛，保护心肌，改善心功能的有效药物。

P 物质和 K 物质主要分布在中枢神经系统、消化系统及心血管系统。心脏内的 P 物质主要受星状神经节和迷走神经的支配。将 P 物质注入脑室可引起血压升高，心率增快，同时血中儿茶酚胺浓度升高，该作用可被 α 受体阻滞剂所减弱，提示 P 物质的中枢性升压作用是由于兴奋了交感神经系统所致。此外，P 物质还有扩张冠状动脉、增加心排血量的作用，这些作用可被5-羟色胺所减弱。K物质对心血管系统的作用远大于P物质。

除上述神经肽外，在中枢神经系统内的神经肽如血管紧张肽、脑啡肽、内啡肽、血管加压素、神经降压肽及强啡肽等可能与心血管系统的功能调节和高血压的发病机制均有联系。

3. 高胰岛素血症 人们早已发现，糖尿病患者的高血压和冠状动脉粥样硬化性心脏病（冠心病）的发病率较高，高血压常伴有高胰岛素血症。高胰岛素血症引起高血压的机制可能包括：①高胰岛素血症引起肾小管重吸收钠增加，使体内总钠增多，导致细胞外液容量增多，机体为维持钠平衡，通过提高肾小球灌注压，促进尿液排泄，从而使血压升高；②胰岛素增强交感神经活性，交感神经活性增强可增加肾小管对钠的重吸收，提高心排血量和外周血管阻力，导致血压上升；③胰岛素刺激 H^+-Na^+ 交换，该过程与 Ca^{2+} 交换有关，使细胞内 Na^+、Ca^{2+} 增加，由此增强血管平滑肌对血管加压物质如去甲肾上腺素、血管紧张素Ⅱ和血容量扩张的敏感性，引起血压升高；④胰岛素可刺激血管壁增生肥厚，使血管腔变窄，外周血管阻力增加导致血压上升。

（三）肾素-血管紧张素-醛固酮系统异常

肾素-血管紧张素-醛固酮系统，简称肾素系统（RAAS），是调节血压和血容量的激素系统，也是一个复杂的血压反馈控制系统。鉴于它和肾脏及其他调压激素之间的密切联系，它对高血压的发病、血压维持、治疗及预后等方面均有重要意义。

肾素由肾小球旁细胞分泌后，在循环中与血浆底物即血管紧张素原作用，产生一种无活性的血管紧张素Ⅰ（$AT_{Ⅰ}$），后者被转化酶作用，生成血管紧张素Ⅱ（$AT_{Ⅱ}$）。$AT_{Ⅱ}$再通过氨肽酶作用变成血管紧张素Ⅲ（$AT_{Ⅲ}$），最终继续分解成为无活性的物质由肾脏排出。

$AT_{Ⅱ}$的生理效应是RAAS最主要的功能。$AT_{Ⅱ}$是已知的内源性升压物质中，作用最强的激素。它的升压作用比去甲肾上腺素强5~10倍，在维持血压及血容量平衡中起关键性作用。

很久以来，一直认为RAAS是一个循环的内分泌系统。近年来发现不仅在肾脏而且在若干肾外组织也存在着肾素样物质。用免疫组织化学技术确定了肾素、$AT_{Ⅱ}$、转化酶（ACE）及$AT_{Ⅱ}$受体在下述组织中的定位，即肾上腺、心脏、血管壁及脑组织中。此外，血管紧张素转化酶抑制剂（ACEI）的临床作用，显示出不仅能抑制循环RAAS，同时也可抑制组织中的$AT_{Ⅱ}$的生成。局部组织产生的肾素血管紧张素通过自分泌和旁分泌强有力的调节着组织的功能。

关于循环RAAS与组织RAAS在心血管平衡调节中的假说，据现有资料，某些学者认为血循环中的RAAS主要行使短期的心肾平衡调节。而血管阻力的控制及局部组织功能则受组织RAAS的影响。在一定程度上RAAS与交感神经系统相似，而局部组织的RAAS在心血管功能失代偿时，可被激活而参与平衡的维持。

（四）外周血管结构及功能异常

1. 血管张力增高管壁重塑 目前认为，循环的自身调节失衡，导致小动脉和小静脉张力增高，是高血压发生的重要原因。高血压患者总外周血管阻力增高不仅与血管张力增高有关，其物质基础与血管组织结构改变密切相关，主要表现为血管壁增厚，管壁中层平滑肌细胞肥大、增生和阻力血管变得稀疏及减少。

2. 血管平滑肌细胞离子运转异常 细胞膜 Na^+-K^+-ATP 酶活性受抑制，使细胞内 Na^+ 浓度升高。细胞 Ca^{2+} 内流和外流间不平衡，促使细胞内 Ca^{2+} 增加，而后者又可抑制钠泵，影响血管平滑肌的生长发育，从而引起细胞内 Na^+ 增加和血管结构变化。当细胞膜稳定性降低时，一方面可引起血管壁对血管活性物质的敏感性增高，易发生血管收缩；另一方面，又促使细胞膜去极化，使电压依赖性的钙通道被激活，Ca^{2+}内流，血管收缩，血压升高。

3. 内皮素合成增加　血管内皮分泌的强缩血管肽——内皮素（endothelin）对控制体循环血压及局部血流可能起重要作用。当内皮素合成增加就可导致血管痉挛、血压升高，血管内皮同时还分泌内皮舒张因子，使血管舒张。当内皮损伤时，舒张因子生成障碍，也可导致血压升高。

4. 血管壁的敏感性和反应性的改变　血管壁对血管活性物质的敏感性和反应性增强发生在血压升高之前，这种改变主要是由于血管平滑肌细胞膜特性的异常。如细胞膜对Ca^{2+}通透性增高，膜电位降低、膜稳定性下降，膜对Na^{+}的通透性增高，膜转运系统异常等。有许多因素可影响血管壁的敏感性和反应性，如高盐可使血管壁对AT_{II}的缩血管反应性增高，ANP可使平滑肌细胞对NE和AT_{II}的缩血管反应减弱甚至消失。血管壁的敏感性和反应性增高是引起血管张力升高的重要原因。

5. 血管受体改变　当血管壁β受体数目减少，活性降低，或α受体占优势时，均可使血管收缩，血压升高。

二、血压的评估

（一）评估目的与内容

高血压诊断性评估的目的是利于高血压原因的鉴别诊断、心血管危险因素的评估，并指导诊断措施及预后判断等，主要内容包括：

1. 确定血压水平及其他心血管病危险因素　心血管事件的发生，与血压水平及其他心血管危险因素密切相关，这些危险因素包括：男性>55岁、女性>65岁；吸烟；血脂异常；早发心血管病家族史；腹型肥胖或肥胖；缺乏体力活动；高敏C反应蛋白≥3mg/L等。

2. 判断高血压的原因，明确有无继发性高血压　成人高血压中约5%～10%可查出高血压的具体原因。以下线索提示有继发性高血压可能：①严重或顽固性高血压；②年轻时发病；③原来控制良好的高血压突然恶化；④突然发病；⑤合并周围血管病的高血压，可通过临床病史、体格检查和常规实验室检查可对继发性高血压进行简单筛查，并对高度可疑患者进行特异性诊断程序。

3. 寻找靶器官损害以及相关临床的情况　靶器官损害对高血压患者总心血管病危险的判断是十分重要的，故应仔细寻找靶器官损害的证据，包括心脏、血管、肾脏、脑和眼底等。

（二）评估方法

1. 家族史和临床病史　全面的病史采集极为重要，应包括：①家族史：询问患者有无高血压、糖尿病、血脂异常、冠心病、脑卒中或肾脏病的家族史；②病程：患高血压的时间、血压水平、是否接受过抗高血压治疗及其疗效和副作用；③症状及既往史：目前及既往有无冠心病、心力衰竭、脑血管病、外周血管病、糖尿病、痛风、血脂异常、支气管痉挛、睡眠呼吸暂停综合征、性功能异常和肾脏疾病等的症状或病史及其治疗情况；④有无提示继发性高血压的症状；⑤生活方式：仔细了解膳食中的脂肪、盐、酒摄入量，吸烟支数、体力活动量；询问成年后体重增加情况；⑥药物致高血压：详细询问曾否服用可能升高血压的药物，如口服避孕药、非甾体类抗炎药、甘草等；⑦心理社会因素：详细了解可能影响高血压病程及疗效的个人心理、社会和环境因素，包括家庭情况、工作环境及文化程度。

2. 体格检查 仔细的体格检查有助于发现继发性高血压的线索及靶器官损害的情况。包括正确测量四肢血压，测量体重指数（BMI），测量腰围及臀围，检查眼底，观察有无Cushing面容、神经纤维瘤性皮肤斑、甲状腺功能亢进性突眼征、下肢水肿，听诊颈动脉、胸主动脉、腹部动脉及股动脉有无杂音，甲状腺触诊，全面的心肺检查，检查腹部有无肾脏扩大、肿块，四肢动脉搏动，神经系统检查。

3. 实验室检查 高血压的实验室检查围绕心血管危险因素、继发性高血压的筛查和靶器官损害的评估进行，主要包括：①常规检查：血常规、血生化（钾、空腹血糖、血清总胆固醇、甘油三酯、高密度脂蛋白胆固醇、低密度脂蛋白胆固醇和尿酸、肌酐）、尿液分析（尿蛋白、糖和尿沉渣镜检）、心电图。②推荐检查项目：超声心动图、颈动脉和股动脉超声、餐后血糖（当空腹血糖≥6.1mmol/L或110mg/dl时测量）、C反应蛋白（高敏感）、微量白蛋白尿（糖尿病患者必查项目）、尿蛋白定量（若纤维素试纸检查为阳性者检查此项目）、眼底检查和胸片、睡眠呼吸监测（睡眠呼吸暂停综合征）。③继发性高血压筛查项目：疑及继发性高血压者，根据需要分别进行血浆肾素活性、血及尿醛固酮、血及尿儿茶酚胺、动脉造影、肾和肾上腺超声、CT或MRI等。

4. 血压测量 血压测量是诊断高血压及评估其严重程度的主要手段，目前主要用以下三种方法：

（1）诊所血压：诊所血压是目前临床诊断高血压和分级的标准方法，由医护人员在标准条件下按统一的规范进行测量。首先要求患者坐在安静的房间里，5分钟后再开始测量；至少测量两次，间隔1~2分钟，若两次测量结果相差比较大，应再次测量；采用标准袖带（12~13cm长，35cm宽），当患者上臂较粗或较细时，应分别采用较大或较小的袖带；无论患者采取何种体位，上臂均应置于心脏水平；分别采用Korotkoff第Ⅰ音和第Ⅴ音（消失音）确定收缩压和舒张压；首诊时应当测量双臂血压，因外周血管病可以导致左右两侧血压的不同，以听诊方法测量时应以较高一侧的读数为准；对老人、糖尿病患者或其他常有或疑似体位性低血压的患者，应测量直立位1分钟和5分钟后的血压。

（2）自测血压：自测血压在评估血压水平及严重程度、评价降压效应、改善治疗依从性、增强治疗的主动性等方面具有独特优点，且无白大衣效应、可重复性较好，因此在评价血压水平和指导降压治疗上已成为诊所血压的重要补充。然而，对于精神焦虑或根据血压读数常自行改变治疗方案的患者，不建议自测血压。正常上限参考值：135/85mmHg。

（3）动态血压：动态血压在临床上可用于诊断白大衣性高血压、隐蔽性高血压、顽固难治性高血压、发作性高血压或低血压，评估血压升高严重程度等。国内参考标准：24小时平均值<130/80mmHg，白昼平均值<135/85mmHg，夜间平均值<125/75mmHg。正常情况下，夜间血压均值比白昼血压值低10%~15%。可根据24小时平均血压、日间血压或夜间血压进行临床决策参考，但倾向于应用24小时平均血压。

三、高血压的分级与危险性分层

（一）高血压的分级

血压水平与心血管发病危险之间的关系是连续的，在未用抗高血压药情况下，收缩压≥140mmHg和（或）舒张压≥90mmHg即可诊断高血压。根据2005年中国高血压防治指南，按诊所血压水平将高血压分为1、2和3级，具体血压水平的定义和分类见表5－1。

表5－1　血压水平的定义和分类

类别	收缩压（mmHg）	舒张压（mmHg）
正常血压	<120	<80
正常高值	120～139	80～89
高血压	≥140	≥90
1级高血压（轻度）	140～159	90～99
2级高血压（中度）	160～179	100～109
3级高血压（重度）	≥180	≥110
单纯收缩期高向压	≥140	<90

（二）高血压的危险性分层

高血压的预后与危险性除与血压水平相关外，还与其他心血管危险因素、靶器官损害、并存临床情况（如心脑血管病、肾病及糖尿病）及患者个人情况及经济条件等有关。

根据10年内发生心血管事件危险性的高低，将高血压分为低危组、中危组、高危组和很高危组4组（表5－2），以评估高血压的预后及指导治疗：

低危组：男性年龄<55岁、女性年龄<65岁，高血压1级、无其他危险因素者，属低危组。典型情况下，10年随访中患者发生主要心血管事件的危险<15%。

中危组：高血压2级或1～2级同时有1～2个危险因素，患者应否给予药物治疗，开始药物治疗前应经多长时间的观察，医生需予十分缜密的判断。典型情况下，该组患者随后10年内发生主要心血管事件的危险约为15%～20%，若患者属高血压1级，兼有一种危险因素，10年内发生心血管事件危险约为15%。

高危组：高血压水平属1级或2级，兼有3种或更多危险因素、兼患糖尿病或靶器官损害或高血压水平属3级但无其他危险因素患者属高危组。典型情况下，他们随后10年间发生主要心血管事件的危险约为20%～30%。

很高危组：高血压3级同时有1种以上危险因素或兼患糖尿病或靶器官损害，或高血压1～3级并有临床相关疾病。典型情况下，随后10年间发生主要心血管事件的危险最高，达≥30%，应迅速开始最积极的治疗。

表5－2　高血压危险分层

其他危险因素和病史	血压（mmHg）		
	1级高血压 SBP 140～159 或 DBP 90～99	2级高血压 SBP 160～179 或 DBP 100～109	3级高血压 SBP≥180 或 DBP≥110
Ⅰ. 无其他危险因素	低危	中危	高危
Ⅱ. 1～2个危险因素	中危	中危	很高危
Ⅲ. ≥3个危险因素、靶器官损害或糖尿病	高危	高危	很高危
Ⅳ. 并存的临床情况	很高危	很高危	很高危

（陈　炜）

第六章　冠心病

第一节　总论

一、概述

冠状动脉疾病（coronary artery disease，CAD），简称冠心病，是一种最常见的心脏病，是因冠状动脉痉挛，狭窄或闭塞，引起心肌供氧与耗氧间不平衡，从而导致心肌缺血性损害，也称为缺血性心脏病（ischemic heart disease，IHD）。引起冠状动脉狭窄的原因绝大部分为冠状动脉粥样硬化所致（占95%以上），因此习惯上把冠状动脉病视为冠状动脉粥样硬化性心脏病。冠心病目前是我国居民致残、致死的主要原因之一。本病多见于40岁以上的男性和绝经期后的女性。近年来，我国冠心病发病有增多趋势。

二、冠心病的发病机制及危险因素

（一）发病机制

冠心病的发病机制也即动脉粥样硬化的发病机制，目前尚不十分清楚，比较公认的几个学说：内皮损伤－反应学说；脂质浸润学说；免疫反应学说；血栓形成学说等。

目前观点看，动脉粥样硬化是一种慢性炎症性疾病。内皮损伤或血清胆固醇水平过高导致大量以低密度脂蛋白（low－density lipoprotein－cholesterol，LDL）为主的脂质颗粒沉积于动脉内皮下；这些沉积的脂质颗粒随后被修饰标记并吸引血液中的单核细胞、淋巴细胞等迁移至内皮下；迁移至内皮下的单核细胞转化为巨噬细胞并大量吞噬修饰的脂质颗粒，但超过高密度脂蛋白（high－density lipoprotein－cholesterol，HDL）等把胆固醇向内膜外转运能力，则巨噬细胞形成的泡沫细胞破裂、死亡；大量死亡的泡沫细胞聚集形成脂池并吸收动脉中层的平滑肌细胞迁移至内膜，随后平滑肌细胞由收缩型衍变为合成型并产生大量胶原和弹力纤维等包裹脂池形成典型粥样硬化病变。

（二）危险因素

尽管动脉粥样硬化发生机制并不十分清楚，但流行病学研究显示，有些因素与动脉粥样硬化的发生发展有明显相关性，称为危险因素。

1. 高血压病　收缩压或舒张压升高与冠心病发病危险性之间有明显的相关性，而且收缩压升高比舒张压升高的危险性更大。9项前瞻性研究，包括42万人的回顾性分析表明，平均随访10年后，在舒张压最高的20%人中冠心病事件的发生率是舒张压最低的20%人群的5～6倍。舒张压每增高1kPa（7.5mmHg），估计患冠心病的危险性增加29%。且血压越高，持续时间越长，患冠心病的危险性就越大。降压药物使高血压病患者的血压降低

0.8kPa（6mmHg），冠心病事件减少14%。我国冠心病患者中50%～70%患有高血压病，而全国的成人高血压病患者达2亿，患病率达18.8%。

高血压病引起动脉粥样硬化的可能原因：①由于对动脉壁的侧压作用，动脉伸长等导致动脉壁机械损伤，使胆固醇和LDL易侵入动脉壁；②由于血管张力增加，使动脉内膜伸张及弹力纤维破裂，引起内膜损伤，并刺激平滑肌细胞增生，壁内黏多糖、胶原及弹力素增多；③由于引起毛细血管破裂，使动脉壁局部血栓形成；④使平滑肌细胞内溶酶体增多，减少动脉壁上胆固醇清除。

2. 吸烟　在Framingham心脏研究中，不论男女，每天吸10支烟，可使心血管病病死率增加31%。原来每天吸烟1包的高血压病患者，戒烟可减少心血管疾病危险35%～40%。吸烟增加冠心病危险的机制：①吸烟降低HDL胆固醇水平，男性减低12%，女性降低7%。吸烟改变LCAT活性，对HDL的代谢和结构产生不良影响。吸烟可使apo A－Ⅰ和apo A－Ⅱ相互交联，使HDL的功能改变，失去保护心脏的作用，这可能是吸烟增加患冠心病危险的主要机制。②对冠状动脉血流量有不利影响。吸烟可明显增加血管痉挛的危险，对血管内皮细胞功能、纤维蛋白原浓度和血小板凝集性也产生不利影响。③可使碳氧血红蛋白显著增高，载氧血红蛋白减少，氧离曲线左移，从而使动脉组织缺氧，平滑肌细胞对LDL的摄取增加而降解减少。④可使组织释放儿茶酚胺增多，前列环素释放减少，致血小板聚集和活力增强，从而促进动脉粥样硬化的发生和发展。

3. 血脂异常

（1）血脂：是血浆中的胆固醇、三酰甘油（triacylglycerol，TG）和类脂如磷脂等的总称。血脂异常指循环血液中脂质或脂蛋白的组成成分浓度异常，可由遗传基因和（或）环境条件引起。冠心病是多因素疾病，其中，总胆固醇（total cholesterol，TC）作为危险因素积累了最多的循证证据。研究显示，LDL每降低1mmol/L，冠心病死亡风险降低20%，其他心源性死亡风险降低11%，全因死亡风险降低10%。在Framingham研究中，HDL在0.9mmol/L以下者，与HDL胆固醇在1.6mmol/L以上者相比，冠心病的发病率增高8倍。据估计，HDL胆固醇每增高0.026mmol/L，男性的冠心病危险性减少2%，女性减少3%。可见HDL具有保护心脏的作用。血浆三酰甘油和冠心病的关系尚未明确，但流行病学资料提示，TG在判断冠心病危险性时起重要作用。在前瞻性研究中，单变数分析显示TG浓度和冠心病发生率直接相关，但在多变数分析时这个相关性减弱。在控制HDL的分析中，TG和冠心病发生率的相关性可以消失。TG增高和冠心病的相关性减弱的部分原因是富含TG的脂蛋白和HDL在代谢中有相互关系。现有证据显示，载脂蛋白B（apoB）是心血管疾病（CVD）危险因素之一，比LDL－C更能反映降脂治疗是否恰当，而且实验室检测中apoB比LDL－C出现错误的概率更小，尤其对于有高三酰甘油血症的患者。因此，目前apoB已经作为评估冠心病危险因素的重要指标。

（2）临床应用：临床上检测血脂的项目为TC、TG、HDL－C、LDL－C、Apo A1、apoB、Lp（a）、sLDL，其中前4项为基本临床实用检测项目。各血脂项目测定值的计量单位为mmol/L，有些国家用mg/dl。TC、HDL－C、LDL－C的换算系数为mg/dl×0.0259＝mmol/L；TG的换算系数为mg/dl×0.0113＝mmol/L。

从实用角度出发，血脂异常可进行简易的临床分型（表6－1）。

（3）治疗目标：血脂治疗的主要目标是降低LDL－C，次要目标为降低apoB。

2011欧洲心脏病学会（ESC）/欧洲动脉粥样硬化学会（EAS）指南依据年龄、血压

(SBP)、血脂水平（TC)、是否吸烟、性别对患者进行心血管总风险的分层（SCORE 积分系统，图 6－1)，针对不同危险程度的患者制定治疗的具体目标值（表 6－2)。

表 6－1　血脂异常的临床分型

分型	TC	TG	HDL－C	相当于 WHO 表型
高胆固醇血症	增高			Ⅱa
高三酰甘油血症		增高		Ⅳ、Ⅰ
混合型高脂血症	增高	增高		Ⅱb、Ⅲ、Ⅳ、Ⅴ
低高密度脂蛋白血症			降低	

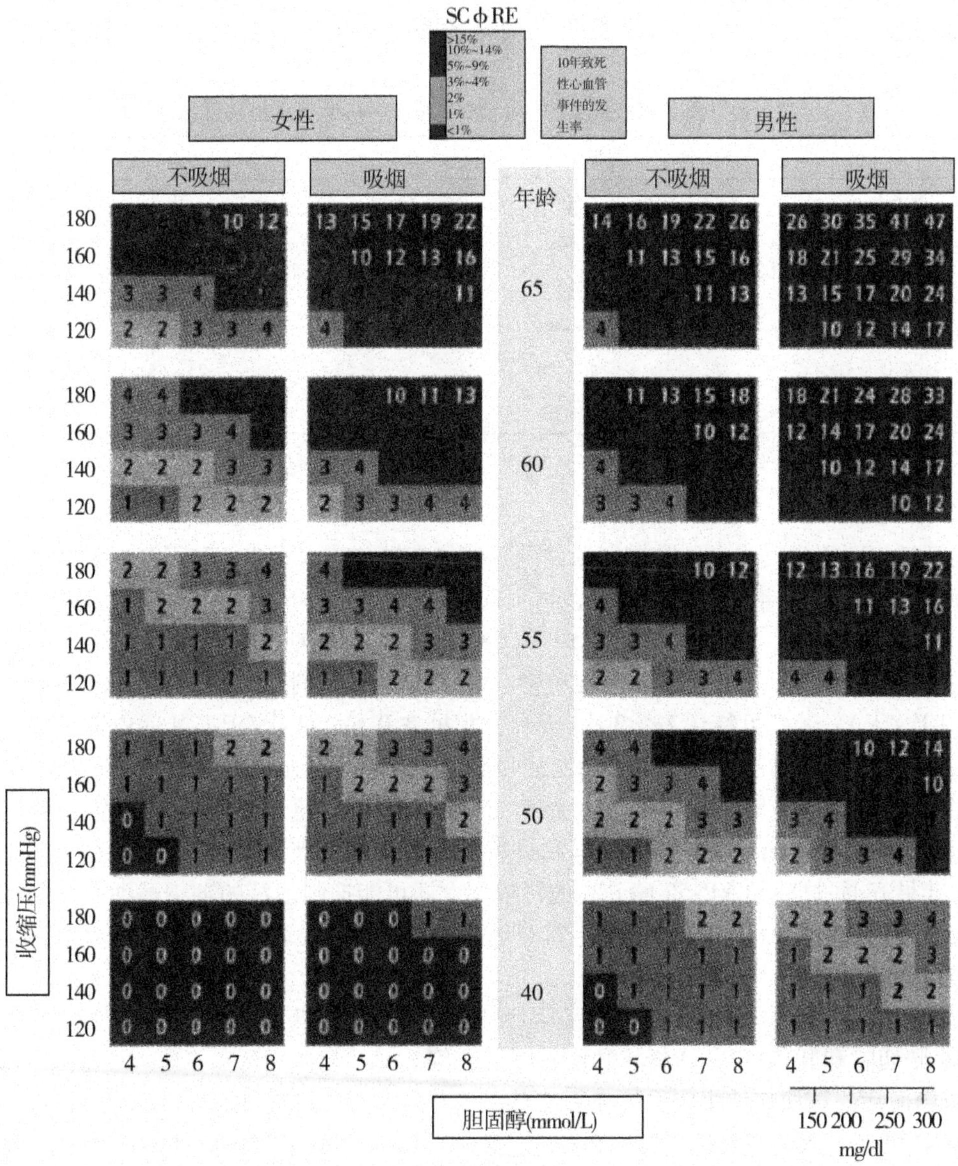

图 6－1　SCORE 积分

表 6－2　2011 ESC/EAS 指南对冠心病危险人群的分类及治疗目标值

危险程度	患者类型	LDL－C 目标值
极高危	CVD、T2DM、T1DM 合并靶器官损害、中重度 CKD、SCORE 评分 >10%	<1.8mmol/L（70mg/dl）和/或 LDL－C 下降 >50%
高危	单个危险因素显著升高、5% ≤SCORE <10%	<2.5mmol/L（100mg/dl）
中危	1% ≤SCORE <5%	<3.0mmol/L（115mg/dl）
低危	SCORE 评分≤1%	未推荐

（4）药物治疗：

1）他汀类：治疗血脂异常的基石。“他汀”的化学名为 3－羟基－3 甲基戊二酰辅酶 A 还原酶抑制剂。这类药物为一大类其英文词尾均为“statin”因此得名为他汀类药物（表 6－3）。

表 6－3　常用他汀类药物降低 LDL－C 水平 30%～40%所需剂量（标准剂量）*

药物	剂量（mg/d）	LDL－C 降低（%）
阿托伐他汀	10#	39
洛伐他汀	40	31
普伐他汀	40	34
辛伐他汀	20～40	35～41
氟伐他汀	40～80	25～35
瑞舒伐他汀	5～10	39～45

注：*估计 LDL－C 降低数据来自各药说明书；#从标准剂量起剂量每增加 1 倍，LDL－C 水平降低约 6%。

他汀类主要不良反应为肝脏转氨酶如丙氨酸氨基转移酶（ALT）和天冬氨酸氨基转移酶（AST）升高，且呈剂量依赖性。另外，可引起肌病，包括肌痛、肌炎和横纹肌溶解。因此，在启用他汀类药物时，要检测 ALT、AST 和 CK，治疗期间定期监测复查。

2）贝特类：临床上常用的贝特类药物：非诺贝特（片剂 0.1g，3 次/天；微粒化胶囊 0.2g，1 次/天）；苯扎贝特 0.2g，3 次/天；吉非贝齐 0.6g，2 次/天。其适应证为高三酰甘油血症或以 TG 升高为主的混合型高脂血症和低高密度脂蛋白血症。

当血清 TG 水平 >5.65mmol/L 时，治疗目标主要为预防急性胰腺炎，首选贝特类药物。当患者为混合型高脂血症时，可以他汀和贝特类合用，但需严密监测 AST、ALT 和 CK。但注意吉非贝齐通过抑制 CYP450 酶升高他汀浓度，还可能抑制他汀的葡糖醛酸化，从而导致副作用而发生危险增加。因此，临床上吉非贝齐与他汀类不要联合应用，可选择非诺贝特与他汀类药物联合应用。

3）其他：烟酸类、胆酸螯合剂、胆固醇吸收抑制剂等药物治疗，尚有外科手术治疗（部分小肠切除和肝移植）、透析疗法及基因治疗等。

4. 糖尿病　糖尿病使中年男性患冠心病的危险性增加 1 倍，中年女性增加 3 倍。胰岛素依赖性糖尿病（IDDM）患者有 1/3 死于冠心病。而非胰岛素依赖性糖尿病（NIDDM）患者有一半死于冠心病。若糖尿病患者同时伴有高血压，其冠心病的发生率为单纯高血压病者的 2 倍。另有报道，糖耐量不正常的男性发生冠心病的危险性较糖耐量正常者多 50%；女性则增加2倍。

糖尿病使患冠心病危险增高的机制：①糖尿病常与其他冠心病危险因素如高血压和肥胖同时存在。②糖尿病患者典型的血脂异常表现是血浆HDL胆固醇降低，TG升高；常伴有小颗粒致密LDL。③糖尿病患者的脂蛋白可经糖基化而改变结构，影响受体识别和结合。LDL糖基化后在循环中积聚，使巨噬细胞中积聚的胆固醇酯增多，HDL糖基化后可促进胆固醇酯在动脉壁中积聚。④伴有动脉粥样硬化的糖尿病患者血小板凝集性增高和纤溶酶原激活抑制剂（PAI－1）增多，导致高凝状态。⑤胰岛素促进平滑肌细胞增殖，增加动脉壁内胆固醇的积聚。近年，已把糖尿病作为冠心病的等危症。

5. 缺少体力活动　定期体育活动可减少患冠心病事件的危险。与积极活动的职业相比，久坐职业的人员冠心病相对危险是1.9。在MRFIT研究的10年随访中，从事中等体育活动的人冠心病病死率比活动少的人减少27%。增加体育活动减少冠心病事件的机制，有增高HDL胆固醇、减轻胰岛素抵抗、减轻体重和降低血压。

6. 肥胖　在男性和女性中，肥胖都是心血管疾病的独立危险因素。年龄<50岁的最胖的1/3人群，比最瘦的1/3人群的心血管病发生率在男性和女性分别增加1倍和1.5倍。

7. 其他因素

1）血栓因子：各种致血栓因子可预测冠心病事件。纤维蛋白原、凝血因子Ⅶ和PAI－1浓度增高，纤维蛋白溶解活性降低可导致高凝状态；溶解血块的能力和清除纤维蛋白片断的能力降低，在粥样硬化形成中起作用。

2）高半胱氨酸血症：也是冠心病的一个独立危险因素。确切机制不明，可能与血管内皮损伤和抗凝活性减退有关。

3）饮酒：在冠心病危险中的地位难以确定，中等量适度饮酒伴冠心病危险减少。这可能与饮酒增加HDL胆固醇浓度和增加纤溶活性有关。在中国居民膳食指南中建议每天红酒不超过50ml，白酒不超过20ml。

4）A型性格：A型性格者患心绞痛或心肌梗死的危险性是B型性格者的2倍，但也有不同的意见，可能与不同的研究用于判断性格分型的方法不同有关。

5）抗氧化物：血液中抗氧化物浓度低可使LDL和Lp（a）易于氧化，脂蛋白氧化被认为是巨噬细胞上的清除受体识别脂蛋白的先决条件，抗氧化物浓度降低就增加了动脉粥样硬化的危险性。

8. 不可调整的危险因素

1）家族史：是较强的独立危险因素。在控制其他危险因素后，冠心病患者的亲属患冠心病的危险性是对照组亲属的2.0～3.9倍。阳性家族史伴随冠心病危险增加可能是基因对其他易患因素（如肥胖、高血压病、血脂异常和糖尿病）介导而起作用的。冠心病家族史是指患者的一级亲属男性在55岁以前、女性在65岁以前患冠心病。

2）年龄：临床绝大多数冠心病发生于40岁以上的人，随着年龄增长患冠心病的危险性增高。致死性心肌梗死患者中约4/5是65岁以上的老年人。

3）性别：男性冠心病病死率为女性的2倍，60%冠心病事件发生在男性中。男性发生有症状性冠心病比女性早10年，但绝经后女性的冠心病发生率迅速增加，与男性接近。女性可调节危险因素与男性相同，但糖尿病对女性产生较大的危险。HDL胆固醇减低和TG增高对女性的危险也较大。

三、病理和病理生理

（一）动脉粥样硬化的病理

动脉粥样硬化斑块是慢性进展病变，其形成需要 10 ~ 15 年的时间（图 6 – 2）。形成过程动脉粥样硬化病变常位于血管分支开口的内侧，或血管固定于周围组织的部位，如左冠状动脉的前降支近端，主动脉弓的弯曲部等。因为这些部位血流呈高度湍流，承受的机械应力较大，易致内皮细胞损伤。动脉粥样硬化病变可有下列 4 种情况。

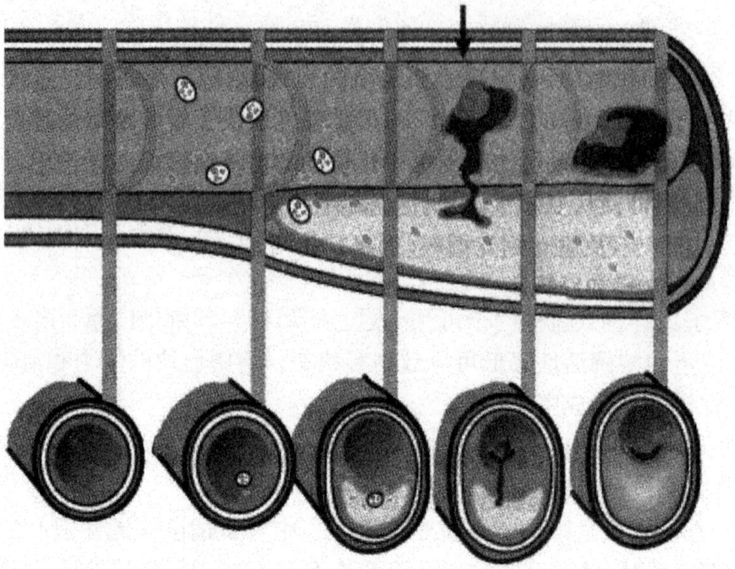

图 6 – 2　动脉粥样硬化的进展过程

斑块不稳定，破裂、血栓形成、临床各种心血管事件发生如 ACS

1. 脂质条纹　为早期病变，常在儿童和青年人中发现，局限于动脉内膜，形成数毫米大小的黄色脂点或长达数厘米的黄色脂肪条纹。其特征是内含大量泡沫细胞，是可逆的。

2. 弥漫性内膜增厚　该病变是由大量内膜平滑肌细胞，围以数量不等的结缔组织组成，尚有细胞外脂质广泛地与平滑肌、巨噬细胞、T 淋巴细胞和结缔组织混合。

3. 纤维斑块　为进行性动脉粥样硬化最具特征性的病变。外观白色，隆起并向动脉腔内突出，可引起管腔狭窄。内含大量脂质、泡沫细胞、淋巴细胞、增殖的平滑肌细胞及基质成分（如胶原、弹力蛋白、糖蛋白等）。这些细胞和细胞外基质共同形成纤维帽，覆盖着深部的粥样的黄色物质，这些物质由大量脂质和坏死崩解的细胞碎片混合而成。脂质主要是胆固醇和胆固醇酯。

4. 复合病变　是由纤维斑块出血、钙化、细胞坏死而形成。钙化是复合性病变的特征。斑块较大时表面可出现裂隙或溃疡，可继发血栓形成，如血栓形成发生在冠状动脉内，则导致急性冠状动脉综合征。

（二）冠心病的病理生理

冠状动脉有左、右两支，分别开口于左、右冠状窦。左冠状动脉有 1 ~ 3cm 的总干，然后再分为前降支及回旋支。前降支供血给左心室前壁中下部、心室间隔的前 2/3 及二尖瓣前外乳头肌和左心房；回旋支供血给左心房、左心室前壁上部及外侧壁、心脏膈面的左半部或全部和二尖瓣后内乳头肌。右冠状动脉供血给右心室、室间隔的后 1/3 和心脏膈面的右侧或全部。此三支冠状动脉之间有许多细小分支互相吻合。

粥样硬化病变可累及冠状动脉的一支、二支或三支。其中以左前降支受累最为多见，病变也最重，其次是右冠状动脉、左回旋支和左冠状动脉主干。病变在血管近端较远端重，主支病变较分支重。病变可局限在冠状动脉某一段造成明显的管腔狭窄甚至急性闭塞，亦可成节段性分布造成一支或几支冠状动脉多处狭窄，常造成慢性冠状动脉供血不全。

正常情况下，冠状动脉通过神经和体液机制调节，使心肌的需血和冠状动脉的供血保持动态平衡。当管腔轻度狭窄时（<50%），心肌的血供未受影响，患者无症状，运动负荷试验也不显示心肌缺血的表现，故虽有冠状动脉粥样硬化，还不能认为已有冠心病。当管腔狭窄加重时（>50%），心肌供血障碍，出现心肌缺血的表现，则称为冠心病。冠状动脉供血不足范围的大小，取决于病变动脉的大小和多少；严重程度取决于管腔狭窄的程度及病变发展的速度。病变发展缓慢者细小动脉吻合支由于代偿性的血流增多而逐渐增粗，促进侧支循环，改善心肌供血。此时即使病变较重，心肌损伤却不一定严重。病变发展较快者，管腔迅速堵塞，冠状动脉分支间来不及建立侧支循环，而迅速出现心肌损伤、坏死。长期冠状动脉供血不足引起心肌萎缩、变性和纤维增生，可致心肌硬化，心脏扩大。此外，粥样斑块的出血或破裂，粥样硬化冠状动脉（亦可无粥样硬化病变）发生痉挛或病变动脉内血栓形成，均可使动脉腔迅速发生严重的狭窄或堵塞，引起心肌急性缺血或坏死。现在认为粥样斑块有两种，即稳定斑块与易碎斑块。稳定斑块的脂质核心较小而纤维帽较厚，不易发生破裂，在临床上多表现为稳定性心绞痛；易碎斑块的脂质核心较大而纤维帽较薄，容易发生破裂，随之在破裂处形成血栓，如果血栓未完全堵塞血管，临床上表现为不稳定性心绞痛或非 ST 段抬高性心肌梗死，如完全堵塞血管，就引起 ST 段抬高性心肌梗死。

四、临床分型

1. 隐匿型或无症状性冠心病　无症状，但有客观心肌缺血的证据（包括心电图、运动负荷试验等）。心肌无组织形态改变。

2. 心绞痛　有发作性胸骨后疼痛，为短时间心肌供血不足引起。心肌多无组织形态改变 。临床分为 3 种。

（1）劳力性心绞痛（angina pectoris of effort）：由体力劳动或其他增加心肌耗氧量的因素（如运动、情绪激动等）所诱发的短暂胸痛发作，休息或舌下含服硝酸甘油后疼痛可迅速消失。①如心绞痛性质稳定在 1 个月以上无明显改变，诱发疼痛的劳力和情绪激动程度相同，且疼痛程度和频度相仿者，称为稳定型劳力性心绞痛（stable angina pectoris）；②如心绞痛病程在 1 个月以内者称为初发型劳力性心绞痛（initial onset angina pectoris）；③如在原来稳定型心绞痛的基础上，在 3 个月内疼痛发作次数增加、疼痛程度加剧、发作时限延长（可能超过 10 min），用硝酸甘油不能使疼痛立即或完全消除，在较轻的体力活动或情绪激动即能引起发作者，称为恶化型劳力性心绞痛（worsening angina pectoris），亦称进行性心绞痛（progressive angina pectoris）。

（2）自发性心绞痛：指胸痛发作与心肌耗氧量的增加无明显关系，在安静状态下发生心绞痛。这种心绞痛一般持续时间较长，程度较重，且不易为硝酸甘油所缓解。包括：①卧位型心绞痛（angina decubitus），指在休息时或熟睡时发生的疼痛。此疼痛持续时间较长，程度较重，患者常烦躁不安，起床走动。硝酸甘油的疗效不明显。发生机制尚有争论，可能与夜梦、夜间血压降低或发生未被发觉的左心室衰竭，以致狭窄的冠状动脉远端心肌灌注不足；或平卧时静脉回流增加，心脏工作量增加，耗氧增加有关。②变异型心绞痛（Prinzmetal' s variant angina pectoris），特点是休息时胸痛，劳力不诱发心绞痛；有定时发作倾向，常在下半夜、清晨或其他固定时间发作；发作时心电图某些导联 ST 段抬高，伴非缺血区导联 ST 段压低，发作缓解后 ST 段恢复正常；发作时间超过 15min。其原因主要由冠状动脉大分支痉挛引起，痉挛可发生在冠状动脉狭窄的基础上，也可发生在冠状动脉造影正常的血管。可能与 α 受体受到刺激有关。心电图 ST 段抬高系由受累区域全层心肌急性缺血所致。③中间综合征（intermediate syndrome），指心肌缺血引起的心绞痛历时较长，从 30～60min，甚至更长时间。发作常在休息或睡眠中发生，但心电图和心肌酶检查无心肌坏死。常是心肌梗死的前奏。④梗死后心绞痛（ postinfarction angina），指在急性心肌梗死后 24h 至 1 个月内发生的心绞痛。

（3）混合性心绞痛（mixed type angina pectoris）：指劳力性和自发性心绞痛混合出现，由冠状动脉病变导致冠状动脉血流储备固定地减少，同时又发生短暂性的再减少所致。

3. 心肌梗死　症状严重，为冠状动脉闭塞致心肌急性缺血性坏死所引起。

4. 缺血性心肌病　长期心肌缺血所导致的心肌逐渐纤维化，过去称为心肌纤维化或心肌硬化。表现为心脏增大，心力衰竭和（或）心律失常。

5. 猝死　突发心脏骤停而死亡，多为心脏局部发生电生理紊乱或起搏、传导功能障碍引起严重心律失常所致。

目前临床上根据病理、临床表现及治疗的不同常分为：稳定型心绞痛和急性冠状动脉综合征（acute coronary syndrome）。急性冠状动脉综合征包括：①不稳定型心绞痛；②急性非 ST 段抬高型心肌梗死；③急性 ST 段抬高型心肌梗死。不稳定型心绞痛包括初发劳力性心绞痛、恶化劳力性心绞痛、自发性心绞痛、混合性心绞痛。本章以此分类进行阐述。

（崔文建）

第二节　不稳定型心绞痛

一、定义

临床上将原来的初发型心绞痛、恶化型心绞痛和各型自发性心绞痛广义地统称为不稳定型心绞痛（UAP）。其特点是疼痛发作频率增加、程度加重、持续时间延长、发作诱因改变，甚至休息时亦出现持续时间较长的心绞痛。含化硝酸甘油效果差，或无效。本型心绞痛介于稳定型心绞痛和急性心肌梗死之间，易发展为心肌梗死，但无心肌梗死的心电图及血清酶学改变。

不稳定型心绞痛是介于稳定型心绞痛和急性心肌梗死之间的一组临床心绞痛综合征。有学者认为除了稳定的劳力性心绞痛为稳定型心绞痛外，其他所有的心绞痛均属于不稳定型心绞痛，包括初发劳力型心绞痛、恶化劳力型心绞痛、卧位型心绞痛、夜间发作的心绞痛、变异型心绞痛、梗死前心绞痛、梗死后心绞痛和混合型心绞痛。如果劳力性和自发性心绞痛同时发生在一个患者身上，则称为混合型心绞痛。

不稳定型心绞痛具有独特的病理生理机制及临床预后，如果得不到恰当及时的治疗，可能发展为急性心肌梗死。

二、病因及发病机制

目前认为有五种因素与产生不稳定型心绞痛有关，它们相互关联。

（一）冠脉粥样硬化斑块上有非阻塞性血栓

为最常见的发病原因，冠脉内粥样硬化斑块破裂诱发血小板聚集及血栓形成，血栓形成和自溶过程的动态不平衡过程，导致冠脉发生不稳定的不完全性阻塞。

（二）动力性冠脉阻塞

在冠脉器质性狭窄基础上，病变局部的冠脉发生异常收缩、痉挛导致冠脉功能性狭窄，进一步加重心肌缺血，产生不稳定型心绞痛。这种局限性痉挛与内皮细胞功能紊乱、血管收缩反应过度有关，常发生在冠脉粥样硬化的斑块部位。

（三）冠状动脉严重狭窄

冠脉以斑块导致的固定性狭窄为主，不伴有痉挛或血栓形成，见于某些冠脉斑块逐渐增大、管腔狭窄进行性加重的患者，或 PCI 术后再狭窄的患者。

（四）冠状动脉炎症

近年来研究认为斑块发生破裂与其局部的炎症反应有十分密切的关系。在炎症反应中感染因素可能也起一定作用，其感染物可能是巨细胞病毒和肺炎衣原体。这些患者炎症递质标志物水平检测常有明显增高。

（五）全身疾病加重的不稳定型心绞痛

在原有冠脉粥样硬化性狭窄基础上，由于外源性诱发因素影响冠脉血管导致心肌氧的供求失衡，心绞痛恶化加重。常见原因有：①心肌需氧增加，如发热、心动过速、甲亢等。②冠脉血流减少，如低血压、休克。③心肌氧释放减少，如贫血、低氧血症。

三、临床表现

（一）症状

临床上不稳定型心绞痛可表现为新近发生（1 个月内）的劳力型心绞痛，或原有稳定型心绞痛的主要特征近期内发生了变化，如心前区疼痛发作更频繁、程度更严重、时间也延长，轻微活动甚至在休息也发作。少数不稳定型心绞痛患者可无胸部不适表现，仅表现为颌、耳、颈、臂或上胸部发作性疼痛不适，或表现为发作性呼吸困难，其他还可表现为发作性恶心、呕吐、出汗和不能解释的疲乏症状。

（二）体格检查

一般无特异性体征。心肌缺血发作时可发现反常的左室心尖搏动，听诊有心率增快和第一心音减弱，可闻及第三心音、第四心音或二尖瓣反流性杂音。当心绞痛发作时间较长，或心肌缺血较严重时，可发生左室功能不全的表现，如双肺底细小水泡音、甚至急性肺水肿或伴低血压。也可发生各种心律失常。

体检的主要目的是努力寻找诱发不稳定型心绞痛的原因，如难以控制的高血压、低血压、心律失常、梗阻性肥厚型心肌病、贫血、发热、甲状腺功能亢进、肺部疾病等，并确定心绞痛对患者血流动力学的影响，如对生命体征、心功能、乳头肌功能或二尖瓣功能等的影响，这些体征的存在高度提示预后不良。

体检对胸痛患者的鉴别诊断至关重要，有几种疾病状态如得不到及时准确诊断，即可能出现严重后果。如背痛、胸痛、脉搏不整，心脏听诊发现主动脉瓣关闭不全的杂音，提示主动脉夹层破裂，心包摩擦音提示急性心包炎，而奇脉提示心脏压塞，气胸表现为气管移位、急性呼吸困难、胸膜疼痛和呼吸音改变等。

（三）临床类型

1. 静息心绞痛　心绞痛发生在休息时，发作时间较长，含服硝酸甘油效果欠佳，病程1个月以内。

2. 初发劳力型心绞痛　新近发生的严重心绞痛（发病时间在1个月以内），CCS（加拿大心脏病学会的劳力型心绞痛分级标准，表6-4）分级，Ⅲ级以上的心绞痛为初发性心绞痛，尤其注意近48h内有无静息心绞痛发作及其发作频率变化。

表6-4　加拿大心脏病学会的劳力型心绞痛分级标准

分级	特点
Ⅰ级	一般日常活动例如走路、登楼不引起心绞痛，心绞痛发生在剧烈、速度快或长时间的体力活动或运动后
Ⅱ级	日常活动轻度受限，心绞痛发生在快步行走、登楼、餐后行走、冷空气中行走、逆风行走或情绪波动后活动
Ⅲ级	日常活动明显受限，心绞痛发生在路一般速度行走时
Ⅳ级	轻微活动即可诱发心绞痛患者不能做任何体力活动，但休息时无心绞痛发作

3. 恶化劳力型心绞痛　既往诊断的心绞痛，最近发作次数频繁、持续时间延长或痛阈降低（CCS分级增加Ⅰ级以上或CCS分级Ⅲ级以上）。

4. 心肌梗死后心绞痛　急性心肌梗死后24h以后至1个月内发生的心绞痛。

5. 变异型心绞痛　休息或一般活动时发生的心绞痛，发作时ECG显示暂时性ST段抬高。

四、辅助检查

（一）心电图

不稳定型心绞痛患者中，常有伴随症状而出现的短暂的ST段偏移伴或不伴有T波倒置，但不是所有不稳定型心绞痛患者都发生这种ECG改变。ECG变化随着胸痛的缓解而常完全或部分恢复。症状缓解后，ST段抬高或降低、或T波倒置不能完全恢复，是预后不良的标志。伴随症状产生的ST段、T波改变持续超过12h者可能提示非ST段抬高心肌梗死。此外临床表现拟诊为不稳定型心绞痛的患者，胸导联T波呈明显对称性倒置（≥0.2mV），高度提示急性心肌缺血，可能系前降支严重狭窄所致。胸痛患者ECG正常也不能排除不稳定型心绞痛可能。若发作时倒置的T波呈伪性改变（假正常化），发作后T波恢复原倒置状态；或以前心电图正常者近期内出现心前区多导联T波深倒，在排除非Q波性心肌梗死后结合临床也应考虑不稳定型心绞痛的诊断。

不稳定型心绞痛患者中有75%～88%的一过性ST段改变不伴有相关症状，为无痛性心肌缺血。动态心电图检查不仅有助于检出上述心肌缺血的动态变化，还可用于不稳定型心绞痛患者常规抗心绞痛药物治疗的评估以及是否需要进行冠状动脉造影和血管重建术的参考指标。

（二）心脏生化标记物

心脏肌钙蛋白：肌钙蛋白复合物包括 3 个亚单位，即肌钙蛋白 T（TnT）、肌钙蛋白 I（TnI）和肌钙蛋白 C（TnC），目前只有 TnT 和 TnI 应用于临床。约有 35% 不稳定型心绞痛患者显示血清 TnT 水平增高，但其增高的幅度与持续的时间与 AMI 有差别。AMI 患者TnT > 3.0ng/ml 者占 88%，非 Q 波心肌梗死中仅占 17%，不稳定型心绞痛中无 TnT > 3.0ng/ml 者。因此，TnT 升高的幅度和持续时间可作为不稳定型心绞痛与 AMI 的鉴别诊断之参考。

不稳定型心绞痛患者 TnT 和 TnI 升高者较正常者预后差。临床怀疑不稳定型心绞痛者 TnT 定性试验为阳性结果者表明有心肌损伤（相当于 TnT > 0.05μg/L），但如为阴性结果并不能排除不稳定型心绞痛的可能性。

（三）冠状动脉造影

目前仍是诊断冠心病的金标准。在长期稳定型心绞痛的基础上出现的不稳定型心绞痛常提示为多支冠脉病变，而新发的静息心绞痛可能为单支冠脉病变。冠脉造影结果正常提示可能是冠脉痉挛、冠脉内血栓自发性溶解、微循环系统异常等原因引起，或冠脉造影病变漏诊。

不稳定型心绞痛有以下情况时应视为冠脉造影强适应证：①近期内心绞痛反复发作，胸痛持续时间较长，药物治疗效果不满意者可考虑及时行冠状动脉造影，以决定是否急诊介入性治疗或急诊冠状动脉旁路移植术（CABG）。②原有劳力性心绞痛近期内突然出现休息时频繁发作者。③近期活动耐量明显减低，特别是低于 Bruce Ⅱ级或 4METs 者。④梗死后心绞痛。⑤原有陈旧性心肌梗死，近期出现由非梗死区缺血所致的劳力性心绞痛。⑥严重心律失常、LVEF < 40% 或充血性心力衰竭。

（四）螺旋 CT 血管造影（CTA）

近年来，多层螺旋 CT 尤其是 64 排螺旋 CT 冠状动脉成像（CTA）在冠心病诊断中正在推广应用。CTA 能够清晰显示冠脉主干及其分支狭窄、钙化、开口起源异常及桥血管病变。有资料显示，CTA 诊断冠状动脉病变的灵敏度 96.33%、特异度 98.16%，阳性预测值 97.22%，阴性预测值 97.56%。其中对左主干、左前降支病变及大于 75% 的病变灵敏度最高，分别达到 100% 和 94.4%。CTA 对冠状动脉狭窄病变、桥血管、开口畸形、支架管腔、斑块形态均显影良好，对钙化病变诊断率优于冠状动脉造影，阴性者不能排除冠心病，阳性者应进一步行冠状动脉造影检查。另外，CTA 也可以作为冠心病高危人群无创性筛选检查及冠脉支架术后随访手段。

（五）其他

其他非创伤性检查包括运动平板试验、运动放射性核素心肌灌注扫描、药物负荷试验、超声心动图等，也有助于诊断。通过非创伤性检查可以帮助决定冠状动脉造影单支临界性病变是否需要做介入性治疗，明确缺血相关血管，为血运重建治疗提供依据。同时可以提供有否存活心肌的证据，也可作为经皮腔内冠状动脉成形术（PTCA）后判断有否再狭窄的重要对比资料。但不稳定型心绞痛急性期应避免做任何形式的负荷试验，这些检查宜放在病情稳定后进行。

五、诊断

（一）诊断依据

对同时具备下述情形者，应诊断不稳定型心绞痛。

（1）临床新出现或恶化的心肌缺血症状表现（心绞痛、急性左心衰竭）或心电图心肌缺血图形。

（2）无或仅有轻度的心肌酶（肌酸激酶同工酶）或 TnT、TnI 增高（未超过 2 倍正常值），且心电图无 ST 段持续抬高。应根据心绞痛发作的性质、特点、发作时体征和发作时心电图改变以及冠心病危险因素等，结合临床综合判断，以提高诊断的准确性。心绞痛发作时心电图 ST 段抬高或压低的动态变化或左束支阻滞等具有诊断价值。

（二）危险分层

不稳定型心绞痛的诊断确立后，应进一步进行危险分层，以便于对其进行预后评估和干预措施的选择。

1. 中华医学会心血管分会关于不稳定型心绞痛的危险度分层　根据心绞痛发作情况，发作时 ST 段下移程度以及发作时患者的一些特殊体征变化，将不稳定型心绞痛患者分为高、中、低危险组（表 6－5）。

表 6－5　不稳定型心绞痛临床危险度分层

组别	心绞痛类型	发作时 ST 降低幅（mm）	持续时间（min）	肌钙蛋白 T 或 I
低危险组	初发、恶化劳力型，无静息时发作	≤1	<20	正常
中危险组	1 个月内出现的静息心绞痛，但 48h 内无发作者（多数由劳力型心绞痛进展而来）或梗死后心绞痛	>1	<20	正常或轻度升高
高危险组	48h 内反复发作静息心绞痛或梗死后心绞痛	>1	>20	升高

注：①陈旧性心肌梗死患者其危险度分层上调一级，若心绞痛是由非梗死区缺血所致时，应视为高危险组。②左心室射血分数（LVEF）<40%，应视为高危险组。③若心绞痛发作时并发左心功能不全、二尖瓣反流、严重心律失常或低血压［SBP≤12.0kPa（90mmHg）］，应视为高危险组。④当横向指标不一致时，按危险度高的指标归类。例如：心绞痛类型为低危险组，但心绞痛发作时 ST 段压低 >1mm，应归入中危险组。

2. 美国 ACC/AHA 关于不稳定型心绞痛/非 ST 段抬高心肌梗死危险分层见表 6－6。

表 6－6　ACC/AHA 关于不稳定型心绞痛/非 ST 段抬高心肌梗死的危险分层

危险分层	高危（至少有下列特征之一）	中危（无高危特点但有以下特征之一）	低危（无高中危特点但有下列特点之一）
①病史	近 48h 内加重的缺血性胸痛发作	既往 MI、外围血管或脑血管病，或 CABG，曾用过阿司匹林	近 2 周内发生的 CCS 分级Ⅲ级或以上伴有高、中度冠脉病变可能者

续 表

危险分层	高危（至少有下列特征之一）	中危（无高危特点但有以下特征之一）	低危（无高中危特点但有下列特点之一）
②胸痛性质	静息心绞痛 >20min	静息心绞痛 >20min，现已缓解，有高、中度冠脉病变可能性，静息心绞痛 <20min，经休息或含服硝酸甘油缓解	无自发性心绞痛 >20min持续发作
③临床体征或发现	第三心音、新的或加重的奔马律，左室功能不全（EF <40%），二尖瓣反流，严重心律失常或低血压［SBP ≤ 12.0kPa（90mmHg）］或存在与缺血有关的肺水肿，年龄 >75 岁	年龄 >75 岁	
④ECG 变化	休息时胸痛发作伴 ST 段变化 > 0.1mV；新出现 Q 波，束支传导阻滞；持续性室性心动过速	T 波倒置 >0.2mV，病理性 Q 波	胸痛期间 ECG 正常或无变化
⑤肌钙蛋白监测	明显增高（TnT 或 TnI > 0.1μg/ml)	轻度升高（即 TnT > 0.01，但 <0.1μg/ml）	正常

六、鉴别诊断

在确定患者为心绞痛发作后，还应对其是否稳定做出判断。

与稳定型心绞痛相比，不稳定型心绞痛症状特点是短期内疼痛发作频率增加、无规律，程度加重、持续时间延长、发作诱因改变或不明显，甚至休息时亦出现持续时间较长的心绞痛，含化硝酸甘油效果差，或无效，或出现了新的症状如呼吸困难、头晕甚至晕厥等。不稳定型心绞痛的常见临床类型包括初发劳力型心绞痛、恶化劳力型心绞痛、卧位型心绞痛、夜间发作的心绞痛、变异型心绞痛、梗死前心绞痛、梗死后心绞痛和混合型心绞痛。

临床上，常将不稳定型心绞痛和非 ST 段抬高心肌梗死（NSTEMI）以及 ST 段抬高心肌梗死（STEMI）统称为急性冠脉综合征。

不稳定型心绞痛和非 ST 段抬高心肌梗死（NSTEMI）是在病因和临床表现上相似、但严重程度不同而又密切相关的两种临床综合征，其主要区别在于缺血是否严重到导致足够量的心肌损害，以至于能检测到心肌损害的标记物肌钙蛋白（TnI、TnT）或肌酸激酶同工酶（CK－MB）水平升高。如果反映心肌坏死的标记物在正常范围内或仅轻微增高（未超过 2 倍正常值），就诊断为不稳定型心绞痛，而当心肌坏死标记物超过正常值 2 倍时，则诊断为 NSTEMI。

不稳定型心绞痛和 ST 段抬高心肌梗死（STEMI）的区别，在于后者在胸痛发作的同时出现典型的 ST 段抬高并具有相应的动态改变过程和心肌酶学改变。

七、治疗

不稳定型心绞痛的治疗目标是控制心肌缺血发作和预防急性心肌梗死。治疗措施包括内科药物治疗、冠状动脉介入治疗（PCI）和外科冠状动脉旁路移植手术（CABG）。

（一）一般治疗

对于符合不稳定型心绞痛诊断的患者应及时收住院治疗（最好收入监护病房），急性期卧床休息1~3d，吸氧，持续心电监测。对于低危险组患者留观期间未再发生心绞痛，心电图也无缺血改变，无左心衰竭的临床证据，留观12~24h期间未发现有CK-MB升高，TnT或TnI正常者，可在留观24~48h后出院。对于中危或高危组的患者特别是TnT或TnI升高者，住院时间相对延长，内科治疗亦应强化。

（二）药物治疗

1. 控制心绞痛发作

（1）硝酸酯类：硝酸甘油主要通过扩张静脉，减轻心脏前负荷来缓解心绞痛发作。心绞痛发作时应舌下含化硝酸甘油，初次含硝酸甘油的患者以先含0.5mg为宜。对于已有含服经验的患者，心绞痛发作时若含0.5mg无效，可在3~5min追加1次，若连续含硝酸甘油1.5~2.0mg仍不能控制疼痛症状，需应用强镇痛药以缓解疼痛，并随即采用硝酸甘油或硝酸异山梨酯静脉滴注，硝酸甘油的剂量以5μg/min开始，以后每5~10min增加5μg/min，直至症状缓解或收缩压降低1.3kPa（10mmHg），最高剂量一般不超过80~100μg/min，一旦患者出现头痛或血压降低［SBP<12.0kPa（90mmHg）］应迅速减少静脉滴注的剂量。维持静脉滴注的剂量以10~30μg/min为宜。对于中危和高危险组的患者，硝酸甘油持续静脉滴注24~48h即可，以免产生耐药性而降低疗效。

常用口服硝酸酯类药物：心绞痛缓解后可改为硝酸酯类口服药物。常用药物有硝酸异山梨酯（消心痛）和5-单硝酸异山梨酯。硝酸异山梨酯作用的持续时间为4~5h，故以每日3~4次口服为妥，对劳力性心绞痛患者应集中在白天给药。5-单硝酸异山梨酯可采用每日2次给药。若白天和夜间或清晨均有心绞痛发作者，硝酸异山梨酯可每6h给药1次，但宜短期治疗以避免耐药性。对于频繁发作的不稳定型心绞痛患者口服硝酸异山梨酯短效药物的疗效常优于服用5-单硝类的长效药物。硝酸异山梨酯的使用剂量可以从10mg/次开始，当症状控制不满意时可逐渐加大剂量，一般不超过40mg/次，只要患者心绞痛发作时口含硝酸甘油有效，即是增加硝酸异山梨酯剂量的指征，若患者反复口含硝酸甘油不能缓解症状，常提示患者有极为严重的冠状动脉阻塞病变，此时即使加大硝酸异山梨酯剂量也不一定能取得良好效果。

（2）β受体阻滞药：通过减慢心率、降低血压和抑制心肌收缩力而降低心肌耗氧量，从而缓解心绞痛症状，对改善近、远期预后有益。

对不稳定型心绞痛患者控制心绞痛症状以及改善其近、远期预后均有好处，除有禁忌证外，主张常规服用。首选具有心脏选择性的药物，如阿替洛尔、美托洛尔和比索洛尔等。除少数症状严重者可采用静脉推注β受体阻滞药外，一般主张直接口服给药。剂量应个体化，根据症状、心率及血压情况调整剂量。阿替洛尔常用剂量为12.5~25mg，每日2次，美托洛尔常用剂量为25~50mg，每日2~3次，比索洛尔常用剂量为5~10mg每日1次，不伴有劳力性心绞痛的变异性心绞痛不主张使用。

（3）钙拮抗药：通过扩张外周血管和解除冠状动脉痉挛而缓解心绞痛，也能改善心室舒张功能和心室顺应性。非二氢吡啶类有减慢心率和减慢房室传导作用。常用药物有两类：①二氢吡啶类钙拮抗药：硝苯地平对缓解冠状动脉痉挛有独到的效果，故为变异性心绞痛的首选用药，一般剂量为 10～20mg，每6h 1次，若仍不能有效控制变异性心绞痛的发作还可与地尔硫䓬合用，以产生更强的解除冠状动脉痉挛的作用，当病情稳定后可改为缓释和控释制剂。对合并高血压病者，应与β受体阻滞药合用。②非二氢吡啶类钙拮抗药：地尔硫䓬有减慢心率、降低心肌收缩力的作用，故较硝苯地平更常用于控制心绞痛发作。一般使用剂量为 30～60mg，每日 3～4 次。该药可与硝酸酯类合用，亦可与β受体阻滞药合用，但与后者合用时需密切注意心率和心功能变化。

如心绞痛反复发作，静脉滴注硝酸甘油不能控制时，可试用地尔硫䓬短期静脉滴注，使用方法为 5～15μg/（kg·min），可持续静滴 24～48h，在静滴过程中需密切观察心率、血压的变化，如静息心率低于 50/min，应减少剂量或停用。

钙通道阻滞药用于控制下列患者的进行性缺血或复发性缺血症状：①已经使用足量硝酸酯类和β受体阻滞药的患者。②不能耐受硝酸酯类和β受体阻滞药的患者。③变异性心绞痛的患者。因此，对于严重不稳定型心绞痛患者常需联合应用硝酸酯类、β受体阻滞药和钙拮抗药。

2. 抗血小板治疗　阿司匹林为首选药物。急性期剂量应在 150～300mg/d，可达到快速抑制血小板聚集的作用，3d 后可改为小剂量即 50～150mg/d 维持治疗，对于存在阿司匹林禁忌证的患者，可采用氯吡格雷替代治疗，使用时应注意经常检查血象，一旦出现明显白细胞或血小板降低应立即停药。

（1）阿司匹林：阿司匹林对不稳定型心绞痛治疗目的是通过抑制血小板的环氧化酶快速阻断血小板中血栓素 A_2 的形成。因小剂量阿司匹林（50～75mg）需数天才能发挥作用。故目前主张：①尽早使用，一般应在急诊室服用第一次。②为尽快达到治疗性血药浓度，第一次应采用咀嚼法，促进药物在口腔颊部黏膜吸收。③剂量 300mg，每日 1 次，5d 后改为 100mg，每日 1 次，很可能需终身服用。

（2）氯吡格雷：为第二代抗血小板聚集的药物，通过选择性地与血小板表面腺苷酸环化酶偶联的 ADP 受体结合而不可逆地抑制血小板的聚集，且不影响阿司匹林阻滞的环氧化酶通道，与阿司匹林合用可明显增加抗凝效果，对阿司匹林过敏者可单独使用。噻氯匹定的最严重副作用是中性粒细胞减少，见于连续治疗 2 周以上的患者，易出现血小板减少和出血时间延长，亦可引起血栓性血小板减少性紫癜，而氯吡格雷则不明显，目前在临床上已基本取代噻氯匹定。目前对于不稳定型心绞痛患者和接受介入治疗的患者多主张强化血小板治疗，即二联抗血小板治疗，在常规服用阿司匹林的基础上立即给予氯吡格雷治疗至少 1 个月，亦可延长至 9 个月。

（3）血小板糖蛋白Ⅱb/Ⅲa 受体抑制药：为第三代血小板抑制药，主要通过占据血小板表面的糖蛋白Ⅱb/Ⅲa 受体，抑制纤维蛋白原结合而防止血小板聚集。但其口服制剂疗效及安全性令人失望。静脉制剂主要有阿昔单抗和非抗体复合物替罗非班、lamifiban、xemilofiban、eptifiban、lafradafiban 等，其在注射停止后数小时作用消失。目前临床常用药物有盐酸替罗非班注射液，是一种非肽类的血小板糖蛋白Ⅱb/Ⅲa 受体的可逆性拮抗药，能有效地阻止纤维蛋白原与血小板表面的糖蛋白Ⅱb/Ⅲa 受体结合，从而阻断血小板的交联和聚集。盐酸替罗非班对血小板功能的抑制的时间与药物的血浆浓度相平行，停药后血小板功能迅速恢复到基线水平。在不稳定型心绞痛患者盐酸替罗非班静脉输注可分两步，在肝素和阿司匹林应用条件下，可先给以负荷量0.4μg/（kg·min）（30min），而后以0.1μg/（kg·min）维持静脉点滴48h。对于高度血栓倾向的冠脉血管成形术患者盐酸替罗非班两步输注方案为负荷量10μg/kg于5min内静脉推注，然后以0.15μg/（kg·min）维持16～24h。

3. 抗凝血酶治疗　目前临床使用的抗凝药物有普通肝素、低分子肝素和水蛭素，其他人工合成或口服的抗凝药正在研究或临床观察中。

（1）普通肝素：是常用的抗凝药，通过激活抗凝血酶而发挥抗栓作用，静脉滴注肝素会迅速产生抗凝作用，但个体差异较大，故临床需化验部分凝血活酶时间（APTT）。一般将APTT延长至60～90s作为治疗窗口。多数学者认为，在ST段不抬高的急性冠状动脉综合征，治疗时间为3～5d，具体用法为75U/kg体重，静脉滴注维持，使APTT在正常的1.5～2倍。

（2）低分子肝素：低分子肝素是由普通肝素裂解制成的小分子复合物，分子量在2500～7000，具有以下特点：抗凝血酶作用弱于肝素，但保持了抗因子Ⅹa的作用，因而抗因子Ⅹa和凝血酶的作用更加均衡；抗凝效果可以预测，不需要检测APTT；与血浆和组织蛋白的亲和力弱，生物利用度高；皮下注射，给药方便；促进更多的组织因子途径抑制物生成，更好地抑制因子Ⅶ和组织因子复合物，从而增加抗凝效果等。许多研究均表明低分子肝素在不稳定型心绞痛和非ST段抬高心肌梗死的治疗中起作用至少等同或优于经静脉应用普通肝素。低分子肝素因生产厂家不同而规格各异，一般推荐量按不同厂家产品以千克体重计算皮下注射，连用一周或更长。

（3）水蛭素：是从药用水蛭唾液中分离出来的第一个直接抗凝血酶制药，通过重组技术合成的是重组水蛭素。重组水蛭素理论上优点有：无需通过AT－Ⅲ激活凝血酶；不被血浆蛋白中和；能抑制凝血块黏附的凝血酶；对某一剂量有相对稳定的APTT，但主要经肾脏排泄，在肾功能不全者可导致不可预料的蓄积。多数试验证实水蛭素能有效降低死亡与非致死性心肌梗死的发生率，但出血危险有所增加。

（4）抗血栓治疗的联合应用：①阿司匹林＋ADP受体拮抗药：阿司匹林与ADP受体拮抗药的抗血小板作用机制不同，一般认为，联合应用可以提高疗效。CURE试验表明，与单用阿司匹林相比，氯吡格雷联合使用阿司匹林可使死亡和非致死性心肌梗死降低20%，减少冠状动脉重建需要和心绞痛复发。②阿司匹林加肝素：RISC试验结果表明，男性非ST段抬高心肌梗死患者使用阿司匹林明显降低死亡或心肌梗死的危险，单独使用肝素没有受益，阿司匹林加普通肝素联合治疗的最初5d事件发生率最低。目前资料显示，普通肝素或低分子肝素与阿司匹林联合使用疗效优于单用阿司匹林；阿司匹林加低分子肝素等同于甚至可能优于阿司匹林加普通肝素。③肝素加血小板GPⅡb/Ⅲa抑制药：PUR－SUTT试验结果显示，与单独应用血小板GPⅡb/Ⅲa抑制药相比，未联合使用肝素的患者事件发生率较高。目前多主张联合应用肝素与血小板GPⅡb/Ⅲa抑制药。由于两者连用可延长APTT，肝素剂量应小于推荐剂量。④阿司匹林加肝素加血小板GPⅡb/Ⅲa抑制药：目前，合并急性缺血的非ST段抬高心肌梗死的高危患者，主张三联抗血栓治疗，是目前最有效的抗血栓治疗方案。持续性或伴有其他高危特征的胸痛患者及准备做早期介入治疗的患者，应给予该方案。

4. 调脂治疗　血脂增高的干预治疗除调整饮食、控制体重、体育锻炼、控制精神紧张、戒烟、控制糖尿病等非药物干预手段外，调脂药物治疗是最重要的环节。近代治疗急性冠脉综合征的最大进展之一就是3－羟基－3甲基戊二酰辅酶A（HMGCoA）还原酶抑制药（他汀类）药物的开发和应用，该类药物除降低总胆固醇（TC）、低密度脂蛋白胆固醇（LDL－C）、三酰甘油（TG）和升高高密度脂蛋白胆固醇（HDL－C）外，还有缩小斑块内脂质核、加固斑块纤维帽、改善内皮细胞功能、减少斑块炎性细胞数目、防止斑块破裂等作用，从而减少冠脉事件，另外还能通过改善内皮功能减弱凝血倾向，防止血栓形成，防止脂蛋白氧化，起到了抗动脉粥样硬化和抗血栓作用。随着长期的大样本的实验结果出现，已经显示他汀类强化降脂治疗和PTCA加常规治疗可同样安全有效的减少缺血事件。所有他汀类药物均有相同的不良反应，即胃肠道功能紊乱、肌痛及肝损害，儿童、孕妇及哺乳期妇女不宜应用。常见他汀类降调脂药见表6－7。

表6－7　临床常见他汀类药物剂量

药物	常用剂量（mg）	用法
阿托伐他汀（立普妥）	10～80	每天1次，口服
辛伐他汀（舒将之）	10～80	每天1次，口服
洛伐他汀（美将之）	20～80	每天1次，口服
普伐他汀（普拉固）	20～40	每天1次，口服
氟伐他汀（来适可）	40～80	每天1次，口服

5. 溶血栓治疗　国际多中心大样本的临床试验（TIMI ⅢB）业已证明采用AMI的溶栓方法治疗不稳定型心绞痛反而有增加AMI发生率的倾向，故已不主张采用。至于小剂量尿激酶与充分抗血小板和抗凝血酶治疗相结合是否对不稳定型心绞痛有益，仍有待临床进一步研究。

6. 不稳定型心绞痛出院后的治疗　不稳定心绞痛患者出院后仍需定期门诊随诊。低危险组的患者1～2个月随访1次，中、高危险组的患者无论是否行介入性治疗都应1个月随访1次，如果病情无变化，随访半年即可。

UA患者出院后仍需继续服阿司匹林、β受体阻滞药。阿司匹林宜采用小剂量，每日50～150mg即可，β受体阻滞药宜逐渐增量至最大可耐受剂量。在冠心病的二级预防中阿司匹林和降胆固醇治疗是最重要的。降低胆固醇的治疗应参照国内降血脂治疗的建议，即血清胆固醇>4.68mmol/L（180mg/dl）或低密度脂蛋白胆固醇>2.60mmol/L（100mg/dl）均应服他汀类降胆固醇药物，并达到有效治疗的目标。血浆三酰甘油>2.26mmol/L（200mg/dl）的冠心病患者一般也需要服降低三酰甘油的药物。其他二级预防的措施包括向患者宣教戒烟、治疗高血压和糖尿病、控制危险因素、改变不良的生活方式、合理安排膳食、适度增加活动量、减少体重等。

八、影响不稳定型心绞痛预后的因素

（1）左心室功能：为最强的独立危险因素，左心室功能越差，预后也越差，因为这些患者的心脏很难耐受进一步的缺血或梗死。

（2）冠状动脉病变的部位和范围：左主干病变和右冠开口病变最具危险性，三支冠脉病变的危险性大于双支或单支者，前降支病变危险大于右冠或回旋支病变，近段病变危险性大于远端病变。

(3) 年龄：是一个独立的危险因素，主要与老年人的心脏储备功能下降和其他重要器官功能降低有关。

(4) 合并其他器质性疾病或危险因素：不稳定型心绞痛患者如合并肾衰竭、慢性阻塞性肺疾患、糖尿病、高血压、高血脂、脑血管病以及恶性肿瘤等，均可影响不稳定型心绞痛患者的预后。其中肾状态还明显与 PCI 术预后有关。

（崔文建）

第三节　急性心肌梗死

心肌梗死指由于长时间缺血导致心肌细胞死亡，临床上多表现为剧烈而持久的胸骨后疼痛，伴有血清心肌损伤标志物增高及进行性心电图变化，属于急性冠状动脉综合征（acute coronary syndrome，ACS）的严重类型。基本病因是冠状动脉粥样硬化及其血栓形成，造成一支或多支血管管腔狭窄、闭塞，持久的急性缺血达 20 ~ 30 min 以上，即可发生心肌梗死。根据心电图 ST 段的改变，可分为 ST 段抬高型心肌梗死（STEMI）和非 ST 段抬高型心肌梗死（NSTEMI），本节主要讨论 STEMI。

一、临床表现

与梗死的范围、部位、侧支循环情况密切有关。

1. 症状

(1) 先兆：患者多无明确先兆，部分患者在发病前数日有乏力，胸部不适，活动时心悸、气急、烦躁、心绞痛等前驱症状，其中以新发生心绞痛（初发型心绞痛）或原有心绞痛加重（恶化型心绞痛）最为突出。

(2) 疼痛：

1) 最主要、最先出现的症状。多发生于清晨，疼痛部位和性质与心绞痛相同，但程度更重，持续时间较长，可达数小时或更长，休息和含用硝酸甘油片多不能缓解。诱因多不明显，且常发生于安静时。

2) 部分患者疼痛位于上腹部，被误认为胃穿孔、急性胰腺炎等急腹症；部分患者疼痛放射至下颌、颈部、背部上方，被误认为骨关节痛。

3) 少数患者无疼痛，一开始即表现为休克或急性心力衰竭。

(3) 全身症状：除疼痛外，患者常出现烦躁不安、出汗、恐惧、胸闷或有濒死感。少部分患者在疼痛发生后 24 ~ 48 h 出现发热、心动过速、白细胞增高和红细胞沉降率增快等，体温一般≤38℃，持续约一周。

(4) 胃肠道症状：疼痛剧烈时常伴有频繁的恶心、呕吐和上腹胀痛，下壁心肌梗死时更为常见，与迷走神经受坏死心肌刺激和心排血量降低，组织灌注不足等有关。肠胀气亦不少见，重症者可发生呃逆。

(5) 心律失常：见于 75% ~ 95% 的患者，多发生在起病 1 ~ 2 天，以 24 h 内最多见。可出现各种心律失常，如室性心律失常（期前收缩、室速、室颤）、传导阻滞（房室传导阻滞和束支传导阻滞）。

（6）低血压和休克：疼痛期常见血压下降，未必是休克。休克多在起病后数小时至数日内发生，见于约20%的患者，主要是心源性，表现为疼痛缓解而收缩压仍低于80 mmHg，有烦躁不安、面色苍白、皮肤湿冷、脉细而快、大汗淋漓、尿量减少（<20 ml/h）、反应迟钝，甚至晕厥。

（7）心力衰竭：主要是急性左心衰竭，可在起病最初几天内发生，或在疼痛、休克好转阶段出现，发生率为32%～48%。出现呼吸困难、咳嗽、发绀、烦躁等症状，严重者可发生肺水肿。右心室梗死者可一开始即出现右心衰竭表现，有颈静脉怒张、肝大、水肿等右心衰竭表现伴血压下降。

2. 体征

（1）心脏体征：①心脏浊音界可正常也可轻度至中度增大；②心率多增快，少数也可减慢、不齐；③心尖区第一心音减弱，可出现第四心音（心房性）奔马律，少数有第三心音（心室性）奔马律；④10%～20%患者在起病第2～3天出现心包摩擦音，为反应性纤维性心包炎所致，常提示透壁性心肌梗死；⑤心尖区可出现粗糙的收缩期杂音或伴收缩中晚期喀喇音，为二尖瓣乳头肌功能失调或断裂所致。

（2）血压：除极早期血压可增高外，几乎所有患者都有血压降低。起病前有高血压者，血压可降至正常，且可能不再恢复到起病前的水平。

（3）其他：可有与心律失常、休克或心力衰竭相关的其他体征。

二、辅助检查

1. 心电图

（1）特征性改变：STEMI心电图表现特点为：①ST段抬高：多呈弓背向上型；②宽而深的Q波（病理性Q波），在面向透壁心肌坏死区的导联上出现；③T波倒置，在面向损伤区周围心肌缺血区的导联上出现，在背向心肌梗死（MI）区的导联则出现相反的改变，即R波增高、ST段压低和T波直立并增高。

（2）动态性演变：高大两肢不对称的T波（数小时）→ST段明显抬高，可与直立T波形成单相曲线→R波减低，Q波出现（数小时至数天）→抬高ST段回落、T波平坦或倒置。

（3）定位和定范围：STEMI的定位和定范围可根据出现特征性改变的导联数来判断。

2. 超声心动图　二维和M型超声心动图也有助于了解心室壁的运动和左心室功能，诊断室壁瘤和乳头肌功能失调、室间隔穿孔、心脏破裂等。

3. 实验室检查

（1）起病24～48 h后白细胞可增至（10～20）$\times 10^9$/L，中性粒细胞增多，嗜酸性粒细胞减少或消失；红细胞沉降率（ESR）增快；C反应蛋白（CRP）增高均可持续1～3周。起病数小时至2日内血中游离脂肪酸增高。

（2）血心肌坏死标志物动态变化：目前推荐使用的心肌损伤标志物包括肌钙蛋白I或T（cTnI/cTnT）、肌红蛋白（Mb）和肌酸磷酸激酶同工酶（CK－MB），其升高水平和时间特点见表6－8。

表 6-8 STEMI 时心肌损伤标志物变化

升高时间	血清心肌损伤标志物			
	肌红蛋白（MB）	肌钙蛋白		CK-MB
		cTnT	cTnI	
开始升高时间（h）	1~2	2~4	2~4	6
峰值时间（h）	4~8	10~24	10~24	18~24
持续时间（d）	0.5~1.0	5~14	5~10	2~4

注：cTnT：心脏肌钙蛋白 T；cTnI：心脏肌钙蛋白 I；CK-MB：肌酸激酶同工酶。

肌红蛋白（Mb）对早期诊断的初筛有较高价值，但确诊有赖于 cTnI/cTnT 或 CK-MB。Mb 和 CK-MB 对再梗死的诊断价值较大。梗死时间较长者，cTnI/cTnT 检测是唯一的有价值检查。

三、诊断和鉴别诊断

1. 诊断标准　根据“心肌梗死全球统一定义”，存在下列任何一项时，可以诊断心肌梗死。

（1）心肌标志物（最好是肌钙蛋白）增高≥正常上限 2 倍或增高后降低，并有以下至少一项心肌缺血的证据：①心肌缺血临床症状；②心电图出现新的心肌缺血变化，即新的 ST 段改变或左束支传导阻滞；③心电图出现病理性 Q 波；④影像学证据显示新的心肌活力丧失或区域性室壁运动异常。

（2）突发、未预料的心脏性死亡，涉及心脏停搏，常伴有提示心肌缺血的症状、推测为新的 ST 段抬高或左束支传导阻滞、冠状动脉造影或尸体检验显示有新鲜血栓的证据，死亡发生在可取得血标本之前，或心脏生物标志物在血中升高之前。

（3）在基线肌钙蛋白正常，接受经皮冠状动脉介入术（PCI）的患者肌钙蛋白超过正常上限的 3 倍，定为 PCI 相关的心肌梗死。

（4）基线肌钙蛋白值正常，行冠状动脉旁路移植术（CABG）患者，肌钙蛋白升高超过正常上限的 5 倍并发生新的病理性 Q 波或新的左束支传导阻滞，或有冠状动脉造影或其他心肌活力丧失的影像学证据，定义为与 CABG 相关的心肌梗死。

（5）有 AMI 的病理学发现。

2. 鉴别诊断　临床发作胸痛，结合心电图和心肌损伤标志物，鉴别诊断并不困难。不要为了鉴别而耽搁急诊再灌注治疗的时间。

四、并发症

1. 乳头肌功能失调或断裂　二尖瓣乳头肌因缺血、坏死出现收缩功能障碍，二尖瓣关闭不全，心尖区出现收缩中晚期喀喇音和吹风样收缩期杂音，第一心音减弱，多伴心力衰竭。严重者，可迅速发生肺水肿，在数日内死亡。

2. 心脏破裂　少见，多在起病 1 周内出现。心室游离壁破裂则造成心包积血、急性心脏压塞而猝死。室间隔破裂造成穿孔可在胸骨左缘第 3~4 肋间出现收缩期杂音，可引起心力衰竭和休克，死亡率高。

3. 心室壁瘤 或称室壁瘤，主要见于左心室，发生率为5% ~20%。体格检查可见左侧心界扩大，心脏搏动范围较广，可有收缩期杂音。瘤内发生附壁血栓时，心音减弱。心电图ST段持续抬高。X线透视、摄影、超声心动图、放射性核素心脏血池显像以及左心室造影可见局部心缘突出，搏动减弱或有反常搏动。

其他并发症，如栓塞、心肌梗死后综合征等发生率较低，临床意义不大。

五、治疗

对于STEMI患者，治疗原则是尽快恢复心肌的血液灌注，以挽救濒死的心肌，防止梗死扩大，保护心功能。

1. 监护和一般治疗

（1）休息：急性期须住院、卧床休息。

（2）心电、血压监护。

（3）吸氧：对有呼吸困难和血氧饱和度降低者，最初几日间断或持续通过鼻导管面罩吸氧。

（4）护理：建立静脉通道，保持给药途径畅通。急性期12 h卧床休息，若无并发症，24 h内应鼓励患者在床上进行肢体活动，若无低血压，第3天就可在病房内走动；梗死后第4 ~5天，逐步增加活动直至每天3次步行100 ~150 m。

（5）解除疼痛：除舌下含服或静脉点滴硝酸甘油外，可以使用吗啡等镇痛药缓解疼痛。

2. 抗栓治疗

（1）抗血小板治疗：抗血小板治疗已成为急性STEMI常规治疗。

1）阿司匹林：首次300 mg嚼服，以后100 mg/d口服。

2）氯吡格雷：负荷量：急诊PCI前首次300 ~600 mg顿服，静脉溶栓前150 mg（≤75岁）或75 mg（>75岁）；常规应用剂量：75 mg/d口服。也可用替格瑞洛、普拉格雷替代。

3）替罗非班：属于静脉注射用GPⅡb/Ⅲa受体拮抗剂。主要用于①高危；②拟转运进行经皮冠状动脉介入治疗（PCI）；③出血风险低（Crusade评分<30）；④造影显示大量血栓；⑤PCI术中出现慢血流或无复流。

起始推注剂量为10 μg/kg，在3 min内推注完毕，而后以0.15 μg/（kg·min）的速率维持滴注，持续36 ~48 h。

（2）抗凝治疗：凝血酶是使纤维蛋白原转变为纤维蛋白最终形成血栓的关键环节，因此抑制凝血酶至关重要。所有STEMI患者急性期均进行抗凝治疗。非介入治疗患者，抗凝治疗要达到8天或至出院前；行急诊介入治疗的患者，抗凝治疗可在介入术后停用或根据患者情况适当延长抗凝时间。

1）普通肝素：①溶栓治疗：可先静脉注射肝素60 U/kg（最大量4000 U），继以12 U/（kg·h）（最大1000 U/kg），使APTT值维持在对照值1.5 ~2.0倍（为50 ~70 s），至少应用48 h。尿激酶和链激酶均为非选择性溶栓剂，可在溶栓后6 h开始测定APTT或活化凝血时间（ACT），待其恢复到对照时间2倍以内时开始给予皮下肝素治疗。②直接PCI：与GPⅡb/Ⅲa受体拮抗剂合用者，肝素剂量应为50 ~70 U/kg，使ACT > 200 s；未使用GPⅡb/Ⅲa受体拮抗剂者，肝素剂量应为60 ~100 U/kg，使ACT达到250 ~350 s。③对于因就诊晚、已失去溶栓治疗机会、临床未显示有自发再通情况，静脉滴注肝素治疗是否有利并无充分证据。

使用肝素期间应监测血小板计数，及时发现肝素诱导的血小板减少症。

2）低分子量肝素：使用方便，不需监测凝血时间，有条件尽量替代普通肝素。

3）磺达肝癸钠：是间接Xa因子抑制剂，接受溶栓或未行再灌注治疗的患者，磺达肝癸钠有利于降低死亡和再梗死。而不增加出血并发症。无严重肾功能不全的患者，初始静脉注射2.5 mg，以后每天皮下注射2.5 mg，最长8天。在用于直接PCI时，应与普通肝素联合应用，以减少导管内血栓的风险。

4）比伐卢定：在直接PCI时，可以使用比伐卢定。先静脉推注0.75 mg/min，再静脉滴注1.75 mg/（kg·min），不需监测ACT，操作结束时停止使用。不需要同时使用替罗非班，降低出血发生率。

3. 再灌注疗法　起病3～6 h，最多在12 h内，使闭塞的冠状动脉再通，心肌得到再灌注，濒临坏死的心肌可能得以存活或使坏死范围缩小，减轻梗死后心肌重塑，改善预后，是一种积极的治疗措施。

（1）介入治疗（PCI）

1）直接PCI：直接PCI适应证包括：①症状发作<12 h的STEMI或伴有新出现的左束支传导阻滞。②在发病36 h内发生心源性休克，或休克发生18 h以内者。③如果患者在发病12～24 h内具备以下1个或多个条件时可行直接PCI治疗：a. 严重心力衰竭；b. 血流动力学或心电不稳定；c. 持续缺血的证据。

2）转运PCI：高危STEMI患者就诊于无直接PCI条件的医院，尤其是有溶栓禁忌证或虽无溶栓禁忌证但已发病>3 h的患者，可在抗栓（抗血小板，如口服阿司匹林、氯吡格雷或肝素抗凝）治疗同时，尽快转运患者至有条件实施急诊PCI的医院进行治疗。

3）溶栓后紧急PCI：接受溶栓治疗的患者无论临床判断是否再通，都应进行冠状动脉造影检查及可能的PCI治疗：①溶栓未再通者：尽早实施冠状动脉造影。②溶栓再通者：溶栓后3～24 h内行冠状动脉造影检查。

（2）溶栓治疗：无条件施行介入治疗或因转送患者到可施行介入治疗的单位超过3 h，如无禁忌证应在接诊患者后30 min内对患者实施静脉溶栓治疗。

1）适应证：①发病12 h以内STEMI患者，无溶栓禁忌证，不具备急诊PCI治疗条件，转诊行PCI的时间>3 h。②对发病12～24 h仍有进行性缺血性疼痛和至少2个胸导联或肢体导联ST段抬高>0.1 mV的患者，若无急诊PCI条件，在经过选择的患者也可进行溶栓治疗。③对再梗死患者，如果不能立即（症状发作后60 min内）进行冠状动脉造影和PCI，可给予溶栓治疗。

2）禁忌证：①既往任何时间脑出血病史；②脑血管结构异常（如动静脉畸形）；③颅内恶性肿瘤（原发或转移）；④6个月内缺血性卒中或短暂性脑缺血史（不包括3 h内的缺血性卒中）；⑤可疑主动脉夹层；⑥活动性出血或者出血体质（不包括月经来潮）；⑦3个月内的严重头部闭合性创伤或面部创伤；⑧慢性、严重、没有得到良好控制的高血压或目前血压严重控制不良（收缩压≥180 mmHg或者舒张压≥110 mmHg）；⑨痴呆或已知的其他颅内病变；⑩创伤（3周内）或者持续> 10 min的心肺复苏，或者3周内进行过大手术；⑪近期（4周内）内脏出血；⑫近期（2周内）不能压迫止血部位的大血管穿刺；⑬感染性心内膜炎；⑭5天至2年内曾应用过链激酶，或者既往有此类药物过敏史（不能重复使用链激酶）；⑮妊娠；⑯活动性消化性溃疡；⑰目前正在应用口服抗凝治疗［国际标准化比值（INR）水平越高，出血风险越大］。

3）溶栓药物的选择：以纤维蛋白溶酶原激活剂激活血栓中纤维蛋白溶酶原，使之转变为纤维蛋白溶酶而溶解冠状动脉内的血栓。国内常用：①尿激酶（UK）：30 min 内静脉滴注（150～200）万单位；②链激酶（SK）或重组链激酶（rSK）：以 150 万单位静脉滴注，在 60 min 内滴完，用链激酶时，应注意寒战、发热等过敏反应；③重组组织型纤维蛋白溶酶原激活剂（rt－PA）：100 mg 在 90 min 内静脉给予：先静脉注入 15 mg，继而 30 min 内静脉滴注 50 mg，其后 60 min 内再滴注 35 mg。用 rt－PA 前先用肝素 5000 U 静脉注射，用药后继续以肝素每小时 700～1000 U 持续静脉滴注共 48 h，以后改为皮下注射 7500 U 每 12 h 一次，连用 3～5 天（也可用低分子量肝素）。

4）溶栓成功的判断：可以根据冠状动脉造影直接判断，或根据：①心电图抬高最为明显的导联的 ST 段于 2 h 内回降 >50%；②胸痛 2 h 内基本消失；③2 h 内出现再灌注性心律失常；④血清 CK－MB 酶峰值提前出现（14 h 内）等间接判断溶栓是否成功。

六、二级预防、康复治疗与随访

STEMI 患者出院后，应继续进行科学合理的二级预防，以降低心肌梗死复发、心力衰竭以及心脏性死亡等主要不良心血管事件的危险性，并改善患者生活质量。

1. 加强宣教，促使患者改善生活方式

（1）戒烟。

（2）适当运动，病情稳定的患者建议每天进行 30～60 min 的有氧运动，以不觉劳累为原则。有心功能不全者，活动量宜小。

（3）控制体重。

（4）清淡饮食，可少量饮酒。

（5）保持乐观心情。

2. 坚持药物治疗

（1）抗血小板药物：若无禁忌证，所有 STEMI 患者出院后均应长期服用阿司匹林（75～150 mg/d）治疗。因存在禁忌证而不能应用阿司匹林者，可用氯吡格雷（75 mg/d）替代。如接受了 PCI 治疗，则同时服用阿司匹林＋氯吡格雷至少一年，以后阿司匹林长期服用。

（2）ACEI 和 ARB 类药物：若无禁忌证，所有伴有心力衰竭（LVEF <45%）、高血压、糖尿病或慢性肾病的 STEMI 患者均应长期服用 ACEI。具有适应证但不能耐受 ACEI 治疗者，可应用 ARB 类药物。

（3）β 受体阻滞剂：若无禁忌证，所有 STEMI 患者均应长期服用 β 受体阻滞剂治疗，并根据患者耐受情况确定个体化的治疗剂量。

（4）醛固酮受体拮抗剂（螺内酯）：无明显肾功能能损害和高血钾的心肌梗死后患者，经过有效剂量的 ACEI 与 β 受体阻滞剂治疗后其 LVEF <40% 者，可考虑应用螺内酯治疗，但须密切观察高钾血症等不良反应。

3. 控制心血管危险因素

（1）控制血压：STEMI 患者出院后应继续进行有效的血压管理。对于一般患者，应将其血压控制于 <140/90 mmHg，合并慢性肾病者应将血压控制于 <130/80 mmHg。

（2）调脂治疗（同稳定型心绞痛调脂治疗）。

（3）血糖管理：对所有 STEMI 患者均应常规筛查其有无糖尿病。对于确诊糖尿病的患者，应将其糖化血红蛋白（HbAlc）控制在7%以下；若患者一般健康状况较差、糖尿病病史较长、年龄较大时，宜将 HbAlc 控制于7% ~8%。

（李　庆）

第四节　缺血性心肌病

缺血性心肌病（ischemic cardiomyopathy，ICM）是冠心病的一种特殊类型或晚期阶段，是指由冠状动脉粥样硬化引起长期心肌缺血，导致心肌弥漫性纤维化，形成与原发性扩张型心肌病类似的临床综合征，出现收缩或舒张功能失常，或两者兼有，但不能用冠状动脉病变程度和缺血来解释。1970 年 Burch 等首先将其命名为缺血性心肌病。

一、发病机制

冠状动脉粥样硬化性心脏病、先天性冠状动脉异常、冠状动脉微血管病变（继发糖尿病时）和冠状动脉栓塞导致心肌缺血造成心肌细胞坏死、心肌顿抑或心肌冬眠，继而心肌瘢痕形成，剩余的存活心肌必须超负荷工作，最终导致心室扩张和肥厚，从而产生收缩性或舒张性心力衰竭。交感神经和肾素－血管紧张素－醛固酮系统的激活是缺血性心肌病心力衰竭的重要发病机制。近年来发现，血管内皮细胞功能不全、心肌细胞凋亡、脂肪酸β氧化及葡萄糖氧化的异常和线粒体膜电位的变化在缺血性心肌病心力衰竭的发生、发展过程中起着重要的作用。

二、临床表现与辅助检查

根据 ICM 的临床表现不同，将其分为限制型 ICM 和扩张型 ICM。限制型 ICM 属于本病的早期阶段，患者心肌虽有广泛纤维化，但心肌收缩功能尚好，心脏扩大尚不明显，临床上心绞痛已近消失，常以急性左心衰竭发作为突出表现。扩张型 ICM 为病程的晚期阶段，患者心脏已明显增大，临床上以慢性充血性心力衰竭为主要表现。一般认为，扩张型 ICM 是由限制型 ICM 逐渐发展而来的。充血性心力衰竭的症状呈进行性进展，由劳力性呼吸困难发展至夜间阵发性呼吸困难及端坐呼吸，常有倦怠和乏力，周围性水肿和腹水出现较晚。部分患者开始以心绞痛为主要临床表现，以后逐渐减轻甚至消失，而以心力衰竭为主要临床表现。体征为充血性心力衰竭的表现。预后不良，存活率低。

X 线表现：全心或左心增大，肺血流重新分布，严重病例可见间质性或肺泡性肺水肿和胸膜渗出征象。

心电图：可为窦性心动过速、心房颤动、室性期前收缩、ST－T 异常及既往心肌梗死的 Q 波。

超声心动图：左室明显扩大，左室常呈不对称的几何形状改变；心肌厚薄不均，密度增高；室壁运动呈明显节段性运动障碍为主，可表现僵硬、扭曲甚至矛盾运动；房室瓣开放，心肌缺血引起乳头肌功能不全，二尖瓣关闭不全，左室增大，二尖瓣开放幅度减小。常伴有瓣膜、瓣环、腱索、乳头肌钙化，主动脉壁及心内膜钙化；左心功能以舒张功能减低为主，收缩功能异常通常晚于舒张功能异常，收缩功能障碍表现为舒张末期及收缩末期容积增多，心室射血分数明显降低。

核素心肌显像：可有心肌梗死和可逆性心肌缺血；左室收缩功能损害以局部为主，造成室壁各段之间收缩不协调甚至反向运动，射血分数下降。

冠状动脉造影：可见多支冠状动脉弥漫性严重狭窄或闭塞。

三、诊断

1. 肯定条件　①有明确的冠心病证据，如心绞痛病史，心肌梗死6个月以上，冠状动脉造影结果阳性等；②心脏明显扩大；③心力衰竭反复发作。

2. 否定条件　①需要除外冠心病并发症引起的情况，如室壁瘤、室间隔穿孔、乳头肌功能不全及心律失常等；②需要除外其他心脏病或其他原因引起的心脏扩大和心力衰竭，如扩张型心肌病、风湿性心脏病、高血压性心脏病、酒精性心肌病、克山病、长期贫血、甲状腺功能亢进及心脏结节病等。

四、鉴别诊断

临床上需与ICM进行鉴别的心肌病变主要有扩张型心肌病、酒精性心肌病及克山病。

1. 扩张型心肌病　是一种原因不明的心肌病，其临床特征与ICM非常相似，鉴别诊断也相当困难，特别是50岁以上的患者，若伴有心绞痛则极易误诊为ICM。由于扩张型心肌病与ICM的治疗原则不同，故对二者进行正确的鉴别具有重要的临床意义。

（1）年龄及病史：扩张型心肌病发病年龄较轻，常有心肌炎病史；而ICM发病年龄较大，多数有心绞痛或心肌梗死病史，常伴有高血压、高脂血症及糖尿病等。

（2）心电图检查：扩张型心肌病常伴有完全性左束支传导阻滞，心电图ST－T改变也多为非特异性而无定位诊断价值。

（3）胸部X线检查：扩张型心肌病患者心影呈普大型，心胸比多在0.6以上，透视下见心脏搏动明显减弱，晚期常有胸腔积液、心包积液征象。ICM患者虽有心影明显增大，但多数呈主动脉型心脏，并伴有升主动脉增宽及主动脉结钙化等。

（4）心脏形态学对比：扩张型心肌病因心肌广泛受累，常表现为4个心腔呈普遍性显著扩大；而ICM常以左心房及左心室扩大为主，并常伴有主动脉瓣及瓣环增厚、钙化。

（5）室壁厚度及运动状态比较：扩张型心肌病患者室壁厚度弥漫性变薄，室壁运动弥漫性减弱；而ICM患者心肌缺血部位与病变冠状动脉分布走行密切相关，缺血严重部位则出现室壁变薄及运动减弱，故常见室壁厚度局限性变薄、室壁运动呈节段性减弱或消失。

（6）血流动力学变化：扩张型心肌病患者因心脏呈普遍性显著扩大，常继发各瓣膜及瓣膜支架结构改变而引起多个瓣口明显反流；而ICM患者因以左心房及左心室扩大为主，常伴二尖瓣口反流。

（7）扩张型心肌病患者因心肌病变弥漫广泛，左心室扩大明显及心肌收缩无力，故心脏收缩功能明显降低；而ICM患者虽左心室射血分数及短轴缩短率均有降低，但其程度则较扩张型心肌病轻。

（8）周围动脉超声探查：扩张型心肌病仅少数患者的颈动脉与股动脉斑块呈阳性；而ICM患者颈动脉与股动脉斑块则多数阳性。

(9) 放射性核素检查：一般认为，ICM 比扩张型心肌病患者的心肌损伤更重，纤维化程度更高。因此行^{99m}Tc - 甲氧基异丁基异腈（MIBI）心肌灌注显像检查，扩张型心肌病多显示为不呈节段性分布的、散在的稀疏区，范围小、程度轻，表现为较多小片样缺损或花斑样改变；而 ICM 患者多呈按冠状动脉分布的节段性灌注异常，心肌血流灌注受损程度重、范围大；当灌注缺损范围大于左心室壁的 40% 时，则对 ICM 的诊断有较高价值。

(10) 冠状动脉造影：扩张型心肌病患者冠状动脉造影往往正常。

2. 酒精性心肌病　是由于长期大量饮酒所致的心肌病变，主要表现为心脏扩大、心力衰竭及心律失常等，临床上与扩张型 ICM 有许多相似之处。以下特点有助于二者的鉴别：

(1) 有长期、大量饮酒史。

(2) 多为 30 ~ 50 岁男性，且多伴有酒精性肝硬化。

(3) 停止饮酒 3 ~ 6 个月后，病情可逐渐逆转或停止恶化，增大的心脏可见缩小。

3. 克山病　是一种原因不明的地方性心肌病，其临床表现与辅助检查所见均与扩张型 ICM 有许多相似之处，但其有明显的地区性，绝大多数患者为农业人口中的生育期妇女及断奶后的学龄前儿童。而 ICM 则以老年人多见。

五、治疗原则及进展

1. 药物治疗　在控制冠心病的易患因素的基础上，给予硝酸酯类药物、β 受体阻滞剂缓解心绞痛，改善心肌缺血症状。以心力衰竭为主要表现，应予利尿剂、血管紧张素转化酶抑制药或血管紧张素受体拮抗剂、醛固酮受体拮抗剂，必要时予正性肌力药（洋地黄）以控制心力衰竭，病情较稳定者应尽早给予 β 受体阻滞剂，从小剂量开始。

心力衰竭常合并高凝状态，易发生静脉血栓和肺栓塞，临床上主要应用华法林抗凝治疗。对合并心房颤动高危患者，ACTIVEA 研究显示氯吡格雷和阿司匹林联合应用可有效预防心房颤动的血管事件，可作为华法林安全的替代治疗。

优化能量代谢的药物曲美他嗪通过促进缺血心肌对葡萄糖的利用，减少对脂肪酸的利用来提高细胞产能的效率，从而保护冬眠心肌，促进心功能的恢复。

2. 经皮冠状动脉介入术（PCI）　冠状动脉造影发现 2 支血管病变尤其伴左前降支近端严重狭窄和左室功能损害，药物不能稳定病情，频繁的心绞痛发作，新发的或恶化的二尖瓣反流，均应行 PCI 治疗。PCI 较单纯药物治疗能更好地改善心功能，提高生活质量。

3. 冠状动脉旁路移植术（CABG）　冠状动脉造影发现左主干病变或三支弥漫性病变，尤其伴 2 型糖尿病者，应首选 CABG。

4. 心脏再同步化治疗（cardiac resynchroniza - tion therapy，CRT）　心脏再同步化治疗通过改善心脏不协调运动，增加左室充盈时间，减少室间隔矛盾运动，减少二尖瓣反流，从而改善心力衰竭患者的心功能，增加运动耐量，甚至逆转左室重构。患者有中到重度心力衰竭症状（NYHA Ⅲ ~ Ⅳ级），窦性心律的心脏失同步化（完全性左束支传导阻滞，QRS 间期≥120 ms），严重的左室收缩功能不全（LVEF≤35%），尤其是合并三度房室传导阻滞者，在经过合理的药物治疗后没有改善，可考虑 CRT，如果要合并恶性室性心律失常可同时行 CRT - D 治疗。CRT 虽能改善心功能，但不能改善由冠状动脉缺血导致的心肌冬眠和心室重塑。有 30% 的患者对 CRT 无应答。

5. 干细胞治疗　近年来大量研究表明，具有分化和增殖能力的干细胞移植通过直接分化为心肌细胞、血管内皮细胞，改善心肌间质成分、旁分泌功能等机制，可以修复缺血性心肌病坏死心肌组织，促进血管新生，改善心脏功能。动物实验证实以上效果后随即开展了一期和二期的临床试验，但至今干细胞治疗仍未应用于临床。FOCUS－CCTRN 临床试验并未得到理想的预期效果。目前，干细胞种类、数量、增殖能力、移植途径、干细胞移植后的归巢、干细胞和基因的联合治疗等问题在干细胞治疗大规模应用于临床之前尚需进一步研究。

6. 心脏移植　完善的内科治疗及常规心脏手术均无法治愈的各种终末期心力衰竭；其他重要脏器无不可逆性病变或影响长期生存的因素；肺动脉压不高的病例即可施行心脏移植。但是供体来源和移植后排斥反应是心脏移植面临的重大问题。

总之，ICM 是冠心病终末期的一种类型，预后较差，现有的任何单一治疗手段都不能取得最令人满意的效果。临床首先应充分评价存活心肌的范围及数量，选择最佳的治疗策略，通常是几种治疗方法联合应用，才能最大程度改善预后。

（李　庆）

第五节　慢性稳定性心绞痛

一、概述

慢性稳定型心绞痛是指心绞痛反复发作的临床表现持续在 2 个月以上，且心绞痛发作性质（如诱因、持续时间、缓解方式等）基本稳定，系因某种因素引起冠状动脉供血不足，发生急剧的暂时的心肌缺血、缺氧，引起阵发性、持续时间短暂、休息或应用硝酸酯制剂后可缓解的以心前区疼痛为主要临床表现的综合征。本病多见于 40 岁以上的男性，劳累、情绪因素、高血压、吸烟、寒冷、饱餐等为常见诱因。

二、诊断要点

（一）冠心病危险因素

年龄因素（男性 >45 岁、女性 >55 岁），高血压、血脂异常、糖尿病、吸烟、冠心病家族史，其他如超重、活动减少、心理社会因素等。

（二）典型的心绞痛症状

劳累后胸骨后压榨样闷痛，休息或舌下含服硝酸甘油可以缓解。患者多有典型的胸痛病史，该病可根据典型的病史即可做出明确诊断，因此认真采集病史对诊断和处理心绞痛是必需的。慢性稳定型心绞痛典型发作时的诱因、部位、性质、持续时间及缓解方式如下。

1. 诱因　劳力性心绞痛发作常由体力活动引起，寒冷、精神紧张、饱餐等也可诱发。

2. 部位　大多数心绞痛位于胸骨后中、上 1/3 段，可波及心前区，向左肩、左上肢尺侧、下颌放射，也可向上腹部放射。少数患者以放射部位为主要不适部位。

3. 性质　心绞痛是一种钝痛，为压迫、憋闷、堵塞、紧缩等不适感，重者可伴出汗、濒死感。

4. 持续时间　较短暂，一般 3 ~ 5min，不超过 15min。可在数天或数星期发作 1 次，也可一日内多次发作。

5. 缓解方式　体力活动时发生的心绞痛如停止活动，休息数分钟即可缓解。舌下含服硝酸甘油后 1 ~ 3min 也可使心绞痛缓解。服硝酸甘油 5 ~ 10min 后症状不缓解，提示可能为非心绞痛或有严重心肌缺血。

（三）常规检查提示心肌缺血

1. 静息心电图　对于慢性稳定型心绞痛患者必须行静息心电图检查。尽管心电图对缺血性心脏病诊断的敏感性低，约 50% 以上的慢性稳定型心绞痛患者心电图结果正常，但心电图仍可以提供有价值的诊断性信息：比如可见 ST - T 改变、病理 Q 波、传导阻滞及各种心律失常。特别是心绞痛发作时的 ST - T 动态改变：心绞痛时 ST 段水平形或下斜形压低，部分心绞痛发作时仅表现为 T 波倒置，而发作结束后 ST - T 改变明显减轻或恢复，即可做出明确诊断。值得注意的是部分患者原有 T 波倒置，心绞痛发作时 T 波可变为直立（为正常化）。

2. 运动心电图　单用运动试验诊断冠心病敏感性较低（约 75%）。在低发缺血性心脏病的人群中，假阳性率很高，尤其是无症状者。在年轻人和女性患者中假阳性率的发生率更高。运动试验有 2 个主要用途：①缺血性心脏病的诊断和预后的判断。如果使用得当，运动试验是可靠的、操作方便的危险分层方法。②对鉴别高危患者和即将行介入手术的患者特别有用。但在临床上应注意其适应证，以免出现危险。

3. 负荷心肌灌注显像　负荷心肌灌注显像是较运动试验更准确的诊断缺血性心脏病的方法，可显示缺血心肌的范围和部位，其敏感性和特异性较运动试验高。但对运动试验已经诊断明确的高危者，负荷心肌灌注显像并不能提供更多的信息。对怀疑运动试验假阳性或假阴性而静息心电图异常的患者有诊断价值。对考虑行冠状动脉介入治疗的多支血管病变患者，负荷心肌灌注显像有助于确定哪支血管为罪犯血管。对左心室功能障碍的患者，负荷心肌灌注显像可鉴别冬眠心肌，从而通过冠状动脉介入治疗获益。负荷心肌灌注显像的缺血范围与预后成正比。

4. 静息和负荷超声心动图　静息和运动时的左心室功能障碍预示患者预后不良。和负荷心肌灌注显像一样，负荷超声心动图是确诊缺血性心脏病特异性和敏感性较高的方法。负荷超声心动图有助于判断冬眠心肌所致的心功能障碍，而冬眠心肌功能可通过冠状动脉介入术得到改善。

（四）多层螺旋 CT

近年来应用多层螺旋 CT 增强扫描无创地显示冠状动脉的解剖已逐渐成熟（后简称冠脉 CT），目前常用的 64 ~ 256 层 CT 其对冠心病的诊断价值已得到国内外医学界的普遍认可。虽然冠状动脉导管造影（后简称冠脉造影）目前仍是诊断冠心病的金标准，但在下列方面有其明显不足。

（1）因临床症状和心电图改变而进行的冠脉造影阳性率不足 50%（冠状动脉无明显狭窄或闭塞），有些医院甚至不足 20%。

（2）不少患者心存畏惧，不愿住院接受有创的造影，且费用较高。虽然部分患者能够一次完成诊断和治疗的过程，但大多数患者却落得个“院白住，‘罪’白受，钱白花”的结果。

（3）冠状动脉造影不能显示危险的类脂斑块，不能提出预警。这种斑块容易破裂，造成猝死（发病后 1h 甚至几分钟内死亡），几乎无抢救机会。患者生前从无相关症状，出现的第 1 个“症状”就是猝死。

冠脉 CT 目前虽还不能完全代替冠脉造影。但冠脉 CT 能可靠地显示冠状动脉壁上的类脂斑块，及时应用调脂药可有效地将其消除，从而大大减少或防止心脏性猝死的危险。冠脉 CT 还能无创地对冠状动脉支架或搭桥手术后的患者进行复查，相当准确地了解有无再狭窄或闭塞。

冠状动脉重度钙化时判断狭窄程度、对于心律失常患者如何获得好的图像以及辐射剂量较大是目前冠脉 CT 的最大不足。有资料显示，对 120 例患者的统计，冠状动脉正常或仅有 1 ~2 处病变的 70 例患者，冠脉 CT 对狭窄位置和程度诊断符合率可达 99. 2%，仅 0. 8% 的患者对狭窄程度的诊断不够准确。但对多发病变（冠状动脉明显狭窄达 5 处以上），诊断的准确率仅 88. 4%，11. 6% 的病变对狭窄程度的诊断不够准确或严重的钙化导致难以诊断。此类患者多有重度的冠脉钙化，临床上也有典型的症状或心肌梗死的病史。

冠脉 CT 的技术还在迅速发展，机型几乎年年出新。最新机型使检查过程简化，适应证增宽（无须控制心率），屏气扫描时间缩短至 1 ~4s，射线剂量和对比剂用量均远低于冠脉造影，在不断提高图像质量。

（五）冠状动脉造影术

冠状动脉造影是目前诊断冠心病的最可靠方法。适应证为：①临床及无创性检查不能明确诊断者。②临床及无创性检查提示有严重冠心病，进行冠状动脉造影，以选择做血运重建术，改善预后。③心绞痛内科治疗无效者。④需考虑做介入性手术者。尤其近年来多数患者采用经桡动脉途径，避免了患者术后必须卧床的需要，大大减轻了患者的痛苦。

（六）鉴别诊断

慢性稳定型心绞痛要与以下疾病相鉴别。①急性冠脉综合征。②其他疾病引起的心绞痛，如严重的主动脉瓣狭窄或关闭不全、风湿性冠状动脉炎、梅毒性主动脉炎、肥厚型心肌病、心肌桥病变等均可引起心绞痛。③肋间神经痛和肋软骨炎。④心脏神经症。⑤不典型疼痛还需与反流性食管炎等食管疾病、膈疝、消化性溃疡、肠道疾病、颈椎病等相鉴别。

三、治疗

（一）治疗目标与措施

稳定型心绞痛治疗主要有 2 个目标：①预防心肌梗死的发生和延长寿命。②缓解心绞痛症状及减少发作频率以改善生活质量。第一个目标是最终目标。如果有数种策略可供选择，且都能够达到缓解心绞痛的效果，那么能否有效预防死亡将是其选择的主要依据。

对慢性稳定型心绞痛的治疗措施选择包括减少心血管病危险因素的生活方式改变，药物治疗以及血运重建 3 个方面。临床医师应根据患者个体情况的差异和伴随疾病的不同，而选择不同的治疗方案。

（二）改变生活方式

生活方式的改变是慢性稳定型心绞痛治疗的重要手段，因为它可以改善症状和预后，并且相对较经济，应该鼓励每个患者持之以恒。

1. 戒烟　吸烟是导致冠心病的主要危险因素，有研究表明，戒烟可使冠心病病死率下降36%，其作用甚至超过单独应用他汀、阿司匹林的作用。因此，应积极劝诫吸烟患者进行戒烟治疗。

2. 饮食干预 以蔬菜、水果、鱼和家禽作为主食。饮食干预是调脂治疗的有效补充手段，单独低脂饮食就可使血清中的胆固醇成分平均降低5%。改变饮食习惯（如摄入地中海饮食或鱼油中的高 ω-3 不饱和脂肪酸）能增加其预防心绞痛的作用。

3. 控制体重 肥胖与心血管事件密切相关。目前还没有干预试验显示体重减轻可以减轻心绞痛的程度，但体重的减轻可以减少心绞痛发作频率，且可能改善预后。现今随着肥胖程度的增加（尤其是腹型肥胖），可出现以肥胖、胰岛素抵抗、脂质紊乱、高血压为特征的代谢综合征，后者可导致心血管事件的增加。目前有新的治疗方法可减少肥胖和代谢综合征，大麻素（cannabinoid）1型受体拮抗药联合低热量饮食，可显著减轻体重和减少心血管事件危险因素，但其对冠心病肥胖患者的作用尚待确立。

4. 糖尿病 对所有糖尿病患者必须严格控制血糖，因其可减少长期并发症（包括冠心病）。一级预防试验及心肌梗死后的二级预防试验表明，强化降糖治疗可减少致残率和死亡率，且心肌梗死时血糖控制不佳提示预后不佳。

5. 适度运动 鼓励患者进行可以耐受的体力活动，因为运动可以增加运动耐量，减少症状的发生，运动还可以减轻体重，提高高密度脂蛋白浓度，降低血压、血脂，还有助于促进冠状动脉侧支循环的形成，可以改善冠心病患者的预后。值得注意的是，每个患者应该根据自身的具体病情制订符合自身的运动方式和运动量，最好咨询心脏科医生。

（三）药物治疗

以下将根据作用机制不同分述稳定型心绞痛内科治疗的药物。

1. 抗血小板治疗

（1）阿司匹林：乙酰水杨酸（aspirin，阿司匹林）可以抑制血小板在动脉粥样硬化斑块上的聚集，防止血栓形成，同时通过抑制血栓素 A_2（TXA_2）的形成，抑制 TXA_2 所致的血管痉挛。因此阿司匹林虽不能直接改善心肌氧的供需关系，但能预防冠状动脉内微血栓或血栓形成，有助于预防心脏事件的发生。稳定型心绞痛患者可采用小剂量75~150mg/d。不良反应主要有胃肠道反应等。颅内出血少见，在上述剂量情况下发生率<0.1%/年。在长期应用阿司匹林过程中，应该选择最小的有效剂量，达到治疗目的和胃肠道不良反应方面的平衡。

（2）ADP受体拮抗药：噻氯匹定（ticlopidine）250mg，1~2次/d，或氯吡格雷（clopidogrel）首次剂量300mg，然后75mg/d，通过ADP受体抑制血小板内钙离子活性，并抑制血小板之间纤维蛋白原的形成。本类药物与阿司匹林作用机制不同，合用时可明显增强疗效，但合用不作为常规治疗，而趋向于短期使用，如预防支架后急性或亚急性血栓形成，或用于有高凝倾向，近期有频繁休息时心绞痛或反复出现心内膜下梗死者。氯吡格雷是一种可供选择的对胃黏膜没有直接作用的抗血小板药物，可用于不能耐受阿司匹林或对阿司匹林过敏的患者。

（3）肝素或低分子肝素：抗凝治疗主要为抗凝血酶治疗，肝素为最有效的药物之一。近年来，大规模的临床试验表明低分子肝素对降低心绞痛尤其是不稳定型心绞痛患者的急性心肌梗死发生率方面优于静脉普通肝素，故已作为不稳定型心绞痛的常规用药，而不推荐作为抗血小板药物用于稳定型心绞痛患者。

2. 抗心绞痛药物

（1）β受体阻滞药：β受体阻滞药通过阻断拟交感胺类的作用，一方面减弱心肌收缩力和降低血压而起到明显降低心肌耗氧量的作用；另一方面减慢心率，增加心脏舒张期时间，增加心肌供血时间，并且能防止心脏猝死。既能缓解症状又能改善预后。因此，β受体阻滞药是稳定型心绞痛的首选药物。β受体阻滞药应该从小剂量开始应用，逐渐增加剂量，使安静时心率维持在55～60/min，严重心绞痛可降至50/min。

普萘洛尔（propanolol，普萘洛尔）是最早用于临床的β受体阻滞药，用法3～4次/d，每次10mg，对治疗高血压、心绞痛、急性心肌梗死已有30多年的历史，疗效十分肯定。但由于普萘洛尔是非选择性β受体阻滞药，在治疗心绞痛等方面现已逐步被β_1受体选择性阻滞药所取代。目前临床上的常用的制剂有美托洛尔（metoprolol，倍他乐克）12.5～50mg，2次/d；阿替洛尔（atenolol）12.5～25mg，2次/d；醋丁洛尔（acebutolol，醋丁酰心胺）200～400mg/d，分2～3次服；比索洛尔（bi－soprolol，康可）2.5～10mg，1次/d；塞利洛尔（celiprolol，塞利心安）200～400mg，1次/d等。

β受体阻滞药的禁忌证：心率＜50次/min、动脉收缩压＜90mmHg、中重度心力衰竭、二到三度房室传导阻滞、严重慢性阻塞性肺部疾病或哮喘、末梢循环灌注不良、严重抑郁者等。

本药可与硝酸酯类药物合用，但需注意：①本药与硝酸酯类制剂有协同作用，因而起始剂量要偏小，以免引起直立性低血压等不良反应。②停用本药时应逐渐减量，如突然停药有诱发心肌梗死的危险。③剂量应逐渐增加到发挥最大疗效，但应注意个体差异。

我国慢性稳定型心绞痛诊断治疗指南指出，β受体阻滞药是慢性稳定型心绞痛患者改善心肌缺血的最主要药物，应逐步增加到最大耐受剂量。当不能耐受β受体阻滞药或疗效不满意时可换用钙拮抗药、长效硝酸酯类或尼可地尔。当单用β受体阻滞药疗效不满意时也可加用长效二氢吡啶类钙拮抗药或长效硝酸酯类，对于严重心绞痛患者必要时可考虑β受体阻滞药、长效二氢吡啶类钙拮抗药及长效硝酸酯类三药合用（需严密观察血压）。

（2）硝酸酯类制剂：硝酸酯类（nitrates）药物能扩张冠状动脉，增加冠状循环的血流量，还通过对周围血管的扩张作用，减轻心脏前后负荷和心肌的需氧，从而缓解心绞痛。

硝酸酯类常见的不良反应是头晕、头痛、脸面潮红、心率加快、血压下降，患者一般可以耐受，尤其是多次给药后。第一次用药时，患者宜平卧片刻，必要时吸氧。轻度的反应可作为药物起效的指标，不影响继续用药。若出现心动过速或血压降低过多，则不利于心肌灌注，甚至使病情恶化，应减量或停药。

静脉点滴长时间用药可能产生耐受性，需增加剂量，或间隔使用，一般在停用10h以上即可复效。其他途径给药如含服等则不会产生耐受性。

临床上常用的硝酸酯类制剂有：

1）硝酸甘油（nitroglycerin，NTG），是最常用的药物，一般以舌下含服给药。心绞痛发作时，立即舌下含化0.3～0.6mg，1～2min见效，持续15～30min。对约92%的患者有效，其中76%的患者在3min内见效。需要注意的是，诊断为稳定型心绞痛者，如果服用的硝酸甘油在10min以上才起作用，这种心绞痛的缓解可能不是硝酸甘油的作用，或者是硝酸甘油失效。

2）硝酸异山梨酯（isosorbide dinitrate，消心痛）为长效制剂，3次/d，每次5～20mg，

服药后 30min 起作用，持续 3 ~ 5h；缓释制剂药效可维持 12h，可用 20mg，2 次/d。单硝酸异山梨酯（isosorbide 5 - mononitrate），多为长效制剂，20 ~ 50mg，每天 1 ~ 2 次。患青光眼、颅内压增高、低血压者不宜使用本类药物。

3）长效硝酸甘油制剂：服用长效片剂，硝酸甘油持续而缓慢释放，口服 30min 后起作用，持续 8 ~ 12h，可每 8h 服 1 次，每次 2.5mg。用 2% 硝酸甘油油膏或皮肤贴片（含5 ~ 10mg）涂或贴在胸前或上臂皮肤而缓慢吸收，适用于预防夜间心绞痛发作。最近还有置于上唇内侧与牙龈之间的缓释制剂。

（3）钙离子拮抗药：钙离子拮抗药（calcium channel blockers，CCB 或称钙拮抗药 calcium antagonist），通过抑制钙离子进入细胞内，以及抑制心肌细胞兴奋 - 收缩耦联中钙离子的作用，抑制心肌收缩，减少心肌氧耗；扩张冠状动脉，解除冠状动脉痉挛，改善心肌供血；扩张周围血管，降低动脉压，减轻心脏负荷；还降低血液黏滞度，抗血小板聚集，改善心肌微循环。又因其阻滞钙离子的内流而有效防治心肌缺血再灌注损伤，保护心肌。钙离子拮抗药对冠状动脉痉挛引起的变异型心绞痛有很好的疗效，因为它直接抑制冠状动脉平滑肌收缩并使其扩张。

钙离子拮抗药与其他扩血管药物相似，有服药后一面潮红、头痛、头胀等不良反应。一般 1 周左右即可适应，不影响治疗。少数患者发生轻度踝关节水肿或皮疹。部分病例可加重心力衰竭或引起传导阻滞，临床上应予以注意。维拉帕米和地尔硫䓬与 β 受体阻滞药合用时有过度抑制心脏的危险。因此，临床上不主张非二氢吡啶类钙拮抗药与 β 受体阻滞药联用。停用本类药物时也应逐渐减量停服，以免发生冠状动脉痉挛。

钙离子拮抗药主要分为二氢吡啶类与非二氢吡啶类。非二氢吡啶类包括地尔硫䓬与维拉帕米，它们在化学结构上并无相同之处。

二氢吡啶类举例如下：

1）硝苯地平（nifedipine，硝苯吡啶，心痛定）：有较强的扩血管作用，使外周阻力下降，心排血量增加，反射性引起交感神经兴奋，心率加快，而对心脏传导系统无明显影响，故也无抗心律失常作用。硝苯地平一般用法：10 ~ 20mg，3 次/d。舌下含服 3 ~ 5min 后发挥作用，每次持续 4 ~ 8h，故为短效制剂。循证医学的证据表明，短效二氢吡啶类钙拮抗药对冠心病的远期预后有不利的影响，故在防治心绞痛的药物治疗中需避免应用。现有缓释制剂 20 ~ 40mg，1 ~ 2 次/d，能平稳维持血药浓度。

2）其他常用于治疗心绞痛的二氢吡啶类钙拮抗药有：尼群地平（nitrendipine）口服每次 10mg，1 ~ 3 次/d；尼卡地平（nicardipine）口服每次 10 ~ 30mg，3 ~ 4 次/d，属短效制剂，现有缓释片口服每次 30mg，2 次/d；氨氯地平（amlodipine）口服每次 5mg，每日 1 次，治疗 2 周疗效不理想可增至每日 10mg。需要长期用药的患者，推荐使用控释、缓释或长效制剂。

非二氢吡啶类举例如下：

1）地尔硫䓬（diltilazem，硫氮䓬酮，合心爽）：对冠状动脉和周围血管有扩张作用，抑制冠状动脉痉挛，增加缺血心肌的血流量，有改善心肌缺血和降低血压的作用。用法为口服每次 30 ~ 60mg，3 次/d。现有缓释胶囊，每粒90mg/d。尤其适用于变异型心绞痛。

2）维拉帕米（verapamil，维拉帕米）：有扩张外周血管及冠状动脉的作用，此外还有抑制窦房结和房室结兴奋性及传导功能，减慢心率，降低血压，从而降低心肌耗氧。口服每次 40mg，3 次/d。现有缓释片，每次 240mg，每日 1 次。

（4）钾通道激活药：主要通过作用于血管平滑肌细胞和心肌细胞的钾通道，发挥血管扩张、改善心肌供血和增强缺血预适应、保护心肌的作用。尼可地尔是目前临床上唯一使用的此类药物，具有硝酸酯类和钾通道开放的双重作用。但目前尚无证据表明钾通道激活剂优于其他抗心绞痛药物，能明显改善冠心病预后。目前主要用于顽固性心绞痛的综合治疗手段之一。尼可地尔用法：每次口服5～10mg，3 次/d。

（5）改善心肌能量代谢：在心肌缺血缺氧状态下，应用曲美他嗪（万爽力）抑制心肌内脂肪酸氧化途径，促使有限的氧供更多地通过葡萄糖氧化产生更多的能量，达到更早地阻止或减少缺血缺氧的病理生理改变，从而缓解临床症状，改善预后。

3. 他汀类药物　近代药物治疗稳定型心绞痛的最大进展之一是他汀类药物的开发和应用。该类药物抑制胆固醇合成，增加低密度脂蛋白胆固醇（LDL－C）受体的肝脏表达，导致循环 LDL－C 清除增加。研究表明他汀类药物可降低 LDL 胆固醇水平 20%～60%。应用他汀类药物后，冠状动脉造影变化所显示的管腔狭窄程度和动脉粥样硬化斑块消退程度相对较少，而患者的临床冠心病事件的危险性降低却十分显著。对此的进一步的解释是他汀类药物除了降低LDL－C、胆固醇、三酰甘油水平和提高高密度脂蛋白胆固醇（HDL－C）水平外，还可能有其他的有益作用，包括稳定甚至缩小粥样斑块、抗血小板、调整内皮功能、改善冠状动脉内膜反应、抑制粥样硬化处炎症、抗血栓和降低血黏稠度等非调脂效应。

他汀类药物的治疗结果说明，对已确诊为冠心病的患者，经积极调脂后，明显减慢疾病进展并减少以后心血管事件发生。慢性冠心病中许多是稳定型心绞痛患者，他汀类药物对减少心血管事件发生超过对冠状动脉造影显示的冠状动脉病变的改善。慢性稳定型心绞痛患者 LDL－C 水平应控制在 2.6mmol/L 以下。

4. 血管紧张素转化酶抑制药（ACEI）　2007 年中国《慢性稳定型心绞痛诊断与治疗指南》明确了 ACEI 在稳定型心绞痛患者中的治疗地位，将合并糖尿病、心力衰竭、左心室收缩功能不全或高血压的稳定型心绞痛患者应用 ACEI 作为Ⅰ类推荐（证据水平 A），将有明确冠状动脉疾病的所有患者使用 ACEI 作为Ⅱa 类推荐证据水平，并指出："所有冠心病患者均能从 ACEI 治疗中获益。"

（四）血运重建术

目前的两种疗效肯定的血运重建术用于治疗由冠状动脉粥样硬化所致的慢性稳定型心绞痛：经皮冠脉介入治疗（percutaneous coronary intervention，PCI）和外科冠状动脉搭桥术（coronary artery bypass grafting，CABG）。对于稳定型心绞痛患者，冠状动脉病变越重，越宜尽早进行介入治疗或外科治疗，能最大程度恢复改善心肌血供和改善预后而优于药物治疗。

根据现有循证医学证据，中国慢性稳定型心绞痛诊断治疗指南指出，严重左主干或等同病变、3 支主要血管近端严重狭窄、包括前降支（LAD）近端高度狭窄的 1～2 支血管病变，且伴有可逆性心肌缺血及左心室功能受损而伴有存活心肌的严重冠心病患者，行血运重建可改善预后（减少死亡及 MI）。糖尿病合并 3 支血管严重狭窄，无 LAD 近端严重狭窄的单、双支病变心性猝死或持续性室性心动过速复苏存活者，日常活动中频繁发作缺血事件者，血运重建有可能改善预后。对其他类型的病变只是为减轻症状或心肌缺血。因此，对这些患者血运重建应该用于药物治疗不能控制症状者，若其潜在获益大于手术风险，可根据病变特点选择 CABG 或经皮冠状动脉介入治疗（PCI）。

（五）慢性难治性心绞痛

药物和血运重建治疗，能有效改善大部分患者缺血性心脏病的病情。然而，仍有一部分患者尽管尝试了不同的治疗方法，仍遭受心绞痛的严重困扰。难治性的慢性稳定型心绞痛患者被认为是严重的冠心病引起的心肌缺血所致，在排除引发胸痛的非心脏性因素后，可以考虑其他治疗。慢性难治性心绞痛需要一种有效的最佳治疗方案，前提是各种药物都使用到个体所能耐受的最大剂量。其他可予考虑的治疗方法包括：①增强型体外反搏（EECP）。②神经调节技术（经皮电神经刺激和脊髓刺激）。③胸部硬脊膜外麻醉。④经内镜胸部交感神经阻断术。⑤星形神经节阻断术。⑥心肌激光打孔术。⑦基因治疗。⑧心脏移植。⑨调节新陈代谢的药物。

四、预防

对慢性稳定型心绞痛一方面要应用药物防止心绞痛再次发作，另一方面还应从阻止或逆转动脉粥样硬化病情进展，预防心肌梗死等方面综合考虑以改善预后。

（李现立）

第六节　急性冠脉综合征

一、概述

急性冠脉综合征（acute coronary syndrome，ACS）是20世纪80年代以后提出的诊断新概念，它涵盖ST段抬高型心肌梗死（STEMI）、非ST段抬高型心肌梗死（NSTEMI）和不稳定型心绞痛（UAP）。其中UAP见前述章节。病理基础是冠状动脉内不稳定斑块的存在，继而发生了破裂、糜烂、出血并在此基础上形成血栓，临床上很多患者会进展到心肌梗死，甚至心脏猝死，斑块稳定的患者在临床上表现为稳定型心绞痛，而不稳定型斑块或斑块破裂时则表现为ACS。

二、非ST段抬高型心肌梗死

（一）发病机制

1. 动脉粥样硬化病变进展　多数不稳定型心绞痛患者均有严重的阻塞性缺血性心脏病，其冠状动脉粥样硬化的发展，可引起进行性冠状动脉狭窄。

2. 血小板聚集　冠状动脉狭窄和内膜损伤，出现血小板聚集，产生血管收缩物质血栓素A_2，而由于正常内皮细胞产生的抗聚集物质如前列环素、组织纤维蛋白溶酶原激活物和内皮源弛缓因子等浓度则降低，引起冠状动脉收缩，管腔狭窄加重乃至闭塞以及动力性冠状动脉阻力增加。

3. 血栓形成　血小板聚集、纤维蛋白原和纤维蛋白碎片的主要成分D－二聚物增加，形成冠状动脉腔内血栓，导致进行性冠状动脉狭窄。

4. 冠状动脉痉挛　临床、冠状动脉造影和尸解研究均证实，冠状动脉痉挛是引起不稳定型心绞痛的重要机制。

（二）临床表现

1. 临床症状　胸痛或胸部不适的性质与典型的稳定型心绞痛相似，但疼痛更为剧烈，持续时间往往达 30min，偶尔在睡眠中发作。卧床休息和含服硝酸酯类药物仅出现短暂或不完全性胸痛缓解。

2. 临床体征　心尖部可闻及一过性第三心音和第四心音，左心衰竭时可见心尖部抬举性搏动，缺血发作时或缺血发作后即刻可闻及收缩期二尖瓣反流性杂音。

（三）临床分型

根据其发生、持续时间和临床特点不同可分为以下五型：

1. 初发劳力性心绞痛　病程在 2 个月内新发生的心绞痛（从无心绞痛或有心绞痛病史但在近半年内未发作过心绞痛）。

2. 恶化劳力性心绞痛　病情突然加重，表现为胸痛发作次数增加，持续时间延长，诱发心绞痛的活动阈值明显减低，按加拿大心脏病学会劳力性心绞痛分级（CCSC Ⅰ～Ⅳ）加重 1 级以上并至少达到Ⅲ级（表 6－9），硝酸甘油缓解症状的作用减弱，病程在 2 个月之内。

3. 静息心绞痛　心绞痛发生在休息或安静状态，发作持续时间相对较长，含硝酸甘油效果欠佳，病程在 1 个月内。

4. 梗死后心绞痛　指 AMI 发病 24h 后至 1 个月内发生的心绞痛。

5. 变异型心绞痛　休息或一般活动时发生的心绞痛，发作时心电图显示 ST 段暂时性抬高。

表 6－9　加拿大心脏病学会的劳力性心绞痛分级标准（CCSC）

分级	特点
Ⅰ级	一般日常活动例如走路、登楼不引起心绞痛，心绞痛发生在剧烈、速度快或长时间的体力活动或运动时
Ⅱ级	日常活动轻度受限。心绞痛发生在快步行走、登楼、餐后行走、冷空气中行走、逆风行走或情绪波动后活动
Ⅲ级	日常活动明显受限，心绞痛发生在平路一般速度行走时
Ⅳ级	轻微活动即可诱发心绞痛，患者不能做任何体力活动，但休息时无心绞痛发作

（四）实验室检查

不稳定型心绞痛患者就诊时除应详尽了解其心绞痛的发作特点与冠心病危险因素等相关病史外，还需进行一系列的实验室检查，以期明确诊断，评估病情，并对患者进行危险分层，从而决定治疗对策和判断预后。不稳定型心绞痛患者的检查种类繁多，发展迅速，用于对 ACS 患者的筛选、危险分层和进一步的诊断。主要包括以下项目。

1. 心电图检查

（1）静息心电图：凡以急性胸痛就诊者，应在 10min 内进行 18 导联常规心电图检查。UAP 的典型心电图改变为 ST 段水平型或下斜型压低 >1mm，或肢体导联 ST 段抬高 >1mm，胸导联 >2mm；T 波通常表现为一过性的对称性倒置或高耸。

（2）动态心电图：除以上心肌缺血的典型改变外，50%～80% 的患者，特别是糖尿病老年患者，尚可见无症状性心肌缺血，其 ST 段压低 >1mm，持续 1min 以上，2 次缺血间隔时间超过 1min 才有意义。

（3）QT 离散度增大：变异型心绞痛发作除有 ST 短暂性抬高与心律失常外，80% 以上的患者 QT 离散度可能增大至 80ms，为心肌缺血的另一种表现。

2. 运动负荷试验　必须在急性期后进行。对可疑的低危患者在胸痛控制 12 ~ 24h 可做运动平板试验。症状限制性运动试验应在心电图无缺血证据 7 ~ 10d 后进行，据此有助于患者治疗及预后判断。其他非创伤性激发试验，如运动放射性核素心肌灌注扫描和药物负荷试验等，则需在病情稳定一周以后酌情安排。

3. 心肌损伤标记物的测定　近年来，心肌损伤标志物有了迅速的发展，心肌特异肌钙蛋白（cTn）、肌红蛋白（Myo）和肌酸激酶同工酶 MB（CK - MB）的检测已在临床上得到广泛的应用。

（1）心肌肌钙蛋白（cTn）：包括肌钙蛋白 T（cTnT）与肌钙蛋白 I（cTnI），是反映心肌坏死最敏感的特异性指标，在急性心肌梗死发生后 3 个小时血中含量即增高，并持续 2 周左右。cTnT 在肌病和肾功能受损时可呈弱阳性，所以其特异性比 cTnI 略差。低危或中危 UAP 患者 cTn 呈阴性（ <0.1mg/L）或略有增高。高危患者 cTn 增高提示已有心肌微梗死，可诊断为 NSTEMI，应酌情行血管重建术治疗。凡疑有不稳定型心绞痛的胸痛患者，应立即抽血检测 cTn，并在 8 ~ 12h 内复查，以此对 UAP 和 NSTEMI 做出鉴别。

（2）心肌酶学：肌酸激酶同工酶（CK - MB）作为诊断 AMI 的首选传统血清标志物，其平均敏感性与特异性分别达到 92% 与 98%，在 AMI 后 3 ~ 6h 开始升高，病后 3d 可恢复正常，可是其敏感性并不理想。随着更先进的新技术的推广，国外已采用单克隆抗体、酶免疫荧光测定心肌酶，可使其发病后 2 ~ 4h 的敏感性提高 90%。进一步检测其同工酶 $CK-MB_1$，与 $CK-MB_2$ 和两者的比值，能更快捷敏感的诊断 AMI。低危与中危的 UAP 患者 CK - MB 不增高；如该酶增高且持续上升是高危的 UAP 病变发展为 AMI 的表现。其他传统的心肌酶如肌酸激酶、AST 和乳酸脱氢酶（LDH）及其同工酶等由于敏感性与特异性较低，已逐渐被肌酸激酶同工酶所取代。

（3）肌球蛋白：肌球蛋白同时来自骨骼肌与心肌，故诊断为心肌损伤的特异性较低。但在心肌坏死后 1 ~ 2h 血中肌球蛋白即升高，4 ~ 5 个小时达到高峰浓度，24h 以上难从血中测出，所以 ACS 患者 2h 内肌球蛋白未成倍增加，或较基线增高 $<10\mu g/L$，即可排除 AMI，而支持 UAP 的诊断。

（4）冠状动脉不稳定粥样斑块及炎症反应的血清标志物：冠状动脉粥样斑块的纤维帽较薄，脂质丰富，炎症细胞浸润所致的炎性反应活跃，即斑块很不稳定而易破裂、出血和形成血栓。所以，测定这一系列病理生理过程的有关化学标志物，即可为 ACS 的发病与感染提供有关的实验室依据，并有助于 UAP 与 AMI 的诊断与治疗。

1）C 反应蛋白（CRP）：是一种能与肺炎链球菌荚膜 C 多糖物质起反应的急性期反应蛋白，目前主张测定超敏 CRP（hsCRP），因其在临床上应用广泛，诊断价值更大。hsCRP 已被确认为粥样斑块内急性炎症反应的敏感性标志物和独立的危险因素。当其血清浓度 > 30mg/L（3000μg/L）时，提示患者有明显的心肌缺血和血栓形成（一般炎症时大多为 500 ~ 1000μg/L，其增高程度远不及 UAP 者粥样斑块发生的急性炎症反应），并且其增高程度与 UAP 的病死率呈正相关。国内学者发现，与 CK - MB 及 cTn 比较，CRP 的敏感性更高，可用于评估 UAP 的危险分层，并协助治疗。

2）其他新的标志物：IL - 6、IL - 8、组织因子、白细胞弹性蛋白酶、基质金属蛋白酶、食糜酶与组织型纤溶酶原激活剂等，均能反映粥样斑块的不稳定性与炎症反应，可用于对

UAP 患者的病情评估与预后判断。但它们临床应用的可行性与实际价值尚待进一步研究。

（5）超声心动图检查：显示短暂性室壁运动异常。室壁运动异常呈持久性者，提示预后不良。

（6）放射性核素心肌显像检查：可确定心肌缺血的部位。^{201}Tl 心肌显像示静息时心肌缺血区放射性稀疏或缺失，表示心肌处于血流低灌注状态。

（7）冠状动脉造影：中、高危险层的 UAP 患者应做冠状动脉造影，以明确病变情况指导治疗。血管内超声可在冠状动脉造影的基础上，识别直径 <50% 的狭窄冠状动脉内斑块的稳定性，并有助于采取相应的治疗对策。

（8）电子束 CT 检查：可对冠状动脉钙化程度和范围做无创性检查和评价。研究发现，UAP 患者钙化检出率及集约化钙化计分均较稳定型心绞痛为低，提示其病变斑块的钙化程度不高，稳定性较差，而易于破裂。

（9）其他检查：还应从冠心病的二级预防着眼，对患者做血糖、血脂、肝功能、肾功能等常规检查，以加强控制危险因素和并发症，进行全面综合治疗。

（五）诊断思路

主要根据胸痛为主的临床症状，心电图和心肌损伤标志物及相关的特殊检查，并应结合病史和冠心病危险因素等确定。根据我国所制定的有关指南，在做出 UAP 诊断之前需注意以下几点。①UAP 的诊断应根据发作的性质、特点、发作时体征和发作时心电图的改变以及 CHD 危险因素等，结合临床综合判断，以提高诊断的准确性。②心绞痛发作时心电图 ST 段抬高和降低的动态变化最具有诊断价值，应及时记录发作时和症状缓解后的心电图。动态 ST 段水平型或下斜压低≥1mm 或 ST 段抬高（肢体导联≥1mm，胸导联≥2mm）有诊断意义。若发作时倒置的 T 波呈伪性改变（假正常化），发作后 T 波恢复原倒置状态，或以前心电图正常近期内才出现心前区多个导联 T 波倒置加深，在排除非 Q 波性 AMI 后结合临床也应考虑 UAP 的诊断。当发作时心电图显示 ST 段压低≥0.5mm，但 <1mm 时，仍需高度怀疑为本病。③UAP 急性期应避免做任何形式的负荷试验，这些检查宜在病情稳定后进行。

目前国际上无统一的危险度分层，我国近年来在 1989 年 Braunwald UAP 分类的基础上结合国内情况做出以下分层（表 6－10）。

表 6－10　心绞痛危险度分层

	心绞痛类型	发作时 ST 段压低幅度	持续时间	cTnT 或 cTnI
低危险组	初发，恶性劳力性，无静息时发作	≤1mm	>20min	正常
中危险组	（1）1 个月内出现静息性心绞痛，但在 48h 内无发作（多数由劳力性心绞痛进展而来） （2）梗死后心绞痛	>1mm	20min	正常或轻度正常
高危险组	（1）48h 内反复发作静息性心绞痛 （2）梗死后心绞痛	≤1mm	>20min	增高

注：①陈旧性心肌梗死患者其危险度分层上调 1 级，若心绞痛是由非梗死区缺血所致时，应视为高危险组。②左室射血分数（LVEF）<40%，应视为高危险组。③若心绞痛发作时并发左心功能不全、二尖瓣反流、严重心律失常或低血压（SBP≤90mmHg），应视为危险组。④当横向指标不一致时，按危险度高的指标归类。例如，心绞痛类型为低危险组，但心绞痛发作时 ST 段压低 >1mm，就归入中危险组

患者病情严重性的判断主要是依据心脏病史、体征和心电图，特别是发作时的心电图。

病史中的关键点是1个月来的心绞痛发作频次，尤其是近1周的发作情况。其内容应包括：①活动耐量降低的程度。②发作持续时间和严重性加重情况。③是否在原劳力性心绞痛基础上近期出现静息性心绞痛发作状况，发作时ST段压低程度以及发作时患者的一些特殊体征变化可将UAP患者分为高、中、低危险组。

（六）治疗

1. 治疗策略和方法

（1）危险度分层：是制订治疗方案的前提和基础，有助于检出高危患者，强化内科药物治疗，进行介入治疗（PCI）或冠状动脉旁路移植术（CABG）等有创治疗的抉择。

（2）药物治疗：应从易损患者的整体角度出发，针对易损斑块，易损血液及易损心肌等发病机制采用有效的药物治疗，从控制症状和改善预后出发，并注意改善疾病的生物学特点，达到生物学治愈的理想要求。具体用药包括抗心肌缺血、抗栓（抗血小板、抗凝血）、溶栓、ACEI及抗高血脂药的应用等，力争早期稳定粥样斑块，消除症状，预防心室重构，防止恶性心律失常与心力衰竭等并发症，达到降低死亡率，改善预后的最终目的。

（3）介入治疗：是近20年冠心病防治的重大进步和突破。应参照有关的防治指南，严格掌握适应证，积极开展PCI，必要时应考虑CABG手术治疗。

2. 一般内科治疗　UAP一旦确诊，急性期患者应卧床休息，进行心电监护1～3d，低危患者，心绞痛未再发，心功能及心电图无异常，心肌酶（CK－MB）不增高，肌钙蛋白正常，可在留观24～48h后出院。凡中危与高危患者，尤其伴有肌钙蛋白增高及诊断为NSTE-MI者应进一步观察与处理。

3. 药物治疗

（1）强化抗血小板治疗

1）阿司匹林：为最常用的首选药物，起病后前2d剂量150～300mg/d，3d后减量至50～150mg/d，以后长期维持。

2）二磷酸腺苷受体拮抗药：包括噻氯匹定（ciclopidine，抵克力得）和氯吡格雷（clopidgrel），均可特异性地阻断二磷酸腺苷与血小板受体的结合，抑制血小板聚集等。噻氯匹定因可导致中性粒细胞减少和导致血栓形成性血小板减少性紫癜等不良反应，现已少用。氯吡格雷无骨髓毒性为其主要优点，且起效快，6h内抑制血小板作用达到高峰，耐受性好，无阿司匹林的肠胃道副作用。首次剂量为300～450mg，维持量为75mg/d。目前认为，除非在5～7d内拟行CABG术者，所有UAP与NSTEMI患者均应服用氯吡格雷。本品常与阿司匹林联合应用，效果增强。接受非PCI方式，计划做冠状动脉成形术的UAP及NSTEMI患者入院后就立即合用本品和阿司匹林，疗程延长至9个月，可使死亡率或AMI减少20%。患者需紧急做PCI，可在有创检查同时服用本品。择期进行PCI者，可在术后服用本品。由于本品和阿司匹林的合用可增加CABG术后出血危险性，故术前宜停用氯吡格雷1周。最近公布的CERDO（clopidgrel for the reduction of events during observation）证明PCI术后1年应用氯吡格雷（75mg/d）可显著降低死亡、AMI与脑卒中等事件发生率，而术前至少6h以上开始给予本品负荷量（300mg/d），明显减少心血管事件危险，而且无严重出血的并发症，因此，氯吡格雷的应用将受到更多的关注和推荐。

3）静脉糖蛋白Ⅱb/Ⅲa受体拮抗药：血小板的激活使糖蛋白Ⅱb/Ⅲa（GPⅡb/Ⅲa）受

体与其最主要的配体纤维蛋白原的亲和力增强，导致纤维蛋白原介导的血小板聚集。GPⅡb/Ⅲa受体拮抗药阻断了血小板聚集的最后通路，对进行PCI的患者疗效确切。荟萃分析表明本类药物可降低30d死亡率或AMI总体发生率，而对30d未进行血运重建的患者无益。目前使用本类药物的原则是：①对计划做导管检查与冠状动脉成形手术的患者，应联合应用本类药物、阿司匹林和普通肝素。②对计划做导管检查与冠状动脉成形手术者，且已使用了阿司匹林和普通肝素的患者，可使用本类药物。但对有可能而不常规拟行PCI的患者，收益不大；凡不行PCI手术患者，则疗效可疑。③近3个月内有大手术史，近半年内有脑卒中史，以及近期外伤和未能控制的严重的高血压患者均禁用。本品口服制剂因不能降低远期缺血性终点事件发生率，已不应用。

（2）抗凝血治疗：主要药物有普通肝素、低分子肝素、华法林和水蛭素。

1）普通肝素：肝素抗凝血活性的激活需要抗凝血酶，肝素和抗凝血酶中的赖氨酸结合后，使抗凝血酶由慢反应凝血酶抑制剂变为快反应抑制剂，活性增加近2000倍。肝素－抗凝血酶复合物可激活一系列凝血因子，肝素并直接发挥抗凝血作用，抑制血小板黏附和聚集，使微血管通透性增强，可导致出血并发症。UAP患者单独使用普通肝素可预防AMI和心绞痛复发；与阿司匹林相比，可使两者的危险性分别下降89%和63%。但一般主要用于中危和高危UAP患者。先静脉推注5000U，继以静脉滴注1000U/h，调整其剂量使激活的部分凝血酶时间（APTT）延长至对照的1.5～2倍，持续用药至少48h。本品应与阿司匹林和（或）氯吡格雷合用，以增强疗效。

2）低分子肝素：普通肝素裂解后成为相对分子质量为1000～12 000的低分子肝素，依诺肝素为其代表。与普通肝素相比，低分子肝素安全性好，与骨细胞结合力低，不引起骨质减少症和血小板减少症，血浆半衰期长，作用维持较久，不需要实验室检测，可以皮下注射，使用方便，剂量可根据体重调整，停药无反跳反应，比普通肝素可使死亡率与AMI危险性进一步降低15%，因此应用日趋广泛。对UAP与非ST段抬高型AMI患者，可将本品与阿司匹林和（或）氯吡格雷应用，一般用药5～7d，不要超过14d。鉴于低分子肝素半衰期较长，不能快速达到最大抗凝血效应，故不推荐用于PCI手术中，并最好在PCI手术前24h停用本品，而改用普通肝素。

3）水蛭素：系直接抗凝血药，与凝血酶结合成不可逆的复合物，特异性地抑制凝血酶的活性，但本品易引起出血危险，并且降低死亡危险的效果并不明显，故有待开发新型制剂，以代替目前的产品。

4）华法林：应用于UAP的临床研究结果不一。合并心房颤动和（或）心脏机械瓣置换手术后的UAP患者应长期使用华法林。

（3）溶栓治疗：经过多年的讨论之后，已经明确对UAP与NESTEMI患者没有肯定的益处，甚至可能造成不利后果，所以不予推荐。

（4）硝酸酯类：主要目的为控制心绞痛发作。口含硝酸甘油片剂以每次1片（0.5mg）为宜，无效可在3～5min内追加1次。如连续含3～4片仍不能缓解症状，需应用强镇痛药，并配合静脉滴注硝酸甘油或硝酸异山梨酯，中、高危UAP患者持续静脉滴注24～48h即可。急性期后，患者可口服硝酸异山梨酯或单硝酸异山梨酯。频繁发作的UAP患者以短效的硝酸异山梨酯优于长效制剂。严重的冠状动脉阻塞患者，硝酸酯类药物即使加大剂量或改变剂型与给药途径亦难于奏效，宜加用钙拮抗药或β受体阻滞药，必要时行PCI或CABG。

（5）β 受体阻滞药：是冠心病患者二级预防的主要药物之一，可改善远期预后。除非有禁忌证均宜选用。应首选具有心脏选择性的药物如美托洛尔、阿替洛尔或比索洛尔等口服。

（6）钙拮抗药（CCB）：控制心肌缺血的发作为本类药物的主要用途。①硝苯地平：具有独特的缓解冠状动脉痉挛的效果，为变异型心绞痛的首选用药。②非二氢吡啶类的地尔硫䓬：如合心爽，90mg/d，一次服用，具有减慢心率，降低心肌收缩力的作用，是近年来受到广泛推荐的药物。顽固性严重胸痛患者可静脉推注本品。③维拉帕米：也属非二氢吡啶类 CCB，亦可选用。对同时合并的室上速与房颤等快速异位性心律失常也有良好的治疗效果。但本品抑制心肌作用更强，故不可与 β 受体阻滞剂合用。严重不稳定型心绞痛往往需同时合用硝酸酯、β 受体阻滞剂与 CCB。

（7）抗高血脂药：羟甲基戊二单酰辅酶 A 还原酶抑制药（他汀类）的应用，是 ACS 治疗学上的一大进展，备受重视，他汀类不但显著降低 LDL－C 与 TC，更有一系列调血脂之外的特殊治疗作用。所以，应用他汀类强化治疗已成为当今防治 ACS 不可或缺的主要措施之一。

1）他汀类防治 ACS 的机制：①改善内皮功能。内皮功能紊乱是指由于内皮功能受损导致的血管扩张和收缩、生长抑制和促进、抗血栓和促栓塞、抗炎症和促炎症及抗氧化和促氧化之间平衡失调。各种引发冠心病的危险因子如高胆固醇血症、雌激素减退、高同型半胱氨酸及年龄的增加都会损害内皮功能。内皮功能紊乱不仅触发早期动脉粥样硬化，而且在动脉粥样硬化斑块的发展中发挥重要作用。许多实验证实，冠心病患者发生病变的心外膜血管对乙酰胆碱发生收缩反应，而正常血管在乙酰胆碱作用下会发生舒张。有研究发现，不稳定型心绞痛及急性心肌梗死往往发生在冠状动脉狭窄不超过 50% 的患者中。近来更有研究显示，冠心病患者的死亡率与血管栓塞面积是否超过 70% 并无明显相关性，而与发生病变的血管数目呈明显相关，因为病变的血管处内皮功能紊乱会导致潜在的冠状动脉事件的发生。导致内皮功能紊乱的最主要的机制是内皮一氧化氮合酶（endothelial nitric oxidesvnthase，eNOS）的稳定性下降。他汀类药物能通过 2 个途径改善 eNOS mRNA 稳定性及增加内皮合成 NO。其一是通过调脂作用影响 NO 合成，1990 年报道的 MRFIT 试验证实血浆中胆固醇水平的高低与冠心患者的死亡率成正比。血浆中胆固醇水平在 3g/L 时其死亡率为 17‰，而血中胆固醇水平为 1.5g/L 时其死亡率为 3‰。在 1995 年 Shep－herd 等进行的一个小规模的临床试验发现普伐他汀可使冠心病患者死亡率下降 28%，在 1996 年 Kinlay 等证实了这种冠状动脉内皮功能改善与促进内皮合成一氧化氮有关。其二可直接影响一氧化氮的生物合成，Laufs 发现辛伐他汀和洛伐他汀可将 eNOS mRNA 的半衰期由 13h 延长至 38h，他汀类药物的这种作用主要是通过抑制 MVA 及 GGPP 的生物合成来实现的。GGPP 对多种蛋白质如 eNOS 及 Ras 样因子 Rho 的转录后修饰起重要作用。Rho 为 NO 的抑制因子，对 Rho 的抑制可将 eNOS 的合成提高 3 倍。②抑制血管平滑肌（VSMC）的增殖和移行。平滑肌细胞的迁移和聚集是动脉粥样硬化形成及血管成形术后再狭窄的基础。平滑肌细胞的迁移和聚集伴随脂质沉积现在被认为是血管壁中最重要的改变，发生改变的部位可作为药理作用的靶部位。近来，体内、外实验证实氟伐他汀及辛伐他汀可以抑制鼠平滑肌细胞增殖，但普伐他汀不能，这种作用不依赖于它们的降脂作用。现在也有观点认为亲水他汀类如普伐他汀因不能透过细胞膜，从而不抑制平滑肌细胞的迁移和聚集，这一特点可以稳定斑块，因为斑块特别是纤维帽中的平滑肌细胞数目对斑块的稳定有重要作用。提示我们在冠心病的一级预防中宜选用亲脂性他汀类药物，而在二级预防中宜选用亲水性他汀药物。③防止血栓形成，稳定粥样斑块。粥样斑块的突然崩解、破裂并有相继的血小板聚集、血栓形成，栓子进入血液循环是 ACS 发生的主要机制，用他汀类安全有效的抗高血脂治疗，能降低斑块核心的脂质含量，减少细胞外脂质沉积以及内膜的钙化与新生血管，增加胶原和平滑肌细胞面积。辛伐他汀等对胆固醇酯化及胆固醇酯在巨噬细胞内聚集的抑制，氟伐他汀对金属蛋白酶（MMP）产生的抑制，并干扰乙酰化 LDL 所致的细胞胆固醇酯化等作用均有助于斑块的稳定。他汀类减少血小板血栓素的产生，改变血小板膜胆固醇的含量以及细胞内钙水平，降低血小板的活性。普伐他汀可降低凝血酶，抗凝血酶Ⅲ复合物、纤维蛋白肽 A、血栓调节素及 PAI－1 的活性，逆转血栓形成纤溶之间的平衡。他汀类对纤维蛋白原（FIB）、血液黏度以及 PAI－1 等影响尚无一致的结论，如普伐他汀可降低 FIB、PAI 与血液黏度等，但辛伐他汀对这些均无明显影响。④消炎作用，在 ACS 发生早期（24～96h），以大剂量阿托伐他汀（80mg/d）治疗，有强烈的消炎与防止血栓形成的作用，而大剂量的阿托他汀的调血脂及非调血脂作用，使患者的心血管事件危险下降 48%。他汀类药物可减少粥样硬化中的炎症细胞，降低巨噬细胞数量，凡炎症指标增高者，他汀类的消炎作用明显，并且有免疫调节作用，如抑制 γ－干扰素（IFN－γ）导致的主要组织相容性复合物Ⅱ（MHC－Ⅱ）分子的表达等。他汀类抗炎作用的另一强有力的证据即是明显降低 ACS 患者炎症标志物如 CPR 和细胞因子的水平。总之，他汀类的消炎作用表现为对炎症过程的多个环节存在多种抑制作用，且不依赖于血脂调节机制。这种作用是解释他汀类防治 ACS 具有明显效益的主要理论和临床应用的基础之一。

2）他汀类防治 ACS 的临床试验及主要结论：一系列大规模临床试验对他汀类防治 ACS 的疗效提供了循证医学的科学证据。瑞典和德国的回顾性分析表明，AMI 患者于起病后 1～3d 内服用普伐他汀类可使急性期住院死亡率和随访 1 年至 18 个月的心血管事件发生率与死亡危险明显下降。在 ACS 发病后 6h 至 1 周内服用普伐他汀者，预后明显改善。而且还可防止粥样斑块的破裂、出血以及冠状动脉的狭窄。ACS 起病后 3h 较大剂量的他汀类强化治疗，并可降低血清炎性反应物如 CRP 等的含量，防止冠状动脉再梗死。

综合他汀类强化治疗 ACS 的临床研究结果，可以得出以下结论：①根据美国 ATPⅢ，ACS 患者住院后应立即或在 24h 内进行血脂测定，并以此作为治疗的参考。如：LDL－C≥3.36mmol/L（130mg/dl）应早给予他汀类治疗；LDL－C 为 2.59～3.35mmol/L（100～129mg/dl），是否服用他汀类应结合临床情况考虑。部分学者主张积极调血脂，认为只要 LDL－C＞2.59mmol/L（100mg/dl）即可服他汀类药物。②早期服用他汀类的理由，能调动患者坚持他汀类调血脂治疗的积极性；缩小临床上的治疗空隙，以使更多 ACS 患者得到必要的调血脂治疗。医师应将这些道理向患者反复说明，争取患者的理解和配合。并劝告患者长期服用他汀类，一定要使血脂异常调整到治疗的目标水平。服药期间应注意药物不良反应，保证用药安全。③应按照目前推荐的血脂异常治疗达标的用药剂量服药，如辛伐他汀 20～40ml/d，阿托他汀 10～20mg/d。根据最近的 ATPⅢ修改的建议，ACS 属高危患者，其 LDL－C 水平应降到 1.8mmol/L（70mg/dl）。不过，这尚待更多的临床试验加以肯定，强化治疗的更大剂量（如阿托他汀 80mg/d）的广泛应用也正在积累经验，有待循环医学的证据予以支持。④他汀类对 ACS 患者的非调血脂治疗作用，已被许多基础和临床观察的研究所证实。患者服药期间，同时测定有关的炎症、心肌坏死物和内皮功能以及 CD－CD40L、 sCD40L 等有关指标，对进一步了解他汀类的非调脂作用，以及 ACS 发生的复杂病理生理变化和临床经过演变的关系，具有十分重要的理论和临床防治意义。

（8）ACEI：推荐用于伴有充血性心力衰竭、左室功能不全（LVEF＜40%）、原发性高血压与糖尿病的患者。

4. 介入治疗和外科手术治疗

（1）根据我国 UAP 诊断和治疗的建议，高危 UAP 患者进行 PCI 或 CABG 的指标为：①内科加强治疗，心绞痛仍反复发作。②心绞痛发作时间明显延长，＞1h。③心绞痛发作时伴有血流动力学不稳定，如出现低血压、急性左心功能不全或伴有严重心律失常等。

紧急 PCI 的风险高于择期 PCI 治疗，其主要目标是以迅速开通“罪犯”病变血管，恢复其远端血液循环为原则。对于多病变患者，可以多次完成全部血管重建。凡有左冠状动脉主干病变或弥漫性狭窄病变不适宜 PCI 时，则应做急诊 CABG。血流动力学不稳定的患者最好同时应用主动脉内囊反搏，稳定血流动力学。但大多数患者的 PCI 宜在病情稳定 48h 后进行。

（2）近年来一系列大规模临床试验的研究表明，凡 UAP 或 NSTEMI 患者具有下列高危因素中任何 1 项者，应做早期有创治疗，这些有创治疗的适应证更为详尽具体，更应掌握和应用。①尽管采取强化抗缺血治疗，但仍有静息或低运动量的复发性心绞痛或心肌缺血的患者。②cTn 增高。③新出现的 ST 段压低。④复发性心绞痛或心肌缺血患者伴心力衰竭症状，心尖区舒张期奔马律、肺水肿、肺部啰音增多或新出现或恶化的二尖瓣关闭不全；近年来强调对非 ST 段抬高型 ACS 患者在给予低分子肝素以及阿司匹林和抗心绞痛药物的情况下，早期侵入性有创治疗可明显改善患者的预后，特别是在给予 GPⅡb/Ⅲa 受体拮抗药 tirofiban 的前提下，以支架为代表的新的冠状动脉介入明显优于保守治疗。⑤无创性负荷试验有高危表现。⑥左室收缩功能障碍（LVEF＜40%）。⑦血流动力学不稳定。⑧持续性室性心动过速。⑨6 个月内做过 PCI。⑩既往做过 CABG 手术。

值得注意的是，近年来许多临床试验证明，对非 ST 段抬高型 ACS 患者早期进行 PCI 干预治疗，特别是在以支架为代表的新的冠状动脉介入技术和最有力的抗血小板药物 GPⅡb/Ⅲa 受体拮抗药（triafiban）应用的前提下，患者的预后明显改善，其疗效显著优于药物保守治疗，其中，高危患者获益尤多，即使是中危患者，早期介入干预也能使心血管事件大为减少，特别是难治性心绞痛患者改善更为明显。最近我国报道一组 545 例非 ST 段抬高型 ACS 患者的两种治疗方法的比较，也肯定了早期有创干预的疗效。如随访 30d 时反复心绞痛发作住院事件以及复合心血管事件均减少，随访 6 个月时的心血管事件仍然比保守治疗为少 $P<0.05$）。但该研究未能肯定两种治疗方法对 UAP 的心血管事件的减少有明显差异。此外，最近公布的 ACC/AHA 的有关指南也建议对 cTnI 增高的非 ST 段抬高的 ACS 患者进行早期介入干预。尽管药物保守和早期介入干预对这一类型的 ACS 患者的疗效之比较尚无最终统一的意见，但积极的早期 PCI 的前景应该更为乐观。看来，如何筛选通过干预可能获得更大益处的高危人群，使早期介入干预能发挥应有的优势，是进一步临床研究的重要课题之一。

5. 康复治疗　大多数 UAP 或 NSTEMI 患者有慢性稳定型心绞痛，而且病情还可能反复，因此其二级预防十分重要。常用的康复治疗包括：①无禁忌证时应长期坚持服用阿司匹林 75～325mg/d，国人一般推荐 100mg/d 为合适。②由于过敏或胃肠道不适，不能耐受阿司匹林，最好口服氯吡格雷 75mg/d（有禁忌证者除外）。③凡已做 PCI 安放支架的患者，联合服用阿司匹林和氯吡格雷 9 个月。④无禁忌证时建议服用 β 受体阻滞药。⑤控制血脂，凡血

LDL－C＞3.36mmol/L（130mg/dl）时，应坚持服用他汀类，并保持血脂处于达标水平，同时严格控制饮食。充血性心力衰竭、左室功能障碍（LVEF＜40%）、原发性高血压与糖尿病患者应口服 ACEI。⑥如胸痛持续 2～3min，而休息不能终止发作时，可含服硝酸甘油片，必要时重复用药，但最多不超过 3 次，前后 2 次服药间隔 5min。⑦如果心绞痛表现为不稳定状态，例如发生频率增加，疼痛程度加重，发作时间延长，硝酸甘油效果不佳等，应及时就医。

（七）预后

影响 UAP 与 NSTEMI 预后的因素如下。

1. 心室功能　为最强的独立危险因素，左心功能越差，其预后也越差，因为这些患者很难耐受更严重的心肌缺血和梗死。

2. 冠状动脉病变部位和范围　左冠状动脉主干病变最具危险性，3 支冠状动脉病变的危险性大于双支或单支病变，前降支病变的危险性大于右冠状动脉和回旋支病变，近段病变危险性也大于远段病变。

3. 年龄因素　也是一个独立危险因素，主要与老年人的心脏储备功能和其他重要器官能减退有密切关系。

4. 合并其他器质性疾病　如肾衰竭、慢性阻塞性肺疾病、未控制的糖尿病和原发性高血压、脑血管或恶性肿瘤等，均可明显影响患者的近、远期预后。患者在康复治疗阶段，定期随访的重要内容应包括以上影响预后的各种危险因素的防治，使患者趋利避害，达到防止心血管事件，改善预后，提升生活质量的目的。

三、ST 段抬高型急性心肌梗死

心肌梗死是指冠状动脉突然堵塞或近乎堵塞所造成的部分心肌缺血性坏死。冠状动脉堵塞的主要原因为在冠脉内膜动脉粥样硬化病变的基础上有血栓形成。临床表现呈突发性、持久而剧烈的胸痛或胸骨后压迫性疼痛，特征性的心电图改变及某些血清酶的增高，常伴严重心律失常和（或）急性循环功能障碍。

（一）病理生理

冠心病的基本病变是冠状动脉内的粥样斑块形成，但因其斑块组织构成上的差异导致临床表现各异。对于引起稳定型心绞痛的斑块通常具有较小的脂质核心和较厚的纤维帽。相反，不稳定型心绞痛则具有较大的脂质核心和薄的纤维帽。当稳定冠状动脉斑块内巨噬细胞、脂质成分及炎症产物增多时，它就变脆，易于破裂。斑块破裂将诱发局部血栓形成。当第 1 层血小板聚集在斑块上后，各种激动剂如胶原、二磷腺苷（ADP）、肾上腺素、5－羟色胺等促进其激活，激活后的血小板产生血栓素 A_2，后者进一步激活血小板，并对抗血栓溶解。除产生血栓素 A_2 外，激活的血小板导致膜 GPⅡb/Ⅲa 受体构型改变，后者通过与可溶性黏附蛋白分子（如 vWF 因子和纤维蛋白原）结合，从而引起广泛的血小板聚集。与此同时，斑块破裂还启动组织因子激活的凝血系统，使纤维蛋白原转变为纤维蛋白，使血栓增大和坚固。因此，其临床上各种表现与斑块破裂后血栓形成的大小和速度有关。有研究发现，在起病 6h 内死于缺血性心肌病的患者 93% 有斑块破裂和冠状动脉内血栓形成。相反，对于非心脏性死亡的患者 96% 无以上改变。

然而，斑块破裂不可预测。尽管冠状动脉造影可发现左主干、3 支病变、累及左前降支近段的双支病变等引起心脏死亡的高危病变，但并不能肯定会梗死。因为慢性的冠状动脉狭窄往往形成了广泛的侧支循环，不易发生急性 ST 段抬高型心肌梗死。而大部分心肌梗死患者起病前冠状动脉造影未发现 >50% 的冠状动脉狭窄。急性冠状动脉堵塞引起心肌损伤的大小与下列因素有关：①受累动脉供血范围的大小。②是否完全堵塞。③堵塞时间长短。④受累心肌侧支循环的多少。⑤缺血心肌对氧的需求的大小。⑥影响自发溶栓的因素等。

（二）临床表现

AMI 前往往有先兆，常常表现为胸闷或胸痛较前加重，或起病前 1 ~2 周出现新发生的心绞痛。临床上有下列情况应高度怀疑有 AMI 可能：①原来稳定型或初发型心绞痛患者其运动耐量突然下降。②心绞痛发作的频度、严重程度、持续时间增加，无明显的诱因，以往有效的硝酸甘油剂量变为无效。③心绞痛发作时出现新的表现，如恶心、呕吐、出汗，疼痛放射到新的部位，出现心功能不全或心律不全或心律失常。④心电图出现新的变化，如 T 波高耸，ST 段一过性明显抬高或压低，T 波倒置加深等。先兆症状的识别对及时诊断心肌梗死，及早期溶栓治疗有重要意义。

1. 疼痛　是 AMI 的最早、最突出的症状。其疼痛性质、部位与心绞痛相似，但常于安静或睡眠中发生，疼痛发生程度重，范围广，持续时间长，超过 30min。患者常伴烦躁不安、出汗、恶心、恐惧及濒死感。少数患者疼痛部位性质不典型，易与急腹症混淆。部分患者为无痛性心肌梗死，还有部分患者以急性左心衰症状起病。

2. 全身症状　有发热，白细胞计数增高和血沉增快。发热多为低热，<39℃，持续<1 周。

3. 胃肠道症状　在起病初期，特别是疼痛剧烈时常有恶心、呕吐等症状。少数患者并以此为主要症状。机制可能与迷走神经受病变处心肌刺激有关。偶尔患者有顽固性呃逆。

4. 心律失常　见于 75% ~95% 的患者，多发生于起病后 1 ~2 周内，尤其 24h 内。心律失常的类型与梗死的部位有关：前壁心肌梗死常出现室性心律失常，如室性期前收缩、室性心动过速、心室扑动，甚至心室颤动；下壁心肌梗死则常发生房室传导阻滞。室上性心律失常常与心力衰竭有关。

5. 低血压和休克　AMI 早期的休克可由于低血容量或疼痛引起，与心脏有关的原因是心脏泵衰竭及心律失常。其定义为：①收缩压（SBP）<90mmHg，或原发性高血压患者 SBP 较以往基数下降 80mmHg，低血压持续 30min 以上。②有器官灌注不足的表现，如神志淡漠，四肢冰凉，发绀，出汗，高乳酸血症。③尿量 <20ml/h。

6. 心力衰竭　AMI 患者 24% ~48% 存在不同程度的左心衰。表现为双肺湿啰音、窦性心动过速及奔马律，可有轻重不一的呼吸困难。严重者发生肺水肿。根据血流动力学状态（Forrester - Diamond - Swan 分级）和临床症状（Killip 分级）将心力衰竭分为 4 级（表 6 - 11、表 6 - 12）。

表 6 - 11　Forrester - Diamond - Swan 血流动力学分级

分级		心排血指数［L/（min·m^2）］	肺动脉楔压（mmHg）	预计死亡率（%）
Ⅰ级	无肺淤血和肺动脉高压	>2.2	<18	2 ~3
Ⅱ级	单纯肺淤血	>2.2	<18	10
Ⅲ级	单纯外周低灌注	<2.2	>18	2 ~25
Ⅳ级	肺淤血 + 外周低灌注	<2.2	>18	50 ~55

表 6-12 Killip 临床症状分级

	分级	预计死亡率（%）
Ⅰ级	无充血性心力衰竭	5
Ⅱ级	轻度充血性心力衰竭（肺部啰音<50%肺野）	15~20
Ⅲ级	急性肺水肿	40
Ⅳ级	心源性休克	8

右室梗死常有右心衰的表现，心排血量显著减少，血压降低，肺部啰音和呼吸困难反而不明显。

7. 体征　心脏听诊可有第一心音减弱，可出现第三心音、第四心音奔马律。10%~20%的患者在发病后2~3d出现心包摩擦音，多在1~2d内消失；发生二尖瓣乳头肌功能不全者，心尖区可出现粗糙收缩期杂音；发生心室间穿孔者，胸骨左下缘出现响亮的收缩期杂音。发生心律失常、休克或心力衰竭者出现有关的体征和血压变化。

（三）辅助检查

1. 常规检查

（1）细胞计数：发病1周内白细胞计数可增加至（10~20）$\times 10^9$/L，中性粒细胞多为0.75~0.90，嗜酸粒细胞减少或消失。

（2）血沉增快，可持续1~3周。

2. 心肌损伤标志物　AMI后一些心肌标志物蛋白从坏死组织大量释放到循环血液中，不同蛋白的稀释速度因其在细胞的位置、分子质量大小以及局部的血液和淋巴流量不同而异。心肌标志蛋白释放的动态曲线对心肌梗死的诊断非常重要，但紧急再灌注的治疗措施需要尽早明确诊断和决定，因此以往主要是根据症状和心电图检查。但随着床旁全血心肌标志物监测的应用，对早期心肌梗死的诊断（特别是心电图不能确定的病例）提供了帮助。AMI的血清标志物应具备以下条件：①在血中出现早，且在心肌组织中浓度高，而在非心肌组织中缺如。②起病后迅速释放人血，其浓度与心肌损害范围有定量关系。③在血中持续一段时间以提供方便的诊断时窗。④必须测定方法简单、价廉和迅速。

（1）肌酸激酶（CK）：在4~8h内增高，但CK的主要缺点是缺乏心脏特异性，因为CK在骨骼肌损伤时也有增高，如肌内注射后可有2~3倍的总CK增高。因此，在胸痛或其他原因患者注射镇痛药后可有总CK的假性增高，导致心肌梗死的误诊。其他引起CK增高的原因有：①骨骼肌疾病，包括肌萎缩、肌病和多发性肌炎。②电休克。③甲状腺功能减退。④脑卒中。⑤外科手术。⑥由于创伤、抽搐和长期制动所致肌肉损伤。CK-MB主要存在于心肌，而在心脏外组织中水平低，因此具有较高心肌特异性，但是心脏手术、心肌炎和电除颤也可以引起CK-MB增高。

（2）心肌特异性的心肌钙蛋白T（cTnT）和肌钙蛋白I（cTnI）：为氨基酸序列不同于骨骼肌来源的肌钙蛋白，用特异的抗体可以定量检测到心脏的cTnT和cTnI。通常cTnT和cTnI在正常健康人群中不能检测到，而AMI后可增高到正常上限的20倍，因此，cTnT和cTnI对心肌梗死的诊断具有重要意义。在心肌梗死后cTnT和cTnI可持续增高7~10d。

（3）肌红蛋白：是一种心肌和骨骼肌中的低分子蛋白。它在心肌梗死时出现较CK-

MB 早，同时肾清除较快，通常在心肌梗死后 24h 内恢复正常水平，而且引起缺乏特异性，需与其他指标如 CK－MB 同时分析才能有助于心肌梗死诊断，其临床意义不大。CK－MB 是目前标准的心肌梗死诊断的标志物，其缺点是缺乏心肌特异性，虽在起病 6～8h 内敏感性高，但易出现假阳性。对于总 CK 正常，而 CK－MB 增高的意义不肯定。其持续时间不超过 72h。心肌中只有 CK－MB 一种亚型，但血清中存在多种亚型。当 $CK-MB_2$ 绝对值 >1μg/L 或 $CK-MB_2/CK-MB_1>1.5$ 时，其对 6h 内心肌梗死的诊断较常规的 CK－MB 的测定具有较高的敏感性和特异性。cTnT 和 cTnI 为 AMI 的新标志物，其出现较 CK－MB 早，且持续数天（cTnI 为 7d，cTnT 可达 10～14d），且具有组织特异性。ACS 患者入院时 cTnT 增高（>0.1μg/ml）为其后出现急性心肌事件的重要标志（表 6－13）。

表 6－13　AMI 的血清心肌标志物及其检测时间

项目	肌红蛋白	心脏肌钙蛋白		CK	CK－MB	AST
		cTnI	cTnT			
出现时间（h）	1～2	2～4	2～4	6	3～4	6～12
100%敏感时间（h）	4～8	8～12	8～12		8～12	
峰值时间（h）	4～8	10～24	10～24	24	10～24	24～48
持续时间（h）	0.5～1	5～10	5～14	3～4	2～4	3～5

既往认为心肌标志物水平可以反映梗死面积的大小，但标志物水平受多种因素影响，特别是再灌注治疗可使心脏标志物水平峰值提早和增高。

3. 心电图检查　心电图改变常有进行性变化，对心肌梗死的诊断、定位、确定范围、估计病情演变和预后都有意义。

（1）特征性改变：①宽而深的 Q 波（病理性 Q 波），在面向透壁心肌坏死区的导联上出现。②ST 段抬高，呈弓背向上型，在面向坏死区周围心肌损伤区的导联上出现。③T 波倒置，在面向损伤区周围心肌缺血区的导联上出现。在背向心肌梗死区的导联则出现相反的改变，即 R 波增高、ST 段压低和 T 波直立并增高。无 Q 波的心肌梗死者中心内膜下心肌梗死的特点为：无病理性 Q 波，有普遍性 ST 段压低≥0.1mV，但 aVR 导联（有时还有 V_1 导联）ST 段抬高，或有对称性 T 波倒置。

（2）动态改变。

1）超急性期：为发病数分钟到数小时内。表现为巨大高耸的 T 波，ST 段斜行型抬高，急性损伤后室内传导阻滞，R 波增高，时间增宽。

2）急性期：为梗死后数小时到数天。出现 ST 段呈单向曲线抬高，坏死性 Q 波，T 波直立。

3）衍变期（充分发展期）：持续数小时至数周。表现为抬高的 ST 段逐渐下降，T 波开始由直立转为倒置，Q 波逐渐加深。

4）陈旧性期（稳定期）：部分病例 Q 波不变，有 13%～21%的患者梗死性 Q 波逐渐减少或消失。

（3）定位诊断：（见表 6－14）。

表 6-14 心肌梗死的定位诊断

梗死部位	梗死图形出现的导联
前间壁心肌梗死	V_1、V_2、V_3
前壁心肌梗死	V_2、V_3、V_4
前侧壁心肌梗死	V_4、V_5、V_6
高侧壁心肌梗死	I、aVL
广泛前壁心肌梗死	V_1 ~ V_6 及 I、aVL
下壁心肌梗死	Ⅱ、Ⅲ、aVF
后壁心肌梗	V_7、V_8、V_9、V_1、V_2，出现增高 R 波，ST 段压低及 T 波直立
右室心肌梗死	V_3R、V_4R 导联 ST 段抬高

（4）复发性心肌梗死：在已有心肌梗死的基础上，再次发生 AMI。心电图可呈以下几种变化之一：①在原有心肌梗死的图形基础上又重现新的 AMI 图形。②原有陈旧性心肌梗死的图形突然消失。③原有心肌梗死，其范围突然减小。④QRS 波群电压突然显著减少。⑤临床上有 AMI 的表现和体征。

（5）AMI 不典型心电图表现。部分 AMI 患者可出现下列不典型表现。①不出现任何心电图异常。②心肌梗死图形延迟出现，而未做连续心电图观察。③侧壁心肌梗死，V_5、V_6 导联不出现 Q 波，表现为 RV_5、RV_6 显著减小。④某些下壁心肌梗死Ⅱ、Ⅲ、aVF 呈 rS 型，r 波几乎呈直线上下。⑤心内膜下心肌梗死，表现为 ST－T 改变。⑥后壁心肌梗死，V_1、V_2 导联出现 R 波增高。⑦前壁心肌梗死时 V_1 ~ V_5 导联不出现 Q 波，表现为 $rV_1 > rV_2 > rV_3$，而 $rV_3 < rV_4$。⑧出现的 Q 波，其深度及宽度都未能达到心肌梗死的诊断标准。⑨心肌梗死的图形被束支传导阻滞、预激综合征所掩盖。

4. 心电向量图检查　有 QRS 环的改变、ST 向量的出现和 T 环的变化。①QRS 环的改变最有价值，因坏死的心肌纤维不被激动，不能产生应有的电动力，心室除极时综合向量的方向遂向背离梗死去处进行，所形成的 QRS 环，特别是其起始向量将指向梗死区的相反方向，起始向量方位的改变对心肌梗死的定位诊断有重要意义。②ST 向量的出现表现为 QRS 环的不闭合，其终点不回到起始点，自 QRS 环起始点至终点的连线为 ST 向量方向，指向梗死区，ST 向量多在 1 ~2 周内消失。③T 环的改变主要表现为最大向量与 QRS 环最大平均向量方向相反或 QRS－T 夹角增大，T 环长/宽比值 <2.6，T 环离心支与归心支运行速度相等，此种变化历时数月至数年可以消失。

5. 放射性核素检查　①利用坏死心肌细胞中的钙离子能结合放射性锝焦磷酸盐的特点，静脉推注 ^{99m}Tc－焦磷酸盐，用 γ 照相机进行 DD“热点”扫描或照相。②利用坏死心肌血液供应断绝和瘢痕组织中无血管以致 ^{201}Tl 不能进入细胞的特点，静脉推注这种放射性核素进行“冷点”扫描或照相。两种方法均可显示心肌梗死的部位和范围。前者主要用于急性期，后者也用于慢性期。③用门电路 γ 闪烁照相法进行放射性核素心腔造影，可观察心室腔的动作和左室的射血分数，有助于判断心功能，诊断梗死后造成的室壁动作失调和心室壁瘤。④单光子计算机体层扫描（SPECT）或正电子体层现象（PET），诊断效果更好。

6. 超声心动图　切面和 M 型超声心动图也有助于了解心室壁的动作和左室功能，诊断室壁瘤和乳头肌功能失调等。

（四）诊断和鉴别诊断

根据典型的临床表现、特征性的心电图和心向量图改变以及实验室检查发现，诊断本病并不困难。对年老患者，突然发生严重心律失常、休克、心力衰竭而原因未明，或突然发生较重而持续较久的胸痛或胸闷者，应考虑本病可能。宜先按 AMI 来处理，并短时间内进行心电图、血清心肌酶学、心肌坏死标志物等的动态测定以观察病变进展。无病理性 Q 波的心内膜下心肌梗死和小的透壁性心肌梗死，血清心肌酶的诊断价值更大。鉴别诊断主要考虑以下疾病：①心绞痛。②急性心包炎。③急性肺动脉梗死。④急腹症。⑤主动脉夹层。AMI 的诊断关键在早期，此时对于治疗意义最大。其确定诊断往往是在起病后期的一种回顾性诊断，它只对于预后判断有一定作用。因此，对于怀疑心肌梗死的患者一旦发病就应根据其症状、体征及心电图表现做出初步判断和处理。其诊断是一个动态过程，具体标准在以下不同时期的处理中介绍。

（五）治疗

AMI 的处理目的包括：①缓解疼痛。②限制梗死面积。③减轻心脏负担。④防治并发症。

1. 入院前处理　关键在于早期识别与处理。在心肌梗死死亡患者中 50% 死于出现症状后 1h，而多数患者在症状出现 2h 甚至更长的时间内未到达医院，相当一部分患者超过 12h，而超过 12h 后再灌注治疗基本无效。导致出现症状到接受治疗的时间耽误的原因包括：①与患者有关的原因，如未意识到情况的严重性及急诊就诊的耽误。②院前的诊治及转院花费的时间。③在医院诊断及开始治疗所需的时间。所以要提高 AMI 的生存率，关键在于减少患者的时间延误。

为减少患者的时间延误，应对有心脏病及 AMI 高危患者进行有关 AMI 早期症状及适当处理措施的教育。这些措施包括：①及时服用阿司匹林和硝酸甘油。②如何与急救中心联系。③了解附近能提供 24h 服务的医院的位置。④常备一份基础心电图。

2. 急诊室的初步诊断与处理　在急诊室应在 10min 内完成针对性体格检查和 12 导联心电图检查，保证患者在 30min 内建立静脉通道。对于胸痛患者急诊室医师面临的主要问题是诊断问题。一些患者通常表现心肌梗死的特殊症状，女性患者多表现为非典型性胸痛，而老年患者则以气促表现居多。尽早准确诊断对于争取时间早期行再灌注治疗十分重要。临床胸痛症状和心电图目前仍是鉴别心肌缺血与心肌梗死的基本方法。在急诊室 12 导联心电图是决策的中心环节，因为有力的证据表明 ST 段抬高是识别再灌注有益的标志。胸痛患者的 ST 段抬高对于心肌梗死诊断的特异性为 91%，敏感为 46%。心电图 ST 段抬高导联越多，病死率越高。目前对 ST 段抬高的新发束支传导阻滞（BBB）的患者不主张溶栓治疗，而以药物治疗为主，可考虑早期导管检查和 PCI 治疗（图 6－3）。

首次心电图检查可能有 12% 的患者不能正确判断为 ST 段抬高或非抬高，这时可咨询专家或采用其他辅助方法，如发现其他高危临床指标，快速测定血清酶学指标，心脏 B 超检查有无节段性运动失调，放射性核素心肌灌注显像等。B 超检查对于怀疑有主动脉夹层的诊断尤其有价值。对患者进行心电监护可观察致死性心律失常的发生及 ST 段的动态变化。根据 WHO 的标准，心肌梗死的诊断必须具备下列 3 项中的 2 项：①胸痛或不适的临床表现。②连续的心电图演变。③心肌损伤标志物的增高或降低。70% ~80% 的心肌梗死患者有缺血性胸部不适，相反，在所有住院的缺血性胸部不适的患者中不足25%的患者确诊为心肌梗死。尽管心电图检查中ST段抬高和（或）Q波高度提示心肌梗死，但约50%的患者无ST段抬高，而呈其他非特异性改变。因此，对多数心肌梗死患者实验室检查起着重要作用。

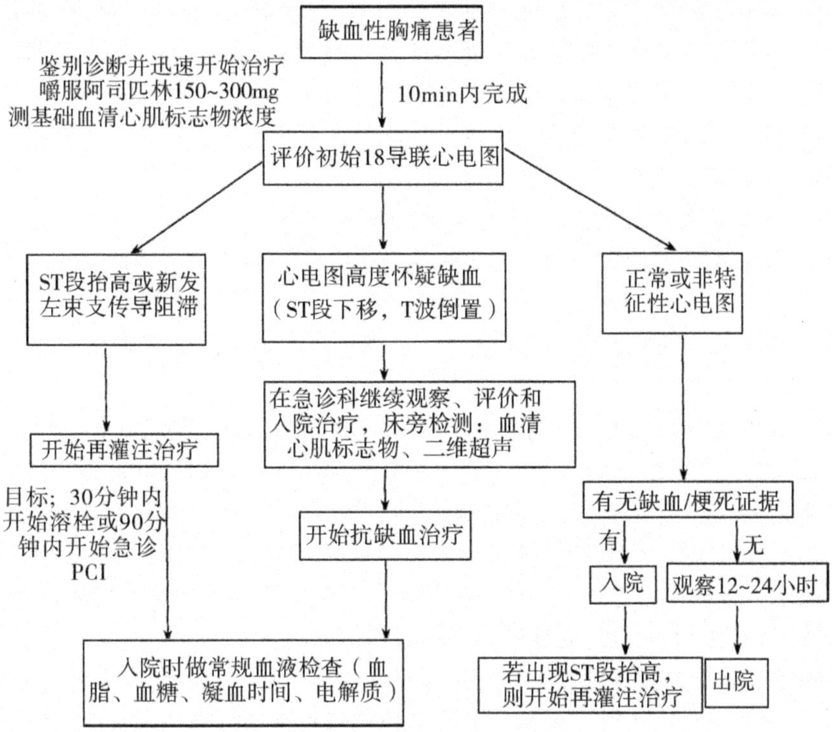
缺血性胸痛患者
鉴别诊断并迅速开始治疗
嚼服阿司匹林150~300mg
测基础血清心肌标志物浓度
10min内完成
评价初始18导联心电图
ST段抬高或新发左束支传导阻滞
心电图高度怀疑缺血（ST段下移，T波倒置）
正常或非特征性心电图
开始再灌注治疗
目标；30分钟内开始溶栓或90分钟内开始急诊PCI
在急诊科继续观察、评价和入院治疗，床旁检测：血清心肌标志物、二维超声
开始抗缺血治疗
有无缺血/梗死证据
有
无
入院
观察12~24小时
入院时做常规血液检查（血脂、血糖、凝血时间、电解质）
若出现ST段抬高，则开始再灌注治疗
出院

图6-3 疑似AMI患者处理流程

3. 常规处理 对所有缺血性患者应该立即给予吸氧，建立静脉通路及持续心电监护，应在患者到达急诊室10min内完成心电图检查及报告。尽管当患者刚就诊时能明确心肌梗死诊断的极有少数，但所有ACS的急诊处理是相同的。对于所有可疑心肌梗死的患者应进行快速的鉴别诊断，排除主动脉夹层、急性心包炎、急性心肌炎、自发性气胸或肺栓塞。

（1）吸氧：对于有显著肺水肿，动脉氧饱和度不足（SaO_2 <90%）或无并发症的AMI患者开始2~3h应常规给氧。无并发症的AMI患者3~6h以上可不必常规给氧。吸氧已成为心肌梗死患者的常规治疗，实验证实氧气可减少梗死面积，可减少ST段抬高。对于有严重心力衰竭患者，普通给氧不能解决问题，往往需机械通气。可采用间隙指令，辅助控制，压力支持等方式。但应注意到对无并发症的心肌梗死，过度给氧可引起全身血管收缩，高流量氧气对慢性阻塞性肺部疾病有害。另一方面，由于应用硝酸甘油使肺血管扩张，使血液/通气比值异常，因此应给予氧疗。

（2）硝酸甘油。

1）主张静脉用硝酸甘油的情况：①在AMI和心力衰竭患者的起病24~48h内出现大面积前壁梗死，持续缺血或高血压。②再发心绞痛或持续肺水肿患者应连续应用达48h以上。

2）不宜静脉用硝酸甘油的情况：①对所有无低血压、心动过缓或过速等并发症的AMI患者，起病24~48h内。②对大面积心肌梗死或伴有并发症的患者连续应用超过48h。③患者 SBP < 90mmHg，或严重心动过缓（心率 < 50 次/min）。硝酸甘油除缓解心脏疼痛外，还具有扩张全身血管平滑肌作用。其对包括冠状动脉在内的（特别是最近有斑块破裂的冠状动脉附近）所有动脉及静脉容量血管的扩张作用对 AMI 的治疗有利。主要禁忌证为低血压（ < 50mmHg），心动过速或过缓（心率 < 50 次/min）。对怀疑有右室心肌梗死的患者更应慎重。对于最近 24h 服用过磷酸二酯酶抑制药西地那非（sildenafil）等治疗勃起障碍的患者不宜使用硝酸甘油，因为前者可能会促发硝酸甘油的低血压效应。在 AMI 早期，应避免使用口服长效硝酸甘油制剂。可舌下或皮肤用药，但静脉用药更易掌握剂量。尽管硝酸甘油可缓解心绞痛，但不宜完全替代麻醉止痛药。

（3）镇痛：早期溶栓治疗能快速完全缓解 AMI 的胸痛，它进一步表明心肌梗死的疼痛是由于存活的受损心肌持续缺血引起，而不是由完全坏死心肌所致。因此，镇痛主要有赖于抗缺血治疗。

1）再灌注，氧疗，硝酸甘油：临床试验证实静脉滴注硝酸甘油可降低高危患者的住院死亡率。

2）静脉使用 β 受体阻滞药：可缓解 AMI 患者的疼痛，通常静脉使用的 β 受体阻滞药为美托洛尔，5mg/次，1 次/2 ~ 5min，共 3 次，保持患者心率 > 60 次/min，SBP > 100mmHg，PR 间期 < 0.24s，肺部啰音不超过肺基底部 10cm。最后一次静脉推注后 15min 开始口服，50mg/次，1 次/6h，共 48h，然后改 100m/次，2 次/d。

3）钙拮抗剂：止痛作用有限，短效钙拮抗剂二氢吡啶类还可能会增加死亡率。

4）主动脉气囊反搏术：有时对缓解疼痛也有效。

5）使用吗啡：是最有效的镇痛手段。通常是小剂量（2 ~ 4mg/次）多次（每 5min）静脉推注，不主张大剂量肌内注射，因为后者不易控制吸收量。吗啡主要不良反应是迷走神经兴奋，引起恶心、呕吐及可能的血压下降和心率减慢，但静脉推注阿托品 0.5mg 可对抗此作用。通过抬高下肢可纠正低血压反应，严重时需要静脉滴注 0.9% 氯化钠注射液扩充血容量。

（4）阿司匹林：现在主张 AMI 第一天给予阿司匹林 160 ~ 325mg 嚼服，以后终身维持。假如阿司匹林过敏可用其他抗血小板药，如双嘧达莫、噻氯匹定或氯吡格雷替代。阿司匹林的效果已被公认，单独使用能减少 35d 死亡率 23%，与链激酶合用能降低死亡率 42%。其作用机制是通过快速抑制血栓素 A_2（TXA_2）而产生抗血栓作用。对于有恶心、呕吐及上呼吸道疾病的患者可使用阿司匹林栓剂（325mg/粒）。新近研究表明，对 AMI 并接受了溶栓治疗的患者，在服用阿司匹林的基础上，加用氯吡格雷能进一步降低急性期的心脏终点事件。

（5）阿托品。

1）下列情况可用阿托品：①心肌梗死症状开始时出现心动过缓伴心排血量降低，周围组织灌注不足或频发室性期前收缩。②急性下壁心肌梗死出现二度 I 型或三度房室传导阻滞（AVB）伴发低血压，缺血性胸痛或室性心律失常等症状。③使用硝酸甘油后出现持续心动过缓和低血压。④吗啡所致的恶心、呕吐。⑤室性停搏。⑥有症状的下壁心肌梗死及房室结水平的二度或三度 AVB 患者。

2）下列情况不宜用阿托品：①在心动过缓时与吗啡合用。②无症状的下壁心肌梗死及房室结水平的二度 I 型或三度 AVB 患者。③原因不明的二度或三度 AVB，且无起搏器可用时。④心率>40次/min的心动过缓，但没有低血压或室性期前收缩的症状、体征。⑤二度或三度AVB伴有可能由AMI引起的宽QRS波群。阿托品最适合于心排血量下降和周围组织低灌注的心动过缓，包括低血压、神志模糊、虚弱、频发室性期前收缩。此时抬高下肢与应用阿托品是主要抢救措施。通常在无血流动力学障碍时窦性心动过缓及一、二度AVB无须阿托品治疗。同样阿托品很少用于二度Ⅱ型AVB，它有时会因为不会增强房室传导只增加窦性心率而加重阻滞。

3）阿托品的推荐剂量。心动过缓时0.5~1.0mg/次静脉推注，如必要3~5min重复1次，总计量不超过2.5mg（0.03~0.04mg/kg），这是导致迷走神经完全阻滞的剂量。阿托品也可用于心室停搏，剂量1mg/次，静脉推注，每3~5min重复1次，总计量为2.5h内不超过2.5mg，静脉用阿托品高峰作用时间为3min。

4）不良反应：当使用阿托品剂量<0.5mg或非静脉使用时，它可通过中枢反射刺激迷走神经或周围副交感神经作用使心脏抑制（即心动过缓和房室阻滞）。

4. ST段抬高或束支传导阻滞患者的危险性分级及处理　心肌缺血的临床表现包括稳定型心绞痛、不稳定型心绞痛、心肌梗死不伴ST段抬高，以及心肌梗死伴ST段抬高。但临床上确定不稳定型心绞痛、Q波及非Q波心肌梗死的诊断只是在动态观察心电图变化及心肌酶学后方能回顾性诊断。但不是所有ST段抬高的心肌梗死都会发展为Q波心肌梗死。冠状动脉造影发现心肌梗死伴ST段抬高者90%以上有阻塞性冠状动脉内血栓形成，不稳定型心绞痛或非Q波心肌梗死有35%~75%的同样病理改变，而稳定型心绞痛患者只有1%。对于ACS的常规治疗包括：①药物治疗：阿司匹林、肝素、β受体阻滞药及硝酸甘油。②溶栓治疗：对于伴有ST段抬高或可能新发的BBB（可掩盖心肌梗死的心电图诊断）患者非常有效。同时发现对心电图正常和非特异改变的不稳定型心绞痛患者无效，对ST段压低的不稳定型心绞痛或ST段抬高的心肌梗死患者甚至有害。③PCI（经皮冠状动脉介入治疗）。图6-4示AMI伴ST段抬高时的处理。

（1）再灌注治疗。直接冠状动脉介入治疗：在未进行溶栓治疗前直接采用冠状动脉球囊扩张和支架治疗，称直接冠状动脉介入（PCI）。直接PCI的优点在于它适合于有再灌注治疗指征，但溶栓治疗禁忌的AMI患者。直接PCI较溶栓治疗能更有效地开放闭塞的冠状动脉，前提是PCI必须由有经验的操作者完成。有经验的操作者是指每年单独完成PCI达75例以上，所在导管室应完成36例以上的直接PCI。与溶栓治疗相比，下列情况适合直接PCI。①诊断存在疑问。②有心源性休克（特别是<75岁）患者。③出血危险性高的患者。④症状出现3h以上，血栓不易溶解者。尽管直接PCI对AMI治疗非常有效，我国近年来应用日渐广泛，但因其受医院设施、人员技术以及患者费用等因素的限制，国内目前还不能大规模开展直接PCI，主要还是以药物溶栓为主。

（2）溶栓治疗。

1）溶栓治疗的绝对适应证：①ST段抬高（>0.1mV，超过2个导联），发病时间<12h，年龄>75岁。②BBB（影响ST段分析）和支持心肌梗死的病史。对于上述患者，溶栓治疗不论性别、有无糖尿病和心肌梗死病史及血压（SBP<182mmHg）、心率情况均有效。而对于前壁心肌梗死、糖尿病、低血压（SBP<100mmHg）或心动过速（>100次/min）获益最大，下壁心肌梗死效益最差，但合并右室梗死或前壁导联ST段压低者例外。

2）溶栓治疗的相对适应证：ST段抬高，年龄>75岁。

3）溶栓治疗的相对禁忌证：①ST 段抬高，发病时间 12 ~ 24h。②血压 ≥ 180/110mmHg。对于时间超过 24h，但仍有持续胸痛或 ST 段抬高者可考虑溶栓治疗。

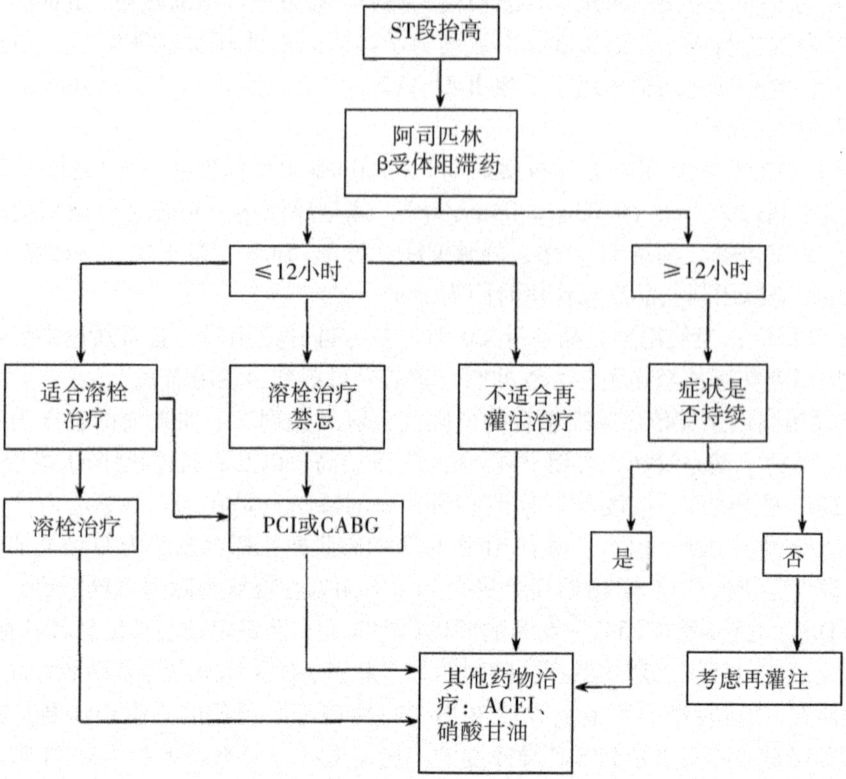

图 6－4　AMI 伴 ST 段抬高时的处理

4）溶栓治疗的绝对禁忌证：①ST 段抬高，时间 >24h，胸痛已缓解。②只有 ST 段压低。只有 ST 段压低时，溶栓治疗往往无效，但 V_1 ~ V_4 导联 ST 段压低可能反映后壁损伤电流，提示回旋支梗死，可考虑溶栓治疗。GUSTO 研究证实：①阿替普酶 + 肝素静脉滴注最为有效，但脑出血发病率也最高。最佳成本—效益者为发病早、梗死面积大及脑出血危险小的心肌梗死患者。②尽量避免重复（1 ~2 年内）使用链激酶。③对于高危患者（10%）首选 PCI，中危患者（40%）首选阿替普酶。④低至中危患者（40%）首选链激酶，少数低危患者（10%）可不溶栓。国内目前常用的为尿激酶（UK）和链激酶，主要因其价格便宜，且尿激酶较少有过敏反应。剂量为 100 万 ~ 150 万 U/30min。组织型纤溶酶原激活剂（t－PA）较少应用。现不断有新的溶栓药出现，如前尿激酶（SCUPA）、葡激酶和各种变异的纤溶酶原激活物。总的原则是溶栓治疗只适应于 ST 段抬高 >0.1mV 或新出现的 BBB。但在心肌梗死的超急性期，可出现高尖 T 波而无 ST 段改变；同样，正后壁心肌梗死只引起 V_1 ~ V_4 导联 ST 段压低，这两种情况可用溶栓治疗。

5）如有下列情况视为高危患者：①女性。②年龄 >70 岁。③既往有心肌梗死病史。④合并房颤。⑤前壁心肌梗死。⑥肺部啰音 >1/3 肺野。⑦低血压。⑧窦性心动过速。⑨糖尿病。而危险性越大，再灌注收益越大。

6）脑卒中危险：溶栓治疗引起脑卒中危险轻度增高，主要发生在溶栓治疗的第 1d。易发生脑卒中的人群为：年龄 >65 岁，低体重（<70kg），高血压等。一般认为脑出血的发生率 <1% 是可接受的，但 >1.5% 则过高。溶栓治疗的禁忌证与注意事项见表 6－15。

表 6－15　AMI 溶栓治疗的禁忌证与注意事项

禁忌证
1. 既往有出血性脑卒中史或近一年有其他脑卒中及脑血管事件
2. 颅内肿瘤
3. 活动性内出血（不包括月经）
4. 怀疑有主动脉夹层
注意事项/相对禁忌证
1. 就诊时血压过高（>180/110mmHg）
2. 禁忌证内没有包括的既往脑血管病史
3. 目前正在使用治疗剂量的抗凝血药［国际标准化比值（INR >2～3）］，已知的出血素质
4. 近 2～4 周有创伤史，包括头部创伤，或创伤性及长时间（>10min）心肺复苏，或 3 周内有大手术史
5. 不能加压的血管穿刺
6. 2～4 周内的内出血
7. 以前（5d～2 年）接触过链激酶或对链激酶过敏者
8. 孕妇
9. 活动性溃疡
10. 慢性重度高血压

7）判断血管再通的临床指标：①抬高的 ST 段 2h 内下降 >50%。②胸痛在 2h 内基本消失。③2h 内出现短暂的加速性室性自主心律、AVB 或 BBB 突然消失。④肌酸激酶（CK）高峰提前。

（3）抗血栓和抗凝血药：一旦动脉粥样斑块破裂发生，冠状动脉是发生完全阻塞，或出现严重的狭窄，或完全愈合，很大程度上取决于血栓在管腔内的进展程度。在这一过程中除血小板的激活与聚集起着关键作用外，凝血过程的激活与抑制间的动态平衡也很重要。血栓形成过程很复杂，目前对其认识也在不断加深，但多数治疗集中在抑制凝血酶形成，从而防止纤维蛋白原转变为纤维蛋白。此外，凝血酶还是血小板的激活剂，凝血酶对血小板的激活不能被阿司匹林抑制。凝血酶之所以重要的另外一个原因是它被激活后与正在形成的血凝块结合，而当血凝块不论通过什么方式溶解后，与血凝块结合的凝血酶可使纤维蛋白原转化为纤维蛋白。肝素的应用：下列情况临床应用肝素是有益的：①接受 PCI 或外科途径进行血管再通的患者。②对于 PCI，应进行激活凝血时间（ACT）监测，在手术过程中使其保持在 300～350s。③使用阿替普酶进行溶栓治疗的患者需静脉应用肝素。在静脉滴注阿替普酶开始时给予肝素 70U/kg 静脉推注，随之以 15μg/（kg·h）维持，使 APTT 时间在对照组的 1.5～2 倍（50～75s），持续 48h。对于有系统或静脉栓塞的高危患者可超过 48h。④对所有未进行溶栓治疗且无肝素禁忌证的患者，皮下注射肝素，750U/次，2 次/d（亦可静脉推注）。对于有体循环栓塞的高危患者（大面积或前壁心肌梗死、房颤、既往栓塞史及已知左室血栓）宜采用静脉推注。⑤对于使用非选择性溶栓药物（链激酶、尿激酶），且有体循环栓塞的高危患者（大面积或前壁心肌梗死、房颤、既往栓塞史及已知左室血栓）宜静脉推注。

下列情况临床应用肝素是无益的：①对于接受非选择性溶栓药物治疗的非高危患者，皮下注射肝素，7500～12 500U/次，2 次/d，直至患者能完全活动。②对于接受非选择性溶栓药物治疗的非高危患者，6h 内常规静脉推注肝素。

（4）与 GPⅡb/Ⅲa 抑制药合用：与 GPⅡb/Ⅲa 抑制药作为一种强效的血小板抑制剂在 AMI 治疗中，特别是 PCI 后已开始受到重视。但目前对现有的制剂研究发现，单独使用并不能显著提高 TIMI 3 级血流，但其与纤溶药合并使用可提高 60min 和 90minTIMI 3 级血流的比例，同时可减少 50% 纤溶药的用量，降低了心肌梗死的发生。虽然合用提高了再通的机会，但出血的发生率也增加了，特别是年龄 >75 岁者出血机会更高，因此，GPⅡb/Ⅲa 抑制药并未常规使用。目前 GPⅡb/Ⅲa 抑制药有 3 种制剂可供使用。①abciximab：是一种嵌合抗体，它可与 GPⅡb/Ⅲa 受体不可逆的结合，其作用时间较小分子多肽长，因此其起效快。②eptifibatide：是一种合成的 7 肽，它与 GPⅡb/Ⅲa 受体可逆结合。③tirofiban：也是一种合成的小分子，能与 GPⅡb/Ⅲa 受体可逆结合。所有制剂均需要静脉滴注以维持其作用，停止用药后血小板抑制作用很快恢复，这有利于控制出血并发症。

（六）住院处理

1. 早期一般处理　①根据梗死部位和心律选择心电监护导联。AMI 患者监护主要包括心电、血压及血氧饱和度。②适当限制患者活动，一般卧床在 12h 左右，除非患者有血流动力学障碍。无胸痛的血流动力学稳定的患者卧床 12h，无并发症的稳定患者卧床不必超过 12～24h。③应避免 Valsalva 动作，因其可引起心室负荷改变，可导致局部心内膜复极从而引起心律失常。④可适当应用镇痛药，但对患者进行安慰比药物更有效。

2. 并发症的处理　尽管在开始 24h 内不主张预防性应用抗心律失常药物，但应随时准备阿托品、利多卡因、起搏器、除颤器和肾上腺素，以防严重心律失常。

（1）识别和治疗低危患者：提示患者较少发生后期并发症的独立预测指标如下：①无早期持续室性心动过速或心室扑动。②无早期出现的持续低血压或休克。③只有 1～2 支冠状动脉严重狭窄（>75%），左室功能良好（EF >40%）。

（2）反复胸痛的处理：心肌梗死后胸痛除梗死后心绞痛外，应考虑心肌梗死再发或扩展及心包炎。复查心电图，并与早期心电图比较有助于诊断。通常梗死后 12h 内胸痛与梗死本身有关，起病 24h 内出现心包炎可能性小。

1）心包炎：①特征：大面积透壁心肌梗死（由 CK－MB 判断），射血分数低（由放射性核素心室造影确定），充血性心力衰竭发生率高，多发生在第一天至数周内，呈胸膜痛，与体位有关，放射到左肩或肩胛部，有心包摩擦音，心电图的 J 点抬高，ST 段凹面向下型抬高，PR 间期缩短，B 超检查 40% 有心包积液。局灶性心包炎心电图表现为持续正向 T 波或开始倒置 T 波在心肌梗死后一周内恢复直立。但 T 波改变也可见于心包渗出而无心包炎证据。心包炎无 CK－MB 再增高。在有效灌注后这类并发症包括梗死后综合征（一种自身免疫性心包炎）发生明显减少，甚至消失。②治疗：首选阿司匹林 650mg/次，1 次/4～6h，吲哚美辛可有效缓解症状，但有报道它可增加血管阻力，使心肌瘢痕变薄；糖皮质激素也能缓解症状，但同样使瘢痕变薄，易于破裂，均应慎用。此时的抗凝血治疗如肝素也应慎重。

2）缺血性胸痛：①诊断：性质与心肌梗死时相似，休息或轻微活动时出现，可伴或不伴有 CK－MB 的再增高，ST 段压低或抬高，或倒置 T 波的假性正常化。在再通治疗后出现早期再发心绞痛可高达 58%，但再梗死机会少，最初 10d 在 10% 左右，溶栓治疗 + 阿司匹林者再梗死机会更少，为 3%～4%，往往伴有 CK－MB 再增高。溶栓治疗后 18 个 h 出现的再梗死诊断要求有：再发重度胸痛持续时间超过30min；通常伴两个连续导联ST段抬高≥0.1mV；CK－MB再度增高超过正常上限，或比以前超过50%。反复胸痛可考虑冠状动脉造影。②治疗：a. 用β受体阻滞药静脉推注及口服维持；b. 对复发性ST段抬高者再用溶栓治疗；c. 初次治疗数小时到数天后患者再发胸痛，并有缺血的客观证据，如有再通治疗的指征可行冠状动脉造影；d. 对于缺血性胸痛患者首先静脉用硝酸甘油24h，再口服或用硝酸甘油贴片。

3）心脏破裂：占心肌梗死再发胸痛的1%～4%。心室游离壁破裂首先出现胸痛及心电图的ST－T改变，随之出现血流动力学改变和电机械分离。其出现高峰在心肌梗死后24h内及第4～7d。多见于初次心肌梗死、前壁心肌梗死、老年人及妇女，其他包括心肌梗死急性期高血压，既往无心绞痛或心肌梗死史，无侧支循环，心电图有Q波，使用糖皮质激素或非甾体消炎药者以及起病14h后才接受溶栓治疗者。早期溶栓和侧支循环形成能有效预防破裂。心室壁瘤是另一重要并发症。对于心脏压迫可行心包穿刺急救，此时快速输液也是关键。

（3）左心衰：泵衰竭的表现包括脉搏微弱，四肢灌注不足如肢体冰冷和发绀，少尿和反应迟钝。治疗原则有赖于血流动力学参数监测：肺毛细血管楔压（PCWP）、心排血量（CO）、动脉收缩压（SBP）。通常患者心排血指数＜2.5L/（min·m^2），左室充盈压轻微增高（＞18mmHg），SBP＞100mmHg。此时最佳选择是呋塞米静脉推注加硝酸甘油（或硝普钠）静脉滴注，它可同时降低前后负荷，还能扩张冠状动脉。开始速度5μg/mm，以后逐渐加快，直到血压下降10%～15%，但不低于90mmHg。此外还可用ACEI。严重心力衰竭时CO明显下降，左室充盈压明显增高，SBP＜90mmHg。如血压下降明显，静脉用肾上腺素，使SBP回升到80mmHg后改用多巴胺5～15μg/（kg·min）静脉滴注。当SBP≥90mmHg时加用多巴酚丁胺，以减少多巴胺用量。同时可考虑主动脉内气囊反搏。有研究发现通过PCI或CABG机械再通术能改变心肌梗死合并心源性休克患者的生存率。一般溶栓治疗后住院生存率为20%～50%，PCI使生存率提高到70%左右。CABG效果更好，但急诊CABG应选择伴多支病变和心源性休克以及对溶栓、PCI不适合或不成功的患者，并且在起病4～6h内。

（4）右室梗死和右室功能不全

1）临床表现和发病机制：右室梗死的临床表现可从无症状到严重的心源性休克。但多数患者在数周到数月内右室功能恢复正常，表明右室梗死是右室"晕厥"，而不是真正不可逆坏死。这种右室缺血在一半左右的下壁心肌梗死患者中可出现，但只有10%～15%的患者有典型的血流动力学改变。伴下壁心肌梗死的右室梗死死亡率高达25%～30%，对于这类患者应优先考虑再灌注治疗。右室的血液供应来自右冠状动脉，与左室不同的是右室收缩期与舒张期均有血液供应。另外有大量从左到右的侧支循环，因此右室缺血的机会较左室少得多。右室缺血的血流动力学异常与下列因素有关：①缺血程度及随后的功能异常。②周围心包的限制作用。③对室间隔的相互依赖。右室缺血时急性扩张，从而引起心包腔内的压力增加及右室收缩压、CO降低，而左室前负荷、舒张末直径及每搏量下降。同时室间隔左移，此时左、右室的压力差成为肺动脉灌注的主要动力。因此，任何降低前负荷（扩静脉、利尿、血容量减少），减弱右房收缩力（右房梗死、房室脱节）及增加右室后负荷（左心功能不全）的因素均可导致严重后果。

2）诊断：所有下壁心肌梗死都应注意有无右室心肌梗死，右室梗死的临床特点包括低血压、肺野清晰、颈静脉压力增高。这些特点尽管有特异性，但缺乏敏感性。单独出现颈静脉充盈或 Kussmaul 征的特异性和敏感性均较高。但这些症状在脱水时被掩盖。心电图检查 V_4R 导联 ST 段抬高 1mm 最有意义。B 超检查可发现室间隔异常活动，右室扩张，运动不协调，甚至出现右向左分流（通过卵圆孔），这一现象对右室缺血诊断有特别意义，因此当缺氧不能被常规给氧纠正时应考虑本诊断。

3）处理原则：维持前负荷，降低后负荷，增强心肌收缩力，争取再灌注治疗。具体措施见表 6－16。

表 6－16　右室缺血或右室梗死的治疗措施

维持右室前负荷	对于有左室功能不全的患者降低右室后负荷
容量负荷试验（静脉推注 0.9% 氯化钠注射液）	主动脉内气囊反搏
避免使用硝酸酯类和利尿剂	动脉扩张药（硝普钠、肼屈嗪）
保证房室顺序收缩	ACEI
对阿托品无效的高度 AVB 安装房室顺序起搏器	再灌注治疗
对于有血流动力学障碍的室上速及时复律治疗	溶栓
正性肌力药	急诊 PCI
多巴胺（容量负荷试验后 CO 无增加时使用）	CABG（选择多支病变的患者）

（5）心律失常：AMI 时易发生的心律失常为室性期前收缩、房颤、室速、室颤、心动过缓和传导阻滞，治疗措施如下。

1）房颤：①对伴严重血流动力学障碍或难控制的心肌缺血患者需电复律。②快速洋地黄化，以减慢快速心室率或改善左室功能。③对临床上无左室功能不全、支气管痉挛疾病及 AVB 患者静脉应用 β 受体阻滞药减慢心率。④给予肝素。⑤如果 β 受体阻滞药无效或禁用时，可用维拉帕米或地尔硫䓬静脉推注，减慢心室率。

2）室速（VT）：①对持续（30s 以上或引起血流动力学障碍）多形性 VT 者应立即给予非同步电复律 200J，无效时增至 200～300J 再试，必要时用 360J。②对持续单形性 VT 伴心绞痛、肺水肿或低血压（SBP <90mmHg）者应立即给予同步电复律 100J。初次无效时可增加能量再试。③对持续单形性 VT 无心绞痛、肺水肿或低血压（SBP <90mmHg）者采用以下方案之一治疗。a. 利多卡因：1～1.5mg/kg 静脉推注，每 5～10min 加用 0.5～0.75mg/kg，总量至 3mg/kg 左右，继以 2～4mg/min 静脉滴注。b. 普鲁卡因胺：20～30mg/min 静脉推注总量至 12～17mg/kg。继以 1～4mg/kg 静脉滴注。c. 胺碘酮：静脉推注，150mg/次，持续 10min 以上，继以 1mg/min 静脉滴注 6h，然后 0.5mg/min 静脉滴注维持。d. 同步直流电复律（需短时麻醉）：从 50J 开始。e. 室颤或 VT 发作后可用抗心律失常药静脉滴注，但应在 6～24h 内停药，进一步评价心律失常。f. 对于药物无效的多形性 VT 采取有力的措施减少心肌缺血，如 β 受体阻滞药，主动脉内气囊反搏，急诊 PCI 或 CABG 术。另外，胺碘酮 150mg，静脉推注 10min 以上及 1mg/min 持续 6h，最后继以 0.5mg/min 维持也可能有效。g. 对单发、二联律室性期前收缩及加速性室性自主心律和非持续性 VT 不必进行治疗。当使用溶栓药时不必应用预防性抗心律失常治疗。

3）室颤（VF）：原发性 VF 主要机制为微折返形成，其他可能的机制与自律性增强或触发电活动有关，但未得到证实。主要的原因包括肾上腺素能神经张力增高、低钾、低镁、细胞内高钙、酸中毒、脂肪溶解产生游离脂肪酸、再灌注产生的自由基。原发性 VF 应与继发性 VF 鉴别，后者在伴有严重心力衰竭或心源性休克时出现，且多在心肌梗死后 48h 发生。而原发性 VF 心肌梗死后 4h 内发生率最高。处理：包括预防和治疗。对于加速性室性自主心律通常不必治疗，只需观察。①目前不主张常规应用利多卡因预防 VF，因为有荟萃分析表明尽管利多卡因能降低 33% 的原发性 VF，但它能增加致死性心动过缓或心室停搏，从而未显示出有益的效果。②多数学者认为在没有血流动力学障碍和房室传导阻滞的患者常规应用 β 受体阻滞药静脉推注可有效预防早期 VF 发生。较为合适的方案为美托洛尔，5mg/次，静脉推注，1 次/2 分，共 3 次后，改口服，50mg/次，2 次/日，用 1d，如能耐受，增至 100mg/次，2 次/日维持。可另用阿替洛尔 5～10mg/次，静脉推注，继以 100mg/d 维持。③其他预防措施包括保持血钾 > 4.0mmol/L，血镁 > 1.0mmol/L。④室颤的处理主要是电除颤，应立即非同步电除颤，开始 200J，无效时增至 200～300J 再试，必要时用 360J。当初次的 VF 被终止后，应纠正电解质紊乱及酸碱失衡，以预防 VF 复发。对于顽固的 VF 可给予药物辅助治疗，心肺复苏（ACLS）中建议按如下顺序给药：肾上腺素（1mg，静脉推注），利多卡因（1.5mg/kg），溴苄胺（5～10mg/kg）。另外，还可用胺碘酮 150mg 静脉推注。

4）心动过缓和传导阻滞：窦性心动过缓在 AMI 患者中很常见（30%～40%），特别是在下壁心肌梗死伴右冠状动脉再灌注的最初 1h 内易发生，这与迷走神经张力增高有关。心脏阻滞发生率为 6%～14%，为住院死亡率的预测指标，但对出院后的长期死亡率预测价值不大。心脏传导阻滞与死亡率的关系主要与心脏大面积受损有关，而与传导阻滞本身关系较少，目前无研究表明起搏器能降低与心脏传导阻滞或心室内传导延缓有关的死亡率。这可能与大面积心肌梗死的高死亡率掩盖了起搏器的作用有关，因此对于选择性高危病例仍使用起搏器来预防突发心脏传导阻滞所引起的突发低血压、急性心肌缺血以及室性心律失常。房室传导阻滞的预后与梗死部位（前壁与下壁）、阻滞部位（希氏束以上或以下）、逸搏的性质以及血流动力学后果有关。

治疗：①药物治疗，以阿托品为主。其适应证包括：a. 有症状的窦性心动过缓（通常心率 <50 次/分，伴低血压、缺血和室性逸搏心律）。b. 心室停搏。c. 出现在房室结水平的有症状的房室传导阻滞（二度Ⅰ型 AVB、三度 AVB 伴窄 QRS 波群逸搏心律）。对于房室传导阻滞在结下水平（通常为前壁梗死伴宽 QRS 波群室性逸搏）及无症状的窦性心动过缓不必使用阿托品。阿托品对于副交感神经兴奋引起的心率减慢、体循环阻力下降及低血压有逆转作用。对于房室结水平的传导阻滞及心室停搏也有作用，阿托品对 AMI 后 6h 内的窦性心动过缓特别有效。这段时间的窦性心动过缓与缺血再灌注、缺血性胸痛或吗啡及硝酸甘油治疗有关，另外阿托品对于溶栓治疗引起的窦性心动过缓伴低血压非常有效。但在急性心肌梗死时使用阿托品应非常小心，因为副交感神经张力对于 VF 及梗死扩展有预防作用。阿托品剂量从 0.5mg/次开始，直到最小的有效心率（如 60 次/min），最大剂量 2mg/次。②心动过缓的非药物治疗，包括临时起搏及永久起搏。需要临时起搏的患者不一定需要永久起搏。心肌梗死合并传导阻滞患者的不良预后主要与患者心肌受损的程度有关，因此这些患者死于心力衰竭和快速性心律失常危险远大于心脏传导阻滞本身。所以 AMI 合并传导障碍时安装永久起搏器的指征主要与 AVB 程度和部位有关，而不一定取决于有无症状。

（6）需要行冠状动脉旁路移植术的临床情况：①心肌梗死逐渐进展，对于进展期心肌梗死行急诊 CABG 的建议已在前面作过描述。总的原则是在这一阶段 CABG 主要针对有合适的手术解剖结构，对溶栓治疗或 PCI 不适合或失败者，起病 4 ~ 6h。对于 AMI 合并心源性休克，而其他方法无效或不合适时应考虑紧急 CABG。②PCI 失败伴持续心绞痛和血流动力学不稳定者应考虑急诊 CABG。如果在 2 ~ 3h 内顺利完成 CABG，可限制心肌坏死。但急诊 CABG 较择期 CABG 发病率和死亡率高，特别是术后出血、术中输血或围手术期的心肌梗死发生率较高。有血流动力学障碍、心肌缺血、多支病变以及既往 CABG 史的患者手术死亡率较高。③溶栓后的治疗。④再发心肌缺血，对于急性心肌梗死患者其冠状动脉解剖不适合 PCI，但出现反复心肌缺血者应考虑紧急 CABG。这类患者的手术死亡率主要与其射血分数有关。CABG 能改善左室功能减退者的生存率。⑤心肌梗死后择期 CABG，对于左主干病变、3 支病变、左前降支近端狭窄的双支病变或双支病变不适合 PCI，并伴有射血分数降低的心肌梗死患者应考虑择期 CABG，它可改善患者的长期预后。⑥VT，对于部分罕见的有心肌缺血引起的顽固性 VT 可考虑急诊 CABG。主动脉内气囊反搏对某些顽固性 VT 有短时的抑制作用。

（7）心肌梗死后机械性缺损：AMI 后可出现急性二尖瓣反流、室间隔缺损（VSD）、左室游离壁破裂、左室室壁瘤等机械性缺损。在出现突发或进行性血流动力学障碍伴 CO 下降或急性肺水肿时应考虑到以上并发症的可能。治疗：①急性二尖瓣反流，乳头肌完全断裂时内科治疗的最初 24h 死亡率为 75%。当准备急诊外科治疗时应给与硝普钠以降低肺毛细血管压和改善周围血液灌注。②梗死后 VSD 发生有所增加和提前，当合并急性肺水肿或心源性休克时应考虑急诊手术。③左室游离壁破裂，外科手术包括破口的修补和必要的 CABG。④左心室室壁瘤，多伴有顽固心力衰竭和 VT。手术目的是通过修补维持心脏的正常几何形状，以保持正常心功能。

（七）出院前准备

1. 低危患者的无创性评估

（1）负荷心电图：①出院前预后评价或心功能储备检验。②出院早期评估（14 ~ 21d）。③出院后期评估（3 ~ 6 周）。

（2）运动性放射核素显像。

（3）对于不适合运动试验的患者应用双嘧达莫或腺苷激发放射性核素显像，进行出院前预后评价。

（4）运动二维超声心动图或放射性核素显像（出院前或出院早期的预后评价）。

2. 评价室性心律失常　目前无可靠的指标预测室性心律失常。但对于心肌梗死患者，特别是高危患者，当检查结果可影响处理决策或为临床研究目的时可行动态心电图、平均信号心电图以及心律变异性检查，尽管有研究报道以上 1 项或几项检查出现异常时，患者的心律失常事件发生危险增加，但有两点限制了它的常规应用：①尽管这些检查的阴性预测值很高（>90%），但其阳性预测值太低（<30%）。②尽管能联合以上检查提高阳性预测值，但其治疗的意义尚不清楚。

（八）二级预防

1. 调血脂治疗　①对所有心肌梗死后患者进行低饱和脂肪酸（<70% 的热量）和低胆固醇（<200mg/d）饮食治疗。②对于 LDL - C > 3. 3mmol/L（125mg/dl）的患者除饮食治疗外，还应加用药物，使 LDL－C 下降到 2.6mmol/L（100mg/L）水平以下。③对于血清胆固醇正常，而 HDL－C＜1.0mmol/L（35mg/dl）的患者应进行非药物治疗（如运动）使 HDL－C 增高。④对于 HDL－C＜3.4mmol/L（130mg/dl）而大于 2.6mmol/L（100mg/L）的患者可在饮食的基础上加用药物治疗。⑤对于饮食及非药物治疗后血清胆固醇正常，而 HDL－C＜1.0mmol/L（35mg/dl）的患者可加用药物如烟酸，提高 HDL－C 的水平。

2. 戒烟　心肌梗死患者戒烟是最基本的治疗。吸烟可诱发冠状动脉痉挛，降低 β 受体阻滞药的抗缺血作用，使心肌梗死后死亡率加倍。

3. 长期服用阿司匹林　长期服用阿司匹林的作用已被证实，其最小有效剂量为 7mg/d。

4. 血管紧张素转化酶抑制药（ACEI）　其有益作用主要在前壁心肌梗死或左室射血分数＜40%的患者中明显。有研究表明，ACE 基因型与心肌梗死危险有关，其中缺失型纯合子（DD）心肌梗死机会比插入型纯合子（Ⅱ）高。

5. β 受体阻滞剂　心肌梗死后需长期使用 β 受体阻滞剂的适应证如下：除了低危患者外，所有无 β 受体阻滞剂禁忌的心肌梗死患者，其治疗应在起病后数天开始。

大量研究证实，β 受体阻滞剂可通过减少心脏猝死或非心脏猝死降低心肌梗死后的总死亡率。β 受体阻滞剂对于高危患者如大面积或前壁心肌梗死的作用最显著，但对于低危患者是否应用 β 受体阻滞剂仍无定论。低危患者应不包括下列情况：①既往心肌梗死。②前壁心肌梗死。③老年患者。④复杂室性期前收缩。⑤左室收缩功能障碍所致的血流动力学改变。

6. 抗凝血药　AMI 后长期使用抗凝血药的适应证如下：①对于心肌梗死后不能每天服用阿司匹林的患者进行心肌梗死的二级预防。②心肌梗死后伴持续性房颤的患者。③伴有左室血栓的患者。④伴有室壁活动普遍异常的心肌梗死后患者。⑤伴有阵发性房颤的患者。⑥严重左室收缩功能异常伴或不伴充血性心力衰竭的心肌梗死后患者不宜使用。

7. 钙拮抗药　目前不主张作为常规的心肌梗死后二级预防药物。一般认为，CCB 只在合并其他药物不能控制的心绞痛和高血压时才考虑使用。如果对 β 受体阻滞剂有禁忌或不能耐受时，减慢心率的 CCB（如维拉帕米或地尔硫䓬）可作为左室功能较好患者心肌梗死的二级预防。

8. 雌激素替代治疗　有研究表明，雌激素替代治疗可改善血脂异常及降低血浆纤维蛋白原，另外还对预防骨质疏松及对性功能、皮肤弹性、精神状态起着有利的作用。这些都支持使用雌激素。但临床观察其对冠心病的预防效果不如预期的明显。因此，现在基本上不主张心肌梗死后患者服用雌激素。对于所有绝经后心肌梗死患者应仔细权衡雌激素替代治疗的益处，假如患者要求可给予雌激素治疗。

9. 抗心律失常药　早期的 CAST 研究已表明，Ⅰ类抗心律失常药治疗心肌梗死后室性期前收缩对于死亡率无有益的影响。但最近的研究提示胺碘酮可减少心律失常所致的心脏猝死，但其长期耐受较差。总的来说，如果需要抑制严重的有症状的心律失常，胺碘酮对于心肌梗死后患者是安全的，但 β 受体阻滞剂作为一般预防效果更好。

（姚朝阳）

第七节 隐匿性冠心病

一、概述

（一）定义

隐匿性冠心病（latent coronary heart disease）又称无症状性心肌缺血或无痛性心肌缺血，是指有心肌缺血的客观证据（冠状动脉病变、心肌血流灌注及代谢、左心室功能、心电活动等异常），但缺乏胸痛或与心肌缺血相关的主观症状。由于心肌缺血可造成心肌可逆性或永久性损伤，可引起心绞痛、心律失常或猝死。因此，隐匿性冠心病作为冠心病的一个独立类型，越来越引起人们的重视。

（二）分型

本病有三种临床类型：

（1）患者有由冠状动脉狭窄引起心肌缺血的客观证据，但从无心肌缺血的症状。

（2）患者曾患心肌梗死，现有心肌缺血但无心绞痛症状。

（3）患者有心肌缺血发作但有时有症状，有些则无症状，此类患者临床最多见。心肌缺血而无症状的发生机制尚不清楚。

（三）临床特点

与其他类型的冠心病一样，隐匿性冠心病的演变过程包括：冠状动脉狭窄或闭塞→局部心肌缺血→心脏舒张收缩功能异常→血流动力学异常→心电图改变→出现临床症状或无症状，并且在高危人群（如糖尿病、肾衰竭、高血压、高血脂、吸烟、肥胖、高龄、冠心病家族史等，特别是糖尿病患者）中的发生率明显增加。隐匿性冠心病与其他类型冠心病的主要不同之处在于其并无临床症状。其发作特点如下：①常发生在轻体力活动或脑力活动时，并且在心率不快的情况下发生。②发作持续时间比典型心绞痛长，几十分钟甚至1h。③有昼夜节律性变化，多发生在上午6~11时。隐匿性冠心病在冠心病患者中非常普遍，由于缺乏有症状性心肌缺血的疼痛保护机制，所以比后者更具有潜在危险性，因此其早期诊断和治疗具有重要的临床意义。

二、诊断要点

诊断主要根据静息、动态或负荷试验的心电图检查，放射性核素心肌显像发现患者有心肌缺血改变，而又无其他原因可以解释，常伴有动脉粥样硬化的危险因素。进行选择性冠状动脉造影检查或再加做血管内超声显像可确立诊断。

鉴别诊断时主要考虑引起ST段和T波改变的其他疾病，如各种器质性心脏病、电解质失调、内分泌疾病和药物作用等。

近年来的基础与临床研究证明，有心肌缺血，不管有无症状，同样预后不良。因此，检出和防治心肌缺血与检出严重血管病变并进行血运重建同样重要。当前简便易行的方法是，对30~40岁以上的人口，每年定期做一次常规心电图检查，对疑似者可进一步做心电图负荷试验、24h动态心电图、心脏彩超或放射性核素检查，必要时可考虑多层螺旋CT检查或进行冠状动脉造影术。

三、治疗

隐匿型冠心病在治疗原则上应与有症状的冠心病患者相同对待（详见冠心病其他各节）。因此首先必须采用各种防治动脉粥样硬化的措施。其次，减少无症状性心肌缺血的发作，可用的药物有硝酸酯类、钙离子拮抗药和 β 受体阻滞药。该类药物的疗效已被最近的一系列临床试验所证实。硝酸酯类药物疗效确切，而 β 受体阻滞药似乎优于钙离子拮抗药，但钙离子拮抗药可用于心率较慢的患者，因为在这种情况下冠状动脉的血管收缩可能是最主要的原因。联合用药效果更好。需要注意的是，对于上述第 3 型的隐匿型冠心病患者，治疗目标是减少总的心肌缺血，而非仅仅控制心绞痛症状。药物治疗仍持续有心肌缺血发作者，应进行冠状动脉造影以明确病变的严重程度，并考虑进行血管再通术治疗。

（李妍博）

第七章　心力衰竭

第一节　概述

心力衰竭（heart failure）简称心衰，是指在适当的静脉回流情况下，由于心排血量绝对或相对减少，绝大多数情况下是指心肌收缩力下降使心排血量不能满足机体代谢的需要，器官、组织血液灌注不足，同时出现肺循环和（或）体循环淤血的表现。很少数情况下心肌收缩力尚可使心排血量维持正常，但由于异常增高的左心室充盈压，使肺静脉回流受阻，而导致肺循环淤血，称之为舒张性心力衰竭。心力衰竭时通常伴有肺循环和（或）体循环的被动性充血故又称之为充血性心力衰竭。临床上常把伴有症状的心功能不全称为心力衰竭，器械检查有心脏收缩和舒张功能异常，但没有临床症状，称为心功能不全。

一、基本病因

（一）基本病因

按病理生理，可分为原发性心肌损害和心脏负荷过重两类。

1. 原发性心肌损害

（1）缺血性心肌损害：冠心病心肌缺血和（或）心肌梗死是引起心力衰竭的最常见的原因之一。

（2）心肌炎和心肌病：各种类型的心肌炎及心肌病均可导致心力衰竭，以病毒性心肌炎及原发性扩张型心肌病最为常见。

（3）心肌代谢障碍性疾病：以糖尿病心肌病最为常见，其他如维生素 B1 缺乏及心肌淀粉样变性等均属罕见。

2. 心脏负荷过重

（1）压力负荷（后负荷）过重：见于高血压、主动脉瓣狭窄、肺动脉高压、肺动脉瓣狭窄等左、右心室收缩期射血阻力增加的疾病。为克服增高的阻力，心室肌代偿性肥厚以保证射血量。持久的负荷过重，使心肌发生结构和功能改变而终至失代偿，心脏排血量下降。二尖瓣和三尖瓣狭窄则分别导致左心房和右心房衰竭。

（2）容量负荷（前负荷）过重：见于：①心脏瓣膜关闭不全，血液返流，如主动脉瓣关闭不全、二尖瓣关闭不全等。②左、右心或动静脉分流性先天性心血管病，如房室、间隔缺损、动脉导管未闭等。③伴有全身血容量增多或循环血量增多的疾病如慢性贫血、甲状腺功能亢进症、脚气性心脏病等。容量负荷增加，早期心室腔代偿性扩大，以维持正常心排血量，但超过一定限度即出现失代偿表现。

（二）诱因

常见诱发心力衰竭的原因有：

（1）感染：呼吸道感染最常见，感染性心内膜炎也不少见。

（2）心律失常：心房颤动是器质性心脏病最常见的心律失常之一。各种类型的快速性心律失常及严重的缓慢性心律失常均可诱发心力衰竭。

（3）高动力性循环

1）甲状腺功能亢进：甲状腺功能亢进使心搏出量增高，比正常增高20%～100%，回心血量增多，加重了心脏容量负荷。此外甲状腺素使心率增快，代谢率升高使心肌耗氧量也提高。很多学者认为甲状腺素可提高心血管对儿茶酚胺的敏感性，心率加快及心肌收缩类似儿茶酚胺的效应，而且β受体阻滞剂能对抗甲状腺的效应。因此在甲亢患者发生快速房颤时，若用毛花苷C易发生中毒，心力衰竭不易纠正，若同时服用抗甲状腺药物2～3周后，心力衰竭易于控制。

2）妊娠：已有瓣膜性心脏病者最好不怀孕，或最好只妊娠一次，因体内循环血量随着妊娠的月份而增加，妊娠至32～34周，应在严密监护下继续妊娠。若有心力衰竭则应终止妊娠。

3）贫血：血红蛋白低于7.0g/L者可出现代偿性心输出量增高。

（4）环境、脑体力劳动、情绪改变：温度过高或过低，体力劳动或脑力劳动过度、劳累及情绪波动等都是应急状态，可增加氧耗量造成或加重心力衰竭。

（5）肺栓塞。

（6）输血输过多过快。

（7）电解质紊乱和酸碱平衡失调：酸中毒是诱发心衰的常见诱因，电解质紊乱诱发心衰最常见于低血钾、低血钙。

长期服用对心肌抑制药物　许多药物抑制心肌功能，其中有酒精、β－受体阻滞剂、许多抗心律失常药物、维拉帕米以及像阿霉素和环磷酰胺等抗肿瘤药物。其他如雌激素、雄激素、皮质醇和非激素类抗炎药则会引起水钠潴留。这些药物用于有心脏病患者均可诱发或加重心衰。

二、病理生理

心力衰竭是一种病理生理机状态，此时心脏不能或仅在提高充盈压后方能泵出组织代谢所需要的相应血量，通常由心肌收缩力下降即为心肌衰竭所所致。然而，在一些心力衰竭者，有类似的临床综合征，却未发现心肌功能异常。许多此类患者心力衰竭是在负荷突然增加超过了正常心脏的代偿能力或心室充盈受损情况下发生。心力衰竭应与循环衰竭相区别。后者是指某些循环成分——心脏、血容量、动脉血氧合血红蛋白浓度或周围血管床异常导致心排出量不相适应的异常状况。

心肌衰竭、心力衰竭和循环衰竭不是同义词，严重的心肌衰竭，常引起心力衰竭，但心力衰竭未必是心肌衰竭。因为心脏突然超负荷可在正常心肌功能状态时引起心力衰竭。此外如三尖瓣狭窄和限制性心包炎等可影响心脏充盈，没有心肌衰竭时也能引起心力衰竭。同样，心力衰竭常引起循环衰竭，而循环衰竭则不一定必然有心力衰竭，因为许多非心脏因素，例如低血容量性休克，能够引起循环衰竭，但其心脏功能却正常或仅轻度受损。

(一) 代偿机制

引起心肌收缩力原发损害或心室超负荷的血流动力学因素单独或两者并存时，心脏依赖许多代偿机制维持其泵功能。其中最主要的是：①Frank - Starling 机制，增加的前负荷有助于维持心脏功能。②伴或不伴心室扩张的心肌肥厚，使收缩组织体积增大。③神经体液系统激活，特别是心脏肾上腺素能神经释放神经递质——去甲肾上腺素（NE），使心肌收缩力加强，肾素 - 血管紧张素 - 醛固酮系统和其他神经体液调节的激活则有助于维持动脉血压和重要生命器官的灌注。

1. Frank - Starling 机制　即增加心脏的前负荷，使回心血量增多，心室舒张末期容积增加，从而增加心排血量及提高心脏做功量。心室舒张末期容积增加，心室扩张，舒张末压力增高，相应地心房压、静脉压也随之升高。待达到一定高度时，即出现肺的阻力性充血或腔静脉系统充血。

2. 心肌肥厚　当心脏后负荷增高时心肌肥厚，心肌收缩力增强，克服后负荷阻力，使心排血量在相当长时间内维持正常，患者可无心力衰竭症状。但心肌肥厚者心肌顺应性差，舒张功能降低，心室舒张末压升高，客观上已存在心功能障碍表现。

3. 神经内分泌的激活　当心脏排血量不足，心腔内压力升高时，机体全面启动神经体液机制进行代偿，包括：

（1）交感神经兴奋性增强：使心肌收缩力增强，心率加快，以提高心排血量。同时周围血管收缩，心脏后负荷增加。两者均使心肌耗氧量增加。

（2）肾素 - 血管紧张素系统（RAS）激活：低心排时患者 RAS 系统激活，与已激活的肾上腺素能神经 - 肾上腺髓质系统致使血管收缩，钠水潴留和血容量增加，这对维持血压和重要器官的血液供应起着重要的代偿作用。

近年的研究表明，RAS 被激活后，血管紧张素Ⅱ（ATⅡ）及相应增加的醛固酮使心肌、血管平滑肌、血管内皮细胞等发生细胞和组织重构，致使心肌间质纤维化及血管腔变窄，进一步加重心衰。

(二) 心力衰竭时各种体液因子的改变

主要有以下体液因子参与心衰的发生和发展：

1. 心钠肽（心房肽，ANP）和脑钠肽（BNP）　ANP 主要储存于心房，BNP 主要储存于心室，心房压力增加时，ANP 分泌释放增加，心室充盈压升高时，BNP 分泌增加，两者的生理作用均为扩张血管增加排钠，对抗肾上腺素、肾素 - 血管紧张素的水钠潴留效应，血浆的 ANP 和 BNP 水平可作为评定心衰的进展和预后判断的指标。

2. 精氨素加压素（AVP）　由下丘脑分泌，受心房牵张受体的调控，主要有抗利尿和收缩周围血管的作用，心衰早期 AVP 的效应有一定代偿作用，长期 AVP 增加会使心力衰竭恶化。

3. 内皮素　内皮素是由血管内皮释放的肽类物质，具有很强的收缩血管的作用，还可以导致细胞肥大增生，参与心脏的重塑，临床上应用内皮素受体拮抗剂，初步显示可以改善心衰患者的血流动力学效应。

4. 细胞因子　几个肽类调节因子，包括肽生长因子和炎性细胞因子可能对心肌和血管系统有重要作用，心力衰竭时亦如此。心衰时，循环中炎性细胞因子，肿瘤坏死因子 - α

（TNF－α）水平增高。TNF－α 能诱发心功能不全，在体外能减弱细胞内 Ca^{2+} 流。炎性细胞因子白介素－1β 能诱心肌细胞肥厚和 NO 合成酶表达，结果使 NO 水平升高，NO 能减弱心肌细胞对 β 肾上腺素能激动剂的正性变力性效应。

（三）心脏舒张功能异常

舒张功能不全是由于舒张期心室主动松弛的能力受损和心室的顺应性降低，导致心室在舒张期的充盈障碍，左室舒张末压增高，肺循环出现高压和淤血，而代表心室收缩功能的射血分数正常。主动松弛能力受损，主要见于冠心病有明显心肌缺血时，心室顺应性降低主要见于高血压病和肥厚性心肌病。

（四）心肌损害和心室重构

心衰出现心室扩张和心肌肥厚等一系列代偿性变化，在心室扩大和心肌肥厚的过程中，心肌细胞、胞外基质和胶原纤维出现一系列变化，也就是心室重构的过程。重构使心肌细胞减少，心肌收缩率下降，而纤维化的增加又使心室的顺应性下降，终致失代偿阶段。

三、心力衰竭的类型

（1）左心衰、右心衰、全心衰。

（2）收缩性心衰和舒张性心衰。

（3）急性心衰和慢性心衰。

（4）低排血量心衰和高排血量心衰。

四、心功能的分级

（1）根据患者的自觉活动能力，美国纽约心脏病学会（NYHA）提出一项分级方案。

Ⅰ级　体力活动不受限制。日常活动不引起乏力、心悸、呼吸困难或心绞痛。

Ⅱ级　体力活动轻度受限。休息时无症状，日常活动可引起乏力、心悸、呼吸困难或心绞痛。

Ⅲ级　体力活动明显受限。轻于日常的活动即可引起上述症状。

Ⅳ级　不能从事任何体力活动。休息时亦有症状，体力活动后加重。

（2）美国心脏病协会（AHA）：1994 年修订心功能分级方案时，采用并行的两种分级方案，即增加了客观评定的分级标准，根据心电图、负荷试验、X 线、超声心动图等客观检查来评估心脏病变的严重程度，分为 A、B、C、D 四级。

A 级：无心血管疾病的客观证据。

B 级：有轻度心血管疾病的客观证据。

C 级：有中度心血管疾病的客观证据。

D 级：有重度心血管疾病的客观证据。

标准如何判定，完全由医生作出判断。例如对无症状的重度主动脉瓣狭窄，则评定为心功能Ⅰ级，客观评定 D 级。

（3）6min 步行距离分级，心衰患者在平直的走廊上尽快地行走，测量 6min 步行距离。

轻度心功能不全：425～550m。

中度心功能不全：150～425m。

重度心功能不全：<150m。

（魏朝阳）

第二节　慢性心力衰竭

一、流行病学

慢性心力衰竭是大多数心血管疾病的最终归宿，也是最主要的死亡原因。我国引起心衰的基础心脏病过去以瓣膜病为主，但近年来高血压、冠心病的比例呈明显上升的势态。国内的其发病率和死亡率尚无明确的统计，美国在2001年统计全美有心衰患者5000万，年增长数为50万，年死亡数为30万。

二、临床表现

心力衰竭临床表现取决于多种因素，如患者的年龄、心功能受损程度、病变发展速度及受累的心室状况等。

（一）左心衰竭

以肺循环淤血及心排血量降低表现为主。

1. 症状

（1）呼吸困难：根据病情可表现为不同程度的呼吸困难。

1）劳力性呼吸困难：是左心衰竭最早出现的症状。系因运动使回心血量增加，左心房压力升高，加重了肺淤血。随左心衰进展，导致呼吸困难的劳力强度进行性降低。

2）阵发性夜间呼吸困难：患者已入睡后突然因憋气而惊醒，被迫采取坐位，呼吸深快，重者可有哮鸣音，称之为“心源性哮喘”大多于端坐休息后可自行缓解。发生机制除因睡眠平卧血液重新分配使肺血量增加外，夜间迷走神经兴奋性增高，使小支气管收缩，卧位使膈肌上抬，肺活量减少等也是促发因素。

3）端坐呼吸：肺淤血达到一定的程度时，患者不能平卧，因平卧时回心血量增多且膈上抬，呼吸更为困难。高枕卧位、半卧位甚至端坐时方可使憋气好转。

4）急性肺水肿：是“心源性哮喘”的进一步发展，也是左心衰竭呼吸困难最严重的形式。

（2）咳嗽、咳痰和咯血：咳嗽、咳痰是肺泡和支气管黏膜淤血所致，多在体力活动或夜间平卧时加重。痰通常为浆液性，呈白色泡沫状，有时痰内带血。肺水肿时可有粉红色泡沫状痰。长期慢性淤血使肺静脉压力升高，促使肺循环和支气管血液循环之间形成侧支，在支气管黏膜下形成扩张的血管，此种血管一旦破裂，可引起大咯血。

（3）乏力、头晕和心慌：最常见的原因与肺淤血后发生呼吸困难，以及运动后心排血量不能正常增加，心排血量降低导致各组织器官的灌注不足有关。

（4）泌尿系统症状：左心衰竭血液再分配时，早期出现夜尿增多，严重左心衰竭时，心排血量重度下降，肾血流量减少，而出现少尿和血尿素氮和肌酐升高，并有肾功能不全的临床表现。

2. 体征

（1）心脏体征：除原有心脏病固有的体征外，还有心脏扩大，肺动脉瓣区第二心音亢进及舒张期奔马律。

（2）肺部湿啰音：液体渗入肺泡形成湿啰音，继而向气道流动。两肺底闻及湿性啰音上充血性心力衰竭的特征。

（二）右心衰竭

以体循环淤血的表现为主。

1. 症状

（1）消化道症状：常见症状是胃肠道及肝淤血引起的腹胀、食欲不振、恶心、呕吐等。

（2）劳力性呼吸困难：继发于左心衰的右心衰以及分流性先天性心脏病或肺部疾患所致单纯性右心衰，均有明显的呼吸困难。

（3）肾脏的症状：肾淤血引起肾功能减退，白天尿少，夜尿增多。

2. 体征

（1）颈静脉征：颈静脉搏动增强、充盈、怒张，是右心衰最早出现的体征，肝颈静脉返流征阳性则更具有特征性。

（2）肝大：肝淤血性肿大，常伴有压痛。持续慢性右心衰可致心源性肝硬化，晚期可出现黄疸及大量腹水。

（3）水肿：多发生于肢体下垂部位及脚踝内侧，常为对称性可压陷性，仰卧者以骶部为明显，严重者发展为全身水肿。胸腔积液多见于全心衰时，以双侧多见。

（4）心脏体征：除原有心脏病体征外，三尖瓣区可闻收缩期吹风样杂音，系右心室扩大导致三尖瓣相对性关闭不全所致。

（5）其他：发绀多为周围性或呈混合性，既中心性和周围性发绀并存，严重而持久的右心衰竭可有心包积液、脉压降低和奇脉等。

（三）全心衰竭

见于心脏病的晚期，病情危重，同时具有左心衰和右心衰的临床表现。

三、实验室和其他检查

（一）X 线检查

（1）心影大小及外形对病因诊断和心功能状态的判断有极大帮助。

（2）肺淤血的有无及其程度直接反映心脏功能状态。早期肺门血管影增强，上肺血管影增多。Kerley B 线是慢性肺淤血的特征性表现。

急性肺泡性肺水肿时肺门呈蝴蝶状，肺野可见大片融合的阴影。

（二）超声心动图

常用 M 型、二维和超声多普勒技术测量左室收缩和舒张功能。

（1）比 X 线更准确地提供各心腔大小变化，心瓣膜结构及功能情况。

（2）估计心脏功能

1）收缩功能：以收缩末及舒张末的容量差计算射血分数（EF 值），正常 EF 值 >50%。

2）舒张功能：用超声多普勒测心动周期中舒张早期心室充盈速度最大值为 E 峰，舒张晚期（心房收缩）心室充盈最大值为 A 峰，计算 E/A 比值。正常人 E/A 值不应小于 1.2。

（三）有创性血流动力学检查

用漂浮导管在床边经静脉插管直至肺小动脉，测量计算出心脏指数（CI）及肺小动脉楔压（PCWP），直接反映左心功能。正常时 CI > 2.5L/（min · m^2）；PCWP < 12mmHg（1.6kPa）。

有条件的地方还可做放射性核素检查和心 - 肺吸氧运动试验。

四、诊断和鉴别诊断

（一）诊断

根据病因、病史、临床表现以及无创和有创的辅助检查，一般不难做出诊断，临床诊断应包括病因、病理解剖、病因生理和心功能分级等诊断。

（二）鉴别诊断

1. 左心衰竭的鉴别诊断　左心衰竭有夜间阵发性呼吸困难，称之为心源性哮喘，应与支气管哮喘相鉴别。左心衰竭多见于老年人有高血压或慢性心瓣膜病史；支气管哮喘多见于青少年有过敏史。前者发作时必须坐起，重症者肺部有干湿性啰音，甚至咳粉红色泡沫痰；后者并不一定强迫坐起，咳白色黏痰后呼吸困难常可缓解，肺部听诊以哮鸣音为主。

2. 右心衰竭的鉴别诊断

（1）与心包积液、缩窄性心包炎相鉴别：心包积液、缩窄性心包炎时由于腔静脉回流受阻同样可以引起肝大、下肢浮肿等表现，应根据病史、心脏及周围血管体征进行鉴别，超声心动图检查可得以确诊。

（2）与肝硬化腹水相鉴别：除基础心脏病体征有助于鉴别外，非心源性肝硬化不会出现颈静脉怒张等上腔静脉回流受阻的体征。

五、治疗

（一）治疗原则和目的

治疗心力衰竭除缓解症状外，还应达到以下目的：①提高运动耐量，改善生活质量。②防止心肌损害进一步加重。③降低死亡率。

（二）治疗方法

1. 心力衰竭一般治疗

（1）基本病因的治疗：如高血压和甲状腺功能亢进的药物控制，通过介入和冠状动脉旁路手术改善冠心病的心肌缺血，心脏瓣膜病的瓣膜置换和先天性心血管畸形的纠正手术。

（2）去除诱因：最常见的诱因是感染、心律失常、肺梗死、贫血及水电解紊乱等因素，必须及时去除；注意是否并发肺梗死等。

（3）改善生活方式，降低新的心脏损害的危险性：如戒烟、戒酒，肥胖患者减轻体重，控制高血压，糖尿病。低盐及限制入水量，应每日称体重以早期发现液体潴留。应鼓励心衰患者做适量运动。

（4）密切观察病情演变入定期随访：应特别了解患者对饮食入药物的顺从性，药物的不良反应，及时发现病情恶化并采取措施。

（5）关于心肌能量药物的应用问题：未证明有价值和不主张使用的药物如辅酶 Q10、肌苷、1，6－二磷酸果糖或某些激素如生长激素或甲状腺激素。

（6）注意避免应用的药物：非甾体类抗炎药物如吲哚美辛（消炎痛）、Ⅰ类抗心律失常药物及大多数钙拮抗剂均应避免应用。

2. 减轻心脏负荷

（1）休息和镇静剂的应用：为有利于心功能的恢复，必须控制体力活动，避免精神刺激，降低心脏的负荷，可适当用镇静药物以保证病入充分休息。但长期卧床易发生静脉血栓形成甚至肺栓塞，同时也使消化功能减低，肌肉萎缩。因此，应帮助患者进行四肢被动活动。恢复期的患者应根据心功能状态进行适量的活动。

（2）控制钠盐摄入：心衰患者血容量增加，且体内水钠滞留，减少钠盐的摄入有利于减轻水肿等症状。但在应用强效排钠利尿剂时，过分严格限盐可导致低钠血症。

（3）利尿剂的应用：许多对照实验证明，利尿剂能够增加心力衰竭患者的尿钠排泄，减轻液体潴留的体征，减少血容量，减轻周围组织和内脏水肿，减轻心脏前负荷，减轻肺淤血，利尿后大量排钠使血管张力降低，减轻心脏后负荷，增加心排血量，而改善左室功能。所有心衰患者有液体潴留时均应选择利尿剂，利尿剂是任何一种有效治疗策略中必不可少的组成部分，合理使用利尿剂是其他治疗心力衰竭药物取得成功的关键因素之一，但不能作为单一治疗，与 ACEI 和 β 受体阻滞剂可联合应用，如利尿剂用量不足造成液体潴留，会降低对 ACE 抑制剂的反应，增加使用 β 受体阻滞剂的危险。另一方面，不恰当的大剂量使用利尿剂则会导致血容量不足，增加 ACE 抑制剂和血管扩张剂发生低血压的危险及 ACE 抑制剂和 AngⅡ受体阻滞剂出现肾功能不全的危险，所有这些充分说明，恰当使用利尿剂应看作是唯一有效治疗心力衰竭措施的基石。常用的利尿剂有以下几种。

1）噻嗪类利尿剂：以氢氯噻嗪（双氢克尿噻）为代表，作用于肾远曲小管，抑制钠的再吸收。由于钠－钾交换也使钾的吸收降低。噻嗪类为中效利尿剂，轻度心衰可首选此药，每日 25～100mg 口服，每天 1～3 次。不良反应有低血钾、高血糖、尿酸增高诱发痛风发作等。用药期间应补充钾盐或与保钾利尿剂合用。

2）袢利尿剂：以呋塞米（速尿）为代表，作用于 Henle 袢的升支，在排钠的同时也排钾，为强效利尿剂。每次 20～40mg 口服，1～3 次/d。重度慢性心力衰竭时可增至 100mg，分两次服用，效果仍不佳时，可静脉注射，逐渐增至每次 100mg，每日 2 次。

长期使用利尿剂容易出现电解质紊乱，特别是高血钾或低血钾均可导致严重后果，应随时监测。血管紧张素转换酶抑制剂有较强的保钾作用，与不同类型利尿剂合用时应特别注意。对于血钠过低者，应谨慎区别是由于血液稀释还是体内钠不足。血液稀释导致的水肿又称为难治性水肿，患者水钠均有潴留，而水的潴留更多，患者尿少而比重低，严重者可出现水中毒，治疗可试用糖皮质激素。体内钠不足多因利尿过度所致，患者血容量减低，尿少而比重高，此时应给以高渗盐水补充钠盐。

（4）血管扩张剂的应用：心力衰竭时，由于各种代偿机制的作用，周围循环阻力增加，心脏的后负荷也增大。大量的临床试验结果表明扩张血管疗法能改善心力衰竭患者的血流动力学，减轻淤血症状。

1）小静脉扩张剂：主要有硝酸硝异山梨醇酯和硝酸甘油，慢性心衰患者已不主张常规使用。

2）小动脉扩张剂：主要是指使 α_1 受体阻断剂哌唑嗪、直接血管扩张剂双肼屈嗪和转换酶抑制剂（ACEI）。前两者容易耐药较少用于慢性心力衰竭，ACEI 除了扩血管作用以外，尚有更多的有利作用。

对于那些依赖升高的左室充盈压来维持心排血量的阻塞性心瓣膜病，如二尖瓣狭窄、主动脉瓣狭窄及左心室流出道梗阻的患者不宜应用强效血管扩张剂。

3. 增加心排血量　正性肌力药物可增强心肌的收缩率，明显提高心排血量，是治疗心力衰竭的主要药物，适用于收缩性心力衰竭。

（1）洋地黄类药物。

1）药理作用：①正性肌力作用：洋地黄主要是通过抑制心肌细胞膜上的 Na^+-K^+-ATP 酶，使细胞内 Na^+ 浓度升高，K^+ 浓度降低，Na^+ 与 Ca^{2+} 进行交换，使细胞内 Ca^{2+} 浓度升高而使心肌收缩力增强。而细胞内 K^+ 浓度降低，成为洋地黄中毒的重要原因。②电生理作用。一般治疗剂量下，洋地黄可抑制心脏传导系统，特别是对房室交界区的抑制。大剂量时可提高心房、交界区及心室的自律性，当血钾过低时，更易发生各种快速性心律失常。③迷走神经兴奋作用。长期应用地高辛，较小剂量也可以对抗心衰时交感神经兴奋所产生的不利影响。

2）洋地黄制剂的选择：常用的洋地黄制剂为地高辛、洋地黄毒苷及毛花苷丙（西地兰）、毒毛花苷 K 等。①地高辛：0.125～0.25mg 口服，每日一次，口服后经小肠吸收 2～3h 血药浓度达高峰，4～8h 获最大效应。本药的半衰期为 36h。连续口服相同剂量 7d 后血浆浓度可达稳态，纠正了过去洋地黄制剂必须应用负荷剂量才能达到有效药浓度的错误观点。这种自开始即使用维持量的给药方法称之为维持量法。本制剂适用于中度心力衰竭维持治疗。②洋地黄毒苷：0.1mg 口服，每日一次。因半衰期长达 5 周，在开始使用时必须应用负荷量，否则需连续服药 3～4 周，血浆浓度才能达稳态，故临床上已少用。③毛花苷丙：静脉注射后 10min 起效，1～2h 达高峰。每次 0.2～0.4mg 稀释后缓慢静注，24h 总量 0.8～1.2mg。适用于急性心力衰竭或慢性心衰加重时，特别适用于心衰伴快速心房颤动者。③毒毛花苷 K：静脉注射后 5min 起作用，0.5～1h 达高峰，每次 0.25mg，稀释后缓慢静注，24h 总量 0.5～0.75mg，用于急性心力衰竭。

3）应用洋地黄的指征：心力衰竭是应用洋地黄的主要适应证，但引起心力衰竭的病因不同，对洋地黄的治疗反应亦不相同。

对缺血性心脏病、高血压心脏病、慢性心瓣膜病及先天性心脏病所致的慢性充血性心力衰竭效果较好。这类患者如同时伴有心房颤动则更是应用洋地黄的最好指征。对于代谢异常而发生的高排血量心衰如贫血性心脏病、甲状腺功能亢进、维生素 B_1 缺乏性心脏病以及心肌炎、心肌病等病因所致心衰洋地黄治疗效果欠佳。

肺源性心脏病导致的右心衰，常伴有低氧血症，使用洋地黄不仅效果不好，且容易中毒，应慎用。肥厚型心肌病主要是舒张功能不良，增加心肌收缩性可能使原有的血流动力学障碍更为加重，洋地黄属于禁用。

4）洋地黄中毒及其处理：①影响洋地黄中毒的因素：洋地黄中毒的发生率和严重性正在降低。对这种严重的治疗并发症的警惕是必要的。洋地黄轻度中毒剂量约为有效治疗量的 2 倍，表明洋地黄用药安全窗很小。心肌在缺血、缺氧情况下则中毒剂量更小。水、电解质紊乱特别是低血钾，是常见的引起洋地黄中毒的原因；肾功能不全以及与其他药物的相互作用也是引起中毒的因素；心血管病常用药物如胺碘酮、维拉帕米（异搏定）及阿司匹林等均可降低地高辛的经肾排泄率而招致中毒。②洋地黄中毒表现：各类心律失常是洋地黄中毒最重要的反应，常见者为室性期前收缩，多表现为二联律、非阵发性交界区心动过速，房性期前收缩，心房颤动及房室传导阻滞。快速性心律失常又伴有传导阻滞是洋地黄中毒的特征性表现。洋地黄可引起心电图 ST－T 改变，但不能据此诊断洋地黄中毒。洋地黄类药物的胃肠道反应如恶心、呕吐，以及中枢神经的症状，如视力模糊、黄视、倦怠等在应用地高辛时十分少见，特别是普及维持量给药法（不给负荷量）以来更为少见。测定血药浓度有助于洋地黄中毒的诊断。③洋地黄中毒的处理：发生洋地黄中毒后应立即停药。单发性室性期前收缩、第一度房室传导阻滞等停药后常自行消失；对快速性心律失常者，如血钾浓度低则可用静脉补钾，如补钾后疗效不佳，还可补镁，20% 硫酸镁和天冬氨酸钾镁静脉滴注，血钾不低可用苯妥英钠或利多卡因。苯妥英钠：100mg 溶于 20ml 注射用水中静脉注射，每 5～10min 缓慢静脉推注一次，直至心律失常控制，总量不超过 250～300mg。以后改为口服维持，每日 4 次，每次 100mg，利多卡因：50～100mg 溶于葡萄糖溶液 20ml 中，每 5～10min 缓慢静脉推注一次，总量不超过 300mg。以后以 1～4mg/min 的速度静脉滴注维持，适用于室性心律失常。电复律一般禁用，因易致心室颤动。有传导阻滞及缓慢性心律失常者可用阿托品 0.5～1.0mg 皮下或静脉注射，一般不需安置临时心脏起搏器。严重洋地黄中毒可用地高辛特异性抗体 Fab，使心肌地高辛从受体转移到抗体，结合成免疫复合物而失去作用，达到迅速解毒。

（2）非洋地黄类正性肌力药。

1）肾上腺能受体兴奋剂：这类药物有多巴胺及多巴酚丁胺。多巴胺是去甲肾上腺素的前体，其作用随应用剂量的大小而表现不同。较小剂量［2～5μg/（kg·min）］表现为对心衰的治疗作用，如心肌收缩力增强，血管扩张，特别是肾小动脉扩张，心率加快不明显。如果用大剂量或更大剂量［5～10μg/（kg·min）］则可出现于心衰不利的相反作用。此外，患者对多巴胺的反应个体差异较大，应由小剂量开始逐渐增量，以不引起心率加快及血压升高为度。

多巴酚丁胺是多巴胺的衍生物，可通过兴奋 β_1 受体增强心肌收缩力，扩血管作用不如多巴胺明显，对加快心率的反应也比多巴胺小。用药剂量与多巴胺相同。

以上两种制剂均只能短期静脉应用。

2）磷酸二酯酶抑制剂：作用机制是抑制磷酸二酯酶活性，使细胞内的 CAMP 降解受阻，CAMP 浓度升高，进一步使细胞膜上的蛋白激酶活性增高，促使钙离子通道膜蛋白磷酸化，钙离子通道激活，使钙离子内流增加，心肌收缩力增强。临床应用的制剂有氨力农和米力农，后者增加心肌收缩力的作用比前者强 10～20 倍，作用时间短，副作用也较少。两者均能改善心衰症状及血流动力学各参数。氨力农用量为负荷量 0.75mg/kg 稀释后静脉注入，再以 5～10μg/（kg·min）静脉滴注，每日总量 100mg。米力农用量为 0.75mg/kg 稀释后静注，继以 0.5μg/（kg·min）静脉滴注 4h。此类药物仅限于短期应用。

心衰患者的心肌处于血液或能量供应不足的状态，过度或长期应用正性肌力药物将扩大能量的供需矛盾，使心肌损害更为加重，而导致死亡率反而增高。因此，正性肌力药物只能用于暂时的症状改善，不能纠正心衰的病理生理变化，因而不能改善长期预后。

4. 血管紧张素转换酶抑制剂　血管紧张素转换酶抑制剂（ACEI）多被划为血管扩张剂，但在用于心力衰竭时，其作用远远超过血管扩张剂。其主要作用机制为：①扩血管作用。②抑制醛固酮。③抑制交感神经兴奋性。④抑制循环及组织中的 RAS 系统，改善心室及血管的重构。临床上使用 ACE 抑制剂治疗心力衰竭的疗效肯定，在已用洋地黄类药物、利尿剂疗效不满意时加用 ACE 抑制剂，症状可明显减轻。其副作用较少，患者不能耐受治疗的原因主要是刺激性咳嗽。有肾功能不全、高钾及孕妇禁用。首次剂量宜小，以免使血压过低。

从心脏尚处于代偿期而无明显症状时即开始给予 ACE 抑制剂的干预治疗，是心力衰竭治疗方面的重要进展。通过 ACE 抑制剂降低心衰患者代偿性神经-体液的不利影响，限制心肌、小血管的重构，以达到维护心肌功能，延缓充血性心力衰竭的到来，降低远期死亡率的目的。

ACE 抑制剂目前种类很多，在选择应用时主要考虑其半衰期长短，确定用药剂量及每日用药次数。卡托普利用量为每次 12.5 ~ 25mg，每日两次；贝那普利（苯那普利）半衰期较长，并有 1/3 经肝脏排泄，对有早期肾功能损害者较适用，用量为每次 5 ~ 10mg，每日一次。

5. β 受体阻滞剂　传统观念认为 β 受体阻滞剂有负性肌力作用而禁用于心力衰竭。但现代观点认为心力衰竭时心脏的代偿机制虽然在早期能维持心脏排血功能，但在长期的发展过程中将对心肌产生有害的影响，加速患者的死亡。代偿机制中交感神经兴奋性的增强是一个重要的组成部分，而 β 受体阻滞剂可对抗这一效应。应用指征所有慢性收缩性心力衰竭，病情稳定，没有液体潴留，且体重恒定，近期内（至少四天）不需要静脉给予正性肌力药物者，必须应用 β 受体阻滞剂，除非有禁忌或不能耐受。β 受体阻滞剂治疗心衰无类效应，仅在比索洛尔、控释/缓释琥珀酸美托洛尔和卡维地洛中选择一种。注意应从小剂量开始。每 2 ~ 4 周剂量加倍达最大耐受量后长期维持。β 受体阻滞剂禁忌证为支气管痉挛性疾病，心动过缓（心率小于 60 次/min），Ⅱ度及以上房室传导阻滞（除非已安装起搏器）。

6. 抗醛固酮制剂　应用指征：LVEF 降低，中重度心力衰竭患者，心肌梗死后早期左室功能不全或心力衰竭患者，起始剂量螺内酯 10mg/d，依普利酮 25mg/d，加量至螺内酯 20mg/d，依普利酮 50mg/d 长期维持，密切监测血钾和肾功能，近年来的临床研究证明螺内酯对抑制心血管的重构、改善慢性心力衰竭的远期预后有很好的作用。

7. B 型钠利尿肽（BNP）在指导心衰治疗中的应用　心力衰竭时，BNP 水平升高本质上是机体的一种代偿机制，BNP 具有利钠、排水和舒张血管的作用，可以减轻心衰症状。基因重组人脑钠肽（rh-BNP）是由美国研制成功，并已在临床上用于治疗充血性心力衰竭的新一代药物。其治疗心衰的机制为它在一定程度上能拮抗肾上腺素、肾素-血管紧张素-醛固酮素和内皮素系统的活性，松弛血管平滑肌而扩张外周动静脉血管，增加钠的排泄而利钠、利尿，减轻心脏的前后负荷，有益于心衰病情的缓解。Keating 等研究表明，静滴合成的 rh-BNP 注射液 0.03μg/（kg·min）×7d，可使心衰患者肺毛细血管楔压从 28mmHg 减低至 18mmHg，心脏指数从 1.9 增至 2.3L/（min·m^2），利钠、利尿量增加，动静脉血管平衡扩张，同时不影响心率。主要的不良反应为剂量相关性的低血压。

8. 心脏同步化治疗　ACC/AHA 已将心脏同步化治疗列为Ⅰ类推荐（A 级证据），左室射血分数≤35%，窦性心律，尽管药物治疗量佳化，心功能为NYHA分级Ⅲ级或可以走动的Ⅳ级，心脏收缩不同步，定义为QRS间期>120ms。

9. 室性心律失常与猝死的预防 快速室性心律失常是猝死最常见的原因，各种原因引起的心力衰竭，β受体阻滞剂均降低猝死发生率，醛固酮受体拮抗剂依普诺酮降低心肌梗死后心功能不全患者的猝死率及全因死亡率，ICD的应用：一级预防为缺血性心脏病，MI后至少40d，LVEF≤30%，经理想的药物治疗NYHAⅡ-Ⅲ级患者，非缺血性心脏病，LVEF≤30%，经理想的药物治疗NYHAⅡ-Ⅲ级患者；二级预防为左室EF下降、有症状心力衰竭、既往有心脏骤停、室颤或血流动力学不稳定的室性心动过速。抗心律失常的应用：不推荐应用抗心律失常药物，包括胺碘酮预防猝死，已经植入ICD的患者，可以考虑应用胺碘酮减少反复放电，无法安置ICD的患者可应用胺碘酮作为二级预防的替代治疗。

10. 舒张性心力衰竭的治疗 舒张性心力衰竭最常见于高血压心脏病和冠心病，治疗原则与收缩功能不全有所差别，主要措施如下：

（1）β受体阻滞剂：改善心肌顺应性，使舒张功能改善。

（2）钙通道阻滞剂：降低心肌细胞内钙浓度，改善心肌主动舒张功能。主要用于肥厚型心肌病。

（3）ACEI：逆转左室肥厚，改善舒张功能。

（4）维持窦性心律，保持房室同步，增加心室充盈。

（5）对有较明显肺淤血症状者，可适量应用静脉扩张剂（硝酸盐制剂）或利尿剂，降低前负荷。但过分的减少前负荷可使心排血量下降。

（6）单纯舒张功能不全时，慎用正性肌力药。

11. “顽固性心力衰竭”及不可逆心力衰竭的治疗 “顽固性心力衰竭”是指经各种治疗后心衰不见好转，甚至还有进展者。但并非指心脏情况已至终末期不可逆转者。这类患者多有潜在的原因，如电解质紊乱、风湿活动、贫血、感染性心内膜炎、甲状腺功能亢进、反复发生的小面积肺栓塞、洋地黄类药物过量等，应设法纠正。还要排除是否有与心脏无关的其他疾病。同时调整心衰用药，如强效利尿剂和血管扩张制剂及正性肌力药物联合应用等。对高度顽固水肿也有试用血液超滤。扩张性心肌病伴有1°房室传导阻滞及左束支传导阻滞的患者，安置三腔心脏起搏器，可在短期内改善症状，人工呼吸机呼气末正压通气、心脏电复律及机械辅助循环（主动脉内球囊反搏）均有一定效果。

不可逆心衰大多是病因无法纠正，如扩张型心肌病、晚期缺血性心肌病患者，心肌情况已至终末状态不可逆转。其唯一的出路是心脏移植。

（魏朝阳）

第三节 急性心力衰竭

急性心力衰竭（急性心衰）是由于急性的心脏病变引起心排血量急骤、显著的降低，导致组织器官灌注不足和急性淤血的综合征。急性右心衰竭少见，主要为大块肺梗死所致急性肺源性心脏病，偶见于急性右室心肌梗死。临床上以急性左心衰竭较常见，是严重的急危重症，必须及时抢救。

本节主要讨论急性左心衰。

一、病因和发病机制

（一）病因

（1）急性弥漫性心肌损害，如急性心肌梗死，急性心肌炎等。

（2）急性心脏后负荷过重，如突然血压显著升高，或高血压危象，原有瓣膜狭窄（二尖瓣、主动脉瓣）或左室流出道梗阻者突然过度体力活动，快速心律失常。

（3）急性容量负荷过重，如急性心肌梗死、感染性心内膜炎或外伤引起的乳头肌断裂或功能不全，腱索断裂、瓣膜穿孔等导致的急性瓣膜返流，输液过多过快等。

（二）发病机制

心脏收缩力突然严重减弱，心排血量急剧减少，或左室瓣膜性急性返流，左室舒张末压迅速升高，肺静脉回流不畅。由于肺静脉压快速升高，肺毛细血管压随之升高，使血管内液体渗入到肺间质和肺泡内形成急性肺水肿。

二、临床表现

突发严重呼吸困难，强迫坐位、面色青灰、口唇发绀、大汗淋漓、烦躁，频繁剧烈咳嗽，咳粉红色泡沫痰。心率、脉搏增快，血压先升高后下降，病情加重血压可下降直至休克，听诊两肺布满湿性啰音和哮鸣音，心尖部第一心音减弱，可闻舒张早期奔马律，肺动脉瓣第二心音亢进。肺水肿如不能及时纠正，则可出现心源性休克的表现，极严重者可因脑缺氧而神志淡漠甚至心脏骤停。

三、诊断和鉴别诊断

根据典型症状与体征，诊断一般不难。左心衰所致急性呼吸困难与支气管哮喘的鉴别前已述及，与肺水肿并存的心源性休克与其他原因所致休克也不难鉴别。

四、治疗

（一）抢救措施

急性左心衰竭时的缺氧和高度呼吸困难是致命的威胁，必须尽快使之缓解。

1. 体位　立即使患者取坐位，两腿下垂，减少静脉回流。

2. 吸氧　立即鼻导管给氧。开始氧流量2～3L/min，也可高流量给氧6～8L/min，需要时面罩加压给氧或正压呼吸。

在吸氧的同时使用抗泡沫剂使肺泡内的泡沫消失，增加气体交换面积。一般可用50%酒精置于氧气的滤瓶中，随氧气吸入。如患者不能耐受，可降低酒精浓度或间断给予。

3. 镇静剂　吗啡是治疗急性肺水肿极有效的药物。作用如下：①吗啡通过抑制中枢交感冲动而扩张外周静脉和小动脉，减轻心脏前后负荷。②松弛支气管平滑肌，改善通气功能。③中枢镇静作用可减轻患者烦躁不安，降低氧耗。用法：3～5mg 静脉注射。必要时每隔15min 重复一次，共2～3 次，同时密切观察肺水肿是否缓解及有无呼吸抑制。如伴心动过缓可与阿托品合用。两腿下垂时注射吗啡，可导致低血压、虚脱，应予警惕。应用吗啡时应随时备好纳洛酮（吗啡拮抗剂）。肺水肿伴有颅内出血、神志障碍、慢性肺部疾病时禁用吗啡。年老体弱患者应减量慎用。或哌替啶 50 ~ 100mg 肌注。

4. 快速利尿　呋塞米 20 ~ 40mg 静脉注射，于 2min 内推完，可大量快速利尿，减少血容量，降低左室充盈压。并发于急性心肌梗死的左心衰竭，由于血容量增多不明显，应慎用，以防引起低血压。大量利尿时应注意防止出现低血容量及低血钾导致心脏停搏。

5. 血管扩张剂　急性肺水肿时外周小动脉收缩而抑制左心排血量，故可用血管扩张剂对抗，以降低肺循环阻力。可选用硝普钠或硝酸甘油静脉滴注。硝普钠一般每分钟 12.5 ~ 25μg，根据血压调整用量，维持收缩压在 100mmHg（13.3kPa）左右；硝酸甘油初始量每分钟 10μg，每 10min 增量 5 ~ 10μg，以血压达到上述水平为度。如有低血压则可与多巴酚丁胺合用，两者合用可降低心脏前后负荷，又可避免血压过度下降。

6. 洋地黄类药物　适用于有心房颤动伴快速心室率并已知有心脏扩大伴左心室收缩功能不全者。给予速效洋地黄制剂，如毛花苷丙首剂可给 0.4 ~ 0.8mg，加入 50% 葡萄糖液 20 ~ 40ml 内缓慢静注（5min 以上），2h 后可酌情再给 0.2 ~ 0.4mg。对急性心肌梗死发生后 24h 内不宜用洋地黄类药物。二尖瓣狭窄所致肺水肿洋地黄类药物无效。后两种情况伴有心房颤动快速心室率时则可应用洋地黄类药物减轻慢心室率。

7. 氨茶碱　可解除支气管痉挛，减轻呼吸困难，并有增强心肌收缩力及扩张周围血管作用。将 0.25g 加入 50% 葡萄糖液 20 ~ 40ml 稀释后缓慢静脉注入。

8. 其他　静注地塞米松 10 ~ 20mg，可降低周围血管阻力，减少回心血量和解除支气管痉挛。

9. 机械辅助装置和心脏移植　机械辅助装置包括主动脉内球囊反搏泵及心室辅助装置（是机械泵，部分代替心室做功）。

适应证：临时机械辅助循环支持可用于对常规治疗无反应的急性心衰患者，心脏有恢复潜能的患者，或作为心脏移植及其他能显著改善心功能措施的过渡。

（二）确定并治疗诱因

如感染，快速心律失常，输液过多过快等。

（三）去除病因

如心室游离壁破裂，心肌梗死后室间隔缺损，重度二尖瓣狭窄，急性主动脉瓣及二尖瓣返流主动脉瘤或主动脉夹层破裂入心包的手术治疗等。

（张文宗）

第四节　舒张性心力衰竭

一、概述

（一）舒张性心力衰竭的定义

舒张性心力衰竭（diastolic heart failure，DHF）指有充血性心力衰竭典型的表现（肺循环和体循环淤血），有心力衰竭的实验室检查证据（如胸部 X 线，血 BNP，左心室舒张末压改变），非心脏瓣膜病，静息时伴异常的舒张性功能不全而收缩功能正常或仅有轻微减低的一种病理状态。

舒张性心力衰竭与“左室收缩功能代偿性心衰”及“心力衰竭但左心室射血分数正常”的术语意义不全相同，后二者包括了急性二尖瓣反流、主动脉瓣反流和其他原因的循环充血状态。

（二）舒张性心力衰竭的病因与病理生理特点

舒张性心力衰竭占心力衰竭患者的20%～60%，心室的顺应性降低是这种临床综合征的主要原因。左室舒张性心功能不全时的主要功能异常是心室松弛性和顺应性降低（僵硬性增加）。年龄、高血压和冠心病是导致舒张性心力衰竭的主要原因。舒张性心力衰竭在老年女性中最常见，其中多数有高血压、糖尿病，并且常有冠状动脉疾病或心房颤动。年龄老化对心室充盈特征的影响比射血分数更大，年龄老化降低心脏和大血管弹性，导致收缩压升高和心肌硬度增加。舒张性心力衰竭还见于限制型心肌病、肥厚型心肌病（梗阻性和非梗阻性）、浸润型心肌病（如淀粉样变）、糖尿病心肌病等。急性舒张性心力衰竭常常由高血压加重及快速房颤引起。多数患者有可以发现的心脏器质性异常，包括左心室肥厚、心房扩张、二尖瓣环钙化、主动脉硬化或心肌瘢痕化。慢性舒张性心力衰竭患者与收缩性心力衰竭患者一样表现为生活质量和劳动耐力的下降。舒张性心力衰竭的患病率和死亡率几乎可以与收缩性心力衰竭相当，频繁反复住院是舒张性心力衰竭患者的特征。

二、诊断思路

（一）诊断要点

（1）病史：老年、高血压、糖尿病、冠心病史、肥厚型心肌病病史、主动脉瓣狭窄、心脏淀粉样变性、限制型心肌病等。

（2）充血性心力衰竭的确切证据：临床症状和体征，实验室和影像学证据（胸部X线片心胸比率增大，血BNP升高，左心室充盈压增高等）。

（3）左室收缩功能正常的客观证据。射血分数>40%。

（4）左室舒张性心功能不全的客观证据（松弛异常、充盈异常、顺应性异常）。

（5）收缩性心力衰竭与舒张性心力衰竭的鉴别（表7-1）。

表7-1　收缩性心力衰竭与舒张性心力衰竭的鉴别

	收缩性	舒张性
病史		
冠心病	++++	+
高血压	++	++++
糖尿病	+++	+
瓣膜病	++++	-
呼吸困难	++	+++
体格检查		
心脏扩大	+++	+
心音减低	++++	+
第三心音奔马律	+++	+

续 表

	收缩性	舒张性
第四心音奔马律	+	+ + +
高血压	+ +	+ + + +
二尖瓣反流	+ + +	+
肺部啰音	+ +	+ +
水肿	+ + +	+
颈静脉怒张	+ + +	+
胸部X线检查		
心脏扩大	+ + +	+
肺充血	+ + +	+ + +
心电图		
低电压	+ + +	-
左室肥厚	+ +	+ + + +
Q波	+ +	+
超声心动图		
射血分数低	+ + + +	-
左室扩大	+ +	-
左室肥厚	+ +	+ + + +

（6）应当努力排除其他可以导致类似表现的疾患（表7－2）。

表7－2　舒张性心力衰竭患者的鉴别诊断（需要排除的情况）

原发性瓣膜疾病	慢性肺疾病合并右心衰竭
心肌肉样瘤病、血色素沉着	与肺血管疾患有关的肺动脉高压
心包缩窄	心房黏液瘤
阶段性或可逆性左心室收缩功能不全	原因不明的舒张功能障碍
与高代谢状态有关的心力衰竭	肥胖
贫血、甲状腺功能亢进症、动静脉瘘	

（二）美国心脏病学会和美国心脏病协会（AHA/ACC）建议的诊断标准

有典型的心力衰竭症状和体征，同时超声心动图显示患者左心室射血分数正常并且没有瓣膜疾病（如主动脉狭窄或二尖瓣反流）。

（三）欧洲心脏病协会工作组建议需同时满足以下的三个必要条件

（1）充血性心力衰竭的症状和体征。

（2）左室收缩功能正常或仅有轻度异常。

（3）左室松弛、充盈、舒张期扩张能力异常或舒张期僵硬的证据。

（四）辅助检查

1. 超声心动图　可测定左室舒张和收缩功能参数，观察室壁运动。射血分数，一般认为50%以上为正常，≤40%是存在收缩功能不全。观察二尖瓣血流频谱，E/A、等容舒张时间（IVRT）、E峰减速时间（EDT）。

舒张功能不全的三种形式主要表现为：①早期松弛受损型：早期舒张功能异常是典型的心肌松弛受损的充盈模式，表现为E峰下降和A峰增高，E/A减小。②晚期限制型充盈异常：在某些严重的心脏病患者出现限制型充盈模式表现为E峰升高，E峰减速时间缩短，E/A显著增大。E峰升高是由于左房压力增高导致舒张早期跨H尖瓣压差增大，E峰减速时间缩短是由于左室顺应性降低，导致跨二尖瓣血流迅速下降。③中期假性正常化充盈：界于以上二者之间，表现为E/A和减速时间正常。松弛功能受损、假性正常化充盈和限制性充盈分别代表轻、中、重度舒张功能异常。

2. 心电图　可发现心房颤动及其他心律失常；心肌梗死、缺血征象；左室肥厚征象。V_1导联P波终末电势（$PtfV_1$）负值增大。

3. 血浆心房肽和脑钠肽　高于正常血浆水平提示心力衰竭，而脑钠肽水平正常以及完全正常的舒张期充盈参数，则心力衰竭诊断可能性不大。

4. 胸片　肺淤血、肺水肿，心脏大小正常或心脏扩大。

5. 核医学检查　左室射血分数正常，高峰充盈率、1/3充盈率、1/3充盈分数降低，高峰充盈时间和等容舒张时间延长，峰值射血率正常。

6. 心导管　可测定右房压、肺动脉压和肺毛细血管楔压（PCWP）等血流动力学参数，肺毛细血管楔压反映左房压和左室舒张末压。可计算心排血量，鉴别限制性心肌病和缩窄性心包炎。

7. 冠脉造影　在心衰患者应用指征如下：有心绞痛或其他缺血证据，而对适宜的抗缺血治疗无反应；考虑诊断特发性扩张性心肌病，需除外冠心病；慢性心衰急性失代偿而对初始治疗无反应；病因不明的顽固性心衰；有重度二尖瓣反流或主动脉瓣疾病证据。

三、治疗措施

（一）治疗原则

1. 基础治疗　主要目的在于祛除导致舒张性心力衰竭的诱因，控制对心室舒张产生重要影响的生理学因素（血压、心率、血容量和心肌缺血），从而改善舒张功能。同样，应当治疗那些引起舒张性心力衰竭的原发病，如冠状动脉疾病、高血压或心肌病。临床上，主要通过降低心脏充盈压来减轻症状，利尿剂、吗啡、静脉用硝酸甘油在舒张性心力衰竭同样有效。无论左心室射血分数如何，有关应用抗凝和抗心律失常药物的建议，适用于所有心力衰竭患者。

2. 控制高血压　血压增高可以抑制心肌的舒张，而继发性心肌肥厚可以增加心室硬度。因此，必须根据已发表的指南（JNC7/中国高血压防治指南2005）应用有效的抗高血压治疗来控制收缩压和舒张压。达标血压至少应当低于那些单纯高血压患者的标准（收缩压<130mmHg，舒张压<80mmHg）。

3. 血运重建治疗　由于心肌缺血可以损害心室的舒张功能，因此在有冠状动脉疾病并且有证据说明心肌缺血严重影响心脏功能的患者，应当考虑冠状动脉重建治疗。

4. 心律失常的治疗　由于心动过速可以缩短心室充盈时间和冠状动脉灌注，因此减慢心率的药物（如β受体阻滞剂、地高辛和某些钙通道阻滞剂）可以减轻舒张性心力衰竭患者的症状。由于舒张性心力衰竭患者可能对心房功能减退特别敏感，因此恢复心房颤动患者窦性心律可能对治疗有益。

5. 缓解充血症状　循环血容量是影响心室充盈压的一个重要因素，应用利尿剂可以改善舒张性心力衰竭患者的呼吸困难。其他降低舒张期充盈压的药物包括硝酸酯或阻断神经激素活化的药物如 ACEI。应当注意低血压反应，因为舒张性心力衰竭的老年人群对前负荷减少尤其敏感。

舒张性心力衰竭的治疗原则见表 7－3。

表 7－3　舒张性心力衰竭的治疗原则

缓解充血性症状
利尿剂、硝酸酯类、ACEI 和 ARB、吗啡、限盐
高血压的治疗
所有抗高血压药物
减轻心肌肥厚与纤维化药物（ACEI、ARB、CCB、醛固酮拮抗剂）
减轻心肌缺血
降低心肌氧需求：β 受体阻滞剂，硝酸酯类，CCB
改善心肌灌注：再血管化治疗
降低心率和改善舒张期充盈
β 受体阻滞剂
减慢心率的 CCB：维拉帕米，地尔硫䓬
控制房颤的心室率和（或）转复维持窦性心律
β 受体阻滞剂
胺碘酮
减慢心率的 CCB
药物或电复律
序列房室起搏
窦房结消融和安装永久性起搏器
预防舒张性心力衰竭
高血压、糖尿病、冠心病、肥胖和其他疾病的充分治疗

（二）2005 年美国心脏病学会和美国心脏病协会（AHA/ACC）对舒张性心力衰竭患者的治疗建议（表 7－4）

表 7－4　对舒张性心力衰竭患者的治疗建议（AHA/ACC）

建议	分类	证据级别
医师应当根据发表的指南控制收缩期和舒张期高血压	Ⅰ	A
医师应当控制心房颤动患者的心室率	Ⅰ	C
医师应当使用利尿剂控制肺充血和周围性水肿	Ⅰ	C
冠状动脉疾病患者有症状性或可证实的心肌缺血对心脏舒张功能有不利影响时，最好行冠状动脉重建治疗	Ⅱ	C
心房颤动患者恢复并维持窦性心律可能有助于改善症状	Ⅱb	C
高血压患者应用 β 受体阻滞剂、ACEI、ARB 或钙拮抗剂，可能有助于最大程度缓解症状	Ⅱb	C
应用洋地黄来最大程度减轻心力衰竭症状的价值，尚不清楚	Ⅱb	C

（三）2005 年欧洲心脏学会《慢性心力衰竭的诊断与治疗指南》

对于 PLVEF/舒张性心力衰竭患者的治疗原则。

（1）ACEI 可直接改善心脏松弛与扩张能力，并通过其抗高血压作用和逆转肥厚及纤维化的作用而发挥长期作用。

（2）有液体潴留时可能需要利尿剂，但应慎用以防过度降低前负荷而减少每搏量和心排血量。

（3）β 受体阻滞剂可用于减慢心率，增加舒张期。

（4）同 β 受体阻滞剂一样，可应用维拉帕米类钙拮抗剂，一些研究表明肥厚性心肌病患者应用维拉帕米可有功能方面的改善。

（5）大剂量的 ARBs 可以减少住院率。

（张文宗）

第八章　心肌病

心肌病（myocardial disease）是指除心脏瓣膜疾病、冠状动脉粥样硬化性心脏病、高血压性心脏病、肺源性心脏病、先天性心脏病及甲状腺功能亢进性心脏病以外的一组以心肌组织病变为主要表现的心脏病。

1995 年世界卫生组织和国际心脏病学会联合会（WHO/ISFC）将心肌病定义为伴有心功能不全的心肌疾病，分为原发性和继发性两类。原发性（原因不明）心肌病包括扩张型、肥厚型、限制型、致心律失常型及未定型心肌病。2008 年欧洲心脏病学会（ESC）将心肌病定义为非冠心病、高血压病、心脏瓣膜疾病、先天性心脏病引起的心脏结构和功能异常的心肌疾病。该指南指出以往分类的不足，建议在原分类基础上将各型再分为家族性/遗传性和非家族性/非遗传性。我国心肌病诊断及治疗建议组 2007 年制定的《心肌病诊断及治疗建议》仍建议我国临床医师将心肌病分为扩张型、肥厚型、限制型、致心律失常型和未定型。继发性心肌病（特异性）指酒精性、糖尿病性、风湿性心肌病和以心肌炎症为主的心肌炎。

据统计，住院患者中，心肌病（即原发性）约占心血管疾病的 0.6% ~4.3%，近年来，心肌病有增加趋势。本章将对心肌炎和心肌病逐一论述。

第一节　病毒性心肌炎

心肌炎（myocarditis）是指各种病原微生物、免疫反应或理化因素所致的以心肌细胞坏死和间质炎性细胞浸润为主的心肌炎症性疾病。病毒性心肌炎（viral myocarditis，VMC）是临床较为常见的心血管疾病之一，系指嗜心肌细胞病毒感染（尤其是柯萨奇 B 组病毒）所致的以心肌非特异性间质性炎症为主要病变的心肌炎。

一、病因和发病机制

绝大多数心肌炎是由病毒感染所致。估计病毒感染的人群中，心脏受累者为 2% ~5%。几乎所有的人类病毒感染均可累及心脏，其中肠道病毒最常见，而肠道病毒中最常见的是柯萨奇 B 组 2 ~5 型和 A 组 9 型病毒。其次还有埃可病毒、腺病毒、巨细胞病毒、疱疹病毒、流感病毒、肝炎病毒、人类免疫缺陷病毒等。

病毒性心肌炎的发病机制尚不明确，目前认为发病机制可能为：①病毒的直接作用，包括急性及持续病毒感染引起的直接心肌损害；②病毒介导的免疫损伤作用，以 T 细胞免疫为主；③多种细胞因子和一氧化氮等介导的心肌损害和微血管损伤。这些变化均可导致心脏结构和功能受损。

二、病理

病理改变缺乏特异性。病变范围大小不等，可为弥漫性或局限性。病变重者肉眼可见心肌松弛，呈灰色或黄色，心腔扩大，病变轻者肉眼检查无明显异常，仅在显微镜下有所发现。心肌损伤为主者可见心肌细胞变性、坏死和肿胀等，间质损害为主者可见心肌纤维间与血管周围结缔组织炎性细胞浸润，以单核细胞为主，累及瓣膜时可见赘生物，偶见附壁血栓和心包积液。

三、临床表现

病毒性心肌炎的发病年龄老幼皆可，但以年轻人多见，男女比例无明显差异。临床表现取决于病变的广泛程度和部位。轻者可无症状，重者可发生猝死。

50%以上患者在发病前1~3周有上呼吸道或消化道病毒感染的前驱症状，如发热、寒战、倦怠、头痛、咽痛、乏力等感冒样症状或纳差、恶心、呕吐、腹泻等胃肠道症状，提示病毒感染。也有部分患者症状较轻，未引起注意，需仔细追问病史。

病毒性心肌炎在临床上可分为五型：

（1）亚临床型：病毒感染后无自觉症状，仅在体检时心电图示ST-T改变、房性期前收缩和室性期前收缩，数周后心电图改变消失或遗留心律失常。

（2）轻症自限型：病毒感染1~3周后出现轻度心前区不适、心悸，而无心脏扩大和心力衰竭表现。心电图示ST-T改变、各种期前收缩，肌酸磷酸激酶（CK）及同工酶（CK-MB）、肌钙蛋白I或肌钙蛋白T升高，经治疗可恢复。

（3）隐匿进展型：病毒感染后有一过性心肌炎表现，数年后心脏逐渐扩大，发展为扩张型心肌病。

（4）急性重症型：病毒感染后1~2周内出现心悸、胸痛、呼吸困难等，伴心动过速、室性心律失常、心力衰竭甚至心源性休克。病情凶险，可于数日内因泵衰竭或严重心律失常死亡。

（5）猝死型：多于活动中猝死，死前无心脏病表现，尸检证实急性病毒性心肌炎。

体格检查可有心浊音界正常，也可暂时性扩大，心率增快或减慢。心率增快与体温不相称。可出现各种心律失常，以室性期前收缩最常见，其次是房室传导阻滞，此外，心房颤动、心房扑动等均可出现。心律失常是首先引起注意的临床表现，是猝死的原因之一。心脏听诊可有心尖区第一心音减弱或分裂，时有舒张期奔马律和第三、四心音，心尖区可能有收缩期吹风样杂音或舒张期杂音。重症者可有心力衰竭的表现，出现心力衰竭的体征。

四、实验室和辅助检查

1. 血液生化检查　外周血白细胞可增多，红细胞沉降率（血沉）增快，C反应蛋白增高。部分患者血清肌钙蛋白T、肌钙蛋白I、肌酸磷酸激酶及同工酶、乳酸脱氢酶、谷草转氨酶增高，反映心肌损伤或坏死。近年来，国内外研究认为血清肌钙蛋白（cTnl、cTnT）是诊断心肌损伤的高敏感性、高特异性心肌损伤指标，一般在发病后2~4h开始升高，维持2~3周降至正常，少数可持续2~3个月。

2. 病原学检查　包括病毒分离、病毒基因检测、免疫学测定。下列情况提示病毒感染。①急性期从心内膜、心肌、心包或心包穿刺液中检测出病毒、病毒基因片段或病毒蛋白抗原；②间隔两周的两次血清病毒中和抗体滴度升高4倍以上，或一次高达1∶640，病毒特异性IgM≥1∶320，说明近期有病毒感染。

3. 心电图　可见各种心律失常，如窦性心动过速、窦性心动过缓、室性期前收缩、房室传导阻滞、室内传导阻滞、心房颤动等。其次，可见 ST－T 改变、QT 间期延长、QRS 波低电压等。严重心肌损害时可出现病理性 Q 波，需与心肌梗死鉴别。

4. 胸部 X 线　约 1/4 患者心脏不同程度扩大，严重者可见肺淤血或肺水肿征象。

5. 超声心动图　正常或不同程度的心脏扩大，节段性或弥漫性室壁运动减弱，可见附壁血栓或心包积液。

6. 磁共振成像　心肌炎在 MRI T_2 加权图上主要表现为局灶性信号增强，提示心肌组织内炎症病灶和水肿，而 T_1 加权图上无明显改变。具有敏感性高、无创、可重复性等特点，但特异性不高。

7. 心内膜心肌活检　心肌间质炎性细胞浸润伴有心肌细胞坏死和（或）心肌细胞变性。应用取得的心肌标本进行病毒基因探针原位杂交及原位反转录酶－聚合酶链式反应（RT－PCR），用于病因诊断。

五、诊断和鉴别诊断

检查结果缺乏特异性，确诊困难。目前，诊断主要依据患者的前驱感染症状、心脏相关表现、心肌损伤、心电图异常以及病原学检测结果进行综合分析，并排除其他疾病后做出诊断。心内膜心肌活检及基因检测可确诊。诊断时，应除外甲状腺功能亢进、二尖瓣脱垂综合征、β 受体功能亢进、风湿性心肌炎、中毒性心肌炎、冠心病、结缔组织病、代谢性疾病等。

六、治疗

1. 一般治疗　急性期应卧床休息，减轻心脏负荷。一般卧床 2 周，3 个月内不参加重体力活动；严重心律失常和（或）心力衰竭者需卧床休息 4 周，半年内不参加体力活动。进食易消化、富含维生素和蛋白质的食物。出现心功能不全者需吸氧并限制钠盐摄入。

2. 抗病毒治疗　α－干扰素具有抗病毒、调节免疫作用。可用 α－干扰素（100～300）万 U，每日 1 次肌内注射，2 周为 1 疗程。此外，黄芪也有抗病毒、调节免疫、改善心功能的作用。病毒感染后易并发细菌感染，早期可酌情考虑应用抗生素。

3. 心肌保护治疗　维生素 C 能清除体内过多的氧自由基、防止脂质过氧化，从而减轻心肌损伤。对于重症心肌炎的患者，可用维生素 C5g 加入 5% 葡萄糖 250ml 中静脉滴注，每日 1 次，疗程 1～2 周。辅酶 Q_{10} 是心肌细胞线粒体氧化呼吸链中的必需酶，具有稳定细胞膜、改善心肌细胞能量代谢作用。用法：辅酶 Q_{10} 10mg，每日 3 次口服，疗程 1 个月。曲美他嗪也有改善心肌能量代谢的作用。用法：曲美他嗪 20mg，每日 3 次口服，疗程 1 个月。

4. 免疫抑制治疗　病毒性心肌炎患者一般不考虑应用糖皮质激素治疗。但是，对于心肌炎早期出现严重并发症，如严重心律失常、心源性休克、心力衰竭或证实存在免疫介导的心肌损伤者，可短期应用糖皮质激素。其作用机制可能是抑制炎症和水肿、消除变态反应、减轻毒素对心肌的损害。

5. 对症治疗　心力衰竭者，应首选利尿剂和血管扩张药。因病毒性心肌炎患者存在心肌受损，应谨慎使用洋地黄，选择作用快、排泄快的洋地黄制剂，小剂量使用。心律失常在急性期常见，炎症恢复后可自行缓解，心律失常的治疗同其他原因所致的心律失常。对于完全性房室传导阻滞者，可安装临时心脏起搏器，短期应用地塞米松 10mg，每日 1 次静脉滴注，3～7 天仍不能恢复者植入永久性心脏起搏器。

6. 抗心律失常治疗　多数病毒性心肌炎患者以心律失常就诊，最常见的心律失常是期前收缩，绝大部分预后良好。通常，如果患者有期前收缩而无明显不适症状，可观察。如果期前收缩频发或多源且伴有相关症状者，应给予抗心律失常药物治疗。

7. 血管紧张素转化酶抑制药（ACEI）和血管紧张素受体拮抗剂（ARB）　ACEI/ARB 通过多途径发挥心肌保护作用，可用于心肌炎的恢复期。

七、预后

本病的预后与患者的免疫状态、心肌损伤程度和范围、有无内环境紊乱、治疗是否及时、是否并发细菌感染等有关。绝大多数患者经积极治疗后康复，少数遗留心律失常，极少数因严重心律失常、急性心力衰竭、心源性休克而死亡。约 10% 的患者发展为扩张型心肌病。

（魏朝阳）

第二节　扩张型心肌病

扩张型心肌病（dilated cardiomyopathy，DCM）是以左心室、右心室或双侧心室扩大和心肌收缩功能障碍为特征的心肌病，常伴有心力衰竭和心律失常，是心肌病中最常见的类型。我国扩张型心肌病发病率为（13～84）/10 万，可见于各个年龄段，以 20～50 岁高发，男性多于女性（约 2.5 ∶ 1）。病死率较高，死亡原因多为心力衰竭和严重心律失常。

一、病因和发病机制

病因可为特发性、家族遗传性、病毒性和（或）免疫性、酒精/中毒性等。30%～50% 的扩张型心肌病有基因突变和家族遗传背景。近年来认为持续病毒感染可能是心肌细胞损害和免疫介导心肌损伤的重要原因。此外，一些特异性心肌病，如围生期、酒精性、抗癌药物所致、代谢性和神经内分泌性心肌病的主要临床表现与扩张型心肌病相似，提示这些因素也可能参与本病的发病过程。

二、病理

心腔普遍增大，以左心室扩大为著，室壁变薄，心腔内可有附壁血栓，多发生在心尖部，血栓脱落可致肺栓塞或周围动脉栓塞。心肌纤维化常见，常累及左心室心内膜下心肌。心脏的起搏传导系统可受侵。瓣膜、冠状动脉通常是正常的。本病的心肌显微镜检查缺乏特异性。光镜下可见心肌细胞肥大、变性，伴有不同程度的纤维化和少量炎性细胞浸润。电镜下可见肌纤维溶解、断裂，心肌细胞的线粒体肿胀和嵴断裂。

三、病理生理

心肌细胞肥大、变性、纤维化导致心肌收缩力下降，早期由于反射性神经内分泌激活，通过心率加快维持正常的心排血量，后期出现左心室排空受限、左心室舒张末期压力升高、心脏射血减少、心腔扩大等不同程度的左心衰竭；心腔扩大可导致瓣环扩大，瓣叶无法对合而出现瓣膜关闭不全；由于心肌收缩力减弱，室壁运动减弱，容易形成附壁血栓，血栓脱落可造成栓塞；由于心腔内压力增大和心肌组织的广泛病变，心肌内部容易发生折返和异常电活动，导致心律失常发生。

四、临床表现

各个年龄均可发病，但以中年居多，初诊年龄多在 30～50 岁之间。起病多缓慢。一部分患者无自觉症状，仅在体检时被发现心腔扩大、心功能损害，而无心力衰竭的临床表现。一段时间后，症状逐步出现，这一时间有时可长达 10 年以上。症状以心力衰竭为主，大多数患者表现为不同程度的劳力性呼吸困难、心悸、乏力等左心衰竭的表现，也可有肝大、腹胀、周围水肿等右心衰竭的表现。常合并各种心律失常，部分患者发生栓塞或猝死。

体格检查主要为心力衰竭的表现，主要为心界扩大（呈“球形心”）；常听到第三心音或第四心音，心率快时呈奔马律，主要与心肌病变心肌顺应性下降有关；心尖部或三尖瓣区可出现由相对性二尖瓣或三尖瓣关闭不全所致的全收缩期吹风样杂音，心功能改善后杂音可减轻。双肺底湿啰音，可有肝大、下垂部位水肿、胸腔积液和腹水。血压正常或稍低，脉压减小。

五、辅助检查

1. 心电图　可见 P 波增高或双峰，QRS 波低电压，多数导联有 ST－T 改变，少数可见病理性 Q 波，部位多在前间隔（V_1、V_2）导联，为心肌纤维化所致。常见各种心律失常，如心房颤动、室性心律失常、房室传导阻滞和束支传导阻滞等。

2. 胸部 X 线　心影增大，晚期呈“球形心”。可伴肺淤血征和胸腔积液。

3. 超声心动图　早期心脏轻度扩大，后期各心腔明显扩大，以左心室为著，伴左心室流出道增宽。室壁运动普遍减弱，左心室射血分数（LVEF）减少，瓣膜一般无增厚、钙化、粘连，但瓣膜运动减低，运动曲线呈“钻石样”改变，瓣环扩大可导致相对性二尖瓣、三尖瓣关闭不全。附壁血栓多发生在左心室心尖部。

4. 磁共振检查　表现为左心室容积增大，射血分数、短轴缩短率降低。Gd－DTPA 增强后 T_1 加权图上有局灶异常高信号，且射血分数与心肌异常高信号显著相关。

5. 放射性核素检查　放射性核素血池扫描可见左心室容积增大，左心室射血分数降低。放射性核素心肌显影表现为室壁运动弥漫减弱，可见散在、灶性放射性减低。

6. 心导管检查和心血管造影　血流动力学无特征性变化，可有左心室舒张末期压力增高。冠状动脉造影和左心室造影有助于与冠心病鉴别。中老年发病首先要排除冠状动脉粥样硬化所致的缺血性心肌病。心肌病患者冠状动脉造影多无异常，心室造影可见心腔扩大，室壁运动减弱，射血分数减少。

7. 心内膜心肌活检　可见心肌细胞肥大、变性、间质纤维化等。对诊断扩张型心肌病虽缺乏特异性，但有助于与特异心肌病和急性心肌炎鉴别。

六、诊断与鉴别诊断

本病缺乏特异性诊断标准，临床表现为心脏扩大、心律失常、收缩性心力衰竭的患者，如超声心动图证实有心腔扩大、室壁运动弥漫减弱、射血分数减少，即应考虑本病可能，但需排除各种病因引起的器质性心脏病，如冠状动脉造影除外缺血性心肌病，通过病因、病史及相关辅助检查排除病毒性心肌炎、风湿性心脏瓣膜疾病及各种特异性心肌病等。

七、治疗

治疗原则是保护心功能、改善症状、提高生存率和生存质量。

1. 部分病例由病毒性心肌炎演变而来，因此，预防病毒感染很重要。对早期的患者应积极寻找有无病毒感染的病史，就医时病毒感染是否还继续存在，有无其他的致病因素，并进行针对性处理。

2. 治疗心力衰竭

（1）一般治疗：注意休息、避免过度劳累和感染，低盐饮食等。呼吸道感染常为诱发和加重的因素，应积极预防和治疗。

（2）β 受体阻滞剂：大规模循证医学证据表明，β 受体阻滞剂如美托洛尔（metoprolol）、比索洛尔（bisoprolol）、卡维地洛（carvedilol）等能提高患者的生存率，其可能机制是：心力衰竭时持续的交感神经兴奋和血中儿茶酚胺水平增高使 β 受体密度下调，后者反过来使机体交感神经兴奋性增高和分泌更多的儿茶酚胺，引起心肌细胞缺血、坏死、心律失常，同时激活肾素 - 血管紧张素 - 醛固酮系统，加重心衰进展。长期口服 β 受体阻滞剂可使心肌内 β 受体密度上调，恢复对儿茶酚胺的敏感性，从而阻断恶性循环，延缓病情进展，改善心功能和预后。病情稳定后，从小剂量开始使用 β 受体阻滞剂，能耐受者 2 ~ 4 周剂量加倍，直至达到目标剂量或最大耐受量（清晨静息心率 55 ~ 60 次/分）。如美托洛尔 12. 5 ~ 200mg/d，比索洛尔 1. 25 ~ 10mg/d，卡维地洛 6. 25 ~ 50mg/d。

（3）ACEI 和 ARB：ACEI 能改善心力衰竭时血流动力学状态和神经内分泌的异常激活，从而保护心肌，提高患者生存率。所有无禁忌证（指药物过敏、低血压、无透析保护的严重肾功能损害、双侧肾动脉狭窄、高血钾等）者都应积极使用。ACEI 不能耐受者换用 ARB。用法是以血压不低于 90/60mmHg 为限，从小剂量开始逐渐增至最大耐受剂量，长期使用。常用药物有：福辛普利（fosino - pril）10 ~ 40m/d，培哚普利（perindopril）2 ~ 4mg/d，氯沙坦（losartan）50 ~ 100mg/d 等。

（4）利尿剂和扩血管药物：均可改善症状。利尿剂一般从小剂量开始，如氢氯噻嗪（hydrochlo - rothiazide）25mg/d 或呋塞米（furosemide）20mg/d，逐渐增加剂量至尿量增加，每日体重减轻 0. 5 ~ 1. 0kg。扩血管药物也应小剂量开始，避免低血压。

（5）洋地黄：易发生洋地黄中毒，应用剂量宜偏小，地高辛（digoxin）0. 125mg/d。

（6）其他正性肌力药：长期口服可增加患者的死亡率，不主张使用，但重症心力衰竭其他药物效果差时可短期（3 ~ 5 天）静脉使用非洋地黄类正性肌力药，如多巴酚丁胺（dobutamlne）和米力农（milrinone），以改善症状，度过危险期。

3. 抗心律失常治疗　控制诱发室性心律失常的可逆因素，如纠正心力衰竭、纠正低钾低镁、抑制神经内分泌的激活、预防洋地黄及其他药物的毒副作用等。此外，应用胺碘酮（amiodarone）200mg/d 对预防猝死有一定作用。对于药物不能控制的严重心律失常，LVEF < 30%，临床状况较好，预期预后较好的患者，可考虑植入埋藏式心脏复律除颤器（implantable auto - matlc cardiovertor - defibrillator，ICD），预防猝死。

4. 抗栓治疗　对于有栓塞风险且无阿司匹林禁忌的患者可口服阿司匹林（aspirin）100mg/d 预防血栓形成。对于已有附壁血栓和发生血栓栓塞的患者应长期抗凝，如应用华法林（warfarin），但需监测国际标准化比值（INR），使 INR 保持在 2～3 之间。

5. 改善心肌代谢　辅酶 Q10 是心肌细胞呼吸链中的必需酶，参与氧化磷酸化和能量生成，具有改善心肌能量代谢、抗氧自由基和膜稳定作用。通常辅酶 Q1010mg，每日 3 次。维生素 C 具有抗氧化自由基和脂质过氧化作用。曲美他嗪能保护心肌细胞在缺血、缺氧环境下的能量代谢，防止细胞内 ATP 水平的下降，维持细胞处于稳态。用法：曲美他嗪 20mg，每日 3 次，口服。

6. 心脏再同步化治疗　对于心电图 QRS 波 >120ms 合并左束支传导阻滞的患者，可植入三腔（双心室）起搏器实施心脏再同步化治疗（cardiac resynchronlzation therapy，CRT）。

7. 中医药治疗　鉴于病毒感染、免疫损伤可能是扩张型心肌病发生发展的重要原因，而黄芪等具有抗病毒、调节免疫作用，可试用黄芪治疗扩张型心肌病。

8. 外科手术　反复发生严重心力衰竭、内科治疗无效的患者，可考虑心脏移植。也可试行左心室减容成形术，切除部分扩大的左心室同时置换二尖瓣，以减轻或消除二尖瓣反流，改善心功能，但疗效尚不肯定。左心机械辅助循环是将左心的血液通过机械装置引入主动脉，减少心室作功，以维持全身循环，适用于晚期扩张型心肌病、等待有限心脏供体及不能进行心脏移植的患者。

（魏朝阳）

第三节　肥厚型心肌病

肥厚型心肌病（hypertrophic cardiomyopathy，HCM）是以心肌非对称性肥厚，心室腔变小，左心室充盈受阻，舒张期顺应性下降为特征的心肌病。我国患病率 180/10 万，以 30～50 岁多见，临床病例中男多于女，女性患者症状出现早且较重。本病常为青年猝死的原因。

一、病因

属于常染色体显性遗传病，50% 的患者有明显家族史，心肌肌节收缩蛋白基因突变是主要的致病因素。已证实 15 个基因及四百余种突变与肥厚型心肌病相关。还有人认为儿茶酚胺分泌增多、原癌基因表达异常、细胞内钙调节异常、高血压、高强度运动等，均为肥厚型心肌病的促进因子。

二、病理

特征性改变是不对称性室间隔增厚，也可为均匀肥厚型、心尖肥厚型、左心室前侧壁肥厚型、左心室后壁肥厚型和右心室肥厚型等，心室腔变小，常伴有二尖瓣肥厚。光镜下见心肌细胞肥大、形态特异、排列紊乱，局限性或弥漫性间质纤维化，尤以左心室室间隔改变显著。冠状动脉多无异常，但心肌壁内小冠状动脉可有管壁增厚，管腔变小。电镜下可见肌纤维排列紊乱，线粒体肿胀，溶酶体增多。

2003 年美国心脏病学会/欧洲心脏病学会（ACC/ESC）专家共识将肥厚型心肌病分为：①梗阻性肥厚型心肌病，安静状态下左心室腔与主动脉瓣下压力阶差≥30mmHg；②隐匿梗阻性肥厚型心肌病，安静时压力阶差＜30mmHg，负荷运动时压力阶差≥30mmHg；③非梗阻性肥厚型心肌病，安静和负荷状态下压力阶差均＜30mmHg。

三、病理生理

一方面，肥厚的室间隔在心室收缩时突向左心室流出道造成流出道梗阻，使左心室射血阻力增加，心排血量减少，引起低血压和脑供血不足的表现（如头晕、晕厥等）；左心室收缩末期残余血量增多，左心室舒张末期压力、舒张末期容积增高，左心室代偿性肥大，最后失代偿，进而引起肺淤血、肺动脉高压、左心衰竭的一系列临床表现。由于收缩期血流经过流出道狭窄处时的漏斗效应（指快速血流产生的负压），吸引二尖瓣前叶前移，使其靠近室间隔，既加重左心室流出道梗阻，也造成二尖瓣关闭不全。

另一方面，肥厚的心肌使室壁僵硬度增加，左心室顺应性下降，心室充盈受阻，心室壁内血液供应减少，导致心室舒张功能减低。

四、临床表现

临床表现因分型不同而差异很大。部分患者可无自觉症状，仅在体检或猝死时才被发现。常见症状有：①心悸，由于心室功能的改变或发生各种心律失常引起；②心绞痛，由于肥厚的心肌需血量增多，冠状动脉供血相对不足或舒张期冠状动脉血流灌注减少所致；③劳力性呼吸困难，多发生在劳累后，由于左心室舒张末期压力增高，进而肺淤血所致；④乏力、低血压、头晕、晕厥，由于左心室流出道梗阻，左心室顺应性减低而充盈不佳，导致体循环供血不足，尤其是脑供血不足所致；⑤晚期可出现心力衰竭、各种心律失常。本病成人死亡原因多为猝死，而猝死原因多为室性心律失常，特别是心室颤动等。

体格检查随病变的范围和程度不同而有差别。轻者体征不明显。常见的阳性体征有心浊音界向左扩大，胸骨左缘中下段或心尖区内侧闻及较粗糙的递增、递减型喷射性收缩期杂音，可伴震颤，为左心室流出道狭窄所致。凡能改变左心室容量和射血速度的因素都可使杂音的响度发生改变，如增强心肌收缩力药物（用洋地黄类药物、静脉滴注异丙肾上腺素），体力劳动，硝酸甘油（同时扩张静脉，减少静脉回流），Valsalva 动作（增加胸腔压力，减少回心血量，使左心室容量减少，心肌射血加快加强）及取站立位，均可使杂音增强。相反，使用β受体阻滞剂，取下蹲位，下肢被动抬高，紧握拳时，使心肌收缩力下降或伴左心室容量增加，均可使杂音减弱。约50%患者在心尖区可听到收缩中晚期或全收缩期吹风样杂音，为二尖瓣关闭不全的表现。第二心音可呈反常分裂，是由于左心室射血受阻，主动脉瓣延迟关闭所致。可闻及第三或第四心音。

五、辅助检查

1. 心电图　常见左心室肥厚和 ST－T 改变。心尖肥厚型心肌病患者表现为左心室高电压伴左胸导联 ST 段压低和以 V_3、V_4 导联为轴心的胸前导联出现巨大倒置的 T 波。部分患者在Ⅱ、Ⅲ、aVF、$V_4 \sim V_6$ 导联出现“深而窄的病理性 Q 波”，相应导联 T 波直立，有助于与心肌梗死鉴别。此外，室内传导阻滞、阵发性室性心动过速、阵发性室上性心动过速、心房颤动、室性期前收缩等亦常见。

2. 胸部 X 线　心影增大多不明显，发生心力衰竭时心影可明显增大，伴肺淤血征。

3. 超声心动图　是诊断肥厚型心肌病的主要方法。超声心动图的典型表现有：①非对称性室间隔肥厚，室间隔显著肥厚≥15mm，舒张期室间隔厚度与左心室后壁的厚度比值≥1.3，室间隔运动减低；②左心室流出道狭窄；③二尖瓣前叶在收缩期前移（systolic an－terior motion，SAM 征），是左心室流出道发生功能性梗阻的标志；④主动脉瓣收缩中期部分关闭。心尖肥厚型心肌病于左心室长轴切面见心尖室间隔和左心室后下壁明显肥厚，可达 20～30mm。彩色多普勒血流显像可评价左心室流出道压力阶差、尖瓣反流等。

4. 磁共振检查　能直观显示心脏结构，测量室间隔厚度、心腔大小和心肌活动度。

5. 心导管检查和心血管造影　左心室舒张末期压力升高，梗阻型在左心室腔流出道间存在显著收缩期压力阶差，可发现符合流出道梗阻的“第三压力曲线”（特点是收缩压与降低的主动脉压相同，而舒张压与左心室舒张压相同），根据该“第三压力曲线”即可确诊本病。心室造影显示左心室腔变形，心尖部肥厚型可呈香蕉状、犬舌状、纺锤状等。冠状动脉造影多无异常。一般不做此项检查，仅在疑难病例或进行介入治疗时才做该项检查。

6. 心内膜心肌活检　心肌细胞畸形肥大，排列紊乱。

六、诊断和鉴别诊断

对于年轻发病，无冠心病危险因素，临床和心电图表现为心肌缺血的患者，用其他疾病无法解释时，应考虑本病的可能。绝大多数患者可以通过超声心动图诊断。通过心导管检查和心室造影可进一步确诊。对患者直系亲属行心电图和超声心动图检查，有助于肥厚型心肌病的早期发现。

鉴别诊断：①与可产生同样杂音的疾病鉴别，如主动脉瓣狭窄、风湿性或先天性二尖瓣关闭不全、室间隔缺损。②与可造成心电图 ST－T 改变和病理性 Q 波的冠心病鉴别。③与可造成心肌肥厚的高血压心脏病、运动员心脏肥厚鉴别。

七、治疗

1. 治疗目标　减轻左心室流出道梗阻，改善左心室舒张功能，缓解症状，防治心律失常，预防猝死，提高长期生存率。

2. 治疗方法

（1）对患者进行生活指导，避免剧烈运动、持重、屏气、过度劳累、情绪激动，坚持随诊，及时处理合并症。

（2）避免使用增强心肌收缩力和（或）减少心脏容量负荷的药物（如洋地黄、异丙肾上腺素、硝酸酯类、利尿剂等），以免加重左心室流出道梗阻。

（3）β 受体阻滞剂：一般首选 β 受体阻滞剂。β 受体阻滞剂能抑制心脏交感神经兴奋，减慢心率，使心室舒张期充盈时间延长，减轻心肌耗氧，降低心肌收缩力和室壁张力，减轻左心室流出道梗阻，改善胸痛和劳力性呼吸困难，并具有抗心律失常作用。用法通常从小剂量开始，逐渐增至最大耐受剂量并长期服用，避免突然停药。如美托洛尔 25mg，每日 2 次，最大可增加至 300mg/d。

（4）钙通道阻滞剂：钙通道阻滞剂选择性抑制细胞膜钙离子内流，降低细胞膜钙结合力和细胞内钙利用度，降低心肌收缩力，改善左心室流出道梗阻，另一方面，可以松弛肥厚的心肌，改善心肌顺应性，改善心室舒张功能。如维拉帕米（verapamil）120～480mg/d，分3～4次口服，地尔硫革（dilthi－azem）90～180mg/d。钙通道阻滞剂常用于β受体阻滞剂疗效不佳或有哮喘病史的患者。由于钙通道阻滞剂具有扩血管作用，对于严重左心室流出道梗阻的患者用药初期需严密监测。

（5）抗心律失常：要积极治疗各种室性心律失常，常用药物有胺碘酮。药物治疗无效，必要时行电复律。对于发生快速性室性心律失常的高危患者也有人认为可考虑植入ICD。

（6）静息状态下流出道梗阻或负荷运动时左心室流出道压力阶差≥50mmHg，症状明显，严重活动受限（NYHA心功能Ⅲ～Ⅳ级），内科治疗无效者，可考虑室间隔化学消融或手术切除肥厚的室间隔心肌、植入双腔DDD型起搏器。

我国2012年《肥厚型梗阻性心肌病室间隔心肌消融术中国专家共识》指出经皮穿刺腔内间隔心肌消融术（percutaneous transluminial septal myocar－dial ablation，PTSMA），是一种介入治疗手段，其原理是通过导管注入无水酒精，闭塞冠状动脉的间隔支，使其支配的肥厚室间隔缺血、坏死、变薄、收缩力下降，使心室流出道梗阻消失或减轻，从而改善患者的临床症状。

PTSMA禁忌证为：①肥厚型非梗阻性心肌病；②合并需同时进行心脏外科手术的疾病，如严重二尖瓣病变、冠状动脉多支病变等；③室间隔弥漫性明显增厚；④终末期心力衰竭。年龄虽无限制，但原则上对年幼及高龄患者应慎重。

（7）晚期出现心力衰竭者，治疗同其他原因所致的心力衰竭。

（崔文建）

第四节　限制型心肌病

限制型心肌病（restrictive cardiomyopathy，RCM）是以心内膜及心内膜下心肌纤维化导致的单侧或双侧心室充盈受限和舒张期容量减少为特征的心肌病。一般收缩功能和室壁厚度正常或接近正常。多见于热带及温带地区，我国仅有散发病例。多数发病年龄15～50岁，男女比例3：1。舒张性心力衰竭为最常见死因。

一、病因

病因尚未明确。本病可为特发性，也可能与非化脓性感染、体液免疫异常、过敏反应和营养代谢不良等有关，属于家族性者为常染色体显性遗传。心肌淀粉样变性是继发性限制型心肌病的常见原因。

二、病理

早期表现为心内膜和心内膜下心肌纤维化并增厚，随着病情进展，心内膜显著增厚变硬，可为正常的10倍，外观呈珍珠白，质地较硬。常先累及心尖部，逐渐向心室流出道蔓延，可见附壁血栓。纤维化病变可累及瓣膜、腱索导致二尖瓣、三尖瓣关闭不全。通常冠状动脉无受累。显微镜可见心内膜表层为玻璃样变性的纤维组织，其下为胶原纤维层，内有钙化灶，再下面为纤维化的心肌，心肌间质水肿、有坏死灶。

三、临床表现

起病缓慢。早期可有发热，逐渐出现倦怠、乏力、头晕、气急。病变以左心室为主者，表现为心悸、呼吸困难、咳嗽、咯血、肺底部湿啰音等左心衰竭和肺动脉高压的表现；病变以右心室为主者，表现为颈静脉怒张、肝大、腹水、下肢水肿等右心衰竭表现，这些表现类似于缩窄性心包炎。此外，血压常偏低，脉压小，心率快，心浊音界轻度扩大，心脏搏动减弱，可有舒张期奔马律和各种心律失常；可有心包积液；栓塞并不少见，可发生猝死。

四、辅助检查

1. 心电图　可见非特异性 ST－T 改变。部分患者可见 QRS 波群低电压和病理性 Q 波。可见各种类型心律失常，以心房颤动多见。

2. 胸部 X 线　心影正常或轻中度增大，可有肺淤血征。偶见心内膜心肌钙化影。

3. 超声心动图　可见心室舒张末期内径和容量减少，心内膜反射增强或钙化影。心房扩大，室间隔和左心室后壁增厚、运动幅度减低。房室瓣可有关闭不全。早期无收缩功能下降，仅舒张功能下降。约 1/3 的病例有少量心包积液。严重者可有附壁血栓。下腔静脉和肝静脉显著增宽。

4. 磁共振检查　心内膜增厚，内膜面凹凸不平，可见钙化灶。

5. 心导管检查和心室造影　心房压力曲线表现为右房压增高和快速的"Y"形下陷；心室压力曲线表现为舒张早期快速下降，其后压力迅速回升到平台状态，呈现高原波；左心室充盈压高于右心室充盈压 5mmHg 以上；肺动脉压常超过 50mmHg。左心室造影可见心室腔偏小，心尖部钝角化，心内膜肥厚、内膜面粗糙。

6. 心内膜心肌活检　可见心内膜增厚和心内膜下心肌纤维化。

五、诊断和鉴别诊断

早期诊断较困难。对于表现为心力衰竭，而无心室扩大、有心房扩大的患者，应考虑限制型心肌病的可能。心内膜心肌活检有助于明确诊断并区分原发性或继发性。本病主要与缩窄性心包炎鉴别，还要与肝硬化、扩张型心肌病、一些有心肌广泛纤维化的疾病（如系统性硬化症、糖尿病、酒精中毒等特异性心肌病）鉴别。心力衰竭和心电图异常者要与冠心病鉴别。

六、治疗

缺乏特异性治疗，以对症治疗为主。

1. 一般治疗　主要是预防感染，避免过度劳累和情绪激动，以免加重心脏负担。

2. 对症治疗　以控制心力衰竭症状为主。心力衰竭对常规治疗疗效不佳，为难治性心力衰竭。利尿和扩血管治疗可能因降低充盈压而使心室充盈更少，导致低心排血量的症状加重，宜慎用。洋地黄等正性肌力药效果差，但如出现心室率增快或快速性心房颤动时，可小剂量应用洋地黄。糖皮质激素或免疫抑制剂无效。有附壁血栓或曾发生栓塞的患者，可考虑使用华法林等抗凝治疗。对于本病引起的瓣膜关闭不全，一般不行瓣膜置换。但是如果心腔闭塞不明显而二尖瓣关闭不全严重时，可考虑二尖瓣人工瓣膜置换术。严重心内膜心肌纤维化，可行心内膜剥脱术，也可考虑心脏移植。

（崔文建）

第五节　酒精性心肌病

酒精性心肌病（alcoholic cardiomyopathy，ACM）是指长期嗜酒引起的心肌病变，以心脏扩大、充血性心力衰竭、心律失常为特征，属于继发性扩张型心肌病。1884 年，Bouinger 首次经尸检发现长期大量饮用啤酒者，心脏明显扩大，并由此命名为“慕尼黑啤酒心脏”。20 世纪中期，Brigden 使用酒精性心肌病这一名称。该病在不同国家、地区及民族间发病率存在差异。欧美国家发病率较高，亚洲人发病率相对较低。近年来，随着酒精性饮料消耗明显增多，ACM 的发病率呈上升趋势。酒精性心肌病发生危险与每日酒精摄入量及饮酒持续时间有关，戒酒后病情可自行缓解或痊愈。

一、发病机制

目前认为酒精损害心肌为多种机制参与，其发生可能与以下机制有关：①酒精损害心肌细胞：酒精在细胞膜水平对心肌细胞产生毒性作用，破坏其肌纤维膜的完整性，从而导致细胞屏障功能丧失，维持膜电压的离子平衡紊乱，细胞间的信号传导机制破坏及细胞器损害。②酒精影响钙内稳态：酒精通过影响位于细胞膜上的电压依赖的钙通道的数量和活性，而影响进入心肌细胞的钙量，从而对心肌产生负性变力作用。③酒精影响心肌收缩蛋白：位于收缩蛋白之间的横桥是心肌收缩的基础。长期饮酒通过影响肌钙蛋白和原肌球蛋白而改变横桥，从而影响收缩功能。④免疫异常：乙醇代谢产物乙醛可与许多蛋白结合，使某些蛋白丧失正常生理功能，并使原有抗原结构变化触发自身免疫反应，从而造成心肌损伤。⑤长期饮酒可造成 B 族维生素及叶酸不足，造成硫胺素缺乏而引起心肌病变。⑥神经体液因素：由于酒精作用的影响，在酒精性心肌病的发病过程中，交感神经系统、肾素 – 血管紧张素系统和心房心室利钠肽等神经体液系统均作为酒精性心肌病的重要发病因素及病情恶化的原因之一，可能起到了一定的作用。长时间的高水平交感神经兴奋对心肌是有害的，其后果包括心肌肥厚和细胞凋亡等，使心肌功能进一步恶化。

二、病理改变

关于酒精性心肌病的病理改变，国内外研究报告不多，常描述为无特异性病理改变，颇似扩张型心肌病，因而病理诊断需参考临床过程而做出。

肉眼所见：心脏体积增大，重量增加（平均重 441g），可有纤维瘢痕形成。镜下主要改变是心肌细胞肥大（或萎缩）、松弛、苍白、脂肪堆积，心肌细胞排列紊乱、溶解和坏死。伴有弥漫性退行性变，心肌细胞横纹肌消失，胞核皱缩变小，肌纤维空洞、水泡、透明样变性，心肌间质及血管壁周围组织水肿纤维化，有时可累及冠状动脉，室间隔及左室后壁轻度增厚。

孙雪莲等对 28 只成年雄性大鼠按 5.357ml/kg 体重经胃管灌入 56% 乙醇，光镜下观察大鼠心肌细胞的病理改变，说明大量酒精对心肌细胞造成了直接损害（如图 8 – 1）。

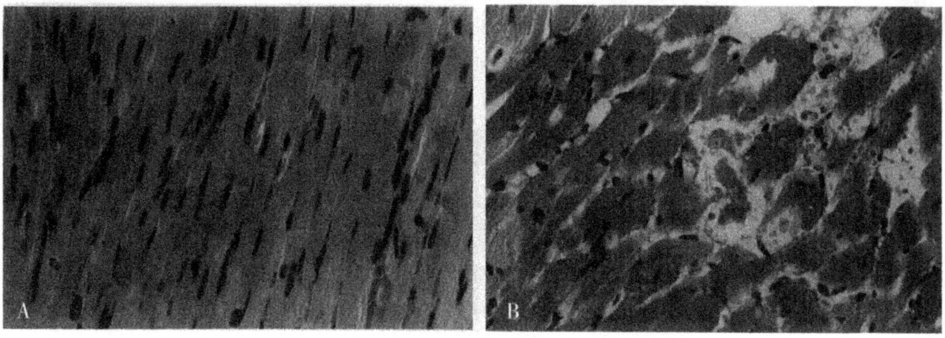

图 8-1 正常大鼠和饮酒后大鼠心肌的病理改变

A. 光镜下对照组大鼠的正常心肌，心肌细胞排列规整（HE 染色 ×400）；B. 光镜下饮酒组大鼠心肌的病理变化，可见心肌细胞肥大，胞核变小，数目减少，部分心肌细胞横纹消失，细胞间隙和血管周围纤维增生（HE 染色 ×400）

三、诊断

目前对酒精性心肌病尚无特异性诊断方法及标准，主要根据患者的饮酒史、临床表现、辅助检查、实验室检查以及戒酒后抗心力衰竭治疗的疗效，排除其他原因引起的心脏扩大、心力衰竭和心律失常后，确立酒精性心肌病的诊断。

1. 酒精性心肌病的诊断标准（参照 Donald 提出的诊断条件）

（1）长期大量饮酒史或反复大量酗酒史，长期大量饮酒一般指纯酒精 125ml/d 或白酒约 150g/d 或啤酒约 4 瓶/天以上，持续 6～10 年。

（2）出现心脏扩大和心力衰竭的临床表现，辅助检查示心室扩大，心功能减低，肝、肺淤血征。

（3）可出现多种心律失常（常见为心房颤动）。

（4）除外高血压、冠状动脉粥样硬化性心脏病、心脏瓣膜疾病、先天性心脏病、心肌炎等。

（5）酒精性心肌病尚无心衰的患者戒酒后（6～12 个月），心肌病的临床表现可以逆转，这也是酒精性心肌病的一个重要特点。

2. 临床诊断

（1）临床表现：酒精性心肌病多发生于 30～50 岁，饮酒史在 10 年以上的患者。临床有时无明显心功能不全症状，也可有心悸、胸闷、胸痛、心律失常、心脏扩大（主要左心室）、左心室肥厚。

（2）体格检查：体检可发现心脏有不同程度的扩大，心尖第一心音（S_1）低钝，二尖瓣听诊区可有明显收缩期杂音；可闻及早搏；心房颤动时可闻及心律不齐、第一心音强弱不等；心力衰竭时可闻及舒张期奔马律、肺底湿啰音等。可出现体循环淤血征象，如下肢水肿、肝大、颈静脉怒张、肝颈静脉回流征阳性和浆膜腔积液。

（3）辅助检查

1）心电图可有左房扩大（表现为 P 波双向、增宽、切迹）、各种心律失常、左室肥大及非特异性 ST－T 变化。在心律失常中以窦性心动过速、心房颤动最多，其次是室性期前收缩、房性期前收缩、房性心动过速。Ⅱ、Ⅲ、aVF 导联或部分胸前导联可出现异常 Q 波。

部分患者心电图表现为窦性心动过缓、QTc 间期延长。

2）Holter 多见窦性心动过速、室性期前收缩、房性期前收缩、短阵房性心动过速和阵发性或持续性心房颤动。

3）胸片示心影增大，心胸比例 >0.55，主动脉硬化，两肺纹理增多，心力衰竭时可有肺淤血和肺水肿表现。

4）超声心动图具有重要的临床诊断价值。在酒精性心肌病亚临床期就能发现左心房、左心室扩大，运动时左心室射血分数不能相应提高、舒张期顺应性下降。临床症状出现后，超声心动图检查可见各房室腔扩大，主要是左心房、左心室和右心室，有时右心房也可扩大，左心室心肌肥厚。弥散性室壁运动减弱、二尖瓣及三尖瓣中度反流。还伴有心排血量下降、左室射血分数下降及左心室舒张末压增高。此外，心肌内出现异常散在斑点状回声也是酒精性心肌病的特征性表现，遍及左室各壁段，提示有心肌纤维化。

5）腹部超声示肝损害，包括肝大、脂肪肝、肝硬化，临床可考虑为酒精性肝病，累及认知功能时可诊断为酒精性脑病。

6）实验室检查方面：肝的各种酶、血浆球蛋白、脂蛋白、纤维蛋白原、骨骼肌酶可有升高，白蛋白降低，这可能与酒精性肝损害和肌病有关；肾功能、血脂、红细胞沉降率常在正常范围；心衰时血浆 BNP 可升高。

四、鉴别诊断

酒精性心肌病病程隐匿，一旦确诊，往往病情已很严重，所以应加强筛查，提高对酒精性心肌病的认识。长期饮酒史可成为鉴别关键，一旦确认有饮酒史，必须详细询问饮酒持续时间、平均每日饮酒量及酒精度数等相关问题，因为酒精性心肌病与遗传因素、年龄、酒精的治疗耐受性、每日摄入酒精量及持续时间等均有关系。对高龄患者则要尽可能先除外其他原因所致的心脏疾患。对一些鉴别有困难者，建议行冠状动脉造影等进一步检查，以协助确定诊断。

（1）原发性家族性、遗传性扩张型心肌病：酒精性心肌病是继发性扩张型心肌病的一种，两者的临床表现、辅助检查和组织学所见均有相似之处，鉴别两者的关键是详细询问有无长期大量饮酒史，进行家族调查和经严格戒酒、积极对症处理后，酒精性心肌病病情可以逆转。

（2）高血压性心脏病：无高血压病史者发生酒精性心肌病时，在病程早期患者往往有不同程度的血压升高。心电图提示有左室扩大，或伴有心肌劳损；胸片示主动脉型心脏，心影增大，以左心扩大为主；超声心动图也有类似的表现。易误诊为高血压、高血压性心脏病和心功能不全。但有高血压史的酒精性心肌病患者心脏扩大非常明显，伴有眼底动脉、肾及脑血管的变化则不能完全用酒精性心脏病来解释。合并肝损害是一可以逆转的疾病，很多时候需要通过严格戒酒后随访观察病情发展才能明确诊断。

（3）冠状动脉粥样硬化性心脏病（冠心病）：冠心病尤其是缺血性心肌病与酒精性心肌病有相似的临床表现，心电图检常有异常 Q 波者易误诊为缺血性心肌病，必要时做冠状动脉造影以鉴别，以便采取针对性的预防措施。但酒精性心肌病可与冠心病同时存在，如冠状动脉造影时血管的病变范围及程度与心肌病变的范围及程度不平行时，要考虑两者并存，治疗时需两者兼顾。

（4）瓣膜性心脏病：因有相对性瓣膜关闭不全而需要与瓣膜性心脏病鉴别，超声心动图检查相当重要。当超声心动图检查发现心脏瓣膜结构正常但有明确反流则符合酒精性心肌病诊断，若有长期饮酒史，即可明确诊断酒精性心肌病。

五、治疗

酒精性心肌病作为一种继发性心肌病，由于临床上常对饮酒史调查的忽视及缺乏特异性诊断标准，大部分容易被漏诊，而没有将强制戒酒作为首要的治疗条件，从而无法取得良好的治疗效果及提高预后。酒精性心肌病治疗主要针对酒精性心肌损伤和酒精中毒，除严格戒酒外，酒精性心肌损伤的治疗主要为改善心肌代谢、保护心肌细胞、改善心功能、纠正心律失常、防治各种并发症。酒精中毒的治疗是补充大量的维生素 B、C 等。

（1）酒精性心肌病一经确诊必须立即彻底戒酒，Milani 等和 Segel 等都曾经报道在酒精性心肌病的早期，戒酒可使心腔大小及左心功能恢复正常，即使心脏明显扩大或伴有严重心功能不全，戒酒仍可使预后得到改善。另有研究证实，停止饮酒的酗酒者，其心脏摄取标记的单克隆抗体（一种心肌细胞损伤的标志物）有所减少，表明戒酒后心脏的损伤有所减轻。戒酒成功与否和患者意志力有关，不能耐受者开始可以采用逐步减量法，但心脏扩大并有心衰表现者必须彻底戒酒，包括含酒精饮料。

（2）积极抗心力衰竭治疗：完全按照心力衰竭的治疗指南给予处理，急性时包括洋地黄强心，利尿剂以减轻心脏负荷；长期用药可予以适量的血管紧张素转化酶抑制药抗心肌重塑，并根据患者的血压以及有无咳嗽的副作用调整剂量，均用至最大耐受剂量。水肿消退后所有患者在无禁忌情况下均加用 β 受体阻滞剂，从小剂量开始根据病情变化逐渐加量。有报道还可以用螺内酯防止酒精性心肌病心肌纤维化。

（3）曲美他嗪：曲美他嗪在治疗酒精性心肌病患者时耐受良好，能够降低酸中毒和细胞内钙离子过负荷等缺血缺氧性细胞常见的损害，可改善患者左心室功能和重构过程，对炎症反应也产生一定程度的抑制。曲美他嗪是可以长期使用的药物，对酒精性心肌病患者的心肌细胞过氧化和重构起到积极保护作用。

（4）左卡尼丁：左卡尼丁以补充肉毒碱的形式改善细胞内呼吸功能，有助于逆转酒精性心肌病室间隔肥厚，且效果是中长期的，但对于改善射血分数指标，并未显示出特别的益处。

（5）对心律失常的治疗主要是治疗心功能不全和各种并发症，如电解质失衡、肺部感染等，对频发室性期前收缩和短阵性室性心动过速可给予胺碘酮。由于儿茶酚胺对乙醇的致心律失常作用起到较重要的影响，因此选用 β 受体阻滞剂更为合适。

（6）另外还应给予补充大量 B、C 族维生素，因为慢性酒精中毒引起镁的排泄增多，易致慢性肝损害，引起多种维生素缺乏，尤其是维生素 B_1 的缺乏，所以及时大量补充维生素 B 作为辅助治疗有积极作用。

（7）对合并存在高血压的患者应积极控制血压于正常水平，首选药物为血管紧张素转化酶抑制药联合钙通道阻滞剂。对合并有糖尿病、高脂血症的患者应该同时给予相应治疗。

（8）酒精性心肌病合并酒精性肌病、酒精性肝硬化、营养不良等并发症时，还应给予高蛋白、高热量、低脂肪饮食，补充缺乏的维生素及微量元素等，并按其专科治疗常规处理。

总之，酒精性心肌病目前发病率高，如果治疗规范，患者积极配合彻底戒酒，预后是良好的。但是需要临床医师注意的是：对该病要高度重视详细询问饮酒史并予以及时的处理。酒精性心肌病早期发现和戒酒治疗是决定能否逆转的关键。此外，要做好患者的宣教工作，提高患者对本病的认识及重视程度是预防此病发病的关键所在，这也必然会减少酒精性心肌病的发病率，提高治愈率。

（李占海）

第六节　致心律失常型心肌病

一、概念及患病率

致心律失常型心肌病（ACM）为一种进展性的遗传性心肌疾病，是35岁以下人群发生室性心律失常和SCD的主要原因。ACM可以累及一侧或两侧心室，公认的典型亚型—致心律失常型右室心肌病/发育不良（ARVC/D）以右室为主，但新近发现发病时即可累及双室。ACM临床诊断基于特征性的ECG表现、心律失常及心脏结构和（或）组织学异常。明确的家族史和（或）致病基因突变有助于诊断。ACM在形态学方面可以与扩张型心肌病相似，但ACM典型临床表现常为心律失常而不是心衰。ACM介于心肌病与遗传性心律失常之间，早期以心律失常为特征，随着疾病的进展可以出现形态学改变甚至出现心力衰竭。致心律失常型右室心肌病为运动猝死中常见的病因。50%～70%的病例是家族性的，主要为常染色体显性遗传，外显率不一。大多数病例死亡时的年龄小于40岁，有些发生于儿童。致心律失常型右室心肌病的病理特征为右心室内的心肌萎缩和纤维脂肪组织替代。

根据临床研究和参加体育运动前的筛查资料，估计ARVC在一般人群中的患病率为1/5000～1/1000。家族性ARVC占50%以上，由于疾病表型的多样性以及年龄相关的外显率，使家族性ARVC的诊断比例降低，导致许多家族性疾病误认为散发性。所以对于临床上已确诊的患者，对其进行家族临床和分子遗传学筛查很重要。

二、发病机制及基因诊断

（一）致病基因

目前已经明确ARVC是一种遗传性疾病，至少50%的病例表现为典型的常染色体显性遗传。也有常染色体隐性遗传的报道。目前已经发现了与之相关的8个基因，plakophilin－2（PKP2）是ARVC最常见的致病基因，其次是桥粒核心糖蛋白－2（desmoglein－2，DSG2）。这些基因大多为细胞连接蛋白基因。盘状球蛋白和桥粒斑蛋白是细胞间连接中细胞桥粒的关键成分。在机械负荷下，突变细胞黏着蛋白作用减弱导致肌细胞的分离和死亡。基因突变造成的桥粒蛋白功能不全可能是其“最后的共同通路”。并且，炎症反应与损伤相伴随，已经证明在尸检中达67%的心脏具有散在的淋巴细胞浸润灶，随后出现纤维脂肪替代性修复。室壁压力和室壁厚度的反向关系可以解释右室壁变薄以及早期ARVC的好发部位（即发育不良三角）。

（二）ACM/ARVD基因检测专家共识建议

1. 在先证者发现ACM/ARVD致病基因突变后，推荐在家族成员及其他相关亲属中进行该特定突变检测（Ⅰ类推荐）。

2. 在符合 ACM/ARVD 特别工作组诊断标准的患者中进行选择性或综合性 ACM/ARVC 基因（DSC2、DSG2、DSP、JUP、PKP2、TMEM43）检测能够获益（Ⅱa 类推荐）。

3. 符合 2010 年特别工作组标准的可疑 ACM/ARVC 患者（1 项主要标准或 2 项次要标准）可以考虑基因检测（Ⅱb 类推荐）。

4. 仅符合 1 项次要标准的患者（2010 年特别工作组标准）不推荐基因检测（Ⅲ类推荐）。

（三）发病机制

ARVC 纤维脂肪组织进行性替代心肌组织，开始于心外膜下或中层心肌后进展为全层心肌，出现右心室壁变薄和室壁瘤。典型部位为下壁、心尖和漏斗部的右室发育不良三角。ARVC 的特征为纤维脂肪组织替代心肌组织。纤维脂肪组织替代干扰了心电传导，是形成 epsilon 波、RBBB、晚电位和折返性心动过速的病理基础。左室受累一般在后侧壁的心外膜下心肌，可见于一半或更多的患者。组织学检查显示纤维脂肪组织间存在心肌小岛，单纯脂肪浸润不是 ARVC 的病例特征，因为老年人和肥胖者亦可以在心肌组织间出现脂肪组织。除脂肪替代外，必须有纤维替代和细胞坏死才可以明确诊断。已经证明在尸检中达 67% 的心脏具有散在的淋巴细胞浸润灶，说明炎症反应与损伤相伴随，随后出现纤维脂肪替代性修复。

三、临床表现

（一）ARVC 的自然史

ARVC 患者临床表现包括心悸、晕厥甚至猝死，多在运动或精神紧张时出现。常发生于青少年和年轻成人，是运动性猝死常见的原因之一。尽管 ARVC 仅有少数患者逐步进展为晚期，但其自然史分为四个不同的阶段：

（1）早期"隐匿"期：此期可能导致轻微室性心律失常。患者常常无症状，但有 SCD 危险，特别是在剧烈运动期间。结构上的变化轻微，可能局限在所谓的发育不良三角的一个区域：下壁、心尖和漏斗部。

（2）显性电紊乱期：可见症状性室性心律失常，伴有更明显的右心室形态和功能的异常。心律失常典型地表现为左束支传导阻滞图形，提示起源于右心室，可为孤立的室性期前收缩、非持续性或持续性室性心动过速。

（3）右室衰竭期：疾病的进一步进展，此期左心室功能保持相对正常。

（4）双室衰竭期：疾病晚期阶段，显著累及左室，发生双心室衰竭，导致类似于 DCM 的表型。在一项多中心研究中，尸检或移植时取出的心脏，76% 有左室纤维脂肪组织替代的组织学改变，与 ARVC 的临床和病理学特征相关。心律失常事件、心力衰竭和炎症浸润更常见于累及左室的患者。

（二）ARVC 的心电图特点

ARVC 的心电图改变包括 epsilon 波、右胸导联 QRS 波延长、右胸导联 S 波升支 ≥55ms 及 $V_1 \sim V_3$ 导联 T 波倒置。典型的室性心动过速表现为 LBBB 型室性心动过速。

1. epsilon 波　12 导联心电图标准电压或增高电压，在 QRS 波终末记录到低振幅单向或双向波。

2. 右胸导联 QRS 波延长　QRS 波时程（$V_1+V_2+V_3$）/（$V_4+V_0+V_6$）≥1.2。

3. V_1 ~ V_3 导联 T 波倒置。

（三）电生理学检查

对有自发性室性心动过速史的患者，大多数程序电刺激可诱发单形性或多形性持续性室性心动过

（四）X 线胸片

心脏正常或增大，轮廓可呈球形，多数患者心胸比率≥0.5。

（五）超声心动图

（1）右心室扩大，流出道增宽。

（2）右心室运动异常或障碍，舒张期呈袋状膨出或呈室壁瘤样改变。

（3）右心室肌小梁紊乱。

（4）左心亦可受累，病例并不少见。表现与右心室病变相似。

（六）心血管造影

显示右心室扩大，伴收缩功能降低或运动障碍，室壁膨出，造影剂排泄缓慢，射血分数降低。

（七）心导管检查

右房和左、右室压力正常或升高。右房压力可升高，重者可超过肺动脉舒张压。心脏指数减小。左室受累者舒张末期压力稍高，容积指数增大，伴左室射血分数降低。

（八）电子束 CT

（1）右心室扩大，游离壁呈扇形图像，心内膜下肌小梁横过右室腔清晰可见。

（2）能直接显示心外膜脂肪和心肌内脂肪浸润程度。

（3）可显示左室受累的各种形态异常。

（九）磁共振显像

可以精确测定右心室各种形态和功能改变以及左室受累情况。可鉴别正常心肌与脂肪或纤维脂肪组织。

CT 和磁共振具有较高的分辨率，是目前理想的无创性检查手段，可以显示心肌脂肪浸润、肌小梁稀薄化以及右室室壁齿状表现等 ARVC 的特征性改变。

（十）心内膜心肌活检

心内膜心肌活检是确诊 ARVC 的有效方法。至少一份活检标本形态学分析显示残余心肌细胞 <60%（或估计 <50%），伴有右室游离壁心肌组织被纤维组织取代，伴有或不伴有脂肪组织取代心肌组织，支持诊断。至少一份活检标本形态学分析显示残余心肌细胞60% ~75%（或估计50% ~65%），伴有右室游离壁心肌组织被纤维组织取代，伴有或不伴有脂肪组织取代心肌组织，应怀疑该诊断。活检取材部位应是病变最常累及的右心室游离壁。但由于该处心壁变薄，质脆而软，有发生穿孔的危险，故应在超声心动图的引导下进行，并应有相应的心外科力量作为后盾。

四、临床诊断

怀疑 ARvc 的患者应该检查 12 导联心电图、信号平均心电图、二维超声心动图和（或）心脏磁共振以及动态心电图检测进行评估。运动试验可揭示室性心律失常，也在推荐之列。对 ARVC 先证病例的所有一级和二级亲属均应进行同样的无创性评估。

ARVC 的临床特征趋于非特异性，单一检查很少能做出诊断。为提高临床诊断并使其标准化，1994 年国际专家工作组提出了 ARVC 的诊断标准。这一指南是以有症状的典型病例和 SCD 罹难者（即疾病谱的严重终末期）为主，按照当时 ARVC 概念由专家共识所制定。因此，专家工作组的诊断标准具有很高的特异性，但对 ARVC 的隐匿期和疾病表现不完全的家族患者缺乏敏感性。因此，主要用于典型病例的诊断。而且，ARVc 表型的变异性也只在目前才逐步阐明。

五、危险分层

所有确诊 ARVC 的患者均不宜参加竞技性运动或耐力训练。依据有两个方面，交感刺激是已知的心律失常促发因素，而过度的机械负荷可加重疾病的进程。然而，如同 HCM，大多数死亡发生于坐位活动中。β 受体阻断剂对 ARVC 的室性心律失常可能有效，为一线药物。胺碘酮和索他洛尔用于治疗心律失常。心功能不全的患者可以进行规范的抗心力衰竭治疗。

已经报道经过药物治疗的 ARVC 患者年死亡率在 1% 左右。心律失常性死亡占大多数；但在小部分患者中，死于晚期心力衰竭和栓塞性脑卒中。SCD 的发生可无先兆症状，病程常常不可预测。因此，近年来对确诊 ARVC 的患者有植入 ICD 的趋势。随访研究已经证实在某些高危人群中，ICD 的正确电击率很高，可以显著改善生存率。在有心脏骤停或血流动力学不稳定性 VT 的 ARVC 患者中每年的放电率为 10%，在不明原因的晕厥患者中为 8%。相反，在因 VT 安装 ICD 而无血流动力学受损的 ARVC 患者中仅占 3%。

在未发现 SCD 危险因子的患者中，预防性 ICD 治疗的价值可能因 ICD 显著的并发症风险而降低。在一项三级中心研究中，在安装 ICD 后的 7 年中，有 56% 的 ARVC 患者未发生严重不良事件。因此，不加选择地推荐 ICD 不可能使大多数患者获益。在逐渐增多的家族性 ARVC 患者中，对远期结果则知之更少。大多数患者可能具有良好的预后，类似于无偏倚的以社区为基础的 HCM 的良性病程。建立 ARVC 的危险分层系统是今后的主要挑战。

对纳克索斯病（ARVC 中的一种）的长期随访已经有了如下的 SCD 预测因子：心律失常性晕厥、左室受累、过早出现症状和结构改变过早进展。疾病相关的年死亡率（3%）高于其他患者人群的报道，表明隐性遗传的 ARVC 可能预后更差。值得注意的是，QRS 波离散度≥40ms、耐受良好的持续性 VT 和 SCD 家族史与不良结局之间无显著相关性。

纳克索斯病的资料对常染色体显性 ARVC 的适用性有待确定。然而，对 132 例植入 ICD 的 ARVC 患者进行的一项研究进一步证实，心脏骤停、血流动力学受损的 VT 病史和左室受累（左室射血分数 <55%）是心室扑动或颤动的独立预测因子。进行性加重的年轻患者发生心室颤动的可能性更大，这可能与所谓的“活动期”有关：即进行性肌细胞丧失和炎症反应。纤维脂肪替代性修复最终导致稳定折返环的形成，因此，疾病晚期患者的持续性单形性 VT 耐受良好，恶化为心室颤动的可能性较小。

程序性心室刺激对ARVC的危险评估也无价值。诱发VT的患者中50%以上在3年随访中ICD未电击治疗，而未诱导VT的患者ICD正确电击的比例与前者相同。

ARVC的临床预后与引起致命性室性心动过速的电不稳定性有关，这种室性心动过速存在于疾病的任何时期，随时可能发生。进行性心肌组织的丧失导致心功能障碍和心力衰竭。目前资料显示，年轻患者，先前发生过心脏骤停，快速、血流动力学不稳定的室性心动过速，晕厥，严重的右室功能障碍，左室受累及家族中有少年猝死病例者预后较差。

六、治疗与预后

目前对ARVC可选择药物治疗、射频消融、植入ICD或心脏移植。

（一）药物治疗

Ⅲ类抗心律失常药，通常用索他洛尔、胺碘酮治疗。其中，索他洛尔效果最好，疗效高达68%～82.8%，可作为首选药物。胺碘酮有一定疗效，但未证明比索他洛尔更有效，考虑到长期治疗中潜在的副作用，尤其是年轻患者，胺碘酮并不作为首选药。联合用药方面，胺碘酮和β受体阻滞剂合用较为有效，Ⅰα类与β受体阻滞剂联合用药也有一定疗效。β受体阻滞剂可以降低猝死的危险。

（二）非药物治疗

对于药物治疗无效或不能耐受药物的患者，可考虑非药物疗法，包括：

1. 导管射频消融术　射频消融不是长期治本的措施。ARVC的心律失常多灶位点决定了它的复发性。射频消融仅是一种姑息性治疗或ICD的辅助治疗。现阶段小样本的临床试验都支持此观点，但还需进一步对ARVC进行电生理研究以及室性心动过速导管消融。Dalal等在消融24例（共计48人次）ARVC患者之后随访14个月，发现累积复发率达到75%。浦介麟等报道31例中14例接受经导管射频消融治疗，即刻成功II例（78.6%），随访（18.3±10.2）个月，6例VT复发（54.5%）。但是对于药物治疗无效的持续性室速以及植入ICD后反复放电的患者，射频消融术仍有其应用价值。近来的三维电解剖标测系统有助于准确定位，提高成功率。

2. 植入埋藏式心脏复律除颤器（ICD）　目前尚无有关ARVC/D药物与ICD SCD二级预防的前瞻性随机研究，但是，多项多中心观察性研究证明ICD能有效预防恶性心律失常导致的猝死。现在越来越多地应用于猝死二级预防。Wichter等观察随访了60例高危患者，安装ICD后，随访10年，证明ICD在预防室性心动过速及生存率方面有重要作用。其对于低危患者，作为一级预防，长期效果尚需进一步研究。ICD安装有一定的风险，会有一定的并发症，但是对于高危患者，其获益大于风险，所以推荐对危险度评估为高危的患者进行ICD治疗。同时要考虑到除颤导联的正确放置，提高除颤成功率。专家建议满足1994年诊断标准的患者是猝死的高危人群，应该植入ICD进行一级预防和二级预防，无论电生理的结果如何。

3. 手术治疗　适用于药物治疗无效的致死性心律失常患者。视病情，并结合术中标测的室性心动过速起源部位，可施行右心室局部病变切除术、心内膜电灼剥离术；对病变广泛者还可以进行完全性右室离断术。

4. 心脏移植术　对难治性反复发作的室性心动过速和顽固性慢性心力衰竭患者，心脏移植是最后的选择。

综上所述，近年来致心律失常型心肌病/致心律失常型右室心肌病的研究进展迅速，从概念到发病机制，从临床认识到治疗都比二十年前有了很大变化，相信随着分子遗传学的进展将对疾病的认识更加充分，治疗上更为有效。

（周　波）

第七节　心律失常性心肌病

心律失常性心肌病是近年来才受到关注的一类由心律失常引起的心肌病，目前尚不为许多临床医师所熟知。在过去几十年间，大量证据表明几乎任一类型的持续性或反复性室上性快速性心律失常均可导致心肌功能障碍，从而提出了心动过速性心肌病（tachycardia - induced cardiomyopa - thy，TIC）的概念。近来研究表明心室收缩不同步，例如频发室性期前收缩、束支传导阻滞、心室起搏等也可造成心室功能损害，进而从更广泛的意义上提出了心律失常性心肌病（arrhythmla - ln - duced cardiomyopathy，AIC）的概念。心律失常性心肌病属于可逆性心肌病，其特点是心律失常作为病因导致心室射血分数降低、心室扩大及引起心力衰竭，经合理治疗去除心律失常或控制心室率后心脏功能可完全或部分恢复。正是由于心律失常性心肌病为可逆性心肌病，因此，正确识别并及早治疗相关心律失常对于心肌病及心衰的治疗具有重要的临床意义。

一、疾病定义

一个世纪前，Gossage 等报告了首例快速房颤造成可逆性心功能损害的病例。随后，在实验动物模型及不少临床病例均证实室上性或室性快速性心律失常可以导致可逆性心功能不全。由于这种心功能不全是由快速心率所引起的，因而该病被称作心动过速性心肌病（TIC）。近年来的研究表明频发的室性期前收缩、束支传导阻滞以及长期右室心尖部起搏可以造成心室收缩的不同步并进一步引起心室功能的损害和导致充血性心力衰竭。因此，Siman - tirakis 等于 2011 年提出了心律失常性心肌病（AIC）的概念。AIC 是指继发于快速和（或）不同步/不规则心肌收缩的心房和（或）心室功能不全，纠正心律失常病因后，心功能不全可部分或完全逆转。AIC 涵盖了更多的引起心功能不全的心律失常类型，较 TIC 含义更为广泛。在 2013 年公布的 ACC//AHA《心力衰竭治疗指南》中，仍沿用了 TIC 的名称，指出 TIC 为可逆性心力衰竭的病因，同时提到频发室性期前收缩（室早）、快速心室起搏也可导致心肌病，右室起搏会加重心衰。

TIC 可分为两种类型：①单纯 TIC：心动过速作为唯一可确定的因素在正常的心脏导致心功能不全。②不纯 TIC：心动过速在结构性心脏病的基础上导致心功能恶化。

目前，TIC 及 AIC 均指由心律失常所致可逆性心肌病，在临床上都有应用，关于这类疾病的名称、定义及分类，尚有待在对其有更深入的认识后进一步规范和统一。

二、病因、病理

AIC/TIC 可发生于下列心律失常：室上性心律失常（如不良窦性心动过速、房颤、房扑、房速、房室结折返性心动过速、房室折返性心动过速等）、室性心动过速、频发室性期前收缩、束支传导阻滞以及长期右室心尖部起搏。TIC 在各年龄组都有报道，从婴儿至老年。文献报告 1 例 1 个月大的婴儿因室上速导致 TIC。

在心律失常并不一定就发展为 AIC/TIC，还不清楚为什么只有某些伴快速性心律失常的患者发展为心肌病。推测的危险因素包括心律失常类型、心率、心律失常持续时间和原有心脏病。这些因素决定心肌病发生的时间及严重程度。

心失常导致心肌收缩功能不全和结构改变的确切机制尚不清楚。高于生理状态下的心率以及增高的心室舒张压可能引起心肌能量耗竭、心肌缺血以及氧化应激损伤，但心肌缺血或能量耗竭所引起的令人信服的主要作用尚未确立。钙转运异常在介导实验性 TIC 中的作用也得到了许多支持，但对于钙调节异常是如何引起收缩功能不全存在争议。心肌收缩不同步，如右室心尖部起搏或束支传导阻滞，由于改变了心室激动的正常传播途径而引起机械收缩顺序的改变，这导致心肌应变的重新分布。室性期前收缩心肌病涉及的机制有人认为可能类似右室心尖部起搏。迄今，尽管有许多临床及实验研究致力于探讨相关致病机制，令人信服的致病机制尚未确立。

心脏在结构上发生的变化有心脏呈球形改变、心腔显著扩张、室壁变薄或室壁厚度维持不变等。心肌细胞的改变包括细胞伸长、增生、肌纤维排列紊乱、肌小节丧失及细胞凋亡等。

三、临床表现

1. 症状和体征　AIC/TIC 患者典型者兼有心律失常和充血性心衰的症状和体征。不典型患者在就诊时可能无心律失常而仅表现为充血性心衰；或仅表现为心律失常，由于在病程初期，充血性心衰尚不明显。

2. 病程和恢复　通常，患者是在历经几个月至几年有充血性心衰时才得以诊断，某些情况下，病程进展也可很迅速。TIC 患者在控制心律失常使 LVEF 改善后，一旦心律失常复发，左室功能可快速下降而进展为心衰，并有猝死危险。

TIC 的恢复时间差异很大并难以预测。可由 1 天至几个月不等，甚至可达 1 年。在恢复期，临床表现很快改善，最大改善通常在 3 ~ 6 个月，此后改善不大。心率控制不严则左室功能的恢复会减慢，并且左室功能的恢复会不完全。此外，在最初诊断时左室功能严重受损，LVEF $<20\%$ 则即使心动过速得到有效的心率或心律控制，左室功能的改善也较慢，这类患者最大改善一般要超过 6 个月。决定左室功能改善率的因素尚未确定，似乎与遗传、患者相关因素（先前存在的结构性心脏病、性别）及心动过速相关因素（类型、心率、心动过速持续时间）有关。其他起作用的因素包括对心率控制的程度及初始左室功能不全的严重程度。

一项研究发现 TIC 患者经治疗使包括 LVEF 在内的超声参数显著改善后，在平均随访 14 个月时，左室内径及容积仍高于健康对照，提示存在持续的左室重构。

四、辅助检查

诊断 AIC/TIC 的基本检查包括心电图、动态心电图、超声心动图、胸部 X 线等，这些检查可以了解患者心室率、心律失常类型、心脏结构、心腔大小、LVEF 以及是否存在肺淤血。某些病例需要做心脏电生理、核磁、核素等检查进一步明确心律失常类型及心肌病变特性。冠状动脉造影用于在成人判断是否存在冠心病，有助于诊断和鉴别诊断。某些困难病例最终的确诊有赖于心肌活检。

五、诊断与鉴别诊断

1. 诊断和标准　确立 AIC/TIC 的诊断经常很困难。首先，患者就诊时，作为病因的心动过速可能并不明显，此外，AIC/TIC 的诊断在控制快速性心律失常使心室功能正常或改善前很难确立。当患者有扩张型心肌病时，经常心率增快并且近半数心律失常是继发于心肌病，这使确定其因果关系具有挑战性。因此，TIC 也最常成为未被认知的可治愈性心衰的病因。

目前尚无 AIC/TIC 诊断指南或专有诊断标准。Fenelon 等提出的诊断 TIC 的标准为：①心脏扩大或心衰和②慢性或非常频发的心律失常，并强调对同时存在心肌病和心律失常的患者要疑及 TIC。Khasnis 等认为，对于具有心室功能受损的临床或客观检查证据的任何室上性或室性心动过速患者都要疑及 TIC 的诊断。也有学者提出，在检查任何新出现的心衰时都要高度警惕潜在的心律失常。

对室早患者，室早的数量（总数或百分比）被用来作为室早诱发的心肌病的诊断标准，不同研究提出了不同的室早负荷标准，尚缺乏横向对比研究。Bhushan 和 Asirvatham 认为提示室早作为原发病因（不是继发于心肌病）的特点是：①年轻健康患者，无基础心脏病；②无冠心病；③超声检查心肌厚度保留并且无瘢痕；④1 种或 2 种基本形态，提示 1 处或 2 处局灶心肌异常导致室早而不是广泛的心肌病变引起的多形性室早；⑤右室流出道、左室流出道或束支室早形态；⑥频发室早（经常 >20 000 次/天）。

大多数学者采纳这样的观点，即一旦考虑扩张型心肌病有继发于心律失常的可能性，就应尽早应用抗心律失常治疗并观察症状及心肌结构和功能的恢复情况。

2. 鉴别诊断　AIC/TIC 最需要鉴别的疾病是原发性扩张型心肌病。患者的临床表现和心电图、超声心动图等辅助检查特征很相似，区别在于前者心律失常是致病因素，而后者找不到明确病因。

比较 TIC 与扩张型心肌病患者的左室内径，扩张型心肌病患者左室扩大更显著；此外，所有 TIC 患者抗心律失常治疗后 LVEF 的改善≥15%，扩张型心肌病则无此表现。

还有许多研究关注室早负荷，提出了不同的用于区分 AIC 与原发性扩张型心肌病的室早负荷切点，但目前还没有一致认可的标准。

当心衰伴心律失常患者存在基础心脏病，即有已知心衰病因时，需要仔细分析和鉴别，以判断患者是否属于不纯 TIC。

六、治疗

在治疗 AIC/TIC 患者时最关键的是治疗心律失常，达到正常心率。药物、射频消融及消融加心室起搏等方法是临床治疗这类患者的有效措施，最佳的抗心律失常治疗方案依据心律失常的类型而定。

室上性心动过速是 TIC 的重要病因，对于房速、房室结折返性心动过速、房室折返性心动过速等，射频消融是根治性措施。

房颤相关的 TIC，除药物治疗外，也可由射频消融获益。此外，房室结消融并心室起搏亦用于不耐受药物治疗或心率控制困难的病例。及时治疗阵发性房颤、重视持续性房颤的复律和心室率控制，是预防和治疗房颤心肌病的关键措施。有病例报告提示有些房颤与扩张型心肌病长期并存的患者，即使推测心率得到了适当控制，也有可能在转复窦律后改善LVEF。

对于房扑患者，抗心律失常药控制心室率常常很困难，加大药物剂量可能影响心功能。体外直流电复律是最有效的复律方法，也可采用IC类和Ⅲ类药物转复。导管射频消融是根治房扑的最有效方法。应尽早采取根治性治疗措施，以预防TIC。

当TIC由特发性室性心律失常（室早、特发性左室心动过速、右室流出道心动过速）引起时，可采用药物或消融治疗。当患者存在心功能不全时，抗心律失常药物选择受限。在各类抗心律失常药物中，胺碘酮是最常应用的药物，但其心脏外的副作用限制了它的长期应用。由于存在这些治疗上的困难，并且特发性室性心律失常通常由非常局灶的心肌引起，射频消融便成为这类心律失常有效的、并常常是治愈性的处理措施。多形性室早或室速可能降低射频消融的成功率。因此，若不存在占主导的室早，则药物治疗更适宜。

如果患者为心功能不全加束支传导阻滞，或长期右室心尖部起搏引起心功能不全，采用双室起搏纠正心室收缩不同步。

有研究发现，尽管TIC患者在成功射频治疗后LVEF显著提高，改善程度却不尽相同，推测TIC有可能呈阶段性进展，由早期的“顿抑”状态（完全可逆），逐渐进展至与结构改变相关的更为持久和定型的状态，因此，识别并及早治疗这类患者十分重要。即使在心功能改善后，仍需密切随访，以判断心律失常复发时出现心衰复发及猝死的风险。此外需要注意的是，AIC/TIC患者经治疗使LVEF正常后，仍存在持续的左室重构，提示可能需要长期应用能逆转左室重构的药物。

AIC/TIC患者的预后较扩张型心肌病好，但需及时和有效治疗。在临床上，对心脏扩大伴心衰并且有持续性心律失常的患者，要警惕这类疾病的发生。认识和早期识别AIC/TIC并积极治疗相关心律失常可有效控制和预防这类疾病。迄今，尽管临床上已有不少研究和观察，但发病机制还不清楚，诊断标准有待确立，鉴别诊断存在困难，是否需要在去除心律失常后长期维持抗心衰治疗尚待进一步的证据。因此，目前我们对于AIC/TIC的认识还很不够，需要进行更为广泛和深入的研究。

（周　波）

第九章　心律失常

第一节　心律失常总论

一、心律失常的发生机制

心脏电活动的形成源于特殊心肌细胞的内在节律性。自律性是指心肌细胞能够在没有外来刺激的情况下按一定节律重复去极化达到阈值，从而自发地产生动作电位的能力。心房和心室的工作细胞在正常状态下不具有自律性，特殊传导系统的细胞（特殊传导系统包括窦房结、房室结区、希氏束、束支及浦肯野纤维网系统）却具有自律性，故被称作起搏细胞（图9－1）。在病理状态下，特殊传导系统之外的心肌细胞可获得自律性。

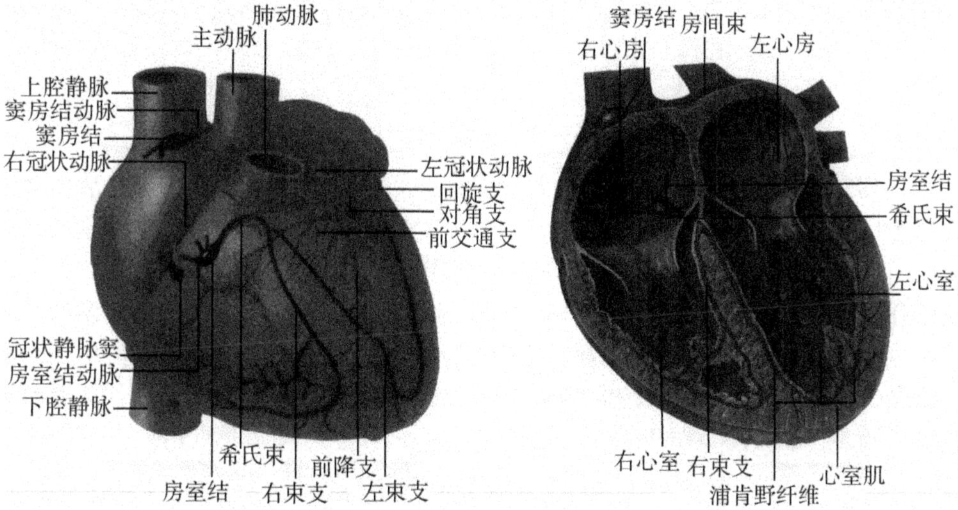

图9－1　心脏传导系统示意图

特殊传导系统中自律细胞的自律性是不同的。正常情况下，窦房结细胞的自动节律性最高（约100次/分），浦肯野纤维网的自律性最低（约25次/分），而房室结（约50次/分）和希氏束（约40次/分）的自律性依次介于二者之间。整个心脏总是依照在当时情况下自律性最高的部位所发出的节律性兴奋来进行活动。正常情况下，窦房结是主导整个心脏兴奋和搏动的正常部位，故称为正常起搏点；特殊传导系统中的其他细胞并不表现出它们自身的自律性，只是起着传导兴奋的作用，故称为潜在起搏点。某些病理情况下，窦房结的兴奋因传导阻滞而不能控制其他自律组织的活动，或窦房结以外的自律组织的自律性增高，心房或心室就受当时情况下自律性最高的部位发出的兴奋节律支配而搏动，这些异常的起搏部位就称为异位起搏点。

（一）激动形成的异常

窦房结或其他组织（包括特殊传导系统和心肌组织）的异常激动形成会导致心律失常。可导致心律失常的主要异常激动包括自律性异常（包括窦房结、特殊传导系统中的潜在起搏细胞、心房或心室肌细胞的异常自律性）和触发活动。

1. 窦房结自律性异常

（1）窦房结自律性增高：正常情况下，窦房结的自律性高低主要受自主神经系统的调控。交感神经刺激作用于起搏细胞的 β_1 肾上腺素能受体，使起搏离子流通道的开放增加，起搏离子内流增多，4 期除极的斜率增大。因此，窦房结 4 期除极达到阈值的时间较正常缩短，自律性因而增高。另外，交感神经的刺激增加电压敏感性 Ca^{2+} 通道的开放概率（起搏细胞中，Ca^{2+} 组成了 0 期去极化电流），从而使阈电位水平负向移动（降低），舒张期除极到达阈电位的时间因而提前。总之，交感神经的活动通过使阈电位阈值负值加大、起搏离子流增加而提高窦房结的自律性（图 9－2）。

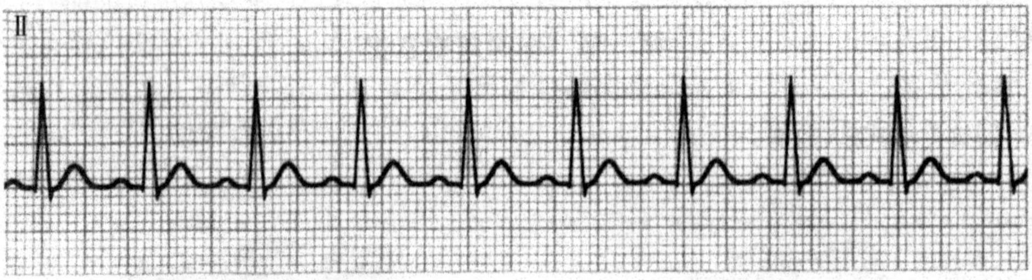

图 9－2　窦性心动过速

（2）窦房结自律性降低：生理情况下，交感神经刺激减弱和副交感神经活性增强可降低窦房结的自律性。胆碱能刺激经迷走神经作用于窦房结，减少起搏细胞离子通道的开放概率。这样，起搏离子流及 4 期除极的斜率都会下降，细胞自发激动的频率减低。此外，由于 Ca^{2+} 通道开放概率减低，阈电位向正向移动（升高）。而且，胆碱能神经的刺激增加了静息状态下 K^+ 通道开放概率，使带正电荷的 K^+ 外流，细胞的最大舒张电位负值增加。起搏离子流的减少、细胞最大舒张电位负值增加及阈电位负值降低共同作用的最终结果是细胞自发激活速率降低，心率减慢（图 9－3）。

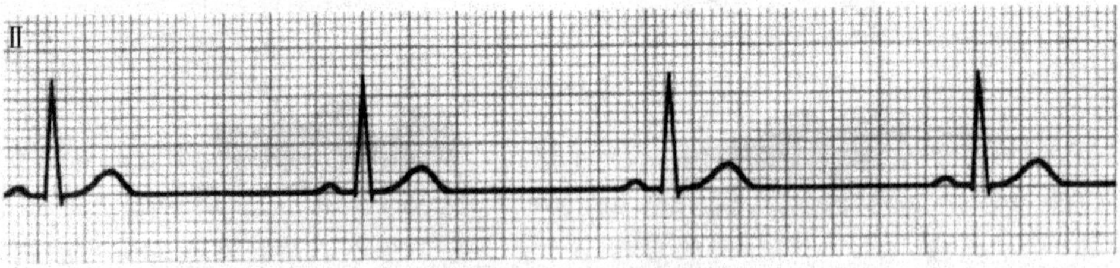

图 9－3　窦性心动过缓

2. 逸搏心律　当窦房结受到抑制使激动发放的频率降低时，特殊传导通路中的潜在起搏点通常会发出激动。由于窦房结的频率降低而使潜在起搏点引发的一次激动称作逸搏；连续的逸搏，称为逸搏心律。逸搏心律具有保护性作用，当窦房结的激动发放受损时，可确保心率不会过低。心脏的不同部位对副交感（迷走）神经刺激的敏感性不同。窦房结和房室结的敏感性最强，心房组织次之，心室传导系统最不敏感。因此，轻度副交感神经的刺激会降低窦房结的频率，起搏点转移至心房的其他部位；而强烈的副交感神经的刺激将抑制窦房结和心房组织的兴奋性，可导致房室结的传导阻滞，并出现室性逸搏心律（图9－4）。

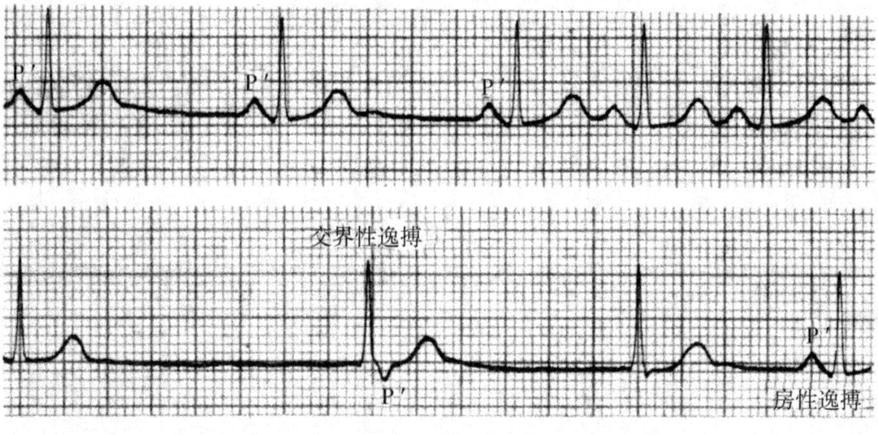

图9－4 窦性心动过速、交界性逸搏、房性逸搏心律

3. 潜在起搏点自律性增高 潜在起搏点控制激动形成的另一种方式是其自发的除极速率快于窦房结，这种情况称为异位搏动或过早搏动（异位搏动与逸搏的区别在于前者先于正常节律出现，而后者则延迟出现并中止窦性心率缓慢所造成的停搏）。连续发生的异位搏动称作异位节律。多种不同的情况都会产生异位节律，例如，高浓度的儿茶酚胺会提高潜在起搏细胞的自律性，如其除极化的速率超过窦房结，就会发生异位节律；低氧血症、缺血、电解质紊乱和某些药物中毒（如洋地黄）的作用也会导致异位搏动的出现（图9－5）。

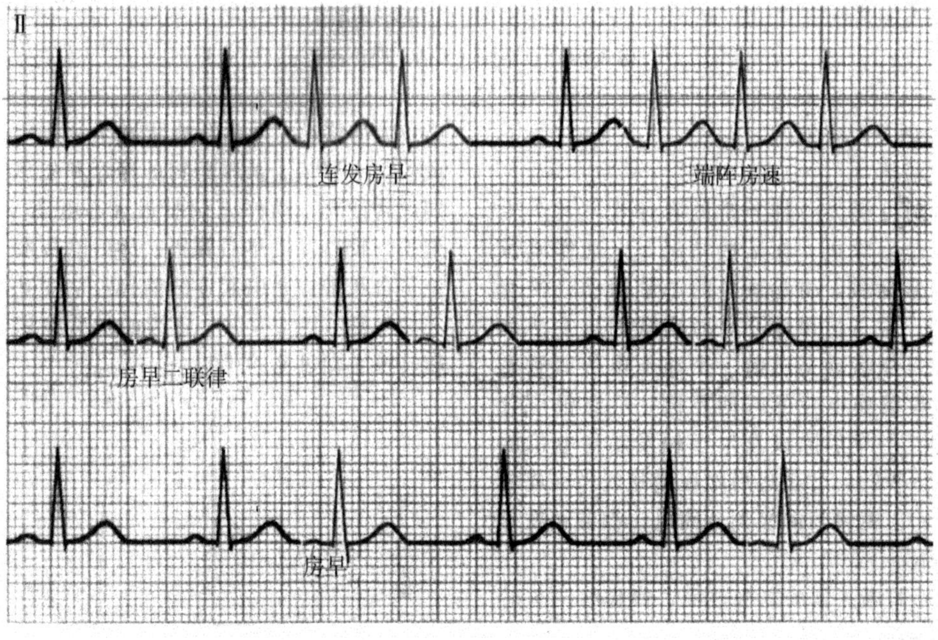

图9－5 房性期前收缩（房早）及房性心动过速（房速）

4. 异常自律性 多种病理因素会导致特殊传导系统之外、通常不具有自律性的心肌细胞获得自律性并自发除极，其表现与来自特殊传导系统的潜在起搏细胞所发出的激动相类似。如果这些细胞的去极化速率超过窦房结，它们将暂时取代窦房结，成为异常的节律起源点。这种异位节律起源点也像窦房结一样具有频率自适应性，因此，频率不等、心动过速开始时频率逐渐加快而终止时频率逐渐减慢、可被其他比其频率更快的节律所夺获是自律性心律失常的重要特征（图9－6）。

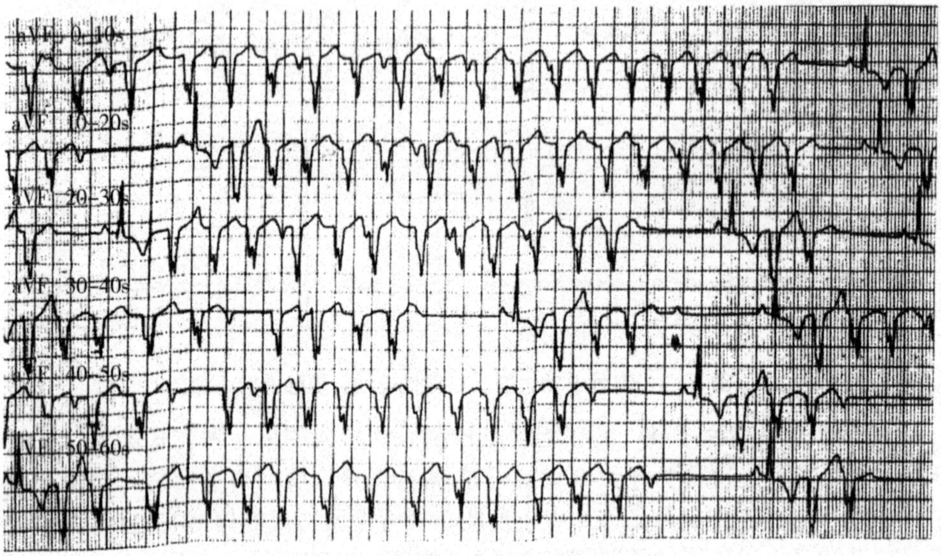

图9－6　自律性（无休止性）室速

由于普通心肌细胞没有或仅有少量激活的起搏细胞离子通道，所以通常没有起搏离子流。各种病理因素是如何使这些细胞自发除极的原因尚不十分清楚，明确的是，当心肌细胞受到损伤，它们的细胞膜通透性将增加，这样，它们就不能维持正常的电离子浓度梯度，细胞膜的静息电位负值变小（即细胞部分去极化）；当细胞膜的负值小于60mV，非起搏细胞就可产生逐渐的4期除极化。这种缓慢的自发除极大概与慢钙电流和通常参与复极的某亚组K^+离子通道的关闭有关。

5. 触发活动　触发活动可视为一种异常的自律性，其产生的根本原因是后除极。在某些情况下，动作电位能够触发异常除极，引起额外的心脏搏动或快速性心律失常。这与自律性升高时出现的自发活动不同，这种自律活动是由前一个动作电位所激发的。根据激发动作电位的时间不同，后除极可分为两种类型：①早后除极发生于触发动作电位的复极期（图9－7），②延迟后除极紧随复极完成之后（图9－8）。两种后除极到达阈电位都会触发异常的动作电位。

早后除极打断正常的复极过程，使膜电位向正电位方向移动。早后除极可发于动作电位的平台期或快速复极期。某些药物的治疗和先天性长QT间期综合征时，动作电位时程（心电图上QT间期）延长，较易发生早后除极。早后除极触发的动作电位可自我维持并引起连续除极，从而表现为快速性心律失常（图9－9），连续的早后除极可能是尖端扭转型心动过速的机制。

延迟后除极紧随复极完成之后发生，最常见于细胞内高钙的情况，如洋地黄中毒或明显的儿茶酚胺刺激。与早后除极一样，延迟后除极达到阈电位就会产生动作电位。这种动作电位也可自我维持并导致快速性心律失常，例如，洋地黄中毒引起的多种心律失常就是延迟后除极所致（图 9－10）。

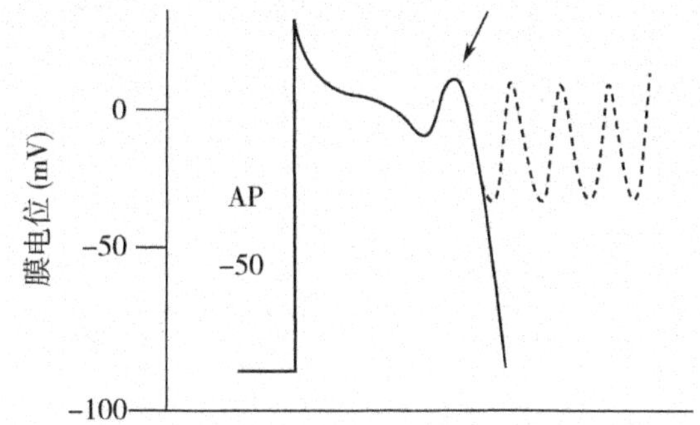

图 9－7　触发活动　早后除极发生于触发动作电位（AP）完全复极之前。反复的后除极（虚线）引起连续、快速的触发动作电位，导致心动过速

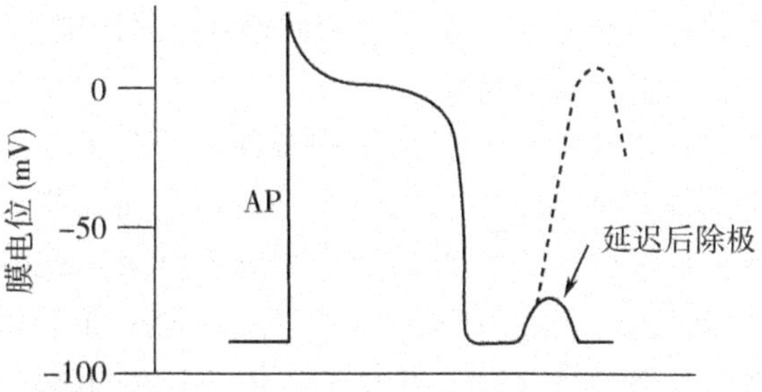

图 9－8　触发活动　延迟后除极发生于触发动作电位（AP）完全复极之后。如果延迟后除极到达阈电位，触发可扩布的动作电位

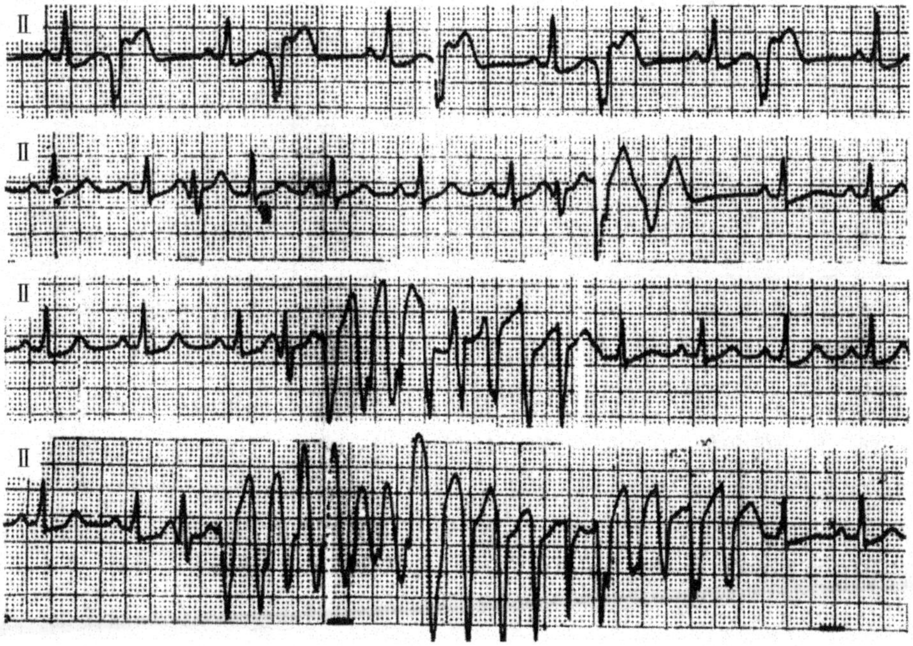

图 9－9　早后除极所致室性期前收缩（早搏）及其诱发的室性心动过速

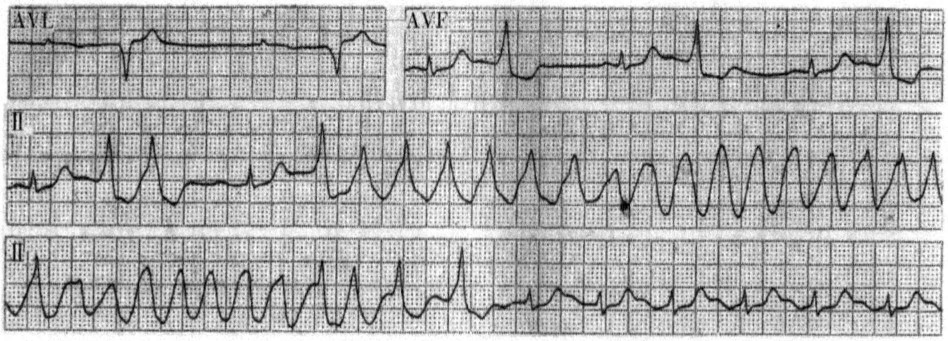

图9－10 延迟后除极所致室性早搏及其诱发的室性心动过速

（二）激动传导异常

1. 传导障碍 传导障碍主要表现为传导速度减慢和传导阻滞。

发生传导障碍的主要机制有以下几种。

（1）组织处于不应期：不应期是心肌电生理特性中十分重要的概念。冲动在心肌细胞中发生连续性传导的前提条件是各部位组织在冲动抵达之前，脱离不应期而恢复到应激状态，否则冲动的传导将发生延迟（适逢组织处于相对不应期）或阻滞（适逢组织处于有效不应期）。不应期越短，越容易发生心律失常，反之，亦然；不应期越不均一，容易发生心律失常；相对不应期越长，越容易发生心律失常；有效不应期越长，越不易发生心律失常。抗心律失常药物的作用机制：延长不应期，使不应期均一化，缩短相对不应期，延长有效不应期。如图9－11所示：在 R_3、R_5 的T波上可见一提前出现的房性P波，因其落入前次心动周期的绝对不应期未能下传，R_5 的T波上的房性P波未下传之后接之而来的房性P波也不能下传，从而可证明后面的P波落在前一房性早搏隐匿性传导所形成的绝对不应期内，这种情况不能误认为房室传导阻滞。

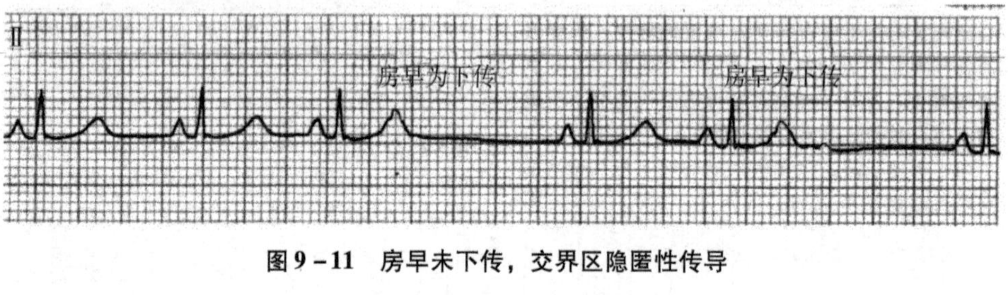

图9－11 房早未下传，交界区隐匿性传导

（2）递减传导：当冲动在传导过程中遇到心肌细胞舒张期膜电位尚未充分复极时，由于“静止期”电位值较低，0相除极速度及振幅都相应减少，引起的激动也较弱，其在冲动的传导中所引起的组织反应性也将依次减弱，即传导能力不断降低，致发生传导障碍。不均匀传导是指十分邻近的传导纤维之间传导速度明显不同，此时，激动传导的总效力下降，也可造成传导阻滞的发生。

2. 传导途径异常 正常情况下，心房和心室之间仅能通过房室结－希氏束－浦肯野纤维（房室结－希氏束系统）进行房室或室房传导。多种原因可出现额外的传导径路，比如功能性电传导差异所致的房室结双径路（图9－12）、先天原因所致的房室旁路（图9－

13）、瘢痕所致的多条径路等，激动在各个径路的传导及其在各径路之间的折返都可造成心律失常（见下）。

旁路可将激动绕经房室结直接传导至心室。由于旁路提前激动了心室，心电图上显示缩短的 PR 间期和 delta 波。

3. 折返及折返性心律失常　冲动在传导过程中，途经解剖性或功能性分离的两条或两条以上径路时，一定条件下，冲动可循环往复，即形成折返性激动。折返激动是心律失常的重要发生机制，尤其是在快速性异位搏动或异位性心律失常的发生中占有非常重要的地位。临床常见的各种阵发性心动过速、心房扑动或颤动、心室扑动或颤动，其发生机制及维持机制往往都是折返激动。折返激动的形成需如下条件。

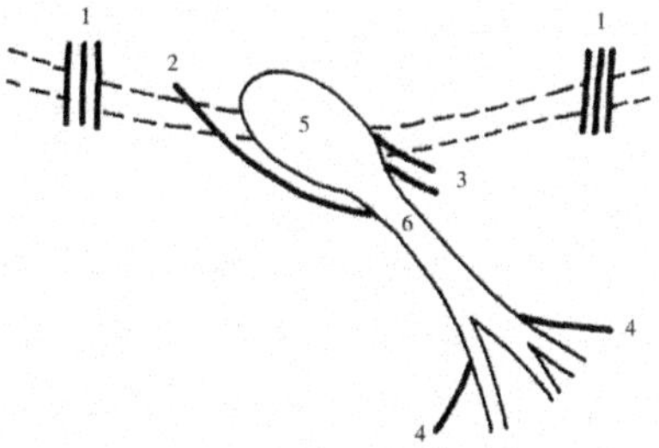

图 9－12　房室旁路示意图

1. Kent 束；2. 房－希氏束；3. 结室纤维；4. 分支室纤维；5. 房室结；6. 希氏束

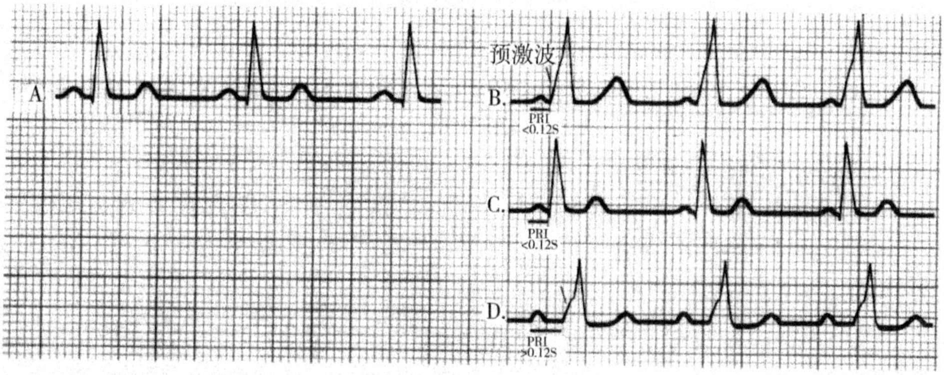

图 9－13　预激综合征

A. 房室正常传导；B. 经 Kent 束传导的预激综合征；C. 经 James 束传导的预激综合征；D. 经 Mahaim 束传导的预激综合征。PRI：PR 间期

（1）折返径路：存在解剖或功能上相互分离的径路是折返激动形成的必要条件。如图 9－14a 所示：冲动由 A 点向 B 点传播时，有左（α）和右（β）两条径路可循，其 Q 和 β 两条径路既可顺向传导，亦可逆向传导。如果两者的传导性能相同，则由 A 点传导的冲动同时沿两条径路传导到 B 点，如此便不会形成折返激动。上述解剖性或功能性折返径路可以存在于心脏不同部位：①窦房结和其周围的心房组织之间；②房室结或其周围组织内：③希氏束内纵向分离；④希氏束和束支之间；⑤浦肯野纤维网及其末梢与心肌连接处；⑥房室结一希氏束系与旁路之间或旁路与旁路之间。

（2）单向阻滞：一般情况下，心脏传导组织具有前向和逆向的双向传导。但在某些生理或病理情况下，心脏某部分传导组织只允许激动沿一个方向传导，而沿另一个方向传导时则不能通过，这种情况称为单向传导或单向阻滞。生理性、先天性单向阻滞在临床上比较常见。折返环的两条径路中若一条发生单向阻滞，则为对侧顺向传导的冲动经此径路逆向传导提供了条件（图9－14b）。

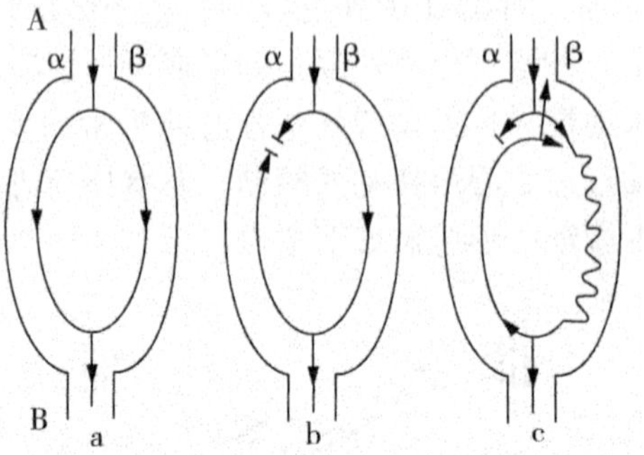

图9－14　（a）α和β两条径路传导能力相同，同时传导至B处；（b）Q径路发生阻滞，A处激动经β径路传导至B处；（c）α径路发生阻滞，β径路发生传导延缓，逆向经α径路传导，形成折返

（3）缓慢传导：如冲动在对侧径路中发生延缓，延缓的时间足以使发生单向阻滞部位的组织恢复应激性，则可以形成折返激动（图9－14c）。

（4）折返激动：循折返环运行一周所需的时间（折返周期）长于折返环路任一部位组织的不应期，只有这样，折返激动在其环行传导中才能始终不遇上处于不应状态的组织，折返激动才可持续存在，阵发性室上性心动过速即是此种机制所致心动过速之典型（图9－15）。

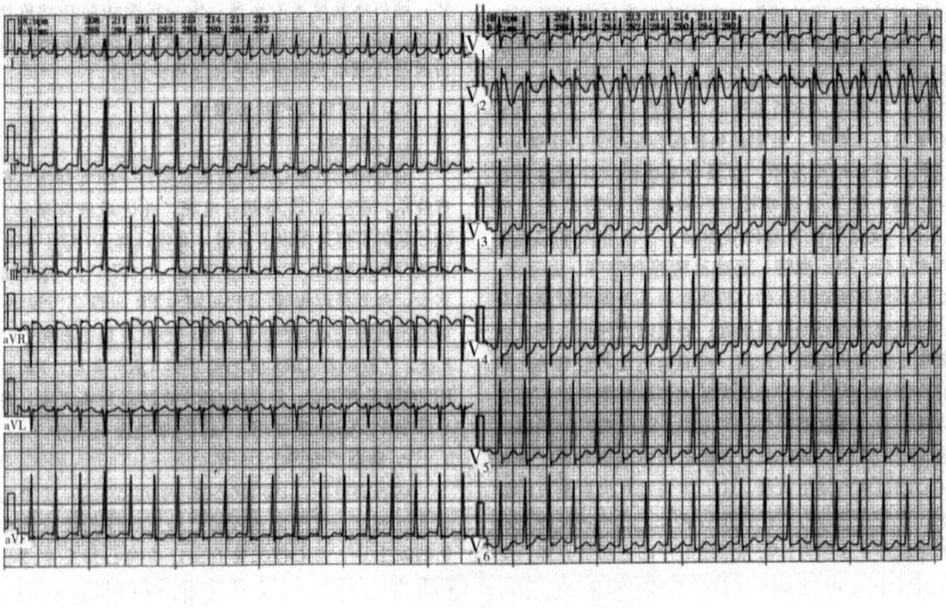

图9－15　阵发性室上性心动过速

二、心律失常的分类

心律失常的分类方法较多，根据其发生机制，分为激动形成异常和激动传导异常两大类。

（一）激动形成异常

1. 窦性心、律失常　①窦性心动过速；②窦性心动过缓；③窦性心律不齐；④窦性停搏；⑤病态窦房结综合征。

2. 异位心、律

（1）被动性异位心律：①逸搏（房性、房室交界区性、室性）；②逸搏心律（房性、房室交界区性、室性）。

（2）主动性异位心律：①期前收缩（房性、房室交界区性、室性）；②阵发性心动过速（房性、房室交界区性、房室折返性、室性）；③心房扑动、心房颤动；④心室扑动、心室颤动。

（二）激动传导异常

1. 生理性传导异常：生理性传导异常干扰、干扰性房室分离、差异性传导。

2. 病理性阻滞

（1）窦房传导阻滞：一度、二度、三度窦房传导阻滞，二度窦房传导阻滞还可以分为Ⅰ型和Ⅱ型。

（2）房内传导阻滞。

（3）房室传导阻滞：一度房室传导阻滞；二度房室传导阻滞：分为Ⅰ型、Ⅱ型；三度房室传导阻滞。

（4）束支传导阻滞：右束支传导阻滞；左束支传导阻滞；左前分支阻滞；左后分支阻滞。

3. 传导途径的异常　预激综合征。

三、心律失常的诊断

（一）临床表现

1. 病史　心律失常的诊断应从详尽采集病史入手。让患者客观描述发生心悸等症状时的感受。病史通常能提供对诊断有用的线索：①心律失常的存在及其类型。年轻人曾有晕厥发作，体检正常，心电图提示预激综合征，如果心动过速快而整齐，突然发作与终止，可能系房室折返性心动过速（AVRT）；如果心率快而不整齐，可能是预激综合征合并心房颤动；老年人曾有晕厥发作，如果心室率快应怀疑室性心动过速；如果心室率慢应怀疑病态窦房结综合征（SSS）或完全性房室传导阻滞。②心律失常的诱发因素：烟、酒、咖啡、运动及精神刺激等。由运动、受惊或情绪激动诱发的心肌通常由儿茶酚胺敏感的自律性或触发性心动过速引起；静息时发作的心悸或患者因心悸而从睡眠中惊醒，可能与迷走神经有关，如心房颤动的发作。③心律失常发作的频繁程度、起止方式。若心悸能被屏气、Valsalva 动作或其他刺激迷走神经的方式有效终止，则提示房室结很有可能参与了心动过速的发生机制。④心律失常对患者造成的影响，产生症状或存在潜在预后意义。这些特征能帮助临床医师了解明确诊断和实施治疗的迫切性，如一个每日均有发作，且发作时伴有近似晕厥或严重呼吸困难的患者和一个偶尔发作且仅伴有轻度心悸症状的患者相比，前者理应得到更迅速的临床评估。

2. 体格检查　在患者发作有症状的心律失常时对其进行体格检查通常是有启迪作用的。很明显，检查心率、心律和血压是至关重要的。检查颈动脉的压力和波型可以发现心房扑动时颈静脉的快速搏动或因完全性房室传导阻滞或室速而导致的房室分离。此类患者的右心房收缩发生在三尖瓣关闭时，可产生大炮 a 波（canonwave）。第一心音强度不等有相同的提示意义。

按压颈动脉窦的反应对诊断心律失常提供了重要的信息。颈动脉窦按摩通过提高迷走神经张力，减慢窦房结冲动发放频率和延长房室结传导时间与不应期，可对某些心律失常的及时终止和诊断提供帮助。其操作方法是：患者取平卧位，尽量伸展颈部，头部转向对侧，轻轻推开胸锁乳突肌，在下颌角处触及颈动脉搏动，先以手指轻触并观察患者反应。如无心率变化，继续以轻柔的按摩手法逐渐增加压力，持续约 5s。严禁双侧同时施行。老年患者颈动脉窦按摩偶尔会引起脑梗死。因此，事前应在颈部听诊，如听到颈动脉嗡鸣音应禁止施行。窦性心动过速对颈动脉窦按摩的反应是心率逐渐减慢，停止按摩后恢复至原来水平。房室结参与的折返性心动过速的反应是可能心动过速突然终止。心房颤动与扑动的反应是心室率减慢，后者房率与室率可呈（2～4）：1 比例变化，随后恢复原来心室率，但心房颤动与扑动依然存在。鉴于诊治心律失常的方法已有长足进展，故目前按压颈动脉窦的方法已经极少使用。

（二）实验室和器械检查

1. 心电图　心电图是诊断心律失常最重要的一项无创伤性检查技术。应记录 12 导联心电图，并记录清楚显示 P 波导联的节律条图以备分析，通常选择 V_1 或Ⅱ导联。系统分析应包括：P 波是否存在，心房率与心室率各多少，两者是否相等；PP 间期与 PR 间期是否规律，如果不规律关系是否固定；每一心室波是否有相关的 P 波，P 波是在 QRS 波之前还是 QRS 波后，PR 或 RP 间期是否恒定；P 波与 QRS 波形态是否正常，各导联中 P、QRS 波与 PR、QT 间期是否正常等。

2. 动态心电图　动态心电图（Holter ECG monitoring）检查通过 24h 连续心电图记录可能记录到心悸与晕厥等症状的发生是否与心律失常有关，明确心律失常或心肌缺血发作与日常活动的关系以及昼夜分布特征，协助评价药物疗效、起搏器或埋藏式心脏复律除颤器的疗效以及是否出现功能障碍。

不同的 Holter 记录可为各种特殊的检查服务。多次重复记录的 24h 心电图对于明确是否有房性期前收缩触发的心房颤动，进而是否需要进行电生理检查或导管消融术很有必要。12 导联动态心电图对于需要在行射频消融术前明确室性心动过速的形态或诊断心房颤动消融灶导致的形态一致的房性期前收缩方面是很有用的。目前绝大多数的 Holter 系统尚可提供有关心率变异性的数据。

3. 事件记录　若患者心律失常间歇发作且不频繁，有时难以用动态心电图检查发现。此时，可应用事件记录器（event recorder），记录发生心律失常及其前后的心电图，通过直接回放或经电话（包括手机）或互联网将实时记录的心电图传输至医院。尚有一种记录装置可埋植于患者皮下一段时间，装置可自行启动、检测和记录心律失常，可用于发作不频繁、原因未明而可能系心律失常所致的晕厥病例。

4. 运动试验　患者在运动时出现心悸症状，可进行运动试验协助诊断。运动能诱发各种类型的室上性和室性快速性心律失常，偶尔也可诱发缓慢性心律失常。但应注意，正常人进行运动试验，亦可发生室性期前收缩。临床症状与运动诱发出心律失常时产生的症状（如晕厥、持续性心悸）一致的患者应考虑进行负荷试验。负荷试验可以揭露更复杂的心律失常，诱发室上性心律失常，测定心律失常和活动的关系，帮助选择抗心律失常治疗和揭示致心律失常反应，并可能识别一些心律失常机制。

5. 食管心电图　食管心电图（图9－16）是一种有用的非创伤性诊断心律失常的方法。解剖上左心房后壁毗邻食管，因此，插入食管电极导管并置于心房水平时，能记录到清晰的心房电位，并能进行心房快速起搏或程序电刺激。

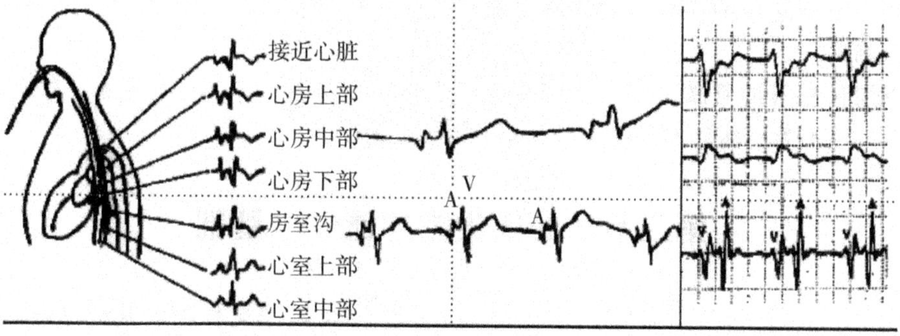

图9－16　食管心电图

食管心电图结合电刺激技术可对常见室上性心动过速发生机制的判断提供帮助，如确定是否存在房室结双径路。房室结折返性心动过速能被心房电刺激诱发和终止。食管心电图能清晰地识别心房与心室电活动，便于确定房室分离，有助于鉴别室上性心动过速伴室内差异性传导与室性心动过速。食管快速心房起搏能使预激图形明显化，有助于不典型的预激综合征患者确诊。应用电刺激诱发与终止心动过速，可协助评价抗心律失常药物疗效。食管心房刺激技术亦用于评价窦房结功能。此外，快速心房起搏，可终止药物治疗无效的某些类型室上性折返性心动过速。

需要指出的是，食管心电图由于记录部位的局限，对于激动的起源部位尚不能做出准确的判断，仍应结合常规体表心电图才能更好地发挥其特点。此外，食管心电图描记后，根据心动过速的发生原因还可以立即给予有效的治疗。因此，应该进一步确立和拓宽食管心电图在临床上的地位与作用。

6. 心脏电生理检查　心脏电生理检查时通常把电极导管放置在右房侧壁上部和下部、右室心尖部、冠状静脉窦和希氏束区域（图9－17），辅以8～12通道以上多导生理仪同步记录各部位电活动，包括右心房、右心室、希氏束、冠状窦（反映左心房、室的电活动）。与此同时，应用程序电刺激和快速心房或心室起搏，测定心脏不同组织的电生理功能。

（1）电极导管的放置和记录

1）右心房：通常采用下肢静脉穿刺的方式，将记录电极经下腔静脉系统放置在右心房内。右心房后侧壁高部与上腔静脉交界处（称为高位右房，HRA）是最常用的记录和刺激部位。

2）右心室：与右心房电极类似，右心室电极也多采用下腔静脉途径。右室心尖部（RVA）是最易辨认的，在此处进行记录和刺激的重复性最高。

3）左心房：左心房电活动的记录和起搏较难。因冠状静脉窦围绕二尖瓣走行，故通常采用将电极导管放置在冠状静脉窦（CS）内的方式间接记录或起搏左心房。采用自颈静脉穿刺的途径较易将电极导管成功送入位于右心房内后方的冠状静脉窦口。

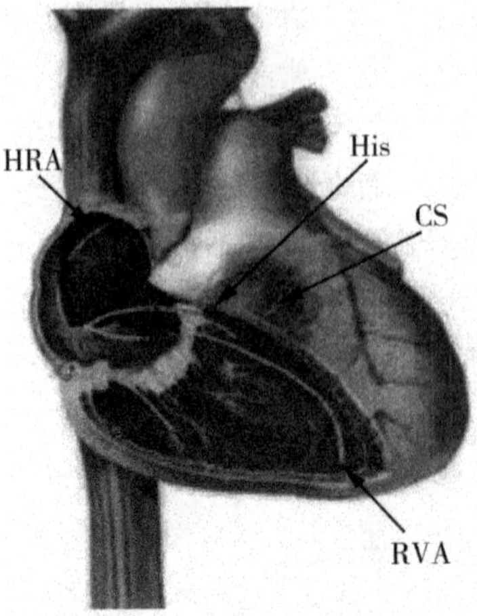

图 9-17　心脏电生理检查

HRA：高位右房；His：希氏束；CS：冠状静脉窦；RVA：右室心尖部

4）希氏束：位于房间隔的右房侧下部，冠状静脉窦的左上方，卵圆窝的左下方，靠近三尖瓣口的头侧。将电极导管经下肢静脉穿刺后送入右心房，在三尖瓣口贴近间隔处可以记录到希氏束电图。希氏束电图由一组波群组成，其中心房电位波以 A 代表，希氏束电位波以 H 代表，心室电位波由 V 代表。

（2）常用的程序刺激方式及作用：程序刺激是心电生理检查事先设定的刺激方式。应用不同方式、不同频率的心腔内刺激，以体表心电图与心腔内心电图对其进行同步记录，观察心脏对这些刺激的反应。常用的刺激部位为右房上部的窦房结区域（HRA）及右室心尖部（RVA）。常用的刺激方式包括频率逐渐递增的连续刺激和联律间期逐渐缩短的期前刺激。

连续刺激是以周长相等的刺激（S_1）连续进行（S_1S_1），持续 10～60s 不等。休息 1min 后，再以较短的周长（即较快的频率）再次进行 S_1S_1 刺激，如此继续进行，每次增加刺激频率 10 次/分，逐步增加到 170～200 次/分，或出现房室传导阻滞时为止。

期前刺激是指在自身心律或基础起搏心律中引入单个或多个期前收缩（期前）刺激。常见的方式为 S_1S_2 刺激，即释放出一个期前刺激。先由 S_1S_1 刺激 8～10 次，称为基础刺激或基础起搏，在最后一个 S_1 之后发放一个期前的 S_2 刺激，使心脏在定律搏动的基础上发生一次期前搏动。逐步更改 S_2 的联律间期，便可达到扫描刺激的目的。如果在感知心脏自身的 8～10 个 P 波或 QRS 波后发放一个期前刺激，形成在自身心律的基础上出现一次期前搏动，则称为 S_2 刺激。

心脏电生理检查主要用于明确心律失常的起源处及其发生机制，并根据检查的结果指导进一步的射频消融治疗，是导管射频消融术中的一个必要环节。此外，心脏电生理检查还可应用于评估患者将来发生心律失常事件的可能性，评估埋藏式心脏复律除颤器对快速性心律失常的自动识别和终止功能，以及通过起搏的方式终止持久的室上性心动过速和心房扑动等。

（崔文建）

第二节 心律失常的遗传基础

一、概述

心肌细胞的基本功能包括机械活动（心肌收缩）和电学活动（动作电位，AP）。只有这两种活动都正常时才能完成心脏的兴奋收缩耦联，保证心脏正常搏动。电活动发生异常后就会引起心律失常。代表心肌细胞电学活动性质的动作电位分为5个时相（期），每个时相的形成由不同的离子流负载：0相期主要由钠离子电流（I_{Na}）的内流引起细胞的去极化；1相期是钾离子（Ito）的快速外流；2相期则主要由钾离子外流（I_{Kr}、I_{Kur}等）和钙离子内流（I_{Ca}）之间的平衡来实现，亦称平台期；3相期是由钾离子的快速外流（I_{Ks}、I_{Kr}、I_{K1}等）形成；4相期的形成主要由钾离子外流（I_{K1}）承担。负载各种离子流的主要离子通道编码基因及其对应AP时相的关系见图9-18。

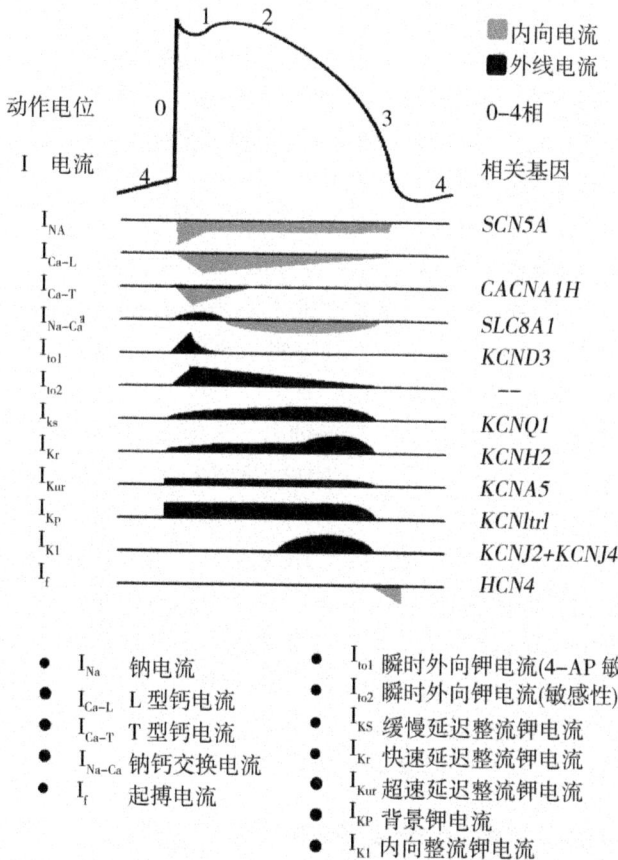

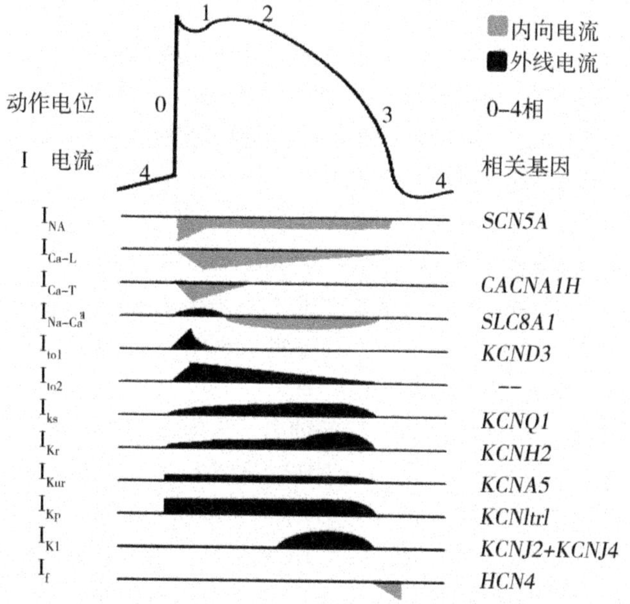

- I_{Na} 钠电流
- I_{Ca-L} L型钙电流
- I_{Ca-T} T型钙电流
- I_{Na-Ca} 钠钙交换电流
- I_f 起搏电流
- I_{to1} 瞬时外向钾电流(4-AP敏感性)
- I_{to2} 瞬时外向钾电流(敏感性)
- I_{KS} 缓慢延迟整流钾电流
- I_{Kr} 快速延迟整流钾电流
- I_{Kur} 超速延迟整流钾电流
- I_{KP} 背景钾电流
- I_{K1} 内向整流钾电流

图9-18 心室肌细胞跨膜动作电位的除极0相和复极1、2、3、4相对应的离子流及其调控基因；负向为内向电流；正向为外向电流

形成离子流的物质基础是位于心肌细胞膜上的离子通道蛋白，而由这些离子通道及其相关蛋白等结构或功能异常引起的心律失常称为离子通道病（ion channelopathy），亦称原发性心电疾病（pri – mary electrical disease）。在2013年版最新的关于遗传性原发心律失常综合征诊断与治疗的专家共识（以下简称专家共识）中，这类疾病被称作遗传性原发心律失常综合征，主要指无器质性心脏病的一类以心电紊乱为主要特征的疾病，包括长QT综合征（LQTS）、短QT综合征（SQTS）、Brugada综合征（BrS）、儿茶酚胺敏感型室速（CPVT）、早期复极（ER）、进行性心脏传导疾病（PCCD）、特发性室颤（IVF）、不明原因猝死综合征（SUDS）和婴儿猝死综合征（SUDI）、家族性特发性房颤（AF）等。

最初发现的致病基因多由编码心肌细胞上各主要离子通道亚单位的基因突变引起，如常见的LQTS主要亚型LQT 1～3就分别由编码钾离子通道的基因KCNQ1、KCNH2以及编码钠通道的基因SCN5A引起，故称“离子通道病”；但后来随着研究的进一步深入，发现还有一些非离子通道的编码基因突变也可以引起这类疾病，如引起LQT4的基因是锚定蛋白B，编码核孔蛋白的NUP155基因突变可以引起房颤等，但离子通道病这个名词概念还是被继续沿用了下来。

二、子通道病多数是单基因遗传病

该类疾病绝大多数为单基因遗传，以常染色体显性遗传最为常见，可表现为多种恶性快速性心律失常（如多形性室速、尖端扭转型室速、室颤等）或缓慢性心律失常（如病态窦房结综合征、房室传导阻滞等）。多数离子通道病有遗传异质性（genetic heterogeneity），即由不同的遗传缺陷造成同样表型的现象。

另外，同一个基因上的不同突变又可引起不同的疾病表型，比如SCN5A上的不同突变可引起像LQT3、Brugada综合征（BrS）、房室传导阻滞和单纯室速/室颤等不同表型的结果，表明基因发生不同突变后引起心律失常表型的机制是很复杂的。这种现象还不止发生在SCN5A，已知的还有KCNQ（可引起LQT1、房颤、SQTS2）、KCN H2（可引起LQT2、SQTS1、CPVT）、KCNJ2（引起LQT7、SQTS3）等。

按照致病基因的种类及其功能，目前引起各种离子通道病的基因可分为以下几种：①离子通道基因：如钾离子通道基因（KCNQ、KCNH2、KCNE1、KCNE2、KCNJ2）、钠离子通道基因（SCN5A）、钙离子通道基因（RyR2、CAQS2、Cavl. 2）、起搏电流（If）通道基因（HCN4）、编码KATP通道Kir6. 1亚单位的基因KCNJ8等。②胞浆通道相互作用蛋白基因：如编码与Kv通道亚单位相互作用蛋白［Kv – channel – interacting protein（KChIP2）］，作为Kv通道的β亚单位起作用；编码与KCNQ1相互作用的yo – tiao蛋白的AKAP9基因；编码α – 1互生蛋白的SNTA1基因和nNOS、PMCA4b、SCN5A相互作用。③细胞骨架蛋白基因（锚蛋白B）。④缝隙连接蛋白基因（CX40及CX43）。⑤编码核孔蛋白的基因NUP155。⑥钙调蛋白基因。⑦编码心房利钠肽的基因NPPA。

三、各种离子通道病的遗传学基础

（一）长QT综合征（long QT syndrome，LQTS）

指具有心电图上QT间期延长，T波异常，易产生室性心律失常，尤其是尖端扭转型室速（TdP）、晕厥和猝死的一组综合征。已发现的致病基因见表9 – 1。

表 9-1 长 QT 综合征的分子遗传学

突变基因	染色体上座位	表型及综合征	编码蛋白和亚基	影响的离子流、功能及异常	占目前所有检出突变的百分数
KCNQ1	11p15.5	LQTS1，SIDS	Kv7.1，α	I_{Ks}↓ K_VLQT1	34%
KCNH2	7q35	LQTS2，SIDS	K_V11.1，α	I_{Kr}↓ HERG	40%
SCN5A	3p21	LQTS3，SIDS	Nav1.5，α	I_{Na}↑	11%
ANK2	4q25	LQTS4，ABS	锚定蛋白-B	$I_{Na,K}$↓ I_{NCX}↓	3%
KCNE1	21q22.1	LQTS5	Mink，β	I_{Ks}↓	5%
KCNE2	21q22.1	LQTS6，SIDS	MiRP1，β	I_{Kr}↓	1.6%
KCNJ2	17q23	LQTS7，ATS	Kir2.1，α	I_{K1}↓	4%
CACNA1C	12p13.3	LQTS8，TS	Cav1.2，α	I_{Ca-L}	罕见
CAV3	3p25	LQTS9，SIDS	小凹蛋白-3	I_{Na}	
SCN4B	11q23	LQTS10	Nav1.5，β4	I_{Na}↑	罕见
AKAP9	7q21-q22	LQTS11	激酶 A 锚定蛋白	I_{Ks}↓	罕见
SNTA1	20q11.2	LQTS12	α-互生蛋白（syntrophin）	I_{Na}↑	罕见
KCNE3	11q13.4 11q23	LQT13	IsK，β3	I_{Ks}↓	罕见
KCNJ5	12p12	LQT14+AF	Kir3.4	IKAch↓	罕见
$ALG10B_{(KCRJ)}$	14q31	$LQT15_{diLQT}$	葡萄糖基转移酶	I_{Kr}↓修饰	未知
CALM1	2p21	LQT16	钙调蛋白（calmodulin）	C 末端钙结合环的钙结合力↓	罕见
CALM2	7q21.3	LQT17			罕见
ACN9		$LQT18_{(diLQT)}$	葡萄糖合成蛋白		未知
KCNQ1	11p15.5	JLNS1	Kv7.1，α	I_{Ks}↓ K_VLQT1	罕见
KCNE1	21q22.1	JLNS2	Mink，β	I_{Ks}↓	罕见

I_{Ks}：缓慢激活延迟整流钾电流；I_{Kr}：快速激活延迟整流钾电流；I_{Na}：钠电流；I_{ca-L}：L 型钙电流；diLQT：药物引起的 LQTS

已知这种疾病的原因是患者从出生就携带了某些基因水平的变异，导致心脏心肌细胞里一些细微的改变，虽然超声心动图显示心脏结构正常，但心脏的功能异常可在心电图上表现出来。目前已经发现了 18 个 LQTS 致病基因，其中 KCNQ1（LQTl）、KCNH2（LQT2）及 SCN5A（LQT3）为最常见的致病基因，约占遗传性 LQTS 患者的 80%。对患者进行基因检测时，发现已知 18 个基因突变的阳性检出率约为 80%~85%。也就是说，目前的技术水平还不能保证给所有的 LQTS 患者检测出他们的致病基因，只有其中的 80%~85% 可以通过专门的检测机构获得确切的致病基因信息。

由于 LQTS 的遗传方式多为常染色体显性遗传，所以在一个患者身上发现突变后，其突变遗传给后代的概率大约是 50%。理论上讲，通过孕期的早期基因筛查还是可以检测出胎儿是否携带有其亲代的基因突变的，然后孕妇可以根据情况选择是否需要终止妊娠。只是限于各种原因，目前真正能够实施该项检测的机构还很少。

LQTS 中还有一种比较罕见的亚型同时伴有耳聋，称为 JLN 综合征，是以两位最先发现该病的医生的名字命名的。这种有耳聋表型的 LQTS 患病率更低，约为百万分之一。致病基因为 KCNQ1 和 KCNE1。其遗传方式为常染色体隐性遗传，即父母双方各带一个或者相同或者不同的突变，然后同时把突变传给了子代。这种情况下子代的患病率理论值为 25%。由于患者携带两个突变的累加效应，通常这种亚型的患者临床症状更严重，发生致命性心脏事件的概率也更高。

药物引起的长 QT 综合征（drug - induced LQT，diLQT）是临床上最常见的获得性 LQTS。通常与抗心律失常药、抗组胺药和抗精神病药有关。这些药物被证明通过延长 QT 间期，导致 TdP。占所有处方量的 2% ~3%。大多数导致 QT 间期延长的药物阻滞心肌细胞延迟整流钾电流快速成分（IKr），类似 HERG 基因突变所导致的 LQT2。1% ~8% 的患者接受 QT 间期延长药物会表现出 QT 间期延长或发展为 TdP。因为 QT 间期延长易感者容易出现快速室性心律失常如 TdP 和室颤（VF），所以该种心律失常的病死率可以高达 10% ~17%。因此药物相关的长 QT 综合征是过去几十年里已上市药物撤出市场的最常见原因。尽管这种不良反应在人群中相对少见（小于十万分之一），QT 间期延长也不总是诱发 TdP。其他因素如心力衰竭、心室肥厚、女性、低钾血症、隐性长 QT 间期（存在基因突变而 QT 间期仍在正常范围）、猝死家族史等影响心脏的复极稳定性，也与药物诱发的 TdP 有关。现在已经发现了两个真正与 diLQTS 有关的基因：ALG10B 和 ACN9（见表 9 - 1）。

在临床实践中，避免药物致 QT 间期延长应该注意如下几点：不使用超过推荐剂量；对已存在危险因素的患者减少使用剂量；避免已知延长 QT 间期的药物联合使用；药物诱发 TdP 的幸存患者和猝死者家族成员进行可能的基因筛查，了解是否存在隐性 LQTS 等。

目前对 LQTS 进行基因检测的专家共识推荐建议是：

A. 以下情况推荐进行 LQT1 - 3（KCNQ1、KC - NH2、SCN5A）的基因检测：基于病史、家族史及心电图（ECG）表型［静息 12 导联 ECG 和（或）运动或儿茶酚胺应激试验］心脏病专家高度怀疑 LQTS 的患者；无症状的特发性 QT 间期延长者（其中青春前期 QTc > 480ms 或成人 QTc > 500ms，排除继发性 QT 间期延长因素，如电解质异常，药物因素，心肌肥厚，束支传导阻滞等）（Ⅰ类推荐）。

B. 以下情况可以考虑进行 LQT1 - 3 基因检测：无症状特发性 QT 间期延长者，其中青春前期 QTc > 460ms，成人 QTc > 480ms（Ⅱb 类推荐）。

C. 已在先证者发现 LQTS 致病基因突变者，推荐其家族成员及相关亲属进行该特定突变的检测（Ⅰ类推荐）。

D. 对药物诱发 TdP 的先证者应考虑行基因检测（Ⅱb 类推荐）。

E. 如果 LQT1 - 3 突变检测阴性，但有 QTc 间期延长，应该考虑基因再评价，包括重复基因检测或进行其他更多致病基因检测（Ⅱb 类推荐）。

（二）短 QT 间期综合征（short QT syndrome，SQTS）

SQTS 是以短 QT 间期、发作性心室颤动（室颤）和（或）室性心动过速及心脏性猝死为特征，心脏结构正常的一组心电紊乱综合征。已发现的致病基因有：KCNH2（SQT1）、KCNQ1（SQT2）、KCNJ2（SQT3）、CA CNAJ C（SQT4）、CAC - NB2b（SQT5）。

最新的 SQTS 的诊断标准如下：①若有 QTc ≤ 330ms，则诊断 SQTS。②若有 QTC < 360ms，且存在下述一个或多个情况，可以诊断 SQTS：有致病突变、SQTS 家族史、年龄 ≤ 40 岁发生猝死的家族史，无器质性心脏病室速或室颤（VT/VF）的幸存者。

对 SQTS 进行基因检测的专家共识建议如下：

A. 基于病史，家族史以及 ECG 表型，临床高度怀疑 SQTS 的患者，可以考虑检测 KCNH2、KCNQ1 及 KCNJ2 基因（Ⅱb 类推荐）。

B. 推荐家族成员及其他相关亲属进行特定突变位点检测（Ⅰ类推荐）。

（三）Brugada 综合征（Brugada syndrome，BrS）

符合下列情况之一者可以诊断 BrS：①位于第 2 肋间、第 3 肋间或第 4 肋间的右胸 V_1、V_2 导联，至少有一个导联记录到自发或由Ⅰ类抗心律失常药物诱发的 1 型 ST 段抬高≥2mm；②位于第 2 肋间、第 3 肋间或第 4 肋间的右胸 V_1、V_2 导联，至少有一个导联记录到 2 型或 3 型 ST 段抬高，并且Ⅰ类抗心律失常药物激发试验可诱发Ⅰ型 ST 段 ECG 形态。

BrS 的主要特征为心脏结构及功能正常，右胸导联 ST 段抬高，伴或不伴右束支传导阻滞及因室颤所致的心脏性猝死。BrS 呈常染色体显性遗传，但有 2/3 的患者呈散在发病。到目前为止已经发现 7 个 BrS 的致病基因，分别是编码心脏钠离子通道 α、β 亚单位的 SCN5A 和 SCN1b，钠通道调节因子 GPDIL，编码钙通道的 α、β 亚单位的 CACNA1C 和 CACNB2b，编码 I_{to} 通道的 β 亚单位的 KCNE3，编码 I_{kr} 通道的 KCNH2 基因。我国目前共有 10 个 SCN5A 突变位点报道。

对 BrS 进行基因筛查的专家共识建议如下：

A. 推荐家族成员及其他相关亲属进行特定突变检测（Ⅰ类推荐）。

B. 基于病史、家族史以及 ECG 表现［静息 12 导 ECG 和（或）药物激发试验］，临床怀疑 BrS 的患者进行 SCN5A 基因检测（Ⅱa 类推荐）。

C. 不推荐孤立的 2 型或 3 型 Brugada ECG 表现个体进行基因检测（Ⅲ类推荐）。

（四）儿茶酚胺敏感型多形性室速（catechola - minergic polymorphic ventricular tachycar - dia，CPVT）

CPVT 是一种少见但严重的遗传性心律失常，常表现为无器质性心脏病个体在交感兴奋状态下发生双向室速（bVT）或多形性室速（pVT），可发展为室颤，引起患者晕厥，甚至猝死。在静息状态时可无明显临床症状。CPVT 发病年龄平均为 8 岁，一部分人首次晕厥发作可以到成年出现。大约 30% CPVT 患者 10 岁前发病，60% 患者 40 岁以前至少有 1 次晕厥事件发作。

目前已发现的与 CPVT 相关的基因有 3 个：兰尼丁受体（ryanodine receptor 2，RYR2）、集钙蛋白（calsequestrin 2，CASQ2）和钙调蛋白（calm - odulin，CALM1）。在已知 2 个 CPVT 致病基因中，约 65% 先证者存在 RYR2 突变，3% ~5% 为 CASQ2 突变。65% 诊断为 CPVT 患者基因筛查为阳性。由于 RYR2 基因非常大，目前大部分的文献报道仅提供覆盖关键区域外显子检测。基因检测阳性和阴性先证者的治疗无差别，但对家族成员的处理具有重要价值。鉴于猝死可能是 CPVT 的首发症状，对 CPVT 先证者的其他所有家庭成员早期进行 CPVT 相关基因检测，有助于对他们在出现症状前进行诊断、合理的遗传咨询以及开始 β 受体阻滞剂治疗。另外，因为 CPVT 发病年龄小而且与部分 SIDS 发生有关，所以对先证者有 CPVT 突变的其他家族成员，出生时应进行特定突变位点基因检测，以便对基因检测阳性的个体尽早给予 β 受体阻滞剂治疗。

目前对 CPVT 进行基因筛查的专家共识建议如下：

A. CPVT1（RYR2）和 CPVT2（GASQ2）的基因检测推荐：基于病史、家族史，以及运动或儿茶酚胺应激诱发的 ECG 阳性表型，具有 CPVT 临床证据的患者，都推荐进行上述基因检测（Ⅰ类推荐）。

B. 家族成员及其他相关亲属行特定突变检测（Ⅰ类推荐）。

（五）心房颤动（AF）

心－颤动是一种房性心动过速，心电图表现 P 波消失，代之为小 f 波，频率约 350～600 次/分。AF 多见于老年人或伴有基础性疾病者，但也有少数特发性房颤有家族性，已发现的致病基因有 9 个：KCN Q1、KCNE2、KCNJ2、KCNH2、SCN5A、KCNA5、NPPA、NUP155、GJA5，但还没有一个致病基因代表了≥5% 的 AF，因此目前不推荐对 AF 患者进行基因检测，也不推荐行 SNP 基因分型。推荐家族性 AF 到专门的研究中心诊治。

（六）进行性心脏传导疾病（progressive cardiac conduction disease，PCCD）

PCCD 又称 Lenegre 病，为传导系统的退行性纤维化或硬化的改变呈进行性加重，常从束支阻滞逐渐发展为高度或三度房室传导阻滞，传导阻滞严重时患者发生晕厥或猝死的概率较高。PCCD 呈常染色体显性遗传，隐性遗传及散发病例少见。已发现的致病基因有 SCN5A、TRPM4、SCN/B。目前报道的与 PC－CD 相关的 SCN5A 突变有 30 个，其中仅与 PCCD 相关的突变有 11 个，与 Brugada 综合征重叠的突变有 19 个，而 SCN1B 上有两个突变与 PCCD 有关。PCCD 患者分层基因检测应该包括 SCN5A、SCB 和 TRPM4 基因。

对 PCCD 进行基因筛查的专家共识建议如下：

A. 在先证者发现 PCCD 致病基因突变后，推荐在家族成员及其他相关亲属中检测该突变（Ⅰ类推荐）。

B. 对于孤立性 PCCD 或伴有先天性心脏病的 PCCD，尤其存在 PCCD 阳性家族史时，基因检测可以考虑作为诊断性评价的一部分（Ⅱb 类推荐）。

其他还有一些与遗传相关的心律失常，如早期复极综合征、特发性室颤、不明原因猝死综合征等，关于这些疾病虽然也有一些基因学证据发现，但只能解释极少数该类患者的病因，因此在此文中暂不详述，待以后本书再版时视本学科的进展情况再加以补充阐述。

（张文宗）

第三节　期前收缩

期前收缩是指起源于窦房结以外的异位起搏点而与基本心律中其他搏动相比在时间上过早发生的搏动，又称过早搏动，简称早搏。几乎 100% 的心脏病患者和 90% 以上的正常人均可发生，是临床上最常见的心律失常。

一、病因

（1）生活习惯：过多的茶、烟、咖啡或腹内胀气、便秘、过度疲劳、紧张或忧虑等精神刺激或情绪波动常常是发生期前收缩的诱因。

（2）神经反射，特别是通过胃肠道的感受器所激发的神经反射更为常见。当运动或饱餐使心率加快，随后在休息时心率又逐渐减慢时容易出现。亦有人在卧床，准备入睡之际发生。

（3）药物：如麻黄碱、肾上腺素、异丙肾上腺素亦可诱发期前收缩。器质性心脏病患者，特别是心脏功能代偿失调发生了心功能衰竭时，期前收缩往往增多。服用强心药如洋地黄制剂后，心力衰竭得到控制，期前收缩减少或消失。若在继续服用洋地黄制剂过程中，反而引起更多的室性期前收缩，甚至发生二联律，这往往是洋地黄中毒或过量的结果。

（4）手术或操作：心脏手术过程中特别是当手术进行到直接机械性刺激心脏传导系统时，期前收缩几乎是不可避免的。此外，在左、右心脏导管检查术、冠状动脉造影术中，当导管尖端与心室壁，特别是与心室间隔接触时，或注射造影剂时，都往往引起各式各样的心律失常，其中期前收缩便是最常见的一种。此外，胆道疾病、经气管插管的过程中亦容易发生期前收缩。

（5）各种器质性心脏病：尤其是慢性肺部疾病、风湿性心脏病、冠心病、高血压心脏病等，房性期前收缩更加常见。一组多中心临床研究提供的1372例65岁以上老年人大样本资料，经24h动态心电图检测，发现房性期前收缩检出率为97.2%，而超过连续3次以上的室上性心动过速几乎占一半。90%以上的冠心病、扩张型心肌病患者可出现室性期前收缩。二尖瓣脱垂患者常见频发和复杂的室性期前收缩，如果伴有二尖瓣关闭不全造成的血流动力学损害、心源性晕厥病史、频发的室性期前收缩则提示可能有猝死的危险。而且，无论何种原因所致的心力衰竭，均常发生室性心律失常，频发室性期前收缩的发生率可达80%以上，40%可伴短阵室速，常成为心力衰竭患者发生猝死的主要原因。

二、产生机制

（1）折返激动：折返激动是指心脏内某一部位在一次激动完成之后并未终结，仍沿一定传导途径返回到发生兴奋冲动的原发部位，再次兴奋同一心肌组织并引起二次激动的现象。在折返激动中，如果折返一次即为折返性早搏。由折返激动形成的早搏其激动来自基本心律的起搏点而并非来自异位起搏点，折返激动是临床上最常见的早搏发生原理。环行折返或局灶性微折返如折返途径相同则过早搏动形态一致；如折返中传导速度一致，则过早搏动与前一搏动的配对时间固定。

（2）并行心律：心脏内有时可同时有两个起搏点并存，一个为窦房结，另一个为异位起搏点，但其周围存在着完全性传入阻滞，因而不受基本心律起搏点的侵入，使两个起搏点能按自身的频率自动除极互相竞争而激动心房或心室。因异位起搏点的周围同时还有传出阻滞，故异位起搏点的激动不能任何时候都可以向四周传播，只有恰遇周围心肌已脱离不应期，才能以零星早搏的形式出现，若异位起搏点周围的传出阻滞消失，可形成并行心律性心动过速。并行心律是异位起搏点兴奋性增高的一种特殊形式，是产生早搏的一个重要原因。

（3）异位起搏点的兴奋性增高：①在某些条件下，如窦性冲动到达异位起搏点处时由于魏登斯基现象，使该处阈电位降低及舒张期除极坡度改变而引起过早搏动；②病变心房、心室或浦肯野纤维细胞膜对不同离子通透性改变，使快反应纤维转变为慢反应纤维，舒张期自动除极因而加速，自律性增强，而产生过早搏动。

三、分类

根据异位搏动发生部位的不同，可将期前收缩分为窦性、房性、房室交界性和室性期前收缩，其中以室性期前收缩最为常见，房性次之，交界性比较少见，窦性极为罕见。

描述期前收缩心电图特征时常用到下列术语：

（1）联律间期（couplinginterval）：指异位搏动与其前窦性搏动之间的时距，折返途径与激动的传导速度等可影响联律间期长短。房性期前收缩的联律间期应从异位 P 波起点测量至其前窦性 P 波起点，而室性期前收缩的联律间期应从异位搏动的 QRS 波起点测量至其前窦性 QRS 波起点。

（2）代偿间歇（compensatory pause）：当期前收缩出现后，往往代替了一个正常搏动，其后就有一个较正常窦性心律的心动周期为长的间歇，叫作代偿间歇。由于房性异位激动，常易逆传侵入窦房结，使其提前释放激动，引起窦房结节律重整，因此房性期前收缩大多为不完全性代偿间歇。而交界性和室性期前收缩，距窦房结较远不易侵入窦房结，故往往表现为完全性代偿间歇。在个别情况下，若一个室性期前收缩发生在舒张期的末尾，可能只激动了心室的一部分，另一部分仍由窦房结下传的激动所激发，这便形成了室性融合波。

（3）插入性期前收缩：指插入在两个相邻正常窦性搏动之间的期前收缩。

（4）单源性期前收缩：指期前收缩来自同一异位起搏点或有固定的折返径路，其形态、联律间期相同。

（5）多源性期前收缩：指在同一导联中出现 2 种或 2 种以上形态及联律间期互不相同的异位搏动。如联律间期固定，而形态各异，则称为多形性期前收缩，其临床意义与多源性期前收缩相似。

（6）频发性期前收缩：依据出现的频度可人为地分为偶发和频发性期前收缩。目前一般将≤10 次/小时（≤5 次/分）称为偶发期前收缩，≥30 次/小时（5 次/分）称为频发期前收缩。常见的二联律（bigeminy）与三联律（trigeminy）就是一种有规律的频发性期前收缩。前者指期前收缩与窦性心搏交替出现；后者指每 2 个窦性心搏后出现 1 次期前收缩。

四、临床表现

由于患者的敏感性不同，可无明显不适或仅感心悸、心前区不适或心脏停搏感。高血压、冠心病、心肌病、风湿性心脏病病史的询问有助于了解早搏原因指导治疗，询问近期内有无感冒、发热、腹泻病史有助于判断是否患急性病毒性心肌炎，洋地黄类药物、抗心律失常药物及利尿剂的应用有时会诱发早搏的发生。

五、体检发现

除原有基础心脏病的阳性体征外，心脏听诊时可发现在规则的心律中出现提早的心跳，其后有一较长的间歇（代偿间歇），提早出现的第一心音增强，第二心音减弱，可伴有该次脉搏的减弱或消失。

六、心电图检查

1. 房性期前收缩（premature atrial complex）　心电图表现：①期前出现的异位 P 波，其形态与窦性 P 波不同；②PR 间期 >0.12s；③大多为不完全性代偿间歇，即期前收缩前后两个窦性 P 波的间距小于正常 PP 间距的两倍（图 9 - 19 某些房性期前收缩的 PR 间期可以延长；如异位）。P波后无 QRS - T 波，则称为未下传的房性期前收缩；有时P波下传心室引起 QRS 波群增宽变形，多呈右束支传导阻滞图形，称房性期前收缩伴室内差异性传导。

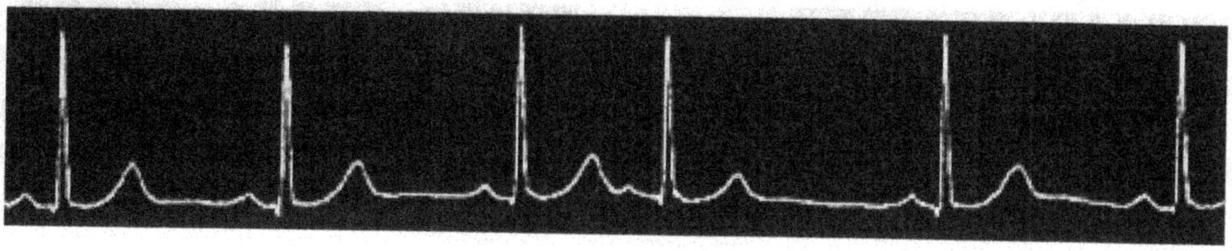

图 9 - 19　房性期前收缩

2. 房室交界性期前收缩（premature junctional complex）　心电图表现：①期前出现的 QRS - T 波，其前无窦性 P 波，QRS - T 波形态与窦性下传者基本相同；②出现逆行 P波（P 波在Ⅱ、Ⅲ、aⅦ导联倒置，aⅥR 导联直立），可发生于 QRS 波群之前（P'R 间期 < 0. 12s）或 QRS 波群之后（RP'间期 < 0. 20s），或者与 QRS 波相重叠；③大多为完全性代偿间歇（图 9 - 20）。

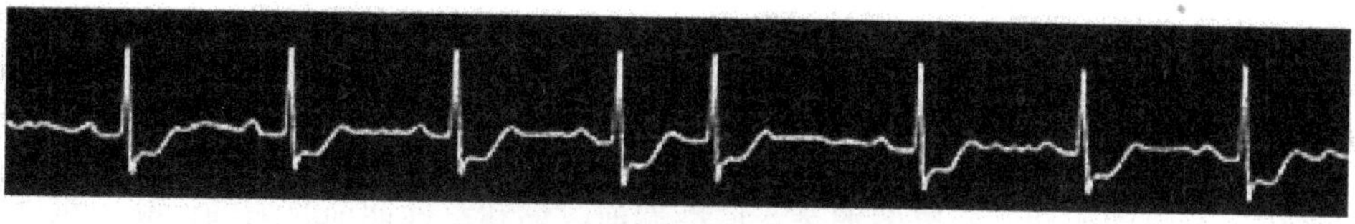

图 9 - 20　房室交界性期前收缩

3. 室性期前收缩（premature ventricular complex）　心电图表现：①期前出现的 QRS - T 波前无 P 波或无相关的 P 波；②期前出现的 QRS 波形态宽大畸形，时限通常 > 0. 12s，T 波方向多与 QRS 波的主波方向相反；③往往为完全性代偿间歇，即期前收缩前后的两个窦性 P 波间距等于正常 PP 间距的两倍（图 9 - 21）。

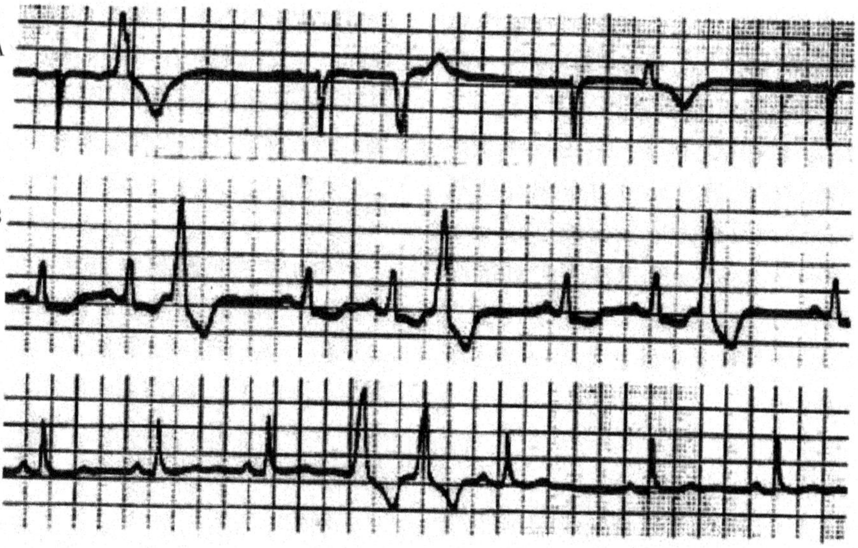

图 9 - 21　室性期前收缩

A. 多源性室性早搏；B. 三联律；C. 成对的室性早搏

室性期前收缩（室早）显著变形增宽，QRS 波 > 160ms，常强烈提示存在器质性心脏病。室性期前收缩的配对间期多数固定，配对间期多变的室性期前收缩可能为室性并行心律。过早出现的室性期前收缩，靠近前一心动周期 T 波的顶峰上，称为 R on T 现象，易诱发室颤或室速，特别当心肌缺血、电解质紊乱及其他导致室颤阈值下降的情况时，R on T 现象具有较大危险性（表 9－2）。

表 9－2　室性前期收缩的 Lown 分级

分级	心电图特点
0	无室性期前收缩
1	偶发，单一形态室性期前的收缩 <30 次/小时
2	频发，单一形态室性期前收缩 ≥30 次/小时
3	频发的多形性室性期前收缩
4A	连续的，成对的室性期前收缩
4B	连续的或 ≥3 次的室性期前收缩
5	R on T 现象

七、诊断

根据体表心电图或动态心电图形态，房性期前收缩和室性期前收缩的诊断不难确定。临床上还需要对期前收缩进行危险分层，区分生理学和病理性期前收缩，尤其是对室性期前收缩要判断其对预后的影响。

房性期前收缩可见于正常健康人和无心脏病患者，但正常健康人频发性房性期前收缩极为少见。房性期前收缩多见于器质性心脏病患者。当二尖瓣病变、甲状腺功能亢进、冠心病和心肌病中发生频发性房性期前收缩时，特别是多源性早搏时，常是要发生心房颤动的先兆。以下房性期前收缩可能与器质性心脏病有关，常提示为病理性期前收缩：①频发持续存在的房性期前收缩；②成对的房性期前收缩；③多形性或多源性房性期前收缩；④房性期前收缩二联律或三联律；⑤运动之后房性期前收缩增多；⑥洋地黄应用过程中出现房性期前收缩。

八、治疗

早搏分为功能性和病理性两类，功能性早搏一般不需要特殊治疗，病理性早搏则需要及时进行处理，否则可能引起严重后果，甚至危及生命。了解和掌握功能性和病理性早搏的鉴别知识，及时进行判断，这对于疾病的预防和治疗具有重要意义。

1. 功能性早搏　在中青年人中并不少见，大多数查不出病理性诱因，往往是在精神紧张、过度劳累、吸烟、酗酒、喝浓茶、饮咖啡后引起的，一般出现在安静或临睡前，运动后早搏消失，功能性早搏一般不影响身体健康，经过一段时间，这种早搏大多会不治而愈，故无需治疗，但平时应注意劳逸结合，避免过度紧张和疲劳，思想乐观，生活有规律，不暴饮暴食、过量饮酒，每天进行适当的体育锻炼。

2. 病理性早搏　患心肌炎、冠状动脉粥样硬化性心脏病、风湿性心脏病、甲亢性心脏病、二尖瓣脱垂及洋地黄中毒时，也常出现早搏，这属于病理性早搏。常见于下列情况：发生于老年人或儿童；运动后早搏次数增加；原来已确诊为心脏病者；心电图检查除发现早搏外，往往还有其他异常心电图改变。对于病理性早搏，应高度重视，需用药治疗，如果出现严重的和频繁发作的早搏，最好住院进行观察和治疗。

3. 功能性和器质性室性期前收缩的鉴别

（1）QRS 波群时间：若心肌本身无病变，则不论心室异位起搏点在心室何处，QRS 波群时间均不会超过 0.16s。更宽大的 QRS 波群常提示心肌严重受累，这样的室性期前收缩是器质性的。

（2）QRS 波群形态：异位起搏点位于右室前壁（或室间隔前缘）和心底部的室早，多属于功能性的。

（3）QRS 波群形态结合 ST－T 改变：这是由 Schamroch，提出的鉴别方法（见表 9－3）。

表 9－3　Schamroch 功能性和器质性室早的比较法

心电图特点	功能性室早	器质性室早
QRS 波振幅	≥20mm	<10mm
QRS 波时间	<0.14s	>0.14s
粗钝切迹	无	常见
ST 段等电位线	ST 段起始部无等电位线	有
T 波	不对称，与 QRS 波反向	对称、高尖、与 QRS 波同向

（4）运动负荷试验：一般认为休息时有室早，运动时消失者多属于功能性；运动时出现且为频发，则器质性的可能性大。

4. 房性早搏　应积极治疗病因，必要时可选用下列药物治疗：①β 受体阻滞剂，如普萘洛尔（心得安）；②维拉帕米（异搏定）；③洋地黄类，适用于伴心力衰竭而非洋地黄所致的房性早搏，常用地高辛 0.25mg，1 次/日；④奎尼丁；⑤苯妥因钠 0.1g，3 次/日；⑥胺碘酮。前两类药物对低血压和心力衰竭患者忌用。

5. 房室交界性早搏的治疗　与房性早搏相同，如无效，可试用治疗室性早搏的药物。

6. 室性早搏的治疗　室性期前收缩的临床意义可参考以下情况判断并予以重视：①有器质性心脏病基础，如冠状动脉疾病（冠心病）、急性心肌梗死、心肌病、瓣膜疾病等；②心脏功能状态，如有心脏扩大、左心室射血分数低于 40% 或充血性心力衰竭；③临床症状，如眩晕、黑矇或晕厥先兆等；④心电图表现，如室性期前收缩呈多源、成对、连续≥3 个出现，或在急性心肌梗死或 QT 间期延长基础上发生的 R on T 现象。治疗室性早搏的主要目的是预防室性心动过速，心室颤动和心脏性猝死。

室早的治疗对策如下：①无器质性心脏病的患者，室早并不增加其死亡率，对无症状的孤立的室早，无论其形态和频率如何，无需药物治疗。②无器质性心脏病的患者，但室性期前收缩频发引起明显心悸症状，影响工作和生活者，可酌情选用美西律、普罗帕酮，心率偏快、血压偏高者可用 β 受体阻滞剂。③有器质性心脏病，伴轻度心功能不全（左心室射血分数 40% ~50%），原则上只处理心脏病，不必针对室性期前收缩用药，对于室性期前收缩引起明显症状者可选用普罗帕酮、美西律、莫雷西嗪、胺碘酮等。④急性心肌梗死早期出现的室性期前收缩可静脉使用利多卡因、胺碘酮。⑤室性期前收缩伴发心力衰竭、低钾血症、洋地黄中毒、感染、肺源性心脏病等情况时，应首先治疗上述病因。

7. 室性早搏的经导管射频消融治疗　导管消融术的出现极大地改变了心律失常临床治

疗模式，使得心律失常的治疗从姑息性的控制转向微创性的根治术。经过十余年的发展，已经成为绝大多数快速性心律失常的一线治疗。

对于有明显临床症状、药物治疗无效或患者不能耐受、无伴发严重器质性心脏病的频发室性期前收缩患者，可考虑经导管射频消融。根据患者室性期前收缩发生时的体表心电图可以初步诊断室性期前收缩的起源部位在左心室或右心室，经激动标测结合起搏标测，可确定消融部位。目前还可以结合三维电解剖标测手段（Carto、Ensite3000），提高消融治疗成功率。

射频消融的适应证选择可参考下列条件：①心电图及动态心电图均证实为频发单形性室性早搏，室早稳定，而且频发，24h 动态心电图显示同一形态的室性早搏通常超过 1 万次以上，或占全天心律的 8% 以上；②有显著的临床症状，心理治疗加药物治疗无效或药物有效但患者不能耐受长期药物治疗或者不愿意接受药物治疗者；③因频发室早伴心悸、乏力症状和（或）精神恐惧，明显影响生活和工作者；④因频发室早影响到学习或就业安排，有强烈根治愿望。

射频消融的禁忌证：①偶发室性期前收缩；②多源性室性期前收缩；③器质性心脏病所致室性期前收缩。

室性期前收缩导管射频消融特点：①室性期前收缩多起源于右室流出道；②多采用起搏标测；③无早搏时不宜进行标测和消融；④消融成功率高，并发症少。

九、室性早搏的并发症

本病会诱发室性心动过速、心室颤动，在严重的情况下还会导致心脏性猝死。

1. 室性心动过速　室性心动过速是指起源于希氏束分叉处以下的 3～5 个以上宽大畸形 QRS 波组成的心动过速，与阵发性室上性心动过速相似，但症状比较严重，小儿烦躁不安，苍白，呼吸急促，年长儿可诉心悸，心前区疼痛，严重病例可有晕厥、休克、充血性心力衰竭者等，发作短暂者血流动力学的改变较轻，发作持续 24h 以上者则可发生显著的血流动力学改变，体检发现心率增快，常在 150 次/分以上，节律整齐，心音可强弱不等。

2. 心室颤动（VF）　是由于许多相互交叉的折返电活动波引起，其心电图表现为混乱的记录曲线，VF 常可以致死，除非用直流电除颤（用胸部重击或抗心律失常药物除颤难以奏效）。

3. 心脏性猝死　猝死系－临床综合征，指平素健康或病情已基本恢复或稳定者，突然发生意想不到的非人为死亡，大多数发生在急性发病后即刻至 1h 内，最长不超过 6h 者，主要由于原发性心室颤动、心室停搏或电机械分离，导致心脏突然停止有效收缩功能。

（张文宗）

第四节　心房颤动

（一）病因及发病机制

凡能够引起窦房结损伤、缺血、心肌病变或心房压增高、心房扩大的各种疾病均可发生心房颤动（atrial fibrillation，AF），是人类最常见的心律失常类型之一。青年人最常见的病因是风湿性心脏病，尤其是二尖瓣狭窄；老年人则常见于老年退行性心脏瓣膜病；还可见于心肌病、心肌炎、缩窄性心包炎、甲亢、先天性心脏病、预激综合征、冠心病等，亦可见于洋地黄中毒患者。部分阵发性心房颤动可见于正常人或无明确原因，反复发作，又称之为孤立性心房颤动或特发性房颤。在使用洋地黄过程中，若心房颤动伴室内差异性传导，提示洋地黄用量不足；若心房颤动出现室性早搏，心室率慢而节律齐，常提示中毒。其发生是由于心房内存在多个折返环，多发的环行激动使心房失去有效的收缩，而表现为心房颤动。其他机制，如心房内多个起搏点自律性增高尚未得到证实。房颤开始时，常表现为阵发性、反复发作，持续时间延长而转变为持续性或永久性房颤。

（二）临床要点

1. 症状与体征　心率慢者可无症状，或自觉心跳不规则；心室率快者可有心悸、疲乏、虚弱、头晕、无力、恶心、面色苍白等症状；严重二尖瓣狭窄者可诱发急性肺水肿。体征可有：①动脉脉搏和心搏完全不规则。②心脉率不一致而表现为脉短绌，心率越快则脉短绌越明显。③听诊心音强弱不等。

2. 心电图表现

（1）各导联 P 波消失，代之以形态、振幅、间期完全不一的基线波动（f 波），频率为 350～600 次/min，心室律绝对不齐，即 RR 间期绝对不等，一般在 120～180 次/min，不超过 200 次/min，QRS 波群一般呈室上性。f 波在心电图上可能相当显著，类似不纯性扑动，也可能非常细小，甚至看不到。一般来说，f 波愈粗大，频率愈低；愈纤细，频率愈高。

（2）心房颤动伴室内差异性传导：心房颤动时，下传的心室搏动其 QRS 波群可以正常或宽大，宽大的 QRS 波群可由于同时存在束支传导阻滞、预激综合征或时相性室内差异性传导引起：心房颤动，由于室率多快速而不规则，常有 Ashman 现象，故比心房扑动更易产生室内差异性传导，而形成宽大畸形的 QRS 波群。QRS 波群多呈右束支传导阻滞图形（占 90%），其起始向量多与正常心搏一致，偶可呈左束支传导阻滞图形。前一个心动周期愈长，“联律间期”愈短，则 QRS 波群增宽愈显著，同时无代偿间歇。

（3）心房颤动伴房室传导阻滞：

1）心房颤动伴Ⅱ度房室传导阻滞：出现不同程度的房室交界性或室性逸搏，发生在比较固定的长间歇后。RR 间期虽长短不一，但不规则中有规律，如渐短突长或渐长突长的类文氏现象。心房颤动时 f 波频率为 350～600 次/min。生理性干扰、隐匿性传导是机体的保护性反应，也可造成长 RR 间期，不能单凭 RR 间期长短决定 AVB 的存在。

2）心房颤动伴Ⅲ度房室传导阻滞：心房颤动时，心电图示 RR 间期相等即说明合并Ⅲ度 AVB。根据起搏点部位，QRS 时间、频率不一，心室律可表现为非阵发性或阵发性结性心动过速，也可表现为阵发性或非阵发性室性心动过速。室性逸搏心律使 QRS 宽大畸形。

（4）预激综合征伴心房颤动：①心房颤动常为阵发性。②心室率较快，常大于 200 次/min，节律完全不规则。③QRS 波群时间取决于下传途径，由异常路径下传时，QRS 宽大畸形，可有典型预激综合征图形，较为常见。由正常径路下传时，QRS 波群正常，此时如伴有室内差异性传导，可使 QRS 波宽大畸形，易被误认为房颤沿旁路下传；也可在心电图上呈现“手风琴”现象，QRS 波群宽大与正常相间出现。

（三）诊断关键

1. 诊断　主要依据临床和心电图表现。

2. 病情危重指标　心房颤动发生后可为持续性，但也有阵发性者，而后反复发作呈持续型房颤。心房颤动时，由于心房失去有效收缩，使心室舒张期充盈不良，故心输出量减少25%～30%，可诱发或加重心力衰竭，尤其当心室率过快时更易发生。心房颤动发生后可能导致心房内血栓形成，尤其是二尖瓣狭窄的患者，当左房极度增大或心室率很快时心房内更易形成血栓，血栓脱落造成动脉栓塞的发生率达41%左右。孤立性房颤一般预后良好，但需预防发生栓塞。预激综合征伴心房颤动由于心室率极快，可引起严重血流动力学异常，甚至心室颤动和猝死。

3. 鉴别诊断

（1）心房颤动合并室内差异性传导与心房颤动合并室性心动过速：①前者心室节律绝对不齐，心室率极快时可基本规则；后者多基本规则（RR 间期相差0.01～0.04s）。②前者QRS 波多呈三相型，呈右束支阻滞图形，偶可呈左束支阻滞图形，QRS 波群时间 <0.14s，易变性大；后者多呈单相性 QRS 波群，QRS 波群时间可 >0.16s，易变性小（除非是多源性室速）。③前者宽大畸形的 QRS 波群的配对间期多不固定；后者则固定，并且与室性早搏的配对时间相等。④前者无代偿间期，后者有类代偿间歇。⑤前者无室性融合波，后者可有室性融合波及心室夺获。

（2）心房颤动合并预激综合征与心房颤动合并室性心动过速：①前者心室率多超过180次/min；后者常小于180 次/min。②前者心室节律不规则，R－R 间期相差可超过0.03～0.10s；后者心室节律可稍有不均匀或完全均齐。③前者 QRS 波群形态宽大畸形，起始部分可见预激波；后者 QRS 波群很少呈右束支阻滞图形，无预激波。④前者无心室夺获，后者可有心室夺获。⑤前者发作前后心电图可见到预激综合征图形，而后者可能有室性早搏。

（3）心房颤动合并室内差异性传导与心房颤动合并室性早搏：①合并室内差异性传导多发生在心室率较快时，而合并室性早搏多发生在心室率较慢时。②合并室内差异性传导时，QRS 波群多呈右束支传导阻滞图形，起始向量与基本心率相同；合并室性早搏时，QRS波群常出现 QR、QR 或 RS 形，波形模糊、有切迹，常在 QRS 波群起始部分已很明显。③合并室内差异性传导时，宽大畸形的 QRS 波群多紧随在长 RR 间期后发生（即 Ashman 现象或称长—短周期)，而后者无此规律。④心房颤动合并室内差异性传导无固定的配对间期，而合并室性早搏多有固定的配对间期。⑤合并室内差异传导时，QRS 波群畸形程度可有很大差别，QRS 波群时间可大于0.12s，也可小于0.12s；而合并室性早搏时，QRS 波群如果有多种形态，都是典型的室性早搏波形，QRS 波群时间均大于0.12s。⑥心房颤动合并室内差异性传导时其后多无类代偿间歇，而合并室性早搏其后多有类代偿间歇。

（四）治疗关键

治疗分为两个方面。

1. 转复房颤　目前主张同步直流电转复，转复后用胺碘酮或奎尼丁维持窦性心律，胺碘酮维持率高且死亡率较低，被推荐为首选药物。也可用奎尼丁或胺碘酮行药物转复。转复的禁忌证为房颤持续时间过长（超过6个月），心房较大或合并严重心肌损害的器质性心脏病。

2. 控制心室率　是治疗的主要目的之一，可减轻症状，增加心排血量。适用于不适宜行房颤转复者或转复前心室率较快者，常用药物有洋地黄类，无严重心肌功能不全者也可使用 β 受体阻滞剂或维拉帕米。

3. 抗凝治疗 β受体阻滞剂和钙拮抗剂是房颤时控制心室率的一线药物。

（张文宗）

第五节 室上性心动过速

室上性心动过速（室上速，SVT）是最常见的一种心动过速，其电生理机制也是认识得最清楚的。根据电生理分类，SVT 由房室结折返、房室折返和房性心动过速组成。本文主要针对狭义上的室上速，即房室结折返和房室折返性心动过速的电生理机制及射频消融进行简单介绍。

一、房室结折返性心动过速（AVNRT）

AVNRT 的电生理基础是房室结双径路。房室结双径路被认为是房室结传导功能性纵向分离的电生理现象，可能与房室结的复杂结构形成了非均一性的各向异性有关。

1. 房室结双径路的诊断 典型的房室结双径路表现为：在高位右房的 S_1S_2 刺激中，当 S_1S_2 缩短 10～20ms，而出现 A_2H_2 突然延长 50ms 以上，即出现房室传导的跳跃现象。若跳跃值仅 50ms，诊断应慎重。此时若同时伴有心房回波或诱发 SVT，且能除外隐匿性旁路和房内折返；或连续两个跳跃值都是 50ms，则可诊断。

当高位右房的 S_1S_2 刺激无跳跃现象，应加做以下检查。当出现下述表现时，亦可诊断：

（1）心房其他部位（如冠状窦）S_1S_2 刺激出现跳跃现象。

（2）RVA 的 S_1S_2 刺激出现 V_2A_2 的跳跃现象。快慢型 AVNRT 患者常有此现象。

（3）给 S_2S_3 刺激，或刺激迷走神经，或给予阿托品、异丙肾上腺素、腺苷三磷酸等药物后，出现跳跃现象，或诱发出 AVNRT。

此外，若观察到以下现象，也是诊断房室结双径路的证据。

（1）窦性心律或相似频率心房起搏时，发现长短两种 PR 或 AH 间期，二者相差在 50ms 以上。

（2）心房或心室期前刺激，偶尔观察到双重反应（1 ：2 传导），前者表现为 1 个 A_2 后面有两个 V_2；后者为 1 个 V_2 后有两个 A_2。

（3）心房或心室快速起搏，房室结正传或逆传出现 3 ：2 以上的文氏传导时，观察到 AH 或 VA 间期出现跳跃式延长，跳跃值在 50ms 以上。

2. AVNRT 的类型与电生理特性 虽然房室结双径路是 AVNRT 的电生理基础，但要形成 AVNRT，还需要快径路与慢径路在不应期与传导速度上严格地匹配。这就是为什么临床上没有 SVT 的病例，电生理检查中，25% 可以出现房室结双径路现象的原因。根据快慢径路在 AVNRT 中传导方向的不同，可以分为两型：慢快型和快慢型。

（1）慢快型：又称常见型、占 AVNRT 的 95%。它的电生理特点是正传发生在慢径路，而逆传发生在快径路。由于快速的逆传，使心房的激动发生在心室激动的同时，或稍后，或稍前。因此，心电图上逆行 P 波大多数重叠在 QRS 波中（占 48%）或紧随其后（占 46%），少数构成 QRS 波的起始部（占 2%）。在心内电生理记录可以发现，逆传心房激动呈中心型，最早激动出现在房室交界区［即记录希氏束电图（HBE）的部位］；HBE 的 AH > HA 间期，VA < 70ms，甚至为负值。

（2）快慢型：又称少见型，仅占 AVNRT 的5%。它的电生理特点是正传发生在快径路，逆传发生在慢径路，因而逆 P波远离 QRS 波，而形成长的 RP间期。心内电生理检查，逆传心房激动也是中心型，但最早激动点是冠状静脉窦（CS）口；HBE 的 AH < HA 间期。此时，需与房性心动过速、慢传导的隐匿性房室旁路参与的房室折返性心动过速（即 PJRT）相鉴别。

3. AVNRT 诊断要点

（1）常见型 AVNRT：

1）房性、室性期前刺激，或用引起房室结正向文氏周期的频率进行心房起搏，可诱发和终止。

2）心房程序刺激，房室结正向传导出现跳跃现象。

3）发作依赖于临界长度的 AH 间期，即慢径路一定程度的正向缓慢传导。

4）逆向性心房激动最早点在房室连接区，HBE 的 VA 间期为 -40 ~ +70ms。

5）逆行 P波重叠在 QRS 波中，或紧随其后，少数构成 QRS 波的起始波。

6）心房、希氏束与心室不是折返所必需。兴奋迷走神经可减慢，然后终止 SVT。

（2）少见型 AVNRT：

1）房性、室性期前刺激，或用引起房室结逆向文氏周期的频率进行心室起搏，可诱发和终止。

2）心室程序刺激，房室结逆向传导出现跳跃现象。

3）发作依赖于临界长度的 HA 间期，即慢径路一定程度的逆向缓慢传导。

4）逆向性心房激动最早点在 CS 口。

5）逆行 P波的 RP间期长于 PR 间期。

6）心房、希氏束和心室不是折返所必需，兴奋迷走神经可减慢并终止 SVT，且均阻滞于逆向传导的慢径路。

4. AVNRT 的心电图表现

（1）慢快型 AVNRT 的心电图有以下表现：

1）P 波埋于 QRS 波中。各导联无 P波，但由于 P波的记录与辨认有时非常困难，因而仅凭心电图判断有无 P波常常难以做到。

2）SVT 时的心电图与窦性心律时比较。常常可以发现 QRS 波群在Ⅱ、Ⅲ、aVF 导联多1 个 S 波假 S 现象，在 V_2 导联多1 个 r′波（假 r′现象），这两种现象虽然出现率不太高，但诊断的可靠性相当高。

3）若各导联有 P波，RP间期 < 80ms，与 AVRT 的区别在于后者的 RP间期 > 80ms。当RP间期在 80ms 左右时，诊断应谨慎，因二者在此范围中有重叠。

（2）快慢型 AVNRT 的心电图表现与房速（AT）和 PJRT 一样，仅凭心电图无法区分。

此外，由于 AVNRT 多见于女性，女：男约为7 ：3，因而仅凭心电因诊断男性患者为AVNRT 应谨慎。

5. AVNRT 的鉴别诊断　AVNRT 需要与间隔部位起源的房速（AT）或间隔部旁路参与的房室折返性心动过速（AVRT）以及加速性结性心律失常相鉴别。

（1）心动过速时心房与心室激动的时间关系：V - A 间期 < 65ms 可排除 AVRT，但不能区别开 AV7NRT 和 AT。

（2）室房传导特征：心室程序刺激无递减传导特性，强烈提示有房室旁路，但如有明确递减传导特性，不能排除慢旁路的存在。

（3）希氏束旁刺激：刺激方法是以较高电压（脉宽）刺激希氏束旁同时夺获心室肌和希氏束或右束支（HB－RB），然后逐渐降低电压，使起搏只夺获心室肌，不夺获HB－RB，观察心房激动顺序，刺激信号至A波（SA）以及H－A间期变化。如S－A间期和心房激动顺序均不变，提示房室旁路逆传；如S－A间期延长，H－A间期不变，而且心房激动顺序也不变，提示无房室旁路，激动经房室结逆传；如心房激动顺序不同提示既有旁路也有房室结逆传。

（4）心动过速时希氏束不应期内心室期前刺激（RS_2 刺激）：希氏束不应期内心室期前刺激影响心房激动（使心房激动提前或推后）或终止心动过速时未夺获心房，均提示房室之间除房室结之外还有其他连接，即房室旁路，但刺激部位远离旁路时会有假阴性。

（5）心室超速起搏可以拖带心动过速，并有QRS融合波者提示AVRT。

以上几个方面的检查有助于AVNRT与AVRT的鉴别，在排除AVRT之后，间隔部起源心动过速的鉴别主要集中在房速与AVNRT之间。如心室超速起搏不夺获心房常提示为房速，若能夺获心房，但停止心室起搏后心房激动呈A－A－V关系也提示心动过速为房速。非间隔起源房速易于鉴别，心房激动顺序呈偏心性，区别于不同类型的AVNRT。

6. 典型AVNRT的消融　慢径消融治疗AVNRT的成功率高，房室传导阻滞发生率低，已成为AVNRT的首选治疗方法。不同类型AVNRT均可通过慢径消融取得成功，消融可以通过解剖定位或慢径电位指导完成，而目前最常用的方法是将两种方法结合，通过解剖法首先进行初步定位，之后结合心内电图标测，寻找关键的靶点。

解剖定位指导的消融方法：首先将标测消融导管送至心室，慢慢向下并回撤导管至CS开口水平，之后回撤并顺时针旋转使消融导管顶端位于CS开口和三尖瓣环之间，并稳定贴靠，局部心内电图呈小A，大V波，A/V在0.25∶1～0.7∶1之间，A波通常碎裂、多幅。

慢径电位指导的消融方法：心内电图指导下的慢径消融是指将标测导管置于CS开口和三尖瓣环之间，标测所谓的慢径电位区域作为消融靶点。Jackman和Haissaguerre分别介绍了两种不同形态的慢径电位。Jackrnan等描述的慢径电位是一种尖锐快波，窦性心律时位于小A波终末部，通常只能在CS日周围<5mm的直径范围内记录到。Haissaguerre等描述的慢径电位是一种缓慢、低频、低幅波，在CS口前面的后间隔或中间隔区域可以记录到。

消融终点：①房室结前传跳跃现象消失，并且不能诱发AVNRT；②房室结前传跳跃现象未消失，跳跃后心房回波存在或消失，但在静滴异丙肾上腺素条件下不能诱发心动过速；③消融后新出现的持续性一度或一度以上房室传导阻滞。

消融成功标准：①房室结前传跳跃现象消失，并且不能诱发AVNRT；②房室结前传跳跃现象未消失，跳跃后心房回波存在或消失，但在静滴异丙肾上腺素条件下不能诱发心动过速；③消融后无一度以上房室传导阻滞。

二、房室折返性心动过速（AVRT）

AVRT的电生理机制是由于房室间存在附加旁路，导致电兴奋在心房、心脏传导系统、心室和房室旁路所组成的大折返环中做环形运动：因此，AVRT的解剖学基础是房室旁路。

房室旁路的产生是由于胚胎发育时，二尖瓣环和三尖瓣环这两个纤维环未能完全闭合，在未闭合处便出现心房肌与心室肌相连，即房室旁路。左前间隔处是主动脉瓣环与二尖瓣环间的纤维连续（亦称心室膜）、二尖瓣环在此处不会发生不闭合。因而，除此处之外，二尖瓣环与三尖瓣环的任何部位都能出现房室旁路。

1. 房室旁路的电生理特性　如前所述，房室旁路的组织学本质是普通心肌，因而它的电生理特性与心房肌和心室肌基本相同，而与心脏传导系统不同。其与房室结传导特性的区别在于，前者表现为全或无传导，而后者是递减传导（亦称温氏传导），即房室旁路的传导时间不随期前刺激的提前而延长，而房室结呈现明显延长。这是鉴别是否存在房室旁路的最根本的电生理依据。

房室旁路的传导方向，可以是双向，也可以是单向。单向中，大多数为仅有逆向传导，少数为仅有正向传导，这可能是由于旁路的心室端电动势大于心房端的缘故。旁路的传导可以持续存在，也可以间断存在。当旁路有双向传导时，患者表现为典型的预激综合征：窦性心律时的心电图有 δ 波（心室预激），且有 SVT 发作。当旁路仅有正向传导时，患者表现为仅有心室预激，而无 SVT（此时临床不应诊断预激综合征，应诊断为心室预激）。当旁路仅有逆向传导时，患者无心室预激，而仅有 SVT（此时临床最好采用隐匿性房室旁路的诊断而不用隐匿性预激综合征的诊断，因为患者没有心室预激）。当旁路存在时，是否发生 SVT，还取决于旁路的不应期、传导速度与房室结是否匹配。一船来说，正传不应期旁路长于房室结，而逆传不应期旁路则短于或等于房室结。这正是 AVRT 中大多数为顺向型，极个别是逆向型的原因。

在间歇性预激中，患者表现为一段时间心电图有 δ 波，一段时间 δ 波消失。这有两种可能：①旁路的正向传导呈间歇性；②旁路的正传实际上始终存在，但由于旁路位于左侧，当房室结传导较快时，δ 波过小而误认为 δ 波消失；当房室结传导较慢时，δ 波加大而显现。另外，δ 波也可表现为与心跳按一定比例出现，多数为 2 ∶ 1。这是由于旁路的正传不应期过长所致。

所谓隐匿性预激也有两种情况，一种是隐匿性旁路，一种是左侧显性旁路，但由于房室结正传始终较快，δ 波太小而误认为是隐匿性预激，后者在刺激迷走神经或注射腺苷三磷酸后就表现为显性预激。

根据近年电生理的研究，无一人能证实 James 束（即房结束）的存在。心电图中 PR 间期 <0.12s 而无 SVT 者，实际上都是房室结传导过快。所谓 L－G－L 综合征（PR 间期 < 0.12s，且有 SVT 发作），实际上是房室结传导过快伴 AV NRT 或 AVRT。因此，James 束实际上可能并不存在，只是根据心电图无 δ 波的短 PR 间期的一种推论而已。

另一种特殊旁路 Mahaim 束，以往根据心电图有 δ 波，但 PR 间期 >0.12s 推论它应该是结室束或束室束。但近年电生理研究和射频消融术已证实，结室束或束室束是极少见的，它大多数是连接于右房与右束支远端之间的房束旁路，但它的传导特性不是全或无的，而具有一定程度的递减传导。它一般只有正传而无逆传，因而多引起逆向型房室折返性心动过速。从电生理特性和组织学考虑，Mahaim 束实际上是异常存在的发育不健全的副房室传导系统。

还有一种特殊的慢传导的隐匿性旁路，其逆传十分缓慢，当冲动经旁路、心房抵达房室结时，房室结不应期已过，又可使冲动下传。因而，这种患者的 SVT 十分容易发作且不易终止，故称为无休止的房室交界区折返性心动过速（PJRT）。虽然发作时心电图类似于房速或 AVNRT，但实质上仍是 AVRT。据近年来电生理研究和射频消融术的结果，PJRT 的旁路大多数位于冠状静脉窦口附近，与房室结双径路的慢径路位置相同，因而还需与快慢型 AVNRT 鉴别。少数也可位于其他部位，如前间隔或游离壁。

总之，就大多数的房室旁路而言，其全或无传导特性明显地有别于房室结的显著递减性传导特性。但对于少数特殊旁路或少数房室结传导能力过强者，这种传导特性的区别变得很不明显，对于这些个别患者在进行心电生理检查和射频消融术时，应特别注意仔细鉴别，以免误判。

2. AVRT 的类型

（1）顺向型 AV RT（O－AVRT）：此型 AVRT 是以房室传导系统为前传支，房室旁路为逆传支的房室间大折返。其发生的条件为：房室旁路的前传不应期长于房室结，而逆传不应期短于房室结，而且房室传导系统（主要是房室结）的前传速度较慢。由于大多数旁路的不应期都有上述特点，而房室结的前传速度与不应期又能受自主神经影响而满足上述条件，因此，95% 的 AVRT 都是向型的，由于隐性旁路只能逆传，因而它参与的 AVRT 必然都是顺向型的。

（2）逆向型 AVRT（A－AVRT）：A－AVRT 是少见的房室折返性心动过速，发生于房室旁路有前向传导功能的患者。电生理检查中经心房和心室刺激均能诱发和终止这种房室折返性心动过速。心动过速的前传支为显性房室旁路，由此引起心室激动顺序异常而显示宽大畸形的 QRS 波，结合心腔内各部位电图的特点易与 O－AVRT 合并功能性束支传导阻滞和室性心动过速鉴别。目前电生理研究和射频消融结果均证实 A－AVRT 患者常存在多条房室旁路，而且心动过速的前传支和逆传支由不同部位的房室旁路构成。

（3）持续性交界性心动过速（PJRT）：PJRT 实际上是一种特殊的房室折返性心动过速，具有递减传导性能的房室旁路参与室房传导是心动过速的电生理基础。PJRT 的 P 波或 A 波远离 QRS 波或 V 波，而位于下一个心室激动波之前，与部分房性心动过速和少见型房室结折返性心动过速有某些相似之处，消融前进行鉴别诊断甚为重要。①鉴别室房传导途径：心室多频率或不同 S1S2 间期刺激时其室房之间没有 H 波，这一特点说明室房传导不是沿 AVN－HPS 途径传导。因此观察 H 波清楚的 HBE 导联在心室刺激时无逆传 H 波，提示存在房室旁路室房传导。②比较心房顺序：心室刺激或心动过速的心房激动顺序异常无疑可确定心动过速的性质。房室慢旁路仅少数位于左、右游离壁，多数位于间隔区（尤其是冠状静脉窦口附近）。因此应在冠状静脉窦口附近详细标测，寻找到最早心房激动部位有助于诊断。③心动过速与 H 波同步刺激心室是否改变心房激动周期（AA 间期）：房性心动过速或房室结折返性心动过速，与 H 波同步刺激心室因恰逢希氏束不应期而不能逆传至心房，故 AA 间期不受影响。如为房室折返性心动过速，则于希氏束不应期刺激心室仍能逆传至心房，并使 AA 间期改变。由于 PJRT 系房室慢旁路逆向传导，因此心室刺激可使 AA 间期缩短或延长。

（4）多旁路参与的 AVRT：多条房室旁路并不少见，约占预激综合征患者的 10%。电生理检查中，出现下述情况提示存在多条旁路：①前传的 δ 波在窦性心律、房颤或不同心房部位起搏时，出现改变；②逆向心房激动有两个以上最早兴奋点；③顺向型 AVRT 伴间歇性前传融合波；④前传预激的位置与顺向型 AVRT 时逆传心房的最早激动位置不符合；⑤逆向型 AVRT 的前传支为间隔旁路（因为典型的逆向型 AVRT 的前传支都是游离壁旁路）和（或）逆向型 AVRT 的周长明显短于同一患者的顺向型 AVRT 的周长。

在多旁路参与的 AVRT 中，各条旁路所起的作用可能是不同的：可以是两种顺向型 AVRT，以其中一条为主，另一条为辅，也可是仅一种顺向型 AVRT，另一条旁路只是旁观者，当主旁路被阻断后，次旁路才参与形成 AVRT。以上情况是最常见的多旁路情况。有时两条旁路可以是一条作为前传支，另一条作为逆传支，形成不典型的逆向型 AVRT。

遇到多旁路患者应进行详尽的电生理检查。若进行射频消融术，应首先阻断引起 AVRT 或 δ 波明显的旁路；然后，在情况变得比较简单后，再确定另一条旁路的位置并消融。

3. 左侧房室旁路消融术　左侧旁路包括左游离壁（简称左壁）、左后间隔和极少数左中间隔旁路。左壁旁路，特别是左侧壁旁路最常见，而且操作也较其他部位的旁路简单。

大多数左侧旁路消融术采取左室途径，即经股动脉左室二尖瓣环消融，又称为逆主动脉途径。

（1）股动脉置鞘：常选取右侧股动脉穿刺置入鞘管，鞘管内径应比大头导管外径大 1F。股动脉置入鞘管后应注意抗凝，常规注射肝素 3000 ~ 5000IU，手术延长 1h 应补充肝素 1000IU。

（2）导管跨瓣：大头导管经鞘管进入动脉逆行至主动脉弓处应操纵尾端手柄，使导管尖端弯曲成弧，继续推送导管至主动脉瓣上，顺时针轻旋并推进导管，多数病例中能较容易地跨过主动脉瓣进入左室。

（3）二尖瓣环标测：导管进入左室后，应在右前斜位透视，使导管尖端位于二尖瓣环下并接触瓣环。局部电图记录到清楚的 A 波和高大的 V 波，提示大头导管尖端从心室侧接触瓣环。进一步操作可在右前斜或左前斜透视下标测二尖瓣环的不同部位。

（4）有效消融靶点：放电消融 10s 内可阻断房室旁路，延长放电 30s 以上可完全阻断房室旁路的部位为有效消融靶点。

靶电图的识别：靶电图是指大头电极在放电成功部位（即“靶点”）双极记录到的心内电图。从二尖瓣环不同部位的横截面得知，在游离壁部位心房肌紧靠房室环而且与其他组织相比，所占比例较大，而在左后间隔部位，心房肌距房室环较远，所占比例也较少。因此，游离壁部位的靶电图，A 波较大，其与 V 波振幅之比应为 1 ∶ 4 ~ 1 ∶ 2；而左后间隔部位的靶电图，A 波较小，A ∶ V 约为 1 ∶ 6 ~ 1 ∶ 4，甚至刚能见到 A 波就能成功。对于显性旁路，除了 A 波达到上述标准外，A 波还应与 V 波相连，二者间无等电位线。此外，记录到旁路电位，V 波起始点早于体表心电图的 QRS 波起始点，亦是可供参考的靶电图标准。隐匿性旁路与显性旁路逆传功能的标测，可采用窦 - 室 - 窦标测法。前后窦性心律的靶电图，其 A 波大小应达到上述标准；中间心室起搏的靶电图，V 波应与其后的 A 波相连，二者间无等电位线。

（5）放电消融旁路：当靶电图符合上述标准后，即可试消融 10s。显性旁路在窦性心律下放电，同时注意体表心电图 δ 波是否消失。由于左侧旁路绝大多数为 A 型预激，因而最好选择 V_1 导联进行观察。δ 波消失时，原有的以 R 波为主的图形立即变成以 S 波为主的图形，变化十分明显，容易发现。也可以观察冠状静脉窦内电图，当 δ 波消失时，原来相连的 A 波与 V 波立即分开，二者之间出现距离，这种变化也十分明显，容易发现。隐匿性旁路一般采用在心室起搏下放电，起搏周长多用 400ms，频率过快可能引起大头电极移位。试放电中注意观察冠状静脉窦内电图，VA 逆传但不能保持 1 ∶ 1，或虽然是 1 ∶ 1，但 V 波与 A 波间距离突然加大都表明放电成功。试消融成功后，继续加强消融 60s 以上。

（6）穿间隔左房途径：利用房间隔穿刺术，可建立股静脉至左房途径达到于二尖瓣心房侧消融左游离壁房室旁路的目的。完成心腔内置管和消融前电生理评价后，进行房间隔穿刺术，大头导管再经鞘管进入左房进行消融。

（7）并发症：左侧旁路消融术的并发症发生率为0.86%～4%。可分为三大类型：①血管穿刺所致并发症，股动脉损伤最常见；②瓣膜损伤和心脏穿孔；③与射频消融直接有关的并发症。

4. 右壁旁路消融术　消融术要点：

（1）由于房室环在透视下无标志，只能依据靶电图来判定大头电极是否在瓣环的心房侧。靶电图的标准为：A波与V波紧密相连，二者振幅之比为1∶3～2∶3。显性预激的靶电图在实际观察中，最大的困难是不易确定哪个成分是A波，哪个成分是V波。正确的方法是同步记录冠状静脉窦内电图，将靶电图与之对照，凡在冠状静脉窦内电图A波之前的为靶电图A波成分，与A波同时发生的为靶电图V波成分。

（2）由于大头电极在显性旁路附近记录到的电图区别不大，只有相互比较才能看出。因此，在经验不足时，最好用两根大头导管在旁路附近做交替标测：固定二者之中记录的V波较早的导管，移动V波较晚的导管，直到找不到V波更早的位置。隐匿性旁路应采用前述的窦-室-窦标测法。一旦确定旁路位置，最好在荧光屏上做标记，并保持电极头与患者体位不变。操纵大头导管的方法一般是先将大头电极送至房室环的心室侧，并保持在标记的旁路处，观察着记录的心内电图缓慢后撤，待A波振幅够大时停止后撤，然后利用轻微旋转大头导管来控制大头电极位于瓣环房侧，顺钟向旋转可使大头电极略向心室方向移动，逆钟向旋转则向心房方向移动。

（3）由于大头电极在房室环心房侧都难以紧贴心内膜，故输出功率应增大，一般选用30～35W，甚至可增至50W。若在放电过程中出现δ波时隐时现的情况，说明大头电极不稳定，此时术者应用手指稳住导管，同时加大输出功率，延长放电时间。最好能更换新的加硬导管，提高稳定度，使δ波在放电的10s内消失，且无时隐时现的情况。

5. 旁路阻断的验证方法与标准

（1）前传阻断：体表心电图δ波消失和心内电图的A波与V波之间距离明显加大。

（2）逆传阻断：相同频率的心室起搏，消融前1∶1逆传在消融后再不能保持，或虽然保持1∶1逆传，但V波与逆传A波间的距离明显加大。判断有困难时，加做心室程序刺激，室房逆传由消融前的全或无传导变为消融后的递减传导。

显性旁路必须同时达到上述（1）（2）两条，隐匿性旁路只需达到第（2）条即可。

（魏朝阳）

第六节　室性心动过速

室性心动过速（室速，ventricular tachycardia）是指起源于希氏束以下水平的左、右心室或心脏的特殊传导系统的快速性心律失常，是急诊科和心内科医师经常面临的临床问题。室速包括多种机制和类型，其中一些类型对患者无特殊损害，而另一些则可能直接威胁患者生命。

室速常发生于各种器质性心脏病患者。最常见为冠心病，特别是曾有心肌梗死的患者。

其次是心肌病、心力衰竭、心瓣膜疾病等，其他病因包括代谢障碍、电解质紊乱、长 QT 间期综合征等，偶可发生在无器质性心脏病者。

一、临床表现

室速的临床症状取决于发作时的心室率、持续时间、基础心脏病变和心功能状况等。非持续性室速的患者可无明显症状。持续性室速常伴有明显血流动力学障碍与心肌缺血。临床症状包括低血压、气促、晕厥等。

二、分型

1. 根据心动过速时 QRS 波形态分类

（1）单形室速：室速的 QRS 波形态一致。

（2）多形性室速：有多个不同 QRS 波形态的室速。

2. 根据室速持续时间分类

（1）持续性室速：发作时间超过 30s，需药物或电复律终止。

（2）非持续性室速：能够在 30s 内自行终止的室速。

（3）室速风暴：24h 发作至少 3 次以上的持续性室速，需要电复律才能终止。

3. 根据室速的机制分类

（1）瘢痕折返性室速：起源于心肌的瘢痕区的室速，并具有折返性室速的电生理特征。

（2）大折返性室速：折返环的范围较广，为数厘米。

（3）局灶性室速：有最早起源点，且由此激动点向四周传播。其机制包括自律性机制、触发机制和小折返机制。

（4）特发性室速：指发生在无明显器质性心脏病患者中的室速。

三、发病率

无明显基础心脏疾病人群的非持续性室速患病率较低，约为 1% ~3%，且无显著性别差异。在冠心病患者中，非持续性室速的发作取决于疾病的不同时期。经冠状动脉造影证实心肌缺血的慢性冠心病患者约 5% 发生非持续性室速。其他结构性心脏病也可导致室速发病率明显增加，肥厚型心肌病为 20% ~28%，左心室肥厚患者为 2% ~12%，非缺血性扩张型心肌病患者可高达 80%。

四、心电图特征

室速的心电图特征为：①3 个或 3 个以上的室性期前收缩连续出现；②QRS 波群形态畸形，时限超过 0.12s；ST－T 波方向与 QRS 波群主波方向相反；③心室率通常为 100 ~250 次/分；心律规则，但亦可略不规则；④心房独立活动与 QRS 波群无固定关系，形成室房分离，偶尔个别或所有心室激动逆传夺获心房；⑤通常发作突然开始；⑥心室夺获与室性融合波：室速发作时少数室上性激动可下传心室，产生心室夺获，表现为在 P 波之后，提前发生一次正常的 QRS 波群。室性融合波的 QRS 波群形态介于窦性与异位心室搏动之间，其意义为部分夺获心室。心室夺获与室性融合波的存在对确立室性心动过速诊断提供重要依据。

需要注意的是，非持续性的宽 QRS 波心动过速也可能是室上性心动过速伴差异性传导。

Brugada 四步法是临床常用的判断宽 QRS 波心动过速性质的流程，具有较高的敏感性和特异性：①若所有胸前导联均无 RS 波形，诊断为室速，否则进入第 2 步；②若任一胸前导联 RS 波谷时限 >100ms，诊断为室速，否则进入第 3 步；③存在房室分离诊断为室速，否则进入第 4 步；④QRS 波呈右束支传导阻滞型（V_1、V_2 导联呈 R、QR、RS 型，V_6 导联呈 QR、QS 或 R/S <1），QRS 波呈左束支传导阻滞型（V_1、V_2 导联的 R 波 >30ms 或 RS 时限 >60ms，V_6 导联呈 QR、QS 型），诊断为室速。

Vereckei 等提出的新的宽 QRS 波心动过速 4 步法鉴别流程让人耳目一新，该法使宽 QRS 波心动过速的鉴别诊断进一步简化，尤其适合急诊应用。aVR 单导联鉴别宽 QRS 波心动过速的 4 步新流程内容包括：①QRS 波起始为 R 波时诊断室速，否则进入第 2 步；②QRS 波起始 r 波或 q 波的时限 >40ms 为室速，否则进入第 3 步；③QRS 波呈 QS 形态时，起始部分有顿挫为室速，否则进入第 4 步；④QRS 波的 V_i/V_t 值≤1 为室速，V_i/V_t 值 >1 为室上速。

五、发生机制

室速发生的机制包括局灶性室速和瘢痕相关性折返。局灶性室速有一个最早发生室性激动的起源点，激动从该部位向各处传导。自律性、触发活动或微折返为其发生基础。瘢痕相关性折返是指具有折返特征的、起源于某个通过心电特征或心肌影像学确认的心肌瘢痕区的心律失常。瘢痕相关性折返是由瘢痕区域的折返所造成的。室速的机制决定着标测和确定消融靶点策略选择。对于特发性室速来说，局灶性起源或折返通路的关键位置通常只处于很小的范围内，散在的损伤即可消除室速；对于瘢痕相关性室速来说，消融切断室速的关键峡部。

六、治疗

1. 非持续性短暂室速　无器质性心脏病患者发生非持续性短暂室速，如无症状或血流动力学影响，处理的原则与室性期前收缩相同；有器质性心脏病的非持续性室速应考虑治疗。主要针对病因治疗，抗心律失常药物亦可以选用。

2. 持续性室速　无论有无器质性心脏病，均应给予治疗。

（1）若患者无显著的血流动力学障碍，终止室速发作首选利多卡因，其次胺碘酮、普鲁卡因胺、普罗帕酮（心律平）、苯妥英钠、嗅苄胺等，均应静脉使用。首先给予静脉注射负荷量：①利多卡因 50～100mg；②胺碘酮 150～300mg；③普罗帕酮 70mg，选择其中之一，继而静脉持续滴注维持。

（2）若患者有显著的血流动力学障碍如低血压、休克、心绞痛、充血性心力衰竭或脑血流灌注不足的症状，终止室速发作首选直流电复律。

3. 室性心动过速的导管消融治疗　近十几年来，导管消融被证实是特发性室速和室性早搏唯一有效的根治方法，且随着三维标测系统的发展和灌注消融导管等技术的出现，在多中心临床试验中也显示出导管消融明显减少或消除结构性心脏病室速的反复发作。对导管消融的综合建议见表 9－4。

导管消融治疗旨在破坏室速产生或维持的病理性基质、关键折返环。对心动过速起源进行定位的技术主要依据为大多数室速为心内膜下起源，对室速进行定位的方法包括，通过分析室速发作时心电图的形态，心内膜激动顺序标测，心内膜起搏标测，瘢痕区标测，以及孤立电位标测。

表 9-4 室性心动过速导管消融的适应证

结构性心脏病患者（包括既往心肌梗死、扩张型心肌病、AVRC/D）
推荐室速导管消融：
1. 有症状的持续单形性室速，包括 ICD 终止的室速，若使用抗心律失常药物治疗后以及抗心律失常药物不耐受或不接受者
2. 非短暂可逆原因所致的室速或室速风暴时
3. 频发可引起心室功能障碍的室性早搏或室速的患者
4. 束支折返性或束支间折返性室速
5. 抗心律失常治疗效果欠佳的反复发作的持续多形性室速和室颤，存在可标测消融的疑似触发灶
考虑导管消融：
1. 患者至少发作一次室速，使用过至少一种工类或Ⅲ类抗心律失常药物
2. 既往心肌梗死患者，反复发作室速，左室射血分数<30%，预期寿命超过 1 年，适合选择胺碘酮以外治疗
3. 既往心肌梗死而残存左室射血分数尚可（>35%）的血流动力学能耐受的室速者，即使抗心律失常药物治疗失败
无结构性心脏病患者
推荐特发性室速患者导管消融：
1. 造成严重症状的单形性室速
2. 抗心律失常药物疗效欠佳、不耐受或不接受药物治疗的单形性室速患者
3. 抗心律失常治疗效果欠佳的反复发作的持续多形性室速和室颤（电风暴），存在可标测消融的疑似触发灶室速导管消融的禁忌证
1. 存在活动的心室内血栓（可考虑行心外膜消融）
2. 非导致及加重心室功能不全的无症状室早和（或）单形性室速
3. 由短暂可逆原因所致的室速，如急性缺血、高钾血症或药物引起的尖端扭转型室速

根据室速发作时标准 12 导联心电图的 QRS 波形态，能够分辨或识别室速的起源。根据心梗的部位、室速的束支传导阻滞形态、QRS 波额面电轴、胸前导联的演变形式等，能够显著缩小分析室速起源的范围。室速消融的步骤为：第一步，选择血管途径，右室起源的室速经静脉途径，左室起源室速经动脉逆行途径或穿刺房间隔途径。第二步诱发室速，第三步进行标测和消融，第四部进行检验，判断心律失常是否能再被诱发。

4. 埋藏式心脏复律除颤器（ICD）治疗　目前植入 ICD 已成为治疗室性快速性心律失常最有效的方法之一，能够成功地预防心脏性猝死，降低心血管疾病死亡率（表 9-5）。

表 9-5 室性心动过速植入 ICD 的适应证

推荐室速 ICD 治疗：
1. 非可逆性原因引起的室颤或血流动力学不稳定的持续性室速所致的心搏骤停
2. 伴有器质性心脏病的自发的持续性室性心动过速，无论血流动力学是否稳定
3. 原因不明的晕厥，在心电生理检查时能诱发有血流动力学显著改变的持续性室速或室颤
4. 心肌梗死所致非持续室速，左室 EF<4004 且心电生理检查能诱发出室颤或持续性室速
室速考虑 ICD 治疗：
1. 心室功能正常或接近正常的持续性室速
2. 服用 β 受体阻滞剂期间发生晕厥和（或）室速的长 QT 间期综合征
3. 儿茶酚胺敏感型室速，服用 β 受体阻滞剂后仍出现晕厥和（或）室速
不推荐 ICD 治疗的室速：
1. 合并 WPW 综合征的房性心律失常、右室或左室流出道室速、特发性室速，或无器质性心脏病的分支相关性室速，经手术或导管消融可治愈者
2. 没有器质性心脏病，由完全可逆病因导致的室性快速性心律失常（如电解质紊乱、药物或创伤）

七、特殊类型的室性心动过速

（一）加速性心室自主节律

亦称缓慢性室速，其发生机制与自律性增加有关。心电图通常表现为连续发生 3~10 个起源于心室的 QRS 波群，心率常为 60~110 次/分。心动过速的开始与终止呈渐进性，跟随于一个室性期前收缩之后，或当心室起搏点加速至超过窦性频率时发生。由于心室与窦房结两个起搏点轮流控制心室节律，融合波常出现于心律失常的开始与终止时，心室夺获亦很常见。

本型室速常发生于心脏病患者，特别是急性心肌梗死再灌注期间、心脏手术、心肌病、风湿热与洋地黄中毒。发作短暂或间歇。患者一般无症状，亦不影响预后。通常无需抗心律失常治疗。

（二）尖端扭转型室速

尖端扭转型室速（torsades de pointes）是多形性室性心动过速的一个特殊类型，因发作时 QRS 波群的振幅与波峰呈周期性改变，宛如围绕等电位线连续扭转而得名，频率 200~250 次/分。其他特征包括：QT 间期通常超过 0.5s，U 波显著。当室性期前收缩发生在舒张晚期、落在前面 T 波的终末部可诱发此类室速。此外，在长一短周期序列之后亦易引发尖端扭转型室速。尖端扭转型室速亦可进展为心室颤动和猝死。临床上，无 QT 间期延长的多形性室速亦有类似尖端扭转的形态变化，但并非真的尖端扭转，两者的治疗原则完全不同。

本型室速的病因可为先天性、电解质紊乱（如低钾血症、低镁血症）、抗心律失常药物（如ⅠA 类或Ⅲ类）、吩噻嗪和三环类抗抑郁药、颅内病变、心动过缓（特别是三度房室传导阻滞）等。

应努力寻找和去除导致 QT 间期延长的病因和停用有关药物。ⅠA 类或Ⅲ类抗心律失常药物可使 QT 间期更加延长，故不宜应用。亦可使用临时心房或心室起搏。起搏前可先试用异丙肾上腺素或阿托品。利多卡因、美西律或苯妥英钠等常无效。先天性长 QT 间期综合征治疗应选用 β 受体阻滞剂。对于基础心室率明显缓慢者，可起搏治疗，联合应用 β 受体阻滞剂。药物治疗无效者，可考虑左颈胸交感神经切断术，或植入 ICD 治疗。

（李占海）

第七节　病态窦房结综合征

病态窦房结综合征（sick sinus syndrome，SSS）简称病窦，又称窦房结功能障碍（sinus node dysfunction），是因窦房结及其周围组织病变，或者由于各种外在因素导致窦房结冲动形成或传导障碍而产生的多种心律失常临床症候群。临床中多见于老年患者，其表现形式多样。可急性产生，或缓慢形成；病程迁延或间歇出现。

一、病因

病窦的病因较为复杂，一般可分为：

（1）心脏疾患：冠心病、心肌炎、心包炎、心肌病、先天性心脏病、传导系统退行性病变等。

（2）内分泌或系统性疾病：淀粉样变性、血色病、硬皮病、系统性红斑狼疮、甲状腺功能减退等。

（3）药物或电解质紊乱：β 受体阻滞剂、钙通道阻滞剂、抗心律失常药物及交感神经阻滞剂（可乐定、甲基多巴）、高血钾及高钙血症等。

（4）自主神经系统紊乱：迷走神经张力增高、血管迷走性晕厥及颈动脉高敏综合征等。

（5）其他：外伤、手术及导管消融等。

二、临床表现

可见于任何年龄，老年人多见。起病隐匿，发展缓慢，病程可长达数年甚至数十年。早期多无症状，当心率缓慢影响了主要脏器如心脏、脑部供血时，则可引发明显的临床症状。

脑部供血不足时可以出现头晕、记忆力减退、一过性黑矇、近似晕厥或晕厥。严重者可出现抽搐乃至猝死。心脏方面多表现为心悸，部分患者可出现心力衰竭或心绞痛。骨骼肌供血不足时则可出现四肢乏力、肌肉酸痛等症状，常因不突出而被忽略。

三、心电图表现

可有多种心电图表现，其中以严重而持久的窦性心动过缓最为常见，同时多伴发快速性心律失常，特别是心房颤动。部分患者也可并发房室传导阻滞或室内阻滞。可表现为：

（1）窦性心动过缓：心率常小于 50 次/分，运动时心率亦不能相应提高，多低于 90 次/分（图 9－22）。

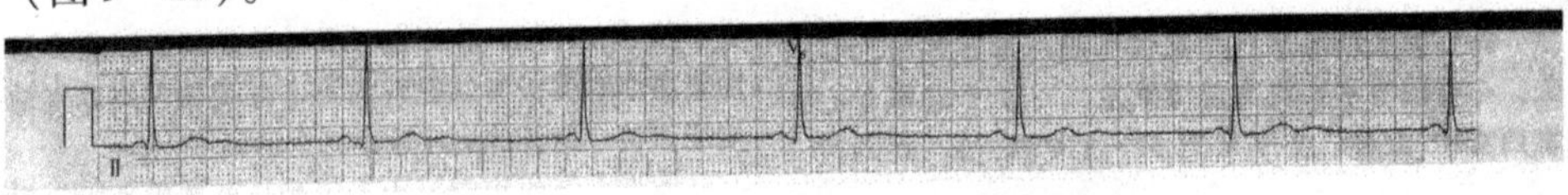

图 9－22　显著窦性心动过缓伴交界性逸搏

（2）窦性停搏：心电图上表现为 P 波脱落和较长时间的窦性静止，其长间歇与基础窦性心动周期不成倍数关系，多伴交界性或室性逸搏（图 9－23）。

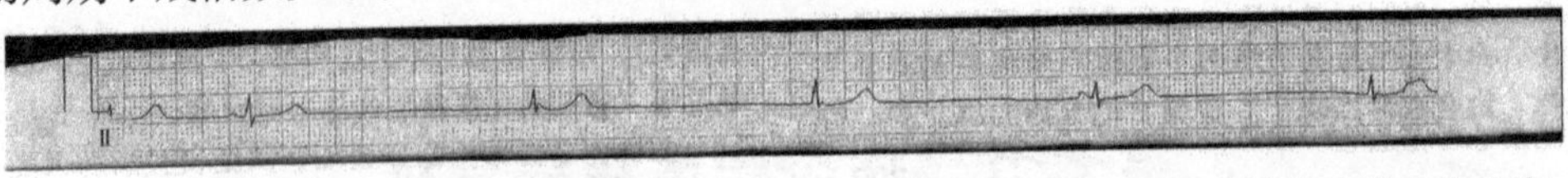

图 9－23　窦性停搏；缓慢的交界性自主心律，部分伴窦性夺获；不完全性干扰性房室分离

（3）窦房传导阻滞：理论上可分为三度，但一度和三度窦房传导阻滞体表心电图上不能诊断，故临床上仅见于二度窦房传导阻滞，可分为：莫氏 I 型和莫氏 Ⅱ 型。其中莫氏工型的特点为：PP 间期逐渐缩短，直至一次 P 波脱落；P 波脱落前的 PP 间期最短；长的 PP 间期短于最短 PP 间期的 2 倍；P 波脱落后的 PP 间期长于脱落前的 PP 间期。莫氏 Ⅱ 型的特点为：PP 间期不变，可见一个长的 PP 间期；长的 PP 间期与基础 PP 间期之间存在倍数关系（图 9－24）。

（4）心动过缓－心动过速综合征（bradycardia－tachycardia syndrome）简称慢－快综合征：在窦性心动过缓的基础上，可伴有阵发性心房颤动、心房扑动或室上性心动过速。在心动过速终止时，伴有一个较长的间歇。此类患者中，晕厥常见。心电图特点为：在窦性心动过缓的基础上，间歇出现阵发性房颤、房扑或室上性心动过速；心动过速终止时，窦性心律恢复缓慢状态，可出现窦性停搏、房性或交界性逸搏甚至室性逸搏心律（图 9－25）。严重者可反复发作晕厥或发生猝死。此型应与心动过速－心动过缓综合征（简称快－慢综合征）相鉴别。在后者，基础窦房结功能正常，在心动过速（阵发性房颤、房扑或室上速）终止时，可出现较长的间歇；患者甚至出现一过性黑矇或晕厥。

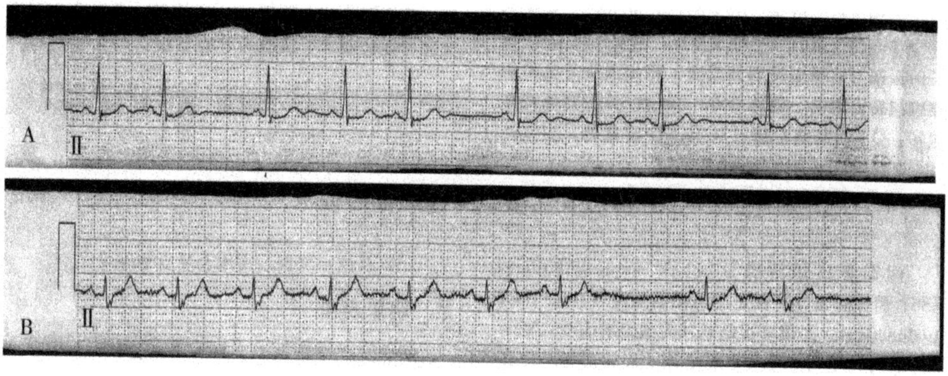

图 9－24　窦房传导阻滞

A. 二度 T 型窦房传导阻滞；B. 二度Ⅱ型窦房传导阻滞

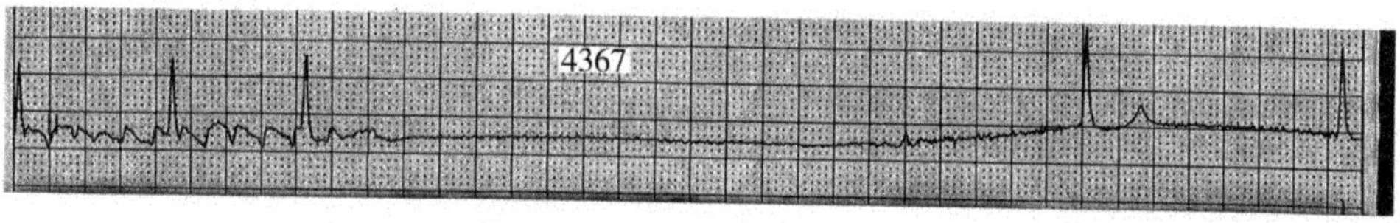

图 9－25　房颤后伴长 RR 间期 4367ms，伴交界性逸搏

（5）合并其他部位阻滞：在缓慢的窦性心律基础上，可伴发心脏其他部位的阻滞，如房室结、束支或室内阻滞。合并房室传导阻滞时，部分学者将其称为“双结病变”。心电图特点为：在缓慢窦性心律基础上（符合病窦标准），合并出现下列情况：如 PR 间期 0. 24s；无诱因出现二度或二度以上房室传导阻滞；完全性右束支、左束支或室内传导阻滞等。

四、实验室检查

病窦综合征的患者往往起病隐匿，发展缓慢。早期多无相关的临床症状而容易被漏诊，也有部分患者因症状间歇发作，难以捕捉而给临床诊断带来困难，因此需要通过各种实验室手段来检测窦房结的功能，以帮助临床诊断及鉴别诊断。这些手段包括：

（一）体表心电图

常规的体表心电图检查，对于临床十分必要。它可提供非常有用的临床线索及诊断价值，但因心电图记录时间短暂，若患者间歇发作，则容易漏诊或忽略一过性心律失常。

（二）动态心电图

动态心电图是评判窦房结功能是否正常的有效检测方法。它比常规体表心电图记录的时间更长，可持续记录 24h、48h 甚至 72h，因而可捕捉到间歇出现的缓慢性窦性心律失常如窦性停搏或窦房传导阻滞等，并证实这些心律失常与临床症状之间的关系，也可提供其他一些心电图信息，如 ST－T 改变。

（三）心电监测系统

对于临床症状不突出或间歇发作的患者，即便应用了动态心电图，有时亦难以捕捉到一过性心律失常，因而有必要使用记录时间较长或实时的心电监测系统包括电话监测心电图和植入式 Holter 检查。这些情况下，该系统可能更为有效。

（四）运动负荷试验

在评判窦房结功能状态时，除了强调检测其自律性高低的同时，还应注意其在运动状态下心率的变化能力即心率的变异性是否正常。运动负荷试验检查的目的就是根据运动后的心率增加能否达到预计心率，通常采用根据年龄计算最大心率的 Burce 方案。运动后的最大心率大于 120 次/分，则可排除病窦；若运动后的最大心率小于 90 次/分，则提示窦房结功能低下。

（五）药物试验

包括阿托品和异丙肾上腺素试验。通常情况下，静脉注射阿托品 2mg（或 0.04mg/kg，不超过 3mg）后，分别记录注射后 1min、2min、3min、4min、5min、10min、15min、20min、30min 时刻的心电图，计算最小和最大的心率。若最大心率低于 90 次/分，则认为窦房结功能低下。如试验中或试验后出现了窦性停搏、窦房传导阻滞或交界性逸搏，则可明确病窦的诊断。由于该方法较为简单且容易实施，故在基层医院应用较为广泛。但需注意的是，该方法诊断病窦的特异性不高，因而存在一定的假阳性率，分析时应谨慎。

临床上，部分学者提出也可静脉应用异丙肾上腺素检测窦房结功能。具体方法是：每分钟静脉滴注异丙肾上腺素 1～4μg，观察心率变化。如出现频发或多源室性早搏、室性心动过速或异丙肾上腺素剂量已达 4μg/min，而最大心率仍未达到 100 次/分时，则可考虑窦房结功能低下。

（六）固有心率测定

有学者提出应用心得安和阿托品同时阻断交感神经和迷走神经后，就可使窦房结自身的内在特性显露。具体方法为：给予受试者经静脉滴注 0.2mg/kg 的普萘洛尔（心得安），滴注速度为 1mg/min，10min 后再在 2min 内静脉推注 0.04mg/kg 的阿托品，观察 30min 内的心率。窦房结固有心率与年龄相关。也可用校正的回归方程大致推算受试者窦房结固有心率的正常值。预计固有心率（IHRp）＝118.1－（0.57×年龄），其 95% 的可信区间为计算值的 14%（小于 45 岁）或 18%（大于 45 岁）。若低于此值则提示窦房结功能低下。

（七）心脏电生理检查

心脏电生理检查包括食管和心内电生理检查。可测定窦房结恢复时间（sinus nodal recovery time，SNRT）和窦房传导时间（sinoatrial conduction time，SACT）。其原理为窦房结细胞的自律性具有超速抑制的作用，超速抑制的刺激频率越快，对窦房结的抑制越明显。故当心房的超速刺激终止后，最先恢复的应是窦性节律。从最后一个心房刺激信号开始至第一个恢复的窦性 P 波之间的距离，被称为窦房结恢复时间。它反映了窦房结细胞的自律性高低。试验的方法为：停用可能影响检查结果的心血管活性药物如拟交感胺类药物、氨茶碱和阿托品类制剂以及抗心律失常类药物至少 5 个半衰期以上。在受试者清醒空腹状态下，插入食管或心内电极导管，待心率稳定后，用快于自身心率 20 次/分的频率开始刺激，逐渐增加刺激的频率。每次刺激至少持续 30s，两次刺激间隔至少 1min，终止刺激后观察窦性节律的恢复情况。正常成人的 SNRT<1500ms，若大于此值则提示窦房结功能低下。为排除自身心率的影响，也可采用校正的窦房结恢复时间（CSNRT）即用测量的 SNRT 减去基础窦性周期，CSNRT 正常值应小于 550ms。

窦房传导时间的计算方法较为复杂，临床上有 Strass 和 Narula 两种方法。Strass 法具体方法为：应用 RS_2 刺激即每感知 8 个自身窦性 P 波后，发放一个房性早搏刺激。在Ⅱ区反应内记录和测量窦性基础周长（A_1A_1）、早搏联律间期（A_1A_2）和回复周期（A_2A_3），Ⅱ反应=不完全代偿间期（$A_1A_1+A_2A_3<2A_1A_1$）。Natula 法是取一个平均的窦性周长（记录 10 次基础窦性周长取其平均值），然后用略快于基础窦性频率 5～10 次/分的频率连续刺激心房（连续发放 8～10 个刺激脉冲），停止刺激后测量。SNRT 的正常值通常小于 120ms。

（八）直立倾斜试验

对疑似血管迷走性晕厥特别是心脏抑制型的患者，也可考虑行直立倾斜试验。

五、诊断

由于病窦是一多种心律失常组合的临床症候群，因而必须结合患者的临床症状、心电图及电生理检查结果综合考虑。若能证实临床症状如头晕、一过性黑矇及晕厥与缓慢性窦性心律失常密切相关，则可确定病窦的诊断。

六、治疗

（一）病因治疗

部分患者病因明确，如服用抗心律失常药物、电解质紊乱及甲状腺功能减退等，这些均可通过纠正其病因而使窦房结功能恢复。

（二）对症治疗

对于症状轻微或无症状的患者，可随访观察而无需特殊处理。对于部分症状不明显且不愿接受起搏器治疗的患者，也可给予提高心率的药物如抗胆碱能制剂阿托品、山莨菪碱和β受体激动剂异丙肾上腺素、沙丁胺醇（舒喘灵）和氨茶碱等。

（三）起搏治疗

对于临床症状明显的病窦患者，起搏治疗具有十分重要的作用。需要强调的是，起搏治疗的主要目的在于缓解因心动过缓引发的相关临床症状和提高患者的生活质量。起搏器植入的适应证应有严格的指征，对于临床症状明显且其病因不可逆转或需要服用某些抗心律失常药物控制快速性心律失常的病窦患者均可考虑植入心脏永久起搏器治疗。起搏器植入治疗时，应优先选择生理性起搏模式的起搏器如 AAIR、AAI、DDD 或 DDDR 型起搏器。已有研究证实，心室起搏可增加病窦患者发生房颤的概率。此外，心室起搏特别是心尖部起搏由于心室激动顺序的异常和血流动力学的异常均可影响患者的心脏功能，而引发心脏的病理生理改变，因此临床中应尽量避免或减少心室起搏。

（魏朝阳）

第八节 房室传导阻滞

房室传导阻滞是指窦房结发出冲动，在从心房传到心室的过程中，由于生理性或病理性的原因，在房室交界处受到部分或完全、暂时性或永久性的阻滞。房室传导阻滞可发生在心房内、房室结、希氏束以及左或右束支等不同的部位。根据阻滞程度不同，可分为一度、二度和三度房室传导阻滞。三种类型的房室传导阻滞其临床表现、预后和治疗有所不同。

一度房室传导阻滞为房室间传导时间延长，但心房冲动全部能传到心室；二度房室传导阻滞为部分心房冲动不能传至心室；三度房室传导阻滞则全部心房冲动均不能传至心室，故又称为完全性房室传导阻滞。

一、病因

本病常作为其他疾病的并发症出现，如急性下壁心肌梗死、甲状腺功能亢进、预激综合征等都可以引起本病。

1. 以各种原因的心肌炎症最常见，如风湿性、病毒性心肌炎和其他感染。
2. 迷走神经兴奋，常表现为短暂性房室传导阻滞。
3. 药物不良反应可能导致心率减慢，如地高辛、胺碘酮、心律平等，多数房室传导阻滞在停药后消失。
4. 各种器质性心脏病，如冠状动脉粥样硬化性心脏病、风湿性心脏病及心肌病。
5. 高钾血症、尿毒症等。
6. 特发性传导系统纤维化、退行性变（即老化）等。
7. 外伤、心脏外科手术或介入手术及导管消融时误伤或波及房室传导组织时可引起房室传导阻滞。

二、分型说明

按阻滞部位常分为房室束分支以上与房室束分支以下阻滞两类，其病因、临床表现、发病规律和治疗各不相同。还可按病程分为急性和慢性房室传导阻滞；慢性还可分为间断发作与持续发作型。也可按病因分为先天性与后天性房室传导阻滞；或按阻滞程度分为不全性与完全性房室传导阻滞。从临床角度看，按阻滞部位和阻滞程度分型不但有利于估计阻滞的病因、病变范围和发展规律，还能指导治疗，因而比较切合临床实际。

三、临床表现

不同程度的房室传导阻滞，其临床表现各不相同。

①一度房室传导阻滞症状不明显，听诊发现第一心音减弱、低钝；②二度房室传导阻滞临床症状与心室率快慢有关，心室脱落较少时，患者可无症状或偶有心悸，如心室脱落频繁可有头晕、胸闷、心悸、乏力及活动后气急，严重时可发生晕厥，听诊有心音脱落；③三度房室传导阻滞的症状取决于心室率及原有心功能，常有心悸、心跳缓慢感、乏力、气急、眩晕，心室率过慢、心室起搏点不稳定或心室停搏时，可有短暂的意识丧失，心室停搏超过15s时可出现晕厥、抽搐和青紫，即阿－斯综合征发作。迅速恢复心室自主心律时，发作可

立即中止，神志也立即恢复，否则可导致死亡。听诊心率每分钟 30～40 次、节律规则，第一心音强弱不等，脉压增大。

房室束分支以上阻滞，大多表现为一度或二度Ⅰ型房室传导阻滞，病程一般短暂，少数持续。阻滞的发展与恢复有逐步演变过程，突然转变的少见。发展成三度时，心室起搏点多在房室束分支以上（QRS 波形态不变），这些起搏点频率较高，35～50 次/分（先天性房室传导阻滞时可达 60 次/分），且较稳定可靠，因而患者症状较轻，阿－斯综合征发作少见，死亡率低，预后良好。

房室束分支以下阻滞（三分支阻滞），大多先表现为单支或二束支传导阻滞，而房室传导正常。发展为不完全性三分支阻滞时，少数人仅有交替出现的左或右束支传导阻滞而仍然保持正常房室传导，多数有一度、二度Ⅱ型、高度或三度房室传导阻滞，下传的心搏仍保持束支传导阻滞的特征。早期房室传导阻滞可间断发生，但阻滞程度的改变大多突然。转为三度房室传导阻滞时，心室起搏点在阻滞部位以下（QRS 波群畸形），频率慢（28～40 次/分），且不稳定，容易发生心室停顿，因而症状较重，阿－斯综合征发作常见，死亡率高，预后差。

四、体表心电图表现

房室传导阻滞可发生在窦性心律或房性、交界性、室性异位心律时。冲动自心房向心室方向传导阻滞（前向传导或下传阻滞）时，心电图表现为 PR 间期延长，或部分甚至全部 P 波后无 QRS 波群。冲动自心室向心房传导阻滞（后向传导或逆传阻滞）时，则表现为 RP 间期延长或部分 QRS 波群后无逆传 P 波。以下主要介绍前向阻滞的表现，后向阻滞的相应表现可以类推。

（一）一度房室传导阻滞

每个 P 波后均有 QRS 波群，但 PR 间期在成人超过 0.20s，老年人超过 0.21s，儿童超过 0.18s。诊断一度逆传阻滞的 RP 间期长度目前尚无统一标准。

应选择标准导联中 P 波起始清楚、QRS 波群以 Q 波起始的导联测量 PR 间期，以最长的 PR 间期与正常值比较。PR 间期明显延长时，P 波可隐伏在前一个心搏的 T 波内，引起 T 波增高、畸形或切迹，或延长超过 PP 间距，而形成一个 P 波越过另一个 P 波传导。后者多见于快速房性异位心律。显著窦性心律不齐伴一度房室传导阻滞时，PR 间期可随其前的 RP 间期的长或短而相应地缩短或延长。

（二）二度房室传导阻滞

间断出现 P 波后无 QRS 波群（亦称心室脱漏）。QRS 波群形态正常或呈束支传导阻滞型畸形和增宽。P 波与 QRS 波群可呈规则的比例（如 5 ∶ 4、3 ∶ 1 等）或不规则比例。二度房室传导阻滞的心电图表现可分两型。莫氏Ⅰ型（又称文氏现象）PR 间期不固定，心室脱漏后第一个 PR 间期最短，以后逐次延长，但较前延长的程度逐次减少，最后形成心室脱漏。脱漏后第一个 PR 间期缩短，如此周而复始。RR 间距逐次缩短，直至心室脱漏时形成较长的 RR 间距。P 波与 QRS 波群比例大多不规则。不典型的文氏现象并不少见，可表现为：心室脱漏前一个 PR 间期较前明显延长，导致脱漏前一个 RR 间期延长；由于隐匿传导而使脱漏后第一个 PR 间期不缩短；或在文氏周期中出现交界性逸搏或反复搏动，从而打乱典型的文氏现象。莫氏Ⅱ型PR间期固定，可正常或延长，QRS波群呈周期性脱落，房室传导比例可为2∶1、3∶1、3∶2等。

（三）高度房室传导阻滞

二度Ⅱ型房室传导阻滞中，房室呈3∶1以上比例传导，称为高度房室传导阻滞。

（四）近乎完全性房室传导阻滞

绝大多数P波后无QRS波群，心室基本由房室交界处或心室自主心律控制，QRS波群形态正常或呈束支传导阻滞型畸形增宽。与完全性房室传导阻滞的不同点在于，少数P波后有QRS波群，形成一个较交界处或心室自主节律提早的心搏，称为心室夺获。心室夺获的QRS波群形态与交界性自主心律相同，而与心室自主心律不同。

（五）三度或完全性房室传导阻滞

全部P波不能下传心室，P波与QRS波群无固定关系，PP和RR间距基本规则。心室由交界处或心室自主心律控制，前者频率35～50次/分，后者35次/分左右或以下。心室自主心律的QRS波群形态与心室起搏点部位有关。在左束支起搏，QRS波群呈右束支传导阻滞型；在右束支起搏，QRS波群呈左束支传导阻滞型。在心室起搏点不稳定时，QRS波群形态和RR间距多变。心室起搏点自律功能暂停则引起心室停搏，心电图上表现为一系列P波。

完全性房室传导阻滞时偶有短暂超常传导表现。心电图表现为一次交界性或室性逸搏后出现一次或数次P波下传至心室的现象，称为魏登斯基现象，其发生机制为逸搏作为对房室传导阻滞部位的刺激，可使该处心肌细胞阈电位降低，应激性增高，传导功能短暂改善。

由三分支阻滞引起的房室传导阻滞的心电图表现有以下类型：①完全性三分支阻滞：完全性房室传导阻滞，心室起搏点在房室束分支以下或心室停顿；②不完全性三分支阻滞：一度或二度房室传导阻滞合并二分支传导阻滞；一度或二度房室传导阻滞合并单分支阻滞；交替出现的左束支传导阻滞和右束支传导阻滞，合并一度或二度房室传导阻滞。

五、心内电图表现

（一）一度房室传导阻滞

以A－H间期延长（房室结内阻滞）最为常见，H－V间期延长且V波形态异常（三分支阻滞）较少见。其他尚可表现为P－A间期延长、H波延长、H波分裂和H－V间期延长但V波形态正常。

（二）二度房室传导阻滞

①Ⅰ型大多数表现为A－H间期逐次延长，直至A波后无H波，且H－V间期正常（房室结内阻滞）；极少表现为H－V间期逐次延长，直至H波后无V波，而A－H间期正常（三分支阻滞）；②Ⅱ型以部分H波后无V波而A－H间期固定（三分支阻滞）最为多见；表现为部分A波后无H波而H－V间期固定的情况（房室结内阻滞）少见。

（三）三度房室传导阻滞

可表现为A波后无H波而H－V关系固定，A波与H波间无固定关系（房室结内阻滞）或A－H关系固定、H波后无固定的V波，V波畸形。

六、诊断

根据典型心电图改变并结合临床表现，不难做出诊断。为估计预后并确定治疗，尚需区分生理性与病理性房室传导阻滞、房室束分支以上阻滞和三分支阻滞，以及阻滞的程度。

个别或少数心搏的PR间期延长，或个别心室脱漏，多由生理性传导阻滞引起，如过早发生的房性、交界性早搏，心室夺获，反复心搏等。室性早搏隐匿传导引起的PR间期延长（冲动逆传至房室结内一定深度后中断，未传到心房，因而不见逆传P波；但房室结组织则因传导冲动而处于不应期，以致下一次冲动传导迟缓）也属生理性传导阻滞。此外室上性心动过速的心房率超过180次/分时伴有的一度房室传导阻滞，以及心房颤动由于隐匿传导引起的心室律不规则，均为生理性传导阻滞的表现。生理性传导阻滞的另一种表现－干扰性房室分离，应与完全性房室传导阻滞引起的房室分离仔细鉴别。前者心房率与心室率接近而心室率大多略高于心房率；后者心室率慢于心房率。

三分支阻滞的诊断应结合病史、临床表现和心电图分析，有条件时辅以希氏束电图。不完全性三分支阻滞的心电图表现中，除交替出现左束支和右束支传导阻滞可以肯定诊断外，其他几种都可能是房室束分支以上和以下多处阻滞的组合。

一度房室传导阻滞或二度2∶1房室传导阻滞时，如全部或未下传的P波埋在前一个心搏的T波中，可分别被误诊为交界性心律或窦性心动过缓。二度房室传导阻滞形成的长间歇中可出现1～2次或一系列交界性逸搏，打乱房室传导规律，甚至呈类似三度房室传导阻滞的心电图表现，仔细分析可发现P波一次未下传，与QRS波群干扰分离的现象。

七、治疗原则

房室束分支以上阻滞形成的一至二度房室传导阻滞，并不影响血流动力学状态者，主要针对病因治疗。房室束分支以下阻滞者，不论是否引起房室传导阻滞，均必须结合临床表现和阻滞的发展情况，慎重考虑起搏治疗的适应证。

（一）病因治疗

如解除迷走神经过高张力、停用有关药物、纠正电解质紊乱等。各种急性心肌炎、心脏直视手术损伤或急性心肌梗死引起的房室传导阻滞，可试用肾上腺皮质激素治疗，氢化可的松100～200mg加入500ml液体中静脉滴注，但心肌梗死急性期应慎用。

（二）增快心率和促进传导

1. 药物治疗

（1）拟交感神经药物：常用异丙肾上腺素，能选择性兴奋心脏正位起搏点（窦房结），并能增强心室节律点的自律性及加速房室传导。对心室率在40次/分以下或症状显著者可以选用。每4h舌下含5～10mg，或麻黄碱口服，0.03g，3～4次/天。预防或治疗房室传导阻滞引起的阿－斯综合征发作，宜用0.5～2mg溶于5%葡萄糖溶液250～500ml中静脉滴注，控制滴速使心室率维持在60～70次、分，过量不仅可明显增快心房率而使房室传导阻滞加重，而且还能导致严重室性异位心律。

（2）阿托品：每4h口服0.3mg，适用于房室束分支以上的阻滞，尤其是迷走神经张力过高所致的阻滞，必要时肌内或静脉注射，每4～6h 0.5～1.0mg。

（3）碱性药物：碳酸氢钠或乳酸钠有改善心肌细胞应激性、促进传导系统心肌细胞对拟交感神经药物反应的作用，5%碳酸氢钠或11.2%乳酸钠100～200ml静脉滴注，尤其适用于高钾血症或伴酸中毒时。

2. 阿－斯综合征的治疗

（1）心脏按压、吸氧。

（2）0.1%肾上腺素0.3～1ml，肌内注射，必要时亦可静脉注射。2h后可重复一次。亦可与阿托品合用。

（3）心室颤动者改用异丙肾上腺素1～2mg溶于10%葡萄糖溶液200ml中静脉滴注。必要时用药物或电击除颤。

（4）静脉滴注乳酸钠或碳酸氢钠100～200ml。

（5）对反复发作者，合用地塞米松10mg，静脉滴注，或以1.5mg，每日3～4次口服，可控制发作。但房室传导阻滞仍可继续存在。其发作可能为：①增强交感神经兴奋，加速房室传导；②降低中枢神经对缺氧的敏感性，控制其发作；③加速心室自身节律。

对节律点极不稳定，反复发作阿－斯综合征者，节律点频率不足以维持满意的心排血量，肾、脑血流量减少者，可考虑采用人工心脏起搏器。

3. 人工心脏起搏治疗　心室率缓慢并影响血流动力学状态的二至三度房室传导阻滞，尤其是阻滞部位在房室束分支以下，并发生在急性心肌炎、急性心肌梗死或心脏手术损伤时，均有用临时起搏治疗的指征。安装永久起搏器前，或高度至三度房室传导阻滞患者施行麻醉或外科手术时，临时起搏可保证麻醉或手术诱发心室停搏时患者的安全，并可预防心室颤动的发生。

植入永久性心脏起搏器的适应证包括：

（1）伴有临床症状的任何水平的高度或完全性房室传导阻滞。

（2）束支－分支水平阻滞，间歇发生二度Ⅱ型房室传导阻滞，且有症状者。

（3）房室传导阻滞，心室率经常低于50次/分，有明显临床症状，或是间歇发生心室率低于40次/分，或由动态心电图显示有长达3s的RR间期（房颤患者长间歇可放宽至5s），虽无症状，也应考虑植入永久起搏器。

4. 禁用使用抑制心肌的药物，如普萘洛尔（心得安）、奎尼丁及普鲁卡因胺等。

（魏朝阳）

心内科疾病
防治与新技术应用

（下）

崔文健等◎主编

吉林科学技术出版社

第十章　心脏瓣膜病

第一节　二尖瓣狭窄

一、病因和病理改变

临床上所见的二尖瓣狭窄（mitral stenosis），绝大多数都是风湿热的后遗病变，因二尖瓣狭窄而行人工瓣膜置换术的患者中，99%为风湿性二尖瓣狭窄。但有肯定的风湿热病史者仅占60%；在少见病因中，主要有老年人的二尖瓣环或环下钙化以及婴儿及儿童的先天性畸形；更罕见的病因为类癌瘤及结缔组织病；有人认为，病毒（特别是Coxsackie病毒）也可引起慢性心脏瓣膜病，包括二尖瓣狭窄。淀粉样沉着可以发生在风湿性瓣膜病变的基础上并导致左房灌注障碍。Lutembacher综合征为二尖瓣狭窄合并房间隔缺损。左房肿瘤（特别是黏液瘤）、左房内球瓣栓塞以及左房内的先天性隔膜如三房心，也可引起左房血流障碍，而与二尖瓣狭窄引起的血流动力学改变相似，但这些情况不属于二尖瓣器质性病变的范畴。风湿性心脏患者中大约25%为单纯二尖瓣狭窄，40%为二尖瓣狭窄合并关闭不全。二尖瓣狭窄的患者中约2/3为女性。

在风湿热病程中，一般从初次感染到形成狭窄，估计至少需要2年，一般常在5年以上的时间，多数患者的无症状期在10年以上。

风湿性二尖瓣狭窄的基本病理变化是瓣叶和腱索的纤维化和挛缩，瓣叶交界面相互粘连。交界粘连、腱索缩短，使瓣叶位置下移，严重者如漏斗状，漏斗底部朝向左房，尖部朝向左室。在正常人，血流可自由通过二尖瓣口，经乳头肌间和腱索间进入左室。在风湿性二尖瓣狭窄的患者，腱索融合，瓣叶交界融合，造成血流阻塞，引起一系列病理生理改变。

正常二尖瓣口面积约4～6cm^2。当二尖瓣受风湿性病变侵袭后，随着时间的推移，瓣口面积逐渐缩小。瓣口面积缩小至1.5～2.0cm^2时，属轻度狭窄；1.0～1.5cm^2时，属中度狭窄；<1.0cm^2时属重度狭窄。

二、病理生理

二尖瓣狭窄时，基本的血流动力学变化是：在心室舒张期，左房左室之间出现压力阶差，即跨二尖瓣压差。轻度二尖瓣狭窄，“压差”仅见于心室快速充盈期；严重狭窄，“压差”见于整个心室舒张期。值得注意的是在同一患者，跨二尖瓣压差的高低还与血流速度有关。后者不仅决定于心排血量，还决定于心室率。心室率加快，舒张期缩短，左房血经二尖瓣口流入左室的时间缩减，难于充分排空。在心排量不变的情况下，心室率增快，跨二尖瓣压差增大，左房压力进一步升高。临床可见不少原来无症状的二尖瓣狭窄患者，一旦发生心房颤动，心室率增快时，可诱发急性肺水肿。流体力学研究证明，瓣口面积恒定的情况下，跨瓣压差是血流速度平方的函数，也就是说，流速增加一倍，跨瓣压差将增加三倍。

（一）左房－肺毛细血管高压

瓣口面积大于2.0cm^{2}时，除非极剧烈的体力活动，左房平均压一般不会超过肺水肿的压力阈值（25～30mmHg），因此患者不会有明显不适。瓣口面积1.5～2.0cm^{2}时，静息状态，左房－肺毛细血管平均压低于肺水肿的压力阈值；但在中度活动时，由于血流加快，再加上心跳加快，心室舒张期缩短，二尖瓣两侧压差增大，左房－肺毛细血管平均压迅速超过肺水肿的压力阈值，因此可出现一过性间质性肺水肿。活动停止，左房，肺毛细血管压又迅速下降，肺间质内液体为淋巴回流所清除，肺水肿减轻或消失。这类患者，安静时无症状，但在较重的体力活动时，则表现出呼吸困难。

瓣口面积1.0～1.5cm^2，左房－肺毛细血管压持续在高水平，轻微活动，甚至休息时，也可能超过肺水肿的压力阈值，因此，患者常主诉劳力性气促和阵发性夜间呼吸困难。稍微活动，即可诱发急性肺泡性肺水肿。左房－肺毛细血管高压期，心排血量大体正常，患者无明显疲乏感。

（二）肺动脉高压

二尖瓣狭窄患者肺动脉高压产生机制包括：①左房压力升高，逆向传导致肺动脉压被动升高；②左房高压，肺静脉高压触发反射性肺小动脉收缩；③长期而严重的二尖瓣狭窄导致肺小动脉壁增厚。从某种意义上说，肺血管的这些变化有一定的保护作用，因毛细血管前阻力增高，避免较多的血液进入肺毛细血管床，减少肺水肿的发生。然而，这种保护作用是以右心排血量减少为代价的。

随着肺动脉压力进行性增高，劳力性呼吸困难、阵发性夜间呼吸困难、急性肺水肿等表现会逐渐减轻。但右室功能受损表现及心排血量减少的症状逐渐明显。

瓣口面积1.5～2.0cm^{2}时，可有阵发性左房－肺毛细血管高压，但肺动脉压一般不高。

瓣口面积1.0～1.5cm^2，持续性左房－肺毛细血管高压，肺动脉压也可以被动性升高。

瓣口面积<1.0cm^2，肺动脉压主动性地、明显地升高，而左房－肺毛细血管压略有下降，心排出量也下降。患者常诉疲乏无力，劳动耐量减低。

（三）左心房电活动紊乱

二尖瓣狭窄和风湿性心脏炎可引起左房扩大、心房肌纤维化、心房肌排列紊乱。心房肌排列紊乱，进一步导致心房肌电活动传导速度快慢不一，不应期长短有别。由自律性增高或折返激动所形成的房性期前收缩，一旦落在心房肌易损期即可诱发心房颤动。心房颤动的发生与二尖瓣狭窄的严重程度、左房大小、左房压高低密切相关。开始时，心房颤动呈阵发性。心房颤动本身又可促进心房肌进一步萎缩，左房进一步扩大，心房肌传导性和不应性差距更为显著，心房颤动逐渐转为持续性。

40%～50%症状性风湿性二尖瓣狭窄患者，合并有心房颤动。

二尖瓣狭窄早期，一般为窦性心律。

当瓣口面积1.0～1.5cm^2，可发生阵发性心房颤动。心房颤动发作时，心室率快而不规则，心室舒张期短，每可诱发急性肺水肿。

当瓣口面积<1.0cm^2，常为持久性心房颤动。因此，持久性心房颤动，多提示血流动力学障碍明显。

（四）心室功能改变

二尖瓣口面积 >1.0cm^2，左房，肺毛细血管压升高，肺动脉压力也可被动性升高。但是，这种程度的肺动脉高压，不会引起明显的右室肥厚，更不会引起右室衰竭。二尖瓣口面积 <1.0cm^2 时，肺动脉压主动性地、明显地升高，甚至超过体循环压水平。长期压力负荷增重，右室壁代偿性肥厚，继之右室扩大，右室衰竭。

Grash 等研究发现，约 1/3 的风湿性二尖瓣狭窄患者存在左室功能异常，其原因尚有争议。一般认为，二尖瓣口狭窄，舒张期左室充盈减少，前负荷降低，导致心排血量降低。Silverstein 则认为，风湿性炎症造成的心肌损害、心肌内在收缩力降低为其主要原因。临床上，外科二尖瓣分离术后，左室射血分数不能随二尖瓣口面积的扩大而增加，也支持 Silverstein 的观点。Holzer 则指出，二尖瓣狭窄时，心排血量降低与冠状动脉供血不足、心肌收缩力受损有关。还有人提出，二尖瓣狭窄时，右室后负荷增重，收缩状态改变，可影响左室功能。汤莉莉等对 20 例风湿性二尖瓣狭窄患者行球囊扩张术，术前及术后测定多种左室功能指标，发现术前各项左室功能降低主要与前负荷不足有关。这一结论与外科二尖瓣分离术所得结论相矛盾，其原因可能是外科手术中全麻开胸等多种因素改变了心肌收缩力以及心脏的前、后负荷的结果。

（五）血栓前状态出现

血栓前状态是指机体促凝和天然抗凝机制的平衡失调，具体地讲，是血管内皮细胞、血小板、血液抗凝、凝血、纤溶系统及血液流变等发生改变所引起的有利于血栓形成的病理状态。

血栓栓塞是二尖瓣狭窄的常见的、严重的并发症。据统计，该病血栓栓塞并发症的发生率约 20%，二尖瓣狭窄合并心房颤动时，血栓栓塞的危险性较窦性心律时提高 3~7 倍。有学者对 34 例二尖瓣狭窄患者的止血系统多项指标进行过研究，结果发现，这类患者止血系统多个环节发生异常，即存在着血栓前状态。其严重程度与二尖瓣口狭窄严重程度相关，合并心房颤动者较窦性心律者更为严重。

（六）心血管调节激素的改变

如前所述，随着二尖瓣狭窄的发生和发展，左房压力逐渐增高，继之肺动脉压力升高，右室负荷增重，最终将导致右心衰竭。这些血流动力学改变必然会启动机体一系列心血管调节激素的代偿机制。

1. 心钠素分泌的变化　近年来发现，心脏具有分泌心钠素的功能，在一些心血管疾病中，其分泌可发生程度不等的变化。Leddome 在狗的左心房放置一气囊，造成二尖瓣口的部分阻塞以模拟二尖瓣狭窄。研究结果显示血浆心钠素浓度随左房压力升高而升高。Daussele 发现严重二尖瓣狭窄但不伴右心衰竭的患者，外周血心钠素浓度为正常人的 7~10 倍。多数学者（包括外国学者）认为二尖瓣狭窄时，血心钠素水平升高的主要原因是左房压力升高刺激心房壁肌细胞分泌心钠素。Waldman 发现二尖瓣狭窄时，血心钠素水平不仅与左房压力有关，而且与左房容积和左房壁张力有关。Malatino 通过对 24 例二尖瓣狭窄患者的研究发现，心房颤动组与窦性心律组相比，左房内径较大，血心钠素水平较高；心房颤动组血心钠素水平与左房压力高低无关。这一结果说明，心房快速颤动，心房容量增大，心房壁显著扩张是二尖瓣狭窄合并心房颤动患者血心钠素升高的主要原因。

二尖瓣狭窄患者血心钠素水平升高的意义在于：①促进水钠排泄；②抑制肾素－血管紧张素－醛固酮系统的分泌；③扩张肺动脉、降低肺动脉压或推迟肺动脉高压的发生；④降低交感神经兴奋性。

2. 肾素－血管紧张素－醛固酮系统的变化　二尖瓣狭窄时，肾素－血管紧张素－醛固酮系统（RAS）随病程的变化而有不同的改变。早期，即左房高压期，心肺压力感受器兴奋，交感神经活性减弱，血中肾素－血管紧张素－醛固酮系统水平降低。一旦肺动脉压力明显升高或右心衰竭出现，心排血量下降，重要脏器供血不足，交感神经及 RAS 兴奋，相关心血管调节激素分泌增加，血中去甲肾上腺素、肾素、醛固酮水平升高。体外试验证明，心钠素与 RAS 是一对相互拮抗的心血管调节激素。但对二尖瓣狭窄患者的研究发现，血浆心钠素水平与 RAS 系统的变化似乎相关性不大。Luwin 等发现，经皮二尖瓣球囊扩张（PBMV）术后 10～60 分钟，心钠素水平下降同时肾素、醛固酮水平上升；Ishikura 等报告，PBMV 术前，心钠素水平显著升高，肾素、醛固酮水平也显著升高，血管紧张素水平无明显变化；术后，血心钠素水平显著下降，同时肾素、血管紧张素Ⅱ、醛固酮水平未见明显上升。

上述资料说明，二尖瓣狭窄患者，体内 RAS 变化是很复杂的，可能受多种机制所控制。

3. 血管加压素分泌的变化　血管加压素由垂体分泌，左房也有感受器，其分泌受血浆晶体渗透压和左房容量双重调节。二尖瓣狭窄患者，左房容量增加，左房内感受器兴奋，血管加压素水平升高；PBMV 术后，左房容量下降，血管加压素水平也降低。

三、临床表现

（一）症状

1. 呼吸困难　劳力性呼吸困难为最早期症状，主要由肺的顺应性减低所致。由于肺血管充血和间质水肿而使活动能力降低。日常活动时即有左室灌注受阻和呼吸困难的患者，一般有端坐呼吸并有发生急性肺水肿的危险。后者可由劳累、情绪激动、呼吸道感染、性交、妊娠或快速房颤等而诱发。肺血管阻力显著升高的患者，右室功能受损，致右室排血受阻，因此，这类患者很少有突然的肺毛细血管压力升高，故反而较少发生急性肺水肿。由于二尖瓣狭窄是一种缓慢进展性疾病，患者可以逐渐调整其工作和生活方式，使之接近于静息水平，避免了呼吸困难发生。若行运动试验，方可客观判断心功能状态。

2. 咯血　可表现为下列几种形式：

（1）突然的咯血（有时称之为肺卒中），常为大量，偶可致命。系由于左房压突然升高致曲张的支气管静脉破裂出血所造成，多见于二尖瓣狭窄早期，无肺动脉高压或仅有轻、中度肺动脉高压的患者；后期因曲张静脉壁增厚，咯血反而少见。

（2）痰中带血或咳血痰，常伴夜间阵发性呼吸困难，此与慢性支气管炎、肺部感染和肺充血或毛细血管破裂有关。

（3）粉红色泡沫痰，为急性肺水肿的特征，由肺泡毛细血管破裂所致。

（4）肺梗死，为二尖瓣狭窄合并心力衰竭的晚期并发症。咳血性痰是由于毛细血管有渗血和肺组织有坏死的缘故。

3. 胸痛　二尖瓣狭窄的患者中，约 15% 有胸痛，其性质有时不易与冠状动脉疾患所致的心绞痛相区别。有人认为可能是由于肺动脉高压以致肥大的右室壁张力增高，同时由于心排血量降低致右室心肌缺血所致，或继发于冠状动脉粥样硬化性狭窄，其确切机制尚不明。

大多数患者通过成功的二尖瓣分离术或扩张术，胸痛症状可以得到缓解。

4. 血栓栓塞　为二尖瓣狭窄的严重并发症，约20%的患者在病程中发生血栓栓塞，其中约15%～20%由此导致死亡。在开展抗凝治疗和外科手术以前，二尖瓣狭窄患者中约1/4死于血栓栓塞。血栓形成与心排血量减低、患者的年龄和左心耳的大小有关。此外，瓣膜钙质沉着可能是一危险因素，有10%的二尖瓣钙化的患者，在施行瓣膜分离术后发生栓塞。有栓塞病史的患者，在手术时左房中常见不到血栓。发生栓塞者约80%有心房颤动。若患者发生栓塞时为窦律，则可能原有阵发性房颤或合并有感染性心内膜炎，或原发病为心房黏液瘤而并非是二尖瓣狭窄。栓塞可能是首发症状，甚至发生在劳力性呼吸困难以前。35岁以上的房颤患者，尤其是伴有心排血量降低和左心耳扩大者是发生栓塞最危险的因素，因此应该给予预防性的抗凝治疗。

临床所见约半数的栓塞发生在脑血管。冠状动脉栓塞可导致心肌梗死和（或）心绞痛，肾动脉栓塞可引起高血压。约25%的患者可反复发生或为多发性栓塞，偶尔左房内有巨大血栓，似一带蒂的球瓣栓子，当变换体位时可阻塞左房流出道或引起猝死。

5. 其他　左房显著扩大、气管－支气管淋巴结肿大、肺动脉扩张可压迫左侧喉返神经，引起声嘶；此外，由于食管被扩张的左房压迫可引起吞咽困难。发生右心衰竭者，常有纳差、腹胀、恶心、呕吐等消化系统症状，小便量亦少。

（二）体征

1. 望诊和触诊　严重二尖瓣狭窄可出现二尖瓣面容，特征是患者两颊呈紫红色。发生机制是，心排血量减低，周围血管收缩。二尖瓣狭窄，尤其是重度二尖瓣狭窄，心尖搏动往往不明显（左室向后移位）。若能触及与第一心音（S_1）同时出现的撞击（tapping）感，其意义与S_1亢进等同，提示二尖瓣前内侧瓣活动性好。令患者左侧卧位，可在心尖区触及舒张期震颤。肺动脉高压时，胸骨左缘第2肋间触及肺动脉瓣震荡感，胸骨左缘触及右室抬举感；当右室明显扩大，左室向后移位，右室占据心尖区，易将右室搏动误为左室搏动。

2. 听诊　二尖瓣狭窄，在心尖区多可闻及亢进的第一心音，它的存在提示二尖瓣瓣叶弹性良好，当二尖瓣瓣叶增厚或钙化，这一体征即告消失。随着肺动脉压增高，肺动脉瓣关闭音变响，传导也较广，甚至在主动脉瓣听诊区及心尖区可闻及；第二心音分裂变窄，最后变成单一心音。重度肺动脉高压，还可在胸骨左缘第2肋间闻及喷射音，吸气时减弱，呼气时增强；在胸骨左缘2～3肋间闻及肺动脉关闭不全的格－史（Graham－Steell）杂音；在胸骨左下缘闻及三尖瓣关闭不全的收缩期杂音以及右室源性的第三心音和第四心音。

二尖瓣开瓣音（opening snap），在心尖区采用膜型胸件易于闻及，往往与亢进的S_1同时存在，二者均提示二尖瓣瓣叶弹性良好。钙化仅累及二尖瓣瓣尖，该音依然存在，但累及二尖瓣瓣体时，该音即告消失。开瓣音与主动脉瓣关闭音之间的时距愈短，提示二尖瓣狭窄愈重；相反，则愈轻。

二尖瓣狭窄最具诊断价值的听诊是，在心尖区用钟型胸件听诊器听诊可闻及舒张期隆隆样杂音，左侧卧位尤易检出。该杂音弱时，仅局限于心尖区；强时，可向左腋下及胸骨左缘传导。杂音响度与二尖瓣狭窄轻重无关，但杂音持续时间却与之相关，只要左侧房室压力阶差超过3mmHg，杂音即持续存在。轻度二尖瓣狭窄，杂音紧跟开瓣音之后出现，但持续时间短暂，仅限于舒张早期，但舒张晚期再次出现；严重二尖瓣狭窄，杂音持续于整个舒张期，若为窦性心律，则呈舒张晚期增强。二尖瓣狭窄舒张期隆隆样杂音在下述情况下可能被掩盖：胸壁增厚，肺气肿，低心排血量状态，右室明显扩大，二尖瓣口高度狭窄。这种二尖瓣狭窄谓之“安静型二尖瓣狭窄”。对疑有二尖瓣狭窄的患者，常规听诊未发现杂音，可令患者下蹲数次，或登梯数次，再左侧卧位，并于呼气末听诊，可检出舒张期隆隆性杂音。

（三）辅助检查

1. X线检查　X线所见与二尖瓣狭窄的程度和疾病发展阶段有关，仅中度以上狭窄的病例在检查时方可发现左房增大（极度左房扩大罕见），肺动脉段突出，左支气管抬高，并可有右室增大等。后前位心影如梨状，称为“二尖瓣型心”。主动脉结略小，右前斜位吞钡检查可发现扩张的左房压迫食管，使其向后并向左移位，左前斜位检查易发现右室增大。老年患者常有二尖瓣钙化，青壮年患者亦不少见，以荧光增强透视或断层X线检查最易发现二尖瓣钙化。肺门附近阴影增加，提示肺静脉高压所致的慢性肺淤血和肺间质水肿。

2. 心电图检查　轻度二尖瓣狭窄者，心电图正常。其最早的心电图变化为具特征性的左房增大的P波，P波增宽且呈双峰型，称之为二尖瓣型P波（$P_{II}>0.12$ 秒，$PtfV_1 \leq -0.03mm \cdot s$，电轴在 $+45° \sim -30°$ 之间），见于90%显著二尖瓣狭窄患者。随着病情发展，当合并肺动脉高压时，则显示右室增大，电轴亦可右偏。病程晚期，常出现心房颤动。

3. 超声心动图检查　超声心动图对二尖瓣狭窄的诊断有较高的特异性，除可确定瓣口有无狭窄及瓣口面积之外，尚可帮助了解心脏形态，判断瓣膜病变程度及决定手术方法，对观察手术前后之改变及有无二尖瓣狭窄复发等方面都有很大价值。

超声诊断的主要依据如下：

（1）二维超声心动图上见二尖瓣前后叶反射增强，变厚，活动幅度减小，舒张期前叶体部向前膨出呈气球状，瓣尖处前后叶的距离明显缩短，开口面积亦变小。

（2）M型超声心动图示二尖瓣前叶曲线上，舒张期正常的双峰消失，E峰后曲线下降缓慢，EA间凹陷消失，呈特征性城墙状。根据狭窄程度的不同，下降速度亦有差异，与此相应，E峰后下降幅度即EA间垂直距离减小；二尖瓣前叶与后叶曲线呈同向活动；左房扩大，右室及右室流出道变宽，有时还可发现左房内有血栓形成。

（3）Doppler图像上舒张期可见通过二尖瓣口的血流速率增快。

（4）Doppler超声心动图运动试验：运动试验可用于某些二尖瓣狭窄患者，以了解体力活动的耐受水平，揭示隐匿的二尖瓣狭窄的相关症状。运动试验可与Doppler超声心动图相结合，以评价二尖瓣狭窄在运动时的血流动力学。Doppler超声心动图运动实验通常是在运动中止后静息状态下行Doppler检查。Doppler超声心动图主要用于下列情况：①证实无症状的二尖瓣狭窄，患者具有良好的运动能力，在强度和日常生活活动相等的工作负荷状态下可以无症状；②评价运动期间肺动脉收缩压；③对于那些有症状但静息状态下检查却只有轻度二尖瓣狭窄的患者，可用这种方法了解运动时血流动力学变化。

四、并发症

（一）心房颤动

见于重度二尖瓣狭窄的患者，左房明显增大是心房颤动能持续存在的解剖基础；出现心房颤动后，心尖区舒张期隆隆样杂音可减轻，收缩期前增强消失。

（二）栓塞

常见于心房颤动患者，以脑梗死最为多见，栓子也可到达四肢、肠、肾脏和脾脏等处；

右房出来的栓子可造成肺栓塞或肺梗死；少数病例可在左房中形成球瓣栓塞，这种血栓可占据整个左房容积的1/4，若堵住二尖瓣口则可造成晕厥，甚至猝死。

（三）充血性心力衰竭或急性肺水肿

病程晚期大约有50%～75%发生充血性心力衰竭，并是导致死亡的主要原因，呼吸道感染为诱发心力衰竭的常见原因，在年轻女性患者中，妊娠和分娩常为主要诱因。急性肺水肿是高度二尖瓣狭窄的严重并发症，往往由于剧烈体力活动、情绪激动、感染、妊娠或分娩、快速房颤等情况而诱发，上述情况均可导致左室舒张充盈期缩短和左房压升高，因而使肺毛细血管压力增高，血浆易渗透到组织间隙或肺泡内，故引起急性肺水肿。

（四）呼吸道感染

二尖瓣狭窄患者，由于常有肺静脉高压、肺淤血，故易合并支气管炎和肺炎。临床上凡遇心力衰竭伴发热、咳嗽的患者时，即应考虑到合并呼吸道感染的可能，应及时给予抗生素治疗，以免诱发或加重心力衰竭。显著二尖瓣狭窄的患者，一般不易感染肺结核。

五、自然病程

由于介入治疗和外科治疗的飞速发展，使得了解二尖瓣狭窄以及其他类型瓣膜病的自然病程相当困难。仅有少数资料能提供二尖瓣狭窄病程信息。在温带地区，如美国和西欧，首次风湿热发生后15～20年才出现有症状的二尖瓣狭窄。从心功能Ⅱ级进展为心功能Ⅲ～Ⅳ级约需5～10年；在热带和亚热带地区，病变进展速度相对较快。经济发展程度和种族遗传因素也可能起一定作用。如在印度，6～12岁儿童即可患有严重的二尖瓣狭窄，但在北美和西欧，有症状的二尖瓣狭窄却见于45～65岁。Sagie采用Doppler超声心动图对103例二尖瓣狭窄患者进行随访后指出，二尖瓣口面积减小速率为0.09cm^2/年。

外科治疗二尖瓣狭窄出现前的年代，有关二尖瓣狭窄自然病程的资料提示，症状一旦出现，预后不良，其5年存活率在心功能Ⅲ级为62%，Ⅳ级为15%。1996年，Horstkotte报告一组拒绝行手术治疗的有症状的二尖瓣狭窄患者，5年存活率为44%。

六、治疗

二尖瓣狭窄患者，可发生肺水肿、心力衰竭、心律失常以及血栓栓塞等并发症，已如前述。一般来说，二尖瓣狭窄患者，若未出现并发症，可不必治疗，但应防止受凉，注意劳逸结合，应用长效青霉素预防乙型溶血性链球菌感染；有并发症者，宜选择适当方式进行治疗。

二尖瓣狭窄的治疗方式分内科治疗和外科治疗两方面。此处只介绍内科治疗部分。

（1）β受体阻滞剂：由于二尖瓣狭窄合并间质性肺水肿或肺泡性肺水肿的主要成因是二尖瓣口的机械性阻塞，二尖瓣跨瓣压差增大，左房压力和肺静脉—肺毛细血管压力增高。二尖瓣跨瓣压差与心率、心排血量之间的关系是：压力阶差＝心排血量/（K·舒张充盈期）（K为一常数，包含二尖瓣口面积）。心排血量增加或舒张充盈期缩短可导致压力阶差上升。若能减慢心率及（或）降低心排出量，就可降低二尖瓣跨瓣压差，降低左房、肺静脉—毛细血管压，减轻患者肺淤血症状。

1977年，Steven等对8例单纯二尖瓣狭窄呈窦性心律的患者进行了研究，用普萘洛尔

2mg 静脉注射，注射前及注射后 10 分钟测心率、肺小动脉楔嵌压、左室收缩压、左室舒张压以及心排血量。结果显示心率下降（13.0 ± 2.6）次/分（$P < 0.01$），心排血量下降（0.5 ±0.2）L/min（$P<0.05$），二尖瓣跨瓣压差下降（7.1 ±1.6）mmHg（$P<0.05$），肺小动脉楔嵌压下降（6.9 ±1.2）mmHg（$P<0.01$），左室收缩压下降（5.1 ±2.6）mmHg（$P>0.05$），左室舒张末期压力无变化。

有学者也曾用普萘洛尔静脉注射抢救单纯二尖瓣狭窄合并急性肺水肿的患者，还曾用普萘洛尔口服治疗单纯二尖瓣狭窄合并慢性肺淤血的患者，疗效均非常满意。β 受体阻滞剂能有效地减慢窦房结冲动，因此可用于：①二尖瓣狭窄合并窦性心动过速；②二尖瓣狭窄合并窦性心动过速和急性肺水肿；③二尖瓣狭窄合并快速型室上性心律失常。

（2）钙通道阻滞剂：如维拉帕米和硫氮䓬酮，这两种药物均能直接作用于窦房结，减慢窦性频率；还可作用于房室结，延缓房室传导。但是这两种药物还能扩张周围血管，引起交感神经兴奋，间接地使窦性频率加快，房室结传导加速。因此，钙通道阻滞剂对房室结和窦房结的净效应与剂量相关，为有效减慢窦性心律，延缓房室传导，常须用中等剂量或大剂量。由于用量较大，常发生诸如头痛、便秘、颜面潮红及肢体水肿等副作用。所以这种药物，多用作洋地黄的辅助用药，以减慢快速心房颤动患者的心室率。

（3）洋地黄制剂：对窦房结基本无直接作用，但能有效地抑制房室结，延缓房室传导。对二尖瓣狭窄、窦性心动过速合并肺水肿的患者，临床应用价值有限，甚至有人认为有害。对二尖瓣狭窄快速心房颤动合并肺水肿者，应用洋地黄制剂，疗效满意。

应该指出的是：洋地黄对静息状态下的快速心房颤动，能显著减慢心室率，在应激状态下，洋地黄控制心房颤动的心室率的能力较差。其原因在于：洋地黄减慢房室结传导的作用，主要是通过兴奋迷走神经实现的，在应激状态下，交感神经兴奋，房室传导加速，这种交感神经的兴奋作用超过迷走神经的抑制作用，因此心房颤动患者心室率难以减慢，为解决这一问题，可加用 β 受体阻滞剂或钙通道阻滞剂，辅助洋地黄控制应激状态下心房颤动患者的心室率。

经皮球囊二尖瓣成形术的禁忌证包括：①左房内血栓形成；②近期（3 个月）内有血栓栓塞史；③中、重度二尖瓣关闭不全；④左室附壁血栓；⑤右房明显扩大；⑥心脏、大血管转位；⑦主动脉根部明显扩大；⑧胸、脊柱畸形。

（崔文建）

第二节　二尖瓣关闭不全

一、病因和病理改变

二尖瓣装置包括瓣环、瓣叶、腱索和乳头肌，它们在功能上是一个整体。正常的二尖瓣功能，有赖于上述四成分的结构和功能的完整，其中任何一个或多个成分出现结构异常或功能障碍便可产生二尖瓣关闭不全（mitral regurgitation），当左室收缩时，血液便可反流入左房。以前，在人群中，风湿热、风湿性心瓣膜炎发生率很高，因此认为风湿性二尖瓣关闭不全极为常见，即使临床未发现伴有二尖瓣狭窄的二尖瓣关闭不全，若未查到其他病因，也认为是风湿性二尖瓣关闭不全。随着心脏瓣膜病手术治疗的开展及尸检资料的累积，对二尖瓣关闭不全的病因的认识也随着发生了变化。据报告，风湿性单纯性二尖瓣关闭不全占全部二尖瓣关闭不全的百分数逐渐在减少。1972 年，Seizer 报告风湿性二尖瓣关闭不全占 44%；1976 年，Amlie 报告占 33%；1987 年，Kirklin 及中尾报告为 3% ~21%。非风湿性单纯性二尖瓣关闭不全的病因，以腱索断裂最常见，其次是感染性心内膜炎、二尖瓣黏液样变性、缺血性心脏病等。缺血性心脏病之所以造成二尖瓣关闭不全，其机制可能与左室整体收缩功能异常、左室节段性室壁运动异常以及心肌梗死后左室重构等有关。

二尖瓣关闭不全的病因分类，详见表 10 -1。

表 10 -1　二尖瓣关闭不全的病因分类

病损部位	慢性	急性或亚急性
瓣叶 - 瓣环	风湿性	感染性心内膜炎
	黏液样变	外伤
	瓣环钙化	人工瓣瓣周漏
	结缔组织疾病	
	先天性，如二尖瓣裂	
腱索 - 乳头肌	瓣膜脱垂	原发性腱索断裂
	（腱索或乳头肌过长）	继发性腱索断裂
	乳头肌功能不全	感染性心内膜炎或慢性瓣膜病变所致
		心肌梗死并发乳头肌功能不全或断裂
		创伤所致腱索或乳头肌断裂
心肌	扩张型心肌病	
	肥厚性梗阻型心肌病	
	冠心病节段运动异常或室壁瘤	

（一）瓣叶异常

由于瓣叶受累所致的二尖瓣关闭不全，常见于慢性风湿性心瓣膜病，男性多于女性，其主要病理改变为慢性炎症及纤维化使瓣叶变硬、缩短、变形，或腱索粘连、融合、变粗等，病程久者可钙化而加重关闭不全。风湿性二尖瓣关闭不全的患者中，约半数合并二尖瓣狭窄。此外，结缔组织疾病、感染性心内膜炎、穿通性或非穿通性创伤均可损毁二尖瓣叶；心内膜炎愈合期二尖瓣尖的回缩也能引起二尖瓣关闭不全。

（二）瓣环异常

1. 瓣环扩张　成人二尖瓣环的周径约 10cm，在心脏收缩期，左室肌的收缩可使瓣环缩小，这对瓣膜关闭起重要作用，因此，任何病因的心脏病凡引起严重的左室扩张者，均可使二尖瓣环扩张，从而导致二尖瓣关闭不全。一般原发性瓣膜关闭不全比继发于二尖瓣环扩张引起的关闭不全严重些。

2. 瓣环钙化　在尸检中，二尖瓣环特发性钙化甚为常见。一般这种退行性变对心脏功能影响很小，严重的二尖瓣环钙化，则是引起二尖瓣关闭不全的重要原因。高血压、主动脉瓣狭窄和糖尿病以及 Marfan 综合征等，均可使二尖瓣环的钙化加速，并可使二尖瓣环扩张，因而更易造成二尖瓣关闭不全；此外，慢性肾衰竭和继发性甲状旁腺功能亢进的患者，也易发生二尖瓣环钙化。严重钙化的患者，钙盐可能侵入传导系统，导致房室或（和）室内传导阻滞，偶尔钙质沉着扩展可达冠状动脉。

（三）腱索异常

这是引起二尖瓣关闭不全的重要原因。腱索异常可由下列原因引起，先天性异常、自发性断裂或继发于感染性心内膜炎、风湿热的腱索断裂。多数患者腱索断裂无明显原因，后叶腱索断裂较前叶腱索断裂多见，常伴有乳头肌纤维化，腱索断裂也可由创伤或急性左室扩张引起。根据腱索断裂的数目和速度而引起不同程度的二尖瓣关闭不全，临床上可表现为急性、亚急性或慢性过程。

（四）乳头肌受累

任何妨碍乳头肌对瓣叶有效控制的因素，均可导致二尖瓣关闭不全。乳头肌是由冠状动脉的终末支供血，因此，对缺血很敏感，乳头肌血供的减少，可引起乳头肌缺血、损伤、坏死和纤维化伴功能障碍。唯乳头肌断裂在临床上罕见。若缺血呈一过性，乳头肌功能不全和二尖瓣关闭不全也呈一过性，且伴有心绞痛发作。若缺血严重而持久，引起慢性二尖瓣关闭不全。后内侧乳头肌的血供较前外侧少，故较易受缺血的影响。引起乳头肌受累的原因，归纳起来有下列几种：①乳头肌缺血，常见者为冠心病；②左室扩大，使乳头肌在心脏收缩时发生方位改变；③乳头肌的先天性畸形，如乳头肌过长、过短、一个乳头肌缺如等；④感染性心内膜炎时合并乳头肌脓肿，可引起急性瓣下二尖瓣关闭不全；⑤其他，如肥厚型心肌病、心内膜心肌纤维化、左房黏液瘤、外伤等。

根据乳头肌受累的程度及速度，临床上可表现为急性二尖瓣关闭不全或慢性二尖瓣关闭不全的征象。

二、病理生理

二尖瓣关闭不全时，左室排血可经两个孔道，即二尖瓣孔和主动脉瓣孔，因此排血阻力降低。在主动脉瓣打开之前，几乎半量的左室血液先期反流左房。反流量的多少，决定于二尖瓣孔的大小和左室—左房压力阶差。而二尖瓣孔的大小和左室—左房压力阶差又是可变的。左室收缩压或者左室－左房压力阶差决定于周围血管阻力；正常二尖瓣环有一定弹性，其横截面可由多种因素调节，如前负荷、后负荷、心肌收缩力。当前负荷和后负荷增加，心肌收缩力降低，左室腔扩大，二尖瓣环扩张，反流孔增大，反流量增加；当采用某些措施（如正性肌力药物、利尿剂、血管扩张剂）使左室腔缩小，反流孔变小，反流量减少。

（一）左室功能的变化

当急性二尖瓣关闭不全发生开始时，左室以两种方式来代偿，一是排空更完全，二是增加前负荷。此时，左室收缩末压降低，内径缩短，室壁张力明显下降，心肌纤维缩短程度和速率增加。当二尖瓣关闭不全持续而变为慢性二尖瓣关闭不全，特别是严重二尖瓣关闭不全，左室舒张末期容量增大，收缩末期容量恢复正常。根据 Laplace 定律（心肌张力与心室内压和心室半径乘积相关），由于左室舒张末期容量增大，室壁张力增加至正常水平或超过正常水平，此谓严重二尖瓣关闭不全的慢性代偿阶段。左室舒张末期容量增加，即前负荷增加，二尖瓣环扩大，二尖瓣关闭不全加重，即进入二尖瓣关闭不全引起二尖瓣关闭不全的恶性循环。在慢性二尖瓣关闭不全，左室舒张末期容量及左室质量均是增加的，左室发生典型的离心性肥厚，肥厚的程度与扩大的程度不成比例。二尖瓣关闭不全，由于左室后负荷降低，射血分数（EF）可以维持于正常水平或超过正常水平。

多数严重二尖瓣关闭不全患者，心功能代偿期可持续多年；部分患者，由于左室长期容量超负荷，最终发生心肌失代偿，收缩末期容量，前负荷后负荷均增加，而射血分数和每搏出量降低。左室功能失代偿者，神经内分泌系统激活，循环炎性因子增加，磷酸肌酸与三磷酸腺苷比例降低。

严重二尖瓣关闭不全患者，冠状动脉血流速度加快，而与主动脉瓣病变相比较，心肌氧耗量的增加并不显著，因为这类患者心肌纤维缩短程度和速度虽然增高，但这不是心肌氧耗量的主要决定因素，主要决定因素是室壁张力，心肌收缩力和心率，前者（平均左室壁张力）实际是降低的，而后两者变化不大。因此，二尖瓣关闭不全的患者很少出现心绞痛。

反映心肌收缩力强弱的各种射血指标（如射血分数，左室短轴缩短率）是与后负荷大小成反比的，二尖瓣关闭不全早期，上述射血指标增高。许多患者最终之所以有症状，是因为二尖瓣反流量大，左室压和肺静脉压增高，而各种射血指标却无变化，甚至增高。也有部分患者，症状严重，提示左室收缩功能严重减低，各种射血指标降至低于正常水平或正常低水平。即使二尖瓣关闭不全合并明显左室衰竭，左室射血分数及短轴缩短率仅有轻、中度降低。因此，当射血分数为正常低水平时，即提示左室收缩功能受损。当射血分数中度减低（0.40～0.50），则提示左室收缩功能严重受损，而且在二尖瓣矫治术后常难以逆转；当射血分数低于0.35，提示左室收缩功能极度受损，二尖瓣矫治术的风险很大，术后疗效不佳。

（二）左房顺应性的变化

左房顺应性是严重二尖瓣关闭不全患者血流动力学和临床表现的主要决定因素。依据左房顺应性的差别，可将二尖瓣关闭分为三个亚组：

1. 左房顺应性正常或降低组　该组左房扩大不明显，左房平均压显著增高，肺淤血症状突出。见于急性二尖瓣关闭不全，如腱索断裂、乳突肌头部梗死、二尖瓣叶穿孔（外伤或感染性心内膜炎）。数周、数月后左房壁逐渐增厚，收缩力增强，排空更充分，左房顺应性低于正常；急性二尖瓣关闭不全发生后6～12个月，肺静脉壁增厚，肺动脉壁也增厚，肺动脉血管阻力增加，肺动脉压力增高。

2. 左房顺应性显著增高组　该组左房明显扩大，左房平均压正常或略高于正常。见于严重慢性二尖瓣关闭不全。这类患者，肺血管阻力和肺动脉压力正常或稍高于正常，常有心房颤动和心排血量减低的表现。

3. 左房顺应性中度增高组　该组介于第一组和第二组之间，临床上最常见。见于严重二尖瓣关闭不全，左房可有不同程度扩大，左房平均压升高，肺静脉压力、肺血管阻力和肺动脉压力可能升高，心房颤动迟早也会发生。

三、临床表现

（一）症状

慢性二尖瓣关闭不全患者临床症状的轻重，取决于二尖瓣反流的严重程度、二尖瓣关闭不全进展的速度、左房和肺静脉压高低、肺动脉压力水平以及是否合并有其他瓣膜损害和冠状动脉疾病等。

慢性二尖瓣关闭不全的患者在出现左室衰竭以前，临床上常无症状。部分慢性二尖瓣关闭不全合并肺静脉高压或心房颤动患者可于左室衰竭发生前出现症状。从罹患风湿热至出现二尖瓣关闭不全的症状，一般常超过 20 年。二尖瓣关闭不全的无症状期比二尖瓣狭窄长，急性肺水肿亦比二尖瓣狭窄少见，可能与左房压较少突然升高有关，咯血和栓塞的机会远比二尖瓣狭窄少，而由于心排血量减少所致的疲倦、乏力则表现较突出。

轻度二尖瓣关闭不全的患者，可能终身无症状，多数患者仅有轻度不适感。但如有慢性风湿活动、感染性心内膜炎或腱索断裂，则可使二尖瓣关闭不全进行性加重，由低心排血量或肺充血引起之症状亦会逐渐明显，有时甚至发展为不可逆的左心衰竭。二尖瓣关闭不全的患者出现心房颤动时，虽会影响病程的进展，但不如二尖瓣狭窄时明显，可能因为二尖瓣关闭不全患者出现快速房颤时，不至于使左房压明显升高之故。

严重二尖瓣关闭不全的患者，由于心排血量很低，因此患者有极度疲乏力、无力的感觉，活动耐力也大受限制，一旦左心衰竭，肺静脉压力升高，患者即可出现劳力性呼吸困难，亦可有夜间阵发性呼吸困难，进而可出现右心衰竭的征象，表现为肝脏淤血肿大、踝部水肿，甚至出现胸、腹水；合并冠状动脉疾病患者，可出现心绞痛的临床症状。

（二）体征

心界向左下扩大，心尖区出现有力的、局限性的收缩期搏动，亦表示左室肥厚、扩张。二尖瓣瓣叶病变所致二尖瓣关闭不全，第一心音常减低。由于左室排空时间缩短，主动脉瓣关闭提前，常可出现第二心音宽分裂。合并肺动脉高压时，肺动脉瓣关闭音增强。在左室快速充盈期，流经二尖瓣口血流量增大、增速，常可在心尖部闻及左室源性第三心音，有时伴有短促的舒张期隆隆性杂音。

二尖瓣关闭不全最重要的体征是心尖区收缩期杂音。多数患者，杂音在 S_1 后立即发生，持续于整个收缩期，超过甚至掩盖主动脉关闭音，该杂音响度稳定，呈吹风性，调较高，可向左腋下和左肩下放射，若为后外侧瓣病变，杂音还可向胸骨和主动脉瓣区放射，后者特别多见于二尖瓣后叶脱垂时。二尖瓣关闭不全杂音，不随左室每搏输出量大小变化而变化，其强弱也与二尖瓣关闭不全的严重程度无关。某些患者，因左室扩大、急性心肌梗死、人工瓣瓣周漏、严重肺气肿、肥胖、胸廓畸形，虽有严重二尖瓣关闭不全，杂音很难听到，甚至完全听不到，此谓安静型二尖瓣关闭不全（silent mitral regurgitation）。

风湿性二尖瓣病，可表现为单纯二尖瓣狭窄、二尖瓣关闭不全，但更多表现为二尖瓣狭窄合并二尖瓣关闭不全。在二尖瓣狭窄合并二尖瓣关闭不全的患者，如果听诊发现心尖部 S_1 减低，又可闻及第三心音，说明以关闭不全为主；若发现心尖部 S_1 亢进，有明显开瓣音，收缩期杂音柔和而又短促，提示以狭窄为主。

（三）辅助检查

1. X 线检查　轻度二尖瓣关闭不全，X 线检查无明显异常发现，较严重者可有左房增大及左室增大。严重二尖瓣关闭不全者，可呈巨大左房，有时可使食管向右、向后移位，并组成右心缘的一部分。若有心力衰竭或肺动脉高压症存在，则出现右室增大。透视下可见二尖瓣钙化，有时可见左房收缩期搏动。有肺静脉高压时，可见 Kerley B 线。急性严重二尖瓣关闭不全常有肺水肿的征象，而左房、左室扩大不显著。左室造影对二尖瓣关闭不全的诊断，很有帮助，且能提示反流量的大小。

2. 心电图检查　轻度二尖瓣关闭不全者，心电图正常；较重者，主要示左室肥大和劳损，当出现肺动脉高压后，可有左、右室肥大或右房肥大的表现。病程短者，多呈窦性心律，约1/3的慢性二尖瓣关闭不全者示心房颤动。窦性心律者，标准导联中P波可增宽并出现切迹，V_1导联ptf负值增大，提示左房增大。

3. 超声心动图检查　对重症二尖瓣关闭不全的诊断准确率很高，轻症者因反流量小，心脏形态改变不显著，故较难肯定。超声诊断的主要依据如下：

（1）M型图可示左房左室增大及容量负荷过重的现象，有时可见瓣膜钙化。右室及肺动脉干亦可能扩大或增宽。

（2）切面超声心动图上可见瓣叶增厚、反射增强，瓣口在收缩期关闭对合不佳。

（3）Doppler检查时，在左房内可见收缩期血液返回所引起湍流。

（4）左心声学造影时，可见造影剂在收缩期由左室返回左房。

（5）腱索断裂时，二尖瓣可呈连枷样改变，在左室长轴切面观可见瓣叶在收缩期呈鹅颈样钩向左房，舒张期呈挥鞭样漂向左室（二尖瓣脱垂的改变详见后）。

运动超声心动图可协助判断二尖瓣关闭不全的严重程度，了解运动期间血流动力学的异常改变，尤其对那些轻度二尖瓣关闭不全但有症状患者以及病情稳定而无症状的二尖瓣关闭不全患者，运动超声心动图可客观地评价其心功能状态。

4. 放射性核素检查　超声心动图是诊断二尖瓣关闭不全最常用的影像学方法，但在下述情况下可进一步考虑门控血池核素造影或一期心血管造影：超声检查结果不甚满意；临床与超声诊断有出入；有必要更准确测定左室射血分数。此外，通过该法还可测量左室功能和反流分数；也可用于定期随访患者，若在随访期，静息射血分数进行性下降达正常值下限，或左室舒张末期以及（或）收缩末期容量进行增加，提示患者应考虑手术治疗。

四、自然病程

二尖瓣关闭不全的自然病史，取决于基本病因、反流程度及心肌功能状态。轻度二尖瓣关闭不全，可多年无症状，其中仅少数患者因感染性心内膜炎或腱索断裂而使病情加重。一般慢性风湿性二尖瓣关闭不全在诊断后的5年存活率为80%，10年存活率为60%，但如已出现明显症状（心功能已达Ⅲ～Ⅳ级），则5年和10年存活率均明显降低，分别为40%和15%。瓣膜脱垂综合征的病程大多为良性，寿命与正常人相近，但约有15%可进展为严重的二尖瓣关闭不全，若并发感染性心内膜炎或腱索断裂，则预后与急性二尖瓣关闭不全相同。

五、治疗

慢性瓣膜病由于相当时期内可无症状，因此，在诊断确立后仅需定期随访，内科治疗的重点是预防风湿热和感染性心内膜炎的发生及适当地限制体力活动。血管扩张剂特别是减轻后负荷的血管扩张剂，通过降低射血阻抗可减少反流量和增加心排出量，对急性二尖瓣关闭不全可产生有益的血流动力学效应，对于慢性二尖瓣关闭不全是否如此，目前尚无定论。洋地黄类药物对负荷过重的左室具正性肌力作用，故控制本病的心力衰竭症状较二尖瓣狭窄者更适宜，对伴有心房颤动者更有效。

六、急性二尖瓣关闭不全

有关急性二尖瓣关闭不全的病因详见表 10－1。其中，最重要的是自发性腱索断裂，感染性心内膜炎致瓣膜毁损和腱索断裂，缺血性乳头肌功能不全或断裂，人工瓣功能不全。急性二尖瓣关闭不全也可发生在慢性二尖瓣关闭不全的病程中，使病情突然加重。

急性二尖瓣关闭不全多发生于左房大小正常，房壁顺应性正常或降低的患者，当二尖瓣反流突然发生，左房压、肺静脉压迅速升高，可引起急性肺水肿，甚至引起肺动脉压升高，右心衰竭。而左室前向搏出量显著减少，收缩末期容量稍降低，但舒张末容量增加，压力升高。

（一）临床表现

1. 症状　突然发作呼吸困难，不能平卧。频频咳嗽，咳大量粉红色泡沫痰，伴极度乏力。

2. 体征　端坐位，精神紧张，全身大汗，皮肤青紫。听诊肺部满布哮鸣音或哮鸣音与湿性啰音混杂。重症者，可有血压下降，甚至发生心源性休克。心尖搏动位置大多正常。听诊心脏可发现心跳快速；第二心音宽分裂，左室源性第三心音或第四心音；肺动脉瓣关闭音增强；心尖区可闻及收缩早期递减型杂音，呈吹风性，调低而柔和，传导方向视受累瓣膜不同而不同。

（二）辅助检查

1. X 线检查　左房、左室不大，但有明显肺淤血或肺水肿。若发生于慢性二尖瓣关闭不全的基础上，则可见左房、左室扩大。

2. 心电图　一般为窦性心动过速，无左房、左室扩大表现。

3. 超声检查　左房、左室稍大；收缩期，二尖瓣闭合不全；有时可发现二尖瓣在整个心动周期内呈连枷样运动；Doppler 超声检查可发现严重二尖瓣反流。

（三）治疗

吸氧，镇静，静脉给予呋塞米。内科治疗最重要的是使用血管扩张剂，特别是静脉滴注硝普钠。该药可以扩张动脉系统，降低周围血管阻力，从而减轻二尖瓣反流；同时可扩张静脉系统，减少回心血量，缓解肺淤血。临床实践证明，硝普钠可以减轻症状，稳定病情，为下步手术治疗创造条件。急性二尖瓣关闭不全伴血压下降时，可同时使用正性肌力药，如多巴酚丁胺等；如有条件，应尽早应用主动脉内球囊反搏。

（张文宗）

第三节　二尖瓣脱垂综合征

一、概述

1961 年，Reid 提出收缩中期喀喇音（click）和收缩晚期杂音均起源于心脏瓣膜。1963 年，Barlow 将收缩中期喀喇音、收缩晚期杂音、心电图 T 波改变和心室造影显示二尖瓣脱垂归纳为独特的综合征。以后人们称之为 Barlow 综合征，即本文所称的二尖瓣脱垂综合征（mitral valve prolapse syndrome）。二尖瓣脱垂综合征，又名听诊—心电图综合征，收缩中期喀喇音—收缩晚期杂音综合征，气球样二尖瓣综合征等。

目前认为，二尖瓣脱垂综合征是多种病因所造成的，在左室收缩时二尖瓣叶部分或全部突向左房，并同时伴有相应临床表现的一组综合征。

二瓣脱垂是一种最常见的瓣膜疾病。其患病率，根据受检人群及诊断标准的不同而异，文献报告的患病率为0.4% ~17%。

2002年发表的Framingham心脏研究，采用新的超声诊断标准（下面将讨论）对人群进行检查，二尖瓣脱垂综合征患病率为2.4%，女性患病率为男性两倍。

虽然大多数原发性二尖瓣脱垂综合征是散发的，但有少数研究显示其家族性聚集倾向。有一报道在17例肯定受累的先证者家庭中，近50%的第一代亲族呈现二尖瓣脱垂的超声心动图特征。本病还曾在几对孪生儿中发现。Framingham首次检出100例二尖瓣脱垂病例中，30%的人至少有1名亲戚也有二尖瓣脱垂。从现有资料看，大多数为垂直遗传，在二代或多代中有听诊异常，提示为常染色体显性遗传。

二、病因

二尖瓣脱垂综合征的病因至今尚未完全澄清。有人曾试图从病因角度将该病分为原发性二尖瓣脱垂和继发性二尖瓣脱垂（表10－2）。

表10－2　二尖瓣脱垂综合征病因分类

原发性	家族性 非家族性
继发性	Marfan 综合征 风湿性心内膜炎 冠心病 扩张型心肌病 特发性肥厚性主动脉瓣下狭窄 心肌炎 外伤 甲状腺功能亢进 左房黏液瘤 结节性动脉周围炎 系统性红斑狼疮 肌营养不良 骨发生不全 Ehlers－Danlos 综合征 假性弹性纤维黄色瘤先天性心脏病（第2孔型房间隔缺损、室间隔缺损、动脉导管未闭、爱伯斯坦畸形、矫正型大血管转位） 运动员心脏 Turner 综合征 Noonan 综合征 先天性QT间期延长综合征

从二尖瓣脱垂综合征猝死者和瓣膜置换术者的病理检查发现，这类患者均有不同程度的瓣膜和腱索的黏液瘤样变性。由于原发性二尖瓣脱垂患者死亡数少，换瓣者也不多，因此目前尚难确定是否大多数或所有原发性二尖瓣脱垂者均有瓣膜和腱索的黏液瘤样变性。

前已述及，部分患者有家族性发病倾向，常合并有骨骼异常和某些类型的先天性心脏病，因此应怀疑本综合征与胚胎期发育障碍有关。胚胎学研究业已证明，二尖瓣、三尖瓣、腱索、瓣环、房间隔、胸椎、肋骨和胸骨的发育均在胚胎的35～42天进行。因此这些成分的两种或两种以上异常并存就不足为怪了。

二尖瓣脱垂常与某些遗传性结缔组织疾病并存。其中知道最多的是Marfan综合征和Ehlers－Danlos综合征。在一组研究中，35例Marfan综合征患者，91%有二尖瓣脱垂；另一组13例典型Marfan综合征患者，超声证实4例有二尖瓣脱垂，尸检和组织学发现所有病例二尖瓣均有酸性黏多糖沉积所致的黏液瘤样改变。在Ⅳ型Ehlers－Danlos综合征一个家系10例患者中，经切面超声心动图证实8例有二尖瓣脱垂。Ⅲ型胶原异常是Ⅳ型Ehlers－Danlos综合征的基本生化缺陷。最近有人报告，19例瓣膜替换术时切除的黏液样变性的二尖瓣，多种胶原含量增加，特别是Ⅲ型胶原。故在原发性二尖瓣脱垂与遗传性胶原合成障碍疾病所致的二尖瓣脱垂之间，瓣叶的超微结构基础是不同的。Marfan综合征，Ehlers－Danlos综合征等结缔组织疾病，由于二尖瓣、瓣环、腱索组织脆弱，容易引起二尖瓣脱垂。

心室与瓣叶大小之间正常的平衡关系失调可引起解剖学上的二尖瓣脱垂，这时，二尖瓣叶或腱索可无任何病理改变。左室明显缩小或几何形状发生显著改变时，二尖瓣叶－于收缩期不能保持正常的位置和形状，从而形成某种程度的脱垂，如特发性梗阻性肥厚型心肌病、继发孔房间隔缺损、直背综合征、漏斗胸等。风湿性心肌炎、病毒性心肌炎、扩张型心肌病、冠心病，由于左室整体或节段性运动异常，也可引起二尖瓣脱垂。预激综合征患者，由于左室激动顺序异常，也可引起二尖瓣脱垂。

Tomaru曾对42例脱垂瓣叶的切除标本作了病理分析，发现脱垂瓣叶有慢性炎症者22例。病变主要表现为瓣叶结构有明显破坏，有弥漫性小血管增生和瘢痕形成，因而瓣叶的海绵组织层变窄甚至消失。有作者据此称之为炎症后瓣叶脱垂。说明二尖瓣脱垂不仅可由黏液样变引起，也可由炎症后病变所致。

三、病理解剖

正常二尖瓣主要包括三层：第一，心房面层，含弹力纤维结缔组织；第二，中层，又称海绵组织层，含疏松的、黏液样的结缔组织；第三，心室面层，又称纤维质层，含浓密的胶原纤维。腱索也是由浓密的胶原纤维所构成，插入纤维质层。

原发性二尖瓣脱垂的基本病理改变是，海绵组织层组织含量增加（瓣叶肥大），侵入纤维质层，使之断裂；在纤维质层和腱索的连续部位胶原分解或发育不全，腱索分支点减少、附着点增加，排列杂乱无章，中央索呈退行性变，黏液样变性，腱索延长，位于腱索间的瓣膜节段脆弱、伸长，心室收缩时在压力的作用下异常的向左房鼓出，但二尖瓣关闭尚属正常。瓣膜病理改变不是均一的，后瓣受累最重；瓣环发生黏液样变，周径扩大。

由于瓣叶、腱索和左室内壁之间频繁接触摩擦，相应部位纤维增厚，即出现继发性摩擦病灶（friction lesion）。

在瓣叶，继发性摩擦病灶位于瓣叶间的接触处，局部纤维组织特别是胶原纤维沉积，细嫩的透明的瓣叶变为粗糙的不透明的瓣叶，形态也发生改变。尽管如此，前后叶交界处绝无粘连，这是区别于风湿性二尖瓣病的特征之一。

摩擦病灶也可出现于左室心内膜面与腱索接触处。其开始病变为在与有关腱索相对应的心室内膜出现线状纤维增厚，后者可以扩展并汇合。病程后期，有关腱索也被融合于左室内壁的纤维组织中。这样一来，腱索可以缩短。若左室内膜有广泛的纤维化，纤维化组织也可出现少有的钙化现象。

四、病理生理

二尖瓣脱垂是一种慢性进行性病理过程。绝大多数无并发症的二尖瓣脱垂，其血流动力学正常。

多数报道认为二尖瓣脱垂患者心室活动呈高动力状态，射血分数增加。少数研究者发现，这类患者左室有节段性收缩异常。偶有报道指出，左室后基底段和膈段强烈收缩，前壁向内凹陷，后者似乎与二尖瓣脱垂相应腱索张力增高有关。

二尖瓣环呈中度或显著扩大，其周径可较正常大 2/3 以上。瓣环扩大本身就可影响瓣叶的正常关闭。

曾有少数报道，可同时伴有三尖瓣脱垂及右室收缩功能异常。

五、临床表现

（一）症状

大多数二尖瓣脱垂患者无症状，只是在健康检查通过听诊或心电图有 T 波改变而被发现，实践证明，仅有收缩中期喀喇音而不伴收缩晚期杂音者多无明显症状。

常见症状有胸痛、心悸、呼吸困难、疲乏无力，头昏或晕厥，少数患者主诉焦虑和恐惧感。还有个别患者有神经精神症状。

胸痛发生率 40% ~80%，多与劳力无关，部位局限而不向他处放射，性质如刀割样或撕裂样，可持续半小时、数天，硝酸甘油疗效差，个别患者，胸痛呈典型心绞痛样。胸痛机制不明。

心悸，见于半数以上病例。心悸的发生，可能与心律失常有关，但动态心电图检查发现，主观感觉心悸与记录到的心律失常之间相关性不高。

约 40% 患者主诉呼吸困难。不论活动时还是静息状态下均如此。经仔细询问有这种主诉者，多诉说“气不够用”，“长吸一口气好些”，并非真正的呼吸困难。这样异常感觉可能与换气过度有关。

少数患者有黑矇和晕厥。Wigle 等报告 7 例晕厥者均为短阵心室颤动引起。但晕厥也可在无心律失常时出现，其中部分患者可能为脑栓塞引起的一过性脑缺血发作，栓子来自于心房壁或二尖瓣叶。

（二）体征

在体征方面，二尖瓣脱垂患者最重要的表现为体型、胸廓和脊柱以及心脏听诊的异常发现。

这类患者，多为无力体型。胸廓和脊柱常有异常，如正常脊柱胸段后曲消失（直背综合征)，脊柱侧弯以及漏斗胸等。

听诊心脏时可能发现包括收缩中期或晚期喀喇音、收缩期杂音和第一心音改变。其中，以喀喇音和杂音尤为重要，是二尖瓣脱垂综合征特征性标志。这类患者听诊发现变化甚大，时有时无，时强时弱。有的患者既有收缩中期喀喇音又有收缩晚期杂音，另一些患者可能只有收缩中期喀喇音或只有收缩晚期杂音。因此应多次听诊、多体位听诊。Fontana 等强调至少需要在四个体位进行听诊，如仰卧位、左侧卧位、坐位和立位。

收缩中晚期喀喇音，为收缩期的高调的额外音，持续时间短暂，在心尖部和胸骨左缘近二尖瓣处最易闻及。喀喇音可以缺如，可呈单个或多个，多发生于收缩中期和晚期，偶尔发生于收缩早期。多个喀喇音可酷似心包摩擦音，这可解释何以过去易将二尖瓣脱垂综合征误诊为心包炎。经选择性左室造影和心脏超声检查证明，喀喇音出现的时间正好与脱垂二尖瓣叶活动达最高峰的时间相一致，此时瓣叶腱索结构突然被拉紧而产生振动，所以，曾被称之为“腱索拍击音”或瓣叶“帆样拍击”现象。由于收缩期喀喇音与喷血无关，因此又称为非喷射性喀喇音。喀喇音出现时间可随左室舒张末期容量及几何形态改变而改变，可提前也可错后。

收缩期杂音为一种高调、柔和的吹风性杂音，常紧跟喀喇音之后，也可在喀喇音稍前出现，因此，位于收缩中晚期，也可呈全收缩期。杂音为递增型，也可为递增—递减型，常超越第二心音的主动脉瓣成分。收缩期杂音是由二尖瓣脱垂、瓣口不能紧密闭合而使血液反流所致。杂音的最佳听诊部位在心尖区。和喀喇音一样，其发生时间也随左室舒张末期容量变化而变化，既可提前也可错后，可增强也可减弱。少数患者，可间歇闻及收缩期“喘息”(systolic whoop) 音或“吼鸣”(honk) 音。心尖部喘息音或吼鸣音是一种高频乐音，传导广泛并常伴震颤。其产生的可能机制是，由于脱垂瓣叶震荡，或从一侧脱垂瓣叶边缘漏出的非对称性血流冲击另一侧瓣叶所致。

心尖部第一心音的强度可有不同变化，这与二尖瓣脱垂发生的时间及特点有关。第一心音增强，提示二尖瓣呈早期脱垂或全收缩期脱垂。第一心音正常，提示二尖瓣中晚期脱垂。第一心音减弱，提示腱索断裂，二尖瓣呈连枷样脱垂。第一心音之所以增强，是由于喀喇音和第一心音几乎同时发生；第一心音之所以减弱，是由于二尖瓣关闭时，瓣叶不能很好弥合。

二尖瓣脱垂综合征的动态听诊 (dynamic auscultation) 详见表 10 - 3。

表 10 - 3　二尖瓣脱垂综合征的动态听诊

方法	喀喇音出现时间	收缩期杂音		
		出现时间	持续时间	响度
运动	↑	↑	↑	↑
站立	↑	↑	↑	↑
蹲踞	↓	↓	↓	↓
等长握拳	↓	↓	↓	↓
Valsalva 动作（屏气）	↑	↑	↑	↑
Valsalva 动作（呼气）	↓	↓	↓	↓
亚硝酸异戊酯吸入	↑	↑	↑	↓

续 表

方 法	喀喇音出现时间	收缩期杂音		
		出现时间	持续时间	响度
去氧肾上腺素滴入	↓	↓	↓	↑
异丙肾上腺素滴入	↑	↑	↑	↑
普萘洛尔	↓	↓	↓	↓

注：↑：提前，延长，增强；↓：后移，缩短，减弱。

二尖瓣脱垂综合征的听诊表现可因为某些生理性措施和药物的影响使其发生时间、持续时间、响度明显改变，这一特点对于该综合征的诊断价值很大。其发生基础是左室舒张末期容量的改变，凡能降低左室射血阻力、减少静脉回流、加快心率、增加心肌收缩力的药物或生理性措施，均可使左室舒张末期容量减少，腱索与左室长轴相比相对过长，瓣叶较接近于脱垂位置，左室收缩一开始，二尖瓣瓣叶即迅速达到最大脱垂，因此喀喇音和杂音提前发生，并靠近第一心音。相反，凡能增加左室舒张末期容量的药物和生理性措施，均能使二尖瓣叶脱垂延迟发生，喀喇音和杂音则错后出现，并靠近第二心音。

一般来说，如果杂音出现时间后移，说明二尖瓣反流程度减轻，那么，杂音响度减轻，持续时间缩短。但是，某些措施却可引发矛盾性表现，如吸入亚硝酸异戊酯时，左室舒张末期容量减少，杂音提前发生，持续时间延长，但由于左室压力下降，反流减少，杂音减轻。相反，静脉滴入去氧肾上腺素时，杂音发生延迟、持续时间缩短、杂音却增强。对二尖瓣脱垂综合征的诊断来说，了解各种生理性措施和药物对杂音发生时间的影响比对杂音响度的影响更为重要。

值得注意的是，不少经选择性左室造影或超声检查证实有二尖瓣脱垂的患者，听诊时甚至动态听诊时完全无异常，此即所谓“隐匿性二尖瓣脱垂”。这类患者发生率究竟多高，尚未确定。据 Framingham 对 2931 例人调查，经 M 型超声心动图证实有二尖瓣脱垂者中，不到 15% 的可听到喀喇音和（或）杂音。这个报告是否可靠，不少人提出质疑。因为 M 型超声心动图本身对二尖瓣脱垂的诊断标准须进一步审订。

最后，需要提及的是，除二尖瓣脱垂能产生收缩中期喀喇音外，还有三尖瓣脱垂、心房间隔瘤、心腔内肿瘤、肥厚型心肌病以及胸膜 - 心包疾病，应该注意鉴别。

六、辅助检查

（一）心电图

大多数经心脏听诊和心脏超声检查证实有二尖瓣脱垂而无症状的患者，心电图检查都为正常；少数无症状患者及许多有症状患者，心电图检查时有异常发现，尤其是吸入亚硝酸异戊酯及运动期间更为明显。这些心电图异常，多属非特异性的。

最常见的心电图异常是 ST - T 改变，表现Ⅱ、Ⅲ、aVF、$V_{4\sim6}$导联 T 波低平或倒置，可伴有 ST 段抬高或压低。这些表现可随体位变化而变化，还随时间推移而变化。ST - T 改变的发生率随各组选择病例的不同而不同，约占 30% ~50%。心电图改变的机制可能是：二尖瓣叶和（或）腱索张力增高，乳头肌和心内膜应激，发生相对性缺血。

二尖瓣脱垂综合征的患者，可发生多种心律失常，其中以室性期前收缩最常见。这里，特别应指出的是，二尖瓣脱垂综合征患者，常有阵发性室上性心动过速。Kligfield 认为这与这类患者预激综合征发生率高有关。在一般人群，有室上性心动过速发作史者仅 20% 有旁道存在；但在二尖瓣脱垂又有室上性心动过速发作史的患者中，60% 有旁道存在。而且旁道总在左侧。上述事实说明，二尖瓣脱垂合并阵发性室上性心动过速的患者，必须进一步做心脏电生理检查。

Bekheit 等通过研究发现，二尖瓣脱垂患者心电图上常有 QT 间期延长，这可能是室性心律失常的发生机制之一。

（二）动态心电图

二尖瓣脱垂综合征患者进行动态心电图监测时，85% 患者可检出频发性室性期前收缩，50% 可检出短暂性室性心动过速，30% 可检出室上性心律失常。心律失常的出现与性别、年龄、瓣膜脱垂程度、喀喇音有无、ST－T 改变、QT 间期延长与否等因素无明显相关性。

动态心电图监测时，偶可检出窦性心动过缓、窦性停搏、窦房阻滞及不同程度的房室传导阻滞。

（三）运动心电图

二尖瓣脱垂综合征患者运动心电图常呈异常，但冠脉造影正常。运动对心电图的影响报道不一。例如，在一组有心绞痛史的二尖瓣脱垂患者，50% 于亚极量或极量运动试验时，出现缺血性 ST 段压低，这种 ST 段压低与心律失常的检出无关；另组病情相似，但静息心电图有 ST－T 改变和严重心律失常，运动心电图却无 ST 段压低。原有静息心电图 ST－T 波改变人中，部分于运动时可转为正常，另一部分却在运动时变得更为明显，更为广泛；原无 ST－T 改变的患者，运动时可发生 ST－T 改变。

运动试验时，75% 以上二尖瓣脱垂综合征患者可检出心律失常，特别是室性心律失常。一般来说，心律失常出现于运动终末，心率减慢时。

（四）X 线表现

胸部骨骼异常为二尖瓣脱垂综合征患者最常伴随的 X 线征象（60% ~70%），大多数为直背、漏斗胸或胸椎侧突。

无并发症的二尖瓣脱垂患者，心影多为正常。合并二尖瓣关闭不全者，可有左房和左室扩大。

（五）负荷闪烁显像（stress scintigraphy）

对于某些既有胸痛又有心电图异常的二尖瓣脱垂患者，为除外冠心病合并二尖瓣脱垂，心电图运动试验固然有些帮助，但采用负荷闪烁显像检查更有价值。若检查结果阴性，即无运动诱发的局限性心肌缺血，则可排除冠心病；但阳性结果，则无鉴别诊断价值。

七、并发症

绝大多数二尖瓣脱垂综合征患者不会发生严重并发症。只有少数患者可发生进行性二尖瓣关闭不全、心律失常、心脏性猝死、体循环栓塞、感染性心内膜炎等严重并发症。

（一）进行性二尖瓣关闭不全

进行性二尖瓣关闭不全在二尖瓣脱垂综合征的患者中确切发生率尚不明确。Pocock 组患者随访时间10~15年，进行性二尖瓣脱垂发生率为15%，既有喀喇音又有收缩期杂音的患者较仅有喀喇音的患者进行性二尖瓣关闭不全的发生率高。严重二尖瓣关闭不全多见于50岁以上男性二尖瓣脱垂综合征患者。

二尖瓣关闭不全呈进行性加重的机制：①二尖瓣叶退行性变和腱索延长呈进行性加重，致使二尖瓣脱垂加重；②二尖瓣环呈进行性扩大，早期阶段这种扩大属原发性（即与左室腔与左房腔大小无关的）扩大，随之而来的是继发性（即与二尖瓣关闭不全所致的左室和左房扩张相关的）扩大；③自发的或因某种应激所致腱索断裂；④感染性心内膜炎。后两者常使二尖瓣反流突然加重。

进行性二尖瓣关闭不全的结果是左房、左室扩大，左心衰竭。

（二）心律失常

早期一些报告认为二尖瓣脱垂综合征的患者中，室上性和室性心律失常的发生率较高。动态心电图记录发现，二尖瓣脱垂综合征的患者，室性期前收缩发生率为50%~80%；频发或复杂性室性期前收缩30%~50%；持续性和非持续性室性心动过速10%~25%。这类患者，室上性心律失常也相当常见；阵发性室上性心动过速发生率最高，少数患者可表现为窦房结功能不全，不同程度的房室传导阻滞以及各种束支和分支阻滞。

Framingham地区调查时，采用M型超声心动图和动态心电图对179名无二尖瓣脱垂者和61例有二尖瓣脱垂者进行对比研究，发现二尖瓣脱垂患者复杂或频发室性期前收缩发生率较高，但与无二尖瓣脱垂者比较，统计学上无显著差异。

二尖瓣脱垂综合征患者室性心律失常发生率，运动时增高，休息时降低；Boudoulas发现，室性心律失常发生率与尿中儿茶酚胺浓度明显相关；情绪不良时，室性心律失常频繁发生。这些事实均证明，室性心律失常与神经体液因素有着密切联系。另外，也有人认为脱垂瓣膜过度牵拉腱索，激惹心肌，也是室性心律失常发生的机制之一。

室上性心动过速的基础是存在房室结双通道或房室旁道。近年来，有关二尖瓣脱垂综合征与预激综合征并存的报告颇多（7%~68%），但它的发生机制不同于过去概念，认为并非由于二尖瓣黏液样变性破坏引起，而是由于旁道的存在改变了心室肌的电—机械活动顺序，导致二尖瓣脱垂。二尖瓣脱垂后期患者，可出现心房颤动，这多由于进行性二尖瓣关闭不全，血流动力学改变，左房扩大所致。

（三）心脏性猝死

心脏性猝死与二尖瓣脱垂之间的关系尚未完全弄清。二尖瓣脱垂综合征的患者，可发生心脏性猝死。猝死可发生于运动中，也可发生于睡眠时，可有先兆症状，也可无先兆症状。有明确家族史者、严重二尖瓣关闭不全者、有复杂室性心律失常者及有QT间期延长者，猝死的危险较大。

猝死的直接原因多为心室颤动，Boudoulas报告9例二尖瓣脱垂合并猝死者，8例记录到心室颤动。也有个别报告猝死是由病态窦房结综合征或完全性房室传导阻滞引起。

尽管这类患者可以发生心脏性猝死，但发生率相当低。Devereux组387例二尖瓣脱垂者中，4例发生猝死。

（四）感染性心内膜炎

Corrigall等经对照研究证实，二尖瓣脱垂综合征患者易于发生感染性心内膜炎，其发生率为对照组的 5～8 倍。临床报告说明，不论有无收缩期杂音都可能发生感染性心内膜炎，有收缩期杂音者、瓣叶增厚者、脱垂严重者更易于发生。

有学者报告 25 例二尖瓣脱垂合并感染性心内膜炎患者，除 1 例的诊断仅根据患者具有一清楚的喀喇音和收缩期杂音外，所有患者都是以超声心动图、心血管造影或病理检查确诊的。17 例于感染性心内膜炎发生前 2～49 年就有心脏杂音史。血培养结果以甲型链球菌最多，其次是 D 组链球菌、金黄色葡萄球菌等。

二尖瓣脱垂综合征之所以易于发生感染性心内膜炎与脱垂加于二尖瓣的应力，以及二尖瓣关闭不全时，血液由左室高速射向左房有关。

（五）体循环栓塞

Barnett 等收集众多文献说明，二尖瓣脱垂综合征是一过性脑缺血或脑卒中病因之一。许多神经科文献也证明了这一点。45 岁以上脑卒中患者中，50%～7% 有二尖瓣脱垂；45 岁以下的患者，二尖瓣脱垂发现率为 40%。

栓塞除发生于脑动脉外，还可发生视网膜动脉、冠状动脉及其他体动脉。

二尖瓣脱垂综合征患者之所以易发生体循环栓塞，原因尚未澄清。可能由于瓣膜肥大、增厚、表层出现裂隙，有利于血小板聚集。Steele 研究证明，二尖瓣脱垂综合征患者的血小板活性是增强的。

八、病程经过

有关二尖瓣脱垂综合征自然病史报告不多，Zuppiroli 曾对经超声心动图检查证实的 316 例患者进行前瞻性研究，随访时间（102±32）个月。随访期间 29 例发生 33 种严重或致死性并发症，每年总发生率为 1.2%；心脏性死亡 6 例（0.2%）；体循环栓塞 7 例（0.3%）；行二尖瓣置换者 11 例（0.4%）。Avierinos 等报告（2002）一组 833 例二尖瓣脱垂综合征患者，平均随访 10 年，19% 死亡，20% 发生与二尖瓣脱垂相关事件（如心力衰竭、心房颤动、脑血管事件、动脉血栓栓塞、感染性心内膜炎）。高龄、男性、存在全收缩期杂音是死亡和心血管并发症的独立预测指标。

一般认为，绝大多数二尖瓣脱垂综合征患者预后良好，可多年无症状，病情长期稳定。少数患者可发生进行性二尖瓣关闭不全，而且多见于瓣膜显著肥大，瓣叶增厚的年龄较大的男性患者。罕有发生心脏性猝死者，这类患者死前多有严重二尖瓣关闭不全或 QT 间期延长，或级别较高的室性心律失常。感染性心内膜炎发生率也相当低，而且多可采取措施加以防范。但体循环栓塞也并非少见，表现为一过性脑缺血发作、脑梗死、黑矇、视网膜动脉阻塞，瓣膜肥大而又增厚的患者易于发生，应注意预防。

九、诊断

关于二尖瓣脱垂综合征的诊断标准，尚未完全统一。这里引用 Perloff 诊断标准，以供参考。该标准分为肯定诊断标准和可疑诊断标准。

具有下述一项或多项即可确诊为二尖瓣脱垂：

（一）听诊

心尖部闻及收缩中晚期喀喇音和收缩晚期杂音或者仅在心尖部闻及吼鸣音。

（二）二维超声心动图

1. 心室收缩时，二尖瓣叶明显向心房侧移位，而且瓣叶结合点位于或高于（≥2mm）二尖瓣环平面。

2. 心室收缩时，二尖瓣叶呈轻中度向心房侧移位，同时应伴有腱索断裂或多普勒显示二尖瓣反流，或二尖瓣环扩大。

（三）心脏听诊加上超声心动图

超声检查时，心室收缩期，二尖瓣叶呈轻中度向左房侧移位，同时应伴有下述之一者。

1. 心尖部可闻及明显的收缩中晚期喀喇音。

2. 年轻人心尖部可闻及收缩晚期杂音或全收缩期杂音。

3. 收缩晚期吼鸣音。

下述各项只能作为诊断二尖瓣脱垂综合征的怀疑线索，而不能作为确诊的依据。

1. 心脏听诊　心尖部可闻及响亮第一心音以及全收缩期杂音。

2. 二维超声心动图

（1）心室收缩时，二尖瓣后叶呈轻中度向左房侧移位。

（2）心室收缩时，二尖瓣前、后叶呈中度向左房侧移位。

3. 超声心动图加上病史　心室收缩时，二尖瓣叶呈轻中度向左房侧移位，同时伴有下述条件之一者：

（1）年轻人有局灶性神经症状发作史或一过性黑矇病史。

（2）按肯定诊断标准确诊的二尖瓣脱垂综合征患者的第一代亲属。

在二尖瓣脱垂综合征的诊断方面，超声心动图占有十分重要的地位。超声检查时，应十分准确地了解瓣环与瓣叶的相对关系。许多研究表明，二尖瓣环并不是一平面结构，而是前后缘靠近左房侧，内外侧结合部靠近左室侧，构成所谓“马鞍”样形态。二维超声心动图检查时，在心尖四腔图上，瓣环连线位置较左心长轴切面瓣环连线的位置低，靠近左室，故诊断的假阳性率高。近年发展的三维超声心动图和四维超声心动图，能重建二尖瓣装置的马鞍形立体结构，直接显示瓣环和瓣叶的解剖关系，对正确诊断二尖瓣脱垂、重新评价其诊断标准可能有较大价值。

十、治疗

二尖瓣脱垂综合征的治疗包括下述四个方面：

（一）指导并安慰患者

无明显并发症的二尖瓣脱垂患者，一般预后良好，无须特别治疗，可每 2 ~ 4 年在门诊随访一次。心尖部有收缩期杂音者，每年门诊随访一次。应给患者作耐心说服教育工作，安慰患者，消除顾虑。

（二）对症治疗

因为许多症状缺乏器质性改变的基础，如心悸、胸痛、眩晕等。对此，除向患者说明病情外，可考虑使用镇静剂，也可用 β 受体阻滞剂如美托洛尔等。

（三）预防并发症

1. 感染性心内膜炎　对于确诊为二尖瓣脱垂的患者，是否一律应采取预防感染性心内膜炎的措施，一直存在着争议。因为这种患者感染性心内膜炎的发生率仅5/10万人口，所以预防感染性心内膜炎的措施仅适用于：①超声证实二尖瓣叶肥大而且增厚者；②心尖部有明显收缩期杂音者；③易于发生菌血症者（如有药瘾者）。

2. 心律失常和心脏性猝死　前已述及，这类患者可以发生猝死，猝死最常见的原因是心律失常。心律失常的发现常有赖于动态心电图监测。由于二尖瓣脱垂综合征患者很常见，这么多的患者均作动态心电图，显然不实际。下述患者应考虑行动态心电图监测：①常规心电图存在心律失常者；②常规心电图存在QT间期延长者；③常规心电图有ST－T改变者；④从事特殊职业者（如飞行员、高空作业工人）。

根据动态心电图所发现的心律失常类型和恶性程度，选择药物如美托洛尔、苯妥英钠、奎尼丁及胺碘酮等。极个别患者甚至要埋植心脏转复除颤器。

3. 进行性二尖瓣关闭不全　目前尚缺乏有效的预防措施。

4. 体循环栓塞　有体循环栓塞史的患者，可用抗凝剂及血小板聚集抑制剂，防止再次发生栓塞。

（四）治疗并发症

1. 感染性心内膜炎　治疗原则同一般感染性心内膜炎。若血流动力学改变明显，或者因瓣膜上有赘生物存在而反复发生栓塞者，应考虑换瓣手术。

2. 心律失常　根据心律失常类型及复杂程度，选择适合的抗心律失常药物，如美托洛尔、苯妥英钠、胺碘酮等。

3. 体循环栓塞　可选用抗凝剂和血小板聚集抑制剂，但是近期发生的脑梗死，这类药物应用宜谨慎。

（张文宗）

第四节　主动脉瓣狭窄

一、病因和病理改变

主动脉狭窄（aortic stenosis）的病因主要有三种，即先天性病变，炎症性病变和退行性病变。单纯性主动脉瓣狭窄，极少数为炎症性，多为先天性或退行性，而且多见于男性。

（一）先天性主动脉瓣狭窄

先天性主动脉瓣狭窄，可来源于单叶瓣畸形，双叶瓣畸形，也可来源于三叶瓣畸形。

单叶瓣畸形，可引起严重的先天性主动脉瓣狭窄，是导致婴儿死亡的重要原因之一。

双叶瓣畸形本身不引起狭窄，但先天性瓣膜结构异常致紊流发生，损伤瓣叶，进而纤维化，钙化，瓣膜活动度逐渐减低，最后造成瓣口狭窄。这一过程常需数十年，因此此型狭窄多见于成人。部分双叶瓣畸形患者，也可表现为单纯先天性主动脉瓣关闭不全，或者既有狭窄又有关闭不全。双叶瓣畸形患者，常伴有升主动脉扩张，主动脉根部扩张也可引起主动脉瓣关闭不全。

三叶瓣畸形表现为三个半月瓣大小不等，部分瓣叶交界融合。虽然三叶瓣畸形主动脉瓣的功能可能终身保持正常，但不少患者，由于瓣叶结构异常，紊流发生，导致瓣膜纤维化，钙化，最终也可出现瓣口狭窄。

（二）炎症性主动脉瓣狭窄

引起炎症性主动脉瓣狭窄的病因主要为风湿热，其他少见病因如系统性红斑狼疮、风湿性心脏病等。主动脉瓣受风湿热侵袭后，主动脉瓣交界粘连，融合，瓣叶挛缩，变硬，瓣叶表面可有钙化沉积，主动脉瓣口逐渐缩小。风湿性主动脉瓣狭窄常同时有关闭不全，而且总是与二尖瓣病并存。

（三）退行性主动脉狭窄

与年龄相关的退行性（钙化性）主动脉瓣狭窄现已成为成年人最常见的主动脉瓣狭窄。Otto 等报告，65 岁以上的老年人中退行性钙化性主动脉瓣狭窄的发生率为 2%，主动脉瓣硬化（超声表现为主动脉瓣叶不规则增厚）但无明显狭窄的发生率为 29%。一般认为后者为一种早期病变。退行性病变过程包括有增生性炎症，脂类聚集，血管紧张素转化酶激活，巨噬细胞和 T 淋巴细胞浸润，最后骨化，该过程类似于血管钙化。瓣膜钙化呈进行性发展，起初仅发生于瓣叶与瓣环交界处，继之累及瓣膜，使之僵硬，活动度减低。

退行性钙化性主动脉瓣狭窄，常与二尖瓣环钙化并存，二者具有相同的易患因素，这些易患因素也同时是血管壁粥样硬化的易患因素，包括低密度脂蛋白胆固醇升高、糖尿病、吸烟、高血压等。回顾性研究提示，长期应用他汀类药物，可使退行性钙化主动脉瓣狭窄进展减缓。前瞻性试验研究也证实了这一结论。

二、病理生理

正常主动脉瓣口面积为 3～4cm^2。当瓣口面积缩小至 1.5～2.0cm^2 为轻度狭窄；1.0～1.5cm^2 为中度狭窄；<1.0cm^2 为重度狭窄。主动脉瓣狭窄的基本血流动力学特征是左室前向射血受阻。一般来说，只有当主动脉瓣口面积缩小至正常的 1/3 或更多时，才会对血流产生影响。随着瓣口面积缩小，狭窄程度加重，心肌细胞肥大，左室呈向心性肥厚，左室游离壁和室间隔厚度增加，舒张末期左室腔内径缩小。

由于主动脉瓣狭窄在若干年内呈进行性加重，为维持同样的心排血量，左室腔内收缩压代偿性上升，收缩期跨主动脉瓣压差增大，左室射血时间延长。

主动脉瓣重度狭窄时，反映左室收缩功能的各种指标可能保持在正常范围内，但却有明显的舒张功能异常，表现为左室壁顺应性减低，左室壁松弛速度减慢，左室舒张末期压力升高；左房增大，收缩力增加。

左室肥厚，室壁顺应性降低，舒张末期压力上升。随之而来的是左房压、肺静脉压和肺毛细血管压力升高。反映这种左室舒张功能异常的临床表现是劳力性呼吸困难。病程的早期阶段，即在左室舒张功能减低的时候，收缩功能仍保持正常。随着时间的推移，收缩功能也逐渐下降，反映收缩功能的各项指标如心排血量、射血分数、射血速率相继减低，收缩末期容积稍增加，左室腔轻度增大，左室舒张压和左房压进一步升高。

左室一旦显著肥厚，心房对心室充盈的重要性就更为突出。心房收缩，可使左室舒张末期压提高至 20～35mmHg，即使无左室收缩功能或舒张功能不全时也是如此。但是，左房平均压升高却不甚明显，因而不会引起肺淤血或劳力性呼吸困难。这类患者，一旦出现心房颤动，说明左室舒张压和左房压显著升高，极易发生急性肺水肿。

左室心内膜下心肌，在正常情况下就易于发生缺血、缺氧，在有显著的心室壁向心性肥厚时，情况更是如此。之所以如此，原因有多种：①左室肥厚，氧耗增加；②血管增长，尤其是毛细血管的增长不能与心肌肥厚同步进行；③从心肌毛细血管到肥大心肌细胞之间的弥散距离增大；④收缩时间延长，一方面使收缩期张力—时间曲线乘积增大，氧耗增加；另一方面使舒张期缩短，冠状动脉灌注减少，供氧减少；⑤左室舒张末期压力升高妨碍心内膜下心肌灌注；⑥心肌内压力升高，也限制了收缩期及舒张期的冠状动脉血流；⑦主动脉腔内压力减低，冠状动脉灌注压下降。因此，某些严重的主动脉瓣狭窄的患者，虽无冠状动脉疾病，也可发生心绞痛或心肌梗死。

还有一种较少见的情况是，主动脉瓣狭窄的患者，由于肥厚的室间隔妨碍了右室向肺动脉射血，肺动脉—右室收缩压差增大，此即所谓 Bernheim 现象。

三、临床表现

生后即发现主动脉瓣区收缩期杂音，以后又持续存在，提示为先天性主动脉瓣狭窄。

生命后期出现杂音，提示获得性主动脉瓣狭窄。晚发心脏杂音患者，又有风湿热病史，提示风湿性主动脉瓣狭窄；单纯主动脉瓣狭窄而又缺乏风湿热病史患者，90%以上为非风湿性主动脉瓣狭窄；70岁后，出现主动脉瓣区收缩期杂音，提示退行性钙化性病变。

（一）症状

主动脉瓣狭窄患者，无症状期长，有症状期短。无症状期，3%～5%患者可因心律失常猝死。有症状期，突出表现为所谓三联征，即心绞痛、晕厥和心力衰竭。未经手术治疗患者，三联征出现，提示预后不良，有心绞痛者，平均存活5年；有晕厥者，3年；有心力衰竭者，2年。预期寿限一般不超过5年。此期，也有15%～20%发生猝死。

1. 心绞痛　对于重度主动脉瓣狭窄来说，这是一种最早出现又是最常见（50%～70%）的症状。

与典型心绞痛所不同的是，这种患者的心绞痛发生于劳力后的即刻而不是发生在劳力当时；含服硝酸甘油也能迅速缓解疼痛，但易于发生硝酸甘油晕厥。

心绞痛产生的原因有三：①心肌氧耗增加。心肌氧耗决定于左室收缩压和收缩时间的乘积。主动脉瓣狭窄患者，这两项参数皆增高，因而氧耗增高。②50%主动脉瓣狭窄患者可合并冠状动脉粥样硬化性狭窄。③极少数患者，主动脉瓣上钙化性栓子脱落后引起冠状动脉栓塞。

2. 晕厥　发生率为15%～30%。多发生于劳力当时，也可发生于静息状态下。晕厥发生前，多有心绞痛病史。

也有部分患者，并无典型晕厥发生，只表现为头晕、眼花或晕倒倾向，此谓之近晕厥（near syncope）。近晕厥与晕厥具有同样的预后意义。

晕厥发生的机制可能为：①劳力期间，全身小动脉发生代偿性扩张，此时心脏不能随之增加心排血量；②劳力期间，并发室性心动过速或心室颤动；③劳力期间，并发房性快速性心律失常或一过性心脏阻滞。

3. 左心衰竭　表现为劳力性呼吸困难、端坐呼吸、阵发性夜间呼吸困难，乃至急性肺水肿。

左心衰竭之所以发生，开始阶段是由于左室舒张功能不全，以后又有左室收缩功能不全的参与。

此外，严重主动脉瓣狭窄的患者，可发生胃肠道出血，部分原因不明，部分可能由于血管发育不良，特别是右半结肠的血管畸形所致，较常见于退行性钙化性主动脉瓣狭窄。主动脉瓣置换术后一般出血可停止。年轻的主动脉瓣畸形患者较易发生感染性心内膜炎；钙化性主动脉瓣狭窄可发生脑栓塞或身体其他部位的栓塞，如视网膜动脉栓塞可引起失明。

疾病晚期可出现各种心排血量降低的临床表现，如疲倦、乏力、周围性发绀等，最后亦可发展至右心衰竭乃至全心衰竭。偶尔，右心衰竭先于左心衰竭，此可能由于 Bernheim 现象所致。

（二）体征

1. 动脉压　主动脉瓣明显狭窄者，脉压一般小于 50mmHg，平均为 30 ~ 40mmHg，收缩压极少超过 200mmHg。但是，合并主动脉瓣关闭不全者以及老年患者的收缩压可达 180mmHg，脉压可达 60mmHg。因此不能单凭动脉脉压来预测狭窄的严重程度。

2. 颈动脉搏动　主动脉瓣狭窄患者，颈动脉搏动减弱或消失。如果将触诊颈动脉与听诊心脏结合起来，可以发现颈动脉搏动上升缓慢，搏动高峰紧靠主动脉瓣关闭音（A_2）或与 A_2 同时发生。颈动脉搏动消失或者只有收缩期震颤，提示极严重的主动脉瓣狭窄。主动脉瓣狭窄合并关闭不全，或者合并动脉硬化者，颈动脉搏动可以正常。

3. 主动脉瓣关闭音　主动脉瓣狭窄，A_2 延迟或减低，因此在心底部只听到单一第二心音；也可出现第二心音的反常分裂。

4. 主动脉瓣喷射音　在主动脉瓣狭窄的患者中，年龄越轻，越可能闻及主动脉瓣喷射音；年长患者，多半不能闻及。这种喷射音多发生在心尖部，其存在与否与主动脉瓣关闭音的响度密切相关。A_2 减低，多无喷射音；A_2 正常，多有喷射音。

5. 主动脉瓣狭窄性杂音　这种杂音的特征是：响亮、粗糙、呈递增、递减型，在胸骨右缘 1 ~ 2 肋间或胸骨左缘听诊最清楚，可向颈动脉，尤其是右侧颈动脉传导，10% 主动脉瓣狭窄患者，收缩期杂音最响部位在心尖部，特别是老年患者或者合并有肺气肿的患者易于发生这种情况。一般来说，杂音愈响，持续时间愈长，高峰出现愈晚，提示狭窄程度愈重。主动脉瓣狭窄患者，出现左心衰竭时，由于心排血量减少，杂音响度减低，甚至消失，隐匿性主动脉狭窄可能是顽固性心力衰竭的原因，应该注意搜寻。

四、实验室检查

（一）心电图

心电图的序列变化能较准确地反映“狭窄”的病程经过和严重程度：①轻度狭窄，心电图多属正常；②中度狭窄，心电图正常，或者 QRS 波群电压增高伴轻度 ST - T 改变；③重度狭窄，右胸前导联 S 波加深，左胸前导联 R 波增高，在 R 波增高的导联 ST 段压低、T 波深倒置。心电轴多无明显左偏。偶尔，心电图呈“微性梗死”图形，表现为右胸导联 R 波丢失。

心电图变化，还具有一定的预后意义。在主动脉瓣狭窄而发生猝死患者中，70% 患者心电图呈现左室肥厚伴 ST - T 改变，只 9% 的患者心电图正常。如果一系列心电图上，左室肥厚呈进行性加重，提示狭窄性病变在加重。

主动脉瓣狭窄患者，不论病情轻重，一般为窦性心律。如果出现心房颤动，年龄较轻者，提示合并有二尖瓣病变；年龄较长者，说明病程已属晚期。如前所述，这类患者，特别是同时有二尖瓣环钙化者，可出现各种心脏阻滞，其中以一度房室传导阻滞和左束支传导阻滞最常见，三度房室传导阻滞较少见。

（二）X 线检查

主动脉瓣狭窄患者，心影一般不大。但心形略有变化，即左心缘下 1/3 处稍向外膨出。75% ~85% 患者可呈现升主动脉扩张，扩张程度与狭窄的严重性相关性差，显著扩张提示主动脉瓣二瓣畸形或者合并有关闭不全。主动脉结正常或轻度增大。部分患者可见主动脉瓣钙化，35 岁以上的患者，透视未见主动脉瓣明显钙化可排除严重主动脉瓣狭窄。

左房呈轻度增大。如果左房明显扩大，提示二尖瓣病变、肥厚性主动脉瓣狭窄，或者主动脉瓣狭窄程度严重。

（三）超声心动图检查

可显示主动脉瓣开放幅度减小（常小于 15mm），开放速度减慢，瓣叶增厚，反射光点增大提示瓣膜钙化；主动脉根部扩大，左室后壁及室间隔呈对称性肥厚，左室流出道增宽。二维超声心动图可以发现二叶、三叶主动脉瓣畸形，如有瓣膜严重钙化、瓣膜活动度小、左室肥厚三项同时存在，则提示主动脉瓣狭窄严重。

Doppler 超声可测定心脏及血管内的血流速度，通过测定主动脉瓣口血流速度可计算出最大跨瓣压力阶差，亦可计算出主动脉瓣口面积，此结果与通过心导管测定的数字有良好的相关性。若将 Doppler 超声与放射性核素心血管造影联合检查，则计算出的主动脉瓣口面积的准确度更大。

（四）导管检查

对于 35 岁以上的患者，特别是具有冠心病危险因素的患者，应加作冠状动脉造影，以了解有无冠心病伴存。这类患者，不宜行左室造影。

（五）磁共振显像

可了解左室容量、左室质量、左室功能。也可对主动脉瓣狭窄严重程度作定量评价。

五、治疗

（一）无症状期处理

对于无症状的主动脉瓣狭窄患者，内科治疗包括：①劝告患者避免剧烈的体力活动；②各种小手术（如镶牙术、扁桃体摘除术等）术前，选用适当的抗生素以防止感染性心内膜炎；③风湿性主动脉瓣狭窄可考虑终生应用磺胺类药物或青霉素，预防感染性心内膜炎；④一旦发生心房颤动，应及早行电转复，否则可导致急性左心衰竭。

（二）有症状期

1. 手术治疗　凡出现临床症状者，即应考虑手术治疗。

2. 主动脉瓣球囊成形术（balloon aortic valvuloplasty）　这是 20 世纪 80 年代狭窄性瓣膜病治疗的一个进展，其优点在于无需开胸、创伤小、耗资低，近期疗效与直视下瓣膜分离术相仿。经 30 多年临床实践证明，该治疗方法有许多不足之处，诸如多数患者术后仍有明显的残余狭窄，主动脉瓣口面积增加的幅度极为有限，远期再狭窄发生率及死亡率均很高，因此应用受到限制。具体内容见心脏瓣膜病介入治疗章节。

（李占海）

第五节 主动脉瓣关闭不全

一、病因和病理变化

主动脉瓣关闭不全（aortic regurgitation）可因主动脉瓣本身的病变（原发性主动脉瓣关闭不全）和升主动脉的病变或主动脉瓣环扩张（继发性主动脉瓣关闭不全）所引起，根据发病情况又分为急性和慢性两种，临床上以慢性主动脉瓣关闭不全较多见，也是本节的重点。其病因分类详见表10-4。

表10-4 主动脉瓣关闭不全的病因分类

病损	慢性	急性或亚急性
瓣膜病变（原发性）	风湿性	感染性心内膜炎
	退行性钙化性	外伤性
	先天性	自发性脱垂或穿孔
	主动脉二叶瓣	
	室间隔缺损伴主动脉瓣受累	
	主动脉瓣窗孔	
	瓣膜脱垂综合征	
	结缔组织疾病	
	系统性红斑狼疮	
	类风湿关节炎	
	强直性脊柱炎	
升主动脉病变（继发性）	年龄相关的退行性变	急性主动脉夹层
	主动脉囊性中层坏死	急性主动脉炎
	二叶主动脉瓣	
	主动脉夹层	

主动脉瓣本身病变引起主动脉瓣关闭不全的常见病因有：风湿性心脏病、先天性畸形及感染性心内膜炎等。

风湿性心脏病所致的主动脉瓣关闭不全，系由风湿性主动脉瓣炎后瓣叶缩短、变形所引起，常伴有程度不等的主动脉瓣狭窄和二尖瓣病变，以男性多见。老年退行性钙化性主动脉瓣狭窄中75%合并有关闭不全（一般为轻度）。先天性主动脉瓣关闭不全，常见于二叶式主动脉瓣；偶尔，瓣膜呈筛网状发育不全，可引起单纯关闭不全。虽然先天性主动脉瓣叶窗孔是一常见畸形，但因它发生在主动脉瓣关闭线上方，因而罕有显著的主动脉瓣反流。此外，高位室间隔缺损亦可使主动脉瓣受累。

因单纯性主动脉瓣关闭不全而行主动脉瓣置换术的患者中，50%以上为继发于主动脉显著扩张的主动脉瓣关闭不全。升主动脉扩张的病因为主动脉根部病变，后者包括与年龄相关的退行性主动脉扩张、主动脉囊性中层坏死（单纯性或与 Marfan 综合征并存）、二叶主动脉瓣相关性主动脉扩张、主动脉夹层、成骨不全、梅毒性主动脉炎、Behcet 综合征和体循环高血压等。

二、病理生理

正常时，主动脉与左室在舒张期的压力相差悬殊，如存在主动脉瓣关闭不全，则在舒张期即可有大量血液反流入左室，致使左室舒张期容量逐渐增大，左室肌纤维被动牵张。如左室扩张与容量扩大相适应，则左室舒张末期容量（LVEDV）虽增加，而左室舒张末期压（LVEDP）不增高，扩张程度在 Starling 曲线上升段，可以增强心肌收缩力。加之，由于血液反流，主动脉内阻抗下降，更有利于维持左室泵血功能，故能增加左室搏出量。随后，左室发生肥厚，室壁厚度与左室腔半径的比例和正常相仿，因此得以维持正常室壁张力。由于 LVEDP 不增加，左房和肺静脉压也得以保持正常，故多年不发生肺循环障碍。随着病情的进展，反流量必然越来越大，甚至达心搏出量的 80%，左室进一步扩张、心壁肥厚，心脏重量可增加至 1000g 以上，心脏之大（“牛心”），为其他心脏病所少见。此时，患者在运动时通过心率增快、舒张期缩短和外周血管扩张，尚可起到部分代偿作用。但长期的容量负荷过重，必然导致心肌收缩力减弱，继之心搏出量减少，左室收缩末期容量和舒张末期容量均增大，LVEDP 升高，当后者逆传至左房、肺静脉时，就可引起肺淤血或发生急性肺水肿。此外，主动脉瓣关闭不全达一定程度时，主动脉舒张压即会下降，致冠状动脉灌注减少；左室扩大，室壁增厚，心肌氧耗量增加。两者共同促成心肌缺血加重。左心功能不全，最后亦可发展至右心功能不全。

三、临床表现

（一）症状

慢性主动脉瓣关闭不全患者，可能耐受很长时间而无症状。轻症者一般可维持 20 年以上。

1. 呼吸困难　最早出现的症状是劳力性呼吸困难，表示心脏储备功能已经降低，随着病情的进展，可出现端坐呼吸和阵发性夜间呼吸困难。

2. 胸痛　患者常诉胸痛，可能是由于左室射血时引起升主动脉过分牵张或心脏明显增大所致。心绞痛比主动脉瓣狭窄少见。夜间心绞痛的发作，可能是由于休息时心率减慢，舒张压进一步下降，使冠状动脉血流减少之故；亦有诉腹痛者，推测可能与内脏缺血有关。

3. 心悸　左室明显增大者，由于心脏搏动增强，可致心悸，尤以左侧卧位或俯卧位时明显，室性期前收缩伴完全性代偿间歇后的一次收缩可使心悸感更为明显。情绪激动或体力活动引起心动过速时，也可感心悸。由于脉压显著增大，患者常感身体各部位有强烈的动脉搏动感，尤以头颈部为甚。

4. 晕厥　罕见出现晕厥，但当快速改变体位时，可出现头晕或眩晕。

（二）体征

颜面较苍白，头随心搏摆动。心尖搏动向左下移位，范围较广。心界向左下扩大。心底部、胸骨柄切迹、颈动脉可触到收缩期震颤，颈动脉搏动明显增强。

主动脉瓣关闭不全的主要体征为：主动脉瓣区舒张期杂音，为一高音调递减型哈气样杂音，最佳听诊区取决于有无显著的升主动脉扩张。原发性者在胸骨左缘第3~4肋间最响，可沿胸骨左缘下传至心尖区；继发性者，由于升主动脉或主动脉瓣环可有高度扩张，故杂音在胸骨右缘最响。轻度关闭不全者，此杂音柔和、高调，仅出现于舒张早期，只在患者取坐位前倾、呼气末才能听到；较重关闭不全时，杂音可为全舒张期且粗糙；在重度或急性主动脉瓣关闭不全时，由于左室舒张末期压高至几乎与主动脉舒张压相等，故杂音持续时间反而缩短。有时由于大量急速反流可致二尖瓣提前关闭，而出现中、晚期开瓣音。如杂音带音乐性质，常提示瓣膜的一部分翻转、撕裂或穿孔。主动脉夹层分离有时也出现这种音乐性杂音，可能是由于舒张期近端主动脉内膜通过主动脉瓣向心室脱垂或中层主动脉管腔内血液流动之故。

严重主动脉瓣关闭不全时，在主动脉瓣区常有收缩中期杂音，向颈部及胸骨上凹传导，为极大量心搏量通过畸形的主动脉瓣膜所致，并非由器质性主动脉瓣狭窄所引起。反流明显者，在心尖区可听到一低调柔和的舒张期隆隆性杂音，称为Austin－Flint杂音，其产生机制为：①从主动脉瓣反流入左室的血液冲击二尖瓣前叶，使其震动并被推起，以致当左房血流入左室时产生障碍，出现杂音；②主动脉瓣反流血与由左房流入的血液发生冲击、混合，产生涡流，引起杂音，因为在置换了Star－Edwards球瓣患者并无可开合的瓣叶，也可听到此杂音。听到此杂音时，应注意与器质性二尖瓣狭窄所引起的舒张期杂音相鉴别。吸入亚硝酸异戊酯后，因反流减少，此杂音即减弱。左室明显增大者，由于乳头肌向外侧移位，在心尖区可闻及全收缩期杂音。主动脉瓣关闭不全，心尖区 S_1 正常或减低；A_2 可正常或增强（继发性），也可减低或缺失（原发性）。可在胸骨左缘闻及收缩早期喷射音，此与大量左室血流喷入主动脉，主动脉突然扩张而振动有关。若在心尖区听到第三心音奔马律，提示左室功能减退。

重度主动脉瓣关闭不全可致主动脉舒张压下降，根据直接测压，主动脉瓣关闭不全的舒张压最低可至30~40mmHg。如舒张压<50mmHg，提示为严重主动脉瓣关闭不全。收缩压正常或升高，脉压增大。可出现周围血管征，如水冲脉（water－hammer）、"枪击音"（pistol shot sound）、毛细血管搏动及股动脉收缩期与舒张期双重杂音（Duroziez征），有的患者其头部随心搏摆动（De－Musset征）。

（三）辅助检查

1. X线检查　左室增大，升主动脉扩张，呈"主动脉型"心脏。透视下见主动脉搏动明显增强，与左室搏动配合呈"摇椅样"搏动。病情严重者，左房亦显示扩大。如为继发性主动脉瓣关闭不全，可见升主动脉高度扩大或呈瘤样突出。在Valsalva动作下作逆行性升主动脉根部造影，大致可以估计关闭不全的程度，如造影剂呈喷射样反流仅见于瓣膜下，提示为轻度；如左室造影剂密度大于主动脉者，提示为重度；如造影剂已充填整个左室但密度低于主动脉，提示为中度关闭不全。荧光增强透视，有时可见主动脉瓣及升主动脉钙化。

2. 心电图检查　常示左室肥厚劳损伴电轴左偏；左室舒张期容量负荷过重可显示为：Ⅰ、aVL、$V_{3\sim6}$等导联Q波加深以及 V_1 出现小r波，左胸导联T波可高大直立，也可倒置。晚期左房也可肥大。如有心肌损害，可出现室内传导阻滞及左束支传导阻滞等改变。

3. 超声心动图检查　对主动脉瓣关闭不全有肯定的诊断价值，不但可以观测房室大小及主动脉的宽度，而且也可提示主动脉瓣的改变。慢性主动脉瓣关闭不全可见左室腔及其流出道与升主动脉根部内径增大，如左室代偿良好，尚可见室间隔、左室后壁及主动脉搏动增强；二尖瓣前叶舒张期可有快速振动。二维超声心动图可见主动脉关闭时不能合拢，有时也可出现扑动。Doppler 超声可见主动脉瓣下方舒张期涡流，其判断反流程度与心血管造影术有高度相关性。

超声心动图检查可帮助判断病因，如可显示二叶式主动脉瓣、瓣膜脱垂、破裂及升主动脉夹层等病变，还可显示瓣膜上的赘生物。

4. 放射性核素心血管造影　结合运动试验可以测定左室收缩功能，判断反流程度，和心导管检查时心血管造影术比较，有良好的相关性，此法用于随访有很大的实用价值。

四、预后

Bonow 等报告一组患者，患有严重主动脉瓣关闭不全，但无症状，左室射血分数正常。经 10 年随访，45% 以上患者仍保持无症状且有正常左室功能。美国 ACC/AHA 曾在关于瓣膜性心脏病处理指南中指出：①无症状主动脉瓣关闭不全患者，若左室收缩功能正常，那么每年症状性左室功能不全发生率不足 60%，无症状左室功能不全发生率不足 3.5%，猝死发生率不足 0.2%；②无症状主动脉瓣关闭不全患者，若左室收缩功能减低，每年将有 25% 患者出现心力衰竭症状；③有症状主动脉瓣关闭不全，年死亡率超过 10%。

一般来说，与主动脉瓣狭窄患者一样，一旦出现症状，病情常急转直下。心绞痛发生后，一般可存活 4 年；心力衰竭发生后，一般可存活 2 年。Dujardin 等对未经手术治疗的主动脉瓣关闭不全患者长期随访证明，心功能Ⅲ～Ⅳ级组 4 年存活率约 30%。

五、治疗

1. 随访　轻中度主动脉瓣关闭不全，每 1～2 年随访一次；重度主动脉瓣关闭不全，若无症状且左室功能正常，每半年随访一次。随访内容包括临床症状，超声检查左室大小和左室射血分数。

2. 活动　轻中度主动脉瓣关闭不全患者，或重度主动脉瓣关闭不全但无症状且左室射血分数正常患者，可从事一般体力活动；若有左室功能减低证据的患者，应避免剧烈体力活动。

3. 预防感染性心内膜炎　只要有主动脉瓣关闭不全，不论严重程度如何，均有指征应用抗生素类药物以预防感染性心内膜炎。

4. 血管扩张剂　慢性主动脉瓣关闭不全伴有左室扩大但收缩功能正常者，可以应用血管扩张剂，如口服肼屈嗪、尼群地平、非洛地平和血管紧张素转化酶抑制剂等。已有不少的随机性、前瞻性研究证明，上述药物具有良好的血流动力学效应。但是，有症状的慢性主动脉瓣关闭不全者，应首选主动脉瓣置换术，若患者不宜或不愿行手术治疗，也可应用血管扩张剂。

六、急性主动脉瓣关闭不全

急性主动脉瓣关闭不全最常见的病因是感染性心内膜炎、急性主动脉夹层、心脏外伤。

其特征是心跳加快，左室舒张压增高。急性主动脉瓣关闭不全通常发生于左室大小正常的患者，后者对于突然增加的容量负荷不能适应。收缩期，左室难于将左房回血和主动脉反流充分排空，前向搏出量下降；舒张期，左室充盈突然增加，而室壁顺应性不能随之增加，因此舒张压快速上升（少数可与主动脉舒张压相等），在舒张早期即可超过左房压致使二尖瓣提前关闭。二尖瓣提前关闭，一方面，避免升高的左室舒张压向左房—肺静脉逆向传递；另一方面，左房排空受限，左房—肺静脉淤血，房壁和静脉壁顺应性又不能随之增加，因而左房压、肺静脉压、肺毛细血管压很快升高，肺淤血、肺水肿接踵而至。心跳加快，虽可代偿左室前向搏出量减少，使左室收缩压和主动脉收缩压不致发生明显变化，但在急性主动脉瓣关闭不全患者，血压常明显下降，甚至发生心源性休克。

（一）症状

突然发作呼吸困难，不能平卧，全身大汗，频繁咳嗽，咳白色泡沫痰或粉红色泡沫痰。严重者，烦躁不安，神志模糊，乃至昏迷。

（二）体征

面色灰暗，唇甲发绀，脉搏细数，血压下降，甚至呈休克状。

心尖搏动位置正常。第一心音减低，肺动脉瓣关闭音可增强，常可闻及病理性第三心音和第四心音。

急性主动脉瓣关闭不全也可在胸骨右缘第2肋间或胸骨左缘3、4肋间闻及舒张期杂音，与慢性主动脉瓣关闭不全杂音不同的是，该杂音仅限于舒张早期，调低而短促。其原因是随着左室舒张压上升，主动脉—左室压差迅速下降，反流减少或消失。常可在上述听诊部位闻及收缩期杂音，后者与舒张期杂音一起，组成来回性（to and fro）杂音。另外，可在心尖区闻及短促的 Austin - Flint 杂音。

听诊肺部，可闻及哮鸣音，或在肺底闻及细小水泡音，严重者满肺均有水泡音。

（三）辅助检查

1. 心电图　常见非特异性 ST 段和 T 波改变；病程稍长者，可出现左室肥厚图形。

2. X 线检查　常见肺淤血、肺水肿表现；心影大小多属正常，但左房可略显扩大。若为继发性急性主动脉瓣关闭不全，可见升主动脉扩张。

3. 超声检查　可见二尖瓣开放延迟，幅度减低，关闭提前。左室舒张末期内径正常。偶尔，随着主动脉和左室舒张压变化，可见主动脉瓣提前关闭。

（四）处理

急性主动脉瓣关闭不全的危险性比慢性主动脉瓣关闭不全高得多。常可因急性左室衰竭致死，因此应及早考虑外科手术。内科治疗只能作为外科手术术前准备的一部分。内科治疗包括吸氧，镇静，静脉应用多巴胺，或多巴酚丁胺，或硝普钠，或呋塞米。药物的选择和用量大小依血压水平确定。对于这类患者，禁止使用 β 受体阻滞剂，后者减慢心率，延长舒张期，增加主动脉瓣反流，使病情进一步恶化。主动脉内球囊反搏术也禁忌使用，该术可增加舒张期周围血管阻力，增加反流量，使病情加重。

（李占海）

第六节　三尖瓣狭窄

一、病因和病理

三尖瓣狭窄（tricuspid stenosis）几乎均由风湿病所致，少见的病因有先天性三尖瓣闭锁、右房肿瘤及类癌综合征。右房肿瘤的临床特征为症状进展迅速，类癌综合征更常伴有三尖瓣反流。偶尔，右室流入道梗阻可由心内膜心肌纤维化、三尖瓣赘生物、起搏电极及心外肿瘤引起。

风湿性三尖瓣狭窄几乎均同时伴有二尖瓣病变，在多数患者中主动脉瓣亦可受累。尸检资料提示，风湿性心脏病患者中大约15%有三尖瓣狭窄，但临床能诊断者大约仅5%。

风湿性三尖瓣狭窄的病理变化与二尖瓣狭窄相似，腱索有融合和缩短，瓣缘融合，形成一隔膜样孔隙，瓣叶钙化少见。

三尖瓣狭窄也较多见于女性，可合并三尖瓣关闭不全或与其他任何瓣膜的损害同时存在。右房明显扩大，心房壁增厚，也可出现肝脾大等严重内脏淤血的征象。

二、病理生理

当运动或吸气使三尖瓣血流量增加时，右房和右室的舒张期压力阶差即增大。若平均舒张期压力阶差超过5mmHg时，即足以使平均右房压升高而引起体静脉淤血，表现为颈静脉充盈、肝大、腹水和水肿等体征。

三尖瓣狭窄时，静息心排血量往往降低，运动时也难以随之增加，这就是为什么即使存在二尖瓣病，左房压、肺动脉压、右室收缩压正常或仅轻度升高的原因。

三、临床表现

（一）症状

三尖瓣狭窄致低心排血量引起疲乏，体静脉淤血可引起消化道症状及全身不适感，由于颈静脉搏动的巨大“a”波，使患者感到颈部有搏动感。虽然患者常同时合并有二尖瓣狭窄，但二尖瓣狭窄的临床症状如咯血、阵发性夜间呼吸困难和急性肺水肿却很少见。若患者有明显的二尖瓣狭窄的体征而无肺淤血的临床表现时，应考虑可能同时合并有三尖瓣狭窄。

（二）体征

主要体征为胸骨左下缘低调隆隆样舒张中晚期杂音，可伴舒张期震颤，可有开瓣拍击音。增加体静脉回流方法可使之更明显，呼气及Valsalva动作屏气期使之减弱。风湿性者常伴二尖瓣狭窄，后者常掩盖本病体征。

三尖瓣狭窄常有明显体静脉淤血体征，如颈静脉充盈、有明显“a”波，吸气时增强，晚期病例可有肝大、腹水及水肿。

（三）辅助检查

1. X线检查　主要表现为右房明显扩大，下腔静脉和奇静脉扩张，但无肺动脉扩张。

2. 心电图检查　示 P_{II}、V_1 电压增高（>0.25mV）；由于多数三尖瓣狭窄患者同时合并有二尖瓣狭窄，故心电图亦常示双房肥大。

3. 超声心动图检查　其变化与二尖瓣狭窄时观察到的相似，M 型超声心动图常显示瓣叶增厚，前叶的射血分数斜率减慢，舒张期与隔瓣呈矛盾运动，三尖瓣钙化和增厚；二维超声心动图对诊断三尖瓣狭窄较有帮助，其特征为舒张期瓣叶呈圆顶状，增厚、瓣叶活动减低、开放受限。

四、诊断及鉴别诊断

根据典型杂音、右房扩大及体循环淤血的症状和体征，一般即可做出诊断。对诊断有困难者，可行右心导管检查，若三尖瓣平均跨瓣舒张压差大于 2mmHg，即可诊断为三尖瓣狭窄。应注意与右房黏液瘤、缩窄性心包炎等疾病相鉴别。

五、治疗

限制钠盐摄入及应用利尿剂，可改善体循环淤血的症状和体征。严重三尖瓣狭窄（舒张期跨三尖瓣压差 >5mmHg，瓣口面积 <2.0cm^2），应考虑手术治疗。由于几乎总合并有二尖瓣病，两个瓣膜病变应同期进行矫治。

（周　波）

第七节　三尖瓣关闭不全

一、病因和病理

三尖瓣关闭不全（tricuspid regurgitation）罕见于瓣叶本身受累，而多由肺动脉高压致右室扩大、三尖瓣环扩张引起，常见于二尖瓣狭窄及慢性肺心病。一般来说，当肺动脉收缩压超过 55mmHg，即可引起功能性三尖瓣关闭不全。少见者如风湿性三尖瓣炎后瓣膜缩短变形，常合并三尖瓣狭窄；先天性如艾伯斯坦畸形；亦可见于感染性心内膜炎所致的瓣膜毁损，三尖瓣黏液性退变致脱垂，此类患者多伴有二尖瓣脱垂，常见于 Marfan 综合征；亦可见于右房黏液瘤、右室心肌梗死及胸部外伤后。

后天性单纯性三尖瓣关闭不全可发生于类癌综合征，因类癌斑块常沉着于三尖瓣的心室面，并使瓣尖与右室壁粘连，从而引起三尖瓣关闭不全，此类患者多同时有肺动脉瓣病变。三尖瓣关闭不全时常有右房、右室明显扩大。

二、病理生理

三尖瓣关闭不全引起的病理生理变化与二尖瓣关闭不全相似，但代偿期较长；病情若逐渐进展，最终可导致右室右房扩大，右室衰竭。肺动脉高压显著者，病情发展较快。

三、临床表现

（一）症状

三尖瓣关闭不全合并肺动脉高压时，方才出现心排血量减少和体循环淤血的症状。

三尖瓣关闭不全合并二尖瓣疾患者，肺淤血的症状可由于三尖瓣关闭不全的发展而减轻，但乏力和其他心排血量减少的症状可更为加重。三尖瓣关闭不全若不伴肺动脉高压，患者可长期无症状。

（二）体征

主要体征为胸骨左下缘全收缩期吹风性杂音，吸气及压迫肝脏后可增强；如不伴肺动脉高压，杂音见于收缩早期，有时难以闻及。当反流量很大时，有第三心音及三尖瓣区低调舒张中期杂音。颈静脉脉波图 V 波增大；可扪及肝脏搏动。瓣膜脱垂时，在三尖瓣区可闻及非喷射性喀喇音。其体循环淤血体征与右心衰竭相同。

四、辅助检查

1. X 线检查　可见右室、右房增大。右房压升高者，可见奇静脉扩张和胸腔积液；有腹水者，横膈上抬。透视时可看到右房收缩期搏动。

2. 心电图检查　无特征性改变，可示右室肥厚劳损，右房肥大；并常有右束支传导阻滞。

3. 超声心动图检查　可见右室、右房、三尖瓣环扩大；上下腔静脉增宽及搏动；二维超声心动图声学造影可证实反流，多普勒可判断反流程度。

4. 右心导管检查　当超声检查尚难得出明确结论性意见，或临床判断与超声检查有矛盾时可考虑行右心导管检查。做该检查时，无论三尖瓣关闭不全病因如何，均可发现右房压和右室舒张末压升高；右房压力曲线可见明显 V 波或 C－V 波，而无 X 谷。若无上述发现，可排除中重度三尖瓣关闭不全。随着三尖瓣关闭不全程度加重，右房压力波形愈来愈类似于右室压力波形。令患者深吸气，右房压力不像正常人那样下降，而是升高或者变化不大，是三尖瓣关闭不全的特征性表现。若肺动脉或者右室收缩压高于 55mmHg，提示三尖瓣关闭不全为继发性（或功能性）；若肺动脉或右室收缩压低于 40mmHg，说明三尖瓣关闭不全为原发性，即三尖瓣本身或其支持结构病变。

五、诊断及鉴别诊断

根据典型杂音，右室右房增大及体循环淤血的症状和体征，一般不难做出诊断。但应与二尖瓣关闭不全、低位室间隔缺损相鉴别。超声心动图声学造影及多普勒可确诊，并可帮助作出病因诊断。

六、治疗

三尖瓣关闭不全若不伴肺动脉高压，一般无症状，无需手术治疗；若伴肺动脉高压，可行三尖瓣环成形术，后者为目前广泛应用的术式，实践证明疗效良好。

某些严重的原发性三尖瓣关闭不全可能需行人工瓣膜置换术。鉴于三尖瓣位人工机械瓣发生血栓栓塞的风险大，因此多采用生物瓣，生物瓣的优势是无需长期抗凝治疗，而且耐久性也不错（可达 10 年以上）。

（周　波）

第八节 肺动脉瓣疾病

一、病因和病理

原发性肺动脉狭窄，最常见的是先天性肺动脉瓣狭窄，可合并房间隔缺损或主动脉骑跨；可继发或伴发漏斗部狭窄。风湿性心脏病多累及多个瓣膜；其他少见的病因有右心感染性心内膜炎后粘连、类癌综合征、Marfan 综合征等。

肺动脉瓣关闭不全，多由肺动脉高压引起的肺动脉干根部扩张所致，常见于二尖瓣狭窄，亦可见于房间隔缺损等左至右分流先天性心脏病。罕见的病因有风湿性单纯肺动脉瓣炎、Marfan 综合征、先天性肺动脉瓣缺如或发育不良，感染性心内膜炎引起瓣膜毁损、瓣膜分离术后或右心导管术损伤致肺动脉瓣关闭不全。

二、病理生理

肺动脉瓣狭窄时，右室收缩压升高，右室肥大；肺动脉压正常或偏低，收缩期肺动脉瓣两侧出现压力阶差。在严重狭窄时，其跨瓣压力阶差可高达 240mmHg。狭窄愈重，右心衰竭的临床表现出现愈早。如合并先天性房间隔缺损等左至右分流先天性心脏病，则右至左分流出现较早。

肺动脉瓣关闭不全不伴肺动脉高压者，由于反流发生于低压低阻力的小循环，故血流动力学改变通常不严重。若瓣口反流量增大可致右室容量负荷增加，引起右室扩大、肥厚，最后导致右心衰竭。伴发肺动脉高压、出现急性反流或反流程度重者，病情发展较快。

三、临床表现

轻中度肺动脉瓣狭窄，一般无明显症状，其平均寿命与常人相近；重度狭窄者，运动耐力差，可有胸痛、头晕、晕厥、发绀。主要体征是肺动脉瓣区响亮、粗糙、吹风样收缩期杂音，肺动脉瓣区第二心音（P_2）减弱伴分裂，吸气后更明显。肺动脉瓣区喷射音表明瓣膜无重度钙化，活动度尚可。先天性重度狭窄者，早年即有右室肥厚，可致心前区隆起伴胸骨旁抬举性搏动。持久发绀者，可伴发杵状指（趾），但较少见。

不伴肺动脉高压的单纯肺动脉瓣关闭不全，右室前负荷虽有所增加，但患者耐受良好，可多年无症状。伴肺动脉高压的肺动脉瓣关闭不全，其临床症状多为原发疾病所掩盖，这种继发性肺动脉瓣关闭不全通常伴有右室功能不全发生，前者可使后者进一步加重。主要体征为肺动脉瓣区舒张早期递减型哈气样杂音，可下传至第 4 肋间。伴肺动脉高压时，肺动脉瓣区第二心音亢进、分裂。反流量大时，三尖瓣区可闻及收缩期前低调杂音（右侧 Austin－Flint 杂音）。如瓣膜活动度好，可听到肺动脉喷射音。

四、辅助检查

（一）X 线检查

肺动脉瓣疾病者示右室肥厚、增大。单纯狭窄者，肺动脉干呈狭窄后扩张，肺血管影稀疏；肺动脉瓣关闭不全伴肺动脉高压时，可见肺动脉段及肺门阴影尤其是右下肺动脉影增大。

（二）心电图检查

示右室肥厚劳损、右房增大，肺动脉瓣狭窄者，常有右束支传导阻滞。

（三）超声检查

肺动脉瓣狭窄，超声心动图检查可发现右房、右室内径增大，右室壁肥厚，室间隔与左室后壁呈同向运动；肺动脉干增宽；肺动脉瓣增厚，反光增强，开放受限，瓣口开放面积缩小；采用多普勒技术可测量跨肺动脉瓣的压力阶差。

肺动脉瓣关闭不全，若有肺动脉高压，超声检查除可发现原发病表现外，还可发现肺动脉增宽，右室肥厚，扩大；若无肺动脉高压，右室改变相对较轻。采用多普勒技术可半定量测定肺动脉瓣口反流量。

五、诊断及鉴别诊断

根据肺动脉瓣区典型收缩期杂音、震颤及肺动脉瓣区第二心音减弱可作出肺动脉瓣狭窄的诊断。借助二维超声心动图及右室 X 线造影，可帮助鉴别肺动脉瓣狭窄、漏斗部狭窄及瓣上狭窄。

根据肺动脉瓣区舒张早期杂音，吸气时增强，可作出肺动脉瓣关闭不全的诊断。多普勒图像可帮助与主动脉瓣关闭不全的鉴别。

六、治疗

肺动脉瓣狭窄者，当静息跨瓣压力阶差达40mmHg 以上时，可作直视下瓣膜分离术或切开术，或行经皮球囊瓣膜成形术，但以后者为首选。

无肺动脉高压的肺动脉瓣关闭不全，患者通常无症状，无需治疗。有肺动脉高压的肺动脉瓣关闭不全，治疗包括：①酌情治疗原发病（如二尖瓣狭窄、房间隔缺损、室间隔缺损）；②治疗肺动脉高压，可使用血管扩张剂（包括血管紧张素转化酶抑制剂）；③治疗右室衰竭。

（张亚平）

第十一章　大血管疾病

第一节　主动脉夹层分离

主动脉夹层分离（aortic dissection）指主动脉腔内血液从主动脉内膜撕裂处进入主动脉中膜并使中膜分离，沿主动脉长轴方向扩展形成主动脉壁的一层分离状态。又称主动脉壁间动脉瘤或主动脉夹层动脉瘤。

本病少见，发病率每年每百万人口约5～10例，高峰年龄50～70岁，男：女约2：1～3：1。发病多急剧，65%～70%在急性期死于心脏压塞、心律失常等，故早期诊断和治疗非常必要。根据发病时间分为急性期和慢性期：2周以内为急性期，超过2周为慢性期。近年我国患本病人数有增多趋势。

一、病因和发病机制

病因未明，80%以上主动脉夹层分离者患有高血压，不少患者有囊性中层坏死。高血压并非引起囊性中层坏死的原因，但可促进其发展。临床与动物实验发现血压波动的幅度与主动脉夹层分离相关。马方综合征中主动脉囊性中层坏死颇常见，发生主动脉夹层分离的机会也多，其他遗传性疾病如Turner综合征、Ehlers－Danlos综合征，也有发生主动脉夹层分离的趋向。主动脉夹层分离还易发生在妊娠期，其原因不明，推想妊娠时内分泌变化使主动脉的结构发生改变而易于裂开。

正常成人的主动脉壁耐受压力颇强，使壁内裂开需500mmHg以上的压力。因此，造成夹层裂开的先决条件为动脉壁缺陷，尤其中层缺陷。一般而言，在年长者以中层肌肉退行性变为主，年轻者则以弹性纤维缺少为主。至于少数主动脉夹层分离无动脉内膜裂口者，则可能由于中层退行性变病灶内滋养血管破裂引起壁内出血所致。合并存在动脉粥样硬化有助于主动脉夹层分离发生。

二、病理

（一）病理特点

基本病变为囊性中层坏死。动脉中层弹性纤维有局部断裂或坏死，基质有黏液样变和囊肿形成。夹层分离常发生于升主动脉，此处经受血流冲击力最大，而主动脉弓的远端则病变少而渐轻。主动脉壁分裂为两层，其间有积血和血块，该处主动脉明显扩大呈梭形或囊状。病变如累及主动脉瓣瓣环，则环扩大而引起主动脉瓣关闭不全。病变可从主动脉根部向远处扩延，可达髂动脉及股动脉，亦可累及主动脉各分支，如无名动脉、颈总动脉、锁骨下动脉、肾动脉等。冠状动脉一般不受影响，但主动脉根部夹层内血块对冠状动脉口可有压迫作用。多数夹层分离的起源处有内膜横行裂口。常位于主动脉瓣上方，裂口也可有两处，夹层与主动脉腔相通。少数夹层内膜完整无裂口。部分病例外膜破裂而引起大出血，破裂处都在升主动脉，出血容易进入心包腔内，破裂部位较低者亦可进入纵隔、胸腔或腹膜后间隙。慢性裂开的夹层可形成一双腔主动脉。一个管道套于另一个管道之中，此种情况见于胸主动脉或主动脉弓的隆支。

（二）病理分型和分级

根据内膜撕裂部位和主动脉夹层分离展范围分型；

（1）Stanford 分型 A 型：内膜撕裂可位于升主动脉、主动脉弓或近段降主动脉，扩展可累及升主动脉、弓部，也可延及降主动脉、腹主动脉。B 型：内膜撕裂口常位于主动脉峡部，扩展仅累及降主动脉或延伸至腹主动脉，但不累及升主动脉。

（2）DeBakey 分型Ⅰ型：内膜撕裂位于升主动脉，而扩展累及腹主动脉。Ⅱ型：内膜撕裂位于升主动脉，而扩展仅限于升主动脉。Ⅲ型：内膜撕裂位于主动脉峡部，而扩展可仅累及降主动脉（Ⅲa 型）或达腹主动脉（Ⅲb 型）。Stanford A 型相当于 DeBakeyⅠ型和Ⅱ型，约占主动脉夹层分离的 65% ~70%，而 Stanford B 型相当于 DeBakeyⅢ型，约占 30% ~35%。

根据病理变化的不同，Svensson 等对主动脉夹层分离细分为 5 级：1 级：典型主动脉夹层分离伴有真假腔之间的内膜撕裂片；2 级：中膜层断裂伴有壁内出血或血肿形成；3 级：断续/细小夹层分离而无在撕裂部位的血肿偏心膨胀；4 级：斑块破裂/溃疡，主动脉粥样硬化穿透性溃疡通常在外膜下伴有环绕的血肿；5 级：医源性和创伤性夹层分离。

三、临床表现

（一）疼痛夹层分离

突然发生时，大多数患者突感疼痛，A 型多在前胸，B 型多在背部、腹部。疼痛剧烈难以忍受，起病后即达高峰，呈刀割或撕裂样。少数起病缓慢者疼痛可不显著。

（二）高血压

初诊时 B 型患者 70% 有高血压。患者因剧痛而有休克外貌，焦虑不安、大汗淋漓、面色苍白、心率加速，但血压常不低甚至增高。如外膜破裂出血则血压降低，不少患者原有高血压，起病后剧痛使血压升高

（三）心血管症状

夹层血肿累及主动脉瓣瓣环或影响瓣叶的支撑时发生主动脉瓣关闭不全，可突然在主动脉瓣区出现舒张期吹风样杂音，脉压增宽，急性主动脉瓣反流可引起心力衰竭。脉搏改变，一般见于颈、肱或股动脉，一侧脉搏减弱或消失，反映主动脉的分支受压迫或内膜裂片堵塞其起源。胸锁关节处出现搏动或在胸骨上窝可触到搏动性肿块。可有心包摩擦音，夹层破裂入心包腔、胸膜腔可引起心脏压塞及胸腔积液。

（四）神经症状

主动脉夹层分离延伸至主动脉分支颈动脉或肋间动脉，可造成脑或脊髓缺血，引起偏瘫、昏迷、神志模糊、截瘫、肢体麻木、反射异常、视力与大小便障碍。2% ~7% 可有晕厥，但未必有其他神经症状。

（五）压迫症状

主动脉夹层分离压迫腹腔动脉、肠系膜动脉时可引起恶心、呕吐、腹胀、腹泻、黑便

等；压迫颈交感神经节引起 Horner 综合征；压迫喉返神经致声嘶；压迫上腔静脉致上腔静脉综合征；累及肾动脉可有血尿、尿闭及肾缺血后血压增高。

四、实验室检查和辅助检查

（一）心电图

无特异性改变。病变累及冠状动脉时，可出现心肌急性缺血甚至急性心肌梗死改变，但 1/3 的患者心电图可正常。心包积血时可出现类似急性心包炎的心电图改变。

（二）X 线

胸片见上纵隔或主动脉弓影增大，主动脉外形不规则，有局部隆起。如见主动脉内膜钙化影，可准确测量主动脉壁的厚度。正常在 2～3mm，增到 10mm 时则提示夹层分离的可能，若超过 10mm 可肯定为本病。X 线 CT 是目前最常用于诊断主动脉夹层分离的方法，其中以对比剂增强多排螺旋 CT 效果最好。可显示病变主动脉扩张；发现主动脉内膜钙化，如钙化内膜向中央移位则提示主动脉夹层，如向外围移位提示单纯性动脉瘤；还可显示由主动脉内膜撕裂所致的内膜瓣。CT 对诊断位于降主动脉夹层分离的准确性高于其他部位，但难以判断主动脉瓣关闭不全的存在。

（三）超声心动图

经胸壁超声心动图诊断升主动脉夹层分离很有价值，且能识别心包积血、主动脉瓣关闭不全和胸腔积血等并发症。但诊断降主动脉夹层分离的敏感性较低。

近年应用经食管超声心动图（TEE）结合实时彩色血流显像技术诊断升主动和降主动脉夹层分离，判断主动脉瓣关闭不全和心包积液都有高的特异性及敏感性，判断内膜撕裂、假腔内血栓的敏感性较高。真假腔之间压力梯度可应用连续波（CW）多普勒测定，脉冲（PW）多普勒血流分析可显示单向和双向血流，但显像升主动脉远端和主动脉弓近端不甚清楚。由于其无创性，并能在床旁 10～15min 内完成，可在血流动力学不稳定的患者中进行，现被推荐在外科手术前（麻醉后）作检查。但有食管静脉曲张、食管肿瘤或狭窄者中禁忌。

（四）磁共振成像（MRI）

是检测主动脉夹层分离最为清楚的显像方法，敏感性和特异性均高达 98%～100%，因而被认为是诊断本病的“金标准”。常被用于血流动力学稳定的患者和慢性患者的随访。但检测耗时较长，对急诊和血流动力学不稳定患者不够安全，在装有起搏器和带有人工关节、钢针等金属物的患者中禁忌使用，临床应用受限。

（五）主动脉造影术

选择性地造影主动脉曾被作为常规检查方法。对 B 型主动脉夹层分离的诊断较准确，但对 A 型病变诊断价值小。该技术为侵入性操作，具有一定的风险，现已少用。

（六）血管内超声（IVUS）

IVUS 直接从主动脉腔内观察管壁的结构，能准确识别其病理变化。对动脉夹层分离诊断的敏感性和特异性接近 100%。但和主动脉造影术同属侵入性检查有一定的危险性，也不常用。

（七）血和尿检查

可有C反应蛋白升高，白细胞计数轻中度增高。胆红素和LDH轻度升高，可出现溶血性贫血和黄疸。尿中可有红细胞，甚至肉眼血尿。平滑肌的肌球蛋白（myosin）重链浓度增加，可用来作为诊断主动脉夹层分离的生化指标。

五、诊断和鉴别诊断

急起剧烈胸痛、血压高、突发主动脉瓣关闭不全、两侧脉搏不等或触及搏动性肿块应考虑本病。胸痛常被考虑为急性心肌梗死，但心肌梗死时胸痛开始不甚剧烈，逐渐加重，或减轻后再加剧，不向胸部以下放射，伴心电图特征性变化，若有休克外貌则血压常低，也不引起两侧脉搏不等，以上各点可鉴别。

如胸痛位于前胸、有主动脉瓣区舒张期杂音或心包摩擦音、右臂血压低脉搏弱、右颈动脉搏动弱、心电图示心肌缺血或梗死提示夹层分离位于主动脉近端；疼痛位于两肩胛骨间、血压高、左胸腔积液提示夹层分离位于主动脉远端。

超声心动图、X线CT、MRI等检查对确立主动脉夹层分离的诊断有很大帮助，对拟作手术治疗者可考虑主动脉造影或IVUS检查。

主动脉夹层分离须与急性冠脉综合征、无夹层分离的主动脉瓣反流、无夹层分离的主动脉瘤、肌肉骨骼痛、心包炎、纵隔肿瘤、胸膜炎、胆囊炎、肺栓塞、脑卒中等相鉴别。

六、预后

多数病例在起病后数小时至数天内死亡，在开始24h内每小时病死率为1%～2%，视病变部位、范围及程度而异，越在远端，范围较小，出血量少者预后较好。急性期患者如未治疗65%～73%将于2周内死亡；慢性期患者预后较好。即使如此，不论采取何种治疗本病患者院外5年和10年总体生存率仍不足80%和40%。威胁患者生命并导致后期死亡的主要因素来自受累主动脉及相关的心血管疾病，常见的有夹层分离的主动脉持续性扩张破裂，受累脏器血流灌注进行性减少以致其功能不全，严重主动脉瓣关闭不全导致左心衰竭等。

七、治疗

对任何可疑或诊为本病患者，应即住院进入监护病室（ICU）治疗。治疗分为紧急治疗与巩固治疗两个阶段。

（一）紧急治疗

1. 缓解疼痛　疼痛严重可给予吗啡类药物止痛，并镇静、制动，密切注意神经系统、肢体脉搏、心音等变化，监测生命体征、心电图、尿量等，采用鼻导管吸氧，避免输入过多液体以免升高血压及引起肺水肿等并发症。

2. 控制血压和降低心率　联合应用β受体阻断剂和血管扩张剂，以降低血管阻力、血管壁张力和心室收缩力，减低左室dp/dt，控制血压于100～120mmHg（13.3～16.0kPa），心率在60～75次/分之间以防止病变的扩展。可静脉给予短效β受体阻断剂艾司洛尔，先在2～5min内给负荷剂量0.5mg/kg，然后以0.1～0.2mg/（kg·min）静滴，用药的最大浓度为10mg/ml，输注最大剂量为0.3mg/（kg·min）。美托洛尔也可静脉应用，但半衰期较长。也可应用阻滞α和β受体的拉贝洛尔。对有潜在不能耐受β受体阻断剂的情况（如支气管哮喘、心动过缓或心力衰竭），可在应用艾司洛尔时观察患者的反应情况。如不能耐受可用钙拮抗剂如维拉帕米，地尔硫䓬或硝苯地平等。如β受体阻断剂单独不能控制严重高血压，可联合应用血管扩张剂。通常用硝普钠，初始剂量为25～50μg/min，调节滴速，使收缩压降低至100～120mmHg或足以维持尿量25～30ml/h的最低血压水平。如出现少尿或神经症状，提示血压水平过低须予以调整。血压正常或偏低的患者，应排除出血进入胸腔、心包腔或者假腔中的可能。血压下降后疼痛明显减轻或消失是夹层分离停止扩展的临床指征。血压高而合并有主动脉大分支阻塞的患者，因降压能使缺血加重，不宜用降压治疗。

3. 严重血流动力学不稳定　患者应立刻插管通气，给予补充血容量。有出血入心包、胸腔或主动脉破裂者给予输血。经右桡动脉作侵入性血压检测，如头臂干动脉受累（极少见），则改从左侧施行。监测两侧上肢血压以排除由于主动脉弓分支阻塞导致的假性低血压非常重要。在ICU或手术室内进行TEE，一旦发现心脏压塞时，不需再行进一步影像检查而进行胸骨切开外科探查术。在手术前行心包刺放液术可能有害，因心包内压降低后可引起再发出血。

（二）巩固治疗

病情稳定后可改用口服降压控制血压，及时做X线CT、TEE等检查，决定下一步诊治。若内科治疗不能控制高血压和疼痛，出现病变扩展、破裂、脏器缺血等征象，夹层分离位于主动脉近端，夹层已破裂或濒临破裂，伴主动脉瓣关闭不全者，均应手术治疗。对缓慢发展的及主动脉远端夹层分离，可继续内科治疗，保持收缩压于100～120mmHg。

手术治疗是彻底去除病灶，防止病变发展，抢救破裂、脏器缺血等并发症的有效方法并具有一定远期疗效。选择手术时机和适应证很重要，取决于夹层分离的部位和患者的临床情况。对于升主动脉夹层分离（A型），虽经过有效抗高血压内科治疗，其发生主动脉破裂或心脏压塞等致命性并发症的危险性仍相当高（约90%）。故目前主张一经确诊，条件允许情况下应首选及时手术治疗。由于B型主动脉夹层分离发生破裂的危险性相对较低，且降主动脉手术具有很高的死亡率，在手术期间，主动脉未夹所致的急性缺血可造成截瘫、急性肾功能衰竭等严重并发症，因此，对B型的手术指征仅限于并发主动脉破裂、远端灌注不良、经药物治疗后夹层仍扩展蔓延、无法控制的高血压及疼痛剧烈的病例。

近年来随着微创血管外科的发展，采用介入治疗技术已应用于主动脉夹层的治疗，如应用经皮血管内支架来扩展受压的主动脉分支血管，经皮血管内膜间隔开窗术以补偿腔内灌注压，改善相应受累血管远端的血供及经皮球囊堵塞假腔入口等。

（李占海）

第二节　主动脉瘤

主动脉瘤（aortic aneurysm）指主动脉壁局部或弥漫性的异常扩张（一般较预期正常主动脉段直径扩大至少1.5倍以上），压迫周围器官而引起症状，瘤体破裂为其主要危险。

一、病因

正常动脉壁中层富有弹力纤维，随每次心搏进行舒缩而传送血液。动脉中层受损，弹力纤维断裂，代之以纤维瘢痕组织，动脉壁失去弹性，不能耐受血流冲击，在病变段逐渐膨大，形成动脉瘤。动脉内压力升高有助于形成动脉瘤。引起主动脉瘤的主要原因如下：

（一）动脉粥样硬化为最常见原因

粥样斑块侵蚀主动脉壁，破坏中层成分，弹力纤维发生退行性变。管壁因粥样硬化而增厚，使滋养血管受压，发生营养障碍，或滋养血管破裂中层积血。多见于老年男性，男：女为 10 ：1 左右。主要在腹主动脉，尤其在肾动脉至髂部分叉之间。

（二）感染

以梅毒为显著，常侵犯胸主动脉。败血症、心内膜炎时的菌血症使病菌经血流到达主动脉，主动脉邻近的脓肿直接蔓延，或在粥样硬化性溃疡的基础上继发感染，都可形成细菌性动脉瘤。致病菌以链球菌、葡萄球菌和沙门菌属为主，较少见。

（三）囊性中层坏死

较少见，病因未明。主动脉中层弹力纤维断裂，代之以异染性酸性黏多糖。主要累及升主动脉，男性多见。遗传性疾病如马方综合征、Turner 综合征、Ehlers – Danlos 综合征等均可有囊性中层坏死，易致夹层动脉瘤（动脉夹层分离）。

（四）外伤贯通伤

直接作用于受损处主动脉引起动脉瘤，可发生于任何部位。间接损伤时暴力常作用于不易移动的部位，如左锁骨下动脉起源处的远端或升主动脉根部，而不是易移动的部位，受力较多处易形成动脉瘤。

（五）先天性

以主动脉窦动脉瘤为主。

（六）其他

包括巨细胞性主动脉炎、白塞病、多发性大动脉炎等。

二、病理

按结构主动脉瘤可分为：①真性主动脉瘤：动脉瘤的囊由动脉壁的一层或多层构成；②假性主动脉瘤：由于外伤、感染等，血液从动脉内溢出至动脉周围组织内，血块及其机化物、纤维组织与动脉壁一起构成动脉瘤的壁；③夹层动脉瘤：动脉内膜或中层撕裂后，血流冲击使中层逐渐形成夹层分离，在分离腔中积血、膨出，也可与动脉腔构成双腔结构。

按形态主动脉瘤可分为：①梭形动脉瘤：较常见，瘤体对称性扩张涉及整个动脉壁周界，呈梭形或纺锭状；②囊状动脉瘤：瘤体涉及动脉壁周界的一部分，呈囊状，可有颈，成不对称外凸。粥样硬化动脉瘤常呈梭状，外伤性动脉瘤常呈囊状。

按发生部位主动脉瘤可分为：①升主动脉瘤，常累及主动脉窦；②主动脉弓动脉瘤；③降主动脉瘤或胸主动脉瘤，起点在左锁骨下动脉的远端；④腹主动脉瘤，常在肾动脉的远端。累及主动脉窦的近端升主动脉瘤常为先天性，其次为马方综合征、梅毒等感染；升主动脉瘤主要由粥样硬化、囊性中层坏死、梅毒引起；降主动脉瘤、腹主动脉瘤以粥样硬化为主要原因。主动脉瘤大多为单个，极少数为两个。随病程发展，主动脉瘤可发生破裂、附壁血栓形成、继发感染。有时动脉瘤反复向周围小量出血，在瘤周积累多量纤维组织，形成包囊，可能起保护作用而不致破溃。

三、临床表现

主动脉瘤的症状是有瘤体压迫、牵拉、侵蚀周围组织所引起，视主动脉瘤的大小和部位而定。胸主动脉瘤压迫上腔静脉时面颈部和肩部静脉怒张，并可有水肿；压迫气管和支气管时引起咳嗽和气急；压迫食管引起吞咽困难；压迫喉返神经引起声嘶。胸主动脉瘤位于升主动脉可使主动脉瓣瓣环变形，瓣叶分离而致主动脉瓣关闭不全，出现相应杂音，多数进程缓慢，症状少，若急骤发生则可致急性肺水肿。胸主动脉瘤常引起疼痛，疼痛突然加剧预示破裂可能。主动脉弓动脉瘤压迫左无名静脉，可使左上肢静脉压比右上肢高。升主动脉瘤可侵蚀胸骨及肋软骨而凸出于前胸，呈搏动性肿块；降主动脉瘤可侵蚀胸椎横突和肋骨，甚至在背部外凸于体表；各处骨质受侵均产生疼痛。胸主动脉瘤破裂入支气管、气管、胸腔或心包可以致死。腹主动脉瘤常见，病因以动脉粥样硬化为主，常有肾、脑、冠状动脉粥样硬化的症状。最初引起注意的是腹部搏动性肿块。较常见的症状为腹痛，多位于脐周或中上腹部，也可涉及背部，疼痛的发生与发展说明动脉瘤增大或小量出血，疼痛剧烈持续，并向背部、骨盆、会阴及下肢扩展，或在肿块上出现明显压痛，均为破裂征象。腹主动脉瘤常破裂入左腹膜后间隙，破入腹腔，偶可破入十二指肠或腔静脉，破裂后常发生休克。除非过分肥胖，搏动性肿块一般不难扪到，通常在脐至耻骨间，有时在肿块处可听到收缩期杂音，少数伴震颤。进行主动脉瘤的扪诊，尤其有压痛者，必须小心，以防止促使其破裂。腹主动脉瘤压迫髂静脉可引起下肢水肿，压迫精索静脉可见局部静脉曲张，压迫一侧输尿管可致肾盂积水、肾盂肾炎及肾功能减退。

四、诊断和鉴别诊断

胸主动脉瘤的发现除根据症状和体征外，X 线检查可在后前位及侧位片上发现主动脉影扩大，从阴影可以估计病变大小、位置和形态，在透视下可见到动脉瘤膨胀性搏动，但在动脉瘤中有血栓形成时搏动可不明显。主动脉瘤须与附着于主动脉上的实质性肿块区别，后者引起传导性搏动，主动脉造影可予鉴别。超声心动图检查可发现升主动脉的动脉瘤，病变处主动脉扩大。CT 对诊断也很有价值。

腹主动脉瘤常在腹部扪及搏动性肿块后发现，但腹部扪及搏动不一定是动脉瘤，消瘦、脊柱前凸者正常腹主动脉常易被扪及。腹部听到收缩期血管杂音，也可能由于肾、脾、肠系膜等动脉的轻度狭窄，未必来自主动脉瘤，须加注意。超声检查对明确诊断极为重要，不少病例可在超声常规体检中发现。主动脉内径增宽，动脉前后壁间液性平段宽度增加，如有血栓形成则增宽的平段不明显，但动脉瘤的前后壁与心搏同步搏动均存在。超声检查还可明确病变大小、范围、形态及腔内血栓。CT 检查更易发现腔内血栓及管壁的钙化，并能显示动脉瘤与邻近结构如肾动脉、腹膜后腔和脊柱等的关系。MRI 检查判断瘤体大小及其与肾动脉和髂动脉的关系上价值等同于 CT 及腹部超声，其主要不足是图像分析费时且费用高。主动脉造影对定位诊断也有帮助，但腔内血栓可能影响其病变程度的评估；对于诊断不明确、合并肾动脉病变及准备手术治疗者仍主张做主动脉造影。

五、预后

据统计，腹主动脉瘤国内发病率约为36.2/10万，欧美国家60岁以上人群发生率可高达2%～4%。由于有潜在主动脉瘤破裂的危险，自然病程中5年存活率仅为19.6%。若不作手术，90%胸主动脉瘤在5年内死亡。栓塞为另一并发症。

六、治疗

（一）外科手术治疗

包括动脉瘤切除与人造或同种血管移植术。对于动脉瘤不能切除者则可作动脉瘤包裹术。目前腹主动脉瘤的手术死亡率低于5%，但对高龄，有心、脑、肺、肾等重要脏器损害者，手术死亡率可高达60%。胸主动脉瘤的手术死亡率在30%，以主动脉弓动脉瘤的手术危险性最大。动脉瘤破裂而不作手术者极少幸存，故已破裂或濒临破裂者均应立即手术。凡有细菌性动脉瘤者，还需给以长期抗生素治疗。对大小为6cm或6cm以上的主动脉瘤应作择期手术治疗。对4～6cm的主动脉瘤可密切观察，有增大或濒临破裂征象者应立即手术。

（二）介入手术治疗

是治疗腹主动脉瘤和部分胸、降主动脉瘤可供选择的微创手术方法，尤其适应于有严重合并症而不能耐受腹主动脉瘤切除术的高危、高龄患者。

腹主动脉瘤腔内隔绝术（endovascular exclusion ofabdominal aortic aneurysm）或经皮腔内血管支架置入术（percutaneous placement of expandable endovascular stentgraft），经股动脉置入覆有人造血管膜的腔内支架，其两端分别固定在动脉瘤未累及的动脉壁上，从而将腹主动脉瘤瘤体与动脉血流隔绝，达到治疗目的。由于介入治疗避免了传统手术的腹部大切口，创伤小、失血少、术后对呼吸影响小，减少了全身并发症的发生，患者术后恢复较快，住院时间缩短。围手术期死亡率0～25%，平均住院2～4天，手术成功率92%～96%，因手术失败转传统手术治疗者约0～6%。但动脉瘤近心端与肾动脉开口距离<1.5cm和（或）直径>2.8cm；动脉瘤远心端与主动脉分叉距离<1.5cm；纵轴上瘤体近心端成角>60°；髂动脉多处硬化或弯曲度>90°，尤其伴广泛钙化；肠系膜下动脉是结肠的主要血供来源者不宜行本手术治疗。本手术虽有内漏（endoleak）、移位（migration）等并发症，但由于创伤小、出血少、恢复快等优势，应用前景广阔。

（李占海）

第三节　梅毒性主动脉炎

梅毒性主动脉炎（syphilitic aortitis）是梅毒螺旋体侵入人体后引起，临床表现为梅毒性主动脉炎，继而发生梅毒性主动脉瓣关闭不全，梅毒性主动脉瘤，梅毒性冠状动脉口狭窄和心肌树胶样肿，统称为心血管梅毒（cardiovas－cular syphilis），为梅毒的晚期表现。绝大部分患者所患的是后天性，先天性者罕见。

一、发病机制

梅毒螺旋体大多通过性接触而感染人体。从开始感染到晚期发生心血管梅毒的潜伏期为5~30年。男多于女。

螺旋体入血后，部分经肺门淋巴管引流到主动脉壁的营养血管引起闭塞性血管内膜炎，伴有血管周围浆细胞和淋巴细胞浸润，主动脉壁发炎累及动脉内膜和中膜，且以后者为主。主动脉任何部位都可受累，但以升主动脉和主动脉弓部最多，而极少侵入心肌或心内膜。主动脉中膜肌肉和弹性组织被破坏，为纤维组织所取代，也可出现巨细胞和梅毒树胶样病变。主动脉壁逐渐松弛，并可有钙化，导致动脉瘤的形成。主动脉内膜出现“树皮”样改变是梅毒性主动脉炎的特征，但不能以此作为确诊的根据。

梅毒感染可以从升主动脉蔓延到主动脉根部，引起主动脉瓣瓣环扩大和主动脉瓣联合处的分离，从而产生主动脉瓣关闭不全。主动脉瓣支持组织受到破坏和主动脉卷曲、缩短，导致严重的主动脉瓣反流。

二、临床表现

（一）单纯性梅毒性主动脉炎

多发生于升主动脉，亦可累及远端的降主动脉。患者多无症状，也可感到胸骨后不适或钝痛。由于主动脉扩大，叩诊时心脏上方浊音界增宽，主动脉瓣区第二心音增强，可闻及轻度收缩期杂音。10%的患者可发生主动脉瘤、主动脉瓣关闭不全、冠状动脉口狭窄等并发症。

（二）梅毒性主动脉瓣关闭不全（syphilitic aortic in－sufficiency）

是梅毒性主动脉炎最常见的并发症。轻者无症状，重者由于主动脉瓣大量反流，加以可能合并冠状动脉口狭窄引起心绞痛。持久的主动脉瓣反流引起左心室负荷加重，逐渐出现左心衰竭。一旦出现心力衰竭，病程在1~3年内较快进展，发生肺水肿及右心衰竭，半数死亡。梅毒性主动脉瓣关闭不全的体征与其他病因引起的类似。

（三）梅毒性冠状动脉口狭窄（syphilitic coronary ostial stenosis）或阻塞

是梅毒性主动脉炎第二常见的并发症。病变累及冠状动脉开口处。由于冠状动脉狭窄发展缓慢，常有侧支循环形成，故极少发生大面积的心肌坏死。患者可有心绞痛，常在夜间发作，且持续时间较长。如冠状动脉口完全阻塞，患者可以突然死亡。

（四）梅毒性主动脉瘤（syphilitic aortic aneurysm）

是梅毒性主动脉炎最少见的并发症。多发生于升主动脉和主动脉弓，也可累及降主动脉和腹主动脉，呈囊状或梭状，但不会发生夹层分离。发生在不同部位的主动脉瘤，各有不同的症状和体征。

主动脉窦动脉瘤是梅毒性动脉瘤中具有特征性的一种。如发生在左或右主动脉窦并波及冠状动脉口，可引起心绞痛；如发生在后主动脉窦则除非破裂，否则无症状或体征。主动脉窦动脉瘤破裂入肺动脉或右心室腔可出现严重右心衰竭，引起连续性杂音，颇似动脉导管未闭或主、肺动脉间隔缺损；动脉瘤偶破入左心房，在背部可有连续性杂音，并有左心衰竭。

（五）心肌树胶样肿（gummata of myocardium）

累及心肌的树胶样肿极罕见，最常见的部位是左心室间隔底部。临床上可出现传导阻滞或心肌梗死。弥漫性心肌树胶样肿可引起顽固的心力衰竭。

三、实验室检查

梅毒螺旋体存在于动脉的外膜层，近来采用 PCR 方法测定梅毒螺旋体的 DNA 来诊断梅毒螺旋体感染，特异性强，敏感性高，能提供迅速的最后确诊。目前主要还是用血清学检查来确诊梅毒螺旋体感染。

（一）非螺旋体血清试验（非特异性心脂抗体测定）

VDRL（性病研究实验室）试验，该试验简单，便宜，可标准化定量，用于普查筛选和治疗反应的随访，早期梅毒阳性率约 70%，Ⅱ期梅毒阳性率高达 99%，而晚期梅毒阳性率达 70%。

（二）梅毒螺旋体试验

荧光密螺旋体抗体吸附试验（FTA – ABS test），作为梅毒确诊试验，具有高度的敏感性和特异性。早期梅毒阳性率达 85%，在Ⅱ期梅毒阳性率高达 99%，在晚期梅毒阳性率至少为 95%。密螺旋体微量血细胞凝集试验（MHA – TP），在早期梅毒的阳性率仅为 50% ~ 60%，但在Ⅱ期梅毒和晚期梅毒的敏感性和特异性与 FTA – ABS 试验相似。即使患者经过治疗，FTA – ABS 试验可终身保持阳性。

（三）密螺旋体 IgG 抗体测定

具有 FTA – ABS 试验特点，有高度敏感性和特异性，容易操作，特别适用于怀疑重复感染的病例和先天性梅毒与 HIV 混合感染者。

四、辅助检查

（一）胸部 X 线检查

单纯梅毒性主动脉炎时可见升主动脉近端扩张，伴升主动脉条索状钙化。主动脉结和胸降主动脉亦可有钙化，但以近头、臂动脉处的升主动脉钙化最广泛。病变处主动脉增宽。在有主动脉瓣关闭不全存在时，心脏向左下后方增大呈鞋形，在荧光屏下心脏与主动脉搏动剧烈，幅度大。在主动脉瘤时发现在相应部位主动脉膨出，呈膨胀性搏动。

（二）CT 和 MRI 检查

CT 用于胸部 X 线有怀疑病例的进一步筛选，能精确测量动脉瘤的大小，其精确度不亚于超声造影和动脉造影。MRI 能获得高分辨率静态影像，对胸主动脉病变有高度的诊断精确性。

（三）超声检查

超声心动图（包括经食管超声）可显示不同节段增宽、钙化动脉瘤（包括主动脉动脉瘤）以及主动脉瓣关闭不全。用超声多普勒测定主动脉瓣瓣口反流量。检测左心室大小、左心室射血分数，显示动脉瘤大小，部位和破裂部位等。

（四）心血管造影

逆行主动脉造影显示主动脉扩张或膨出部位和大小、主动脉瓣反流程度、左室大小、心功能状况等。选择性冠状动脉造影用于有心绞痛怀疑有冠状动脉口狭窄时，该病冠状动脉狭窄仅限于开口处，而远处冠状动脉无狭窄病变，这与冠状动脉粥样硬化不同。

五、诊断和鉴别诊断

梅毒性心血管病患者有冶游史，有典型的梅毒或晚期梅毒临床表现，阳性的梅毒血清学反应，诊断不难。但应与风湿性瓣膜病和其他心脏疾病产生的杂音，以及一些其他疾病相鉴别。

（一）心脏瓣膜杂音的鉴别

1. 主动脉瓣区舒张期杂音　梅毒性主动脉炎根部扩张引起的主动脉瓣反流杂音，由于根部扩张所以在胸骨右缘第二肋间听诊最响，而风湿性主动脉瓣反流，由于往往伴有二尖瓣病变右心室扩大，使心脏转位，所以舒张期杂音在胸骨左缘第三肋间处听诊最响。

2. 主动脉瓣区收缩期杂音　梅毒性主动脉瓣反流时在该区可以听到响亮的拍击样收缩早期喷射音和收缩期杂音。而风湿性主动脉瓣狭窄的杂音音调较高，在收缩中、晚期增强。主动脉粥样硬化者，瓣环钙化，近侧主动脉扩张，虽瓣膜本身无狭窄病变（相对性狭窄），也可以听到收缩期喷射性杂音，但在收缩早期增强，而且杂音持续时间较短。

3. 二尖瓣区舒张期杂音　梅毒性主动脉瓣严重反流产生 Austin－Flint 杂音，无收缩期前增强，不伴有心尖部第一心音增强和二尖瓣开放拍击音。可与风湿性二尖瓣狭窄引起的舒张期隆隆样杂音相鉴别。

（二）梅毒血清学假阳性反应的鉴别

1. VDRL 试验假阳性反应　在疾病的急性感染期（在 6 个月以内）要与非典型肺炎、疟疾、预防接种和其他细菌或病毒感染鉴别。在疾病的慢性感染期（在 6 个月以上）要与自身免疫性疾病（如系统性红斑狼疮）、吸毒（1/3 吸毒者假阳性）、HIV 感染、麻风和少数老龄人（>70 岁 1% 假阳性）的假阳性反应相鉴别。这些假阳性的效价在 1∶8 或更低。这些患者应长期随访。

2. FTA－ABS 试验假阳性　在高球蛋白血症（类风湿关节炎、胆汁性肝硬化）、系统性红斑狼疮等患者有假阳性反应。后一种情况可能是一种链珠状的荧光，是由于抗 DNA 抗体引起的，不同于真正梅毒阳性结果，应严密随访。

（三）心绞痛的鉴别

心绞痛是梅毒性冠状动脉口狭窄最常见的临床表现，由于病程进展缓慢，并得到侧支循环的支持，所以很少发生心肌梗死，除非同时合并冠状动脉粥样硬化。发病年龄比冠心病要早，常常夜间发作，发作持续时间较长。

六、预后

单纯性梅毒性主动脉炎患者的平均寿命与常人相近。梅毒性主动脉瓣关闭不全的无症状阶段约为 2～10 年（平均 6 年），症状出现后平均寿命为 5～6 年，约 1/3 的患者症状出现后可存活 10 年。存活时间主要取决于有无心力衰竭或心绞痛，如出现心力衰竭，一般存活 2～3 年，约 6% 的患者可长达 10 年以上。大多数患者在心功能失代偿后迅速恶化，重体力劳动者预后尤差，有冠状动脉开口闭塞者预后不良。主动脉瘤预后非常差，平均寿命在症状出现以舌的6～9个月，2年病死率为80%，从症状发生到死亡间隔短达1周，主要死于破裂和阻塞性肺炎。

七、治疗

梅毒性主动脉炎一旦确立，为了防止进一步的损害，必须进行驱梅治疗。青霉素是治疗梅毒的特效药。可以用以下2种给药方法：①苄星青霉素G 240万U，肌肉注射，每周1次共3周，总量720万U；②普鲁卡因青霉素G 60万U，肌肉注射，每天1次，共21天。对青霉素过敏者可选用头孢噻啶，每天肌肉注射0.5～1.0g，共10天。头孢曲松每天250mg，肌肉注射，共5天或10天。晚期梅毒和神经梅毒可以用1～2g，肌肉注射每天1次共14天。阿奇霉素每天500mg，口服共10天。也可以用红霉素每次500mg，每天4次，共30天。四环素每次500mg口服，每天4次共30天。但通常疗效比青霉素差。驱梅治疗过程中，少数患者于治疗开始后一天出现发热、胸痛加剧等症状，此为大量螺旋体被杀死后引起的全身反应和局部水肿的结果，个别患者在治疗中发生冠状动脉口肿胀，狭窄加重，导致突然死亡。为防止此种反应，可在开始治疗数天内同时给肾上腺皮质激素，如口服泼尼松（强的松）每次10mg，每6h 1次。有心力衰竭者须控制心衰后再作驱梅治疗。如有神经梅毒或合并HIV感染，可大剂量青霉素G静脉给药。

梅毒性主动脉瘤需用手术治疗，手术的指征为动脉瘤直径达7cm或产生压迫症状或迅速膨大者。手术将动脉瘤切除，用同种动脉或血管代用品移植。有明显主动脉瓣反流者，可作主动脉瓣置换术。若有冠状动脉开口病变，则须作冠状动脉内膜剥脱术（或冠状动脉旁路移植术）。

八、预防

梅毒主要是不良社会活动的产物。树立新道德、新风尚，禁止非法性交往为防止梅毒传播的必要措施。对早期梅毒患者应用青霉素治疗，并随访血清试验，必要时重复治疗。

（张亚平）

第四节　细菌性主动脉炎

一、病因

主动脉壁上原发性细菌感染引起主动脉炎、主动脉瘤，在广泛应用抗菌药物的今天是很罕见的。常见的细菌有葡萄球菌、链球菌、肺炎球菌、铜绿假单胞菌、沙门菌，其他革兰阴性细菌同样也能引起主动脉炎和主动脉瘤。沙门菌属常易感染在有动脉粥样硬化的血管上，也可以黏附在正常的动脉壁上，并直接渗透完整的血管内膜。结核杆菌的感染通常来自肺门淋巴结直接扩散引起的结核性主动脉炎。

二、发病机制

主动脉通过以下机制受感染：感染性心内膜炎败血症栓子，邻近组织感染接触，外伤或心血管检查导致细菌在循环中直接沉积，以及长期应用免疫抑制剂和免疫系统缺陷的患者容易受感染产生败血症引起化脓性主动脉炎。主动脉壁变薄形成囊性主动脉瘤，有很高的破裂率。结核性主动脉炎干酪样坏死的肉芽肿损害，影响主动脉壁中层形成假性动脉瘤，有穿孔的可能，偶尔侵入主动脉瓣瓣环和邻近组织。

三、临床表现和诊断

大多数患者有寒战、高热，多达50%的患者在病变部位有触痛以及动脉瘤扩张的症状，在腹部有时可触到有触痛的腹块，中性粒细胞计数增高，血细胞沉降率升高，血培养阳性对诊断有帮助。但约有15%的病例发现血培养阴性，所以血培养阴性不能排除诊断。

超声心动图检查（包括经食管超声心动图检查）可以确立动脉瘤的诊断。CT扫描、MRI和主动脉造影同样可以做出诊断。

四、防治

感染性主动脉炎发展到主动脉瘤非常迅速，动脉瘤最后会破裂。沙门菌属感染和其他革兰阴性细菌感染，趋向于早期破裂和死亡，总死亡率超过50%，所以应早期诊断、早期治疗。静脉内应用足量高敏的抗菌药物，切除感染的主动脉瘤和周围组织，术后继续应用抗菌药物至少6周。

（张亚平）

第五节　巨细胞性主动脉炎

巨细胞性主动脉炎病因不明，但多发于年龄偏大的患者（平均70岁），女性多于男性。本病比多发性大动脉炎常见，主要影响大动脉和中等大小的动脉。约15%的病例累及主动脉和主动脉弓及其分支，主动脉狭窄罕见。升主动脉壁变薄，可能形成胸主动脉瘤，继发性主动脉瓣关闭不全。中等动脉受累包括颈动脉、颞动脉和冠状动脉等。

病理学上首先是淋巴细胞浸润，几乎全身每个脏器的动脉内都能见到弹力层破坏，内、外膜增厚，局灶坏死和肉芽肿伴多核细胞浸润。

临床表现发热、不适、头痛、视力改变、体重减轻等。可以发生动脉瘤破裂，主动脉夹层分离和心肌梗死。约有30%的病例有风湿样多肌痛。由于颞动脉受累，诊断可通过颞动脉活检做出。

皮质类固醇是主要的治疗方法，可用泼尼松龙治疗，动脉瘤、主动脉夹层可选择手术治疗。

（张亚平）

第十二章　心血管相关疾病

第一节　甲状腺功能亢进与心血管疾病

甲状腺功能亢进（hyperthyroidism，简称甲亢）是由于甲状腺激素分泌过多或各种原因引起体内甲状腺激素含量增多所致的一组疾病症候群。大多数甲状腺功能亢进症患者伴有明显的心脏症状，包括心悸、心动过速、运动耐力差、劳力性呼吸困难、脉压增大、心房颤动，这在老年患者中尤其明显。甲状腺激素对心血管系统的作用已日益明确，甲状腺疾病可引起多种心血管疾病或使原有的疾病进一步恶化，多种甲状腺疾病的临床表现都是甲状腺激素影响心血管系统的结果。

一、甲亢患者发生心血管疾病的流行病学

2011 年版美国甲状腺协会发布的《甲状腺功能亢进治疗指南》显示美国甲状腺功能亢进症发病率约为1.2%，其中临床甲亢0.5%，亚临床甲亢0.7%。根据中国医科大学滕卫平教授2010 年全国 10 个城市的流行病学调查显示，各种甲状腺疾病发病率中临床甲亢达1.1%，亚临床甲亢达 2.6%。10% ~25% 的甲亢患者有房颤，发病率随年龄递增（OR，1.7/10 年增量；95% CI，1.7 ~1.8）。Cappla 等在心血管健康研究数据中表明，剔除游离甲状腺素升高的患者，亚临床甲亢患者房颤的发生率明显升高（HR1.98），促甲状腺素（TSH）在0.1 ~0.44 mU/L 范围的亚组患者（HR1.85）患房颤的风险有所增加。另有 Sawin 等早在1994 年研究中提到，TSH≤0.1 mU/L 的患者发展为房颤的 RR 为3.8，而 TSH 在0.1 ~0.4 mU/L之间者 RR 仅仅1.6。多项研究显示，不同年龄的甲亢患者发生房颤的风险相似。另有研究显示，在调整 TSH 在正常范围内、单纯的游离 T4 水平升高也与房颤的发生独立相关，并呈现剂量依赖性反应。近年来，亚临床甲状腺功能异常与心血管疾病相关性也成为研究热点。针对甲亢、亚临床甲亢与冠心病心血管死亡及心血管事件相关性的研究结果不一致，1 项 meta 分析显示亚临床甲亢患者总死亡率风险增高（HR1.24），心血管病死亡率升高（HR 1.29），心血管事件发生率升高（HR 1.21）。总之，目前缺乏大规模前瞻性随机研究来观察甲亢、亚临床甲亢与心血管单一终点事件及死亡率的关系。

二、甲亢患者发生心血管疾病的病理生理机制

1. 甲亢时血流动力学变化　甲状腺功能亢进患者的静息心率明显增加，这与甲状腺激素的正性心率作用有关，也与甲状腺激素刺激肾上腺素受体有关。甲亢特征是静息状态下的心率、血容量、每搏量、心肌收缩力、射血分数增加，心肌舒张功能改善及脉压增大。外周阻力下降导致了脉压的增大，原因可能是由于甲状腺激素使机体耗氧量增加及细胞代谢终产物增加使得动脉平滑肌松弛。外周血管舒张、肾血流减少导致肾素 - 血管紧张素系统激活，

促进了钠水潴留增加。前负荷增加是心排血量增加的关键。

2. 甲亢对心脏功能的影响　甲状腺功能亢进时通常会出现可逆性的左心室功能异常，这通常与β肾上腺素活性无关，而是由于过量的循环血液中的T3对心肌的直接作用所致。甲状腺功能亢进时呼吸困难和运动能力降低最可能是由于心脏储备功能降低。甲状腺功能亢进患者心排血量不能随着体力活动而相应增加，因为患者在静息时所有参与运动的血流动力学反应的代偿机制已最大程度被激活（比如心率增快，心肌收缩力增强，前负荷增加，后负荷降低）。此外，长期甲状腺功能亢进可导致心肌肥厚，原因是甲状腺激素对心肌蛋白质合成的直接作用和增加心脏负担的间接作用。长期甲状腺功能亢进时左心室重量增加，使舒张期心室充盈和收缩期射血功能受损。

3. 甲亢时诱发心律失常　甲状腺激素可直接兴奋腺苷酸环化酶，造成环磷酸腺苷（cAMP）增多，损害心肌细胞膜，使其通透性增大，细胞内钾丢失。甲状腺激素使细胞内线粒体释放钙离子并激活慢钙通道，造成细胞内钙增多，进而使得心肌细胞不应期缩短，兴奋性及自律性提高。甲状腺激素可作用于交感神经系统，通过儿茶酚胺间接作用于心脏，增加心脏对儿茶酚胺的敏感性，使心肌的自律性增强。而心房肌较心室肌的肾上腺素能受体密度更高，因此心房对甲状腺激素的作用较心室敏感。因甲亢患者易出现房颤，目前认为其主要的分子机制是电重塑导致心房不应期的缩短，而且甲状腺激素能激活异位的致心律失常灶，例如肺静脉心肌细胞异常的室上性去极化可作为异位起搏点（electrical triggers）。与甲亢房性心律失常的高发生率相比，室性心律失常很少见，且与普通人群中的发病率一致。甲亢引起缓慢性心律失常者少见，合并一度房室传导阻滞（AVB）占2%～30%，而发生二、三度房室传导阻滞者相对更少见，但文献报道甲亢伴严重传导阻滞者可发生阿－斯综合征，因此也需引起临床医生的警惕。

三、甲状腺功能亢进患者发生心血管疾病的危险因素

甲亢患者合并心血管病的危险因素包括传统的心血管疾病危险因素，如年龄、性别、高血压、高血脂（LDL升高、HDL下降）、糖尿病、吸烟、肥胖、绝经、体力活动减少、精神压力及心血管疾病（CVD）家族史等。男性、缺血性或瓣膜性心脏病者和充血性心力衰竭患者是心房颤动的高危人群，亚临床甲亢和临床甲亢都是房颤的危险因素。甲亢患者中房颤导致栓塞的危险性不是很确定，比起房颤，高龄显得更为重要，华法林抗凝导致出血的风险更高，对于甲亢房颤患者是否抗凝还有争议。

四、甲亢患者发生心血管疾病的诊断

临床甲亢的诊断：①临床高代谢的症状和体征；②甲状腺体征：甲状腺肿和（或）甲状腺结节，少数病例无甲状腺体征；③血清激素：总四碘甲状腺原氨酸（TT4）、游离四碘甲状腺原氨酸（FT4）、总三碘甲状腺原氨酸（TT3）、游离三碘甲状腺原氨酸（FT3）增高，TSH降低（一般 <0.1 mU/L）。T3型甲亢时仅有TT3、FT3升高。

亚临床甲亢的诊断：如果检测TSH低于正常范围下限，TT3、TT4正常者，首先要排除引起TSH降低的因素。并在2～4个月内再次复查，以确定TSH降低为持续性而非一过性。

甲亢性心脏病的诊断：

（1）确诊为甲亢者。

（2）心脏有以下1项或1项以上异常：①心律失常：阵发性或持续性房颤，阵发性室上性心动过速，频发室性期前收缩，房室或束支传导阻滞，窦房阻滞；②心脏扩大（一侧或双侧）；③心力衰竭（右心或全心）；④心绞痛或心肌梗死；⑤二尖瓣脱垂伴心脏病理性杂音。

（3）甲亢控制后上述心脏异常消失或明显好转。

（4）除外其他器质性心脏病。

不典型甲亢患者，可能仅有心血管疾病方面的表现，尤其是老年患者。因此，凡遇到以下情况应考虑甲亢性心脏病的可能，并进行相关检查，以减少漏诊、误诊：①原因不明的阵发性或持续性房颤，心室率快而不易被洋地黄药物控制；②原因不明的右心衰竭，或有循环时间不延长的心力衰竭，不伴有贫血、发热等，洋地黄疗效不佳；③无法解释的心动过速；④血压波动而脉压增大者；⑤患有器质性心脏病患者发生心力衰竭，常规治疗疗效欠佳者。

五、甲亢患者发生心血管疾病的治疗

1. 控制甲亢　^{131}I治疗，抗甲状腺药物（ATD）治疗，手术治疗。

2. 抗心律失常

（1）快速性心律失常的治疗：甲亢房颤的患者需应用药物控制房颤的心室率，并且尽早开始抗甲亢治疗。甲亢房颤常为快速性房颤，洋地黄制剂治疗效果差，盲目增大剂量易出现洋地黄中毒。个别房颤者予β受体阻滞药可发生传导阻滞，因此应注意监测患者的心率。有关房颤复律的问题，研究表明在甲状腺功能恢复正常后，房颤常常转复为窦性心律。是否抗凝治疗需评估出血的风险与系统栓塞的风险，因人而异。推荐在合并高血压、充血性心力衰竭、左房扩大或左室功能障碍或其他增加系统性栓塞危险的情况下，或长期房颤的患者中予以抗凝治疗。而对于年龄轻、无合并症或房颤持续时间短的患者可能不需要抗凝治疗。抗凝治疗时，需依国际标准化比值（INR）调整华法林的用量，使INR维持在2.0～3.0之间，直到甲状腺功能维持正常并恢复正常的窦性心律。甲亢患者凝血因子的清除率增加，药物与血浆蛋白的结合率下降50%，因此华法林抗凝作用的敏感性增加，而这些患者对应用维生素K纠正华法林导致的低凝血酶原血症并不敏感，需减少甲亢患者应用华法林的剂量，且随着甲状腺功能的变化，华法林的剂量可能也需要调整。同时应用抗心律失常药物时，需考虑到胺碘酮对甲状腺功能的影响。

（2）缓慢性心律失常的治疗：甲亢所致缓慢性心律失常，以治疗甲亢为主，随甲亢好转，绝大多数均可自愈。甲亢导致的传导阻滞，即便传导阻滞程度轻，也应慎用或不用心脏抑制药。病理性窦性心律基础上发生房颤者不宜用洋地黄、普萘洛尔（心得安）等药物。心动过缓或者血流动力学障碍者应给予阿托品、山莨菪碱（654－2）、异丙肾上腺素等药物提高心率，改善传导。如发生晕厥，出现阿－斯综合征且药物治疗无效者，可考虑安装临时起搏器治疗。

3. 纠正心力衰竭　包括强心、利尿、改善心肌重构等治疗。甲亢心力衰竭时伴有心肌肥大、左室重塑，故应联合应用β受体阻滞剂、血管紧张素转化酶抑制药。

4. 心绞痛及心肌梗死治疗　原则同普通心绞痛、心肌梗死。在治疗甲亢的同时可给予扩张冠状动脉的药物，如硝酸酯类药物、钙通道阻滞等。

（张亚平）

第二节　糖尿病与心血管疾病

糖尿病（diabetes mellitus，DM）是一组以高血糖为特征的代谢性疾病。高血糖则是由于胰岛素分泌缺陷或其生物作用受损，或两者兼有引起。糖尿病时长期存在的高血糖，导致各种组织，特别是眼、肾、心脏、血管、神经的慢性损害、功能障碍。限于篇幅，本章重点叙述常见的2型糖尿病。

一、糖尿病与心血管疾病的流行病学

近30年来，我国糖尿病患病率显著增加，最近10年糖尿病流行情况更为严重。2007～2008年，在中华医学会糖尿病学分会（CDS）的糖尿病流行病学调查估计我国20岁以上的成年人糖尿病患病率为9.7%，中国成人糖尿病总数达9240万，其中农村约4310万，城市约4930万。而我国最新数据调查显示，2010年中国18岁及以上成人糖尿病患病率为11.6%，约1.139亿人，其中男性患病率为12.1%，女性患病率为11.1%；城市居民患病率为14.3%，农村居民患病率为10.3%。此外，我国18岁及以上成人新诊断糖尿病患病率为8.1%，其中男性新诊断患病率为8.5%，女性新诊断患病率为7.7%；城市居民新诊断患病率为8.8%，农村居民新诊断患病率为7.8%。此外，本次研究还显示，中国成年人群中糖尿病前期（IGT）患病率为50.1%。糖尿病与心血管疾病密切相关，“中国心脏调查”研究发现，糖尿病是冠心病的重要伴发疾病：①中国冠心病患者的糖代谢异常患病率（包括糖尿病前期和糖尿病）约为80%，较西方人高；②中国冠心病人群负荷后高血糖的比例更高；③冠心病患者单纯检测空腹血糖会漏诊75%的糖尿病前期和糖尿病患者。

二、糖尿病患者发生心血管疾病的危险因素及病理生理机制

目前糖尿病并发心血管病的确切机制仍不清楚，目前公认的有如下几个机制：①高血糖：有研究结果显示，餐后血糖升高与大血管病变相关。②胰岛素抵抗：胰岛素抵抗状态不仅表现为外周组织胰岛素介导的葡萄糖摄取减少，同样也表现为胰岛素介导的内皮依赖和（或）非依赖的血管扩张异常。1995年Stern提出了著名的“共同土壤”学说，认为DM、高血压、冠心病是在胰岛素抵抗这个共同土壤中“生长”出来的，即胰岛素抵抗为这些疾病的共同发病因素。③血脂异常：许多研究表明，DM血脂异常和高血糖及胰岛素抵抗共同参与，是加速动脉粥样硬化发生的重要因素。④蛋白激酶的激活：一方面，激活蛋白激酶（PKC）某些亚型可能加速生成动脉粥样硬化过程中的多种组成部分。另一方面，PKC激活还能直接导致内皮功能紊乱。⑤肾素－血管紧张素－醛固酮系统（RAAS）的作用：高血糖可导致p53糖基化，后者与血管紧张素原的转换相关，从而导致局部组织RAAS中血管紧张素Ⅱ产生增加。血管紧张素Ⅱ主要通过作用于血管紧张素受体产生一系列危害效应，最终导致发生血管炎症反应，继而导致血管粥样硬化和氧化应激产生，同时也加速了细胞凋亡。除循环RAAS的作用，局部组织RAAS也已被明确证实具有心血管损伤作用。⑥血小板、凝血和纤溶过程：血小板和凝血酶原系统是大血管病变中的一个重要部分。⑦炎症：慢性轻度炎症在2型DM大血管病变发病机制中具有重要作用。校正血脂水平后，患者的生活方式和血糖控制的影响、高敏C反应蛋白（hs－CRP）增高是DM心血管并发症的独立危险因素。

⑧内皮损伤和功能异常：DM 患者体内前列环素和 NO 释放减少，同时伴慢性内皮 NO 合成活性异常，这一机制可部分解释 DM 患者动脉粥样硬化加速的原因。此外，遗传因素对 DM 心血管并发症的影响开始引起人们的注意。总之，DM 大血管病变的发生机制十分复杂，包括代谢异常、氧化应激、晚期糖基化终产物、多元醇异常、炎症因子及细胞因子、细胞黏附分子、PKC、血管内皮功能改变、血小板激活及遗传因素等。

三、糖尿病的诊断

糖尿病的临床诊断应依据静脉血浆血糖，而不是毛细血管血的血糖检测结果。血糖的正常值和糖代谢异常的诊断切点主要依据血糖值与糖尿病并发症的关系来确定。我国目前采用 WHO（1999 年）糖尿病诊断标准（表 12－1，表 12－2）。

表 12－1　糖代谢分类

糖代谢分类	WHO 1999（mmol/L）	
	FBG	2hPBG
正常血糖（NGR）	<6.1	<7.8
空腹血糖受损（IFG）	6.1～<7.0	<7.8
糖耐量减低（IGT）	<7.0	≥7.8～<11.1
糖尿病（DM）	≥7.0	≥11.1

IFG 或 IGT 统称为糖调节受损。FBG：空腹血糖；2hPBG：餐后 2 h 血糖。

表 12－2　糖尿病的诊断标准

	静脉血浆葡萄糖水平 mmol/L（mg/dl）
糖尿病	
1. 糖尿病症状（典型症状包括多饮、多尿和不明原因的体重下降）加 （1）随机血糖（指不考虑上次用餐时间，一天中任意时间的血糖）	≥11.1（200）
或	
（2）空腹血糖（空腹状态指至少 8h 没有进食热量）	≥7.0（120）
（3）葡萄糖负荷后 2h 血糖	≥11.1（200）
2. 无糖尿病症状者，需另日重复检查明确诊断	

注意：随机血糖不能用来诊断 IFG 或 IGT。

四、糖尿病的治疗

1. 糖尿病管理的基本原则　限于目前医学水平，糖尿病仍然是一种不可根治的疾病。糖尿病治疗的近期目标是控制糖尿病，防止出现急性代谢并发症，远期目标是通过良好的代谢控制而预防慢性并发症，提高糖尿病患者的生活质量和延长寿命。为了达到这一目标应建立较完善的糖尿病管理体系，包括糖尿病教育，自我血糖监测，饮食与运动治疗。强调为患者提供生活方式干预、药物治疗、设定血糖控制目标的个体化指导。

2. 关于糖尿病的血糖控制目标　糖化血红蛋白（HbAlc）是血糖控制的金标准，目前把 HbAlc 的控制标准定为 <7.0.%，其主要根据是：①与国际上主要的糖尿病指南保持一致；②多项大型循证医学研究（如 UKPDS，DCCT，Kumamoto 等）证明，HbAlc 降至 7.0% 时糖

尿病的微血管并发症已明显降低，HbAlc 进一步降低虽然可能对微血管病变有益处，但低血糖的风险增加；③新近完成的多项临床试验发现，在糖尿病病程较长、携带大血管病变危险因子较多或已发生大血管病变的 2 型糖尿病患者中，更强化的血糖控制（HbAlc <7.0%）不但不能减少大血管病变和死亡发生的风险，还可能增加死亡发生的风险。但同时也强调糖尿病治疗需要个体化，指南中特别强调了在糖尿病早期阶段，胰岛功能相对较好、无严重并发症、应用无明显导致低血糖的药物以及血糖容易控制的患者应尽可能把血糖降低到正常水平，即 HbAlc <6.0%。对危重患者的血糖控制，《新英格兰杂志》发表的 NICE - SUGAR 研究发现对危重患者血糖的更严格控制与常规降糖相比，增加了重症患者的死亡风险。故目前国际上建议危重患者的血糖控制在 7.8 ~10.0 mmol/L。

3. 2 型糖尿病的手术治疗　肥胖是 2 型糖尿病的常见合并症。肥胖与 2 型糖尿病发病以及心血管病变发生的风险增加显著相关。2009 年美国糖尿病学会（ADA）在《2 型糖尿病治疗指南》中正式将减肥手术（代谢手术）列为治疗肥胖伴 2 型糖尿病的措施之一。2011 年，国际糖尿病联合会（IDF）也发表立场声明，正式承认代谢手术可作为治疗伴有肥胖的 2 型糖尿病患者的方法。2011 年，CDS 和中华医学会外科学分会也就代谢手术治疗 2 型糖尿病达成共识，认可代谢手术是治疗伴有肥胖的 2 型糖尿病的手段之一。

4. 2 型糖尿病的综合治疗

（1）高血压：高血压是糖尿病的常见并发症或伴发病之一，约占糖尿病患者的 30% ~80%。血压的控制目的主要为最大限度地减少靶器官损害，降低心血管疾病和死亡的危险，具体控制目标为 <130/80 mmHg。但过低的血压（如 <115/75 mmHg）与糖尿病患者的心血管事件和死亡率增加相关，2013 年版《欧洲高血压管理指南》推荐糖尿病患者血压 <140/85 mmHg。

（2）血脂异常：2 型糖尿病患者常见的血脂异常是三酰甘油（甘油三酯，TG）增高及高密度脂蛋白胆固醇（HDL）降低。但是 HPS、ASCOT - LLA、CARDS 等研究证明他汀类药物通过降低总胆固醇水平（TC）和低密度脂蛋白胆固醇（LDL）水平可以显著降低糖尿病患者发生大血管病变和死亡的风险。在使用他汀类药物的基础上使用减低 TG 和升高 HDL 的措施是否能够进一步减少糖尿病患者发生心脑血管病变和死亡的风险目前尚无证据。

（3）2 型糖尿病患者的抗血小板治疗：糖尿病患者的高凝血状态是发生大血管病变的重要原因，一项大型的 meta 分析和多项临床试验证明，阿司匹林可以有效预防包括卒中、心梗在内的心脑血管事件。氯吡格雷已被证实可降低糖尿病患者心血管事件的发生率，可作为急性冠状动脉综合征发生后第一年的辅助治疗，对于阿司匹林不能耐受的患者，也可考虑将氯吡格雷作为替代治疗。

五、糖尿病的急性并发症

（一）糖尿病酮症酸中毒（diabetic ketoacidosis，DKA）

DKA 是由于胰岛素不足和升糖激素不适当升高引起的糖、脂肪和蛋白代谢严重紊乱综合征，临床以高血糖、高血酮和代谢性酸中毒为主要表现。1 型糖尿病有发生 DKA 的倾向；2 型糖尿病亦可发生。常见的诱因有急性感染、胰岛素不适当减量或突然中断治疗、饮食不当、胃肠疾病、脑卒中、心肌梗死、创伤、手术、妊娠、分娩、精神刺激等。

1. 临床表现　DKA 分为轻度、中度和重度。主要表现有多尿、烦渴多饮和乏力症状加重。失代偿阶段出现食欲减退、恶心、呕吐，常伴头痛、烦躁、嗜睡等症状，呼吸深快，呼气中有烂苹果味（丙酮气味）；病情进一步发展，出现严重失水现象，尿量减少，皮肤黏膜干燥，眼球下陷，脉快而弱，血压下降，四肢厥冷；到晚期，各种反射迟钝甚至消失，终至昏迷。

2. 诊断　对昏迷、酸中毒、失水、休克的患者，要想到 DKA 的可能性。如尿糖和酮体阳性伴血糖增高，血 pH 和（或）二氧化碳结合力降低，无论有无糖尿病病史，都可诊断为 DKA。

3. 治疗　DKA 治疗重点是纠正病理生理变化，补充液体及电解质，控制血糖。具体治疗方案根据病情轻重程度决定。

（二）高血糖高渗透压综合征（hyperosmolar hyperglycemic state，HHS）

HHS 是糖尿病的严重急性并发症之一，临床以严重高血糖而无明显酮症酸中毒、血浆渗透压显著升高、脱水和意识障碍为特征。HHS 的发生率低于 DKA，且多见于老年 2 型糖尿病患者。

1. 临床表现　HHS 起病常常比较隐匿。典型的 HHS 主要有严重失水和神经系统两组症状和体征。

2. 诊断　HHS 的实验室诊断参考标准是：①血糖≥33.3 mmol/L；②有效血浆渗透压≥320 mOsm/L；③血清碳酸氢根≥15 mmol/L，或动脉血 pH 值≥7.30；④尿糖呈强阳性，而尿酮阴性或为弱阳性。

3. 治疗　主要包括积极补液，纠正脱水；小剂量胰岛素静脉输注控制血糖，纠正水、电解质和酸碱失衡以及去除诱因和治疗并发症。

4. 预后　HHS 的预后不良，死亡率为 DKA 的 10 倍以上，抢救失败的主要原因是高龄、严重感染、重度心力衰竭、肾衰竭、急性心肌梗死和脑梗死等。

（三）糖尿病乳酸酸中毒（lactic acidosis）

主要是体内无氧酵解的糖代谢产物乳酸大量堆积，导致高乳酸血症，进一步出现血 pH 值降低，即为乳酸酸中毒。糖尿病合并乳酸酸中毒的发生率较低，但死亡率很高。大多发生在伴有肝、肾功能不全或慢性心肺功能不全等缺氧性疾病患者，尤其见于服用苯乙双胍者。

1. 临床表现　疲乏无力，厌食、恶心或呕吐，呼吸深大，嗜睡等。大多数有服用双胍类药物史。

2. 实验室检查　明显酸中毒，但血、尿酮体不升高，血乳酸水平升高。

3. 治疗　应积极抢救。治疗包括补液、扩容、纠正脱水和休克。补碱应尽早且充分。必要时透析治疗，去除诱发因素。

六、糖尿病的慢性并发症

（一）糖尿病肾病

糖尿病肾病是导致肾衰竭的常见原因。早期糖尿病肾病的特征是尿中白蛋白排泄轻度增加（微量白蛋白尿），逐步进展至大量白蛋白尿和血清肌酐水平上升，最终发生肾衰竭，需要透析或肾移植。肾功能的逐渐减退与发生心血管疾病的风险增高显著相关。因此，微量白蛋白尿与严重肾病一样，都应视为心血管疾病和肾衰竭的危险因素。在糖尿病肾病的早期阶段通过严格控制血糖和血压，可防止或延缓糖尿病肾病的发展。

（二）糖尿病视网膜病变和失明

糖尿病视网膜病变的主要危险因素包括糖尿病病程、血糖控制不良、高血压及血脂紊乱，其他危险因素还包括妊娠和糖尿病肾病等。2 型糖尿病患者也是发生其他眼部疾病的高危人群，这些眼病包括白内障、青光眼、视网膜血管阻塞及缺血性视神经病变等。

（三）糖尿病神经病变

1. 糖尿病周围神经病变　根据不同的临床表现分为 4 型，最常见的分型如下：①远端对称性多发性神经病变：是糖尿病周围神经病变最常见的类型；②局灶性单神经病变：或称为单神经病变，可累及单颅神经或脊神经；③非对称性多发局灶性神经病变：同时累及多个单神经的神经病变称为多灶性单神经病变（或非对称性多神经病变）；④多发神经根病变：最常见为腰段多发神经根病变，主要为 $L_{2\sim4}$ 等高腰段的神经根病变引起的一系列症状。

2. 糖尿病自主神经病变　是糖尿病常见的并发症，其可累及心血管、消化、呼吸、泌尿生殖等系统。

（四）糖尿病大血管病变

大血管并发症（冠心病、脑血管病和外周血管病）不是糖尿病的特异性并发症，但是，糖尿病使发生心血管疾病的危险性增加 2 ~4 倍，使大血管病变更严重、更广泛、预后更差、发病年龄更早。中华医学会糖尿病学分会慢性并发症调查组报告 2 型糖尿病并发症患病率分别为：高血压 34. 2% ，脑血管病 12. 6% ，心血管病 17. 1% ，下肢血管病 5. 2% 。在亚洲人群中，卒中是心血管疾病中最常见的形式。与欧洲人相比，亚洲人的血压和血糖之间的相关性更明显。空腹血糖和餐后 2 h 血糖升高，即使未达到糖尿病诊断标准，发生心血管疾病的危险性也明显增加。

（五）糖尿病足

糖尿病足是糖尿病最严重的和治疗费用最高的慢性并发症之一，严重者可以导致截肢。糖尿病患者下肢截肢的相对危险性是非糖尿病患者的 40 倍。大约 85% 的截肢是由于足溃疡引发的，15% 左右的糖尿病患者会在其一生中发生足溃疡。预防和治疗足溃疡可以明显降低截肢率。糖尿病足的基本发病因素是神经病变、血管病变和感染。这些因素共同作用可导致组织的溃疡和坏疽。

（张亚平）

第三节　嗜铬细胞瘤与心血管疾病

内分泌肿瘤是指一系列不仅有肿瘤特点而且有内分泌功能的双重特性肿瘤。根据其肿瘤学特点可分为良性与恶性；根据其内分泌功能可分为功能性和无功能性。所谓无功能性内分泌肿瘤，指肿瘤不伴有激素分泌过多的临床综合征，甚或可因肿瘤压迫、损伤周围正常细胞而出现功能减退的表现。

内分泌肿瘤的细胞来源具有高度异质性。首先，内分泌肿瘤不仅来源于经典的内分泌腺体如垂体、甲状腺和肾上腺等，也来源于分布在腺体的内分泌小岛如胰岛 B 细胞瘤，还可来源于分布在外分泌腺的散在内分泌细胞如消化道（即肠胰内分泌肿瘤）和呼吸道，较为少见的是来源于原不具有内分泌功能的组织或器官即异位内分泌肿瘤。内分泌肿瘤异质性大的另一重要表现是，一种或一类肿瘤可分泌多种激素，如甲状腺髓样癌除分泌降钙素外，至晚期还可分泌促肾上腺皮质激素（ACTH）引起库欣综合征，以及前列腺素、血管活性肠肽、缓激肽（通过激肽释放酶）等生物活性物质，与心血管系统疾病密切相关。以下重点介绍嗜铬细胞瘤与心血管疾病的相关性。

嗜铬细胞瘤（pheochromocytoma，PH）是一种起源于神经外胚层的内分泌肿瘤，来源于肾上腺髓质、交感神经节和其他部位的嗜铬组织，这种肿瘤持续或间断地释放大量儿茶酚胺，引起持续性或阵发性高血压、心肌病变、心律失常和多个器官功能和代谢的紊乱，其中以心血管系统的表现最为主要。

一、流行病学

本病以 20～50 岁发病最多见，男女发病率无明显差异。嗜铬细胞瘤位于肾上腺者大约占 80%～90%，并且多为一侧性；肾上腺外的嗜铬细胞瘤主要位于腹膜后、腹主动脉旁。该瘤多为良性，恶性者占 10%。与大部分肿瘤一样，散发型嗜铬细胞瘤的病因仍不清楚。家族型嗜铬细胞瘤则与遗传有关。

二、生化特征

肾上腺髓质的嗜铬细胞瘤可产生去甲肾上腺素和肾上腺素，以去甲肾上腺素为主，极少数尤其是家族性者，以产生肾上腺素为主。肾上腺外的嗜铬细胞瘤，除主动脉旁嗜铬体外，只产生去甲肾上腺素，不能合成肾上腺素。嗜铬细胞瘤能产生多种肽类激素，其中一部分可产生一些非典型症状，如面部潮红、便秘、腹泻、肉眼血尿、面色苍白、血管收缩、血细胞增多，甚至是低血压和休克。另外，该瘤还可释放嗜铬粒蛋白至血中，在血液中检测到高浓度该类物质，可以协助诊断嗜铬细胞瘤。

三、心血管表现

1. 高血压　高血压为本症的主要临床表现，可呈阵发性或持续性发作，持续性亦可有阵发性加剧。

据文献报道约有一半 PH 患者表现为阵发性高血压。阵发性高血压为本病所具有的特征性表现，平时血压不高，发作时血压突然升高，可达 200～300/130～180 mmHg（以释放去甲肾上腺素为主者更明显），常伴剧烈头痛，面色苍白，全身大汗淋漓，心动过速（以释放肾上腺素为主者更明显），心前区和上腹部紧迫感，焦虑、恐惧或有濒死感，皮肤苍白，恶心、呕吐，腹痛或胸痛，视物模糊、复视，其中头痛、心悸、大汗三联症对诊断有重要意义。特别严重者可发生急性左心衰竭或脑血管意外。发作终止后，可出现面颊部和皮肤潮红、全身发热、流涎、瞳孔缩小等迷走神经兴奋症状。

阵发性高血压发作主要是由于大量的儿茶酚胺间歇性地进入血循环所引起，亦有研究认为与循环儿茶酚胺增加交感神经末梢儿茶酚胺的释放有关。常见的诱发因素是情绪激动、体位改变、创伤、大小便、扪压肿瘤、麻醉诱导期及应用相关药物（如组胺、胍乙啶、胰升糖素、甲氧氯普胺等）。发作时间可为数秒、数分钟，长者可达 1～2 h，极少数可长达 24 h以上，发作频率多少不一，可一日多次发作，亦可数月发作一次。但随病程进展，发作频率逐渐增加，持续时间逐渐延长，部分患者可发展为持续性高血压伴阵发性加剧。

持续性高血压型伴有阵发性加剧多由阵发型演变而来，容易诊断，但若无阵发型加剧则很可能误诊为原发性高血压，如果持续性高血压伴有以下特点，应考虑嗜铬细胞瘤可能：对常用降压药物效果不佳，但对 α 受体阻滞药、钙通道阻滞剂、硝普钠治疗有效；伴有交感神经过度兴奋、高代谢、头痛、焦虑、烦躁、直立性低血压或血压波动大；尤其上述特点发生在年轻人或儿童，更应该考虑该病可能性。

2. 心肌病变　因长期的高血压水平和儿茶酚胺物质的毒性作用，嗜铬细胞瘤患者可出现心脏结构与功能异常，临床常表现为心肌顿抑、心肌梗死、心力衰竭、心肌炎、心肌病等。主要机制为儿茶酚胺通过钙超载、氧化应激、诱导心肌细胞凋亡、纤维化和激活肾素血管紧张素-醛固酮系统的作用而产生直接的心肌损害。Meune 等应用组织多普勒应变率检查在常规超声心动图检查结果正常的患者中探测到了亚临床左心室收缩功能异常现象，提示对 PH 患者应使用更敏感的方法检测左心室功能。

根据尸检报道，约 50% ~60% 死于 PH 的患者有可有肾上腺素能心肌炎的表现，病理常为心肌局灶变性、心肌细胞收缩带坏死、炎性细胞浸润及纤维化，电子显微镜检查显示肌节过度收缩和线粒体内质网肿胀，与实验室中儿茶酚胺过量造成的心肌病理改变一致。临床上患者既可有血沉、C 反应蛋白、心肌酶升高和心电图改变等心肌炎的表现，也可表现为扩张型心肌病和梗阻性肥厚型心肌病。

PH 患者亦可出现类似 Takotsubo 心肌病的表现，多在 PH 危象时发生，临床表现为胸痛、呼吸困难、新发生的左心室功能障碍，伴心肌酶升高，心电图可为 ST 段抬高、ST 段压低和 T 波倒置等酷似急性心肌梗死的表现，但冠状动脉造影结果正常或几乎正常，超声心动图和心室造影等显示左心室弥漫性运动功能减低，并出现类似 Takotsubo 型心肌病的表现而得名。

3. 血管改变　动物实验显示儿茶酚胺对血管有直接的毒性作用，儿茶酚胺激活 α_{1A}、α_{1B}和 α_{1D}等受体，通过增加蛋白合成、胶原沉积、平滑肌细胞和成纤维细胞的增殖肥大与迁移而导致血管重构。有报道 PH 患者的颈动脉内中膜厚度大于同年龄、性别的原发性高血压患者。去甲肾上腺素可诱导内皮功能障碍，引发血管痉挛。PH 患者中有间歇性跛行、肢端坏疽、肠缺血坏死、短暂性脑缺血发作及脑梗死等的报道。极度血管收缩可造成肌溶解并在恶性高血压、肾血管收缩等因素共同作用下出现急性肾损伤。PH 导致的高血压增加脑出血、动脉夹层、动脉瘤破裂等风险，患者可出现血管内皮损伤、血小板功能异常，导致各脏器血栓栓塞。

4. 其他心血管表现　约 70% 的 PH 患者可出现体位性低血压，与患者长期血管收缩造成容量不足、外周血管和心脏的肾上腺素能受体下调导致交感反射减弱、中枢交感兴奋抑制有关。少数 PH 患者可表现为低血压，甚至出现休克，可在分泌肾上腺素为主的患者中出现，可被去甲肾上腺素或受体阻断剂缓解。肿瘤坏死或手术等造成儿茶酚胺分泌突然停止、肾上腺素能受体下调、心肌病变继发心源性休克等也可导致体位性低血压。极少数情况下患者可表现为周期性高血压与低血压，出现血压剧烈波动，可能与压力感受器反射有关。心律失常是 PH 患者常见的心电图变化，通常是窦性心动过速，可与阵发性高血压伴发。少数情况下，PH 患者可出现心动过缓，可能与心肌细胞复极储备异常有关。

PH 危象也称肾上腺素能危象或儿茶酚胺危象，PH 危象的心血管表现包括恶性高血压、心律失常、心肌病、心肌梗死、心力衰竭、心源性休克等。诱发 PH 危象最常见的原因是手术。最常发生于麻醉诱导阶段，气管插管本身和诱导麻醉时使用的阿片类镇静药、多巴胺受体拮抗剂类止吐药和增加交感张力的肌松药等可诱发 PH 危象。术中对肿瘤的刺激也常诱发血压的剧烈波动，并被证明与儿茶酚胺升高有关，也有腹腔镜手术气腹过程中诱发 PH 危象的报道。多种药物甚至食物也可诱发 PH 危象，如甲氧氯普胺等多巴胺 D2 受体拮抗剂、β 受体阻滞剂、糖皮质激素、三环类抗抑郁药与单胺氧化酶抑制剂、动静脉造影剂等。

四、诊断

1. 血、尿儿茶酚胺及其代谢物测定　血、尿中儿茶酚胺、香草基杏仁酸（VMA）、甲氧基肾上腺素（MN）和甲氧基去甲肾上腺素（NMN）及其总和（TMN）均可升高，常在正常高限的 2 倍以上，其中 MN 的敏感性和特异性最高。血浆儿茶酚胺值在本病持续或阵发性发作时明显高于正常。但仅反映留取标本即时的血儿茶酚胺水平，故其诊断价值不比发作期 24 h 尿中儿茶酚胺水平测定更有意义。

2. 药理试验　必要时可对持续性高血压或阵发性高血压患者在发作时行酚妥拉明试验，如血压明显下降有助于诊断。对于阵发性者，如果等不到发作，可考虑行胰升糖素激发试验。

3. 影像学检查　应用 α 受体阻滞剂控制血压后进行。有以下方法：①B 型超声：进行肾上腺及肾上腺外（如心脏等处）肿瘤定位检查，方法简易，无创伤，对直径 1 cm 以上的肾上腺肿瘤阳性率高；②CT 扫描：90% 以上的肿瘤可准确定位，无创，为首选的定位手段，但如果没有事先用 α 受体阻滞剂控制高血压，静脉注射造影剂可能引起高血压发作；③MRI：优点为不需注射造影剂，患者不暴露于射线，有助于鉴别嗜铬细胞瘤和肾上腺皮质肿瘤，可用于孕妇；④放射性核素标记的间碘苄胺（MI－BG）闪烁扫描：可显示儿茶酚胺的肿瘤，特别适用于转移性、复发性、肾上腺外肿瘤；⑤生长抑素受体表达和 PET 显像。

五、鉴别诊断

许多疾病都有类似嗜铬细胞瘤的表现，因此鉴别诊断很重要。①原发性高血压：某些原发性高血压患者呈现高交感神经兴奋性，表现为心悸、多汗、焦虑。但患者的尿儿茶酚胺是正常的。②颅内疾病：在颅内疾病合并高颅压时，可以出现类似嗜铬细胞瘤的剧烈头痛等症状。患者通常会有其他神经系统损害的体征来支持原发病。③神经精神障碍：在焦虑发作，尤其是伴有过度通气时易与嗜铬细胞瘤发作相混淆。但是焦虑发作时通常血压是正常的。④癫痫：癫痫发作时也类似嗜铬细胞瘤，有时血儿茶酚胺也可升高，但尿儿茶酚胺是正常的。抗癫痫治疗有效等有助于除外嗜铬细胞瘤。⑤绝经综合征：处于绝经过渡期的妇女会出现多种雌激素缺乏导致的症状，如潮热、出汗等，通过了解月经史，进行性激素及儿茶酚胺的测定有助于鉴别。⑥其他：甲亢时呈现高代谢症状，伴有高血压。但是儿茶酚胺不会增高。冠心病心绞痛发作、急性心肌梗死等均需与嗜铬细胞瘤鉴别。最关键的还是尿儿茶酚胺的测定。

六、治疗

嗜铬细胞瘤一旦确诊并定位后，应及时切除肿瘤，否则有肿瘤突然分泌大量儿茶酚胺、引起高血压危象的潜在危险。近年来，随着生化试验及显像技术的发展，嗜铬细胞瘤的定性和定位诊断技术大为提高，因此手术成功率得以提高。术前应采用 α 受体阻滞剂使血压下降，减轻心脏负荷，并使原来缩减的血管容量扩大，以保证手术的成功。主要用药为长效α受体阻滞剂，包括酚苄明和哌唑嗪。合并高血压急症时，可静脉给予酚妥拉明。如疗效不好可静脉输注硝普钠。

七、预后

大多数嗜铬细胞瘤为良性，可手术切除而得到根治。恶性嗜铬细胞瘤的治疗比较困难，一般对放疗和化疗不敏感，可用抗肾上腺素药物对症治疗。^{131}I－MIBG 治疗可获得一定效果，已经发生转移的恶性嗜铬细胞瘤的预后不一，重者在数月内死亡，少数可存活 10 年以上，5 年内生存率约为 45%。

（张文宗）

第四节　心源性脑栓塞

自 1993 年 Adams 等发布缺血性卒中 TOAST 分型以来，该标准得到广泛认可，全球范围内的临床研究大多采用该标准。TOAST 分型根据患者的临床表现、影像学检查、实验室资料以及既往病史、共患疾病情况，将缺血性卒中分为 5 个类型：大动脉粥样硬化型（large－artery atherosclerosis，LA）、心源性栓塞型（cardioembolism，CE）、小动脉型（small－artery occlusion Lacunar，SA）、其他原因型和不明原因型。CE 即心源性脑栓塞，指心源性疾病产生的栓子致脑部动脉闭塞引起的梗死。

传统的分型把主动脉和主动脉弓病变所致脑栓塞也称为 CE，因为该两处病变所产生的栓子亦可同时累及双侧颈内动脉系统和椎－基底动脉系统，仅仅依靠临床有时难以和心源性栓子相鉴别。近年来，有研究发现，二者在影像学上还是存在一定差别，心源性栓子所致病变更容易累及右侧半球和皮质－皮质下区域，而主动脉和主动脉弓源性的栓塞更多发生在左侧半球和软脑膜动脉供血区域。目前，基于治疗和二级预防策略方面的考虑，国际和国内的观点都倾向于将主动脉和主动脉弓病变导致的卒中归到 LA 里面，本文只讨论心源性栓子所致的脑栓塞。

一、CE 的流行病学

研究报道，CE 占缺血性卒中的比率从 10.4% 到 31% 不等，美国 21%，智利 27%，在我国，CE 在所有脑梗死中所占比率与国外相似：成都 23.7%．南京 21.3%。国外的随访研究结果显示，大部分不明原因型卒中是 CE，我国近期的一项临床研究发现，不明原因型缺血性卒中组左房射血分数显著低于对照组［（61.13±11.42）% vs.（65.15±10.12）%，P＝0.043］，左心房压高于对照组［（98.76±21.89）mmHg vs.（75.37±26.98）mmHg，P＝0.0414］，左心房中部血流流速低于对照组［（57.50±4.03）cm/s vs.（66.56±10.59）cm/s，P＝0.035］。由此我们有理由推测，目前 CE 的诊断率远远低于实际发病率，有学者估计 CE 至少占缺血性卒中的 1/3。

二、CE 的发病机制

大多数情况下，导致 CE 的是较大的血栓性栓子，但也可以是微小栓子，包括微血栓、脂肪颗粒、空气栓子、感染性栓子等。大的栓子常使脑血管主干或主要分支闭塞，导致流域性梗死；而微小栓子可以流到小的终末分支堆积，在血容量不足、心排血量下降等低血流动力学情况下，导致分水岭梗死。

三、CE 的临床特点

CE 多在活动中起病，病情进展迅速，常常在数秒内达到高峰，是包括脑出血在内的所有卒中类型中病情进展最快者。

CE 患者病情多较危重，常伴大脑皮质功能障碍，可表现为偏瘫、失语、视野缺损等，栓子进入皮质支还可导致癫痫发作，部分患者出现短暂意识丧失，严重者可出现昏迷。不伴皮质功能障碍的偏瘫、纯感觉性卒中以及感觉运动性卒中均不支持 CE。

大部分栓子进入前循环的大动脉主干及其皮质分支，小部分进入基底动脉尖或大脑后动脉，因此，双侧颈内动脉系统和椎 - 基底动脉系统可同时被累及，影像学检查可发现脑部多发缺血病灶，位于颅内动脉主干供血区域，包括大脑皮质，皮质 - 皮质下交界区域（非穿支供血区）。

经颅多普勒超声（transcranial doppler，TCD）可在双侧前循环或者前后循环同时发现微栓子信号，未能发现明确的病因者，高度提示 CE。

心脏的辅助检查包括：①胸部 X 线，可发现各种类型的心脏扩大；②心电图，可发现新发及陈旧心肌梗死、心律失常等；③24 h - Holter，可发现短阵的心律失常，并可检测心律失常的性质、规律；④超声心动图，可检测心脏结构、功能以及显示血栓，是协助诊断 CE 的主要手段之一，包括经胸心脏超声（transthoracic echocardiography，TTE）和经食管心脏超声（transesophageal echocardio - graphy，TEE）两种；⑤单光子发射计算机断层扫描，运用核素对心脏进行动态观察，可检测心功能、心肌病变、心壁的节段性运动情况。

关于实验室检测，目前还没有敏感性和特异性都很好的理想指标。Eikelboom 及其同事报道 CE 患者 CRP 水平较其他亚型卒中更高，并且持续到发病后 6 个月，但不能确定合适的界定值。Choi 等发现 CE 患者游离脂肪酸水平显著高于其他类型脑梗死患者，随访 25.4 个月发现游离脂肪酸水平升高还与 CE 复发相关。有很多报道关注血清脑钠肽水平、D - 二聚体，但特异性均较差，因此其临床诊断价值尚有待进一步研究。

四、CE 的诊断

诊断标准：

（1）神经科临床症状及神经影像学表现和 LA 相似。

（2）病史中有多次及多个脑血管供血区的梗死和（或）短暂性脑缺血发作（transient ischemic attack，TIA），或其他部位栓塞。

（3）有引起心源性栓子的原因，至少存在一种心脏疾病。

同时，神经血管学检查，包括 TCD、颈动脉彩色超声、磁共振血管成像（MRA）、CT 血管成像（CTA）、数字剪影血管造影（DSA）等，结果显示缺乏大血管病变的证据；实验室检查缺少卒中相关的阳性发现，包括高胆固醇血症、高血糖、真性红细胞增多症、高同型半胱氨酸血症、高纤维蛋白原血症、高尿酸血症等；病史中缺乏常见的卒中危险因素，如高血压病、糖尿病、高胆固醇血症、肥胖、吸烟、酗酒、睡眠呼吸暂停、家族史等。

五、可引起 CE 的心脏疾病及预防策略

1. 心房颤动（atrial fibrillation，AF） AF 是卒中的独立危险因素，合并二尖瓣狭窄和左室功能不全的 AF 患者发生 CE 的风险最高。近年来，随着风湿性心脏病的减少和冠心病的增加，非瓣膜性 AF 所占比率不断增加。研究发现，非瓣膜性 AF 患者缺血性卒中的年发生率（约 5%）是非 AF 患者的 2～7 倍。同时，卒中也是 AF 患者最直接的死亡原因之一。

卒中患者并发 AF，2/3 为既往明确诊断，1/3 为卒中后发现。因此，对隐源性卒中患者，需要做更多的工作来筛查 AF。包括：①详细询问病史：患者既往以及本次卒中发作前有无阵发性心悸、心慌、心前区不适。②体格检查：每次查体均应进行心律检查，以帮助发现心律失常的证据。③辅助检查：常规心电图、连续心电监测以及 24 h－Holter 心电检测，后两者对 AF 的检出率明显高于常规心电图，有助于提高 AF 的诊断率，近年来国外研究发现，延长的 Holter 检查（7～30 天）能进一步提高 AF 的检出率。2014 年圣地亚哥国际卒中会议报道可用植入式监测器监测隐源性卒中患者 AF 发生情况，监视器大小和 U 盘相似，可于门诊手术，局麻后植入患者皮下，该设备可要有效地监测 AF 发生情况。目前对脑梗死和 TIA 患者，怀疑心律失常且未发现其他病因者，指南推荐行 24 h－Holter（Ⅰ级推荐，A 类证据），无条件进行该项检查者，可多次重复常规心电图以提高 AF 的检出率。

关于 AF 筛查，建议对卒中患者进行分层，目前最广泛使用的是 STAF 评分，高于 5 分者，需要做进一步检查以求发现阵发性 AF，包括短期内多次心电图和 24 h－Holter 监测。

AF 导致的卒中，其病死率和致残率都是最高的，因此，欧洲心脏病学会（ESC）的指南将抗凝治疗疗摆在 AF 三大治疗方面之首。研究证实，对 AF 患者，阿司匹林预防血栓栓塞性事件的作用远不如华法林可靠。有学者联合使用不同作用靶点的抗血小板药物，结果显示，卒中、心脏事件、血栓和血管性死亡等终点事件的发生率仍显著高于华法林组，但药物相关性出血并没有减少，因此，目前，不主张以任何抗血小板药物替代抗凝。抗凝治疗是 AF 患者预防 CE 无法撼动的基石，在病程的不同时期，有不同的使用原则，推荐如下：

（1）急性期：由于抗凝治疗增加严重颅内出血并发症的风险，而 CE 有最高的出血转化发生率，因此不建议在急性期将紧急抗凝用于预防复发性 CE、阻止神经症状恶化或改善结局（Ⅲ级推荐，A 类证据）。同时指出，目前，凝血酶抑制剂治疗急性缺血性卒中的有效性尚不明确（Ⅱb 级推荐，B 类证据）。这些药物应当在临床试验中使用。

2014 年 2 月更新的澳大利亚《卒中二级预防》里提到，口服抗凝剂的优化治疗时间尚未明确，常规等到 2～14 天以及复查脑部 CT 或 MRI 排除无症状性颅内出血之后再使用。

（2）二级预防：对已经发生卒中的 AF 患者，无论 AF 是阵发性还是永久性的，目前 ESC、ACCP、AH A/ASA 的指南均建议使用口服抗凝剂。AHA/ASA《卒中二级预防指南》推荐，对于有阵发性或持续性 AF 的缺血性卒中或 TIA 患者，使用维生素 K 拮抗剂进行抗凝治疗（INR 目标值 2.5，范围 2～3）（Ⅰ级推荐，A 类证据），对于不能口服抗凝药的患者，推荐单独使用阿司匹林（Ⅰ级推荐，A 类证据），也可予氯吡格雷联合阿司匹林联合治疗，在 AHA/ASA 刚刚更新的《卒中/TIA 二级预防指南》中，该联合抗血小板方案的证据级别从原来的ⅢB 升至ⅡB。

（3）一级预防：对无缺血性卒中或 TIA 病史的 AF 患者，在确定是否适于进行抗凝治疗前应评估其获益风险比，只有预防血栓栓塞事件的获益明显超过出血性并发症的风险时方可

启动抗凝治疗。AF 患者发生 CE 的风险与其基线特征密切相关，根据基线特征对患者进行风险分层是制订正确的抗凝治疗策略的基础。目前 $CHADS_2$ 评分系统是临床应用最为广泛的 AF 患者的卒中风险评估工具，其计分方法如表 12－3 所示。

表 12－3　$CHADS_2$ 评分方案

	基线特征	分值
C	充血性心力衰竭	1
H	高血压	1
A	年龄≥75 岁	1
D	糖尿病	1
S	既往有卒中或 TIA 病史	2

ESC 指南中，把 $CHADS_2$ 评分系统改进为 CHA_2DS_2－VASc 评分系统。该系统增加了血管性疾病（1 分），年龄 65～74 岁（1 分）以及女性性别（1 分），并将年龄≥75 岁的分值提升为 2 分，总分增加到 9 分。该评分系统在高危风险组患者中确立抗凝治疗指征更具优势，同时也能更加准确地评估真正意义上的低风险患者。

只有对于 CHA_2DS_2－VASc 评分为 0 分的无卒中危险因素的低危患者（如年龄<65 岁的孤立 AF 患者），不推荐抗栓治疗（Ⅰ级推荐．A 类证据）；对于 CHA_2DS_2－VASc 评分≥2 分的 AF 患者，除有禁忌证，推荐使用华法林或新型口服抗凝药物（达比加群、利伐沙班、阿哌沙班）抗凝治疗（Ⅰ级推荐，A 类证据）；对于 CHA_2DS_2－VASc 评分 1 分的患者，根据患者出血风险评估及自身选择，可考虑给予华法林或新型口服抗凝药物（Ⅱa 级推荐，A 类证据）。AHA/ACC/HRS 最近更新的《房颤患者管理指南》中指出，许多临床试验结果显示，使用阿司匹林降低房颤患者的卒中风险，患者没有获益或者获益很少，但增加出血风险，因此，阿司匹林的地位进一步下降。

临床研究发现我国 AF 人群中，华法林的使用不足 10%，并且用药患者 INR 达标率很低。日本非瓣膜性 AF 患者，也仅 14.1% 在使用口服抗凝药。这与华法林的自身特点有关，其治疗窗窄，代谢容易受多种食物和药物影响，需长期监测 INR 等，使得医生和患者都有很大的顾虑。研究发现服用抗凝药物发生颅内出血风险高的人群有：亚裔、黑人、老年人、既往有卒中或 TIA 者、舒张压升高者、血小板计数降低、血白蛋白水平低，而心脏功能不全是保护性因素。目前开发了许多新型抗凝治疗药物，以达比加群为代表的凝血酶直接抑制剂及以利伐沙班、阿哌沙班为代表的激活 X 因子抑制剂均已逐渐应用于临床，大出血及颅内出血的发生率相对低，但价格昂贵，效果不一，应根据患者的病情、肝肾功能、药物间潜在的相互作用、个人意愿、经济情况进行个体化的选择。

2. 急性心肌梗死　心肌梗死急性期约 2%～3% 发生 CE，多于 3 个月内出现，尤其前 10 天多见。最常见于前壁心肌梗死，由于梗死后心室壁运动障碍、心内膜受损，病变部位易形成附壁血栓，栓子脱落造成 CE。同时，卒中是急性心肌梗死潜在的灾难性的并发症，有研究发现，冠心病患者接受经皮冠状动脉干预治疗术后出现卒中，与充血性心衰、90 天时死亡、心源性休克的发生相关。

对大面积前壁梗死患者，或有室壁瘤形成者，可考虑预防性抗凝治疗。AHA/ASA 建议，缺血性卒中或 TIA 患者，出现急性前壁 ST 段抬高型心肌梗死，并有超声心动图或其他心脏影像检查证实前壁心尖部无运动/反向运动但无左心室附壁血栓形成，可予维生素 K 拮抗剂口服抗凝治疗，使 INR 达标至 2.5（Ⅱb 级推荐，C 类证据）。卒中伴急性心肌梗死患者，如存在左心室附壁血栓形成、前壁/心尖部室壁运动异常、左室射血分数低于 40%，因非出血不良事件而不能耐受维生素 K 拮抗剂时，可考虑给予低分子肝素、达比加群酯、利伐沙班或阿哌沙班治疗 3 个月替代维生素 K 拮抗剂，用于预防卒中/TIA 复发（INR 目标值 2.5；范围 2.0 ~ 3.0）至少 3 个月（Ⅱb 级推荐；C 类证据）。

3. 心脏瓣膜疾病　风湿性心脏病中约有 20% 发生 CE，病理基础常常是二尖瓣狭窄或狭窄反流并存。二尖瓣狭窄的病史越长，出现 CE 的风险越大，合并 AF 者发生 CE 的风险是一般人群的 18 倍，二尖瓣狭窄的外科修复手术也增加 CE 的风险。二尖瓣反流还可出现在缺血性心脏病合并二尖瓣脱垂或乳头肌功能不全的病例，心房内膜的溃疡可致血栓形成，心律失常时诱发 CE。二尖瓣脱垂也是 CE 的危险因素之一，超声心动图及尸检资料都发现脱垂的二尖瓣小叶上附有血栓形成。系统性红斑狼疮也可导致心脏瓣膜疾病，最常累及二尖瓣和主动脉瓣。心磷脂抗体增高、恶性肿瘤等继发的高凝状态也会诱发心脏瓣膜赘生物形成，一旦脱落，导致 CE。瓣膜置换也使 CE 风险增加，金属瓣膜危险性高于生物瓣膜，二尖瓣置换比主动脉瓣置换发生 CE 的风险高。

ASA 卒中二级预防建议：对于有风湿性二尖瓣疾病的缺血性卒中或 TIA 患者，不论是否存在房颤，长期口服华法林预防 CE 是合理的，INR 目标值为 2.5（范围 2.0 ~ 3.0）（Ⅱa 级推荐，C 类证据）。为避免额外出血风险，华法林不应常规联用抗血小板药物（Ⅲ级推荐，C 类证据）。非风湿性二尖瓣疾病而无房颤的缺血性卒中或 TIA 患者，抗血小板治疗可能是合理的（Ⅱb 级推荐，C 类证据）。对于有二尖瓣环钙化的缺血性卒中或 TIA 患者，可以考虑抗血小板治疗（Ⅱb 级推荐，C 类证据）。对于有二尖瓣脱垂的缺血性卒中或 TIA 患者，可以考虑长期抗血小板治疗（Ⅱb 级推荐，C 类证据）。对于存在人工心脏瓣膜的缺血性卒中或 TIA 患者，推荐使用华法林，INR 目标值为 3.0（范围 2.5 ~ 3.5）（Ⅰ级推荐，B 类证据）。

4. 扩张型心肌病　各种原因引起的扩张型心肌病均有出现 CE 的潜在风险，心肌收缩力减弱容易导致血液滞留，尤其心尖部易发，尸检资料表明半数以上的扩张型心肌病患者有心室内血栓形成。当心律失常时，栓子脱落导致 CE，AF 时风险最高，因此，对合并 AF 的扩张型心肌病患者，建议华法林长期抗凝。而对窦性心律者，AHA/ASA 认为，即使既往曾发生过卒中或 TIA，出现表现为收缩功能下降（LVEF > 30%）的心肌病，其应用华法林的获益也未得到证实（Ⅱb 类，B 级证据）。

5. 感染性心内膜炎　感染性心内膜炎的感染方式在近几十年来变化较大。最早是在风湿性心脏病伴有二尖瓣病变的基础上由链球菌感染引起。以后，随着风湿性心脏病的发病率逐渐下降，正常瓣膜感染的发病率相对增加，如金黄色葡萄球菌。瓣膜上的赘生物脱落可导致包括 CE 在内的多种中枢神经系统并发症，需在抗凝基础上加强抗感染治疗。

6. 反常性栓塞　各种原因导致存在心脏右向左分流的情况，包括卵圆孔未闭（patent foramen ovale，PFO）、房间隔缺损、房间隔动脉瘤、肺动静脉瘘等，均可能导致 CE。其发生机制是右心房压力高于左心房时，右心房内的栓子可通过上述异常结构直接进入左心房，进入体循环到达脑动脉。栓子可以是来自静脉系统的血栓，也可以是脂肪、空气等，房间隔动脉瘤还可能存在原位血栓形成。对存在心脏右向左分流的患者，还需要注意其他相关因素的识别，如下肢静脉血栓、长骨骨折、卧床、长时间坐飞机等。

TTE 是检测 PFO 最为安全快捷的方法，但敏感性低，阴性结果并不能排除诊断，也有学者使用声学造影超声心动图来诊断 PFO，可提高敏感性。TEE 是目前公认较为客观的检查手段，除可检测 PFO 外，还可检测房间隔动脉瘤以及局部栓子。但对评价 PFO 与卒中的相关性，TEE 提供的信息有局限性，因为在 PFO 患者，并非所有的栓子都会到达颅内，这受到颅内外血管的解剖变异的影响。心房内的栓子是否到达颅内常常受到颅内外血管的解剖变异的强化或削弱，因此，评价 PFO 与卒中的关系，TCD 发泡试验是最为可靠的方法，同时还可通过监测大脑中动脉内的微栓子数量来推测 PFO 的大小。2014 年圣地亚哥国际卒中会议上一项新的研究结果显示，对隐源性卒中患者，TCD 监测 PFO 优于 TEE，TCD 的敏感性更高，对于诊断和危险分级更有益，危险分级有助于指导治疗。

鉴于 PFO 与卒中的关系并不确定，目前对健康的 PFO 患者不必进行卒中一级预防治疗已达成共识。对于存在 PFO 的隐源性卒中患者的二级预防，PFO 封堵术的有效性目前并未得到充分证实，因此机械关闭 PFO 证据不足。药物治疗研究发现，阿司匹林和华法林对卒中复发和死亡风险的影响均无差异，但华法林的出血风险显著高于阿司匹林，因此，对不合并心房内血栓的患者，推荐使用阿司匹林。

六、CE 的预后

美国以社区人群为基础的研究和德国以医院为基础的多中心临床研究结果均显示心源性卒中 CE 患者入院时表现最重，发生出血转化的比率最大，6 个月时的残疾发生率和病死率最高，同时复发率高，未来发生心血管事件风险高。因此，CE 是所有类型脑梗死中预后最差的。患者入院时较低的 CRP 水平、舒张压水平和血糖水平与近期预后良好相关。与之相反，左室射血分数低与发病 90 天时的死亡率显著相关，预示结局不良。

综上，关于 CE，无论诊断还是治疗，对医生都是挑战。这是一组发病机制复杂的临床综合征，起病迅猛，病情危重，预后不良。现状是诊断不足，治疗不规范。因此，临床医生应高度重视 CE，在处理心脏疾患、管理血压时，需充分评价 CE 的风险，密切关注患者的意识水平和神经功能情况，尽量减少 CE 的发生。对未发现病因的缺血性卒中患者，应尽量完善 CE 相关的检查，以期尽早诊断，并遵循指南的原则积极治疗。

（张文宗）

第五节　呼吸系统疾病与心血管疾病

呼吸系统与心血管系统是机体内关系最为密切的两大系统，系统之间的生理功能相互协调，病理状态也相互影响，例如，急性左心衰竭可引起肺水肿进而产生急性呼吸衰竭；慢性阻塞性肺疾病（chronic obstructive pulmonary disease，COPD）可引起肺动脉高压及肺源性心脏病；睡眠呼吸暂停低通气综合征（sleep apnea hypopnea syndrome，SAHS）可以引起继发性高血压等。下面将就最常见的 COPD 和 SAHS 与相关心血管疾病进行简要介绍。

一、慢性阻塞性肺疾病与肺动脉高压、肺源性心脏病

慢性阻塞性肺疾病是以气流受限为特征的肺部疾病，气流受限不完全可逆，呈进行性发

展，多与肺部对有害的颗粒和气体的异常炎症反应有关。COPD 的特征性病变——气流受限，是小气道病变和肺实质破坏共同作用的结果。COPD 主要累及肺部，但也可以引起肺外各器官的损害。COPD 患者肺部病变使肺血管床减少，缺氧使肺血管收缩、血管重塑、继发性红细胞增多，导致肺循环阻力增加、肺动脉压升高，引起右心室肥厚扩大，最终发展为肺源性心脏病，发生右心功能不全。近年来，针对肺动脉高压的药物应用于临床，可以降低肺动脉高压，但根本治疗还是以控制 COPD 的发生发展为主，包括稳定期治疗和急性加重期治疗。稳定期应戒烟、脱离污染环境，给予支气管扩张药（可采用长效 β_2 受体激动剂、抗胆碱能药、长效茶碱类）、祛痰药、吸入糖皮质激素（推荐采用长效 β_2 受体激动剂和糖皮质激素联合制剂长期吸入）。此外，长期家庭氧疗以及中重度患者家庭无创机械通气也是稳定期治疗的重要手段。急性加重期最常见的原因是细菌或病毒感染，需根据病情严重程度决定门诊或住院治疗，在稳定期治疗的基础上按需要给予抗生素、静脉滴注糖皮质激素、持续低流量吸氧、扩血管、利尿、无创或有创机械通气等治疗。

二、睡眠呼吸暂停低通气综合征与心血管疾病

睡眠呼吸暂停低通气综合征是最常见的睡眠呼吸障碍性疾患，国人的患病率超过 4%，随年龄和体重的增加，发病率上升。SAHS 可引起严重的间歇性低氧血症及睡眠紊乱，与高血压、心律失常、心肌缺血及卒中等疾病的发生密切相关，少数患者可夜间猝死。SAHS 由于其高发生率和对心脑血管系统的严重危害，日益受到国内外医学界的重视。SAHS 的主要临床表现是夜间睡眠过程中打鼾且鼾声不规律，反复出现呼吸暂停及觉醒，患者自觉憋气，夜尿增多，晨起头痛，口干，白天嗜睡明显，记忆力下降。根据睡眠中呼吸暂停发生的原因不同，分为阻塞性睡眠呼吸暂停（OSA）、中枢性睡眠呼吸暂停（CSA）、混合性睡眠呼吸暂停（MSA）三种。SAHS 患者睡眠中频发的呼吸暂停可引起严重的血气异常及睡眠紊乱，从而累及包括心血管系统在内的全身各个系统。同时，睡眠呼吸暂停引起的呼吸努力和反复觉醒可引起交感神经兴奋性增高和自主神经系统功能紊乱，也会对心血管系统造成严重损害。诊断 SAHS 的标准方法是应用多导睡图生理记录仪进行整夜（≥7h）睡眠呼吸监测。对伴有明显打鼾、嗜睡等症状者，呼吸暂停低通气指数（apnea hypopnea index，AHI）≥5 次/小时，就可诊断为 SAHS。

1. 睡眠呼吸暂停低通气综合征与高血压　阻塞性睡眠呼吸暂停低通气综合征（obstructive sleep apnea hypopnea syndrome，OSAHS）是引起高血压的独立危险因素之一，是继发性高血压尤其是难治性高血压的第一位病因。流行病学调查显示，我国 OSAHS 人群的高血压患病率为 56.2%。OSAHS 可引起夜间血压急性升高，急性收缩压及舒张压升高出现在整个呼吸暂停过程中，在呼吸暂停末、通气刚恢复时达到高峰值。反复发生的夜间血压急性升高长期持续存在，最终可引起日间高血压。OSAHS 引起高血压的机制是多因素的，包括反复发作的间歇性低氧、交感神经系统过度兴奋、睡眠结构紊乱、胸内负压增高所致的机械效应、氧化应激和炎症反应等。OSAHS 不仅影响血压的绝对水平，而且可改变 24 h 的血压节律，表现为夜间及晨起血压升高、24 h 动态血压监测显示血压曲线为“非杓形”，甚至呈现“反杓形”。当高血压患者同时合并有 OSAHS 时即可诊断为阻塞性睡眠呼吸暂停相关性高血压。这一类型的高血压具有如下特点：发病年龄早、以舒张压升高为主、晨起血压升高明显。

OSAHS 相关性高血压的治疗策略包括针对 OSAHS 的治疗和针对高血压的药物治疗，尤其针对 OSAHS 的治疗非常重要，对于血压的控制起着“相辅相成”的作用。对 OSAHS 的治疗包括不良生活方式改变、病因治疗、无创持续气道正压通气（CPAP）、手术、口腔矫治器治疗等，其中无创正压通气治疗是目前对成人 OSAHS 最有效的治疗方法。具体治疗方案的选择应根据患者的不同情况，制订个体化治疗方案。针对高血压的药物治疗首选肾素血管紧张素系统阻滞剂类降压药物［ACEI 和（或）ARB］，ACEI 能明显降低患者 24 h 收缩压和舒张压，在睡眠各阶段包括非快动眼（NREM）和快动眼（REM）睡眠期均有降压作用，且有改善患者呼吸暂停及睡眠结构的作用，对纠正患者血压昼夜节律紊乱具有良好的效果。钙通道阻滞剂（CCB）也可用于此类患者。是否选用 β 受体阻滞剂和中枢性降压药可乐定，尚有争论，因为此类药物可能加重 OSAHS 患者的心动过缓和睡眠呼吸紊乱。此外，由于睡眠呼吸暂停相关性高血压患者血液黏稠度增高，应给予抗血小板治疗。

2. 睡眠呼吸暂停低通气综合征与动脉粥样硬化、冠心病　阻塞性睡眠呼吸暂停低通气综合征（OSAHS）及其严重程度与动脉粥样硬化和冠心病的发生进展密切相关。OSAHS 患者中冠心病的发生率为 20% ~30%，重度 OSAHS 患者中更是达到 50%，远高于无 OSAHS 患者的发生率（5.4%）。另一方面，冠心病患者中有 30% ~40% 合并 OSAHS，合并 OSAHS 的冠心病患者 5 年死亡率较无 OSAHS 的对照组升高 62%，呼吸暂停低通气指数（AHI）是冠心病死亡的独立预测指标。近 30% 的 OSAHS 患者在睡眠中出现心肌缺血，尤其是在 REM 睡眠时，心电图可出现心率加快、QRS 波幅降低和 ST 段下移等表现。OSAHS 对动脉血管的影响是即刻发生的，只需一晚的睡眠就可引起动脉硬度增加。

OSAHS 引起动脉粥样硬化和冠心病的机制可能与下列因素有关：反复呼吸暂停、频繁微觉醒所致的低氧血症和交感神经功能亢进；反复间歇性低氧及再氧合产生氧化应激及炎症反应；神经体液调节功能紊乱，儿茶酚胺分泌增多；血管内皮损伤，血小板聚集，内皮舒缩功能失调；内分泌及代谢异常，胰岛素抵抗；红细胞增多，血液呈高黏、高凝状态及纤溶异常；反复上气道阻塞、胸腔内压改变引起血流动力学改变。

由于 OSAHS 与动脉粥样硬化和冠心病密切相关，因此在冠心病的治疗过程中要密切关注患者的睡眠障碍，对夜间心绞痛发作、常规治疗不能改善的患者应注意 OSAHS 的存在。治疗方面除了降压、降脂、抗凝等冠心病的常规治疗外，抗氧化应激和选择性的抗感染治疗（如抗 C 反应蛋白、TNF - α 等）对防治 OSAHS 患者冠心病可能是有意义的。然而，更重要的是对 OSAHS 的早期有效治疗，这是预防和改善 OSAHS 合并的冠心病最重要的措施。对 OSAHS 的治疗首选无创持续气道正压通气（CPAP）治疗，经 CPAP 有效治疗后可使睡眠中 ST 段下移现象消失、改善血管内皮功能、减少炎症因子、降低交感神经活性、改善代谢紊乱和血液高凝状态，有效减低冠心病的发生和发展。

3. 睡眠呼吸暂停低通气综合征与心律失常　OSAHS 是夜间心律失常的原因之一，100% 的 OSAHS 患者睡眠时有较大的心率波动性。心率快慢交替是 OSAHS 患者睡眠时最典型的心电改变，一半以上的重度 OSAHS 患者会出现包括窦性停搏、二度房室传导阻滞、频发室性期前收缩及短阵室性心动过速、心房颤动等各种心律失常。另一方面，心律失常患者中 OSAHS 的发生率也增加，例如房室传导阻滞患者中 68% 存在睡眠呼吸暂停。OSAHS 患者夜间心律失常的发生率随呼吸暂停低通气指数（AHI）的升高而升高，且与夜间最低血氧饱和度相关。轻度的 OSAHS 患者以偶发室性早搏为主，中重度患者则以频发室性早搏和复杂性心律失常为主。OSAHS 患者发生心律失常与心脏交感、副交感神经功能失衡，反复微觉醒、低氧血症的影响，心血管系统慢性损害，神经内分泌异常，炎症反应等因素有关。

OSAHS 患者睡眠时均有较大的心率变异性，可以利用动态心电图心率变异分析来初步筛查 OSAHS。对于 OSAHS 合并心律失常的患者，经持续气道正压通气（CPAP）治疗有效控制 OSAHS 病情后，能有效减少心律失常的发生率和严重程度，尤其对复杂性心律失常的控制最为理想。因此，对于此类患者，CPAP 可作为首选和最有效的治疗方法。由于68%的房室传导阻滞患者存在 OSAHS，针对 OSAHS 的治疗应成为缓慢性心律失常一线治疗的重要部分。对于拟进行心脏起搏治疗的缓慢性心律失常，特别是夜间心律失常为主者，建议可首先进行多导睡眠图检测或试验性 CPAP 治疗，部分患者可能因此而改变对起搏治疗的需求。鉴于 OSAHS 十分常见，且对心血管系统有巨大的潜在危害，因此对拟安装起搏器的患者进行睡眠呼吸暂停相关的系统评价十分必要。

4. 睡眠呼吸暂停低通气综合征与慢性充血性心力衰竭　慢性充血性心力衰竭（congestive heart failure，CHF）是以气短、疲劳、心功能下降为主要表现的一个复杂的临床综合征。CHF 患者中约40%～60%合并睡眠呼吸障碍，主要为中枢性睡眠呼吸暂停（CSA），其中包括陈－施呼吸（CSR），少数合并阻塞性（OSA）或混合性（MSA）睡眠呼吸暂停。患者主要表现为夜间频繁觉醒，阵发性呼吸困难，睡眠质量下降，白天出现疲乏、嗜睡等症状。目前 CHF 患者合并中枢性睡眠呼吸暂停的机制仍不十分清楚，可能与体内二氧化碳周期性波动、化学感受器敏感性改变、呼吸控制系统不稳定性增加等因素有关。由于睡眠呼吸暂停伴随的低氧血症进一步加重了心脏及中枢神经系统的损害，因此合并睡眠呼吸暂停的 CHF 患者病死率比无睡眠呼吸暂停的 CHF 患者更高。研究发现当 AHI≥30 次/小时，随后发生心源性死亡的危险性很高。

对合并睡眠呼吸暂停低通气综合征的 CHF 患者治疗分为药物和非药物治疗。药物治疗以改善心功能为主，可给予茶碱、肾素血管紧张素系统阻滞剂、利尿剂、正性肌力药等，以对抗呼吸暂停引起的交感神经活性增高、降低心脏负荷、增加左室射血分数和心排血量，使睡眠时通气稳定性提高，减少睡眠呼吸暂停的发生。非药物治疗以氧疗和经鼻无创正压通气（NIPPV）治疗为主。经鼻无创正压通气治疗近年应用于合并睡眠呼吸暂停的 CHF 取得了突破性进展，可显著减少患者的睡眠呼吸暂停事件及血浆中去甲肾上腺素的含量，明显提高射血分数及夜间血氧饱和度，不仅改善了患者的症状，提高生存质量，而且改善了远期预后，降低了 CHF 患者的病死率。

（张亚平）

第六节　消化系统疾病与心血管疾病

消化系统疾病与心血管疾病均是临床常见病，在临床工作中两个系统的某些疾病在发病基础上具有相关性，有些疾病可导致相似症状需要鉴别，消化系统疾病可有心血管系统表现，反之亦然。在治疗过程中，一些药物可以同时影响消化系统和心血管系统，引起相关副作用。从整合医学角度，我们需要关注消化系统疾病与心血管疾病的相关医学领域，提高临床诊治水平。

一、共同的发病基础：非酒精性脂肪性肝病与冠心病

非酒精性脂肪性肝病（non - alcoholic fatty liverdisease，NAFLD）是代谢综合征在肝中的表现，可进展为非酒精性脂肪性肝炎及肝硬化。在组织学上表现为不同程度的肝细胞脂肪变、空泡样改变、炎症细胞的浸润以及纤维化。目前认为 NAFLD 为与胰岛素抵抗及遗传易感性相关的应激性肝损害。胰岛素抵抗导致过量脂肪在肝内沉积，并通过脂质过氧化等一系列氧化应激作用引起肝脏炎症。

大量研究显示，NAFLD 与冠心病有密切联系。有研究认为，NAFLD 是不依赖于冠心病传统危险因素的独立预测因素。Ekstedt 等指出 NAFLD 患者冠心病死亡率增高。NAFLD 与冠心病有着共同的危险因素，胰岛素抵抗可能是其共同的发病基础。因此对于合并 NAFLD 的冠心病患者，应该更严格地控制冠心病其他危险因素，同时注重 NAFLD 的防治。

二、症状的鉴别

1. 食管源性胸痛与心源性胸痛的鉴别　食管黏膜有丰富的感觉神经纤维，肌肉收缩加强、管腔的扩张以及酸碱物质的侵袭等均可引起疼痛。食管源性胸痛是临床最常见的非心源性胸痛，有流行病学资料显示 23% ~80% 的胸痛与食管疾病有关。容易导致胸痛的食管疾病包括胃食管反流病（gastroesophageal reflux disease，GERD）、食管动力障碍性疾病等，其中 GERD 最为常见。

食管源性胸痛通常位于胸骨后或剑突下，表现为烧灼样、挤压样疼痛，可向肩背部放射，亦可由劳累、运动激发，部分患者服用硝酸盐类、钙通道阻滞剂可缓解症状，疼痛性质类似于心绞痛，可导致误诊。但食管源性胸痛不似心绞痛突发突止，且疼痛时间较长，部分患者症状发生与吞咽动作、体位有关。由于胃食管反流发生时可诱发心绞痛发生，单纯通过症状往往难以鉴别，应结合病史、心电图等辅助检查动态观察、综合分析。

2. 急性腹痛　一些心血管疾病可以腹痛为首发症状，常常导致误诊。

（1）急性心肌梗死：少数急性心肌梗死（尤其是下壁梗死）的患者可单纯表现为上腹部急性疼痛，伴有恶心、呕吐，查体可见腹膜刺激征，类似于外科急腹症。临床上对于年龄较大，既往有高血压、高脂血症、冠心病等病史的患者，应警惕急性心肌梗死的可能性。

（2）急性心包炎：急性心包炎可以出现急性腹痛，常位于上腹部，有时位于下腹部或全腹，可伴有腹膜刺激征表现。原因可能为炎症侵犯膈肌，或心包积液压迫下腔静脉、肝静脉导致肝淤血肿大所致。详细的体格检查、心电图、B 超、X 线等有助于明确诊断。

（3）腹部血管疾病：腹主动脉瘤、主动脉夹层破裂等均可引起急性腹痛，应注意鉴别，腹部 B 超、CT 有助于明确诊断。

三、消化系统疾病的心血管系统表现

1. 肝硬化心肌病　肝硬化患者在静息状态下心排血量常常正常或增加，但心脏对生理、药物、手术等应激事件的反应能力减弱，称为肝硬化心肌病（cirrhotic cardiomyopathy）。主要临床表现为心脏收缩、舒张功能不全及心脏传导功能障碍，可导致心力衰竭，并参与肝肾综合征的发病。肝硬化心肌病与心肌 β 受体功能减弱及机体氧化应激损伤心肌等因素有关。本病缺乏特异性的治疗，以纠正心衰为主，肝移植可使心功能获得好转。

2. Wilson 病的心脏损害　Wilson 病（Wilson’s disease，WD）又称肝豆状核变性，是一种以原发性铜代谢障碍为特征的常染色体隐性遗传病，好发于青少年。病理生理学改变为胆道排铜障碍及铜蓝蛋白合成障碍，导致过量的铜沉积在肝细胞和其他部位，出现多系统损害。Wilson 病的心脏损害主要为心肌病变和心律失常。Hlubocka 等用超声心动图和动态心电图研究了 42 名 Wilson 病患者，发现其室间隔及左室前壁的厚度显著高于正常对照组，左室收缩功能下降，9 名患者出现左室重构；10 名患者（23.8%）出现良性室上性心动过速或室上性早搏。

3. 乳糜泻的心肌损害　乳糜泻（celiac disease，CD）又称麦胶性肠病（glutenous enteropathy），是一种特殊的自身免疫性疾病。该病好发于婴幼儿及儿童，发病率具有种族和地区差异性，在北美和欧洲的患病率可达 0.5%～1.5%，而在我国等亚洲国家相对少见。本病患者对含麸质的麦粉食物异常敏感，当食用含有麸质的食物后，引起机体的免疫应答，破坏小肠绒毛，引起小肠吸收不良综合征。

CD 典型表现为腹泻、腹痛、腹胀等消化系统症状，可有贫血、生长发育迟缓等胃肠道以外的表现。心脏是受累器官之一，主要病变为扩张型心肌病，但既往多为个案报道。近来瑞典的 Emilsson 等对 29 071 名 CD 患者和 144 429 名对照者进行了随访，发现 17 名 CD 患者（5.8/10 000）和 52 名对照者（3.6/10 000）发生了扩张型心肌病（HR：1.73，95% CI：1.00～3.00，P=0.052），发病率在 CD 诊断的 1 年内最高。而亚临床心脏损害（主要为瓣膜反流和左室射血分数下降）更加常见，可达 21.7%，给予免麸质饮食后，心脏功能明显恢复。CD 引起心肌损害机制不明，建议对于 CD 患者应常规检测心脏功能。

四、心血管疾病的消化系统表现

1. 心源性肝硬化　心源性肝硬化又称淤血性肝硬化，是慢性充血性心力衰竭长期反复发作的结果，约占慢性心力衰竭患者的 10% 左右。心衰时肝细胞因供血不足而缺氧，肝小叶中央区肝细胞发生萎缩、变性、坏死，小叶中央区纤维化，同时肝小叶中央区静脉压上升，压迫中央区周围的肝细胞，小叶间结构被破坏，而形成肝硬化。心源性肝硬化的临床表现除了原有心脏疾病的症状和体征外，同时存在失代偿期肝硬化的表现，如腹水、门脉侧支循环形成、脾大、脾功能亢进、肝功能减退等。

慢性充血性心力衰竭合并心源性肝硬化为心力衰竭终末期表现，无特异性治疗方法，治疗主要包括去除诱因、控制感染、降低容量负荷、纠正电解质紊乱、预防消化道出血等。非药物治疗包括心脏再同步化治疗或心脏移植，但因价格昂贵或远期预后不佳而应用受限。

2. 慢性心力衰竭的胃肠道改变　慢性心力衰竭患者胃肠道长期处于低灌注、缺血、缺氧状态，出现结构和功能的改变，肠道黏膜屏障功能受损，从而发生肠道细菌移位和肠源性内毒素血症。Sandek 等的研究发现慢性心力衰竭患者的肠壁明显水肿增厚，小肠黏膜和大肠黏膜通透性增加，小肠吸收能力下降，肠黏膜附着的细菌数量明显增加，血清内毒素水平显著升高，心衰控制后血清内毒素水平可下降。肠源性内毒素激活体内细胞因子和炎性介质的释放，进一步引起肠道屏障功能障碍和心肌细胞损害，从而形成恶性循环，引起心衰进展。对心衰胃肠道发生的改变进行干预与治疗，对改善心衰症状、阻止心衰进展具有较好的效果。

五、常见药物相关副作用

1. 抗血小板药物的胃黏膜损伤　阿司匹林（asprin）、氯吡格雷（clopidogrel）在冠心病的防治指南中已被列为必需药物。但其引起消化道出血的风险亦不能忽视。最新的中外专家共识意见指出：阿司匹林可使消化道损伤危险增加3～4倍，使消化道出血风险增加1.37倍。氯吡格雷（75 mg/d）与阿司匹林（100 mg/d）导致消化道出血的危险度相似，相对危险度分别为2.7和2.8，两者合用比单用消化道出血风险增加2～3倍。阿司匹林通过局部作用和全身作用导致胃黏膜损伤，而氯吡格雷可阻碍已损伤黏膜的愈合。阿司匹林服药后12个月内为消化道损伤的高发期，3个月内发病率更高。阿司匹林所致溃疡的特点为老年患者多见、多为无痛性、胃溃疡比十二指肠溃疡多见、易发生出血及穿孔。

阿司匹林出血风险随患者年龄和药物剂量的增加而显著增加。服用抗血小板药易导致消化道出血的高危因素包括：年龄大于65岁；有消化道出血、溃疡病史；有消化不良或胃食管反流症状；接受双联抗血小板治疗的患者；合用肝素、华法林等抗凝药物的患者；合用非甾体抗炎药或糖皮质激素的患者；幽门螺旋杆菌（helicobacter pylori，HP）感染；此外还有吸烟、饮酒等。

为减少抗血小板药物的消化道出血风险，应严格掌握抗血小板治疗尤其是双联抗血小板治疗的适应证。对必须服用抗血小板药物的患者，常规筛查并根除HP。对于出血高危患者，建议联用质子泵抑制剂（proton pump inhibitor，PPI）或H_2受体拮抗剂（H_2 receptor antagonist，H_2RA），PPI预防出血的效果优于H_2RA。发生消化道损伤后是否停用抗血小板药物取决于血栓和出血的风险权衡。对于阿司匹林导致的出血，不建议使用氯吡格雷替换阿司匹林，建议阿司匹林联合PPI。

近年来氯吡格雷与PPI的相互作用受到广泛关注。药物代谢动力学研究提示PPI可竞争性抑制肝CYP2C19酶的活性从而降低氯吡格雷的抗血小板效果。但目前尚无大规模的临床研究证实PPI能增加服用氯吡格雷的患者的心血管事件发生率和死亡率。2009年至今，美国FDA和欧盟警示氯吡格雷不要与奥美拉唑或埃索美拉唑联用，但不包括其他PPI。

总之，临床医师应严格掌握适应证，定期监测抗血小板药物的消化道损伤，对患者进行个体治疗。

2. 他汀类药物的肝损害　他汀类药物被广泛地应用于心脑血管疾病的防治，他汀类药物的肝损害问题也引起了人们的重视。最常见的副作用为血清转氨酶增高，且呈剂量依赖性，大量临床试验显示，一过性转氨酶增高在他汀类药物强化降脂治疗（80 g/d）患者中的检出率高达20%。一个大样本的上市后药物监测显示，他汀类药物相关的肝损害（定义为血清转氨酶>5倍正常上限，或血清碱性磷酸酶>2倍正常上限）的发生率为1.2/100 000人，2名患者死于急性肝衰竭，服用他汀类药物者重症肝炎和肝衰竭的发生率并不高于对照人群；大部分患者肝损害发生在开始他汀治疗后的3～4个月。

从预防心血管疾病死亡的获益来看，长期使用他汀类药物获益更多。为此，美国脂质协会他汀类药物肝安全性评估小组对他汀类药物的肝安全性进行了评估并达成共识：在考虑降血脂药物治疗前，建议常规检测血清转氨酶，随后治疗过程中定期监测血清转氨酶。治疗中一旦出现显著肝损伤或肝功能衰竭，均应立即停用他汀类药物。若出现无症状性单纯转氨酶轻度增高（<3倍正常上限）者无需中断他汀类药物，可酌情加用保肝药物。慢性肝炎但无

肝功能不全征象及代偿期肝硬化患者可以安全使用他汀类药物，通常无需减少剂量和加强肝酶监测。

3. 胃肠动力药物的心脏毒性　西沙必利（cisapride）是一种作用于5－HT4受体的胃肠动力药，在上市后监测中发现它可能导致致命的心律失常事件（QT间期延长及尖端扭转型室速），所以在2000年被美国和加拿大相继撤市。莫沙必利、依托必利致心律失常作用较轻微，可安全应用，但对于原有心律失常的患者应慎重使用。

多潘立酮（domperidone）是另一种广泛使用的胃动力药，主要作用于多巴胺受体。大量研究发现，多潘立酮能增加QT间期延长及心脏性猝死（sudden cardiac death，SCD）的风险，其机制可能与影响心脏复极化有关。一项病例对照研究纳入1366名服用多潘立酮的患者和14 114名对照者，结果发现服用多潘立酮的患者SCD的风险升高2.7倍（OR：3.72，95% CI：1.72～8.08），服用多潘立酮剂量＞30 mg/d的患者SCD的风险显著升高（OR：11.4，95% CI：1.99～65.2）。另一项文献回顾研究指出，服用30 mg/d的多潘立酮仅有安慰剂效应，却使SCD的风险增加（OR：2.8，95% CI：1.53～6.21），当剂量＞30 mg/d时，SCD风险显著增加。

目前多潘立酮临床应用广泛，临床医师应注意其心血管风险，严格掌握适应证，不要超剂量用药，避免合用其他能使QT间期延长的药物。

（张亚平）

第七节　慢性肾病与心血管疾病

慢性肾病（chronic kidney disease，CKD）定义为间隔至少3个月2次以上的肾功能异常或尿蛋白升高，用估算的肾小球滤过率（estimate glomerular filtration rate，eGFR）评估肾功能，较好计算eGFR的公式是慢性肾病流行病学合作研究（CKD－EPI）公式，考虑了年龄、性别、种族和血清肌酐的影响。蛋白尿用尿白蛋白/肌酐比来评估，根据eGFR值将慢性肾病分为5期［1期、2期、3期（又分3A期和3B期）、4期和5期］，根据尿蛋白量分为3期（1期、2期和3期），分期越高疾病越重，我国CKD的发病率达10.8%。eGFR降低和尿白蛋白升高与心血管疾病密切相关，CKD患者心血管疾病的发生率和死亡率明显增高。

一、慢性肾病患者发生心血管疾病的流行病学

CKD人群中心血管疾病（cardiovascular dis ease，CVD）的发生率明显增加，缺血性心脏病如心绞痛、心梗、心衰、猝死、脑血管病及外周血管病常见，HOPE研究显示血肌酐≥1.4 mg/dl的患者，CVD的发生率为10.6%；CCP研究显示血肌酐≥1.5 mg/dl的患者，CVD的发生率为36.7%；CARE研究显示内生肌酐清除率≤75 ml/min的人群，CVD的发生率为41.1%。CKD患者中因CVD引起的死亡是肾功能正常人群的10～30倍，在维持性血液透析患者因CVD导致的死亡率高达50%以上。加拿大（949 119例）和中国台湾（515 648例）两个普通人群的大样本队列，分析CKD患者心血管事件的绝对风险，在加拿大队列组，与正常肾功能人群相比，30岁的患者若处于CKD 3B期或4期，其预期寿命减少大约17年或25年；与尿蛋白正常的人相比，30岁尿蛋白2期（30～299 mg/g）或3期（＞300 mg/g）的患者预期寿命分别缩短10年或18年。台湾队列研究的结果相同，而有糖尿病或高血压的中年

患者预期寿命分别减少约8年或2~3年。随着eGFR的下降，因心血管疾病死亡的比例相应增加。加拿大队列研究中，矫正了年龄和性别因素后，肾功能正常的个体因心血管疾病的死亡占27.5%，而肾衰竭者为58.0%。台湾队列研究中，结果分别为22.0%和71.0%。矫正了性别变量后，发现与30岁肾功能正常的人相比，30岁处于CKD 3A、3B、4和5期的患者，其预期寿命分别减少1.3年、7.0年、12.5年和16.7年；在台湾队列研究中预期寿命分别减少2.1年、8.8年、17.8年和21.3年。与没有白蛋白尿的人相比，有2期或3期白蛋白尿的患者预期寿命也同样缩短，加拿大组缩短2.3年和10.2年，台湾组缩短2.9年和11.0年。慢性肾病（CKD 3A和3B）的患者，心血管事件死亡的风险高于肾衰竭的发生，CKD患者真正的负担是心血管疾病风险的增加，这超越了肾衰竭需要进行肾脏替代治疗的风险，只有在严重肾功能损伤（CKD4期）的患者肾衰竭的风险才超过心血管事件。

二、慢性肾病患者发生心血管疾病的病理生理机制

高血压是导致慢性肾病的重要危险因素，高血压增加了慢性肾病患者发生心血管事件的风险。当eGFR < 30 ml/（min · 1.73 m^2）时约50%的患者发生左室肥厚，表现为心肌纤维化、收缩功能受损和冠状动脉储备功能下降。左室肥厚与心律失常有关，慢性肾病患者心脏性猝死发病率增高，普通人群中每1000人年中约有1人发生心脏性猝死，占总死亡率的6% ~13%，但在肾衰竭的患者中每1000人年中有59人发生心脏性猝死，占总死亡率的26%。除了左心室肥厚和电解质紊乱，冠状动脉疾病的高发生率也是决定慢性肾病患者心脏性猝死的决定因素。

在肾功能受损及高蛋白尿的患者，因HDL胆固醇功能缺陷和LDL胆固醇的过度氧化，脂质轮廓发生改变。慢性肾病患者血脂异常与炎症因子的增加、氧化应激、毒素积蓄、肾素-血管紧张素-醛固酮系统（renin - angiotensin - aldosterone system，RAAS）活性增加和交感神经激活等有关。血管紧张素刺激产生超氧化物、白细胞介素6和其他细胞因子；内皮一氧化氮合酶表达下调引起冠状动脉内皮功能紊乱、血小板聚集及白细胞在内皮黏附。白蛋白尿不仅是内皮损伤的标志，也是引起内皮损伤的因素。影响内皮功能的另一个关键因子是非对称二甲基精氨酸，非对称二甲基精氨酸抑制一氧化氮的产生，减少心排血量，增加系统性血管阻力和血压，肾功能下降时其浓度增加。维生素D参与心脏结构和功能的改变，肾功能受损的患者活性维生素D缺乏，与心血管事件风险增加有关。肾衰竭患者常有动脉粥样硬化和心脏瓣膜疾病，钙化抑制剂（如胎球蛋白A和基质Gla蛋白）、促进剂（如高磷血症）、钙磷乘积、甲状旁腺激素和瘦素等均参与钙磷的调节。

三、慢性肾病患者发生心血管疾病的相关危险因素

CKD患者存在两方面CVD的危险因素：即传统的危险因素和非传统的危险因素。传统危险因素包括：年龄、性别、高血压、高血脂（LDL升高及HDL下降）、糖尿病、吸烟、肥胖、绝经、体力活动减少、精神压力及CVD家族史等。非传统危险因素包括：肾小球滤过率降低、微量白蛋白尿、RAAS活性增强、贫血、营养不良、高凝状态、容量负荷增加、脂代谢紊乱、钙磷代谢紊乱、血管钙化、高同型半胱氨酸血症、氧化应激和微炎症状态等。微量白蛋白尿（microalbuminuria，MAU）是反映心脏和肾脏小血管病变的标志，是糖尿病患者CVD预后的危险指标，HOPE、PREVENT和MONICA研究均提示MAU是心脑血管不

良事件发生的危险因素，LIFE、UKPDS 和 IRMA2 等研究显示，降低 MAU 有助于减少心血管不良事件的发生，eGFR 下降是 CVD 和各种因素导致死亡的独立预测因子。

四、慢性肾病患者心血管疾病的诊断、预防和治疗

（一）诊断

CKD 患者发生急性冠状动脉综合征症状不典型，部分患者出现心绞痛、水肿、呼吸困难或晕厥，但多数无疼痛或肾上腺兴奋的表现。合并糖尿病的患者有内脏神经病变，特别容易出现无症状性缺血性心脏病，CKD 3～5 期的患者传导异常及前壁心肌梗死高发，预后更差，心电图常表现不特异，由于肾清除率降低，磷酸肌酸激酶同工酶（CK－MB）、心脏肌钙蛋白（I 和 T）作为急性冠状动脉综合征的生物标志物在 CKD 患者中的敏感性下降。因为碘造影剂的肾毒性，CKD 3～5 期患者冠状动脉造影的接受率低，使冠状动脉粥样硬化病变容易漏诊，经皮冠状动脉干预或冠状动脉旁路移植术治疗率很低，心肌梗死的溶栓治疗在 CKD 患者中也很少应用。

（二）预防

控制好传统心血管疾病的危险因素很重要。CKD 者在二级预防方面，他汀类药物、β 受体阻滞剂和抗血小板药物应用很少，甚至很少接受戒烟、减肥、运动和心脏康复的指导，随着肾功能的下降，心血管疾病的风险进行性增加，减慢后阻止肾功能丧失不仅可以延缓患者进入透析或移植，也可降低心血管疾病的风险。低钠饮食有助于控制血压，增强 RAAS 阻滞剂减少蛋白尿及延缓肾病的进展，每日钠的摄入量限制在 2 g（90 mmol，相当于 5 g 盐），注意容量控制。减肥可以减少超重或肥胖患者的蛋白尿，且独立于血压的下降，推荐 CKD 患者体重指数控制在 20～25 kg/m^2，并控制腰围。涉及 1494 例患者随机试验的 meta 分析表明，低蛋白饮食可使患者肾衰竭和死亡的发生率降低 39%，高蛋白质摄入与心血管事件风险增加有关，CKD 患者应避免过多摄入蛋白质，eGFR＜30 ml/（min・1.73m^2）或进展性 CKD 患者，推荐蛋白质摄入量为 0.8 g/（kg・d），要降低血尿酸水平，根据心血管耐受情况鼓励患者适当进行体育运动，每周 5 次，每次至少 30 min。

（三）药物治疗

1. 降压治疗　降压治疗可以减少透析患者心血管事件的全因死亡，多数 CKD 患者需要几种降压药物联合才能使血压控制达标。ACEI/ARB 类药物有独特的降低肾小球内高压、高滤过，减轻蛋白尿及改善心肌重构的作用，但对“肾小球低滤过”（如明显血容量不足，肾动脉狭窄，左心衰竭或同时应用 NSAID 等收缩肾内血管药物等）的患者，则可造成肾功能的损伤，在这些情况下应慎用。对于肾功能明显受损，如血肌酐≥3.0 mg/dl 或 GFR＜60 ml/（min・1.73m^2）的 CKD 患者，应用 ACEI/ARB 类药物可能导致高钾血症及肾功能的恶化。CKD 患者常有容量负荷，需要利尿治疗，如果肾功能下降，通常选择袢利尿剂，而不是噻嗪类利尿剂来控制液体潴留及伴随的高血压，利尿剂可以增加 RAAS 抑制剂降低蛋白尿的疗效，有额外的肾脏保护作用。控制高血压需强调个体化治疗，为阻止心血管疾病将目标血压值定为 140/90 mmHg 以下，理想的肾保护血压值低于 130/80 mmHg，尤其是 CKD 伴大量蛋白尿或糖尿病肾病的患者，在这些患者，降压药物特别是 RAAS 阻滞剂用滴定法逐步加量，直到达到目标血压和使蛋白尿减少至少 50%。对于老年患者血压控制的靶目标则需要视患

者的耐受程度和重要脏器的灌注水平进行细微调节。

2. 降脂治疗　大多数 CKD 患者有血脂异常，针对 CKD 患者的降脂治疗，共有 3 项大型、前瞻、随机、双盲、对照试验。2005 年的 4D 研究和 2009 年的 AURO－RA 研究，分别纳入 1255 例糖尿病透析患者和 2776 例透析患者，两项研究结果均显示，使用他汀并不减少患者因卒中和心梗引起的死亡。2011 年一项纳入 9270 例 CKD 患者（包括 3023 例透析患者）的更大规模的研究表明，辛伐他汀联合依折麦布可使血管粥样硬化事件（包括心梗、非出血性卒中及心血管重建）减少 17%。《肾脏疾病转归质量控制指南》建议将低密度脂蛋白胆固醇水平降到 2.6 mmol/L（100 mg/dl）以下。他汀类药物的心血管保护作用随肾功能下降而下降，对未达到透析临界值的 CKD 患者，他汀类降脂药物可明显降低心血管疾病的风险，并降低死亡率。终末期肾病或已开始透析的患者无论有或无糖尿病，他汀类药物可显著降低 LDL 胆固醇水平，但心血管事件发生率没有显著下降，此类患者是否需要服用他汀类药物有待进一步研究。在 CKD 患者进行的亚组分析显示，贝特类降脂药物可以显著降低三酰甘油（甘油三酯）、胆固醇水平，并升高 HDL－C 水平，在 eGFR 30～60 ml/（min·1.73m^2）的患者，使用贝特类降脂药物可以减少 30% 左右的心血管事件，使蛋白尿水平降低 14%，但对全因死亡却没有明显影响。目前证据支持对于中度肾功能受损的患者应用贝特类降脂药物，以达到心血管获益，但没有数据表明降脂治疗可以影响肾病的进展速度。

3. 血糖控制　理想的血糖控制会延缓微血管并发症的进展，但对心血管疾病或死亡率的影响证据很少，严格血糖控制有可能防止糖尿病肾病的发生，并且推迟从微量白蛋白尿进展为蛋白尿，但在晚期 CKD 患者还没有随机试验评估血糖控制对疾病进展的影响。慢性肾病后期，肾的清除率降低，因有低血糖的风险，二甲双胍和一些长效降糖药物应禁用。目前新型口服降糖药，如胰高血糖素样肽（GLP）－1 类似物和二肽基肽酶Ⅳ抑制剂已在临床应用，但对心血管系统和肾的长期作用还不明确。推荐有并发症、预期寿命有限或有低血糖风险的患者，糖化血红蛋白靶目标控制到 7.0%，有低血糖高风险的患者，糖化血红蛋白不应低于 7.0%。

4. 抗血小板和抗凝治疗　心血管系统可从抗血小板治疗中获益，但 CKD 患者血小板功能异常，抗血小板治疗会增加出血的风险。一项 meta 分析发现，有稳定或没有心血管疾病的 CKD 患者用抗血小板药物可预防心肌梗死的发生，但是否减少死亡率并不明确，且有增加轻微出血的风险；同样对急性冠状动脉综合征的患者，抗血小板药物对全因死亡的作用很小或根本没有作用，且增加出血的风险。另一发现是，CKD 合并房颤的患者，华法林治疗可能增加而不是减少卒中的危险，可能的解释是华法林加重血管和瓣膜的钙化，增加缺血性卒中的风险。因会增加出血的风险，对 CKD 患者应用抗血小板或抗凝治疗进行一级和二级预防是否会带来益处还不肯定。

5. 矿物质代谢紊乱和骨病的治疗　矿物质和骨质代谢紊乱在 CKD 4 期的患者中常见，且与心血管钙化增加相关。CKD 患者高磷血症、低钙血症和活性维生素 D［1，25（OH）D3］水平下降，可导致甲状旁腺素的合成和分泌增加。半数以上 eGFR＜60 ml/（min·1.73m^2）的患者存在甲状旁腺功能亢进，这与死亡率升高和心血管疾病患病率增高独立相关。中华医学会肾脏病学分会发布的《2013 年慢性肾脏病矿物质和骨异常诊治指导》建议 CKD 4 期的患者要监测血清钙和磷酸盐的水平（每 3～6 个月 1 次）、甲状旁腺素水平（每 6～12 个月 1 次）和骨特异性碱性磷酸酶的活性（每 6～12 个月 1 次），目标是使这些数值正常化。对有继发性甲状旁腺功能亢进的患者，应限制其膳食磷酸盐的摄入，如果钙水平正常，则可同时接受磷酸盐结合剂和活性维生素 D 类似物的治疗。在 CKD 4 期和终末期肾病的患者，血清 25－羟维生素 D（骨化二醇）的水平降到 30 ng/ml 以下，建议给予补充。补充维生素 D 是否直接降低心血管疾病的风险，还需要长期随访及大型研究。现有研究报道对血液透析伴甲状旁腺功能亢进的患者，用西那卡塞降低甲状旁腺素与降低心血管事件有关。

6. 纠正贫血　促红细胞生成素合成不足、铁缺乏、失血和红细胞半衰期缩短，是 CKD 贫血的主要原因。低血红蛋白浓度与心血管事件有关，根据贫血的程度、对铁剂的反应、合并症及耐受性，个体化调整促红细胞生成素的剂量。在 CKD 3 期或 4 期患者，血红蛋白高于 120 g/L 没有任何益处，却增加卒中的风险，较高的血红蛋白水平可增加心血管事件和因充血性心力衰竭的死亡危险。促红细胞生成素可使 CKD 晚期的患者输血需求减少，减轻左心室肥大。补充铁剂确保转铁蛋白饱和度在 20% ~50% 及铁蛋白水平在 100 ~800ng/ml。

7. 纠正电解质和酸碱平衡紊乱　由于肾氨的合成减少，可滴定酸（磷酸盐）的排泄减少，有机酸潴留，代谢性酸中毒增加，在 CKD 4 期和尿毒症患者常见，口服碳酸氢钠可改善患者的营养状态，延缓 CKD 的进展，纠正高钾血症可减少心律失常的发生。

（四）CKD 和 CVD 危险因素的防治

CKD 患者防治心血管疾病需要积极避免危险因素、采取健康的生活方式、养成良好的饮食习惯、规律运动及药物治疗各方面相互配合；低盐低脂饮食、戒烟、戒酒、不熬夜、不乱吃药和定期随诊；控制腰围、臀围、体重、血压、血糖和血脂；积极治疗 CKD 并发症如贫血、酸中毒和钙磷代谢紊乱等。蛋白尿是影响 CKD 进展和 CVD 预后的重要危险因素，随着蛋白尿的增多，发展为终末期肾病（ESRD）的相对风险增加，蛋白尿水平越高，心血管终点事件及心力衰竭的发生率越高，降低尿蛋白可以减少 CKD 患者心血管事件的风险，对高血压或糖尿病引起的蛋白尿主要以血管紧张素转化酶抑制药或血管紧张素Ⅱ受体拮抗剂治疗为主。目前迫切需要明确有关 CKD 患者心血管疾病风险增加的生物学机制及对其治疗反应的临床数据。

（张亚平）

第八节　风湿免疫病与心血管疾病

风湿免疫病是一大类主要累及关节、肌肉、皮肤、血管以及结缔组织的全身性疾病，临床上最为常见的风湿性疾病有四大类，分别为弥漫性结缔组织病、脊柱关节病、骨关节炎和晶体性关节炎。风湿性疾病常有多系统受累，近年研究发现心血管疾病逐渐成为风湿性疾病，如类风湿关节炎、系统性红斑狼疮、系统性硬化、系统性血管炎等死亡的主要原因之一。风湿性疾病患者的心血管疾病高发，与免疫炎性反应导致的血管壁炎症以及在此基础上的多种因素导致的早发动脉粥样硬化有关。

一、系统性红斑狼疮

系统性红斑狼疮（systemic lupus erythematosus，SLE）是一种常见的、弥漫性、全身性自身免疫病，主要发生于育龄期女性，男女比例约为 1 ∶ 9。随着治疗手段的进步，因 SLE

病情活动导致的病死率已经大幅下降，而感染和心血管事件导致的死亡率增加。大于50%的SLE患者在疾病过程中会出现心血管受累的表现。

各种心脏病的临床表现均可在SLE患者中出现，其中最常见的是心包炎，发生率为6%～45%，患者的典型表现为胸骨后或心前区的疼痛，活动后加重，严重时症状可以持续几周，可伴或不伴心包摩擦音。尽管心电图可以有T波改变，但超声心动图检查是最好的检测手段。多数患者可以有小到中等量的心包积液，积液为稻草黄色或血红色，多为渗出性积液，经离心沉淀后可见狼疮细胞（吞噬现象）。缩窄性心包炎及心脏压塞均很少见。

低于10%的SLE患者会出现心肌受累，可以有发热、呼吸困难、心悸、心脏杂音、窦性心动过速、室性心律失常、传导异常或充血性心力衰竭。经皮的心内膜心肌活检有助于诊断。主动脉关闭不全是常见的瓣膜病变，在SLE中是多因素作用的结果，包括类纤维蛋白样变性、瓣膜的纤维化导致的畸形、瓣膜炎、细菌性心内膜炎、动脉炎以及Libman－Sacks心内膜炎。Libman－Sacks非典型疣状心内膜炎是SLE典型的心脏损伤，是由直径1～4 mm的疣状赘生物构成的，最初报道在三尖瓣和二尖瓣中可见。

目前，在SLE患者中，动脉粥样硬化得到了广泛的关注，是SLE患病和死亡的重要因素。SLE患者死于心肌梗死的概率是相同年龄和性别的正常人群的近10倍。尸检研究提示，近40%的SLE患者可出现严重的冠状动脉硬化，而普通人群仅有2%。研究提示除了高血脂、高血压、狼疮病情活动及冠状动脉炎是冠状动脉病变的危险因素以外，长期使用糖皮质激素治疗，以及部分SLE患者存在抗心磷脂抗体导致动脉血栓形成，可能是冠状动脉病变的另两个主要因素。抗疟药（如羟氯喹）可以降低血中胆固醇、LDL和VLDL的含量。SLE患者中冠状动脉炎少见，常与动脉硬化性心脏病伴随。6%～12%的SLE患者表现为心绞痛和心肌梗死。

肺动脉高压（pulmonary arterial hypertension，PAH）在SLE的发生率为27%～40%，较20世纪80年代增长了50%。SLE－PAH可分为原发性和继发性两种，前者主要病理表现为肺血管的局部炎症细胞浸润，免疫复合物、补体沉积，纤维素样坏死，血管内膜增厚等弥漫性肺血管炎；后者则是继发于心脏瓣膜疾病、肺栓塞、肺间质病变等。

二、类风湿关节炎

类风湿关节炎（theumatoid arthritis，RA）是一种慢性进行性以关节病变为主的全身性自身免疫病，对称性、进行性及侵蚀性的关节炎为其主要临床表现，关节外表现可累及全身各系统，包括心血管系统。近年来，RA患者心血管事件发生率增加引起了普遍的关注，35%～50%的RA患者死于心血管疾病，为RA患者死亡的首要原因。

RA最常见的心脏受累表现为心包炎，几乎50%的RA患者超声心动图显示存在心包积液或其他心包异常，但疼痛或心脏血流动力学变化等症状很少见。尽管心包炎可发生于RA的任何病程阶段，但多见于伴发血管炎、类风湿因子（theumatoidfactor，RF）阳性、类风湿结节及疾病活动时出现。偶有RA进展为慢性缩窄性心包炎。心包积液检查可见RF阳性，糖水平降低，中性粒细胞及红细胞渗出，胆固醇浓度升高。

RA患者心肌和瓣膜上可出现类似于类风湿结节的炎性病变，临床表现包括瓣膜功能不全、栓塞表现、心脏传导阻滞和心肌病。尸检可发现心肌内类风湿结节、梗死、血管炎、炎性细胞浸润及淀粉样变。非特异性心瓣膜炎以主动脉瓣受累最为常见，其次为二尖瓣。主动脉段或整个主动脉受累表现为主动脉根部扩张所致的主动脉瓣关闭不全和动脉瘤破裂。合并有活动性血管炎的 RA 患者可出现冠状动脉炎，严重者可导致心肌梗死，但很少见。

RA 患者早发动脉粥样硬化和冠心病的发生率增高，并不能完全用传统的心血管危险因素来解释，RA 本身的免疫失调和炎症可能在早期动脉粥样硬化的发展中发挥重要的作用，是早发动脉粥样硬化和冠心病的独立危险因素。

RA 患者动脉粥样硬化机制可能与以下因素有关：

（1）传统心血管危险因素：公认的传统心血管危险因素包括年龄、性别、吸烟、血脂异常、糖尿病、高血压、高尿酸和高同型半胱氨酸血症等。研究表明，吸烟本身是促进 RA 病情进展的危险因素，其机制包括诱导产生 RF 等；此外，RA 慢性炎症可增加吸烟对动脉粥样硬化的影响，两者具有协同作用。因此，吸烟是 RA 患者早期动脉粥样硬化加重的重要因素。

（2）RA 药物治疗因素：RA 的治疗药物对动脉粥样硬化的影响非常复杂。糖皮质激素可通过对血脂、糖代谢、血压等传统危险因素的不利影响而增加动脉粥样硬化的风险，被认为是心脑血管疾病的独立危险因素；但另一方面它可通过控制炎症来抵消动脉粥样硬化的风险，因此糖皮质激素实际的治疗效应是多因素相互作用的结果，中小剂量的糖皮质激素对 RA 动脉粥样硬化的影响如何需进一步研究。

（3）RA 免疫炎症因素：RA 炎症和免疫机制在动脉粥样硬化的初始和进展方面所起的作用与以下机制相关：免疫复合物和炎症引起的血管内皮细胞损伤；急性时相反应物，如 C－反应蛋白（C－reactiveprotein，CRP）和血清淀粉样蛋白 A（serum amy－loid protein A，SAA）；炎性细胞因子，如肿瘤坏死因子－α（tumor necrosis factor－α，TNF－α）等；促凝因素，如血小板、纤维蛋白原升高等。

三、强直性脊柱炎

强直性脊柱炎（ankylosing spondylitis，AS）是一种以骶髂关节及脊柱中轴关节病变为主的慢性进行性炎症性疾病。临床上表现为骶髂关节炎、脊柱和外周关节炎，部分患者可伴有不同程度的眼、肺、心血管、肾、神经系统等脏器损害。

3.5%～10% 的 AS 患者可出现心血管病变，表现为升主动脉炎、主动脉瓣关闭不全、心脏扩大及传导障碍，偶有心包炎及心肌炎。临床表现可出现胸闷、憋气等症状。偶尔可因完全性心脏传导阻滞出现阿－斯综合征。极少数患者会出现二尖瓣脱垂和关闭不全。组织学检查表现为主动脉壁和瓣环四周有淋巴细胞和血细胞浸润，可导致主动脉瓣叶缩短、增厚以及主动脉根部扩张。大动脉炎和动脉扩张是主动脉瓣关闭不全的主要原因，少数情况下，大动脉炎可发生于 AS 其他症状之前。

AS 患者心血管病变的发生均和病程有关。病史 15 年以及 30 年的 AS 患者发生主动脉瓣关闭不全的百分比分别为 3.5% 和 10%；心脏传导障碍在 15 年病史者发病率为 2.7%，30 年病史者中为 8.5%。有外周关节受累的患者，其主动脉瓣关闭不全和心脏传导障碍的发病率均是普通 AS 患者的 2 倍。

四、系统性硬化

系统性硬化（systemic sclerosis，SSc）是一种全身性结缔组织病，临床上以皮肤增厚和纤维化以及内脏器官（包括心、肺、肾和消化道等）受累为特征。

SSc 患者的心脏损害常累及心包和心肌。心包受累常表现为心包炎，伴或不伴少量心包积液，心脏压塞和缩窄性心包炎较少见。心肌受累不易发现，虽然病理检查 80% 的患者有片状心肌纤维化，但临床心肌炎不多见。SSc 患者也可合并不同程度的传导阻滞或心律失常，约 50% 的患者心电图有异常表现，包括房性、室性心律不齐和传导阻滞。临床表现为气短、胸闷、水肿、心悸、心绞痛及心律失常，严重者可致左心或全心衰竭（亦可因肺部损害导致肺源性心脏病引起右心衰竭），甚至发生心脏性猝死。与没有并发症的硬皮病患者相比，CREST 综合征（SSc 的一种亚型）患者出现心脏并发症（特别是心包炎）的风险更大。

目前，PAH 为 SSc 最严重的并发症及首要死亡原因，其在 SSc 患者中的发病率高达 10% ~30%，2 年生存率仅为 40% ~55%。SSc 合并 PAH 从发病机制和临床特点上可分为两类，一类是继发于肺间质纤维化的 PAH；一类是不合并肺间质纤维化的孤立性 PAH。孤立性 PAH 主要在局限皮肤型 SSc 患者中出现，特别是 CREST 综合征患者；而 SSc 继发性 PAH 在弥漫皮肤型和局限皮肤型的 SSc 患者中均可存在。其发病机制主要包括血管内皮损伤导致血管收缩、动脉壁重塑、原位血栓形成引起的肺血管阻力增加；肺间质纤维化一方面可减少肺内小动脉的数量，另一方面影响气体交换，导致低氧血症，这两方面的原因均可导致肺动脉压力的升高；此外，自身抗体的产生对 PAH 也有一定的影响，具体机制有待研究。

PAH 一般定义为平均肺动脉压持续升高，在休息对超过 25 mmHg，在运动时超过 30 mmHg。SSc 合并 PAH 患者在发病初期可无症状，严重时表现为劳力性呼吸困难、心律失常、心绞痛、晕厥等症状。随着肺动脉压力的增加，患者逐渐出现右心衰竭。近年来，随着多种辅助检查手段和临床评价方法（如临床表现、6 min 步行试验、纽约心功能分级、心电图、肺功能检查、胸部 X 线片、胸部 CT、超声心动图、肺动脉导管等）的应用，对 SSc 合并 PAH 患者进行科学的评估分级，使治疗更具有针对性，对扭转病程的发展具有一定的促进作用。

五、多发性肌炎和皮肌炎

多发性肌炎（polymyositis，PM）和皮肌炎（dermatomyositis，DM）均为累及横纹肌的持发性炎性肌病（idiopathic inflammatory myopathies，IIM），且为 IIM 中最常见的两种类型。临床上以对称性四肢近端肌痛、肌无力为主要表现，DM 尚伴有特征性皮疹；病理上以横纹肌肌纤维变性和间质炎症为特点。作为系统性肌病，PM/DM 常累及多脏器，伴发肿瘤和其他结缔组织病。

PM/DM 可累及心脏，但有明显临床症状者较少见。引起 PM/DM 患者心脏受累的原因可源于疾病本身，也可由糖皮质激素相关的高血压造成。PM/DM 病情严重者可伴有心肌炎，表现为心悸、气短、胸闷或心前区不适，心电图呈 ST－T 段改变。此外，还可出现各种程度的房室传导阻滞、心包积液、心脏扩大、心律不齐、扩张型心肌病等。晚期 PM/DM 患者可出现充血性心力衰竭和严重的心律失常，为 PM/DM 患者死亡的危险因素之一。

值得注意的是，PM/DM 患者血清学检查 CK－MB 升高并不一定提示心肌受累，因再生的骨骼肌纤维亦可释放 CK－MB。当 CK－MB/总 CK 比值升高超过 3%，可作为判断心肌损伤的临界值。此外，可结合更为特异的血清肌钙蛋白（TnI）等以资鉴别。

六、系统性血管炎

1. 大动脉炎　大动脉炎（Takayasu’s arteritis，TA），又称为无脉症，是主要累及主动脉及其主要分支的慢性进行性非特异性炎性疾病，多见于年轻女性。临床根据病变部位可分为四种类型：头臂动脉型（主动脉弓综合征）、胸腹主动脉型、广泛型和肺动脉型。

高血压是TA重要的临床表现，尤其是舒张压升高明显。高血压可引起左室肥厚或扩张，导致心力衰竭。对于年轻患者，尤其是女性患者，当患者血压明显升高时，应高度怀疑肾动脉狭窄引起的肾血管性高血压。少数TA患者若出现典型心绞痛症状提示心肌梗死，应注意病变累及胸主动脉及冠状动脉。患者出现心慌、气短或心功能不全等症状时还应注意肺动脉有无狭窄。

血管杂音为本病的另一常见特征，约1/4患者于背部脊柱两侧或胸骨旁可闻及收缩期血管杂音，约80%患者于上腹部可闻及2级以上高调的收缩期血管杂音。合并主动脉瓣关闭不全者，可于主动脉瓣区闻及舒张期杂音。

2. 巨细胞动脉炎　巨细胞动脉炎（giant cell arteritis，GCA），又称颞动脉炎，是一种累及大动脉和中等动脉的慢性坏死性血管炎。GCA主要发生于50岁以上的患者，主要累及发自主动脉弓的脑动脉分支，尤其是脑外分支。GCA最严重的并发症为不可逆的视觉丧失。该病躯体大血管受累约占10%～15%，可累及锁骨下动脉、冠状动脉、股动脉等。冠状动脉病变可导致心肌梗死、充血性心力衰竭、心肌炎、心包炎等，但较为少见。

3. 结节性多动脉炎　结节性多动脉炎（polyarteritis nodosa，PAN）是以中小肌性动脉受累为特征的全身性坏死性血管炎。可累及全身多个器官系统，如皮肤、心脏、肾脏、神经系统等。其血管病变多见，一旦累及重要脏器的动脉，可造成器官缺血导致死亡或致残。

PAN心血管受累率约占36%～65%，以青壮年男性多见，是引起死亡的主要原因之一，一般无明显心绞痛症状和心电图典型表现。PAN可引起冠状动脉炎、高血压（最常见）、与体温不对称的窦性心动过速、充血性心力衰竭、心脏扩大、心包摩擦音和心律失常。冠状动脉病变包括狭窄、扩张、广泛冠状动脉瘤、急性冠状动脉剥离和破裂，部分患者会出现血管痉挛。充血性心力衰竭是心脏受累的主要表现。心包炎约占4%，严重者可出现大量心包积液和心脏压塞。

4. 抗中性粒细胞胞浆抗体相关性小血管炎　抗中性粒细胞胞浆抗体相关性小血管炎（ANCA－associated vasculitis）是一组以毛细血管、小动脉和小静脉受累为主的系统性血管炎，血清中存在抗中性粒细胞胞浆抗体（antineutrophil cytoplasmic antibody，ANCA），包括肉芽肿性多血管炎、显微镜下多血管炎和变应性肉芽肿性血管炎。

肉芽肿性多血管炎（granulomatosis with poly－angiitis，GPA），既往称为韦格纳肉芽肿（Wegener’sgranulomatosis，WG），典型表现为上呼吸道、下呼吸道及肾脏病变三联征，还可累及耳、眼、关节肌肉、皮肤、心脏、神经系统等。诊断主要是依据临床症状和组织病理学证实存在坏死性肉芽肿性血管炎。6%～12%的GPA患者可有心脏受累，心包炎为其最常见的心脏表现，约占GPA患者组织学确定的心脏疾病的50%。当伴有晚期肾病时，需与尿毒症或感染引起的心包炎相鉴别。心脏压塞少见。其他心脏表现可有冠状动脉血管炎引起的心肌梗死、心肌炎、心内膜炎、心脏瓣膜疾病等。

显微镜下多血管炎（microscopic polyangiitis，MPA）是一种主要累及小血管的系统性坏死性血管炎，可侵犯肾、皮肤和肺等脏器的微小动脉、微小静脉和毛细血管，其病理特征为小血管的节段性纤维素样坏死，很少或无免疫复合物沉积。常表现为坏死性肾小球肾炎和肺毛细血管炎。MPA 患者可有胸痛和心衰症状，临床可见高血压、心肌梗死以及心包炎。

变应性肉芽肿血管炎又称 Churg - Strauss 综合征（Churg - Strauss syndrome，CSS），是一种主要累及中、小动脉和静脉的系统性坏死性血管炎，病理特征为受累组织有大量嗜酸性粒细胞浸润和血管外肉芽肿形成及坏死性血管炎。心脏是 CSS 的主要靶器官之一，是由嗜酸性粒细胞浸润心肌及冠状动脉血管炎引起，主要病变为嗜酸性粒细胞性心肌炎、限制型心肌病、急性心包炎、缩窄性心包炎和心律失常，严重者可出现心力衰竭和心肌梗死，如不及时治疗，常是 CSS 的主要死亡原因。

5. 白塞病　白塞病（Bachet' s disease，BD）是一种以无菌性血管炎为病理基础，以口、眼、生殖器病变为临床特点的慢性自身免疫性疾病。主要表现为复发性口腔和生殖器溃疡、眼炎及皮肤损害，也可累及心血管、神经、消化道、关节、肺、肾等组织和器官，为系统性疾病。

BD 的心脏并发症包括动静脉血栓形成、动脉瘤形成、心肌梗死及心包炎等。患者动脉壁的弹力纤维破坏及动脉管壁内膜纤维增生，是造成动脉局部狭窄、扩张或形成动脉瘤的主要原因。动脉瘤形成以主动脉最常见，约 7% 的患者升主动脉根部扩张，表现为头晕、头痛、晕厥、无脉，主动脉弓及其分支上的动脉瘤有破裂的高度危险性。静脉系统受累较动脉系统多见，25% 左右患者发生浅表或深部的血栓性静脉炎及静脉血栓形成，造成狭窄与栓塞。心脏全层均可受累，瓣膜病变发生率较高，约 10% 的患者有瓣膜脱垂和穿孔。心脏局部血管炎偶可导致心肌梗死。BD 的心脏表现，无论是闭塞性病变或动脉瘤，推测均与滋养血管的血管炎有关，后者导致血管壁中膜增厚和弹力纤维断裂。

七、其他风湿性疾病

1. 干燥综合征　干燥综合征（Sjogren syndrome，SS）是一种主要累及外分泌腺体的慢性炎症性自身免疫性疾病，属于弥漫性结缔组织病。SS 可以累及全身各个脏器，但在心血管系统方面的表现多为亚临床型，常无任何临床症状。

心包积液和 PAH 为 SS 患者最常合并的心脏病变。文献报道，SS 患者心脏彩色超声心包积液的发生率高达 33%，继发性 SS 患者心包积液发生率明显高于原发性 SS 患者。SS 患者 PAH 发病率为 37%，其发生可能与 SS 患者肺间质纤维化有关。

2. 混合性结缔组织病　混合性结缔组织病（mixed connective tissuedisease，MCTD）是一种血清中有极高滴度的斑点型抗核抗体（antinuclear antibody，ANA）和抗提取抗核糖核蛋白抗体（U1 - ribonucleoprotein，U1 - RNP），临床上有 SLE、SSc、PM/DM 及 RA 等疾病特征而不能单独诊断为其中某一疾病的临床综合征。

约有 20% 的 MCTD 患者心电图异常，最常见的心电图改变为右心室肥厚、右心房增大和室内传导阻滞。心包炎为 MCTD 最常见的心脏表现，其发生率约为 10% ~30%，但心脏压塞罕见。心肌受累越来越受到重视，常继发于 PAH。PAH 是 MCTD 最严重的心血管病变，早期检测有无 PAH 有助于早期治疗。与 SSc 合并 PAH 常继发于肺间质纤维化不同，MCTD 患者 PAH 通常由于缓慢的肺动脉内膜增生及肺动脉中膜肥厚引起。

3. 痛风　痛风是由于嘌呤代谢紊乱和（或）尿酸排泄减少所引起的一种晶体性关节炎，

临床表现为高尿酸血症（hyperuricemia，HUA）和尿酸盐结晶沉积所致的特征性急性关节炎、痛风石形成、痛风石性慢性关节炎，并可发生尿酸盐肾病、尿酸性尿路结石等，严重者可出现关节畸形、肾功能不全等。

痛风常与中心性肥胖、高脂血症、糖尿病、高血压以及心脑血管病伴发。目前越来越多的研究显示，HUA 是冠心病的独立危险因素，其作用机制为尿酸沉积于血管内皮细胞直接损伤血管内膜，或通过诱发炎症反应，产生氧自由基而损伤血管内膜。HUA 还可以抑制内皮一氧化氮的释放，引起血管收缩，进而导致血压升高。

（张亚平）

第九节 其他先天性心血管病

一、肺动脉口狭窄

（一）概述

肺动脉口狭窄（pulmonry stenosis，PS）包括肺动脉瓣、肺动脉漏斗部和肺动脉总干及其分支狭窄。发病率占先心病的4% ~10%，男女比例大体相等。

1. 病理解剖 瓣膜型 PS 最多见，约占75%。常由于胎生中、晚期瓣膜融合所致。肺动脉瓣的三叶瓣膜融合成圆锥状，向肺动脉内鼓出，中心留一小孔，直径 2 ~10mm 不等，最小者 1 ~3mm。儿童瓣膜柔软菲薄，随着年龄增大，瓣膜增厚。

漏斗狭窄约占15%，可位于右室流出道的上、中、下部。可为肌肉型，即整个漏斗部肌肉增厚，形成窄而长的通道；亦可为隔膜型，即在漏斗部一处形成局部的纤维性隔膜，呈环状狭窄，将漏斗部或漏斗部的一部分与右心室隔开，形成双腔右心室。漏斗部狭窄如同时并有瓣膜型狭窄，称为混合型狭窄，约占10%。

肺动脉狭窄可累及肺总动脉的一部或全部，亦可伸展到左右肺动脉分支处。狭窄后的肺动脉壁常较薄而扩张，称为狭窄后扩张，多见于瓣膜型狭窄，而在漏斗部型狭窄中较少见。

2. 病理生理 由于肺动脉口狭窄，右室收缩期过度负荷，右室收缩压增高，造成右室与肺动脉之间出现压力阶差。右心室最大收缩压在 10. 0 ~13. 3kPa（75 ~100mmHg）间提示为中度狭窄；低于或超过这一范围，则为轻度或重度狭窄。中度以上狭窄患者随着年龄增长，狭窄程度愈加明显，瓣膜纤维增厚，右室流出道进行性增厚，致漏斗部继发狭窄。如右室失代偿，舒张压亦增高，右房压亦增高，如合并有房间隔缺损则会在心房水平发生右向左分流而出现发绀，称为法洛三联症。晚期则发生心力衰竭。

（二）临床诊断

1. 临床表现

（1）症状：PS 愈明显，临床症状愈严重。可有发绀、低氧血症等。轻症病例可无症状。中至重度狭窄病例可有劳累后气急、乏力、心悸、甚至晕厥。如并发心房水平右向左分流则出现发绀、杵状指等，后期可有右心衰竭表现。

（2）体征：轻、中度病例发育不受影响，重度狭窄病例发育较差，心前区隆起，抬举感。肺动脉瓣区或扪及震颤，心浊音界多不明显扩大。听诊在胸骨左缘第二肋间可闻及粗糙的收缩期喷射样杂音，向左锁骨下、左腋下、或左肩背传导。重度狭窄如伴三尖瓣关闭不全可闻及全收缩期反流性杂音，其响度甚至超过肺动脉瓣区收缩期杂音。

2. 辅助检查

（1）X线检查：轻型病例X线检查可能正常。中、重型病例X线示肺血管细小，肺野清晰，尤以外1/3带为甚。瓣膜型者由于狭窄后扩张显示肺动脉段突出，并可延及左肺动脉。而漏斗型或混合型则肺动脉段平直，甚至凹陷。心影呈球形，右室增大，如伴心房水平分流，心房亦大。

（2）心电图检查：心电图变化与右心室内压力相关。轻者心电图可正常，中、重度者有不完全性右侧束支传导阻滞，右室肥大或伴心肌劳损，部分有右房肥大。

（3）超声心动图检查：瓣膜型狭窄者二维超声可见瓣膜增厚，并向肺动脉内呈圆顶状凸出，肺动脉总干及分支有狭窄后扩张。如为瓣膜发育不良，则瓣膜增厚僵硬，伴瓣环发育障碍而无狭窄后扩张。脉冲多普勒和多普勒彩超显示肺动脉内有收缩期湍流，流速增快。

（4）右心导管检查：检查目的是明确诊断和排除其他畸形。测压可见右心室压力增高、肺动脉压力正常或降低，右心室与肺动脉之间有收缩压差。

（5）心血管造影：选择性右心室造影显示瓣膜狭窄、右室流出道狭窄或第三心室的形态。亦可显示肺动脉或其分支狭窄，或狭窄后扩张等。

3. 诊断与鉴别诊断　肺动脉瓣区有粗糙的收缩期杂音，P_2减弱或消失，右心室肥大的X线摄片或心电图改变等可提示诊断线索，超声心动图可明确诊断。但需与房缺、室缺、原发性肺动脉扩张等相鉴别。与房缺、室缺的鉴别已在前节叙述。原发性肺动脉扩张除肺动脉扩大外，收缩期杂音轻，多无震颤，P_2正常，心导管测压与血氧分析等正常。

（三）治疗及预后

目前，经皮腔内球囊瓣膜成形术是瓣膜型肺动脉狭窄的首选治疗方法。若症状明显，狭窄严重，婴幼儿期即应治疗。术后如遗有残余狭窄尚可再行球囊瓣膜成形术。漏斗型和瓣膜发育不良的肺动脉口狭窄应采用外科手术治疗。

一般轻度狭窄的病例，预后良好。中度瓣膜型狭窄病例，多数经过良好。随着生长发育，压力阶差也逐渐增加，部分病例发生瓣下漏斗部肌性增厚，从而进一步加重狭窄。如PS严重，又未处理，则预后极差，可引起心力衰竭或心律失常而死亡。

二、法洛四联症

（一）概述

法洛四联症（Tetralogy of Fallot，TOF），又称先天性发绀四联症，是1岁以上最常见的发绀型先心病。因首先由法国Fallot医师所描述而得名。

1. 病理解剖　本病包括肺动脉口狭窄、主动脉骑跨、室间隔缺损和右心室肥大4种畸形。基本病理改变是VSD伴PS。本病是最常见的发绀型先心病。发病率约占先心病的11%～13%。本病约1/4病例同时合并房缺或卵圆孔未闭，又称为法洛五联症（Pentalogy of Fallot，POF）。男女比例基本相等。

2. 病理生理　由于PS，使右心室压力增高，负荷加重，加上VSD，右室负荷明显增高。久之产生代偿性心室肥厚；如失代偿则发生右心衰竭。右室高压使血流通过缺损的室间隔及骑跨的主动脉，直接进入主动脉，从而造成右向左分流，使得动脉内血氧含量降低，出现发绀，组织缺氧，进而引起红细胞增多症，杵状指等。PS与右向左分流可使肺循环血流减少，从而进一步加重发绀与组织缺氧。

（二）临床诊断

1. 临床表现

（1）症状：本病的突出症状是发绀，大部分病例于出生后6个月内出现。重症者出生后即有发绀。轻型病例一般在1岁左右由于PS加重，而逐渐出现发绀。发绀的程度与循环血中氧合血红蛋白的含量及动脉血氧饱和度有关。活动时气促，从而使活动受限。患者常感乏力。活动时喜蹲踞位是本病的特征之一。蹲踞既可增加体循环阻力，减少右心血向主动脉的分流，从而增加肺循环血量，改善缺氧，又可减少下半身的回心血量，从而略微提高左室血的氧含量，降低体循环血氧的不饱和程度。少数病例尚有鼻出血、咯血、栓塞和脑出血等症状发生。

（2）体征：发绀与杵状指（趾）是本病的常见体征。杵状指趾一般在发绀产生后数月至数年出现。患者发育多较差，左胸或前胸隆起。大部分病例在胸骨左缘第3、4肋间可听到Ⅱ～Ⅲ级收缩期杂音。少数在肺动脉瓣区有收缩期杂音。杂音位置的高低与PS有关。杂音强度和持续时间与PS的严重程度呈反比关系。P_2减弱或消失。

2. 辅助检查

（1）实验室检查：红细胞与血红蛋白计数显著增高，二氧化碳结合力偏低，动脉血氧饱和度降低。

（2）X线检查：典型者心尖圆钝上翘，呈靴形，肺动脉段凹陷，肺野清晰。侧支循环丰富时，肺门可呈网状阴影。左前斜位示右心室增大。升主动脉距脊柱稍远。约25%病例因右位主动脉弓而使上纵隔阴影增宽。

（3）心电图检查：可见右心室肥厚与劳损，少数病例尚有右房肥大。

（4）超声心动图检查：可见主动脉前壁与室间隔连续中断，室间隔位于主动脉前、后壁之间，使主动脉呈骑跨状态，主动脉增宽，主动脉瓣活动度增大；右室增大，右室流出道变窄，右室前壁增厚。总肺动脉和其分支可略小。

（5）心导管检查和心血管造影：右心导管检查时导管可从右室进入左室，或进入主动脉，可发现肺动脉与右心室之间有压力阶差。选择性右心室造影可见造影剂通过右心室使肺动脉与主动脉同时显影，主动脉阴影增宽，并可观察主动脉右跨和肺动脉口狭窄的程度与部位。

（6）磁共振断层显像：可见升主动脉扩大，并骑跨于室间隔上，室间隔缺损，肺动脉总干较小，右室漏斗部狭窄，肺动脉瓣环亦可见狭窄。

3. 诊断与鉴别诊断　幼儿期稍迟即出现发绀、心电图示右心室肥大，X线检查呈靴形心影、肺野清晰以及主动脉右位等首先应怀疑本病。但应与法洛三联症、完全性大血管错位、三尖瓣下移、肺动脉高压右向左分流综合征以及永存动脉干等相区别。超声心动图、心导管检查和选择性心血管造影可明确诊断。

（三）治疗及预后

1. 内科治疗　严重发绀型新生儿可予前列腺素E1治疗，以开放动脉导管，等待时机施行手术治疗。如有发热、感染等应予相应治疗。

2. 外科治疗　法洛四联症的主要疗法是手术治疗。

预后：多数患者在1～19岁间死亡。死亡原因包括心力衰竭、缺氧性发作、脑血管意外、脑脓肿、感染性心内膜炎以及肺部感染等。个别病例自然存活达69岁。尽管外科手术后，TOF有很好的血流动力学改善，但在长期随访中仍有意外的心源性猝死发生。室性心动过速的发生，快速管道内诱发的折返性心动过速，甚至房室传导阻滞可能是导致猝死的主要原因。因此，TOF术后仍需要加强对心律失常的随访及干预。

三、先天性主动脉口狭窄

（一）概述

先天性主动脉口狭窄（congenital aortic stenosis，CAS）包括瓣膜型、瓣膜下型与瓣膜上型狭窄，其发生率分别占动脉口狭窄的70%，25%～30%与5%以下。男女比例为2：1～4：1。

1. 病理解剖　瓣膜型狭窄半数以上为二叶性主动脉瓣。其次为瓣叶粘连、增厚或融合成圆锥形，中央留一小孔，直径2～4mm。常伴有主动脉缩窄或动脉导管未闭。成人CAS由于血流冲击，最终都可引起瓣叶增厚及钙化。

瓣下型狭窄可分为局限性主动脉瓣下狭窄与肥厚性瓣下狭窄。局限性瓣下狭窄系心球退化不全引起左室流出道瓣下0.5～1.0cm处有纤维环或窄而长的纤维肌肉组织引起狭窄。

瓣上型狭窄有3种形态，最常见的是局限型也称沙漏型（hourglass type），系主动脉中层明显增厚、结构紊乱，在主脉窦上缘形成一个缩窄的环状嵴；其次是隔膜型，系由纤维或纤肌肉组织形成的半环状隔膜，伸向主动脉腔内；全部型系升主动脉全部发育不良。

2. 病理生理　由于左室排出受阻，心室内收缩压增高，严重者左室收缩压高达26.7～33.3kPa（200～250mmHg）。左室收缩时间延长，室壁增厚。由于冠状动脉开口部可能亦有狭窄，或舒张期冠状动脉灌流时间相对缩短，以及收缩期通过狭窄瓣口的急速血流造成的抽吸现象的影响，而使冠状动脉供血不全。

（二）临床诊断

1. 临床表现

（1）症状：瓣膜、瓣下与瓣上三型狭窄的临床表现基本相同。多数病例儿童期无症状，或仅有活动后气急、心悸、乏力等。重症者可有发育延迟，心绞痛或晕厥，甚至突然死亡，

（2）体征：脉搏细弱、血压和脉压一般在正常范围内或偏低。心浊音界增大。听诊胸骨右缘第二肋间有粗糙的收缩期喷射样杂音，向颈部、胸骨上窝等处传导。A_2减弱和逆分裂。主动脉瓣区可触及震颤，常并有传导。

2. 辅助检查

（1）X线检查：多数瓣膜型狭窄病儿心影正常或轻度增大。瓣膜型狭窄和部分瓣下型狭窄患者有升主动脉扩张。升主动脉和主动脉弓可正常或较小。

（2）心电图检查：一般可有电轴左偏、左心室肥大、心肌劳损。近1/4病例心电图正常。

（3）超声心动图检查：是诊断主动脉瓣狭窄的“金标准”，在二维和多普勒超声检查可

显示狭窄的部位，并能测量压力阶差和瓣膜面积以及评估钙化程度等。

（4）心导管检查和左室造影：左心室压力增高，左心室收缩压与主动脉收缩压间有压力阶差。选择性左心造影可显示狭窄的部位和形态。

（三）治疗及预后

静息状下最大收缩压差 >6.67kPa（50mmHg）或有效瓣口面积 $<0.5cm^2/m^2$ 体表面积的瓣膜型狭窄可施行球囊扩张术。不宜行球囊扩张术者应行外科治疗。

本病各型均呈进行性改变。即使轻度狭窄病儿随着身体发育成长，心输出量增加，主动脉口的狭窄程度也会逐渐加重。左心室与主动脉间收缩压差 >6.67kPa（50mmHg）者有发生严重室性心律失常及猝死的危险。如并发感染性心内膜炎，则极易发生栓塞、主动脉瓣关闭不全、心力衰竭和死亡。

四、主动脉缩窄

（一）概述

主动脉缩窄（coarctation of aorta，COA）是主动脉局限性狭窄或闭塞的先天性血管畸形。国内较少见。多见于男性，男女比例为 4 ∶ 1 ~ 5 ∶ 1。

1. 病理解剖　COA 可分为导管前型和导管后型。导管前型，缩窄部位在左锁骨下动脉至动脉导管入口处一段中，占据主动脉弓的后半或后 1/3。通常合并 PDA。导管后型 COA 的部位多在动脉导管交接处的远端，不合并 PDA。左心室肥厚，缩窄段前的主动脉常扩大或形成动脉瘤。

2. 病理生理　COA 明显增加左室后负荷，导致室壁张力增加，代偿性左心室肥厚，左室心功能不全，同时左心血流至缩窄段血流受阻，使缩窄上部血压升高，头部及上肢供血正常或增加，而下肢血压降低，血流供应减少。在缩窄段的周围出现侧支循环，锁骨下动脉与降主动脉分支间产物吻合。

婴儿型 COA 常伴 PDA，其降主动脉的血流主要由肺动脉经未闭导管分流而来的未氧合血流所供应，多无侧支循环或较不明显。

（二）临床诊断

1. 临床表现

（1）症状：本病主要有 3 组症状：①由于颈部及上肢血压高产生的症状，如头痛、头晕、耳鸣、失眠、鼻出血等。严重者可有脑血管意外和心力衰竭；②由于下肢血流供应不足而产生的症状，如下肢无力、发冷、酸痛、麻木，甚至间歇性跛行等；③由于侧支循环而增粗的动脉压迫附近器官产生的症状，如压迫脊髓而下肢瘫痪，压迫臂神经丛引起上肢麻木与瘫痪等。这些症状均在疾病发展到严重程度时方才出现。一般轻型病例可无症状。

（2）体征：由于锁骨下动脉增粗而在锁骨上窝可见明显搏动。在肩胛骨附近、腋窝、胸骨旁和中上腹部可见到持续性杂音或触到震颤。

2. 辅助检查

（1）X 线检查：肺血管阴影正常，左心室扩大，升主动脉扩张并略向右凸出。肋骨后段的下缘，可见切迹，多在 12 岁以后出现。

（2）心电图检查：心电图可正常，或出现左心室肥大及劳损。幼儿病例电轴右偏，右心室肥厚。

（3）超声心动图检查：二维超声可直接探及主动脉缩窄征象；多普勒超声于缩窄部位可见高速喷射的湍流。

（4）CT 和磁共振显像：可见 COA 的部位、长度和形态。尚可显示扩张的侧支循环血管。

（5）左心导管检查：将导管自肘部或股动脉逆行送至缩窄段主动脉的上下方记录压力曲线，可见缩窄段上方主动脉内压力增高。缩窄段内或缩窄段以下主动脉压力降低。

（6）心血管造影：将造影剂注入缩窄段上方主动脉内进行选择性造影，可使缩窄段主动脉显影，以了解缩窄段的部位、长度、缩窄的程度等。

3. 诊断与鉴别诊断　本病的临床表现及各项检查均有一定的特征性改变，诊断一般无困难。

首先应与高血压病，及多发性大动脉炎相鉴别。凡年轻患者患高血压病均应考虑本病的可能性，应检查下肢动脉搏动，测量下肢血压，听诊心脏等等以寻找诊断线索。

（三）治疗及预后

轻型病例不必治疗，但多数患者需处理。内科治疗：主要是控制感染性心内膜炎，纠正心力衰竭及预防感染和血压突然升高。外科治疗：手术年龄 10～30 岁最为合适。如症状严重，则在儿童期即应施行手术。介入治疗：应用球囊扩张和带膜支架植入术。

严重病例婴儿期即可因心力衰竭而死亡。未经治疗病例约半数在 30 岁前死亡，75% 在 50 岁内死亡。主要死因是脑血管意外、高血压脑病、感染性心内膜炎和心力衰竭。

五、肺动－静脉瘘

肺动静脉瘘（pulmonary arteri－venous fistula，PAVF）为先天性肺动、静脉间有异常交通，可单发或多发。部分肺动脉的血未经肺换气氧合，又经肺动－静脉间的异常交通流入体循环，从而形成右向左分流。

临床表现视分流量的大小而定。分流量小者不引起血流动力学改变，可无症状。分流量大者由于右向左分流量大可引起发绀、气促、胸痛、咯血、头晕、晕厥等症状。查体可见有杵状指（趾）、于动静脉瘘所在部位可闻及连续性血管杂音。皮肤或黏膜可能有血管瘤。因流经肺动静脉瘘的压力与阻力均较低，肺动脉压往往正常，故心脏多不增大，心电图一般正常。X 线检查显示：肺野内有圆形或结节状搏动性阴影，与肺血管影相连。选择性肺动脉造影或 CTA 可显示动静脉瘘。

肺动静脉瘘容易引起咯血、脑脓肿、肾脓肿，以及动脉瘤破裂等、故应积极采用介入治疗或外科手术治疗。

六、肺静脉异位引流

肺静脉异位引流（anomalous pulmonary venous connection，APVC）是指肺静脉的氧合血完全或部分地流入上腔静脉或右心房。全部肺静脉异位引流入右心房，如未经矫治，一般多死于幼儿期。部分肺静脉异位引流约占整个肺静脉异位引流的病例的 2/3。成人主要是部分性肺静脉异位引流。男女发病率大致相等。

本病可单独发生，亦合并 ASD、TOF、三尖瓣闭锁或单心房等。右肺静脉异位引流多流入上腔静脉，其次是右上腔静脉而入右房。右肺静脉异位引流较左侧多 2 倍。

部分 APVC 的血流动力学改变与单纯性 ASD 相同，故临床表现与 ASD 相似。分流量少者可无症状，分流量超过肺静脉总流量 50% 以上者，成年后会发生心力衰竭。体检发现与 ASD 相似。X 线显示心影正常或轻度扩大，肺血管阴影增强。如右肺静脉异位引流入下腔静脉，则右侧肺门呈向下的镰刀状血管影。心导管检查有时可从右房直接送入肺静脉，异位引流部位的血氧饱和度增高。心血管造影检查将造影剂注入肺静脉内，可明确异位引流部位；或注入肺动脉内以观察肺静脉显影时的变化。

单纯性部分肺静脉异位引流病例，心影不大且无症状者可不治疗。手术适应证与房缺相同。右肺静脉异位引流入右房同时伴房缺者，可在直视下修补房缺，将异位引流的肺静脉开口改道缝于左心房侧。

七、冠状动脉瘘

当冠状动脉血流直接流入右房、右室、左房、左室、肺动脉或冠状静脉窦者称为冠状动脉瘘（coronary arteriovenous fistula，CAVF）。约 50% 发生于右冠状动脉，40% 见于左冠状动脉，10% 见于畸形冠状动脉。约半数以上病例瘘入右心室。

患者常无症状，多于体检时被发现。在胸前区可听到连续性杂音，视分流部位的不同杂音的舒张期部分可较收缩期响。杂音位置低表浅。X 线检查可能有肺血管影增加。二维和多普勒超声心动图显示冠状动脉扩大，有时在分流的入口部位可见收缩期与舒张期连续性血流。分流量大者，右心导管检查可发生左向右分流。逆行主动脉造影、或选择性冠状动脉造影可明确诊断。

本病预后良好。少量分流者，不需要治疗。存在明显分流者，可经导管施行栓塞或外科手术结扎或修补动静脉瘘。

八、主动脉窦瘤及破裂

本病为很少见的大血管畸形。男性比女性多 3 倍。窦瘤多发生在右冠状窦，发生于后窦少见，累及左冠状窦者最少。窦瘤如破裂，多破入右心室或右心房。

本病病变属先天性主动脉壁中层发育缺陷。由于动脉壁薄弱部位的动脉瘤形成系逐渐发生，故在婴儿和儿童中均很少发现，直至 30 ~ 40 岁窦瘤破裂时才发现本病存在。

窦瘤破裂往往骤然发生，引起胸痛。窦瘤内血流向破裂的心腔分流，导致心室过度负荷而发生心力衰竭。此外，在窦瘤边缘或破裂处血流喷射损伤的右心室面，容易发生感染性心内膜炎。

临床检查患者有新近突发的胸痛史，心悸，脉搏洪大，胸骨左缘或右缘下方触及震颤，听诊胸骨左缘有浅表性连续性杂音，舒张期增强。二维及多普勒超声心动图可探及窦瘤及腔内血流湍流或破裂的部位；经食管超声心动图可获得更准确的资料。心导管检查在右室或右房水平存在左向右分流。逆行主动脉造影可确诊。

治疗应针对心力衰竭、心律失常或感染性心内膜炎予以相应处理。对破裂口小的患者，可采用介入治疗，应用室缺封堵器或动脉导管未闭封堵器封堵漏口。如无介入治疗的适应证，应选择外科手术治疗。

九、矫正性大血管错位

本病主动脉与肺动脉虽错位，但分别从相应的心室发出，故无生理功能异常，亦即主动脉从位于左侧的右心室发出，通过三尖瓣接受来自左房与肺静脉的血流；而肺动脉从右侧的左心室发出，通过二尖瓣接受来自右房与腔静脉的血流。本病大血管虽然错位，但由于心室位置亦转换，故动静脉血流方向仍属正常，故称为矫正性大血管错位。

本病常并发其他心内畸形，故临床表现取决于合并畸形的种类及其严重程度。常见的合并畸形有肺动脉口狭窄、室缺、单心室、左侧房室瓣异常、主动脉瓣狭窄以及动脉导管未闭等。

本病预后与治疗视合并的心内畸形而定。如无合并畸形，可长期生存而不需治疗。如合并其他畸形则应针对心力衰竭、心律失常予以治疗。伴重度肺动脉高压或心力衰竭者宜尽早施行肺动脉紧缩术或心内缺损修补术。

（范晓涌）

第十三章　心脏性猝死

第一节　心脏性猝死的病理生理与病因

在美国，每年有超过 25 万人突然死于心血管疾病的某些形式。在过去 30 年来，由于很多医疗技术取得的进展，医生确定和改善与突发死亡相关的危险因素，对受害者的心脏复苏，规定为防止复发的具体抗心律失常治疗的能力提高，年龄调整后的猝死病死率大幅度下降。然而，老年人的人口在增多，心搏骤停仍然是一个重要问题。

从简单的意义上而言，任何死亡都可以考虑为突然死亡。然而，为了一般临床用途，“心脏性猝死”一词通常是保留给那些直到终末事件之前，心脏功能稳定的患者，死亡发生在症状出现的短时间内（通常定义为少于 1h）。一些专家更喜欢用“瞬间死亡”，即无前驱症状，死亡立即发生。瞬时死亡通常被假定为是由于原发性心律失常，但其他灾难性事件，如大的肺动脉栓塞、主动脉瘤破裂、卒中也可能导致瞬间死亡：必须注意的是，并非所有心律失常死亡都是突然的，例如，心脏复苏的患者可能在几天或几周后死于心搏骤停的并发症。这种死亡是由于心律失常，但不符合瞬间或突然死亡定义的标准。

有效地评估和治疗有心搏骤停和猝死风险的患者，需要认识有关的病理生理学机制、主要的预防措施、复苏的技术和结果、发作后的幸存者的治疗和预防。

心脏性猝死有数种不同的电生理机制。从院外检查心搏骤停的动态心电图记录看出，最常见的初发心律失常为心室颤动或快速心室性心动过速。也观察到缓慢性心律失常，包括房室传导阻滞、心脏停搏或电机械分离。在有严重的基础性心脏病，老人和有突发灾难如肺栓塞、急性心肌梗死、主要血管破裂或主要神经系统病变的患者心律失常的患病率较高。本章的重点主要讨论心律失常是突然死亡的首要原因。

（一）冠状动脉疾病

虽然猝死可能发生在所有形式的心脏病，在美国和欧洲，冠状动脉疾病是心脏性猝死受害者中最常见的诊断（表 13－1）。在冠心病患者中，有几个机制可以产生致命性心律失常，而且往往难以准确界定引起发作的因素。一个极端的病例是：以往心室正常的患者，有一支主要的外膜冠状动脉急性闭塞，可以在急性心肌梗死的第 1min 发生心室颤动。这类患者代表事先没有相关的瘢痕，纯粹是缺血性损伤的例子。另一极端的例子是病史上有单个冠状动脉闭塞和陈旧性心肌梗死的患者，梗死后的瘢痕为导致血流动力学紊乱和突然死亡的快速折返性室性心动过速提供了解剖学的基础，急性缺血无须参与。在冠状动脉疾病的患者中，猝死风险最高的患者可能是有多支冠状动脉疾病和以前梗死后的一处或多处心肌瘢痕。即使这样的人，心搏骤停也可能是冠状动脉疾病的第一个临床表现。在过去的 20 年，由于急性心肌梗死的治疗变得更加积极，心肌梗死导致典型瘢痕的性质也已改变。动脉瘤形成瘢痕组织的密度与单形性室性心动过速相关的典型基质，现在已不太常见。经现行的标准治疗后，经过药理或机械灌注，梗死区展示多片状纤维化，在此领域内，紊乱性心律失常占主导地位。在有这种复杂基质的患者，猝死被认为是由于某些触发事件之间复杂的相互作用，如缺血、自主神经系统功能紊乱、电解质不平衡或药物毒性、不稳定的电生理环境和以前的梗死导致。

尸体解剖和临床研究都强调这种复杂性。在猝死的受害者中发现，冠状动脉血栓或斑块破裂的可能性高达50%，但在医院外复苏成功的患者中，发现有新Q波的心肌梗死者，只有大约25%。在心搏骤停幸存者的血管造影研究结果表明，冠状动脉的病变长而弥漫不规则，有溃疡，与急性冠状动脉综合征患者看到的类似。针对缺血的治疗，可减少猝死的发生率。现已证明，积极的心肌血运重建的外科手术可减少猝死的病死率。在冠状动脉旁路手术（CABG－Patch）试验中，在做血运重建手术时，置入心脏除颤器（ICD）患者的生存率没有高于对照组。在此混乱的基础上，对任何冠状动脉疾病的患者都应谨慎地考虑到，缺血是突然死亡的一个重要、潜在、可逆的危险因素，即使临床没有心绞痛。在以前无症状的人，冠状动脉疾病仍可能是猝死的原因。严重的冠状动脉疾病可能无症状或无法识别，在一般人口中有大量的这种人。在所有由于冠状动脉疾病突发心脏病死亡者中，高达50%可能为以前不知道已有冠状动脉疾病者。

引起猝死的其他冠状动脉疾病罕见。冠状动脉起源异常可能引起心肌瘢痕或心室晚电位性心动过速或急性间歇性缺血介导的心律失常。与冠状动脉痉挛、栓塞、外伤、夹层或动脉炎患者可能会导致猝死的机制类似。

表13－1　与猝死相关的心脏状况

冠状动脉疾病
动脉粥样硬化
急性缺血或梗死
陈旧性心肌梗死
先天性冠状动脉异常
其他
痉挛
动脉炎
夹层
主动脉疾病
马方综合征
主动脉瘤
心肌疾病
肥厚型心肌病
扩张型心肌病
心脏瓣膜病
致心律失常性右心室心肌病
先天性心脏病
浸润型心肌病
原发性肺动脉高压
心肌炎
南美锥虫病
心脏受累的神经肌肉疾病
原发性电生理异常
长QT综合征：获得性和先天性
Brugada综合征
儿茶酚胺多形性室性心动过速　预激综合征
先天性房室传导阻滞
其他
药物摄入
心脏震荡
电解质紊乱
与饮食有关

（二）肥厚型心肌病

在肥厚型心肌病，猝死往往发生在事先没有心脏病症状的年轻人。似乎是剧烈运动时的过量事件。在有肥厚型心肌病家族史的家系中，一些青少年或年轻人猝死的发病率比老年成员的发病率较高。其他家庭年轻成人的猝死少见，但可能会出现在发生心力衰竭之后。

已确定肥厚型心肌病患者猝死的几个临床危险因素。包括猝死家族史、复发性、不明原因的晕厥，在动态监测中发现的非持续性室性心动过速、运动时的低血压和重度左心室肥厚

（>30mm）。对肥厚型心肌病患者的遗传研究已发现，有基因突变的心肌蛋白质超过10个。有些突变（例如在肌钙蛋白T的突变）可能与猝死的高风险相关，甚至在没有左心室肥厚的情况下，也可发生突然死亡。多形性室性心动过速或心室颤动被认为是肥厚型心肌病患者心搏骤停时的最初心律失常，而不是与瘢痕有关的心肌内折返的单形性室性心动过速。在肥厚型心肌病患者发现，由于严重的肥厚和传导系统疾病，在浦肯野系统出现的折返可导致持续性室性心动过速，进而导致血流动力学的虚脱和猝死。肥厚型心肌病患者也有由于房室传导阻滞和室上性心律失常而导致猝死的风险，因为任何可引起严重肥厚室壁缺血的节律变化都可能产生致命的心律失常。

（三）非缺血性扩张型心肌病

在心搏骤停后复苏的患者中，大约有10%的原发性心脏病诊断为非缺血性扩张型心肌病。在所有死于非缺血性扩张型心肌病的患者中，约有一半患者为猝死。与某些形式的肥厚型心肌病的情况相反，在扩张型心肌病患者，猝死往往发生在血流动力学症状已发生一段时间后，病程相对较晚的时期。各种不同的心律失常都与猝死相关，单形和多形室性心动过速都可在非缺血性心肌病、扩张型心肌病患者中看到。室内传导延迟可能由浦肯野系统内的微折返造成室性心动过速。在有此种心律失常的患者，可用束支之一的导管消融治疗。在心肌病和非常严重心力衰竭的患者，记录到的心搏骤停初始节律为缓慢性心律失常者，多达50%，而非快速性心律失常。

（四）其他心脏疾病

在心脏瓣膜疾病，可能在几个方面发生猝死。在先天性主动脉瓣狭窄的青年患者，猝死往往与用力有关。至于其他形式的心脏瓣膜疾病，猝死的发生通常较晚，常见于有严重心力衰竭和心室肥厚的患者。虽然有症状的房性、室性心律失常在二尖瓣瓣膜脱垂的患者中常见，真正危及生命的心律失常罕见，除非在一些复杂的情况下，如长QT综合征、电解质不平衡或药物毒性。在肺动脉高压的患者，可能由于血流动力学的原因、缓慢性心律失常或快速性心律失常，发生突然死亡。

致心律失常性右心室心肌病（ARVC）主要是右心室受累的区域性心肌病。已经完成的基因研究发现，桥粒蛋白中的1个基因突变。这些患者通常有左束支传导阻滞型室性心动过速。在有致心律失常性右心室心肌病和室性心动过速的患者，可能有或没有右心功能不全的症状和体征，临床病程的变异很大。

在大多数形式的先天性心脏病患者，如无严重心力衰竭、心室肥厚或低氧血症的情况，突然性心律失常的死亡少见。然而，法洛四联症经历成功的外科手术患者，心室切开术或室间隔修补后的瘢痕可引起晚电位性室性心动过速。

（五）遗传性心律失常综合征

先天性长QT综合征是一种家族性的疾病，以心脏复极延长为特点，心电图上QT间期延长，有可能发生多形性室性心动过速，并可能发展为心室颤动。编码离子通道蛋白基因突变所致的长QT综合征是最常见的类型。由此产生的离子通道功能障碍导致心室动作电位的复极相延长。可促进多形性室性心动过速，是由除极后动作电位的早期振荡引发。在这些有突变的患者，电解质不平衡、心动过缓或暂停、突然交感神经刺激与药物作用都可能进一步延长复极和触发急性发作。重要的是要认识长QT综合征的患者，因为标准抗心律失常药物可能使状况恶化。

短 QT 综合征是由钾离子流复极功能变异，使钾离子流增多造成，已有报道与猝死有关。

Brugada 综合征是另一个与猝死有关的家族性疾病。这些人有不完全或完全性右束支传导阻滞，其心电图上在 V_1 和 V_2 导联的 ST 段抬高。这些患者表现自发性多形性室性心动过速和心室颤动，通常在睡眠时发作。有一些 Brugada 综合征患者，在钠离子通道的基因（SCN5A）突变，在动作电位的平台期钠离子内流减少。认为不寻常的心电图表现是由右心室心外膜的离子通道功能明显障碍所致。

儿茶酚胺引起的多形性室性心动过速是一种罕见的综合征，即在交感神经受刺激或锻炼时暴发的快速性室性心动过速。此综合征是遗传性异质，有心肌肌质网 Ryanodine 受体Ⅱ型和肌钙蛋白编码基因的突变。

（六）药物诱发的心律失常

药物毒性也可导致猝死。各种药可影响心脏的电生理，并导致致命性的心律失常。即使以上描述的用于心房颤动和室上性心动过速的所有抗心律失常药，也可能在心室导致心律失常的反应。其他的心脏性和非心脏性药物也可引起心律失常。最常见的机制是 IKr 阻滞。药物的致心律失常作用有多个因素。危险因素包括：电解质紊乱、年龄、女性、基因多形性或突变、左心室肥厚和心动过缓。

在严重电解质紊乱和异常饮食病史（如神经性厌食症和液体蛋白饮食历史），甚至在无明显心脏疾病的情况下，也可能发生潜在、致命的室性心律失常。

（七）其他心律失常

在无明显结构性心脏病的人，若干电生理异常可发生猝死。如果为非常迅速心室率的室上性心律失常，可引起血流动力学的虚脱，演变为心室颤动。预激综合征者通过旁路快速传导而伴发心房颤动，是与猝死相关最常见的心律失常，但偶尔也有其他室上性心律失常可诱发猝死。虽然由于预激综合征导致的猝死罕见，但猝死可能是此综合征的第一临床表现。

缓慢性心律失常也可能和猝死有关。在先天性完全房室传导阻滞，逸搏起搏点随着时间的推移可能会退化，使心动过缓的患者对出现的室性心律失常变得越来越不能适应。大多数以前健康成年人的心动过缓是窦房结功能障碍或心脏传导阻滞所致，常有一些逸搏起搏点，至少可支持重要器官。因此，在没有严重心功能不全、其他并发疾病、电解质不平衡、药物毒性或长期拖延对心动过缓治疗的心律失常患者，突然死亡的病例很少见。

最近认识到，心脏结构正常的年轻人的猝死综合征是心脏震荡。在运动中，胸部受到一个尖锐的打击后发生心室颤动。动物模型显示，在 T 波易损段，适时的胸部撞击可诱发心室颤动。据推测，其机制与人类综合征的机制类似。

不是所有的心脏结构正常的室性心律失常患者都有猝死的风险。在心脏结构正常，有单形性室性心动过速的患者，猝死是非常罕见的。在心脏结构正常的患者，持续性单形室性心动过速有两种最常见的形式。或发自与有左束支传导阻滞的右心室流出道，或发自有右束支传导阻滞的下间隔区和左轴模式。这两种形式的室性心动过速通常血流动力学耐受性良好，很少导致血流动力学性虚脱。

（周　波）

第二节　心搏骤停的治疗

一、心搏骤停的处理：初步复苏

40 年前已应用经胸除颤，从以社区为基础的方案发展为抢救医院外心搏骤停的患者。一个成功的系统包括：教育市民，使他们能够提供至少基本的心肺复苏（CPR）和一个有组织的结构，以提供院外更有效的生命支持。由于从心搏骤停到实施有效的治疗之间的时间很短，即使是最好的社区方案，从成功复苏到患者能生存到出院者，仅有 20% ~30%。已经确定几个因素有利于良好的结果。也许最重要的是从心搏骤停到有组织的心律恢复的时间。如果有效的节律没有在 4 ~8min 恢复，生存者不太可能保存完好的神经功能。现场的人做及时的心肺复苏可以使这个生存窗口延长几分钟。

由于早期除颤是生存的关键，以加快除颤知识的社会方案，已被广泛采用，但成果有限。初步努力为训练急救医疗技术人员，使他们掌握基本心肺复苏和先进的心脏生命支持技术，能更好地完成紧急电话的急救任务。这些计划的成功与否决定于患者心搏骤停后，急救人员达到的最初的几分钟，以及这些受过训练的急救医疗技术人员的反应能力。公众可获取自动体外除颤器（AEDS）为医院外心搏骤停的患者进一步提高生存率提供了潜力。自动体外除颤器通过放置在胸部的电极片与失去知觉的人连接，除颤器内有个分析患者节律的微处理器。心室颤动和快速室性心动过速被准确地证实为“电击”的节律，自动体外除颤器可识别和指示救援人员按下按钮，提供一次电击。最近已推出，为非专业的家庭成员设计的自动体外除颤器是可穿戴的背心，只要稍经培训就会应用，不需要救援人员操作。当前强调现场的人做心肺复苏技术的重要性，可及时维持有效的胸外按压。

基本和先进的心脏生命支持技术的讨论超出了本章的范围。对于室性心动过速或室颤，除颤或早期复苏是患者生存的关键。对于心脏停搏或无脉搏的电活动患者的生存前景暗淡，除非为可逆的原因所致，并可以立即识别和纠正。

二、心搏骤停幸存者的处理：住院期

入院前即使在有效心脏护理方案的社区也只有一小部分心搏骤停的患者能够活到入院。为了这些心搏骤停幸存者的优化管理，需要一个系统化的方法。首先，必须确定复苏潜在的并发症和治疗。其次，应当决定可能的原因，包括可逆的诱发事件，任何潜在心脏病的性质和严重程度，造成此次心搏骤停的心律失常。最后，可以选择的治疗和评估其成功的潜力。

（一）复苏的并发症

只有一部分心搏骤停早期除颤的幸存者是清醒的，并在入院后获得功能的完全恢复。多数患者会有从心搏骤停或复苏本身造成的肺、心脏和神经系统的并发症。肺部并发症通常是由于是胃内容物的误吸或胸部按压造成的胸廓机械损伤。应仔细检查胸壁，触诊，如果必要时需固定。在极端情况下，胸椎骨骨折可能导致连枷胸，或可能发生肝、脾撕裂伤。胸部 X 线检测可能有助于发现吸入物，但为了证实延迟出现的浸润性炎症，可能需要多次检查。如果胸部 X 线片已经放置在中央线，也可用以确认气管的位置，以排除气胸。在入院后早期阶段，往往需要机械通气，允许适当的氧合和肺部净化，这可能需要使用肌肉松弛药和镇静药。

心搏骤停产生一个时期的全心脏缺血，往往造成心脏的休克期，定义为可逆的心脏收缩功能减低。这有两个重要的意义。首先，在复苏后的早期阶段，强心药甚至机械支持（如主动脉内球束反搏）可能是必要的，以维持重要器官的灌注。其次，任何急性的心室功能评估可能会高估永久性功能障碍。因此，在心搏骤停几天后测量的低射血分数可能不是最终准确衡量的心脏功能。心搏骤停后的心电图和酶的数据往往难以解释。通常，只在心搏骤停前有胸部疼痛、并记录到 ST 段抬高或新 Q 波的患者，可确定急性心肌梗死作为患者的主要事件。没有新的心肌梗死记录的患者，患者的心脏功能可能有希望最终恢复到心搏骤停之前，但是这可能需要几个星期。在立即复苏后期间，心律失常常见。它们可能类似于那些最初产生骤停的心律失常，也可能是由血流动力学异常及多器官功能衰竭导致新的心律失常。没有任何单一的针对这些心律失常的有效治疗，必须试用抗心律失常药、β 肾上腺素能受体阻滞药、强心药和其他措施，以改善血流动力学。最近，在入院前使用静脉胺碘酮的研究表明，有改善自发恢复循环和入院的生存率，但对入院至出院的生存率没有明确的有利影响。

心搏骤停后神经损伤迅速发生。除非除颤后循环几乎是立即自发恢复，患者入院时为昏迷状态，在早期阶段往往是很难准确地评估功能恢复的潜力。可能保留脑干的反射，但它们的存在并不一定可预测为有利的结果。广泛或局部癫痫发作，去大脑或去皮质状态、非自主呼吸可能使机械通气困难。经常需要神经肌肉阻断药，抗惊厥药和镇静药，及进一步阻碍了做出准确的神经学评估的能力。在没有严重并发症的患者，支持治疗至少应持续 24h。最近的研究表明，心搏骤停复苏后昏迷的患者，轻度低温（32～34℃的 12～24h）可改善神经功能的恢复。在心搏骤停后 72h 之内，意识恢复的患者的预后良好，其中许多将完全恢复及很少或没有长远的神经系统损害。如果昏迷持续时间超过 72h，少数患者可存活。这些患者往往有持续性严重的运动和认知缺陷。对于后者，关于延长人工支持的决定，往往很困难，需要结合各种医疗、道德和社会因素加以考虑。

（二）诊断性研究

1. 无创评估心脏结构性疾病　一旦患者恢复，就可能长期生存，应该努力确定基本心脏疾病的类型和程度。

（1）心电图：虽然除颤后的初始心电图提供第一次信息，可能会产生误导。以前有 Q 波的导联，常见暂时性 ST 段抬高，不总是意味着新的心肌梗死是心搏骤停的主要原因。只有在心搏骤停之前、正常节律时记录到 ST 段抬高或者出现新的 Q 波，才可做出急性心肌梗死的明确诊断。这种区分很重要，有两个原因：①新的 ST 段抬高型心肌梗死患者是急性机械或药物灌注的候选人。②与新的心肌梗死诱发心室颤动复苏有关的预后，与有同样大小的下壁梗死而无心搏骤停的患者无显著的不同。如果有疑问，急性期做心导管可能是必要的。更常见的是，复苏后心电图将显示这些慢性疾病的证据，包括陈旧性 Q 波、传导缺陷或肥厚。

ST 段和 T 波异常，几乎出现在所有复苏后的患者，但其意义有限。心电图还可以用于诊断先天性和获得性长 QT 综合征、Brugada 综合征、预激综合征、心肌病和先天性心脏病。

（2）超声心动图：在复苏后不久，可在冠心病监护病房做超声心动图，为了解心脏的功能和解剖，提供无创性评估。在早期，二维超声心动图可提供有关心室的大小、瓣膜异常、心室功能的有价值信息。系列研究往往有助于休克后初期及其后心功能恢复的记录。

（3）其他非侵入性试验：其他非侵入性检测在一些病例可能有价值。磁共振成像对致心律失常性右心室心肌病和心肌炎的患者特别有价值。正电子发射断层扫描、磁共振成像和同位素灌注扫描可能有助于评估心功能差的区域内心肌的存活性。存活的心肌，可能影响任何企图做适当的心肌血运重建术可行性的决策。

2. 结构性心脏病的介入性评估　心导管检查可为心脏结构、功能和血液供应提供最完整的评估，实质上，几乎所有心搏骤停的幸存者都应考虑履行。在美国和欧洲，发现心搏骤停的患者中大约 80% 的患者是冠状动脉疾病。在冠状动脉疾病，意外的心搏骤停主要发生在两个临床情况：有和没有陈旧性心肌梗死的急性梗死和短暂缺血。

心肌梗死急性阶段发生心搏骤停存活者的预后，决定于心室损伤的总量、残留严重缺血以及心搏骤停的任何非心脏性并发症是否完全恢复。这些患者的治疗应与其他的急性心肌梗死患者类似，特殊的是不需要确定长期的抗心律失常治疗。在没有新的 Q 波心肌梗死心搏骤停的患者，缺血的作用是有争议的。正如前述，在心搏骤停幸存者的冠状动脉造影或猝死者的尸体解剖中，往往看到长的、溃疡性冠状动脉病变。如果在左心室功能完全正常的患者，发现这些病变，被认为单从这些病灶引起的缺血可能是心搏骤停的原因。纠正心肌缺血的血运重建术是最合适的，而且有时也是唯一需要的治疗。更常见的是既有潜在的急性缺血，又有固定的瘢痕，两者间复杂的相互作用是心搏骤停的原因。

3. 心律失常的诊断　各种不同的心律失常可导致心搏骤停和猝死。室上性快速性心室率的心律失常和原发性缓慢性心律失常是心搏骤停的罕见原因。然而，重要的是对这些心律失常患者的诊断，因为他们会需要不同的治疗方法。室性心动过速和心室颤动是医院外心搏骤停最常见的原因，评估和治疗这些心律失常将是本章的重点。

（1）无创评估：无创检测在遭受心搏骤停患者的作用是有限的，因为心搏骤停的历史已经证明他们是高危险群。但是，在已知有心脏疾病的患者，无创检测常常被用以评估未来的事件与风险。

在某些运动诱发室性心动过速或确定心脏性猝死是否由缺血诱发的患者，运动试验可能有用。长 QT 综合征患者的 QT 间期的异常延长，与先天性心脏传导阻滞患者的心律失常，也可能用以确定未来风险的标记。但是，在大多数情况下，运动试验可提供潜在缺血的有关资料，而不是诊断心律失常的机制或指导治疗。

在心搏骤停的幸存者中，动态心电图监测很少有益，但在有不同心脏病的患者，心搏骤停复苏后的随访中，如有频繁和复杂的室性早搏和不正常的心率变异为猝死危险因素。人口研究中发现频繁或复杂的心室异位早搏与猝死和非心脏性猝死的危险增加有关。不幸的是，动态心电图监测数据的预后价值在任何患者都是有限的，因为每日间的数据的重复性很差。使用抑制室性异位活动的抗心律失常药物并没有被证实可以改善存活率。其他非侵入性试验已用于患者的危险分层。平均信号心电图测试、评估运动时微伏 T 波的改变、晚电位、心率变异和压力感受器的敏感性已经被提出，但它们在每个患者中的价值仍有争议。

（2）介入性评估：介入性评估涉及基础电生理研究，使用编程电刺激诱发和显示患者心律失常的特点。由于心脏除颤器已公认为防止心搏骤停最有效的治疗，电生理研究已经退居到次要地位。现在，如果有任何不寻常的机制或心律失常，可能容易被消融治疗，可用电生理研究帮助确定此种心律失常的机制。用序列的电生理测试确定有效的抗心律失常药物的能力有限，用电生理研究选定治疗药物的技术失败率很高，因而不可接受。电生理研究可用于描述治疗心动过速药物的作用。药物治疗可以改变许多心动过速的心室率，并能影响除颤阈值。在药物治疗中，从电生理研究中获得的数据可以用来指导心脏除颤器的编程。

三、心搏骤停幸存者的治疗

治疗心搏骤停幸存者需要一个全面的策略，必须兼顾对基本心脏疾病过程的积极和适当的处理，以及具体的抗心律失常治疗。

（一）抗心律失常药物治疗

在过去15年，在心搏骤停幸存者中，抗心律失常的药物治疗已有很大改变。这种策略上的变化是基于对猝死的一级和二级预防随机临床试验的结果。这些试验显示，Ⅰ类抗心律失常药物治疗用于心肌梗死后患者的预防，生存率没有改善，并可能恶化。在有持续性室性心动过速或心室颤动病史的患者，用Ⅰ类抗心律失常药物的结果不如索他洛尔和胺碘酮。但已证实，索他洛尔和胺碘酮对改善生存率的疗效又低于置入心脏除颤器的疗效。

但是，抗心律失常药物对个别患者仍有价值。在复苏后的初期，不稳定性心律失常常见。对这种情况，静脉用胺碘酮和β－受体阻滞药是最有效的治疗。许多置入心脏除颤器而没有用药物治疗的患者，可能会经常发作有持续或非持续性室性心动过速，而触发心脏除颤器治疗。在随机试验中已证明，索他洛尔为β肾上腺素能阻断活性的Ⅲ类药，胺碘酮可以减少ICD治疗的频率。索他洛尔的通常剂量范围为120～160mg，每日两次。索他洛尔是由肾清除，在肾功能不全患者应调整剂量。d－L索他洛尔是一种强力β－肾上腺素能受体阻滞药，心动过缓可能限制其治疗。索他洛尔也可以降低除颤阈值。在用胺碘酮的前1～2周的治疗中，通常是用5～10g的负荷剂量，以后的每天剂量为200～300mg。胺碘酮治疗常见的不良反应包括：甲状腺功能异常、光敏性和皮肤变色、神经肌肉的症状和肝功能试验异常。胺碘酮对肺的毒性，如果没有认识，可危及生命。在治疗第一年，发生在1%～2%的患者，以后的每年约为0.5%的患者。有些不适于或不愿意用ICD治疗的患者，索他洛尔或胺碘酮将是可选择的药物。有效的药物治疗可防止缺血和心力衰竭的进展，重要的是需长期治疗。

（二）心肌血运重建术

在心搏骤停的幸存者和有猝死风险的患者，血运重建可能在治疗中发挥重要的作用。在缺血性心脏病和稳定型心绞痛患者，冠状动脉血运重建可减少猝死率，并观察到：对有多支血管病与左心室功能降低的患者有最大的效益。在心搏骤停幸存者，有心肌缺血或冬眠证据、广泛领域的功能失调但仍存活的心肌是血管重建术的适应证。选择的患者如果以往没有明显的瘢痕，仅血运重建术可提供有效的治疗。但是以往有瘢痕的患者仅用血运重建可能不会有效地防止未来的心律失常。在顽固性缺血或严重心力衰竭和用任何形式的治疗不能控制的心律失常的患者，心脏移植起着重要作用。

（三）外科手术或导管消融

已经制定，有折返循环引起室性心动过速的心肌区可用外科手术或导管的方法直接消除或消融。两种方法都需用程控刺激、标测的方法来决定心动过速的关键部分，以确定切除或消融的地点。由于标测导引手术切除术的死亡率高，通常此方法已不再用。虽然，导管射频消融已成功用于治疗持续室性心动过速，成功率最高的患者是对心动过速具有良好耐受性或无结构性心脏病者。目前，在心搏骤停患者，导管射频消融经常用于已有心脏除颤器的患者，成为减少心律失常发作的频率的一种辅助治疗。旨在孤立大面积心律失常性心肌的新消融办法现正在研究中，并可能对某些快速和不稳定的心律失常患者有效。对房性心律失常导致心搏骤停的患者，导管消融房室连接处的附加通道是有效的。对浦肯野系统内微折返导致的室性心动过速，右束支的消融将消除进一步的发作。

（四）置入式心脏除颤器

于 1980 年，临床置入第一个 ICD。按照今天的标准，早期的设置已清楚地表明完全置入的除颤器可自动终止危及生命的心律失常。除颤器技术的进展扩大了这些设置的应用，目前 ICD 被认为是心搏骤停幸存者的主要治疗方法，并为许多高危患者的一级预防。

ICD 由两个基本部分组成：ICD 的发生器和起搏导联与电击释放系统。ICD 的发生器包含感应电路、记忆存储、电容器、电压促进剂、遥测模块和一个控制的微处理器。研究的进展使得所有的这些组件可小型化和复杂化，尽管发生器的功能增加，但体积明显减小。原始设计的置入式除颤器的目的只是能认识心室颤动杂乱无章的电活动的特点。此后不久，又能够认识到室性心动过速。随后一代又一代的设置又有了广泛的编程选项：抗心动过速起搏、为心动过缓的单、双心腔心率反应性起搏、双相除颤波形、提高心律失常检测功能、创新导联系统和心脏再同步。原来的系统需要开胸在心外膜放置电极片，因此置入手术本身就有相当的发病率和死亡率。后开发了经静脉导联并可成功除颤，发生器体积减小，使在胸部地区皮下置入成为标准。在当前的系统，心脏电生理专科医生可在导管室通过局部麻醉置入除颤器。

从他们的介绍来看，毫无疑问，该除颤器可非常有效地终止室性心动过速和心室颤动事件。最初，主要是通过心电图监测或电生理测试重复评估，对抗心律失常药物治疗无效的患者置入除颤器。由于抗心律失常药物的限制变得更加明显，心脏除颤器开始作为一线治疗方案。在抗心律失常药物与置入除颤器（AVID）的研究中，1016 例患者随机分配到药物治疗（胺碘酮或很少，索他洛尔）或置入除颤器组。生存分析显示，在 3 年的随访中，总病死率分别下降 39%，27% 和 31%。汉堡（Hamburg）心搏骤停的研究（CASH）将 346 例心搏骤停幸存者随机分配到除颤器组或用三种药物（胺碘酮、美托洛尔或普罗帕酮）中的一种。由于普罗帕酮组患者的病死率过高，而提前终止。在 2 年的随访中，ICD 组的病死率比美托洛尔和胺碘酮合并治疗组低 37%。在加拿大置入除颤器研究（CIDS）中，有心搏骤停、持续性室性心动过速或室性心动过速诱导的不明原因晕厥的 659 例患者，用除颤器或胺碘酮治疗。在 2 年的随访中，ICD 组的病死率低了 19.7%。这三个研究令人信服的证据表明，ICD 应为心搏骤停幸存者的一线治疗。

但是，ICD 治疗也有一些限制。除颤器通过使用抗心动过速性起搏或直流电除颤终止心律失常时，可使患者产生显著的不适。据报道，受多次除颤的患者的生活质量产生了负面影响。虽然一 ICD 的编程可使用各种起搏战略，可能会降低心律失常的频率，但这些步骤并不总是有效，往往需要用抗心律失常药物作为辅助治疗。索他洛尔、胺碘酮和 β 肾上腺素能受体阻滞药是 ICD 患者用于减少除颤频率最常用的制剂。病情发展往往限制了 ICD 的作用，非常严重的患者用心脏除颤器是否最有效是有争议的。硬件的退变虽然很少有生命危险，仍然是一个问题，并可能导致需要多次介入性操作。

最后，ICD 的治疗是很昂贵的。在 AVID 和 CIDS 的研究中，估计每人每年的增加成本比药物治疗者超过 10 万美元。

（周　波）

第三节　心脏性猝死的风险评估与预防

即使在有对医院外急救反应的最先进系统的社区，只有一部分复苏生存的患者在出院时无明显的后遗症。在许多地区，心搏骤停后的患者仅有一小部分人可存活。因此，重要的是能够识别猝死高风险的患者，并确定对这些患者的具体而有效的治疗措施。

（一）风险评估研究

对猝死风险因素的最全面的评估认为，近期心肌梗死的患者是预测猝死的危险因素。通常，实验室或临床发现的缺血、心功能不全和电不稳定与不良预后相关。一些研究结果已确定慢性电不稳定的标志。心肌梗死后存在频繁或复杂的室性早搏（VPBs）是猝死的危险因素。在动态心电图24h 记录中，室性早搏仅为3～6/h，预示猝死的风险增加。在个别患者，自发性室性心律失常的频率和类型的重复性越来越差，限制了这一发现的价值。动态监测中的其他结果可能有用。在动态心电图监测中，RR 间期的变异减少是肾上腺素张力和猝死危险增加的标记。平均信号心电图可用以检测，并从常规心电图的噪声中区分出心室激动晚电位。这些晚电位往往出现在有持续单形性室性心动过速的患者，并可作为心肌梗死后患者的病死率预测因子。运动时，T 波上微伏振幅的交替被认为是危险性增加的另一种标记。压力感受器的敏感性减少和心率变异性异常也被用来确定高危患者。所有的非侵入性试验由于阳性预测的准确度低，其应用受限，它们对个别患者决定的价值是有争议的。目前，ICD 置入指南是以证据为基础，适应证的基础是：心律失常的病史、左心室射血分数以及纽约心脏协会心功能分级（NYHA）。

（二）猝死的一级预防

猝死的一级预防仍然是一个难以达到的目标。虽然许多风险因素已经确定，在临床试验中，很难证明任何针对单一风险因素的治疗方法是有效的。已证明，β 肾上腺素受体阻断药、降胆固醇药物、血管紧张素转化酶（ACE）抑制药可减少心力衰竭患者或心肌梗死后猝死或非猝死的病死率，但这些药物不是通过治疗心律失常，而是以一个特定的方式生效。临床试验显示，Ⅰ类抗心律失常药物不减少猝死的病死率。事实上，最确定的心律失常抑制试验（CAST）发现，被随机分配到药物治疗的患者中，他们的自发性 VPBs 可以被抑制，但病死率较高。几项使用胺碘酮的经验性研究报道可改善心肌梗死后的存活率，但最大的安慰剂对照研究——欧洲和加拿大胺碘酮治疗心肌梗死试验（EMIAT 和 CAMIAT）和心脏性猝死、心力衰竭试验（SCD－HeFT）并没有显示出任何好处。多非利特和阿米利特已在心肌梗死后患者中测试，多非利特用于慢性心力衰竭患者。用这两个药物治疗后，没有明显改变病死率。心脏再同步化治疗有严重心力衰竭，宽 QRS 波的患者证实可以改善心功能分类，减少住院病死率和减少心脏性猝死和非心脏性病死率。随机试验表明，ICD 治疗对猝死的一级预防在许多人中有效。最近的试验使用的标准主要基于左心室射血分数（低于 30% 或 35%）和心功能的 NYHA 分级。最主要的一级预防试验报告中的相对危险性降低的范围与在二级预防试验中看到的类似（20% ~30%）。在急性心肌梗死的冠状动脉搭桥术及除颤器试验（DINAMIT）中，冠状动脉血运重建时或急性心肌梗死 40d 之内分别置入 ICD 的患者，未能证明有利于患者。根据这些试验的结果，现行的准则，排除了这类患者。

（崔文建）

第十四章 感染性心脏疾病

感染性心内膜炎（infectlve endocarditis，IE）是指病原微生物（细菌、真菌、病毒、立克次体、衣原体、螺旋体等）直接感染而产生的心脏瓣膜和（或）心内膜，以及大动脉内膜的炎症病变。瓣膜损害以主动脉瓣、二尖瓣最常见，其次是三尖瓣，肺动脉瓣少见，多发生于瓣膜关闭不全的患者。据统计 IE 发病率为 0.05% ~0.1%，多见于青壮年，男性患病明显多于女性，男女发病之比为 1.6 ~2.5 ：10 临床上依据发病的急缓和病程长短，将 IE 分为急性和亚急性 IE。急性 IE 起病急骤，病程进展快，病死率高。亚急性 IE 起病缓慢而潜隐，进展较慢，病程较长。但临床上急性和亚急性 IE 常有重叠现象。

心肌炎是指各种病因引起的心肌局限性或弥散性急性或慢性炎症病变，可累及心肌、间质、血管、心包或心内膜。国外报道心肌炎的年发病率为 0.017%，国内尚无确切报道。心肌炎分为感染性或非感染性两大类：感染可由细菌、病毒、螺旋体、立克次体、真菌、原虫、蠕虫等引起，以病毒性心肌炎最为常见；非感染性由免疫介导的损伤、免疫性疾病、物理或化学因素、药物等所致。

心包炎（pericarditis）的病因多种多样，但大多数病理生理改变和临床表现基本相似，通常表现为心包炎、心包积液和缩窄性心包炎。心包炎为各种原因引起的心包膜脏层和壁层之间的炎症，可单独发生，也可由心脏自身病变演变而来，或者由心脏邻近组织的病变蔓延所致，或者是全身系统性疾病的部分表现。临床上通常分为急性心包炎和慢性心包炎。

第一节 感染性心内膜炎

一、感染性心内膜炎的流行病学

由于广谱抗生素的应用、病原微生物的变迁、风湿热减少、侵袭性或有创诊疗增多等因素，IE 发病年龄、临床表现、感染途径、致病菌群等方面发生了明显变化。主要变化为：①IE 的临床表现变得不典型；②风湿性心脏病的比例下降，二尖瓣和（或）主动脉瓣退行性瓣膜病、人工瓣膜置换、经皮导管检查和器械置入以及静脉滥用药物已取代风湿性心脏病，成为最常见的 IE 致病因素；③发病年龄较前明显增大，年龄 >40 岁者发病明显增多；④溶血性链球菌感染没有减少，金黄色葡萄球菌感染增多，真菌感染有明显的上升趋势；⑤超声心动图对赘生物的检出率明显增高；⑥因肺栓塞引起的死亡减少，并发急性左心衰竭的病死率有了明显升高。

研究证实，瓣膜退行性变已成为感染性心内膜炎的基础，来自捷克 29 家医院的前瞻性多中心自体感染性心内膜炎的观察研究显示，IE 的发病率约为 3.4/10 万，主动脉瓣赘生物占 45.5%，二尖瓣病变则占 40.3%。来自西班牙的前瞻性研究发现，2003—2009 年与既往 15 年相比，发病年龄显著增加（60 ±16 年），自体瓣膜感染性心内膜炎中本身没有病变的瓣膜逐渐增多，占全部自体瓣膜 IE 的 67%，其中金黄色葡萄球菌是最常见的细菌感染，约占 26%，链球菌约占 24%。2010 年 AHA 心血管置入性电子器械感染和处理指南指出，起搏器与 ICD 置入相关的感染中 1.37‰为囊袋感染，而 1.14‰为血流感染或心内膜炎。美国国立医院出院统计发现，2003 ~ 1996 年相比，起搏器相关感染增加了 2.8 倍，ICD 相关感染也显著增加，血浆凝固酶阴性的葡萄球菌感染占绝大多数，约为 42%。

二、感染性心内膜炎的易感因素及致病微生物

1. 易感因素　①先天性心脏病：已成为 IE 的常见病因，占 IE 发病率的 10% ~ 20%，尤其好发于室间隔缺损、动脉导管未闭、法洛四联症、主动脉缩窄、肺动脉瓣狭窄、Marfan 综合征伴主动脉瓣关闭不全。②器质性心脏病：主要为心脏瓣膜病、二尖瓣或主动脉瓣脱垂等。既往 IE 主要发生于风湿性心脏瓣膜病，常见于二尖瓣或主动脉瓣关闭不全，其次是三尖瓣，少见于单纯性二尖瓣狭窄，罕见于肺动脉瓣。③心脏外科手术：人工心脏瓣膜置换术或先天性心脏病矫正术后。④经导管检查及治疗：漂浮导管检查、置入起搏器、主动脉球囊反搏、PCI 等。⑤经体腔检查与治疗：拔牙等口腔操作，导尿、尿道扩张，以及膀胱镜、尿道镜、胃镜、肠镜、支气管镜等检查与治疗。

值得提醒的是，约近 1/3 的 IE 发生在无器质性心脏病患者，其中部分患者潜在无症状二叶主动脉瓣或二尖瓣脱垂。随着年龄增长，IE 多发生于主动脉瓣及二尖瓣的退行性变，常侵犯主动脉瓣。由静脉药物成瘾致 IE 者明显增多，并且多为右心 IE。

2. 致病微生物　几乎所有已知的病原微生物均可引起 IE，同一病原体既可引起急性病程，也可引起亚急性病程。目前，溶血性链球菌感染的比例下降，但仍为常见的致病菌，多引起亚急性 IE。急性 IE 多由金黄色或表皮葡萄球菌感染引起，尤多见于侵入性诊疗操作和静脉药物成瘾者。肠球菌、革兰阴性细菌或真菌感染的比例明显增加，易形成较大的瓣膜赘生物，主要为血小板和纤维蛋白样团块，内含大量的病原微生物，可损伤心瓣膜、心内膜与血管，易致多发性动脉栓塞、细菌性动脉瘤、脓肿、心力衰竭等，有极高的病死率。厌氧菌、放线菌、李斯特菌偶见。其他病原微生物如立克次体、衣原体等也可引起。HACEK（嗜泡沫嗜血杆菌、放线共生杆菌、人心杆菌、侵袭埃肯菌及金氏杆菌）心内膜炎在天然瓣膜心内膜炎中占 5%，多导致亚急性 IE。真菌多见于心脏手术、静脉药物成瘾、长期应用抗生素或糖皮质激素以及免疫抑制剂、经静脉导管长期营养等情况，其中念珠菌属、曲霉菌属和组织胞质菌多见。目前，非静脉使用药物者的自体瓣膜心内膜炎的常见致病菌为链球菌（35%）、金黄色葡萄球菌（28%）、肠球菌（11%）、凝固酶阴性的葡萄球菌（9%），约 9% 的患者血培养阴性。国外大规模研究显示，血培养阴性患者的主要致病菌是贝纳特立克次体（48%）和巴尔通体（28%），而支原体、军团菌、革兰阳性棒状杆菌不足 1%。

三、感染性心内膜炎的发病机制

1. IE 的基本病理变化　大量研究证明，血流动力学因素、机械因素导致的原始内膜损伤、非细菌性血栓性内膜炎、暂时性菌血症，以及微生物的数量、毒性与黏附力均与 IE 发病有关。基本病理变化是瓣膜表面形成赘生物，由血小板、纤维蛋白、红细胞、白细胞和病原体组成，延伸至腱索、乳头肌和室壁内膜。赘生物可被纤维组织包绕发生机化，可迁延不愈而持续造成损害，可愈合后复发以及重新形成病灶，可脱落导致栓塞等并发症。

2. 致病菌的侵入途径　致病菌可经多种途径侵入，如皮肤、口腔、呼吸道、胃肠道、泌尿道、静脉注射等。正常人血液中可有少数细菌侵入并引起菌血症，大多为暂时性，很快被机体清除，临床意义不大。但反复发生的暂时性菌血症使机体产生循环抗体，尤其是凝集素，可促使少量的致病菌聚集成团，容易黏附到原已受损的心瓣膜和（或）心内膜上而引起 IE。

3. IE 发病的基本过程　先天性心脏病 + 心脏瓣膜病等心脏疾病→瓣膜狭窄导致的压力阶差 + 瓣膜关闭不全导致的血液反流 + 先天性心脏畸形导致的心内分流→心脏瓣膜和血管内膜的内皮损伤→血小板和纤维蛋白沉积到损伤处→非细菌性血栓性心内膜炎 + 无菌性瓣膜赘生物形成→病原微生物经多种途径侵入血流并黏附于瓣膜损伤处→感染性瓣膜损伤 + 感染性赘生物形成→瓣膜及其支持结构受损而诱发或加重心功能不全→赘生物内细菌繁殖与释放毒素引起菌血症与毒血症→赘生物破碎和脱落后导致动脉栓塞 + 动脉壁损伤形成动脉瘤 + 组织器官脓肿→微血栓栓塞或免疫反应致小血管炎（黏膜瘀点、甲下出血、Osler 结节和 Janeway 损害等）+ 肾小球肾炎（局灶性、弥散性或膜性增殖性）。

四、感染性心内膜炎的临床症状与体征

致病菌与感染途径等的变化，使 IE 的临床症状和体征发生了相应的改变，既往特征性的体征如瘀点、脾肿大、栓塞、杵状指等明显减少，临床表现不典型，并趋于多样化。

1. 诱发因素　包括手术、创伤、静脉注射毒品、拔牙、内镜检查、心导管检查与治疗、人工瓣膜置换术、心脏矫形手术、置入起搏器等，均可成为 IE 的诱发因素。

2. 发热　多数 IE 有发热，急性 IE 的体温较高，而亚急性 IE 的体温常 <39℃，伴有疲乏无力、肌肉酸痛等症状。老年、心功能不全、肾功能不全及消耗性疾病患者可无发热或呈低热。有 10% ~15% 的患者有头痛、头晕、抑郁、失眠、眩晕、精神错乱等精神神经症状。

3. 心脏杂音　80% ~90% 的急性 IE 和人工瓣膜 IE 患者有心脏杂音，受损瓣膜以主动脉瓣为主，其次为二尖瓣。发病初期仅 30% 闻及心脏杂音，多数于疾病中后期出现。新出现的心脏杂音或原有杂音强度、性质的变化，常为诊断 IE 的重要线索，但在亚急性 IE 中少见。新发杂音多为瓣膜反流性杂音，病情中后期可由明显贫血引起。2/3 的右心 IE 特别是侵犯三尖瓣者，赘生物可增殖于室壁的心内膜上而不能闻及杂音。

4. 心力衰竭　急性或亚急性 IE 均可诱发或加重心力衰竭，心脏杂音尤其是反流性杂音的变化常为心力衰竭的征兆。以主动脉瓣受损为主时心力衰竭发生率 75%，二尖瓣损害为主时可达 50%，三尖瓣损害为主时达 44%。早期常不出现，随着瓣膜损害（粘连、脓肿形成，甚至穿孔）及其支持结构（瓣环、乳头肌与腱索）加重，或心肌炎症、局部脓肿、微栓子栓塞心肌血管等，常发生心力衰竭或使原有的心力衰竭明显加重。损伤的心脏瓣膜可为单纯的主动脉瓣、二尖瓣或三尖瓣，也可合并存在。少见原因为感染的主动脉窦细菌性动脉瘤破裂或室间隔脓肿形成并溃破。发生心力衰竭往往提示预后不良，是 IE 的首要死亡原因。

5. 心律失常　部分 IE 患者由于感染弥散或瓣周脓肿形成影响心肌或传导系统时，可发生心律失常。多数为室性心律失常，少数发生心房颤动。传导阻滞以不同程度的 AVB 和室内传导阻滞较多见，可由二尖瓣或主动脉瓣心内膜炎侵袭，或二尖瓣脓肿、主动脉瓣脓肿、主动脉窦细菌性动脉瘤压迫房室束或束支所致。

6. 心外表现　①栓塞：发生率较以往明显下降，15% ~35%，主要发生于急性 IE。多

发于治疗的最初2～4周内，多为亚临床型。全身任何部位均可发生，约65%的患者累及神经系统，其中约90%栓塞于大脑中动脉分支处，有较高的病死率。②脾肿大：发生率为15%～35%，多为轻至中度肿大，质软并可压痛。由病原微生物及免疫反应引起，或因赘生物脱落栓塞脾脏所致。主要见于急性IE。③微血管损伤：有5%～40%患者出现瘀点、瘀斑、甲床下出血、Osler结、Janeway损害等表现，较以往显著下降，主要见于亚急性IE患者。以瘀点发生率最高，常成群出现，多见于眼睑结合膜、口腔黏膜、胸前和手足背皮肤，中心发白，持续数天消失，可反复出现，偶见全身性紫癜。甲床下出血的特征为线状，远端达不到甲床前边缘，可有压痛。7%～20%的患者出现Osler结，多发于手指和足趾末端的掌面、大小鱼际或足底，呈紫色或红色，稍高于皮面，直径大小为1～15mm，可有压痛，持续数天消退。也见于系统性红斑狼疮、淋巴瘤、伤寒等疾病。Janeway损害为化脓性栓塞所致，表现为手掌或足底出现直径1～4mm的红斑或出血性损害。④视网膜病变：少数患者发生，表现为椭圆形黄斑出血伴中央发白，有时眼底仅见圆形白点（Roth点），此种表现也见于结缔组织疾病、严重贫血或血液病患者。⑤杵状指：很少见。

五、感染性心内膜炎的临床分类及临床特征

1. 感染性心内膜炎的分类

（1）IE的传统分类：根据病程、有无全身中毒症状和相关的临床表现，将IE分为急性IE和亚急性IE，但两者具有明显的重叠性，并且不典型者趋于增多，使临床分型更加困难。

（2）根据感染来源分类：分为社区获得性心内膜炎、医疗相关性心内膜炎（院内感染和非院内感染）和静脉药瘾者心内膜炎。

（3）ESC新分类法：《2009年ESC的IE诊治指南》提出：依照感染部位及是否存在心内异物将感染性心内膜炎分为4类：①左心自体瓣膜心内膜炎（native valve endocarditis，NVE）；②左心人工瓣膜心内膜炎（prosthetlc valve endocarditis，PVE），瓣膜置换术后<1年发作称为早期PVE，术后>1年发作称为晚期PVE；③右心心内膜炎；④器械相关性心内膜炎，包括导管、内镜及器械置入等，伴或不伴有瓣膜受累。

2. 感染性心内膜炎的临床特点

（1）急性IE：多发生于无器质性心脏病的患者。病原菌通常是高毒力的细菌，如金黄色葡萄球菌或真菌。起病急骤，全身毒血症状明显，有高热、寒战，病情进展快，成为急性IE的首要症状。由于心脏瓣膜和腱索的急剧损害，短期内出现心脏杂音或原有杂音强度和性质的变化。急性IE常较快发展为急性心力衰竭，多数患者于数天或6周内死亡。在受累的心脏瓣膜上，尤其是由真菌感染引起者，常有大而脆的赘生物，脱落后容易导致多发性的栓塞和转移性脓肿，包括心肌脓肿、脑脓肿和化脓性脑膜炎，而右心栓子脱落则导致肺炎、肺栓塞和肺脓肿（单个或多个）。皮肤瘀点或多形性瘀斑多见，脾肿大和贫血少见。静脉药物成瘾者引起的右心心内膜炎多为急性，而且往往累及正常的心脏瓣膜，以三尖瓣受累最多见，易发生急性右心衰竭、细菌性肺梗死或肺脓肿，病情进展迅速，病死率>60%。

（2）亚急性IE：多起病缓慢，病程通常超过6周甚至数月。有全身不适、疲倦、低热及体质量减轻等非特异性症状，部分以新的心脏瓣膜杂音、原有瓣膜病杂音改变或心力衰竭进行性加重为主要表现，极少数以栓塞（如脑卒中）、肾小球肾炎等为首发表现。①发热：最常见，体温常<39℃，多为不规则热，间歇热或弛张热少见，伴有畏寒和出汗。值得注意

的是，3% ~15% 的患者体温正常或低于正常，多见于确诊前已用过抗生素、退热药或极度虚弱状态的患者，也见于老年伴有栓塞、真菌性动脉瘤破裂引起脑卒中、严重心力衰竭及尿毒症的患者。②贫血：常见，70% ~90% 的患者有进行性贫血，部分为中度贫血，与感染抑制骨髓造血有关。③关节肌肉症状：较常见，初期为关节痛、低位背痛和肌肉酸痛，病程长者常有全身疼痛不适。当有严重骨痛时应考虑到骨膜炎、骨膜下出血或栓塞、栓塞性动脉瘤压迫骨部或骨动脉瘤的可能。④老年人常有精神神经改变、心力衰竭或低血压，心脏杂音可不明显。⑤亚急性 IE 患者新发的心脏杂音较急性 IE 少见。⑥栓塞并发症以亚急性 IE 多见，急性 IE 少见。⑦亚急性 IE 的瘀点、杵状指、Osler 小结、Janeway 损害等外周表现较急性 IE 少见。

3. 人工瓣膜感染性心内膜炎的临床特点　人工瓣膜心内膜炎（PVE）较其他手术的发生率显著增高，双瓣膜置换术较单个瓣膜置换术高，主动脉瓣置换术较二尖瓣置换术高，术前已有自然瓣膜心内膜炎的患者发生率更高。人工瓣膜和生物瓣膜发生率相似，但人工瓣膜早期发生率较高。PVE 患者预后较差，病死率约为 50%，瓣膜置换术后 2 个月内病死率显著高于 2 个月后。早期感染的病原体主要为金黄色葡萄球菌或表皮葡萄球菌、类白喉杆菌或其他革兰阴性杆菌，真菌也较常见，术前预防性应用抗生素使 PVE 的发生率有所下降。晚期感染常由获得性因素所致，与自然瓣膜 IE 的发生率相似，主要由溶血性链球菌、肠球菌和金黄色葡萄球菌引起，真菌、革兰阴性杆菌、类白喉杆菌也并非少见。

因瓣膜置换术后的菌血症、留置导管、手术创口、心包切开术后综合征、再灌注后综合征和抗凝治疗等，均可引起发热、瘀点、血尿，因此 PVE 的临床表现不具有特异性。95% 以上的患者有发热，约 50% 的患者出现心脏瓣膜反流性杂音，也可出现赘生物堵塞瓣膜口而引起的狭窄性杂音。早期皮肤损害很少见，脾肿大多见于后期。贫血常见，多为轻度至中度，半数白细胞计数升高。人工生物瓣 PVE 常有瓣膜损害但很少发生瓣膜脓肿，而机械瓣主要发生瓣周感染，易形成瓣周脓肿、瓣周漏以及机械性溶血，机械瓣可完全撕脱，由此引发严重的并发症。体循环栓塞在真菌性 PVE 中可能为首要表现，甚至是唯一临床表现。皮肤瘀斑对早期 PVE 不具有特异性，同样可发生于应用体外循环情况下。血培养阴性并不能除外 PVE，但下列表现有助于 PVE 诊断：人工瓣膜关闭音强度减弱；X 线透视见到人工瓣膜的异常摆动和移位，其角度 >7 ~10°；瓣膜裂开所致的双影征（Stinson's sign）；二维超声心动图发现心脏瓣膜或心内膜赘生物。如果血培养结果阳性，可强烈支持 PVE 的诊断。若高度怀疑 PVE，而多次血培养结果阴性，需要警惕真菌、立克次体或类白喉杆菌（时生长缓慢）感染的可能。PVE 多属于医院感染，致病菌多为耐药菌。

4. 右心感染性心内膜炎的临床特点　多由静脉注射毒品或置入起搏器感染所致，老年人发生率高，并可伴有感染性休克。常累及三尖瓣，少数累及肺动脉瓣，赘生物多位于三尖瓣、右心室壁或肺动脉瓣。常以赘生物碎落造成肺部感染、肺脓肿（金黄色葡萄球菌）、肺动脉分支动脉炎、肺栓塞为主要表现，常见症状为咳嗽、痰多、咯血、胸膜炎性胸痛、气急或呼吸困难，而脾肿大、血尿和皮肤损害少见。三尖瓣关闭不全的杂音短促而轻柔，易与正常的呼吸音混淆，应当仔细分辨，但深吸气杂音增强有助于鉴别。心脏扩大、右心衰竭并不常见。胸部 X 线表现为双肺多发性结节状、片状炎性浸润影或肺内空洞并有液平，可伴有少量的胸腔积液，也可导致脓气胸。超声心动图特别是经食管超声心动图可检出瓣膜或起搏器电极导线上的赘生物。死因主要为呼吸窘迫综合征、败血症、严重右心衰竭和左、右心脏瓣膜同时受累。若早期诊断和积极治疗，单纯右心 IE 预后较好。

静脉注射成瘾药物所致的 IE 常累及三尖瓣，也可单纯累及二尖瓣或主动脉瓣，而同时累及左、右心脏瓣膜的病原菌常为铜绿假单胞菌。由于静脉药物成瘾者滥用抗生素预防和治疗相关的感染，致病菌多有耐药性。少数患者由 1 种以上的致病菌引起，但多个致病菌引起的 IE 多数为静脉注射成瘾药物引起。总体预后相对良好，病死率 $<10\%$，但多种致病菌引起的混合感染和铜绿假单胞菌性心内膜炎预后极差。

5. 不同病原菌性心内膜炎的临床特点

（1）葡萄球菌性心内膜炎：起病多急骤，通常由耐青霉素酶的金黄色葡萄球菌引起，多数呈急性 IE，少数呈亚急性。瓣膜损害迅速而严重，常为瓣膜关闭不全，赘生物易形成并且较大。多发的组织器官转移性感染和脓肿形成，对葡萄球菌性心内膜炎具有重要的诊断价值。

（2）链球菌性心内膜炎：起病多较缓慢，主要以亚急性 IE 形式发病，常发生于器质性心脏病的基础上。瓣膜损害较为严重，瓣膜赘生物也易形成，但瓣膜脓肿或穿孔相对少见，转移性感染或脓肿、血栓栓塞症较金黄色葡萄球菌性心内膜炎发生率低。

（3）肠球菌性心内膜炎：多继发于前列腺或泌尿生殖道感染的患者，常表现为亚急性 IE，对心脏瓣膜破坏性大，心前区多闻及明显的瓣膜杂音，杂音的强度与性质易发生变化。

4）革兰阴性杆菌性心内膜炎：革兰阴性杆菌是咽部和肠道的常存群，主要为铜绿假单胞菌、肠杆菌属、流感嗜血杆菌、放线菌属，可引起亚急性 IE。

5）真菌性心内膜炎：约 50% 的患者发生于心脏手术后，也见于长时间应用广谱抗生素、糖皮质激素、免疫抑制剂和静脉营养者。致病菌多为白色念珠菌、组织胞质菌属和曲霉球菌属。临床上多以急性 IE 的形式出现，赘生物大而脆，容易脱落，血栓栓塞症多见，且常栓塞较大的动脉如股动脉、髂动脉等。巨大赘生物如果阻塞瓣膜口，可引起严重的血流动力学障碍。可有皮肤黏膜的损害，如组织胞质菌感染常引起皮肤、口腔和鼻黏膜的糜烂、溃疡，病理组织学检查具有重要的诊断价值。

六、感染性心内膜炎的并发症

感染性心内膜炎最常见的并发症是心力衰竭和心律失常，其次是血栓栓塞症，相对少见的是心脏脓肿、细菌性动脉瘤、神经精神方面的并发症以及肾小球肾炎等。

1. 动脉栓塞症　栓塞发生于发热数天到数月内，栓塞症发生后 1～2 年仍有栓塞的可能，但不一定是复发。早期栓塞大多起病急，病情危重，栓塞可发生于体循环动脉或肺动脉的任何部位，最常见的栓塞部位为脑动脉、肾动脉或冠状动脉。①脑栓塞发生率约为 30%，好发于大脑中动脉及其分支，常导致偏瘫、截瘫、失语、定向障碍、共济失调等。②心、肾、脾等栓塞多无症状，常于尸检时发现。少数患者出现临床表现，冠状动脉栓塞时可表现为 AMI 甚至猝死；肾动脉栓塞时出现腰痛或腹痛、血尿或菌尿；脾动脉栓塞时突然发生左上腹或左腰部疼痛，并有脾肿大、少量的左侧胸腔积液，偶可因脾破裂导致出血、腹膜炎或膈下脓肿等。③肺栓塞多见于右心心内膜炎，较小的栓塞多无症状，较大的栓塞常引起肺梗死和肺动脉高压。④肢体动脉栓塞可引起肢体急性缺血，甚至坏死。⑤中心视网膜动脉栓塞可引起失明。

2. 细菌性动脉瘤　以真菌性动脉瘤最为常见，常发生于主动脉窦，其次是脑动脉、腹部血管、肺动脉、冠状动脉等。动脉瘤未引起邻近组织压迫时，临床上几乎无症状，但动脉瘤破裂时会突然出现症状。若发生房室或束支传导阻滞应疑及主动脉窦动脉瘤的可能，局限性头痛难以缓解也应考虑到脑部动脉瘤的形成，局部压痛或有搏动性包块高度提示动脉瘤。

3. 肾小球肾炎　有免疫复合物沉积于肾小球基膜，引起局灶性肾炎或增殖性肾小球肾炎。临床上多无症状，常于尿检时发现，表现为镜下血尿、蛋白尿、管型尿，而氮质血症少见。如果尿细菌培养结果阳性，多提示有肾栓塞存在，而并非由常见的泌尿道感染所致。

4. 心脏少见并发症　心肌脓肿常见于金黄色葡萄球菌和肠球菌感染，特别是凝固酶阳性的葡萄球菌。心肌脓肿可多发或单发。脓肿直接蔓延或主动脉瓣环脓肿破溃引起化脓性心包炎，心肌脓肿破溃也可导致心肌瘘管形成或心脏穿孔。如果为心室游离壁穿孔则引起心包压塞，室间隔脓肿破溃导致室间隔穿孔，主动脉窦细菌性动脉瘤破裂造成心内分流或心包压塞等。

七、感染性心内膜炎的辅助检查

1. 血培养：血培养是诊断 IE 的最直接的证据，在未用抗生素治疗的患者血培养阳性率达 70% ~80%。但 20% ~30% 的患者血培养结果阴性。

（1）血培养结果阴性的原因：①已使用抗生素治疗；②采血量不足；③病原微生物对培养基要求高；④病原微生物培养时间不够；⑤病程晚期合并心力衰竭和（或）肾衰竭。对于血培养阴性的患者应当进行贝纳特立克次体和巴尔通体血清学检测，而不应该常规检测衣原体、军团菌、支原体。酶联免疫吸附法（ELISA）能够快速检测出伯纳特立克次体和巴尔通体，有研究表明也能比较准确地检测出葡萄球菌感染。聚合酶链反应（PCR）除了可用于鉴定病原体外，还能用于鉴定细菌的耐药基因。PCR 技术虽能快速可靠地测定瓣膜组织中的细菌，但在血液中检测微生物的敏感性不如血培养。

（2）提高血培养阳性率的措施：①急性 IE 患者宜在应用抗生素前 1 小时内不同时间进行 2 个部位的，亚急性 IE 患者于应用抗生素前 6 小时内应在 3 个部位不同时间进行；已用过抗生素的患者应当至少每天抽取并连续 3 天；②取血时间以寒颤或体温骤升时为最佳时间，一般每次抽血 20 ~30ml 并更换静脉穿刺部位；③已应用抗生素治疗的患者取血量不宜过多，以避免血液中含有过多的抗生素而影响细菌生长；④常规进行需氧菌和厌氧菌的培养，对人工瓣膜置换、长时间留置静脉导管或导尿管以及静脉药物成瘾者应当加做真菌培养，尤其是血培养阴性的患者；⑤真菌性 IE 血培养时间至少 2 周，血培养结果阴性时应保持到 3 周。确诊 IE 必须具备 >2 次的血培养结果阳性。值得提醒的是动脉血培养并不高于静脉血培养，血培养结果阴性时骨髓培养阳性的情况罕见。

（3）血培养时的注意事项：①为了减少皮肤寄生菌污染，必须进行细致的无菌操作；②IE 的菌血症是持续而不是间断的，几个血培养中仅一个部位出现阳性结果时应该谨慎对待；③应避免从血管内的导管中取样进行血培养，除非为了诊断同时存在血管内导管相关的血液感染；④腹股沟静脉注射毒品的患者，不应该在腹股沟窦处取样；⑤疑为 IE 而病情稳定的患者已经接受了治疗，在考虑停止治疗前进行 3 个部位的抽样，停止治疗后 7 ~10 小时血培养才有可能变为阳性；⑥确定致病菌后，不推荐常规重复血培养；⑦治疗 7 天后仍有发热，应该重复血培养；⑧超过 7 天的血培养是不必要的。

2. 超声心动图检查：用于判断有无基础心脏疾病，显示瓣膜有无赘生物及其部位、大小、数量和活动度，评价瓣膜及其支持结构如瓣环、腱索、乳头肌等有无损害，判定有无瓣周脓肿、瘘管、心包积液等并发症，了解心功能的状态、心腔大小及心腔内压力等。超声心动图显示瓣膜赘生物、室壁脓肿、瓣膜撕裂以及新发生的瓣膜反流，均是诊断 IE 的重要依据。经食管超声心动图检查诊断 IE 的敏感性明显优于经胸超声心动图。经胸超声心动图的赘生物检出率为 70% ~80%，而经食管超声心动图的检出率达 90% ~100%，并能检出 1 ~ 1.5mm 大小的赘生物。

（1）经胸超声心动图检查的临床情况：①发现伴或不伴阳性血培养的瓣膜赘生物，以诊断感染性心内膜炎；②在已知感染性心内膜炎的患者，确定瓣膜损害造成的血流动力学改变的严重程度；③评估感染性心内膜炎的并发症如脓肿、穿孔或分流；④再次评估高危患者如毒力强的致病菌、临床情况恶化、持续性或复发性发热、新出现的杂音或持续性菌血症。

（2）经食管超声心动图检查的临床情况：①经胸超声心动图检查不具有诊断意义时，实施经食管超声心动图检查，以评估有症状的感染性心内膜炎患者瓣膜损害的严重程度；②如果经胸超声心动图不具有诊断意义，实施经食管超声心动图检查，以诊断心脏瓣膜病和阳性的感染性心内膜炎患者；③诊断感染性心内膜炎并发症（如脓肿、穿孔和分流）对预后和治疗的潜在影响；④作为诊断人工瓣膜病的一线诊断检查并评估并发症；⑤对已知感染性心内膜炎的患者进行术前评估，除非经胸超声心动图检查显示需要行外科手术以及术前影像检查可能延误急诊病例的外科治疗；⑥感染性心内膜炎患者外科瓣膜手术中的评估。

（3）超声心动图检查的注意事项：①对疑为 IE 者应尽快（最好 24 小时内）超声心动图检查，经胸超声心动图检查是最初的选择；②在经胸或经食管超声心动图检查阴性时，如果仍高度怀疑 IE，可在 7 ~10 天重复检查；③葡萄球菌或念珠菌菌血症的患者需要做超声心动图检查，最好在治疗的 1 周内，或者存在其他证据疑为 IE 者在 24 小时内；④在完成抗生素治疗后推荐经胸超声心动图检查评估心脏和瓣膜的形态与功能；⑤如果有心脏并发症的证据或治疗效果不佳，应随访超声心动图，其随访时间及形式由临床情况决定；⑥在治疗过程中不需要常规重复经胸或经食管超声心动图检查。

八、感染性心内膜炎的诊断与鉴别诊断

临床表现缺乏特异性，不同患者之间差别很大，老年或免疫功能受损的患者甚至无明显发热病史。超声心动图和是诊断感染性心内膜炎的基石。由于 IE 患者的典型临床表现已不常见，早期诊断较为困难，因此临床上应注意寻找有价值的诊断线索。

1. 高度提示 IE 的临床情况：①有心脏瓣膜病、先天性心脏病、人工瓣膜置换术和安置心脏起搏器的患者，出现不明原因的发热 >1 周，且没有明确的感染部位；②无器质性心脏病患者发热的同时出现新的瓣膜反流性杂音，或有瓣膜病及先天性心脏病患者心脏原有杂音的强度和性质发生明显变化；③发热患者伴有贫血、心力衰竭恶化、新出现的传导障碍；④发热伴有无法解释的栓塞症以及 Roth 点、线性出血、JaneWay 损伤、Osler 结节；⑤不明原因的反复发作的感染或外周脓肿（肺、肾、脾、脑及脊髓），如肺炎反复发作或肺脓肿多发，并且出现不明原因的右心衰竭表现；⑥发热伴有进行性的肾功能不全；⑦长期的出汗、体重减轻、厌食或疲乏并有发展为 IE 的危险因素；⑧血管内导管相关的感染在撤出导管 72 小时后出现血培养持续阳性。对此，应当及时抽取标本进行血培养，如果血培养结果阳性则具有决定性的诊断价值。超声心动图尤其是经食管超声心动图能够显示 IE 特征性的瓣膜赘

生物，或瓣膜异常摆动、移位及瓣周脓肿、瓣周漏等，具有非常重要的诊断价值。

2. Duke 诊断标准：1994 年，Duck 等对 1981 年 von Reyn 提出的 IE 诊断标准（Beth Israel 标准）结合超声心动图进行修订，提出了 Duke 诊断标准。此诊断标准比较符合临床实际，诊断的特异性达 99%，敏感性为 88%。

（1）主要条件：①2 次不同的血培养标本出现典型的致感染性心内膜炎的微生物，即溶血性链球菌（包括营养变异菌株）、牛链球菌、HACEK 属，或社区获得性金黄色葡萄球菌或肠球菌而无原发病灶。②与 IE 相一致的微生物血培养持续阳性，包括取血时间 >12 小时的血培养≥2 次，或所有≥3 ~4 次血培养中的大多数（首次和最后 1 次血培养时间间隔≥1 小时）。③超声心动图检查阳性表现，包括在瓣膜或其支持结构、瓣膜反流路径、医源性装置上出现可移动的赘生物而不能用其他解剖上的原因解释，或者脓肿，抑或人工瓣膜新的部分裂开，新出现的瓣膜反流或原有瓣膜杂音的强度或性质的改变。

（2）次要条件：①易患因素：既往有心脏病史或静脉药物成瘾者。②发热：体温≥38℃。③血管征象：主要是动脉栓塞、脓毒性肺梗死、真菌性动脉瘤、颅内出血、Janeway 损害。④免疫系统表现：肾小球肾炎，Osler 结、Roth 点、类风湿因子等阳性。⑤微生物学证据：血培养阳性但不符合上述标准（不包括凝固酶阴性和不引起心内膜炎细菌的 1 次培养阳性者）。⑥超声心动图：发现符合 IE 表现但不具备上述主要条件。

（3）诊断标准：①确诊标准：由微生物或栓塞性赘生物或心内脓肿进行培养或组织学证实有细菌，或组织病理证实赘生物或心内脓肿有活动性心内膜炎改变（病理学确诊标准）；有 2 项主要条件，或 1 项主要条件 +3 项次要条件，或 5 项次要条件（临床确诊标准）。②可能标准：有心内膜炎的表现，但不明确，且又不能排除。③排除标准：心内膜炎的表现符合其他疾病的诊断；抗生素治疗≤4 天而心内膜炎的症状完全消失者；抗生素治疗≤4 天，而手术或活检没有发现 IE 的证据。

3. Duke 改良标准：2000 年进行改良的 Duke 标准，是目前国际上各种指南及临床试验中最广泛应用的诊断标准。血培养和超声心动图仍然是临床诊断的最有力的证据。

（1）主要条件：①血培养阳性（至少符合以下 1 项）：2 次分开的有 IE 的典型细菌，如 A 组乙型溶血性链球菌、牛链球菌、金黄色葡萄球菌、HACEK 属，或在缺乏明确原发灶的情况下培养出社区获得性金葡萄菌或肠球菌；持续阳性的血培养与 IE 相一致的细菌，来自血培养抽取时间间隔 >12 小时或 3 次以上的血培养（首次血培养与最后一次抽取时间至少间隔 1 小时以上）；伯纳特立克次体 1 次血培养阳性，或第一相免疫球蛋白 G 抗体滴度 >1：800。②心内膜受累的证据（至少符合以下 1 项）：超声心动图结果异常，即振动的心内团块处于瓣膜上或支持结构上，在反流喷射路线上或在置入的材料上，而缺乏其他的解剖学解释，或脓肿，或人工瓣膜新的部分裂开，新出现瓣膜反流（增强或改变了原来不很明显的杂音）。

（2）次要标准：①有易患 IE 的基础心脏病或静脉药物成瘾者；②发热≥38℃；③血管征象，经常主要动脉栓塞、化脓性肺栓塞、细菌性动脉瘤、颅内出血、结膜出血、Janeway 结等血管病变；④免疫现象，如肾小球肾炎、Osler 结、Roth 斑、类风湿因子阳性；⑤微生物学证据，血培养阳性，但不能满足以上主要条件或与 IE 一致的急性细菌性感染的血液学证据。

（3）确定为 IE：具有 2 项主要条件，或 1 主要条件 +3 项次要条件，或 5 项次要条件。

（4）可能为IE：具有1项主要条件+1项次要条件，或3项次要条件。

4. 小儿感染性心内膜炎的诊断标准：我国2000年的IE诊断标准为《小儿感染性心内膜炎的诊断标准（试行）》。我国标准因为增加了超声和2项次要指标，即将Duke次要条件中血管征象的“重要动脉栓塞、脓毒性肺梗死，或感染性动脉瘤”放入了主要条件中，并增加了次要条件中的“原有心脏杂音加重，出现新的反流杂音，或心功能不全”。经过国内研究比较，得出我国的IE诊断标准更加敏感，而不影响对IE诊断的特异性。

（1）临床主要指标：①血培养阳性：分别2次血培养有相同的感染性心内膜炎常见的微生物（如溶血性链球菌、金黄色葡萄球菌、肠球菌等）。②心内膜受累证据：应用超声心动图检查心内膜受累证据，有以下超声心动图征象之一：附着于瓣膜或瓣膜装置，或心脏、大血管内膜，或置入人工材料上的赘生物；心内脓肿；瓣膜穿孔、人工瓣膜或缺损补片有新的部分裂开。③血管征象：重要动脉栓塞、脓毒性肺梗死，或感染性动脉瘤。

（2）临床次要指标：①易感条件，基础心脏疾病、心脏手术、心导管术，或中心静脉内插管。②较长时间的发热（≥38℃），伴贫血。③原有心脏杂音加重，出现新的反流杂音，或心功能不全。④血管征象：瘀斑、脾大、颅内出血、结膜出血、镜下血尿，或Janeway斑。⑤免疫学征象，如肾小球肾炎、Osler结、Roth斑，或类风湿因子阳性。⑥微生物学证据，血培养阳性，但未符合主要指标中的要求。

（3）病理学指标：赘生物（包括已形成的栓塞）或心内脓肿经培养或镜检发现微生物；存在赘生物或心内脓肿，并经病理检查证实伴活动性心内膜炎。

（4）诊断标准：具备以下①~⑤项任何之一者可诊断为IE：①临床主要指标2项；②临床主要指标1项和次要指标3项；③心内膜受累证据和临床次要指标2项；④临床次要指标5项；⑤病理学指标1项。有以下情况可排除IE的诊断：有明确的其他诊断解释的临床表现；经抗生素治疗≤4天，手术或尸检无IE的病理证据。临床考虑IE，但不具备确诊依据时应进行抗生素治疗，根据临床观察及进一步的检查结果确诊或排除IE。

5. 感染性心内膜炎的鉴别诊断　由于IE的表现逐渐趋于不典型，鉴别诊断尤为重要。在熟悉其易发因素、临床表现和掌握诊断标准的基础上，对相关临床情况应当认真进行鉴别。主要鉴别的临床情况包括：①以发热为主要表现而心脏症状轻微的IE患者，需与上呼吸道感染、结核、伤寒、结缔组织疾病、肿瘤等鉴别；②具有风湿性心脏病史的IE患者，发热经抗生素治疗后无减退，心力衰竭不见好转，应当排除风湿活动的可能；③以脑栓塞为主要表现的IE患者，在老年人中应注意与动脉粥样硬化所致的脑卒中及精神异常相鉴别；④以心力衰竭为主要表现的IE患者，应排除原有心力衰竭加重的情况；⑤以突发腹痛或腰痛为主要表现的IE患者，应注意与常见的急腹症鉴别；⑥右心心内膜炎可出现肺部感染、肺梗死、肺脓肿等表现，应注意与肺部原发性疾病引起者相鉴别。

九、感染性心内膜炎的治疗

1. 内科保守治疗

（1）治疗原则：早期、足量、联合、全程使用抗生素；加强全身支持疗法；积极防治心、肾功能不全，栓塞等并发症；选择外科手术治疗，清除难治性病灶和机械并发症。

（2）抗生素的应用

应用原则：病原体隐藏于赘生物中，而赘生物内无血液循环，机体免疫和抗生素均难以发挥作用，而且病原体不同，抗生素的敏感性不同。因此，抗生素的使用应当坚持以下原则：①尽早给予：使用抗生素越早越好，及时控制感染，能够显著降低病死率，改善预后。但在使用抗生素前抽取足够的血液样本，根据病情轻重推迟使用抗生素 4 小时或更长时间（1～2 天），并不影响其治愈率和预后。而明确病原体，更有利于使用有效的抗生素治愈 IE。②选药合理：以血培养和药敏结果选用。在未得到血培养结果或结果阴性时，如果为急性 IE 或静脉药物成瘾者，应选用对金黄色葡萄球菌、链球菌及革兰阴性杆菌均有效的广谱抗生素治疗，通常状况下可选用青霉素（benzylpenlcillin）、氨苄西林（ampicillin）、头孢曲松或万古霉素，并常合用 1 种氨基糖苷类抗生素。青霉素类、头孢菌素等杀菌剂能穿透血小板纤维素的赘生物基质，达到根治瓣膜感染、减少复发的危险。当青霉素类抗生素耐药或过敏时，可选用头孢菌素、万古霉素等抗生素治疗。亚急性 IE 者应选用包括链球菌在内的对大多数细菌有效的抗生素，主张使用广谱抗生素或联用抗生素。当病原微生物明确后，应根据药敏试验结果选择最有效的抗生素。关于细菌培养阴性的晚期 PVE，应选用万古霉素和庆大霉素（gentamycin），早期 PVE 应加用头孢曲松来应对 HACEK 菌群。PVE 的赘生物较自体瓣膜心内膜炎者大，抗生素疗程应长于自体瓣膜心内膜炎。由凝固酶阴性葡萄球菌所致的 PVE 中，推荐使用包括利福平在内的三联疗法，万古霉素和利福平联合使用 6 周，并在疗程的最后 2 周联合使用庆大霉素。真菌感染时，选用两性霉素 B 或氟康唑治疗。③静脉用药：常采用分次静脉用药，以保证抗生素的有效浓度，确保疗效。④使用足量：有条件时可在试管内测定患者血浆中抗生素的最小杀菌浓度，一般在给药后 1 小时抽血，然后按照杀菌剂的血浆稀释水平至少 1 ∶ 8 时测定的最小杀菌浓度给予抗生素。⑤联合用药：抑菌剂和杀菌剂的联合应用有时可获得良好的疗效，疗效取决于致病菌对抗生素的敏感性。若血培养阳性，可根据药敏试验选择联合用药。⑥疗程要长：大量临床研究证明，抗生素治疗 4～6 周，可使 IE 的病死率降低 30%～50%。如果血培养继续阳性或有并发症者，疗程可延长至 8 周以上，但要注意二重感染的可能。即使选择外科手术治疗，手术前后使用有效的抗生素也可以最大限度地减少感染的扩散。

经验性治疗：经过临床实践的选择，β－内酰胺酶类联合氨基苷类抗生素成为各国指南建议的常用方案。但目前尚没有足够的临床试验来验证联合用药相对于单药的疗效，而少数几个试验提示联用氨基苷类抗生素并没有降低病死率。荟萃分析表明 β－内酰胺酶类联合氨基苷类抗生素增加肾毒性的风险，万古霉素联用氨基苷类抗生素的疗效也未得到证实。虽然替考拉宁和利奈唑胺在某些罕见的情况下被推荐，其疗效是否优于 β－内酰胺酶类抗生素和万古霉素依然未明。目前指南推荐用于 IE 的抗生素依然基于过去的有效药物，尽管有耐药菌株的出现，然而对绝大多数 IE 的病原体依然敏感有效。2012 年在英国抗菌化学治疗学会更新的指南中建议：①对于疑为 IE 的患者，应根据感染的严重程度、瓣膜的类型和存在罕见及抗药致病菌的危险因素等情况来决定抗生素的经验治疗，经验性治疗应该直接针对最常见的 IE 致病菌。②如果疑为 IE 的患者病情稳定，建议在出具血培养和药敏试验结果后再进行抗生素的治疗。③如果患者病情稳定并已接受抗生素的治疗，建议停止抗生素治疗并重新进行血培养。抗生素的经验性治疗选择：①自体瓣膜心内膜炎临床表现不严重时，首选阿莫西林（amoxicillin，2g，每 4 小时 1 次，静脉滴注）和庆大霉素或其他抗生素。如果病情稳定，最好等待血培养结果。对肠球菌和 HACEK 菌属阿莫西林的疗效好于苄星青霉素。如果青霉素过敏改用庆大霉素，庆大霉素用法为 1mg/kg、静脉滴注。但在血培养结果出来前，庆大霉素的作用存在争议。②自体瓣膜心内膜炎临床表现为严重的脓毒血症（无肠球菌、假单胞菌属致病的危险因素），首选万古霉素（根据指南静脉应用）和庆大霉素（1mg/kg，每12小时1次，静脉滴注）。在脓毒血症时，葡萄球菌（包括耐甲氧西林葡萄球菌）应当被抗生素覆盖。若万古霉素过敏，可用达托霉素（6mg/kg，每日1次，静脉滴注）替代治疗。如有中毒性或急性肾损伤，用环丙沙星（ciprofloxacin）替代治疗。③自体瓣膜心内膜炎临床表现为严重的脓毒血症和有多重耐药的肠球菌、假单胞菌致病的危险因素，首选万古霉素（根据指南静脉应用）和美罗培南（meropenem，2g，每8小时1次，静脉滴注）。抗生素能够覆盖葡萄球菌（包括耐甲氧西林葡萄球菌）、链球菌、肠球菌、HACEK属、肠球菌、铜绿假单胞菌。④人工瓣膜心内膜炎在等待血培养结果或血培养结果阴性时，选择万古霉素（vancomycln. 1g，每12小时1次，静脉滴注），庆大霉素（1mg/kg，每12小时1次，静脉滴注）和利福平（300～600mg，第12小时1次，口服或静脉滴注）。

不同菌种的抗感染治疗：①金黄色葡萄球菌性IE：若为非耐青霉素酶的菌株，仍选用青霉素G每天1000万～2000万U，并联用庆大霉素每天12万～24万U治疗，只是目前此种菌株所致者极少。耐青霉素霉菌株可选用第一代头孢菌素类和抗青霉素酶的青霉素如苯唑西林等。甲氧西林耐药菌株所致者应选用万古霉素、利福平及磷霉素联合治疗，万古霉素无效时应改为替考拉宁。治疗过程中应注意转移病灶或脓肿，并予以积极处理。表皮葡萄球菌也有不同的耐药性，可参照金黄色葡萄球菌的治疗方案进行治疗。②溶血性链球菌性IE：研究已显示溶血性链球菌对青霉素耐药率明显升高。对青霉素敏感的溶血性链球菌可选用青霉素或头孢曲松，对青霉素敏感性差者合用氨基苷类抗生素，如庆大霉素每天12万～24万U，或妥布霉素3～5mg/（kg·d）。对青霉素过敏的患者可用红霉素、万古霉素或第一代头孢菌素。③肠球菌性IE：对青霉素G的敏感性较差，宜首选氨苄西林6～12g/d，或万古霉素和氨基苷类抗生素联用，疗程6周。对万古霉素耐药菌株，可选用替考拉宁。奎奴普丁、达福普丁、利奈唑胺、达托霉素对多重耐药肠球菌的疗效尚未完全明确，不作为首选。④革兰阴性杆菌IE：较少见，但病死率较高。一般以β内酰胺类和氨基苷类抗生素联用。可根据药敏选用第三代头孢菌素，如头孢哌酮4～8g/d、头孢噻肟6～12g/d、头孢曲松2～4g/d。⑤铜绿假单胞菌性IE：可选用妥布霉素8mg/（kg·d），肌内注射或静脉注射，每天1次，保持峰、谷浓度分别为15～20μg/ml和≤2μg/ml，并联用足量的广谱青霉素，如哌拉西林、替卡西林、阿洛西林、头孢他啶、头孢吡肟或亚胺培南，至少6～8周。⑥沙雷菌属性IE：一般应用第三代头孢菌素加氨基苷类抗生素。厌氧菌可用0.5%甲硝唑1.5～2g/d，分3次静脉滴注，或头孢西丁4～8g/d；也可选头孢哌酮，但其对厌氧菌中的弱拟杆菌无效。⑦肺炎链球菌性IE：青霉素MIC≤1.0，可使用青霉素400万U，每4小时1次，头孢曲松2g/d或头孢噻肟2g/d，分2次静脉滴注。青霉素MIC≥2.0，应当选用万古霉素。在确定菌株对青霉素的敏感性之前，治疗药物应包括万古霉素及头孢曲松。⑧真菌性IE：病死率高达80%～100%，药物治愈相当罕见，应在抗真菌治疗期间早期手术切除受累的瓣膜组织，尤其是真菌性的人工瓣膜心内膜炎，并且术后继续使用抗真菌药物方有治愈的机会。首选两性霉素B（amphoterlcin B），初始0.1mg/（kg·d），逐步增加至1mg/（kg·d），总剂量1.5～3g。两性霉素B毒性大，可引起发热、头痛、显著的胃肠反应、局部血栓性静脉炎和肾功能损害以及神经精神方面的改变。氟康唑（fluconazol）和氟胞嘧啶（flucytosine）毒性相对较低，单独使用仅有抑菌作用，如与两性霉素B合用，可增强杀菌效果，同时可减少两性霉素 B 的用量，降低不良反应的发生。氟康唑用量为 200～400mg/d⑨立克次体性 IE：可选用四环素（tetracycline）2g/d 静脉滴注，治疗 6 周。对临床高度怀疑立克次体性 IE 而反复血培养阴性者，可经验性按肠球菌和金黄色葡萄球菌抗感染治疗，选用大剂量的青霉素和氨基苷类抗生素治疗 2 周。同时通过血培养和血液学检查，除外真菌、支原体感染。

（3）全身支持疗法：卧床休息；给予高热量易消化的饮食；维持水电解质和酸碱平衡；补充维生素；根据病情采用少量多次输血或输注新鲜血浆，以增强机体抵抗力。

4）抗凝治疗：发生肺栓塞或深静脉血栓形成时，可短期使用华法林抗凝治疗，维持 INR 为 2.0～3.0。

（5）IE 的复发与再发：复发是指抗生素结束治疗 6 个月内或治疗期间再现感染征象或血培养再现阳性。IE 的复发率为 5%～8%。早期复发多在 3 个月以内，可能原因为赘生物内深藏的细菌难以全部杀灭，或者抗生素治疗不充分、抗生素耐药，或者出现二重感染，或者伴发严重并发症等。IE 复发需要再次抗感染治疗，经验用药常与原来治疗方案类似，但抗生素的疗程要适当延长。再发为 IE 最初发病治愈 6 个月以后，其心脏表现和血培养阳性重新出现。通常由不同的细菌和真菌引起，仍需血培养和药敏试验结果指导抗感染治疗。

2. 外科治疗　文献报道，IE 住院期间病死率达到 10%～26%，约 57% 的患者有 1 种并发症，26% 的患者有两种并发症，14% 的患者有 3 种或以上的并发症。几乎 50% 的患者必须进行外科手术治疗。积极而合理选择手术治疗，可进一步降低病死率，明显改善预后。治疗 IE 的主要术式包括局部病灶清除术（赘生物或脓肿）、瓣膜修补、瓣膜置换。瓣膜修补或置换视病情的严重程度和瓣膜损害的程度而定。主动脉瓣同种移植是治疗主动脉瓣急性 IE 伴瓣周脓肿的有效方法，其手术病死率和再感染率较机械瓣或生物瓣置换术明显降低。急性 IE 发生心功能不全时手术的时机取决于心功能不全的严重程度，NYHA 心功能≥Ⅲ级、肾功能不全、老年患者预后较差。正确判断外科手术的最佳时机及其安全性，需要包括心内科、心外科以及感染科等多科医生共同作出决策。

IE 患者手术的总适应证为心力衰竭、不能控制的感染、栓塞。《2009 年 ESC 关于 IE 诊治指南》将 IE 实施外科手术按其实施的时间分为紧急手术（24 小时内）、急诊手术（数天内）和择期手术（住院期间）。①紧急手术：自身的或置入性的瓣膜 IE 导致的心力衰竭或心源性休克。原因为急性瓣膜关闭不全、严重的置入瓣膜功能不全、瘘管形成。②急诊手术：自身或置入瓣膜感染性心内膜炎出现持续性心力衰竭，血流动力学障碍或脓肿；置入瓣膜感染性心内膜炎为金黄色葡萄球菌或革兰阴性细菌感染；赘生物 > 10mm 伴有栓塞事件；赘生物 > 10mm 伴有其他并发症；巨大的赘生物 > 15mm。③择期手术：严重的二尖瓣和主动脉瓣关闭不全伴心力衰竭，对药物治疗反应好；置入瓣膜 IE 瓣膜开裂或心力衰竭对药物治疗反应好；脓肿或者瓣环扩展；排除心内膜的持续感染；真菌或对抗菌药物耐药的其他感染。2010 年以 Duke 大学为中心的 28 个国家 61 个中心 5 年的前瞻性队列研究，共纳入 1552 例自体瓣膜感染性心内膜炎患者，结果显示早期的外科手术干预（中位时间为 7 天）明显减少住院期间病死率（12.1% 对比 20.7%）；在进行基线条件的匹配后，仍减少 5.9% 的病死率。

《2009 年 ESC 关于 IE 诊治指南》中，对于外科手术时机并没有给出明确的时间。Olaison 等对活动期 IE 的手术时机进行分析与总结后认为：①需要确诊 IE 当天手术的情况：伴二尖瓣早期关闭的急性主动脉瓣反流，冠状动脉窦破裂到右心腔或破裂到心包。②确诊IE 24~48小时内手术的情况：瓣膜梗阻，不稳定性瓣膜移植物，伴心力衰竭的（NYHA心功能Ⅲ~Ⅳ）急性二尖瓣反流或主动脉瓣反流，室间隔穿孔，瓣环或主动脉脓肿形成，主动脉窦或主动脉假性或真性动脉瘤形成，瘘管形成，出现新的传导阻滞。③合适的抗生素治疗7~10天内出现重要的栓塞事件，赘生物直径>10mm，而具有活动性，抗生素治疗无效或无反应。④早期手术的情况：葡萄球菌性PVE，早期的PVE（瓣膜置换术后≤2个月），有进行性瓣周漏证据，合适的抗生素治疗7~10天后，瓣膜功能失常并发感染不能控制（排除非心脏原因的发热、菌血症等），真菌性IE尤其是由酵母菌引起者，难以治疗的微生物感染。

目前，外科手术是IE治疗中重要组成部分，尤其对于合并心力衰竭、感染扩散或者栓塞事件的预防手术治疗会起到药物治疗无法替代的作用。各国相关指南对IE手术治疗的适应证基本达成一致，尽管合适的手术时机还存在争议，但必须意识到外科治疗尤其在感染未完全控制情况下，切实掌握好手术适应证和时机，并做到个体化治疗显得至关重要。

十、感染性心内膜炎的预防

《2008年ACC/AHA修订的IE预防指南》和英国临床优化研究所（NICE）颁布的最新《IE预防指南》，均认为IE与日常活动相关的菌血症具有直接的更为密切的关系，并非主要源于牙科、胃肠道以及泌尿道操作所致的菌血症。日常活动如刷牙、剔牙缝、咀嚼等都常常引起短暂的菌血症，专家组更强调保持良好的口腔卫生和定期的牙科检查来预防IE。侵袭性操作时，预防性使用抗生素仅可防止极少部分患者发生IE，而不良反应的风险却高于其获益。临床上应根据易感人群的危险分层，采取不同的预防策略。IE的抗生素预防包括两个要素，即高危人群及高危操作。对于可能出现IE不良预后的高危患者，在进行所有涉及牙龈组织、牙根尖周或穿破口腔黏膜的牙科操作时，可以给予抗生素预防，而不推荐在接受呼吸道、胃肠道、泌尿生殖道侵入性检查前预防性使用抗生素。这些推荐是基于专家共识。

1. IE易感人群的危险分层　①低危易感人群：缺血性心脏病不伴心脏瓣膜病，无并发症的房间隔缺损，轻度肺动脉狭窄，心脏起搏器及除颤器置入，原有CABG者。②中危易感人群：二尖瓣脱垂伴反流或伴严重瓣膜增厚，先天性或获得性心脏瓣膜病如二叶主动脉瓣或单纯二尖瓣狭窄，肥厚型心肌病，老年退化性心脏病，先天性心脏病（如室间隔缺损、动脉导管未闭、法洛四联症）。③高危易感人群：有人工心脏瓣膜或应用人工材料进行瓣膜修复的患者；既往有IE病史患者，再患IE的风险高，且死亡风险与并发症的风险均高于初发者；先天性心脏病患者，包括未修补的发绀型先天性心脏病、先天性心脏缺损用人工材料或装置经手术或介入方式进行完全修补术后6个月以内，先天性心脏病经修补后在原位或邻近人工补片或装置附近有残余缺损者；心脏移植后发生心脏瓣膜病变者。对于相关手术而非侵入性检查，应该根据其危险分层预防性使用抗生素。

2. 牙科、口腔及呼吸道手术预防用药方案　①低危-中危患者：无青霉素过敏者，术前1小时口服阿莫西林2.0g（儿童50mg/kg），术后6小时重复1次；无青霉素过敏但不能口服者，术前0.5~1小时阿莫西林或氨苄西林2.0g（儿童50mg/kg）静脉滴注，不需再次使用；对于青霉素过敏者，术前1小时口服克林霉素600mg（儿童20mg/kg），或阿奇霉素

(azithromycin)或克拉霉素(clarithromycin)500mg(儿童15mg/kg)。②高危患者：无青霉素过敏者，术前1小时口服氨苄西林3.0g，术后6小时重复1次；或术前0.5~1小时静脉滴注氨苄西林2.0g加庆大霉素(gentamycin)1.5mg/kg(120mg)，术后8小时重复1次。而对于青霉素过敏者，术前1小时口服克林霉素1.0g，术后6小时口服0.5g；或术前1小时静脉滴注克林霉素300mg，术后6小时静脉滴注150mg；或术前1小时静脉滴注万古霉素1.0g。

3. 胃肠道、泌尿道与生殖道手术预防用药方案　①低危-中危患者：无青霉素过敏者，术前1小时口服阿莫西林3.0g(儿童50mg/kg)，术后6小时重复1.5g，或术前0.5~1小时静脉滴注氨苄西林2.0g和庆大霉素1.5mg/kg(<80mg/kg)；对于青霉素过敏者，术前1小时静脉滴注万古霉素1.0g(儿童20mg/kg)，术后8小时重复1次。②高危患者：无青霉素过敏者，术前0.5小时静脉滴注氨苄西林2.0g和庆大霉素1.5mg/kg(120mg)，术后6小时重复1次，或口服氨苄西林胶囊1.5g；对于青霉素过敏者，术前1小时静脉滴注万古霉素1.0g(儿童20mg/kg)和庆大霉素1.5mg/kg(<80mg/kg)，术后8小时重复1次。

十一、感染性心内膜炎的预后

IE患者的住院病死率为9.6%~26%。患者入院后对死亡风险的及时评估有利于鉴别高危患者并制定正确的治疗和管理决策，甚至可以改善患者的预后。最为重要的是评估是否应当及时使用有效的抗生素和实施外科手术治疗。

1. 影响预后的主要因素　①患者的特征：老年、人工瓣膜、胰岛素依赖的糖尿病，既往有冠心病、肾脏疾病、肺部疾病等合并症；②IE的临床表现：心力衰竭、肾功能不全、脑卒中、感染性休克、瓣周并发症；③病原微生物：金黄色葡萄球菌、真菌、革兰阴性杆菌；④超声心动图发现：瓣周并发症、重度左侧瓣膜反流、LVEF降低、肺动脉高压、赘生物过大、严重的人工瓣膜功能失调、二尖瓣提前关闭等舒张压增高的征象。IE合并心力衰竭、瓣周并发症或者金黄色葡萄球菌感染等临床特征，死亡风险最高，应当早期手术治疗。当心力衰竭、瓣周并发症、金黄色葡萄球菌感染均存在时，死亡的风险高达79%。需要紧急手术患者的持续感染、肾功能不全预示着较高的病死率。脑钠肽和肌钙蛋白被认为是潜在的临床预后的预测因子。

2. 恰当的治疗策略　①及时有效的抗生素治疗能够避免严重败血症、多器官功能不全和猝死的发生，延误抗生素治疗直接影响患者的临床预后。研究显示，抗生素治疗1周后IE患者脑卒中的风险降低65%。当临床上高度怀疑或确诊为IE时，应该在血培养标本采集后立即经验性给予抗生素治疗，随后再根据微生物的检测结果调整抗生素。②决定是否手术及手术的时机常常困难，既往研究对手术能否带来获益结果不一。近年来几个临床试验均提示早期手术能够改善预后，并降低栓塞事件的发生。③手术并发症也是影响预后的重要因素。手术是否成功既取决于患者的临床状态，也取决于手术者的经验和技巧。然而，IE手术更依赖于外科医师的个人判断和习惯，目前尚难以进行对照研究以评价其对预后的影响。手术的两个主要目标是清除感染组织和重建心脏的形态结构，人工瓣膜的种类对预后无明显影响，外科医师鉴别和清除感染组织的能力对手术患者的影响更大。

(李　晖)

第二节 心包炎

一、概述

1. 正常心包　由脏层和壁层组成，两者之间为心包腔，内含 10 ~ 50ml 液体，起到润滑作用。心包脏层为外纤维层和单层间皮细胞组成内浆膜层，紧贴于心脏和心外膜脂肪表面，折返后形成壁层心包。心包包裹了主动脉起始部和弓部连接处、肺动脉分叉处、肺静脉近端和上、下腔静脉。血液供应来自于主动脉小分支、乳内动脉和膈肌动脉，神经支配来自于迷走神经、左侧喉返神经、食管神经丛及富含交感神经的星状神经节、第一背侧神经节和横膈神经丛。心包的功能较多，包括相对固定心脏、缓冲与周围组织摩擦、限制病变（如炎症、恶性肿瘤）的蔓延、调节心脏压力与容量而防止心脏过度充盈和急性扩张等。

2. 先天性心包缺失　包括全心包缺失和局部心包缺失。全心包缺失可无临床表现，预后较好，而局部心包缺失常引起胸痛和猝死，尤其是环绕左心房周围的心包缺失，预后更为不良。

3. 心包炎（acute perlcarditis）

（1）急性心包炎：是指心包膜的脏层与壁层的急性炎症，伴或不伴有心肌炎和心内膜炎。可单独出现，但多数是某种疾病的并发症。由于能够自愈或被原发疾病的症状所掩盖，临床上诊断的急性心包炎（0.07% ~0.1%）远较尸检率（2% ~6%）低。急性心包炎常伴有胸痛和心包积液（pericardial effusion）。

（2）慢性心包炎（chronic pericarditis）：是指心包炎症持续 3 个月以上，可出现瘢痕形成、心包粘连和钙化。可区分为以下几种临床情况：①慢性粘连性心包炎（chronlc adheslve pericarditis）：多数患者瘢痕形成较轻，有局部粘连或粘连较为疏松，无明显的心包增厚，不影响心脏的收缩与舒张功能。②慢性渗出性心包炎（chronic effusive pericarditis）：部分患者心包积液长期存在，预后良好，可能为急性特发性心包炎的慢性过程。③慢性缩窄性心包炎（chronlc constrictive pericarditis）：少数患者心包形成坚韧而增厚的瘢痕组织，心包伸缩弹性明显下降，导致心脏的收缩和舒张功能明显障碍。慢性缩窄性心包炎可伴或不伴有心包积液，常导致慢性心包压塞，患者预后不良。

4. 心包压塞（Cardiac tamponade）　各种原因引起心包腔压力显著增高或心包缩窄，致使心脏舒张和充盈显著障碍，引起心排血量明显降低，血压下降，发生循环衰竭与休克。临床上通常分为急性心包压塞和慢性心包压塞。

二、急性心包炎

1. 急性心包炎的病因与分类　①特发性心包炎。②感染性心包炎：各种致病微生物均可引起。细菌引起者，如结核杆菌、肺炎球菌、葡萄球菌、链球菌、脑膜炎双球菌、淋球菌、土拉菌病、嗜肺军团菌、嗜血杆菌；病毒引起者，如柯萨奇病毒、埃可病毒、EB 病毒、流感病毒、巨细胞病毒、脊髓灰质炎病毒、水痘病毒、乙型肝炎病毒、HIV；真菌引起者，如组织胞质菌、放线菌、奴卡菌、念珠菌、酵母菌、球孢子菌、曲霉菌；其他病原体引起者，如立克次体、螺旋体、支原体、衣原体、阿米巴原虫、包囊虫、弓形虫感染。③心脏或邻近器官疾病：如心肌梗死后综合征、主动脉夹层、肺炎、胸膜炎、肺栓塞。④过敏性心包炎：过敏性紫癜、过敏性肉芽肿、过敏性肺炎等。⑤结缔组织疾病：胶原血管病、结节病、风湿热、类风湿性关节炎、系统性红斑狼疮、皮肌炎、硬皮病、白塞病、结节性多动脉炎、强直性脊柱炎等。⑥内分泌或代谢性疾病：甲状腺功能减退症、肾上腺皮质功能减退、糖尿病性、尿毒症性、痛风性、乳糜性、胆固醇性等。⑦肿瘤或放射性：原发性如间皮瘤、肉瘤，继发性如肺癌、乳腺癌、黑色素瘤、多发性骨髓瘤、白血病和淋巴瘤转移，放射性如乳癌、霍奇金病等放射治疗后。⑧药物性：如华法林、肝素、青霉素、肼屈嗪、普鲁卡因胺、苯妥英钠、保泰松、异烟肼等。⑨外伤或手术后：如创伤或心包切开后综合征等。

2. 急性心包炎与心包积液　急性心包炎根据炎症累及范围分为弥散性和局限性；根据病理变化分为纤维蛋白性（干性）和渗出性（湿性）心包炎。心包积液可为浆液纤维蛋白性、浆液血性、出血性或化脓性。

发病初期，心包脏层与壁层出现纤维蛋白、白细胞和内皮细胞组成的渗出液，此后渗出物逐渐增多，并转变为浆液纤维蛋白性积液，可达 2～3L。渗出液外观一般呈草黄色、透明，如含有较多白细胞及内皮细胞时变为浑浊，含有较多的红细胞则变为浆液血性。心包积液多在 2～3 周内吸收。

结核性心包炎常产生大量的浆液纤维蛋白性或浆液血性积液，存在时间长达数月，偶呈局限性积聚。化脓性心包炎的积液含有大量的中性粒细胞，呈混浊黏稠的脓性液。胆固醇性心包炎的积液含有大量的胆固醇，呈金黄色。乳糜性心包炎的积液常呈牛奶样。肿瘤性心包炎常含有大量的红细胞，应当与创伤或使用抗凝药物所致的出血性心包炎鉴别。大量的心包积液更常见于肿瘤、创伤或心脏手术后。

急性纤维蛋白性心包炎的渗出物常可完全吸收，少数较长时间存在，可机化形成瘢痕或发生心包钙化，最终发展成为缩窄性心包炎。炎症病变常累及心包下的心肌，也可扩展到纵隔、横膈和胸膜。心包炎愈合后可残存局部增生或瘢痕，或弥散性心包增厚，或有不同程度的粘连。如炎性病变累及心脏壁层的外侧，可与邻近组织如胸膜、纵隔和横膈形成粘连。

3. 急性心包炎的病理生理改变

（1）代偿机制：急性纤维素性心包炎不影响血流动力学，而渗出性心包炎由于积液数量的不同而引起不同程度的病理生理改变。正常心包腔内有少量液体，一般 <50ml。心包积液发生后，由于重力作用首先积聚于心脏的膈面，当积液增多时充盈胸骨后的心包间隙，并充盈心脏两侧。随着心包积液的增多或短时间内急速增加，心包腔内压力增高到一定程度，便出现心房、心室舒张和充盈障碍，心搏量降低。此时机体通过升高静脉压以增加心室的充盈，增强心肌收缩力以提高射血分数，加快心率以增加心排血量，升高外周小动脉的阻力以维持动脉血压，最终目的是维持相对正常的静息时的心排血量，血压常无明显变化。

（2）心包压塞：当心包积液继续增多时，心包腔压力进一步升高，心室舒张功能显著受限，当心搏量降低达到临界水平以下时，代偿机制明显削弱以至于消失，引起心排血量显著下降，导致循环衰竭而出现休克，即心包压塞。血流动力学改变及其严重程度，取决于心包积液的速度、积液量、积液的性质以及心包顺应性和心肌功能。关键取决于心包积液积聚的速度，如积聚速度快，即使积液量较少（<200ml），心腔内压力也可显著上升，并引起心排血量的明显降低和体静脉压显著升高等心包压塞征象。

（3）奇脉：正常吸气时因肺血管容量增多，可引起动脉血压轻度下降（<10mmHg），

对脉搏强度无明显影响。当心包积液引起心包压塞时，吸气时脉搏强度明显减弱或消失。其发生机制：①吸气时胸腔负压使肺血管容量明显增大，而心脏舒张严重受限使右心充盈不能相应增多，右心排血量与肺血容量失去平衡，肺静脉回流减少甚至逆转，左心室充盈减少；②心脏舒张受限并且容量固定，吸气时右心室血液充盈增多，体积增大致使室间隔向左移位，左心室容量相应减少，心排量随之降低；③吸气时横膈下移牵拉心包，心包腔内压力更大，左心室充盈相应减少。如果吸气时左心排血量锐减，血压下降 > 10mmHg，则出现奇脉。

4. 急性纤维蛋白性心包炎的临床表现

（1）基础表现：除系统性红斑狼疮引起者外，其他原因引起的急性心包炎发病率男性明显高于女性，成人较儿童多见。其临床症状和体征因病因不同而异，轻者无症状或症状轻微，常被原发病的症状掩盖；症状明显者如出现胸痛才引起重视。感染性多有发热、出汗、乏力、食欲不振等全身非特异的症状。化脓性心包炎起病急骤，常有高热、寒战、大汗、衰弱等明显中毒症状；结核性心包炎多起病缓慢，有午后低热、夜间盗汗、虚弱、消瘦、纳差等症状，常伴有肺及其他组织器官结核感染的证据。非感染性心包炎症状常较轻（特发性心包炎除外），原发病的临床表现常较突出。

（2）胸痛：多数患者出现不同程度的胸痛。心包的脏层和壁层内表面无痛觉神经，在第5~6肋间水平以下的壁层外表面有膈神经的痛觉纤维分布，病变蔓延至此或扩散至邻近的胸膜、纵隔或横膈时才出现疼痛。①疼痛部位：多位于心前区、胸骨或剑突下。②疼痛性质：为剧烈锐痛、闷胀痛，急性特发性或病毒性心包炎疼痛常较严重，而尿毒症性、系统性红斑狼疮性、结核性心包炎疼痛较轻。③疼痛的放射性：常放射到左肩、背部、颈部或上腹部，偶向下颌、左前臂和手放射，右侧斜方肌嵴的疼痛系心包炎少见的特征性疼痛。④疼痛的影响因素：随体位变化而改变，坐位或前倾位时减轻，深呼吸、咳嗽、吞咽、卧位尤其是抬腿或左侧卧位时加重。⑤疼痛伴随症状：患者常有干咳，因积液速度和数量不同可伴或不伴有气促、呼吸困难。继发于心脏疾病如 AMI 伴发心包炎，其发病症状常常掩盖心包炎的症状。

（3）心包摩擦音：①位于前胸，以胸骨左缘第3~4肋间与胸骨下无胸膜和肺组织遮盖的部位最为明显；②闻及较近的摩擦样粗糙的高频杂音，有时响度超过心音；③典型心包摩擦音出现在收缩期与舒张期，循环往复，在开始出现和消失之前可能仅在收缩期闻及；④存在时间短，当心包积液增多时常常消失，仅在发病后数小时或数天内闻及，有心包粘连时，即使心包积液较多，心包摩擦音也可存在；⑤性质多变，每次检查可有不同的变化。

5. 急性渗出性心包炎的临床表现

（1）心包压塞表现：①急性病容，出汗，烦躁不安，呼吸浅速，发绀。②常自动采取前倾坐位，以缓解心包压塞症状。③颈静脉怒张，偶有 Kussmaul 征（吸气时颈静脉膨胀现象）。④心尖搏动位于心浊音界内侧，搏动减弱甚至消失；心浊音界向两侧扩大，相对浊音界消失；患者由坐位变为卧位时第2~3肋间的心浊音界增宽，可出现胸骨下半部实音（Dressler 征）、Traube 鼓音区变为实音区（Auerubruger 征），大量积液时胸骨右缘第3~6肋间为实音（Rotch 征）。⑤心音低钝而遥远，心率增快。⑥少数患者可闻及心包叩击音，常位于胸骨左缘第3~4肋间，S_2 后0.06~0.12秒，声音较响，呈拍击样，由心室舒张受到积液限制而导致血流突然停止、产生漩涡和冲击室壁引起震动所致。⑦脉搏细速，可扪及奇脉，也可用常规血压的测量方法听诊脉搏声音强度的变化，或测量吸气时与呼气时血压变化 >10mmHg。

（2）急性心包压塞：表现为短期内静脉压上升，动脉压下降，心率加快，心排血量持续下降，出现休克和循环衰竭的表现。急性心包压塞需要尽快处理，否则患者很快死亡

（3）亚急性和慢性心包压塞：心包渗液较慢时，随着积液的逐渐增多，心脏逐渐出现类似右心衰竭的表现，呈进行性加重。如不积极处理，可引起周围循环衰竭。

（4）相邻器官的压迫表现：心包积液增多压迫气管、肺、食管和喉返神经时，分别引起气促、咳嗽、吞咽困难、声音嘶哑等症状。大量心包积液时，心脏向后移位，压迫左侧肺部而引起左侧下叶肺不张，左肩胛角下常有浊音区，语颤增强，可闻及支气管呼吸音（Ewart 征）。

6. 急性心包炎的辅助检查

（1）心电图变化：60% ~80% 的患者出现心电图的改变，多数于胸痛后数小时或数天内出现，以 ST - T 段改变为主，并随着病程的延长而发生动态变化。

ST - T 段的动态演变：①ST 段呈弓背样向下抬高，T 波高尖，出现于除 aVR 和 V_1 外的所有导联，持续 2 天 ~2 周，约见于 80% 的患者。V_6 导联 ST 段抬高幅度和 T 波振幅之比 >0.24，几乎见于所有的心包炎患者，是诊断心包炎可靠的指标。②几天后 ST 段回至等电位线，T 波降低、变平。③T 波继续演变，逐渐呈现对称性倒置并达到最大深度，无对应导联相反的改变（除 aVR 和 V_1 直立外），可持续数周、数月。④T 波恢复直立，一般在 3 个月内。部分 T 波倒置长期存在。病变较轻或局限时可有不典型的 ST - T 段改变，少数局限在部分肢体导联，尤其是Ⅰ、Ⅱ导联或Ⅱ、Ⅲ导联的 ST 段抬高为多见。

QRS 波低电压：所有导联的 QRS 波均呈低电压状态，肢体导联 R 波振幅 <5mm，胸导联 R 波振幅 <10mm，可能与心包积液时心电短路或心脏受压时心电活动减弱有关。

电交替：对于急性心包炎患者而言，P - QRS - T 波电交替是大量心包积液的特征性变化。正常时心脏收缩时呈螺旋形摆动趋势，心包对其有限制作用，而在大量积液时摆动幅度增大，心脏随心率交替进行“逆钟向转”然后恢复，则引起电轴的交替改变。这种电交替在肺心病、冠心病患者也可见到，并非急性心包炎所特有。

心律失常：以窦性心动过速最多见，部分发生房性心律失常，各种类型的房性心律失常均可见到，少数出现室性心律失常如室性期前收缩等。

（2）X 线检查：当心包积液量 >250ml 时，可出现心影增大，右侧心膈角变钝，心缘的正常轮廓消失，心影呈烧瓶状，随体位改变而移动。心尖搏动减弱或消失，心影增大而肺野清晰，有助于与心力衰竭鉴别。心包积液逐渐增多时，短期内心脏检查发现心影增大，常为早期的诊断线索。部分伴胸腔积液，多见于左侧。

（3）超声心动图检查：心包积液 <50ml 时，超声心动图检查常不显示。在心包回声和心肌回声之间存在无回声的液性暗区，是确诊心包积液的直接依据。①少量积液时，液性暗区常局限于房室沟及左心室后底部（仰卧位）；②中等积液量时，无回声区扩大至心尖及右心室前壁的心包腔，右心室前壁搏动增强；③大量积液时，心脏周围无回声区增宽，心脏前后摆动，搏动受限。舒张末期右心房和右心室塌陷，是诊断心包压塞最敏感而特异的征象。

（4）CT 或 MRI 检查：MRI 能够清晰显示心包积液的容量和分布情况，并可初步分辨积液的性质。如非出血性渗液多为低强度信号；尿毒症、创伤性、结核性积液含蛋白和细胞较

多，可见中或高强度信号。CT 检查显示心包增厚 >5mm 可确立诊断。若既无心包积液，又无心包增厚，则应考虑限制型心肌病。

（5）心包穿刺及心包镜检查：适用于诊断困难或有心包压塞征象者。对渗液作涂片、培养或寻找病理细胞，有助于病因诊断。结核性心包积液表现为：有 1/3 的患者心包积液中可找到结核杆菌；测定腺苷脱氨基酶（ADA）活性≥30IU/L，具有高度的特异性；聚合酶链反应（PCR）阳性。抽液后再注入空气 100 ~ 150ml 并进行 X 线摄片，以了解心包的厚度、心包面是否规则（与肿瘤区别）、心脏大小和形态等。若心包积液反复发生应进行心包活检和细菌学检查。凡心包积液需要手术引流者，可先行心包镜检查，直接观察心包，在可疑区域实施心包活检，以提高病因诊断的准确性。

7. 不同类型急性心包炎的临床特点

（1）特发性心包炎：①1 ~ 2 周前常有上呼吸道感染，起病多急骤；②发热多持续，为稽留热或弛张热；③胸痛常剧烈难忍，心包摩擦音出现早且明显，无心脏杂音；④ASO 和白细胞计数正常或升高，血培养阴性；⑤心包积液量少量到中等量，呈草黄色或血性，淋巴细胞占多数，积液细菌培养阴性，心包抽液后注入空气心影常增大；⑥非固醇类抗炎药与糖皮质激素治疗有良好疗效。

（2）结核性心包炎：①常伴有原发性结核病灶，或与其他浆膜腔结核同时存在；②发热呈低热或不明显；③常无胸痛，少有心包摩擦音，无心脏杂音；④ASO 正常，白细胞计数正常或轻度升高，血培养阴性；⑤心包积液量大，多为血性，淋巴细胞较多，有时找到结核杆菌，心包抽液后注入空气心影不增大；⑥抗结核治疗有效。

（3）风湿性心包炎：①1 ~ 2 周前常有上呼吸道感染，伴其他风湿病的表现，为全心炎的一部分；②多为不规则的轻到中度发热，常有胸痛，多有心包摩擦音，多伴有显著的心脏杂音；③ASO 和白细胞计数多升高，血培养阴性；④心包积液量较少，多呈草黄色，中性粒细胞占多数，积液细菌培养阴性，心包抽液后注入空气心影常增大；⑤抗风湿药物（尤其是糖皮质激素）治疗有显著效果。

（4）化脓性心包炎：①常有原发的感染病灶，明显的感染中毒症状，发热为高热；②常有明显胸痛，多有心包摩擦音，无心脏杂音；③ASO 正常或升高，白细胞计数明显升高，血培养阳性；④心包积液量较多，积液为脓性，中性粒细胞为主，积液细菌培养阳性，心包抽液后注入空气心影不增大；⑤抗生素治疗有效。

8. 急性心包炎的诊断与鉴别诊断

（1）临床诊断：闻及心包摩擦音即可确立诊断。对于有可能并发心包炎的疾病，如出现胸痛、呼吸困难、心动过速和原因不明的体静脉淤血或心影扩大，应考虑心包炎伴有积液的可能。患者确诊为心包炎，伴有奇脉、血压下降甚至休克，应考虑到心包压塞的可能，及时进行床旁超声心动图检查。确立急性心包炎的诊断后，随之要明确病因，以便有效治疗。病程 <1 周的急性心包炎一般不要做过多检查，但病程 >1 周的急性心包炎需要进行下列检查以明确病因：痰找抗酸杆菌、结核菌素试验、ASO、类风湿因子、抗核抗体、抗 DNA 抗体、HIV 抗体、病毒抗体检测（如柯萨奇病毒、流感病毒、埃可病毒）、甲状腺功能等。对持续积液和复发者实施心包穿刺与抽液培养。特异性心包炎需要排除其他病因后方可诊断。

（2）合并心肌炎的诊断线索：从临床症状、体征、心电图和影像学检查等方面，常难以判定急性心包炎是否合并心肌炎，但心肌损伤标志物常能提供是否合并心肌炎的诊断线索。35% ~50%的患者在急性心包炎时肌钙蛋白升高，升高的程度与ST段抬高的幅度相关，为心外膜下心肌受损所致，但与预后无关。肌钙蛋白一般于2周内恢复正常，如持续升高≥2周，常提示合并心肌炎。因此在诊疗过程中应反复监测，特别是监测2周后的肌钙蛋白。CK－MB对心包炎合并心肌炎的诊断有帮助，应当与肌钙蛋白同时监测。但肌酸激酶、转氨酶、乳酸脱氢酶及其同工酶等对心肌炎的诊断价值不大，无需检测。

（3）鉴别诊断：①心绞痛：急性心包炎有心绞痛的类似表现，但不同之处是随体位变动而胸痛减轻或加重，含化硝酸甘油不缓解，心电图表现为大多数导联ST段抬高，超声心动图发现心包积液时即可确诊。②AMI：特发性和病毒性心包炎的胸痛常较剧烈，与AMI极为相似。但AMI多见于中老年人，无上呼吸道感染史而有心绞痛病史，胸痛不随体位改变，ST段抬高不累及广泛的导联，心肌损伤标志物异常一般<2周。需要注意的是AMI早期可伴发急性心包炎，而心包炎的症状常被AMI掩盖；晚期并发的心包炎需排除心肌梗死后综合征。③主动脉夹层：胸痛剧烈而不随体位变动，心电图和心肌损伤标志物正常，超声心动图和CT检查有助于鉴别。但主动脉夹层早期可破溃入心包腔引起心包压塞，或血液缓慢渗入心包腔引起亚急性心包炎。④肺梗死：常有深静脉血栓形成的危险因素如长期卧床或肢体制动，胸痛突发且伴有严重的呼吸困难、低氧血症，可有咯血和发绀，心电图检查显示SⅠQⅡTⅢ、D－二聚体测定>500μg/L有助于鉴别。⑤急腹症：急性心包炎的疼痛如果表现在腹部时，应详细询问病史与体格检查，避免误诊为急腹症。⑥大量心包积液：应与引起心脏明显扩大的扩张型心肌病等鉴别，超声心动图检查是最强的证据。

9. 心包穿刺术

（1）心包穿刺术的临床应用：①用于明确诊断：心包积液常规检查可区别渗出液和漏出液。心包积液中，单核细胞的显著升高支持恶性肿瘤或甲状腺功能减退症的诊断；中性粒细胞升高可见于细菌感染和风湿性、类风湿性疾病；腺苷脱氨酶活性升高（>30U/L），对诊断结核性心包炎的敏感性为93%，特异性为97%；心包积液培养对诊断感染性心包炎具有重要价值；病毒或结核基因的聚合酶链反应（PCR）对明确病因有较高的敏感性和特异性。心包抽液后注入空气（100~150ml）进行X线检查，可了解心包的厚度、心包面是否规则、心脏大小和形态等，对鉴别诊断有一定的价值。②用于缓解心包压塞：心包穿刺抽液是缓解心包压塞最快速、最有效的措施。心包压塞患者抽液100~200ml，可明显缓解症状和改善血流动力学。对反复发生心包积液引起压塞症状者，应当持续心包引流。但禁用于主动脉夹层、主动脉窦动脉瘤破裂、AMI穿孔或PCI致冠状动脉穿孔直接导致的心包积血。③用于注入药物：心包穿刺特别是持续引流者可经导管注入相应的药物。结核性心包炎在穿刺抽液后注入地塞米松1~2mg，或氢化可的松50~100mg，以减轻心包炎症反应，促进积液吸收，防止心包粘连。化脓性心包炎可注入抗生素治疗。对于尿毒症性心包炎合并大量积液者，有研究表明单纯心包穿刺加曲安西龙（去炎松）灌注治疗可获得良好效果。恶性肿瘤性心包炎持续引流时，可经导管内注入抗肿瘤药物实施局部化学治疗。也有研究提示经导管注入四环素控制积液速度也获得满意的疗效，具体机制尚不清楚。

（2）心包穿刺术的操作要点：①患者半卧位。②选择左侧第5肋间锁骨中线外、心浊音界内1~2cm并沿第6肋骨上缘向背部并向正中线方向刺入；也可于剑突与左肋弓形成的角内穿刺，穿刺针与胸壁呈30°角，向上稍向左进入心包腔下部与后部，不通过胸膜。③10%碘伏或3%碘酒和75%乙醇溶液常规消毒皮肤，打开心包穿刺包，戴无菌手套，铺无菌洞巾。④2%利多卡因稀释后向皮内注射形成直径0.8cm大小的皮丘，沿穿刺针方向进针，对皮下、胸壁肌肉、胸膜脏层逐层局部麻醉。⑤用血管钳钳夹穿刺针的橡皮管，持针沿麻醉部位缓慢进针，至阻力感突然消失时勿再深入。若感心脏搏动撞及针尖时，将针头退出少许。进针深度一般为3～4cm。助手用血管钳在穿刺针与胸壁接触处夹住穿刺针，并紧贴胸壁固定。⑥将注射器套于穿刺针尾部的橡皮管上，放松血管钳，抽取积液，留取标本检验或继续抽取积液。⑦抽液后根据需要可注入适量的药物如抗生素、糖皮质激素或化学治疗药物等。

（3）注意事项：①精神烦躁、焦虑者术前半小时给予镇静剂，必要时肌内注射阿托品0.5mg，以防穿刺时发生迷走反应。②有条件时预先检查超声心动图，以确定穿刺部位和穿刺方向。必要时心电监护，观察ST段变化，判定针尖是否穿入心包膜和心肌。③术中询问患者自我感觉，观察面色、呼吸、脉搏、血压等，如出现咳嗽、心悸、面色苍白、脉搏细速、血压下降应立即停止抽液，让患者平卧并对症处理。④抽不出液体或抽出血性液体时，立即分析原因并妥善处置。⑤首次抽液量宜<1000ml，以后每次抽液<300～500ml，以避免发生急性右心室扩张而继发严重的并发症

10. 急性心包炎的治疗

（1）特发性心包炎的治疗要点：病程常具有自限性，但少数患者反复发作。目前尚无特殊的治疗方法，主要是减轻炎症反应，解除疼痛。首选非固醇类抗炎药（NSAIDs），如阿司匹林（2～4g/d）、吲哚美辛（indometacin，75～200mg/d）或布洛芬（ibuprofen，600～2 400mg/d），因布洛芬不良反应较少，临床上常作为首选药物。冠心病患者宜选用阿司匹林，也可选用布洛芬，禁用其他NSAIDs。NSAIDs可与秋水仙碱（0.5～1mg/d）联用，有研究表明可降低复发率。对于反复发作的患者适当延长药物的使用时间或联合药物治疗。尽量不用糖皮质激素，除非症状严重、常规治疗无效或反复发作者。一般使用泼尼松60～90mg/d，1周后逐渐减量，使用最小维持量，并尽量缩短使用时间。

（2）感染性心包炎的治疗要点

病毒性心包炎：心包积液或心包活检是确诊的必要条件，主要依据PCR或原位杂交技术。血浆抗体滴度可提示病毒性心包炎，但不能确诊病毒性心包炎。治疗推荐使用干扰素或免疫球蛋白，原则上禁用糖皮质激素。

结核性心包炎：早期、足量和全程抗结核治疗。对于有严重中毒症状的患者，酌情选用糖皮质激素。常选用泼尼松，起始剂量为15～30mg/d，根据病情逐渐加量，至症状明显改善后，每周递减5～10mg/d，疗程一般6～8周。大量心包积液出现压塞症状时，及时穿刺抽液，如渗液继续产生或有心包缩窄的表现时，应尽早实施心包切开术或心包切除术。

化脓性心包炎：选用足量有效的，并反复心包抽液以及注入抗生素。感染控制后，再继续使用抗生素至少2周。如抗感染治疗疗效不佳，需要尽早实施心包切开引流术，以防止发展成为缩窄性心包炎。若引流时发现心包增厚，应考虑实施广泛的心包切除术。

真菌性心包炎：多见于免疫功能低下的患者，心包液涂片与培养可明确诊断，血浆抗真菌抗体测定有助于诊断。组织胞质菌病合并心包炎宜使用非固醇类抗炎药；诺卡菌感染可用磺胺药物；放线菌病使用包括青霉素在内的三联抗生素治疗。

（3）肾功能衰竭伴心包炎的治疗要点：肾衰竭是心包炎的常见病因，约20%的患者可产生大量心包积液。临床上分为尿毒症性心包炎和透析相关性心包炎。前者见于进展性的急

性或慢性肾功能衰竭，后者见于13%接受持续性透析的患者，亦偶见于腹膜透析不充分和（或）液体严重潴留的患者。大多数无症状，仅少数有胸膜性胸痛与发热，因伴有自主神经功能障碍，当合并心包压塞时仅表现为低血压而无心率明显增快，心电图检查无典型ST－T段改变，这是由于心肌无炎症反应所致。如果尿毒症患者出现典型心包炎的心电图改变，应考虑合并心包感染。肾功能衰竭合并心包炎的患者，血液透析时应避免使用肝素，并注意防治低钾血症、低磷血症。施行强化透析治疗可使心包积液迅速吸收，必要时可换用腹膜透析（不需肝素）。心包压塞或顽固性大量积液可进行心包引流并向心包腔内注射氟羟泼尼松龙50mg，每6小时1次，共治疗2～3天。当血液透析难以控制心包炎的病情发展，尤其是合并严重感染及存在大量积液时，应当考虑心包切除术，成功率>90%，复发率极低。

（4）自身免疫性疾病伴心包炎的诊断与治疗要点

诊断标准：心包积液淋巴细胞计数与单核细胞计数 $>5\times10^9/L$（自身反应性淋巴细胞）或在心包积液中出现针对心肌组织的抗体（自身免疫介导）。同时排除病毒、结核、细菌、支原体、衣原体等感染，以及肿瘤、尿毒症或全身性、代谢性疾病引起的心包炎。

治疗原则：以治疗原发病为主，应用糖皮质激素和免疫抑制剂效果较好，常需要糖皮质激素冲击治疗。大量心包积液引起压塞症状时，实施心包穿刺抽液或心包切开引流。心包腔内注射氟羟泼尼松龙治疗高度有效，且不良反应少。

（5）肿瘤性心包炎的治疗要点：转移性心包肿瘤比原发性心包肿瘤要多40倍，间皮瘤是最常见的原发肿瘤，迄今无法根治。常见的继发性心包肿瘤病因为肺癌、乳腺癌、淋巴瘤、白血病与恶性黑色素瘤。恶性心包积液可以是全身肿瘤的最早表现且可无症状，但心包积液量>500ml时，可有呼吸困难、咳嗽、胸痛、气急、颈静脉怒张等心包压塞症状。必须注意的是，约2/3的恶性心包渗液由放疗引起，故应常规做心包积液检查，以进一步诊断。

治疗原则：①全身性抗肿瘤治疗，可预防约67%的心包积液复发。②心包穿刺的目的是确立诊断或缓解症状。③心包内滴注细胞增殖抑制药或致硬化药物。④大量心包积液者应实施引流。⑤继发于肺癌者，心包腔内注射顺铂最有效；乳腺癌引起者塞替派最有效。⑥使用四环素作为硬化剂可控制85%患者的恶性心包渗液，不良反应有发热（19%）、胸痛（20%）与房性心律失常（10%）等。使用硬化剂注射的长期存活患者，心包缩窄发生率很高。⑦放疗对放射敏感的肿瘤如淋巴瘤、白血病等有效率高达93%，但可诱发心肌炎与心包炎。⑧经皮球囊心包切开术可创造胸膜－心包直接通道，使液体引流到胸膜间隙，适用于大量恶性心包积液与复发性心包压塞者。其有效率达90%～97%，并且相对安全。

11. 其他类型的心包炎和心包积液

（1）心包切开术后综合征：一般发生于心脏、心包损伤后数天或数月，与心肌梗死后综合征一样均与免疫反应有关。心脏移植后也有21%的患者发生心包积液。可能由于术前多已使用抗凝剂，故瓣膜手术比CABG更多发生心包压塞。术后有心包积液者若使用华法林，则心包内出血的风险明显升高，而未心包引流者危险性更大。治疗主要使用非固醇类抗炎药或秋水仙碱。顽固性病例可心包腔内注射糖皮质激素。

（2）放射性心包炎：可发生于照射后即时或数月、数年之后，个别人潜伏期长达15～20年。可导致心包缩窄，但不伴钙化。治疗原则同其他心包炎，约20%演变为缩窄性心包炎而需作心包切除，但术后5年存活率仅10%左右，多与心肌存在严重弥散性纤维化有关。

（3）乳糜心包：CT检查与淋巴管造影结合，可定位胸导管的部位并显示淋巴管与心包的连接部位。心胸手术后的乳糜心包可用心包穿刺与进食中链三酰甘油治疗；内科治疗失败者可施行心包—腹膜开窗术；对胸导管路径能精确定位者，可在横膈上进行结扎与切除。

（4）药物性心包炎：患者发生急性心包炎时，应当审视原有的治疗方案，停用可能引起心包炎的可疑药物。对于急性心包炎患者，应尽量避免使用抗凝剂如华法林与肝素类，因可引起心包内出血，甚至发生致命性的心包压塞，但继发于 AMI 与合并心房颤动者除外。

三、慢性心包炎

1. 慢性心包炎的病因　尚未完全清楚。大多继发于急性心包炎，但多数病例急性阶段的症状并不明显，直至发生缩窄性心包炎后才被发现，导致病因难以明确。在确定的病因中，多数为结核性心包炎，其次为特发性心包炎，肿瘤如乳腺癌、淋巴瘤和放疗引起者增多，心脏直视手术导致者有升高趋势，少数为化脓性和创伤性心包炎，风湿性心包炎引起的心包缩窄极少见，偶见由类风湿关节炎、系统性红斑狼疮、白塞病、尿毒症、沙门菌属、组织胞质菌、土拉菌病、放线菌病、柯萨奇 B 病毒感染、流行性感冒、单纯疱疹、传染性单核细胞增多症、血吸虫病、阿米巴病、棘球菌病、恶性肿瘤、心包异物、乳糜性、胆固醇性、透析治疗以及肾移植后引起的报道。慢性渗出性心包炎可能与肿瘤、结核或甲状腺功能减退症有关。部分感染（包括病毒）、尿毒症、新生物、创伤、心脏手术和放疗可形成渗出缩窄性心包炎。

缩窄性心包炎的病因：①特发性，接近半数病例；②病毒感染；③结核性，在发展中国家发病率更高；④手术后，如心包切开术后综合征；⑤曾有纵隔放疗史者；⑥慢性肾衰竭正在进行血液透析者；⑦结缔组织疾病；⑧心包肿瘤浸润；⑨化脓性心包炎未能完全引流者；⑩真菌或寄生虫感染；⑪与 AMI 相关的心包炎；⑫与石棉肺相关的心包炎。

2. 慢性心包炎的病理改变

（1）病理解剖改变：为脏层和壁层广泛粘连、纤维化，心包增厚和钙化。①心包瘢痕组织多数由致密的胶原纤维组织构成，呈斑点状或片状，逐渐形成僵硬的纤维组织外壳；②病变可累及整个心包，并环绕和压迫整个心脏和大血管根部，也可局限于心脏表面的某些部位，如在房室沟或主动脉根部形成环形狭窄；③病变并不均匀一致，在心室尤其在右心室表面，瘢痕更为明显，常为 0.2～2cm，甚至更厚；④由于病变慢性化，难以找到原发病的特征性改变，仅有少数患者可找到结核性或化脓性肉芽组织增生；⑤心包积血引起的血液成分浓缩和渗液常有纤维层包裹，积血是刺激纤维增生和形成纤维化并引起缩窄性心包炎的重要机制；⑥心包病变常累及紧邻的心肌，而且心包缩窄影响心脏的功能和代谢，心肌发生萎缩、纤维变性、慢性炎症、肉芽肿性增生、脂肪浸润和钙化等改变。

（2）病理生理改变：为心室舒张受到明显限制。在心室舒张早期，快速充盈的血液迅速流入心室，而在舒张中晚期心室扩张骤然受阻，血液充盈受限，心室内压力迅速上升，可见颈静脉波呈 V 型（下降后突然回升），同时可闻及心包叩击音。此音由快速流入心室的血液突然受到限制，血流冲击室壁形成漩涡并产生震动所致，表现为舒张早期额外音。由于心包缩窄时心包舒张期容量固定，心搏量降低，通过代偿性心率加快而维持心排血量。当体力活动时原有心率已不可能进一步增快，心排血量也不可能相应增多，临床上出现呼吸困难和血压下降。心包缩窄后期由于心肌萎缩和代谢障碍影响心肌的收缩功能，心排血量减少更为明显。病理生理特征为：①有呼吸困难症状而无肺淤血。②Kussmaul 征明显，即呼吸时胸腔内压力不能传递到心包腔与心腔内，吸气时心室充盈受限而回流量不能相应增多，体静脉和右心房压无下降，某些患者甚至吸气时体静脉压升高。此征也见于慢性右心衰竭和限制型心肌病，但不出现于急性心包压塞中，原因为胸腔负压能够传递到心腔。③出现奇脉，发生机制与心包压塞相同，但较心包压塞少见。

3. 慢性心包炎的临床表现　在缩窄性心包炎的早期，体征比症状显著，有时症状很轻微。临床表现以右心衰竭（尤其体静脉淤血、水肿）为主，左心衰竭（尤其是呼吸困难、肺淤血）的表现往往不明显。

（1）症状：①呼吸困难：早期表现为劳力性呼吸困难，与运动时心搏量无相应增加有关，也可由大量胸腔积液引起。②咳嗽：间断性干咳为主，主要与肺静脉压升高、液体进入小气道引起。③胃肠道症状：食欲减退、恶心、腹胀或腹痛，由胃肠道、肝静脉淤血所致。④全身症状：包括虚弱、乏力、困倦、头晕、眩晕等，乏力常较明显，并且是早期表现，与心室充盈受限、心排血量降低有关。

（2）体征：①心脏自身的表现：心率增快；心尖搏动减弱或消失，大多数患者收缩期心尖负性搏动；心浊音界正常或稍扩大；胸骨左缘 3 ~ 4 肋间 S_2 后约 0.1 秒闻及心包叩击音，但常无心包摩擦音；S_1 心音减轻，P_2 可亢进。②体静脉回流障碍：颈静脉怒张，肝肿大，下肢水肿和腹腔积液，严重时引起胸腔积液，与静脉回流受阻、体静脉压升高和心排血量减少、肾灌注不足（水、钠潴留）有关。水肿的特点是腹腔积液较下肢水肿出现早且量大，机制尚未明确。可能的机制为：静脉压缓慢而持续升高，皮下小动脉张力增高，而内脏小动脉无明显增高，腹膜毛细血管通透性较下肢显著；心包下部缩窄影响肝静脉血流进入下腔静脉较为明显，腹部淋巴回流相应受阻；肾血流量降低相对较小，体内水、钠潴留较轻，因而皮下水肿较少发生或出现较晚。③脉压变化：脉压变小，由于心排血量减少使动脉收缩压降低，而外周灌注不足和静脉淤血又反射性引起小动脉痉挛所致。④血栓形成：心包缩窄者心房常有血栓形成，以右心房多见，可发生肺动脉栓塞。

4. 慢性心包炎的主要辅助检查

（1）心电图检查：窦性心动过速多见，也可出现期前收缩、房性心动过速、心房颤动、心房扑动等。QRS 低电压与 T 波平坦或倒置同时存在是诊断缩窄性心包炎的重要依据。T 波改变可反映心肌受累的范围和程度，仅有低电压而无 T 波改变无诊断意义。约半数患者有 P 波增宽并伴切迹，也可有右心室肥大或 RBBB。心包广泛钙化时可见宽大 Q 波。

（2）X 线检查：半数以上患者有心影增大，与心包膜和邻近胸膜增厚、残余心包积液、膈肌抬高有关。心影呈三角形或球形，心缘变直，主动脉结缩小，左心房、右心房、右心室增大。肺动脉圆锥突出，肺门阴影增大，肺淤血征象，胸膜常增厚或有胸腔积液。上腔静脉扩张。心包钙化并非缩窄性心包炎所特有，但可较强地提示患者既往患过急性心包炎。

（3）超声心动图检查：显示心包增厚、粘连、回声反射增强，心房增大而心室不大，室壁舒张受限，室间隔舒张期呈矛盾运动，下腔静脉和肝静脉增宽。

（4）CT 或 MRI 检查：诊断心包肥厚特异性和敏感性高。图像曲线呈致密组织影像提示心包增厚。注意的是部分患者具有心包缩窄的明显症状而心包增厚不明显，心包增厚的程度并不一定与缩窄程度呈正比。

（5）心导管检查：右心导管检查示肺毛细血管楔压、肺动脉压、右心室舒张末压、右心房平均压和腔静脉压升高并且相近，右心排血量降低，与限制型心肌病相似。但限制型心肌病右心室收缩末压明显升高（>60mmHg），左心室舒张末压>右心室舒张末压5mmHg。

（6）病理组织检查：包括心内膜心肌活检和心包活检，有助于明确病因，也有助于与限制型心肌病等引起心脏显著扩大的疾病相鉴别。

5. 慢性心包炎的诊断与鉴别诊断

（1）诊断线索：①具有急性心包炎的病史，数月或1~2年内逐渐出现右心衰竭症状；②具有体静脉淤血临床表现，而无显著的心脏扩大或心脏瓣膜杂音；③具有右心衰竭表现，同时闻及心包叩击音或扪及奇脉；④具有右心衰竭表现，Kussmaul征显著，腹腔积液首先出现且较重，而下肢水肿较轻；⑤具有右心衰竭表现，心电图检查显示QRS波低电压（尤其是肢体导联）并伴有T波低平或倒置；⑥具有右心衰竭表现，同时发现心包钙化影像。超声心动图检查常能明确诊断，个别诊断困难者需做心脏CT或MRI检查，必要时实施心导管检查，心内膜心肌和心包活组织检查有利于明确病因。诊断时应注意排除引起右心衰竭的其他疾病，特别是限制型心肌病、浸润性心肌病等。

（2）鉴别诊断：缩窄性心包炎（chronlc constrictive pericarditis，CCP）与限制型心肌病（RCM）的临床表现极其相似，鉴别常很困难。由于CCP外科治疗效果确切，若能及时手术，预后往往较好。然而RCM尚无有效的治疗方法，临床上呈进行性发展，预后不良，因此必须加以鉴别。鉴别要点如下：①乏力与呼吸困难：CCP逐渐发生并进行性加重；RCM初始就比较明显。②Kussmaul征与奇脉：CCP有Kussmaul征并常有奇脉；RCM无此表现。③心尖搏动：CCP常不明显；RCM常扪及心尖搏动。④瓣膜反流杂音：CCP无二尖瓣和三尖瓣反流性杂音；RCM常有此杂音。⑤舒张期心音：CCP在S_2后较早出现且较响，属于心包叩击音；RCM在S_2后较迟出现且较轻，属于S_3，且常闻及S_4。⑥X线表现：CCP心脏正常或轻度增大，常见心包钙化；RCM心脏常明显扩大，以左心室扩大为主，无心包钙化。⑦心电图：CCP常有QRS低电压伴有广泛的T波改变，可有心房颤动或有提示左心房肥大的P波；RCM可有QRS低电压和T波改变，常有AVB。LBBB。⑧超声心动图检查：CCP心房显著扩大少见，舒张早期二尖瓣血流速率随呼吸而明显变化，有室间隔的矛盾运动；RCM常见心房显著扩大，舒张早期二尖瓣血流速率随呼吸变化较小，无室间隔的矛盾运动。⑨心脏CT或MRI检查：CCP有心包增厚和缩窄；RCM心包正常。⑩血流动力学检查：CCP左、右心室舒张末压相差<5mmHg，右心室收缩末压≤50mmHg，右心室舒张末压>1/3右心室收缩末压；RCM时却恰恰相反。⑪心内膜心肌活检：CCP正常；RCM异常。⑫洋地黄治疗反应：CCP体静脉压不变；RCM体静脉压下降。

6. 慢性心包炎的治疗原则

（1）缩窄性心包炎：少数轻度颈静脉充盈和水肿患者经过饮食控制和使用利尿剂可长期存活，但多数患者表现为进行性加重并逐渐出现恶病质。治疗措施包括：①严格休息，低盐饮食。②纠正并存因素，如贫血和低蛋白血症等，必要时少量多次输血。③改善水肿，使用利尿剂或抽取胸腔、腹腔积液。④心力衰竭和心房颤动患者适当利用洋地黄制剂，避免使用减慢心率的药物如β受体阻滞剂和二氢吡啶类钙离子拮抗剂。⑤尽早实施心包剥离术，能够预防心肌萎缩和纤维变性，明显改善心功能，提高生活质量，降低病死率。手术指征为：心脏进行性受压而单纯心包积液不能解释；心包积液吸收的过程中心脏受压征象越来越明显；心包腔注气术时发现壁层心包显著增厚；MRI检查显示心包增厚和缩窄。术前患者若合并心包感染，应在感染基本控制后尽早进行手术。结核性心包炎患者应在结核活动完全控制1年后实施手术，假如心脏受压症状明显加剧，也应在积极抗结核治疗前提下进行手术。如有右心房血栓形成，手术中一并去除。围手术期严防心脏负荷过重，包括严格控制输液量和输液速度，绝对卧床休息，避免精神刺激，防治心肌缺血和心律失常，纠正贫血等。因萎缩心肌恢复较慢，手术疗效常在4~6个月才逐渐出现，因此应当以休息为主，切忌劳累和活动过度，建议在专业医师的指导下进行康复治疗。

（2）慢性渗出性心包炎：首先要明确病因，主要是对因治疗和对症处理，常可获得较好的效果。对于心功能正常者，应当定期随访。若有心力衰竭表现如体液潴留和水肿，可使用利尿剂，但要防止利尿过度。洋地黄类药物效果不佳。有明确感染者，要尽早实施心包引流并注入抗感染药物进行治疗。

（周　波）

第十五章　心血管疾病的中医治疗

第一节　慢性肺源性心脏病

一、概述

肺源性心脏病（简称肺心病），就其发生和发展的不同进程可分为急性肺源性心脏病和慢性肺源性心脏病两类，前者的形成主要由于来自右心或静脉系统的栓子进入了肺循环，造成肺动脉主干或其分支栓塞而致，后者则由于支气管和肺组织或肺动脉及其分支的原发病变而引起的肺动脉高压而导致的心脏病变。本章所讨论的主要是慢性肺源性心脏病。

本病在我国较为常见，发病年龄多为40岁以上。急性发作以冬春季为主，肺心功能衰竭常因于急性呼吸道感染。临床上以反复咳喘、咯痰、水肿、紫绀等为主要特征。早期心肺功能尚能代偿，晚期出现呼吸循环衰竭，并伴有多种并发症。根据全国各省、市、自治区14岁以上52 549 822人群的抽样调查表明，本病的患病率为0.46%。根据我国东北地区的调查，肺心病约占各类器质性心脏病的18.37%，华北地区为12%～34%，华东地区为7%～15%，华南和华中分别为8%～10%和6%～9%，西南和西北分别为16%～28%和7%～23%。寒冷潮湿地区和山区的患病率一般较高，吸烟者高于非吸烟者，某些工种的患病率较高，如煤矿工人的肺心病患病率可达2.19%。

本病一般属于中医“肺胀”、“喘证”、“痰饮”等病范畴。

二、发病机制

肺心病的发生多由久病正虚，痰浊潴留、气滞血瘀，每因外感诱发加重。

1. 久病肺虚　如内伤久咳、喘哮等肺系慢性疾患日久伤正，导致肺虚，成为发病的基础。

2. 感受外邪　肺居上焦，为五脏之华盖，开窍于鼻，外合皮毛，且为“娇脏”，不耐寒热。而肺虚卫外不固，更易为外邪侵袭。外邪犯肺，宣降失司，气逆为咳，升降失常则为喘，因此，外邪六淫每易乘袭，诱使本病反复发作，病情日益加重。

3. 水停气滞　痰的产生，病初由肺气郁滞，脾失健运，津液不归正化而成，渐因肺虚不能化津，脾虚不能传输，肾虚不能蒸化，痰浊愈益潴留，喘咳持续难已。若晚期气虚及阳，阳虚阴盛，气不化津，痰从阴化为饮为水，饮留上焦，迫肺凌心则喘促心悸，饮溢肌肤则水肿尿少。

4. 气虚滞逆　“肺为气之主，肾为气之根”，咳嗽日久，积年不愈，必伤肺气，反复发作，由肺及肾，肺肾两虚。肺失主气则气滞，肾失纳气而气逆，气机升降失司，肺肾之气不能交相贯通，以致清气难入，浊气难出，滞于胸中，壅塞于肺而为胸闷胀满。

5. 痰瘀互结　痰浊蕴肺，病久势深，肺气郁滞，由气及血导致瘀滞，痰浊与瘀血互结，是慢阻肺后期一种常见的病理转归，多提示病情较重，预后较差，临床可见咳喘痰壅，唇暗甲紫，舌质紫黯或见瘀斑等症。

综上所述，本病由肺系疾患日久或迁延失治，不仅正气受损而且引起脏腑气血功能紊乱，形成气滞、痰浊或水饮、痰瘀互结等病理产物。诸病理因素之间互有影响和转化，但一般以痰浊、气滞为主，渐而痰瘀并见，终至痰浊、血瘀、水饮错杂为患。

本病病理性质总属本虚标实，但有偏实、偏虚的不同，且多以标实为急。感邪则偏于邪实，平时偏于本虚。本病发作期或迁延期表现为以下临床证型：痰热蕴肺证、痰浊阻肺证、痰瘀互结证、痰饮伏肺证。缓解期则以本虚为主，早期多属气虚、气阴两虚，由肺涉脾及肾；晚期气虚及阳，以肺、肾、心为主，或阴阳两虚。正虚与邪实互为因果，相互夹杂，致使恙情久羁难已。若痰从寒化，为饮为水凌心迫肺而喘促陡作，张口抬肩，并伴冷汗、面苍、肢冷、脉厥则为“喘脱”重症。若痰从热化，痰热夹毒上蒙脑窍则有神昏谵语、痉厥之变。

三、诊断

（一）诊断标准（源自1977年全国第二次肺心病专业会议修订“慢性肺源性心脏病诊断标准”）

慢性肺源性心脏病（简称肺心病）是慢性支气管炎、肺气肿、其他肺胸疾病或肺血管病变引起的心脏病，有肺动脉高压、右心室增大或右心功能不全。

1. 慢性肺胸疾病或肺血管病变　主要根据病史、体征、心电图、X线，并可参考放射性同位素、超声心动图、心电向量图、肺功能或其他检查判定。

2. 右心功能不全主要表现　颈静脉怒张、肝大压痛、肝颈反流征阳性、下肢水肿及静脉压增高等。

3. 肺动脉高压、右心室增大的诊断依据

（1）体征：剑突下出现收缩期搏动，肺动脉瓣区第二心音亢进，三尖瓣区心音较心尖部明显增强或出现收缩期杂音。

（2）X线诊断标准：

1）右肺下动脉干扩张①横径≥5mm；②右肺下动脉横径与气管横径比值≥1.07；③经动态观察较原右肺下动脉干增宽2mm以上。

2）肺动脉段中度凸出或其高度≥3mm。

3）中心肺动脉扩张和外围分支纤细，两者形成鲜明对比。

4）圆锥部显著凸出（右前斜位45°）或“锥高”≥7mm。

5）右心室增大（结合不同体位判断）。

具有上述1）至4）项中的一项可提示，两项或以上者可以诊断。具有第5项情况者即可诊断。

（3）心电图诊断标准：

1）主要条件

a. 额面平均电轴≥+90°。

b. $V_1R/S \geq 1$。

c. 重度顺钟向转位（$V_5R/S \leq 1$）。

d. $RV_1 + SV_5 > 1.05mV$。

e. aVRR/S 或 R/Q≥1

f. $V_{1\sim3}$呈 Qs、Qr、qr（需除外心肌梗死）。

g. 肺型 P 波：①P 电压≥0.22mV，或②电压≥0.2mV，呈尖峰型，结合 P 电轴 > +80°，或③当低电压时 P 电压 >1/2R，呈尖峰型，结合电轴 > +80°。

2）次要条件

a. 肢导联低电压。

b. 右束支传导阻滞（不完全性或完全性）。

具有一条主要的即可诊断，二条次要的为可疑肺心病的心电图表现。

（4）超声心动图诊断标准：（全国第三次肺心病专业会议制订 1980 年 10 月于黄山）

1）主要条件

a. 右心室流出道内径≥30mm。

b. 右心室内径≥20mm。

c. 右心室前壁的厚度≥5.0mm，或有前壁搏动幅度增强。

d. 左/右心室内径比值 <2。

e. 右肺动脉内径≥18mm，或肺动脉干≥20mm。

f. 右心室流出道/左心房内径比值 >1.4。

g. 肺动脉瓣曲线出现肺动脉高压征象（a 波低平或 <2mm，有收缩中期关闭征等）。

2）参考条件

a. 室间隔厚度≥12mm，搏幅 <5mm 或呈矛盾运动征象。

b. 右心房增大，≥25mm（剑突下区）。

c. 三尖瓣前叶曲线 DE、EF 速度增快，E 峰呈尖高型，或有 AC 间期延长。

d. 三尖瓣前叶曲线幅度低，CE <18mm，CD 段上升缓慢、延长，呈水平位或有 EF 下降速度减慢，<90mm/sec。

说明：①凡有胸肺疾病的患者，具有上述二项条件者（其中必具有一项主要条件）均可诊断肺心病。②上述标准仅适用于心前区探测部位。

（5）心电向量图诊断标准：（全国第三次肺心病专业会议制订 1980 年 10 月于黄山）

1）肺心病：在胸肺疾病基础上，心电向量图具有右心室及或右心房增大指征者均符合诊断。

a. 右心室肥大：①轻度右心室肥大：横面 QRS 环呈狭长形，逆钟向运行，自左前转向后方。其 S/R >1.2。或 X 轴上（额面或横面）由/左向量比值 <0.58。或 S 向量角 < −110°伴 S 向量电压 >0.6mV。②横面 QRS 环呈 8 字形，主体及终末部均向右后方位。以上二条具有一条即可诊断。③重度右心室肥大：横面 QRS 环呈顺钟向运行，向右向前，T 环向左后。

b. 右心房增大：①额面或侧面最大 P 向量电压 >0.18mV。②横面 P 环呈顺钟向运行。③横面向前 P 向量 >0.06mV。

以上三条符合一条即可诊断，额面最大 P 向量 > +75°作为参考条件。

2）可疑肺心病：横面 QRS 环呈肺气肿图形（环体向后，最大 QRS 环向量沿 +270°轴后伸，环体幅度减低和变窄），其额面最大 QRS 向量方位 > +60°或肺气肿图形其右后面积占总面积的 15% 以上。

（6）放射性同位素肺灌注扫描，肺上部血流增加下部减少，即表示可能有肺动脉高压。

（二）鉴别诊断

本病需与下列疾病鉴别：

1. 冠心病　肺心病和冠心病均为老年性非瓣膜损害性心脏病。二者临床表现易于混淆，合并存在的临床资料约占 20%。尸检发现率为 25% ~42.8%。但肺心病均有多年慢性呼吸道疾病和肺功能不全史，并以肺动脉高压和右室增大或右心衰竭表现为主，体检、X 线、心电图可资鉴别。心电图与病理对照分析，下列所见有助于肺心病伴冠心病的诊断：①有肺型 P 波而 QRS 电轴正常或左偏；②肺型 P 波兼有左束支或左前半或双束支传导阻滞；③QRS 电轴右偏或右室肥厚的同时，左心导联有较恒定的缺血型 ST－T 改变；④典型的急性心肌梗死图形和其衍变过程。

2. 先天性心脏病　肺心病应与病理性杂音不甚明显的房间隔缺损相鉴别，因后者自左到右分流引起肺动脉高压和右室增大类似肺心病表现，但以病史和超声心动图检查易于鉴别。

3. 风湿性心脏病　风湿性心脏病表现为以二尖瓣闭锁不全为主的易与肺心病相混淆，但根据 X 线以左室、左房增大为主和超声心动图检查不难区别。

四、辨证论治

本病辨证总属标实本虚，但因外邪的控制与否，心肺功能的代偿与否，可有偏实与偏虚的不同，偏实者须分清风寒、风热及/或痰浊、痰热、水饮的不同；偏虚者当分清气（阳）虚、阴虚的性质，肺、心、肾、脾的病位主次所在。治疗上根据标邪的性质，分别采取祛湿宣肺、降气化痰、利水、活血，甚或开窍、熄风、止血等法；治本则以补益心肺之气，温肾健脾为主，有时需气阴兼顾或阴阳两调，正气欲脱时则应以扶正固脱、回阳救阴为主。

急性加重期肺部感染和肺心功能不全是主要矛盾。此期多数患者常系肺、肾、脾正虚的基础上复感外邪，痰湿化热，阻遏于肺，每见呼吸困难，咳喘不能平卧，动则加剧，紫绀明显，心悸胸闷，舌质紫暗等症。由于其证属本虚标实，且以邪实为主要矛盾，故治疗当以祛邪为主，补虚为辅。缓解期肺肾两虚为主，治以补肺益肾以固其本。

（一）寒饮射肺证

症状：恶寒发热，身痛无汗，咳逆喘促，气逆不能平卧，痰稀白而量多。苔白滑，脉浮紧。

证候分析：风寒束表可见恶寒发热，身痛无汗；痰从寒化为饮，饮邪迫肺，肺气上逆故见咳逆喘促，气逆不能平卧，痰稀白而量少；舌苔白滑，脉浮紧乃表寒内饮征象。

治法：宣肺散寒，祛痰平喘。

方药：小青龙汤加减。药用麻黄 6g，法半夏、苏子各 10g，细辛、五味子、陈皮各 6g，杏仁 10g，丹参 12g，炙甘草 3g。

方解：方中麻黄发汗散寒，宣肺平喘；细辛温化寒饮；陈皮、半夏行气和胃，燥湿化痰；五味子敛肺气；苏子除痰下气；杏仁宣肺，止咳平喘；炙甘草健脾化痰止咳；丹参活血化瘀。

加减：若风寒重，症见恶寒，无汗明显者，加荆芥10g，防风10g；肺气上逆，喘甚加射干10g，葶苈子10g。

（二）痰热壅肺证

症状：发热，喘促不能平卧，胸闷，烦躁，痰黄粘稠不易咯出，口唇紫绀，口干口渴，便干。舌红、苔黄腻，脉滑数。

证候分析：痰热壅肺，肺失清肃，肺气上逆故见喘促不能平卧，胸闷；痰热内郁，扰动心神故见烦躁；痰浊化热，痰热壅肺，津液亏少，故见痰黄粘稠不易咯出；热郁津伤故见口干口渴，便干；舌红，苔黄腻，脉滑数为痰热之象。

治法：清肺化痰，止咳平喘。

方药：麻杏石甘汤、越婢加半夏汤、桑白皮汤加味。药用炙麻黄6g，杏仁10g，生石膏30g（先煎），桑皮、葶苈子、黄芩、蛤壳、广郁金各10g，芦根30g。

方解：麻黄宣肺平喘；生石膏清肺泻热；桑白皮、葶苈子清热化痰平喘；蛤壳、广郁金化痰理气；杏仁止咳化痰；黄芩清热解毒；芦根清肺生津。

加减：痰热伤津，痰粘咯吐不爽者加风化硝10g（分冲）；痰黄粘稠加冬瓜仁、生苡仁、芦根各15g；邪热津伤，口干舌燥者加花粉、知母各10g；阴伤痰少者，酌减苦寒之味，加沙参、麦冬各15g；若痰浊壅肺，肺气不利，症见胸闷胀满，苔腻者加薤白、川朴各10g；若血瘀，症见唇紫，舌暗者，加丹参、赤芍各10g；若痰热夹毒，上蒙脑窍，蒙蔽心包，阻遏心神而意识朦胧，神昏谵语，甚至昏迷，予以涤痰汤加减，药用石菖蒲、陈胆星、法半夏、陈皮、茯苓、枳实、郁金、黄芩各10g，川连3g；若肺热移于大肠，症见大便不通者，加制大黄10g，全瓜蒌15g；若膀胱气化失司，症见尿少，肢肿者加车前子（包）、泽泻各10g；若痰火扰心而烦躁不安者加丹皮、山栀各10g，若肝风内动而抽搐者，加钩藤10g（后下），全蝎3g，同时加服安宫牛黄丸，或用清开灵注射液40ml加入5%葡萄糖液500ml静脉滴注，日1次；邪热耗伤阴津，舌光无苔者加鲜石斛15g、鲜茅根30g。

（三）热瘀伤络证

症状：呼吸气促，咳痰夹血，面黯睛赤，颈脉怒张，皮肤瘀点，或有出血倾向，尿少而赤，舌绛，苔腻或光剥，脉虚数而涩或结代。

证候分析：火热深入伏里，影响心和血脉而心率增速，脉流薄疾；脉道充盈隆盛而颈脉怒张；血热妄行则使血液溢出于经脉之外而有皮肤瘀斑瘀点，或有出血倾向；外热尚存，肺失宣降而呼吸气促；百脉朝肺，热瘀伤肺，肺络受损，故见咳痰夹血；热盛灼津耗血，故尿少而赤，面黯睛赤，舌绛，苔腻或光剥；脉虚数而涩或结代为热瘀血耗之象。

治法：清热解毒，凉血止血。

方药：犀角地黄汤加减。药用水牛角30g（先煎），生地15g，丹皮、赤芍各10g，白茅根、藕节各30g。

方解：方中水牛角、生地清热凉血；丹皮、芍药，白茅根、藕节等凉血止血。

加减：若热伤肺络，症见咳血者吞三七粉5g；火热伤胃及肠，症见便黑、呕血加紫珠草、仙鹤草、大蓟、小蓟、白及各10g；火热下注，伤及膀胱，症见尿血加白茅根、小蓟草各20g；风热表证较甚者加银花、牛蒡子、连翘各15g；津伤较甚者，可加玄参、天花粉各15g；此外可用川芎嗪80mg加入5%葡萄糖液500ml静脉滴注，日1次。或口服云南白药0.5g，日3次。

（四）肺肾气（阳）虚证

症状：咳嗽，气短，活动后加重，或有少量泡沫痰，腰酸腿软，或畏寒肢冷，舌质淡，苔薄白，脉沉细。

证候分析：肺气被耗，则宗气生成不足，司呼吸的功能减退，因而咳喘无力，气少不足以息，且遇劳加剧；肺气不足，输布水液功能相应减弱，则水液停聚肺系，随气上逆而咳痰中少量泡沫；久病咳喘，肺虚及肾，或劳伤肾气而致虚。腰为肾之府，肾主骨，肾气（阳）虚，不能温养腰府及骨骼，则腰酸腿软；不能温煦肌肤，故畏寒肢冷；舌质淡，苔薄白，脉沉细为肺肾气虚的证候。

治法：益肺补肾。

方药：玉屏风散合肾气丸加减。药用黄芪15g，白术、防风、熟地、山药、肉桂（后下）、山茱萸、丹参、赤芍各10g。

方解：方中黄芪、防风、白术合用益气扶正固表，熟地滋补肾阴，山药补益肝脾精血，肉桂温阳暖肾，山茱萸补肝肾，丹参、赤芍活血化瘀。

加减：若脾虚痰湿内蕴，症见痰白量少，少食，乏力，苔白腻，脉滑或细而无力，加白术、半夏各10g；若阴虚火旺，症见口干，心烦，手足心热，舌质红，脉细数者，去肉桂、熟地，加生地、沙参、麦冬、知母各10g；若心气虚，症见心悸，脉沉细或有结代者，加党参、五味子、麦冬各10g；若心脾肾阳虚，气化失常，水气上凌心肺，症见浮肿，心悸，气短不能平卧，尿少，治以真武汤合五苓散加味，药用熟附片10g，车前子（包）30g；若阳虚血瘀，症见肢肿，唇紫，可加桂枝、泽兰各10g；若脾阳不足，症见纳少，乏力，肢肿，加黄芪20g，淮山药10g；若肾气虚衰，肾失固摄，症见小便清长，量多，去泽泻、车前子加菟丝子、补骨脂各10g；若水邪凌心射肺，肾不纳气，症见喘促，汗出，脉虚浮而数，加人参、山萸肉各10g，蛤蚧6g；若心肾虚极，元阳欲绝，血脉凝滞，症见心慌、汗出、肢冷，面色晦黯，脉微欲绝，予以参附龙牡汤加减，药用红参10g，制附子10g，龙骨，牡蛎各30g；若阴阳两虚，舌红苔少，见有裂纹者，加麦冬，五味子、山萸肉各10g；若阳气虚极，气不摄血，咯吐泡沫血痰者酌加三七粉5g，仙鹤草、花蕊石、茜草根各15g；若虚阳外浮，症见面青烦躁，汗出肢冷者加黑锡丹3g。

（五）中成药

（1）人参保肺丸：适应证：主要用于本病肺气虚弱者。

用法：蜜丸。口服，一次1丸，一日2次。

（2）复方鲜竹沥液：适应证：主要用于本病痰热蕴肺者。

用法：每次2支，口服，日2~3次。

（3）金荞麦片：适应证：主要用于本病痰热壅肺证。

用法：每次5片，口服，日3次。

（4）止咳化痰颗粒：适应证：主要用于本病痰热郁肺者。

用法：1包，口服，日3次。

（5）桂龙咳喘宁：适应证：适用于本病之痰饮伏肺者。

用法：4 粒，口服，日 3 次。

（6）蛤蚧定喘胶囊：适应证：主要适用于本病肺肾两虚、痰热内蕴者。

用法：2～3 粒，口服，日 3 次。

（7）金水宝胶囊：适应证：主要适用本病缓解期肺肾两虚者。

用法：3～5 片，口服，日 3 次。

（8）补肺丸：适应证：适用于本病肺气不足、痰浊郁阻者。

用法：蜜丸。口服，一次 1 丸，一日 2 次。

（9）固本咳喘片：适应证：适用于本病肺脾气虚，肺肾气虚者。

用法：每次 4～5 片，一日 3 次。3 个月为一疗程，连用 3 个疗程。

（10）鱼腥草注射液：适应证：适用于本病急性期痰热蕴肺者。

用法：鱼腥草注射液 40～50ml 加入 5% 葡萄糖液内，静脉滴注。每日 1 次，5～7 天为一疗程。

（11）川芎嗪注射液：适应证：主要适应用本病兼有血瘀证者。

用法：本品 160mg 加入 5% 葡萄糖液中，静脉滴注，7 天为一疗程。

（六）专病方

（1）肺心片：太子参、黄芪、玉竹、附片、淫羊藿、补骨脂、丹参、赤芍、红花、虎杖等组成，粗提制成糖衣片，每片 0.3g。本组病例均以服用本品为主，6 片/次，日 3 次，3 个月为 1 个疗程，连服 2 个疗程。如合并感染，临时加用有关中药。对照组不用本品，随症用中西药物。结果，本品对咳、痰、喘等症状均有一定疗效，近期有效率为 84.3%；对照组 91 例的近期有效率为 40.6%，二者有非常显著差异（$P<0.01$）。治疗前后的心电图、肺功能、血气分析、血液流变学、尿 17 及 17 酮类固醇等检查证实，本品有改善心肺功能、提高血氧、降低血二氧化碳改善血液循环、提高肾上腺皮质功能等作用。

（2）葶苈五味汤：葶苈子 30g，五味子 20g，附子、赤芍、白术等各 15g，干姜 10g，茯苓 25g，益母草 50g。额汗淋漓，气短不续息，四肢厥逆加白参、麦冬各 20g；头昏嗜睡或烦躁不安加菖蒲 15g，郁金 20g；痰稠不爽者加皂角丸。除予抗生素和低流量吸氧外，不用其他强心、利尿西药。结果：治愈 19 例，好转 24 例，无效 4 例。

（3）益气强心汤：黄芪 30g，党参、益母草各 20g，肉桂 10g，泽兰、泽泻、桑白皮各 15g。随症加减，日 1 剂水煎服。治疗 4 日后，显效（主症及体征消失，心率在 90 次/分以下，肝脏回缩 3cm 以上）9 例，有效（主症及体征明显减轻，下肢浮肿大部分消退，心率 90～100 次/分，肝回缩 2cm）19 例，无效 8 例，总有效率为 78%。

（4）芪枣冲剂：黄芪、茯苓、鸡血藤、红枣各 3g。连服 60～70 日，临床控制 8 例，显效 28 例，好转 5 例，无效 2 例；总有效率为 95.3%。本品对细胞免疫有较明显作用，治疗后 E－玫瑰花环和淋巴细胞转化率明显升高（$P<0.001$，$P<0.01$），植物凝集素试验皮疹明显增大（$P<0.001$），肺功能明显改善（$P<0.01$）；体液免疫则无明显变化。

（5）肺心Ⅱ方：巴戟天、紫菀各 10g，太子参、蛤壳、当归、淮牛膝各 15g，蒲公英 20g，肉桂 4g。日 1 剂，水煎 2 次至 150ml。30ml/日 3 次口服，2 周为 1 疗程，共 4～6 疗程。结果：显效（咳、喘、心悸好转六成以上，哮鸣音明显减少）17 例，好转（症状减轻）7 例，无效 7 例，总有效率为 77.4%。治疗后头发中微量元素 Ca、Mn、Fe、Cu 明显升高，与治疗前比较有显著差异（$P<0.01$ 或 0.001）。

（七）针灸

（1）体针：主穴取肺俞、风门、列缺、孔最、天突。发热配合谷、大椎；痰多配丰隆、足三里；喘促加定喘穴。

（2）灸法：常用穴位有足三里、三阴交、肺俞、丰隆、曲池、合谷、外关、膻中、商阳、鱼际等。

（3）耳针：多选用平喘、肾上腺、交感、肺、肾。常用王不留行子埋穴，亦可针刺以上耳穴。

五、西医治疗

1. 一般治疗　停止吸烟，控制职业性或环境污染，避免或防止粉尘、烟雾及有害气体吸入。

2. 控制支气管肺感染　呼吸道感染是肺心功能衰竭的主要诱因之一。因此，控制呼吸道感染是处理肺心病急性发作期的重要环节。临床常用的抗生素包括β内酰胺类（青霉素、头孢菌素）、大环内酯类、氨基糖甙类、氟喹诺酮类等都是可选择的药物。抗生素使用原则是：足量、联合、交替及针对痰或气道分泌物培养的病源菌。并警惕双重感染。

3. 保持呼吸道通畅

（1）支气管扩张剂：①抗胆碱能药物：主要品种是溴化异丙托品，剂量为 40～80μg（每喷 20μg），每天 3～4 次。②$β_2$ 受体激动剂：主要有沙丁胺醇、舒喘宁等制剂，短期定量雾化吸入，数分钟内开始起效，15～30 分钟达到峰值，持续疗效 4～5 小时。剂量 100～200μg（每喷 100μg），每 24 小时不超过 8～12 喷。③氨茶碱：是最为常用的药物，但对重笃患者以静脉给药为宜。剂量 0.25～0.8mg/kg，有效浓度为 10μg/ml。

（2）糖皮质激素：肺心急性加重期或合并呼吸衰竭时，可考虑糖皮质激素，采用短程疗法为宜，一般以五日为宜，通常用地塞米松或氢化可的松为多。

（3）祛痰药：祛痰药主要有两类：粘液溶解剂可使粘蛋白破坏，痰液调节剂通过改变粘蛋白合成以减少粘稠度。乙酰半胱胺酸除具有粘液动力学作用外，尚有抗氧化作用，口服有一定效果。盐酸溴环己胺醇是另一种祛痰制剂，属于粘膜润滑剂类祛痰剂，具有调节和平衡粘液和浆液的分泌能力，增加浆液分泌，改善纤毛运动，还能刺激表面活性物质的形成。每片段 30mg，每次 1 片，日 3 次，饭后吞服，长期治疗可减为每日 2 次，每次 1 片。

4. 纠正缺氧和 CO_2 潴留

（1）氧气疗法：缺氧是造成呼吸衰竭的重要因素，因此纠正缺氧是治疗的重要环节之一，但在吸氧过程中应注意几个问题。①吸氧的浓度与流速：慢性呼吸衰竭患者的呼吸中枢对 CO_2 刺激的敏感性已降低，其兴奋性依靠低氧状态来维持。如单纯给氧，尤其是高浓度、高流量吸氧，反而抑制了呼吸中枢。缺氧现象虽能短暂改善，但 CO_2 潴留更加严重，最后导致呼吸性酸中毒和肺性脑病。所以现仍主张低浓度（24%～28%）、低流量（1.0～2.0L/min）持续给氧。吸入氧浓度可按下列公式推算：实际吸 O_2 浓度% $=21+4\times O_2$ 流量 L/min。急性Ⅰ型呼吸衰竭吸入 O_2 浓度短期内可提高强度 60%～80%。②给氧途径：很多鼻管法、鼻塞法、后咽部导管法、口罩法等，但一般多采用前二者。主要优点是简便易行，没有痛苦，基本能达到低浓度、低流量给氧的要求。③氧的温度与湿度：吸入氧气的温度要保持在于37℃，湿度80%左右，近于生理上的要求。

（2）呼吸兴奋剂的使用：呼吸衰竭的患者，由于持续吸入较高浓度氧或CO_2严重潴留。镇静剂使用不当及肺性脑病等引起的呼吸中枢抑制均应考虑给予呼吸中枢兴奋剂。常用者有：①尼可刹米：直接兴奋延髓中枢，使呼吸加深加快，改善通气。常用剂量4～8支（1.5～3.0g），溶于5%葡萄糖500ml内静脉点滴。总量不得超过于5g/日。副作用：恶心呕吐，颜面潮红，面肌抽搐等。②回苏灵：对呼吸中枢有较强的兴奋作用，与尼可刹米可以交替使用，剂量8～16mg肌肉或静脉给药。

（3）气管插管及气管切开：①适应证：肺性脑病或其早期，经过控制给氧、呼吸兴奋剂等积极治疗无效，$PaCO_2$继续升高，PaO_2继续下降；痰液滞留不易排出，严重呼吸困难等均应考虑插管或气管切开。如病情变化急剧，来不及切开者应立即行气管插管。估计病情短期不能恢复者，以气管切开为妥。②优点：气管插管或切开，便于给氧与辅助呼吸；利于气管内直接用药湿化和吸痰；减少气道阻力，减少死腔。缺点：护理或消毒隔离不当，易于继发感染。

（4）机械通气：

1）使用呼吸机的指征：

a. 自主呼吸仍不能维持肺泡通气，造成严重缺O_2和/或$PaCO_2$不断上升，即将发生肺性脑病或已发生肺性脑病患者。

b. 急性呼吸衰竭当短期吸入高浓度O_2（80%～100%），PaO_2仍达不到45mmHg或仍持续下降。

c. 呼吸频率>40次/分或<5次/分，或自主呼吸微弱伴意识障碍者。

2）人工呼吸机的选择：人工呼吸机种类很多，需根据不同病情选择使用。

5. 酸碱平衡与电解质紊乱的处理

（1）呼吸性酸中毒：关键在于积极改善通气，促使CO_2排出。三羟基氨基甲烷（THAM）是较有效的药物。该药是一种有机氨缓冲剂（弱的有机碱），与CO_2结合后形成重碳酸盐，使$PaCO_2$降，pH值上升。剂量：7.2g（3.6%溶液）加在5%葡萄糖300ml内静脉滴注。

（2）代谢性酸中毒：单纯代谢性酸中毒首选药物是$NaHCO_3$。当合并呼吸性酸中毒时不宜使用。因$NaHCO_3$分解后形成更多的CO_2又不能由肺排出，反而加重呼吸性酸中毒。（$NaHCO_3 \rightarrow Na^+ + HCO_3^-$，$HCO_3^- + H^+ \rightarrow H_2CO_3 \rightarrow H_2O + CO_2$）所以仍以选用THAM治疗为妥。

（3）代谢性碱中毒：代谢性碱中毒主要由低钾、低氯所致。所以应积极补充氯化钾、谷氨酸钾、精氨酸、氯化铵等。

6. 心力衰竭之治疗　呼吸衰竭并发肺心病心力衰竭时，治疗原则以用利尿剂为主，强心剂为辅。利尿剂的使用以缓慢利尿为原则，同时给予电解质的补充，否则极易造成电解质的紊乱。

需要使用强心剂时，应选用短制剂如西地兰、地高辛等。由于呼吸衰竭缺氧严重，洋地黄制剂颇易中毒，一般自小剂量开始，为常规剂量的60%左右。

7. 营养疗法　肺心病患者，由于能量的大量消耗和食欲不振，热量补充不足，多数伴有严重的营养不良。如并发呼吸衰竭势必形成恶性循环。致使呼吸肌疲劳，成为呼吸肌

"泵"衰竭的原因。是导致呼吸衰竭的因素之一。所以肺心病或其他原因引起的慢性呼吸衰竭患者的营养治疗已成为当今的重要课题。

六、预防与健康

（1）肺心病是多种慢性肺系疾病后期转归而成，重视治疗原发疾病，防止经常感冒、咳嗽，酿成慢性咳喘，是阻止形成本病的关键。既病之后，每逢发作时，应立即治疗，以免病情加重。

（2）加强护理，防止变证

由于本病重证易生变端，故护理上宜加小心，认真观察病情，如老年体弱，痰多涌盛者，宜经常轻拍患者胸背，促使排痰，或揉按天突、丰隆等穴，以豁痰利气。昏迷患者宜注意口腔清洁，勤翻身擦背，注意吸痰，防止窒息。

（3）注意饮食及生活调摄

肺心病患者饮食以清淡为宜，禁忌辛辣生冷及过于甜咸之品；有水肿者应注意休息，进低盐或无盐饮食；忌饮酒吸烟及避免接触刺激性气体，注意冷暖适宜，秋冬季节气候骤变时，尤需避免感受外邪。

（4）增强体质，扶正固本

肺心病缓解期，宜根据病情，选择气功、太极拳、体育运动等适当方式，加强锻炼，增强体质。常服扶正固本药物，提高机体抗病能力，防止病情发展。

（双晓萍）

第二节　高血压病

一、概述

高血压是指一种以动脉收缩压和/或舒张压升高为特征，可伴有心脏、血管、脑、肾脏和视网膜等器官功能性或器质性改变的全身性疾病。晚近世界卫生组织/国际高血压病学会（WHO/ISH）提出的高血压定义为：在未服用降压药物下，收缩压≥140mmHg 和（或）舒张压≥90mmHg 即为高血压。本病系由多种发病因素和复杂的发病机制所致。中枢神经系统功能失调、体液内分泌、遗传、肾脏、血管压力感受器功能异常、细胞膜离子转运障碍等均可能参与发病过程。对于迄今原因尚未完全阐明的高血压称为原发性高血压或高血压病，占人群高血压患者的95%以上；病因明确、血压升高仅为某些疾病的一种表现，称为继发性（症状性）高血压，占不到5%。本篇着重阐述前者。

高血压按其临床表现特点和病程进展，可分为缓进型高血压和急进型恶性高血压。绝大多数高血压病（95%～99%）属于缓进型，多见于中老年，其特点是起病隐匿、进展缓慢、病程长达10余年至数十年，初期很少症状，约半数患者因体检或其他疾病就医时测量血压才发现增高；临床表现主要是头晕、头痛、头胀、心悸、健忘、多梦、耳鸣、乏力等。也有不少患者直到出现高血压的严重并发症和靶器官损害引起的相应症状才就医。91年全国大规模调查结果显示国人高血压病患病已达11.88%，而其并发症引起的死亡率、病残率也居前列，严重危害人们的健康。

根据本病的临床表现，中医多归属于“眩晕”、“头痛”、“肝阳”、“肝风”等范畴，后期则可涉及“胸痹”、“水肿”、“中风”等病证。

二、发病机制

中医认为，本病的形成是一个长期的病理生理过程，不是单一因素而是由素体、精神、饮食、劳欲等多种因素交互作用所致。体质的阴阳偏盛或偏衰、禀赋不足、脏腑亏损等为发病的内因；过度或强烈精神刺激、恣食肥甘或饮酒过多、劳倦过度等为发病的常见因素。长期情志抑郁恼怒，肝气郁结，气郁化火，耗液伤阴，即可出现本虚标实的阴虚阳亢证；肝气郁结，木不疏土，脾失健运，痰湿内生，阻塞中焦，清阳不升，浊阴不降；或气郁日久，影响血分，瘀血内停，也可致本病。饮食不节，脾胃失运，聚湿生痰，痰浊中阻；或过食寒凉，脾肾阳虚，清阳不展，或阳虚水泛，上凌（蒙）清窍。劳倦过度，耗伤元阴，或年老体衰，肾水不足，木少滋荣，可致阴虚阳亢；水亏不能上济心火，或劳心过度，耗伤阴血，心火炽盛，下汲肾水，均可致心肾不交。部分妇女因妊娠多育或天癸将竭之际，肾气日衰，冲任脉虚，血海渐枯，肾虚于下，火炎于上，可发本病。随着病程发展，在脏腑阴阳失调基础上，不但阳亢与阴虚互为因果且可致化火、动风、酿痰，三者又可相互转化、兼夹，表现为火动风生、风助火势、风动痰升、痰郁化火等，其在不同个体及疾病的不同阶段又有主次先后之分。若肝肾阴虚失于调治，日久损气，气损伤阳，可致气阴两虚、阴阳两虚及脾肾阳虚等证。若病证日久或病情急剧发展，虚实向两极分化，阴虚于下，阳亢于上，肝风痰火升腾，冲激气血，气血逆乱，阻塞窍络，突发昏厥卒中之变；或风痰入络，血瘀络痹，而致肢体不遂、偏枯㖞僻，或因心脉瘀阻而致胸痹、心痛。至于病理因素论述最多的是风、火、痰、瘀。《内经》：“诸风掉眩皆属于肝”，朱丹溪：“无痰不作眩”，张景岳：“无虚不作眩”，《直指方》：“瘀滞不行皆能眩晕”。至于病位，多数文献认为主要为肝肾，病位在肝，根源在肾，古人称之“乙癸同源”；其次为心、脾和奇经（冲任）。

总之，本病病机关键是肝肾阴阳失调，阴虚为本；病理因素有风、火、痰、瘀；病位主要在肝肾、可涉及于心脾和冲任；病多虚实夹杂，早期以实证或本虚标实为主，晚期以虚证为主。

三、诊断

（一）诊断标准

（1）持续性血压增高或非同日多次（3 次以上）检测血压达到或超过正常上限，即常规血压测量 SBp ≥ 140mmHg 和/或 DBp ≥ 90mmHg。动态血压监测正常值：24 小时 < 130/80mmHg，白昼 < 135/85mmHg，夜间 < 125/75mmHg；自测血压正常值 < 135/85mmHg。

（2）排除继发性高血压。

（二）鉴别诊断

凡不在高血压好发年龄，或原来血压正常的老年人突然出现高血压，或高血压的患者出现一些临床表现为高血压病所不常见的，都应考虑到继发性高血压的可能。包括肾源性如肾小球肾炎、慢性肾盂肾炎、肾动脉狭窄，嗜铬细胞瘤，皮质醇增多症，原发性醛固酮增多症等。

（三）分级和危险分层

1999年2月出版的WHO/ISH高血压治疗指南指出“期”有病程进展阶段的涵义，而目前仅按血压水平分类，故用“级”而不用“期”。

表15-1 血压水平的定义和分类（1999 WHO/ISH）

类别	收缩压（mmHg）	舒张压（mmHg）
理想血压	<120	<80
正常血压	<130	<85
正常高值	130~139	85~89
1级高血压（“轻度”）	140~159	90~99
亚组：临界高血压	140~149	90~94
2级高血压（“中度”）	160~179	100~109
3级高血压（“重度”）	≥180	≥110
单纯收缩期高血压	≥140	<90
亚组：临界收缩期高血压	140~149	<90

患者收缩压与舒张压属不同级别时应按两者中较高的级别分类；患者既往有高血压史，目前正服抗高血压药，血压虽然低于140/90mmHg，亦应诊断为高血压。

四、辨证论治

（一）阴虚阳亢证

症状：本型包括肝肾阴虚和肝阳上亢两证，因常同时存在，故归为一型。

肝肾阴虚证：五心烦热，眩晕耳鸣或肢麻，腰膝酸软，失眠多梦。舌红绛少苔，脉细数，五症一脉，具有4项加上没有或兼有1~2项肝阳上亢症状者。

肝阳上亢证：眩晕、头痛，面赤或面部烘热，烦躁易怒，口干、口苦，脉弦，五症一脉，具有4项加上没有或兼有1~2项肝肾阴虚症状者。

阴虚阳亢证：肝阳上亢、肝肾阴虚症状均多者；偏于阳亢者多见于本病Ⅰ、Ⅱ期，偏于阴虚者多见于Ⅱ、Ⅲ期。

证候分析：本型是一个下虚上实、本虚标实证。肝肾之阴不足，阳亢无制，气血上冲，则头晕胀痛；阳亢于上，耳窍壅滞，或肾阴不足，耳窍失养，均可致耳鸣；肝性失柔，故急躁易怒；阴虚心失所养，宅不得安，则失眠健忘；肝肾阴虚，筋脉失养，故腰膝酸软，肢体麻木；阴液亏虚不能上润，故口干；舌红少苔，脉弦细数皆阴虚阳亢之象。

治法：育阴潜阳。

方药：阳亢偏重者，以天麻钩藤饮加减。药用天麻15g，钩藤20g（后下），石决明20g（先煎），龙骨30g（先煎），牡蛎30g（先煎），栀子10g，生地12g，白芍10g，牛膝12g。

阴虚偏重者，以杞菊地黄丸加减，药用生地15g，山萸肉12g，山药15g，枸杞15g，玄参10g，桑椹15g，龟甲10g，石决明20g（先煎），菊花12g。

方解：上方天麻、钩藤、石决明、龙牡平肝潜阳；栀子清肝泄火；生地、白芍补益肝肾；牛膝引血下行。下方生地、萸肉、山药、枸杞、玄参、桑椹滋补肝肾；龟甲、石决明滋阴潜阳；菊花清肝明目。

加减：兼有虚火者，酌加黄柏 9g，知母 10g；兼有肢麻者，酌加豨莶草 15g，地龙 10g 或桑枝 12g、鸡血藤 15g 等；兼有便结者，酌加当归 10g、胡麻仁 10g 或增液汤、大黄；兼失眠多梦者，酌加夜交藤 12g，柏子仁 10g，炒枣仁 10g；兼胸痛者，酌加丹参 15g，川芎 9g，赤芍 12g；兼浮肿者，酌加泽泻 15g，防己 12g，黑料豆 10g；兼有气虚者，酌减生地、首乌等过于寒凉滋腻之品，酌加太子参 12g，生黄芪 15g。

（二）阴阳两虚证

症状：本型多由气阴两虚发展而来。见头晕眼花，耳鸣健忘，腰膝酸软，神疲乏力，足冷，夜尿频，舌淡，脉沉细无力。此型多见于高血压病Ⅲ期。

证候分析：肾阴不足，脑海失养，则头晕眼花，耳鸣健忘；肾阳虚弱，不能温养腰府骨骼，或肾阴亏虚，髓减骨弱，皆致腰膝酸软；阳虚则精不养神，故神疲乏力；气不化津，故夜间多尿；不能温煦四肢，故足冷；舌淡脉沉细无力，皆为阴阳两虚之候。

治法：滋阴助阳。

方药：右归丸加减。制附子 9g，肉桂 9g（后下），菟丝子 12g，熟地 12g，山萸肉 15g，当归 10g，枸杞子 12g，白芍 15g，牡蛎 20g（先煎）。

方解：方中附子、肉桂、菟丝子温补肾阳；熟地、山萸肉、当归、枸杞子、白芍、山药滋补肝肾；牡蛎潜阳敛摄。合而用之，有滋阴壮阳之功。

（三）冲任失调证

症状：本型多见于妇女天癸将绝，肾气渐衰，冲任脉虚。见头面烘热，升火汗出，头晕头痛，烦躁不宁，咽干口燥，足冷膝软，或有浮肿，或月经紊乱，脉弦细或细数。

证候分析：本型为肾虚（包括肾阴、肾阳）于下，虚火炎于上的复杂证候。火炎于上，则头面烘热、头晕、汗出、烦躁；肾虚于下，阴不足则咽干、膝软；阳不足则足冷浮肿；冲任亏损则月经紊乱。

治法：补肾泻火，调理冲任。

方药：二仙汤加减。药用仙灵脾 15g，巴戟天 12g，肉苁蓉 15g，黄柏 10g，知母 9g，当归 15g，白芍 12g，益母草 15g，牡蛎 20g（先煎）。

方解：方中仙灵脾、巴戟天、肉苁蓉温肾阳，补肾精；黄柏、知母滋阴泻火；当归、白芍、益母草养血而调理冲任；牡蛎潜阳敛摄。

加减：兼肝郁气滞见胸闷烦躁者，酌加柴胡 9g，苏梗 10g；兼心烦失眠者，酌加合欢皮 10g，夜交藤 15g，远志 6g；兼血热证见月经量多色鲜者，酌加女贞子 12g，旱莲草 10g，丹皮 9g 等滋阴清热。

兼证：肝火上炎：见头晕、面红目赤、口干溲黄、急躁易怒等，多见于本病Ⅰ期且形体壮实者。可予龙胆泻肝汤加减。

肝风入络或肝热风动：见眩晕欲仆、肢麻抽搐等，多为急进型高血压或高血压病Ⅲ期。予羚角钩藤汤或酌加地龙 10g，全蝎 15g，蝉衣 6g，僵蚕 10g，豨莶草 12g 等。

痰湿中阻：见头重、脘痞、呕吐痰涎、苔腻等。多见于形体肥胖者。予半夏白术天麻汤加减。

瘀血内阻：见胸闷或痛、肢麻、舌暗等，多见于高血压病伴有动脉硬化。予丹参 15g，葛根 15g，地龙 10g，山楂 10g，赤芍 9g 等。

（四）中成药

（1）山绿茶降压片：适应证：各型均可。

用法：每片 0.25g，每次 2～4 片，日服 3 次。

（2）黄连素：适应证：各型均可。

用法：每片 0.1g，每次 2～4 片，日服 3 次。

（3）异汉防己甲素：适应证：各型均可。

用法：每片 0.1g，每次 2～3 片，日服 3 次。

（4）大圣降压口服液：适应证：肝火上炎证。

用法：每支 10ml（含生药 30g），每次 1～2 支，日服 2 次。

（5）潜熄宁：适应证：肝阳上亢证。

用法：每次 4～6 片，日服 3 次。

（6）长生降压液：适应证：肝肾阴虚。

用法：每支 10ml，每次 1 支，日服 2 次。

（7）悦年片：适应证：瘀血阻滞证。

用法：每片含总黄酮 30g，每次 5～10 片，日服 3 次。

（8）莱菔子片：适应证：各型均可。

用法：每片 0.3g，每次 3～5 片，日服 3 次。

（9）生脉注射液：适应证：气阴两虚证。

用法：每支 20ml，以 20～60ml 加入 5% 或 10% 葡萄糖液 250～500ml 内静滴，每日 1 次，10～15 天为一疗程。

（10）血压平滴鼻剂：适应证：气滞血瘀证。

用法：每支 10ml，每次 3～5 滴，滴鼻，每天 2 次。

（五）专病方

（1）平肝降压汤：石决明 30g、夏枯草 15g、生地 15g、白芍 15g、泽泻 15g、柴胡 10g、大黄 6g。以上药水煎 2 次，取汁 300ml，每次服用 150ml，每天 2 次，早晚饭后服。本方具有滋阴柔肝、清肝泻火之功，现代研究示本方有抑制交感活性，调节神经—体液因素使血管平滑肌舒张的作用。

（2）玄参丹参饮：玄参、桑寄生、淮牛膝、枸杞、杜仲、车前子各 10g，丹参、何首乌各 15g，钩藤、石决明各 12g，煎服法同上，日 1 剂。本方具滋阴潜阳、熄风降压之功，适用于高血压病阴虚阳亢欲化风者。

（3）仙柏补阳还五汤：生黄芪 60g、仙灵脾 18g、黄柏 9g、当归 12g、川芎 15g、赤芍 12g、桃仁 6g、红花 12g、地龙 12g，煎服法同上，日 1 剂。本方具有活血利水、益气养阴之功，能改善血液流变性、降低 TC、TG 及增高 SOD 等作用。适用于高血压气虚血瘀者。

（4）泽泻降压汤：泽泻 50g，益母草、车前子、夏枯草、草决明、丹皮、寄生各 15g，钩藤 20g，煎服法同上，日 1 剂。本方重用泽泻“利水不伤阴”，有利水降压、降脂，改善动脉硬化之功。更适用于高血压病晚期患者。

（5）二仙汤：仙茅 12g、仙灵脾 10g、当归 9g、巴戟天 9g、黄柏 9g、知母 9g，煎服法同上，日 1 剂。本方补肾泻火、调理冲任。适用于妇女更年期综合征眩晕、高血压。

（6）远菊二天散：生远志、菊花、天麻、川芎各 12g，天竺黄 12g，柴胡、石菖蒲、僵蚕各 10g。共为细末，装入胶囊，每次餐前半小时服 2g，每日 3 次。本方祛风化痰开窍剂，适用于高血压病眩晕较甚者。

（7）益气温阳汤：附片 6g，桂枝 6g，牛膝 15g，茯苓 15g，防己、黄芪、白术、白芍各 12g，赤小豆 20g，煎服法同上，日 1 剂。本方有温阳通脉、益气健脾、渗湿利水、调和营卫之功，适用于阳虚型高血压病。

（六）针灸

（1）体针：国内开展针灸治疗高血压病研究已有 40 余年，临床疗效在 70% ~95% 之间。但体针及灸法痛苦较大，患者不易坚持。现综合各家报道的经验，总结常用穴位及辨证选穴如下。体针常用穴位包括风池、百会、合谷、神门、曲池、人迎、足三里、三阴交、阳关、阳陵泉、太冲、涌泉、心俞、肝俞、肾俞等穴。实证用毫针泻法，虚证用毫针补法或平补平泻。辨证取穴有如下几方面：

肝火上炎：曲池、风池。

肝阳上亢：太冲、行间、风池。

阴虚阳亢：太冲、三阴交、肾俞、风池。

阴阳两虚：三阴交、肝俞、肾俞、神门、关元。

痰湿壅盛：阴陵泉、丰隆、太白。

（2）耳针：常用穴位有降压沟、降压点、内分泌、交感、神门、心穴、耳穴等。耳针方法包括：

毫针刺法：每次留针 1 ~2 小时，分组交替用穴。

穴位贴压法：每次取 3 ~4 上述穴位埋王不留行籽，再贴麝香虎骨膏等药。

（3）穴位敷贴：敷贴常用穴位包括脐周、心俞、肾俞、关元等穴。针灸实验和临床研究证明上述穴位均有不同程度降压作用。

五、西医治疗

治疗目标：主要是最大限度地降低心血管病死亡和病残的总危险，因此在降压的同时就要消除各种可逆性危险因素、适当处理并存的靶器官损害和临床情况而进行非药物干预及药物治疗、提高生活质量。因心血管病危险与血压之间呈连续性相关，故降压目标是将其恢复至“正常”或“理想”水平，一般中青年或糖尿患者降压至理想或正常血压（＜130/85mmHg），老年人至少降至正常高值。

治疗策略：对高危及很高危患者必须立即开始对高血压及并存的危险因素和临床情况进行药物治疗。对中低危患者先观察后决定是否开始药物治疗。

降压药物治疗：

1. 原则

（1）采用最小的有效剂量以获得可能有的疗效而使不良反应减至最小。如有效，可根据年龄和反应逐步递增剂量以获得最佳的疗效。

（2）为有效防止靶器官损害，要求一天 24 小时内稳定降压；并防止从夜间较低血压到清晨血压突然升高而导致心血管事件的发作。因此最好使用一天一次给药而能持续 24 小时降压作用的药物，即降压谷峰比值>50%，此种药物还可增加治疗的依从性。

（3）联合应用：为使降压效果增强而不增加不良反应，用低剂量单药治疗疗效不够时可采用两种或以上药物联合应用。两种药物合用的一些原则：①以利尿剂为基础的联合用药：a. 利尿剂加ACEI或血管紧张素受体拮抗剂：利尿剂激活肾素－血管紧张素（RAS）而增强这两类药对RAS的阻断作用，ACEI可防止由于利尿剂或心衰所致电解质丢失如钾、镁等不良反应。b. 利尿剂与β－阻滞剂和/或α－阻滞剂合用：利尿剂增快心率作用可被β－阻滞剂抵消，而β－阻滞剂和/或α－阻滞剂促肾潴钠作用又被噻嗪类利尿剂所抵消。②以钙拮抗剂（CCB）为基础的联合用药：a. CCB加ACEI：在扩血管方面，CCB有直接扩张动脉作用，而ACEI通过阻断RAS降低交感活性，能扩张动静脉，因此有协同降压作用；由于ACEI有扩张静脉作用，尚可抵消双氢吡啶类常见的踝部水肿副作用；此外在血管壁保护及心肾保护方面，已证实两药在抗增殖、减少尿蛋白等方面有协同作用。b. CCB加α－阻滞剂：两者对外周血管扩张有叠加作用，但α－阻滞剂常见的首剂低血压反应更明显。c. 双氢吡啶类CCB与β－阻滞剂合用：β－阻滞剂的缩血管作用、降低心输出量及心率的作用被双氢吡啶类CCB扩血管及轻度增加心输出量所抵消，降压作用加强。③可能不适当的降压组合：a. 双氢吡啶类CCB和利尿剂：双氢吡啶类CCB在高钠状态时降压作用更强，当与利尿剂同服时尤其在先用CCB基础上加服利尿剂降压效果无协同作用；但在老年人由于RAS反应迟钝，多为低肾素型，两药合用常有协同作用。b. β－阻滞剂和硫氮䓬酮：两者对心脏收缩及传导有叠加抑制作用，仅适用于无心衰及无房室传导阻滞的高血压患者当合并心动过速时，但不宜大剂量服用β－阻滞剂。c. β－阻滞剂和ACEI：可能由于β－阻滞剂抑制服肾素而ACEI有阻断RAS作用，两者无明显协同降压作用；但对合并冠心病、心绞痛、室上性心律失常时仍然可选用。④两种以上的药物合用：常见的有ACEI＋利尿剂＋水溶性β－阻滞剂，ACEI＋利尿剂＋CCB，ACEI＋利尿剂＋CCB＋α－阻滞剂，以及经典的“三联”治疗即血管扩张剂（肼苯哒嗪）＋利尿剂＋β－阻滞剂。

（4）个体化：根据治疗对象的年龄、是否存在心血管病危险因素、靶器官损害、临床情况、药物间的相互作用及其特点、医疗资源和经济条件选择药物。①中年单纯舒张期高血压：由于舒张期高血压早期多表现为左室收缩功能受损，周围血压张力增高，可选用对周围血管有高度选择性的CCB扩张周围血管，改善左室收缩功能；或α－阻滞剂直接阻滞α_1受体扩张血管。另外，CCB与ACEI对舒张期高血压病治疗后有相同程度的减少左室重量指数的作用，合用效果更好。②老年人高血压：其特点为多为收缩压较高、脉压差较大、血压波动大、易发生体位性低血压且多为盐敏感性高血压。这时左室舒张功能常先受损，周围血管交感活性减退，故ACEI、CCB、利尿剂及β－阻滞剂都可选用；不宜用大剂量利尿剂、α－阻滞剂及对中枢神经系统有抑制作用的降压药。③肥胖：选择脂溶性药物效果更好，如美多心安、尼莫地平、福辛普利等。而且肥胖者大多伴有代谢紊乱综合征，如有，可选用ACEI或血管紧张素Ⅱ拮抗剂、α－阻滞剂及CCB；利尿剂用吲哒帕胺；β－阻滞剂多用β_1选择性阻滞剂。④糖尿病伴高血压：治疗伴有糖尿病的高血压患者选用降压药时首先注意其对患者的不利影响。糖尿病一般有负钾平衡，噻嗪类利尿剂如双克、速尿易引起低血钾，影响胰岛素的释放和敏感性而使血糖增高，且过多利尿可诱发高渗性昏迷，还有增高血脂和血尿酸的副作用；保钾利尿剂对肾病伴有排钾功能不足者可造成高血钾；故不主张应用。糖尿患者常由于支配心血管的副交感神经有病变、肾素分泌不足，末梢血管的敏感性下降，主动脉弓和颈动脉窦压力感受器不敏感，不宜用 α－阻滞剂和血管扩张剂，二者易致体位性低血压和诱发心绞痛。非选择性 β－阻滞剂可减少胰岛素分泌、干扰糖代谢，可酌用小剂量心脏选择性 β_1－阻滞剂。目前研究证明，ACEI 和 CCB 对糖代谢无不利影响、且有保护肾脏的作用，前者还能减少尿白蛋白，故已被公认是目前治疗糖尿病的首选抗高血压药。⑤高脂血症：CCB、ACEI 对脂代谢无影响，α－阻滞剂对脂质代谢有利可选用。但要避免单独用利尿剂或 β－阻滞剂，若要用，宜小剂量并与其他药物联用。⑥并发症：a. 左室肥厚（LVH）：实验和临床研究证明，ACEI、CCB 及 β－阻滞剂有抑制 LVH 发展并使之逆转的作用，可选用。而血管扩张剂可使心脏重量增加，不宜单用。b. 心衰：除应用利尿剂以减少血容量，还可用 ACEI 和小剂量 β－阻滞剂。c. 心绞痛：β－阻滞剂能降低血压、减慢心率、降低心肌氧耗；CCB 能保护缺血心肌，可选用。d. 心肌梗死：β－阻滞剂、ACEI 和小剂量阿司匹林，可预防心梗再发生或减少因心律失常所致的猝死。e. 肾功能不全：宜用对肾血流无影响或增加肾血流的药物，慎用保钾利尿剂。f. 脑卒中：CCB 和 ACEI 对脑缺血有保护作用，即早应用可减轻脑缺血性损伤，长期服用可减少脑卒中发生率。β－阻滞剂具有收缩脑血管的性质而加重脑缺血，一般不用。

2. 临床选用

表 15－2　各类主要降压药的临床参考

种类	适应证	禁忌证	限制应用
利尿剂	心力衰竭、收缩期高血压、老年高血压	痛风	血脂异常、糖尿病、性功能活跃的年轻男性、妊娠
β－阻滞剂	劳力性心绞痛、心肌梗死后、心力衰竭、快速心律失常	哮喘、慢性阻塞性肺病、周围血管病、2～3 度心脏传导阻滞	高甘油三酯血症、Ⅰ型糖尿病、体力劳动者
血管紧张素转换酶抑制剂、血管紧张素Ⅱ拮抗剂	心力衰竭、左心室肥厚、心肌梗死后、糖尿病微量蛋白尿	双侧肾动脉狭窄、血肌酐 >3mg/dl、高血钾、妊娠	
钙拮抗剂	心绞痛、周围血管病、老年高血压、收缩期高血压、糖耐量减低	妊娠	心力衰竭、心脏传导阻滞（非二氢吡啶类）
α－阻滞剂	前列腺肥大、糖耐量减低		体位性低血压

（1）利尿药：①常用药物：双氢克尿塞 12.5mg，每日 1～2 次；吲哒帕胺 1.25～2.5mg，每日一次；呋噻米仅用于并发肾功能衰竭时。②作用机制：a. 初期降压作用是由于排钠利尿造成体内钠、水负平衡，使细胞外液和血容量减少，从而使心输出量减少和血压下降。b. 长期应用降低外周阻力的机制，一般认为是由于久用利尿药，体内轻度失钠，小动脉平滑肌细胞内低钠，通过 Na^+-Ca^{2+} 交换机制使细胞内 Ca^{2+} 含量减少，血管平滑肌细胞膜受体对去甲肾上腺素等收缩物质的反应性降低，而摄入大量食盐能拮抗利尿药的降压作用，限制钠盐的摄入能增强其降压作用，这也说明体内低钠是利尿药降压的主要机制。c. 近年来有报道，利尿药可降低老年高血压患者并发卒中、左心衰的发生率与死亡率，但对冠心病的死亡率无显著影响。d. 吲达帕胺利尿作用很弱，其降压机制主要是抑制血管平

滑肌钙离子内流。③副作用：a. 低钾血症：双克引起的低钾血症与剂量相关，剂量越大，低血钾发生率越高；若限钠5～8g/日丢钾最少，高钠或过度限钠低血钾都很明显；老年人因体内钾含量较低，服用双克易发生低血钾。防治措施包括，小剂量应用，中等度限钠，与保钾利尿药或ACEI合用，也可适量补钾。b. 干扰糖代谢：双克可使空腹血糖增加，糖耐量下降并增加胰岛素抵抗。c. 干扰脂代谢：长期应用双克可引起脂代谢紊乱，主要是影响脂肪酶的活性，使甘油三酯分解代谢减少，总胆固醇、LDL、VLDL等增高，HDL－C减少。④适用：轻中度高血压患者，老年人单纯收缩期高血压，肥胖及合并心衰患者。⑤不宜用：糖耐量降低或糖尿病，高尿酸血症或痛风者，肾功能不全（血肌酐大于290μmol/L者）。⑥注意：a. 宜小剂量：双克的剂量－降压效应曲线较平坦，而其剂量－不良反应曲线坡度较陡，双克每日剂量大于50mg并不能使降压作用进一步加强而不良反应却增加。b. 多联合用药：利尿剂＋β－阻滞剂，或利尿剂＋ACEI，联用可发挥协同作用，且减少利尿剂的不良反应，如ACEI可减少利尿剂引起低血钾及葡萄糖耐受性的。c. 宜耐心观察：双克的降压作用高峰出现较缓慢，故给药后需耐心观察，不可用药后短期内即加大剂量。d. 高血压急症时宜用短效利尿剂如速尿。e. 中度限钠，5～8g/日；适量补钾，1～3g/日。

（2）β－阻滞剂（β－B）：①常用药物：多选用无ISA的选择性β_1－阻滞剂，因血压取决于心排血量及周围血管阻力，有ISA的β－阻滞剂对心排血量下降较小，其降压效果亦较差；而选择性β_1－阻滞剂对糖脂代谢影响较小。美托洛尔6.25～50mg，每日1～2次；阿替洛尔6.25～25mg，每日1～2次；比索洛尔2.5～5mg，每日1次。②作用机制：a. 抑制交感神经系统活性，改善植物神经功能失调，对神经原性高血压（年轻、初发、临界等）更明显。b. 阻断肾脏β受体，减少肾素分泌。c. 作用于中枢β受体，降低外周交感神经张力。d. 作用于心脏β_1－受体，产生负性肌力、负性心率作用，使心输出量降低，但有争议。e. 增加血浆心钠素（ANP）。f. 抗血小板、降低血粘度，改善血流变性，可通过阻断儿茶酚胺的释放而降低ADP，抑制血小板上的TXA_2合成酶而降低TXA_2，但不抑制血管内皮PGI_2合成酶而维持PGI_2水平。③副作用：a. 疲劳或肢体寒冷：发生率10%～20%，与心排量降低、周围灌注不足有关。这种反应在有ISA的β－阻滞剂中较少见。b. 干扰糖脂代谢：呈剂量依赖性，有ISA或β_1选择性对糖脂代谢影响较小。c. 对各组织器官的影响：对心脏，因β_1阻滞可出现低血压、心动过缓、心力衰竭。对呼吸系统，因β_2阻滞可致支气管收缩痉挛。对中枢神经系统，可产生抑郁、幻觉、恶梦、失眠等，多见于通过血脑屏障的脂溶性制剂。d. 其他：包括性功能障碍、肌肉痉挛、皮疹及心衰等，这些副反应相对罕见。④适用：年轻患者（小于50岁），多有交感神经兴奋及高动力状态；临界高血压，多为神经原性；伴有心排量高或心率快者（心率大于80次/分）；高肾素或正肾素者；伴有冠心病、心梗、心律失常者。⑤不宜用：老年患者，因对神经抑制的敏感性增高而易于发生低血压、心动过缓；Ⅰ型糖尿病；抑郁症；强体力劳动者。⑥注意：a. 宜小剂量开始，因个体差异，对β阻滞剂的敏感性不同，有些患者即使是中小剂量也可出现低血压、心动过缓。且其副作用多为剂量依赖性。b. 逐渐减量停药，高血压患者长期应用β阻滞剂若骤然停药，可使心肌缺血加重、血压升高甚至超过给药前水平等撤药综合征，因此长期应用β阻滞剂停药时必须逐渐减量停用，一般在1～2周内。c. 单用或联合用药，可与利尿剂、钙拮抗剂、血管扩张剂联用，与ACEI联用其效应不很满意，可能由于这两类药物在降血压机制上都作用于肾素血管紧张素系统的同一水平。与利尿剂联用因对糖脂代谢的干扰，目前较少应用。通常多与钙拮抗剂联用，可以增加降压效应而又减少彼此的副作用。

（3）钙拮抗剂（CCB）：①常用药物：优先使用长效制剂。二氢吡啶类：硝苯地平控释片30mg，每日1次；氨氯地平5～10mg，每日1次；拉西地平4～6mg，每日1次；非洛地平5～10mg，每日1次。苯烷胺类：维拉帕米控释片120mg，每日1次。地尔硫䓬类：地尔硫䓬30mg，每日3次。主要作用于脑血管药物：氟桂嗪2.5～5mg，每晚1次；尼莫地平40～60mg，静滴，每日1次。②作用机制：a. 对血管作用：通过对钙通道的阻滞，抑制胞外 Ca^{2+} 的跨膜内流，降低血管平滑肌内游离 Ca^{2+} 血管平滑肌松弛，主要是扩张小动脉、降低外周阻力。b. 在降低血压的同时，并不减少重要器官如心脑肾的血流量，有时甚至改善之，如尼莫地平及尼索地平分别对脑血管及冠状血管有较高的选择性扩张作用，增加其血流量。c. 对心脏作用：可逆转高血压患者的心肌肥厚，对缺血心肌也有保护作用；非二氢吡啶类有负性肌力、负性频率及负性传导作用。d. 内在性利尿作用：近年来证明钙拮抗剂在用药第一周有利尿作用，可累积丢失8～10g钠盐，尚能抑制肾小管细胞对 Na^{+} 的再吸收，并能扩张肾脏入球小动脉，增加肾小球滤过率，而具有内在性利尿作用。③副作用：主要与其过度扩张血管有关，激活交感神经，引起反射性心率加快、脸部潮红、踝部水肿（毛细血管前血管扩张而不是水钠潴留所致）。维拉帕米可抑制心脏传导系统和引起便秘（可能与其引起多种受体包括5HT受体的阻滞作用有关）。近有报道，长期使用尚可引起牙龈增生。④适用：对各期高血压均有效，且无严重不良反应，适用于各类型高血压。对老年人、低肾素活性的高血压患者；并有心绞痛（尤其是变异型心绞痛）、外周血管病、糖尿病、肾脏损害、慢性阻塞性肺病等；难治性高血压、高血压危象、蛛网膜下腔出血等。⑤不宜用：并有心力衰竭者，因有负性肌力作用；非二氢吡啶类有明显的负性传导作用，不宜用于并有心脏传导阻滞者。⑥注意：a. 单用或联用，可与其他各种抗高血压药联用，与β阻滞剂联用，β阻滞剂可减少二氢吡啶类引起的反射性心率加快作用，而二氢吡啶类可减少β阻滞剂引起的雷诺症发作；但维拉帕米与β阻滞剂合用可使房室传导时间明显延长，故禁用。与ACEI合用降压效力加强，用于严重高血压。b. 对糖脂代谢无明显影响。c. 硝苯地平可用于高血压危象，但开始应用时，口服一次剂量不宜超过5mg，以免血压急剧下降引起脑缺血，尤其是对老年高血压患者。d. 对区域性血流各钙拮抗剂也有差异，选择时应注意靶区域的敏感性，包括阻力血管、冠脉血管、肾血管及脑血管系统，如尼索地平对冠脉血管，尼莫地平、尼群地平对脑血管有较高选择性。

（4）血管紧张素转换酶抑制剂（ACEI）：①常用药物：含巯基：卡托普利12.5～25mg，每日2～3次。含羧基：苯那普利10～20mg，每日1次；依那普利10～20mg，每日1次；培哚普利4～8mg，每日1次；西拉普利2.5～5mg，每日1次。含磷酰基：福辛普利5～10mg，每日1次。②作用机制：抑制循环和组织中肾素—血管紧张素系统；减少神经末梢去甲肾上腺素的释放；减少内皮细胞形成内皮素；增加缓激肽和扩血管性前列腺素的形成；醛固酮减少和肾血流量增加，以减少钠潴留。并有抗氧自由基、减少LDL的过氧化、抗血小板、增强纤溶等作用。③副作用：a. 咳嗽：有持续性干咳、声音嘶哑、咽喉不适等，多在用药一个月内出现，由于内源性激肽分解减少、呼吸道平滑肌分泌PGE增加所致，更换不同的ACEI可消除药源性咳嗽；有报道吸入色甘酸钠可缓解。如不严重可继续应用。b. 高钾血症：减少醛固酮的分泌有关，不宜与保钾利尿剂同用。c. 首剂低血压：多因大剂量利尿引起水钠丢失、年老体弱、或并有心衰等所致，应用时宜小剂量开始。d. 皮疹、味觉障碍：

多为可逆性、自限性过程，多见于卡托普利。e. 肝脏毒性：胆汁淤积致黄疸、胆管炎。f. 急性肾功能损害：多见于血容量减少或低钠血症的心衰患者，或合用非甾类消炎药，可暂时停用。g. 血管神经性水肿：最严重而又罕见，多认为与缓激肽释放过多有关。④适用：高肾素或正常肾素者；有保护肾功能、改善心肌重构、逆转左室肥厚、改善心衰的进一步发展、及对糖脂代谢无明显影响，故用于高血压并左室肥厚、心衰、心功能不全、心肌梗死后、糖尿病及糖尿病肾病并有微量蛋白尿或肾脏病者等。⑤不宜用：有严重心衰或低血压；慢性咳嗽者。禁用于：妊娠，可引起胎儿畸形；单侧或双侧肾动脉狭窄，可引起肾小球内压降低而致肾功能衰竭；主动脉狭窄或严重梗阻型心肌病，因其减轻心脏后负荷导致跨膜压差增大。⑥注意：a. 单用或联用：降压强度与β-阻滞剂及利尿药相似，但在降低收缩压方面优于β-阻滞剂。可与其他抗高血压药联用。b. 有肝功能损伤者，不宜用卡托普利，因其仅在肝脏活化为有活性的物质而加重肝脏负担。c. 有胰岛素抵抗者，应选用对其有增敏作用的 ACEI 如依那普利、雷米普利、西拉普利、卡托普利等。d. 有肾功能不全者，应选经肝肾双途径消除、对肾脏选择性较高且有护肾作用的 ACEI 如苯那普利。e. ACEI 对中枢神经或植物神经功能没有影响，在降压的同时可重新恢复脑血流自动调节而能保持脑血流，因此可改善患者的生活质量、智能及抑郁状态等。不干扰糖脂代谢，无体位性低血压，故应用很广。

（5）血管紧张素Ⅱ受体拮抗剂（ATⅡRA）：①常用药物：氯沙坦 50～100mg，每日 1 次；缬沙坦 80～160mg，每日 1 次。②作用机制：ATⅡ受体有 AT1 和 AT2，AT1 引起血管收缩，而 AT2 可调节组织生长、促进分化及血管扩张作用，ATⅡRA 选择性阻断 AT1 而引起血压下降。③适用：类似 ACE-I，目前主要用于 ACEI 治疗后发生干咳者，或用 ACEI 后因胰糜酶的作用而引起“逃逸”现象时。④禁用证：高钾血症或严重肾功能衰竭（血肌酐大于 265μmmol/L）及妊娠者。

（6）α_1 受体阻断剂：①常用药物：哌唑嗪 0.5～1mg/次，2～3 次/日（首剂 0.5mg，睡前服）连用 2 周，逐渐增加剂量至 2～20mg/日，分 2～3 次。特拉唑嗪 1mg/次，1 次/日，随血压增加剂量，可用 2～20mg/次，1 次/日。②作用机制：选择性阻滞血管平滑肌突触后膜 α_1 受体，舒张小动脉及静脉，降低外周阻力，心输出量不变或略升。长期应用可改善脂代谢，降低 TC、TG、LDL-C，升高 HDL-C；对糖代谢无影响；还能减轻前列腺增生患者的排尿困难。③副作用：a. “首剂现象”：表现为严重体位性低血压、眩晕、心悸等，在首次给药 30～90 分钟出现，可能是由于阻滞内脏交感神经的收缩血管作用、使静脉舒张，回心血量减少所致；低钠饮食或合用利尿剂时较易发生；如将首剂改为 0.5mg，临睡前服用，一般可防止这种不良反应。b. 其他：有头痛、嗜睡、口干、乏力等，常在连续用药过程中自行减少。④适用：并有前列腺肥大、肾功能不全、糖尿病、呼吸系统疾病或妊娠的高血压患者。⑤不宜用：有体位性低血压者；老年患者慎用。

3. 高血压急症治疗　高血压急症可根据有无急性心脑肾和视网膜等靶器官的损害分为两类：第一类是并发急性靶器官损害、需要在症状出现后 1 小时内迅速降压治疗，常见于高血压脑病、脑出血、急性左心衰合并肺水肿等，为通常所说的高血压急症；第二类是没有靶器官急性损害，而需要在 24 小时之内控制血压者，高血压次急症。因二者界限有时不明，可按高血压急症处理。晚近国内外研究表明，高血压急症是因交感神经兴奋性增强、使全身小动脉强烈痉挛引起血压急骤升高所致，治疗上应以此为基础选择降压药。目前，选择性降低外周血管阻力的特异性血管扩张剂已被人们所关注。

（1）治疗原则：①迅速而适当地降低血压，但要防止血压降低超过脑循环自动调节限度，一般根据治疗前血压水平使收缩压下降 50～80mmHg，舒张压下降 30～50mmHg 为宜，并不要求把血压降至正常。②纠正受累靶器官的损害，恢复脏器的生理功能。③巩固疗效。

（2）治疗程序：现场处理，舌下含服迅速降压药（见表 15－3）；院内抢救，包括迅速降压、制止抽搐及降低颅内压；消除病因，巩固治疗。

表 15－3 高血压急症的口服药物

药物	剂量（mg）	给药途径	给药次数	起效时间	持续时间
开搏通	25～50	口服、舌下	需要时重复	5～10 分钟	2 小时
硝苯吡啶	10～20	口服、舌下	30 分钟后重复	5 分钟	4～8 小时
维拉帕米	80～120	舌下含服	需要时重复	10 分钟	0.5～1 小时
尼群地平	10～20	舌下含服	需要时重复	5 分钟	4～6 小时

（3）其他药物治疗：①抗血小板：阿司匹林或其他抗血小板药物的应用已被证明可减少心脑血管病的发生率和致残率。如血压已得到严格的控制或高危冠心病的高血压患者，且没有出血危险，推荐用小剂量的阿司匹林。②调理血脂：脂质代谢紊乱常与高血压伴随，并使危险性增高，应加以重视并积极治疗。经饮食调控后，胆固醇仍高者，首选他汀类；血甘油三酯增高者可首选贝特类，也可选用其他种类的调脂药。

六、预防与康复

流行病学调查显示非药物干预对高血压病的防治非常重要，包括改善生活方式、消除不利于身心健康的行为习惯，达到减少高血压及其他心血管病的发病危险。

1. 减重　超重和肥胖是高血压发病的危险因素，同时也是冠心病和脑卒中发病的独立危险因素。10 组人群前瞻性研究结果显示，基线时体重指数每增高 1kg/m^2，冠心病发病的相对危险增高 12%，缺血性中风的发病危险增高 6%，均达到统计学显著水平。提示超重和肥胖特别是向心性肥胖是冠心病和缺血性中风发病的独立危险因素。保持正常体重是防治高血压、冠心病和脑卒中的重要措施之一。按 BMI 对超重的划分，建议体重指数（BMI＝体重/身高^2，kg/m^2）应控制在 24 以下。一方面，减少总热量的摄入，强调少脂肪并限制碳水化合物的摄入；另一方面，增加体育锻炼，如跑步、太极拳、健美操等。

2. 采用合理膳食　包括 32 个国家的国际研究显示：尿钠排泄量与收缩压直接相关，也与血压随年龄上升的速率正相关。MRFIT 资料表明钾与血压呈明显负相关。有证据表明饱和脂肪酸及反式不饱和脂肪酸可升高 LDL－C，后者还降低 HDL－C、升高 LP（a）；许多饱和脂肪酸可增加血小板聚集性和其他凝血因子如Ⅶ因子的促凝活性；且可改变 LDL 的氧化易感性，进而显著改变其致动脉粥样硬化作用。因此膳食控制显得很重要。减少钠盐，WHO 建议每日不超过 6g；注意补充钾钙，多吃蔬菜和水果；减少膳食脂肪，总脂肪＜总热量的 30%，饱和脂肪＜10%；补充适量优质蛋白质。

3. 戒烟、限酒　不吸烟，男性每日饮酒＜20～30g，女性＜15～20g，孕妇不饮酒。尽管有证据表明少量饮酒可减少冠心病的危险，但饮酒和血压水平以及高血压患病率之间却呈线性相关，且饮酒可增加服用降压药物的抗性，故提倡高血压患者应戒酒。

4. 适量运动　久坐的生活方式与高血压危险性升高有关，而中等强度有规律的体力活动能显著降低血压水平；运动还有减肥功能和调整神经系统的作用；且有助于冠状动脉粥样斑块的消退。这些运动包括有氧、伸展及增强肌力等练习，如步行、游泳、球类等。通常掌握“三、五、七”的运动是安全的，“三”指每天步行约三公里，时间在30分钟以上；“五”指每周运动5次以上，只有规律性运动才能有效；“七”指运动后心率加年龄约为170，这样的运动量属中等度。

5. 心理平衡　许多研究表明：所有保健措施中，心理平衡是最关键的一项。保持良好的心境几乎可以拮抗其他所有的内外不利因素。神经免疫学研究指出，良好的心境使机体免疫机能处于最佳状态。而突然的心理应激可造成心动过速、血压升高、外周血管收缩、心律失常等。即使是慢性心理压力如工作负担过重、人际关系不和等也能通过促使血液粘度增高、胆固醇和血糖升高而对心血管系统造成不利影响。长期精神压力和心情抑郁是引起高血压和其他一些慢性病的重要原因之一，并可降低对抗高血压治疗的顺应性。因此，要保持乐观心态，减轻精神压力，保持平衡心理，提高应激能力，提高生活质量。

（双晓萍）

第三节　心脏过早搏动

一、概述

凡窦房结以外的异位节律点，主动提前发生较正常窦性节律为早的激动，均称为过早搏动，简称早搏。由心脏各部位（心房、心室、房室交界区）自律性增高、折返激动或触发活动所引起。按起源部位，可分为房性、室性和结区性早搏，其中以室性最多见，房性次之，结区性少见。患者常感心慌不适，各年龄段皆可发病，非器质性者多见于青年女性。

本病主要与中医的“心悸”、“怔忡”、“结代脉”等病证相关。

二、发病机制

中医认为，病因或由于年迈脏气虚弱，劳倦、思虑过度，久病体虚，耗伤气血；或由于思虑郁怒，情志所伤，肝气郁滞，气结痰生，痰郁化火；或由于外邪犯心，耗伤心阴。早搏病位在心，多由于脏腑失调，气血亏损，心神失养，或情志所伤，心神受扰，或因痰因火致心主不安，表现为本虚标实，虚多于实。虚为心之气血阴阳亏损，实则多指痰饮、血瘀、气郁、火热等邪。

三、诊断

（一）诊断标准

主要根据心电图诊断。

1. 房性早搏心电图特征　①提前出现房性P′波，与窦性P波有或多或少的差异；②P′波后多继有QRS波群，呈室上性，或不继有QRS波群（早搏未下传），PR间期≥0.12秒；③代偿间期多不完全。

2. 结性早搏心电图特征　①提前出现的QRS波群，形态呈室上性；②QRS波群后可无P′波，或可有逆行P′，P′－R＜0.12秒，R－P′＜0.20秒；③代偿间期多完全。

3. 室性早搏心电图特征　①提前出现的宽大畸形的QRS波群，时限＞0.12秒，T波与主波方向相反；②其前无相关P波；③代偿间期完全。

四、辨证论治

本病辨治以虚实为纲。虚证以心气、心血虚弱为主，可见有阳虚或阴虚，治疗在益气养血的基础上，或加温阳之品，或添滋阴之属；实证以心肝气郁多见，治疗予以疏肝理气。

（一）心气不足证

症状：心悸气短，神疲乏力，动则尤甚，失眠多梦，自汗，胸闷不舒，舌淡红，苔薄白，脉细弱或结代。

证候分析：心气虚衰，心中空虚惕惕而动，故而心悸；心气不足，劳则气耗，故稍事活动则尤甚；气虚心神失养则失眠多梦；心位胸中，心气不足则胸中宗气运转无力故胸闷气短；汗为心之液，心气虚不能固守则自汗；舌为心之苗，心气不足，心血不能上荣则舌淡；气虚血行失其鼓动，故脉象为细弱或结代。病情进一步发展，气虚及阳，不能温煦肢体，兼见畏寒肢冷；舌淡苔白滑为阳虚畏寒之征；阳虚无力助血行，脉道失充，则脉象沉细。

治法：补益心气。

方药：炙甘草汤加减。

药用：炙甘草30g，党参10g，阿胶10g（烊化），麦冬10g，枣仁10g，生姜10g，桂枝6g，生地15g。

方解：炙甘草甘温益气；人参、大枣补气益胃；桂枝、生姜辛温通阳；地黄、阿胶、麦冬、枣仁滋阴补血，以养心阴。

加减：兼心阳不振，症见面色白，怯寒肢冷，乏力气短，舌淡苔白，脉沉或结代，加附子6g，仙灵脾10g；兼心胆气怯，症见心悸不宁，善惊易恐，多梦易醒，舌淡红，苔薄白，脉结代，加炒枣仁15g，远志10g，生龙齿（先煎）30g；兼阳虚饮停，症见心悸眩晕，形寒肢冷，咳喘痰涎，面肢浮肿，舌淡苔白腻，脉滑或结代，加茯苓20g，桂枝8g，白术15g；兼脾阳虚弱，症见纳呆腹胀，便溏，舌淡苔白，脉细，加薏苡仁15g，炒白术10g，炮姜4g以温脾化湿。

（二）心血不足证

症状：心悸头晕，倦怠乏力，面色不华，唇舌色淡，脉细或结代。

证候分析：心主血脉，其华在面，血虚故而面色不华；心血不足，不能养心故而心悸，心血亏损不能上营于脑，故而头晕；血亏气虚，不能濡养四肢百骸，则倦怠乏力；心开窍于舌，心主血脉，心血不足，则舌质淡红，脉细。

治法：补血养心，益气安神。

方药：归脾汤加减。药用熟地10g，龙眼肉10g，党参15g，炙黄芪15g，酸枣仁10g；炙甘草10g。

方解：党参、黄芪、炙甘草益气健脾，以资生血之源；熟地、当归、龙眼肉补养心血，酸枣仁养心安神。

加减：阴虚潮热，盗汗，心烦口干者，去熟地加生地15g，玉竹12g，麦冬10g以滋养心阴；兼心气虚怯，善惊易恐，少寐多梦者，加珍珠母30g（先煎），柏子仁15g以养心镇惊。

（三）肝郁气滞证

症状：心悸胸闷，喜太息，情志抑郁或急躁易怒，失眠多梦，妇女可见月经不调，痛经甚至闭经，舌淡苔白，脉弦细或结代。

证候分析：肝气郁结，累及心子，心肝气机不利，故心悸胸闷；肝主疏泄，可调畅情志，气机郁结，不得条达疏泄，则情志抑郁；久郁不解，失其柔顺舒畅之性，故情志急躁易怒；气郁日久化火，扰乱心神，故失眠多梦；气病及血，气滞血瘀，冲任失调，故月经不调或经行腹痛；舌淡苔白，脉弦细均为肝气郁结之象。

治法：疏肝理气。

方药：逍遥散加减。药用柴胡10g，当归10g，茯苓12g，白术10g，芍药10g，甘草6g，香附10g，陈皮10g。

方解：柴胡疏肝，香附、陈皮理气；当归养血活血；茯苓、白术健脾；芍药、甘草缓急止痛。

加减：兼化火伤阴，症见心烦急躁，口干口苦，舌红苔黄，可加丹皮10g，黄连5g，以清泄心肝之火；兼血瘀胸络，症见心痛时作，舌紫暗，脉涩，可加桃仁10g，红花10g，以活血化瘀；兼痰热扰心，症见胸闷眩晕，失眠多梦，痰多口苦，苔黄腻，脉滑，可加竹茹10g，黄连3g，枳实10g；兼大便干结，可加瓜蒌仁10g，火麻仁10g。

（四）阴虚火旺证

症状：心悸易惊，急躁易怒，怔忡不宁，头痛眩晕，五心烦热，口干舌燥，夜间盗汗，失眠多梦，舌红少津，脉数或促。

证候分析：肾阴不足，水不济火，不能上济于心，以致心火内生，扰动心神，故心悸而烦，不得安寐；阳扰于上，可见头痛眩晕，急躁易怒；手足心热，口干，舌红少津，脉数或促均为阴虚火旺之征。

治法：滋阴降火，宁心安神。

方药：朱砂安神丸加减。药用当归10g，生地10g，玄参10g，丹参12g，黄连3g，栀子10g，炒枣仁10g，柏子仁10g，茯神10g，莲子心5g。

方解：当归、生地养阴补血；黄连、栀子清热降火；玄参、丹参养阴活血；炒枣仁、柏子仁、茯神、莲子心宁心安神。

加减：兼肾阴虚火旺，症见眩晕耳鸣，腰膝酸软，舌红少苔，加知母9g，黄柏10g，山萸肉12g；兼肝阴虚，症见心悸失眠，烦躁易怒，舌红少津，脉细，加枸杞子15g，赤白芍各10g；兼心神不定，怔忡失眠者，加磁石30g（先煎），朱茯神10g。

（五）中成药

（1）生脉注射液：适应证：主要用于早搏气阴两虚证。

用法：生脉注射液20~60ml加入5%或10%葡萄糖液250~500ml内，静脉滴注。每日1次，10~15天为一疗程。

（2）养心片：适应证：用于早搏以气虚为主证者。

用法：每次4～6片，口服，每日2次。

（3）补心气口服液：适应证：用于早搏以气虚为主证者。

用法：每次10ml（1支），口服，每日2～3次。

（4）滋心阴口服液：适应证：用于早搏心阴不足证。

用法：每次10ml（1支），口服，每日2～3次。

（5）复方丹参滴丸：适应证：用于早搏兼有气滞血瘀。

用法：每次10粒，舌下含服；亦可每次10粒，吞服，每日3次。

（6）心宝：适应证：用于早搏属心气阳虚，脉率缓慢者。

用法：每次1～2粒，口服，每日3次。

（7）百草安神片：适应证：用于早搏兼心神不安、失眠者。

用法：口服，每次2～3片，每日3次。病重者可在睡眠前加服1～2片。

（8）黄杨宁片：适应证：用于早搏血瘀者。

用法：每次1.5～3mg，口服，每日3次。

（9）逍遥丸：适应证：用于早搏肝气郁结者。

用法：每次6g，口服，每日3次。

（10）天王补心丹：适应证：用于早搏阴虚火旺者。

用法：每次9g，口服，每日2次。

（11）归脾丸：适应证：用于早搏心血亏虚者。

用法：每次6g，口服，每日3次。

（12）柏子养心丸：适应证：用于早搏气阴两虚者。

用法：每次9g，口服，每日3次。

（13）磁朱丸：适应证：用于早搏心神不安者。

用法：每次3g，口服，每日3次。

（六）专病方

（1）三参稳律汤：红参6g，丹参30g，苦参15～30g，当归30g，麦冬12g，五味子12g，薤白9g，茯苓15g，炒枣仁30g，琥珀粉3g（冲服）。水煎服，每日1剂，2次分服。适用于早搏气阴两虚者。

（2）抗早搏Ⅰ号：人参100g，丹参200g，苦参300g，共研细末，过100目筛装剂备用，每次15g，每日2次，温开水送服，总有效率91.6%。适用于早搏气虚血瘀者，对于器质性心脏病早搏尤为有效。

（3）复律汤：党参10g，苦参30g，黄连15g，丹参15g，川芎10g，琥珀15g，酸枣仁15g，车前子10g，甘草10g，水煎服，日1剂。用于心阳不振之早搏，总有效率85.8%。

（4）消早汤：炙甘草18g，桂枝12g，太子参15g，丹参15g，元胡12g，阿胶（烊化）10g，苦参12g，山楂15g，黄连6g，汉防己12g，大枣5枚，生姜5片，显效68例，有效12例。用于阴血不足之早搏。

（5）宁心饮：党参12g，当归12g，龙眼肉12g，枣仁12g，茯苓12g，生地12g，麦冬12g，茯神25g，远志6g，香附10g，炙甘草3g，总有效率79.1%。用于早搏之偏阴血不足者。

（6）调搏复脉汤：党参20g，麦冬20g，五味子10g，黄芪20g，当归10g，丹参30g，桂枝10g，苦参20g，茯苓10g，总有效率94%。用于早搏之气阴两虚者。

（7）心脉舒Ⅰ号：红参、麦冬、五味子、丹参、红花、桃仁、远志、炙甘草、苦参制剂，每支10ml，尤其用于老年室性早搏，对气阴两虚，瘀血阻滞者适合，总有效率73.2%。

（七）针灸

毫针疗法：主穴－内关、神门、心俞、厥阴俞。心气虚加关元、膻中、足三里，气阴两虚加三阴交、肾俞，血脉瘀阻加膻中、膈俞。选二主穴，用平补平泻法，留针10～20分钟；脉促、胸痛明显者须间隔运针，用泻法。每日或隔日1次，10次为一疗程。

耳针疗法：取穴－神门、交感、心，小肠、皮质下。用王不留行籽贴压，两日一次。

五、西医治疗

功能性早搏，多无需特殊治疗，如发生于器质性心脏病者，应以治疗原发病为主，病情好转后，早搏亦可消失。

1. 房性早搏　一般无需治疗，如频发，可选用以下1～2种药物。

（1）普萘洛尔：10～20mg，每天3次口服，适用于心率偏快或高血压患者，心功能不全者慎用，支气管哮喘者忌用。

（2）维拉帕米：40～80mg，每天3次口服，适用于心率偏快或高血压患者，心功能不全者慎用，支气管哮喘者忌用，不宜与β受体阻滞剂合用。

（3）胺碘酮：0.2g，每天3次口服，3～5天后改为维持量0.2g，每天1～2次口服，可用于冠心病和心功能不全患者。

2. 室性早搏　一般也不需特殊治疗，如洋地黄引起者，停用洋地黄后早搏即消失。在心衰基础上发生室性早搏，洋地黄并非禁用，用洋地黄治疗，心衰得到纠正后，室早也随之消失。多源、连发或发生在T波上的室早，应选用：

（1）利多卡因50～100mg静脉注射，如无效于10～15分钟后可重复，总量≤300mg，早搏消失后以静脉滴注维持，每分钟1～3mg，持续24～72小时。

（2）普鲁卡因酰胺0.1g静脉注射，每5～10分钟一次，总量≤500mg，或0.5～1.0g置于5%葡萄糖500ml中静滴。

（3）洋地黄中毒后需停药及停用利尿剂，静脉及（或）口服补充钾盐，并以苯妥英钠125～250mg稀释后缓慢静注。

（4）上述药物无效者，可选用美西律、心律平、胺碘酮、普萘洛尔等。

3. 频发室性早搏可选用以下口服药

（1）美西律0.1～0.2g，每天3～4次，口服。

（2）胺碘酮，服法同房早。

（3）室安卡因0.4～0.6g，每天3次，口服。

（4）普鲁卡因酰胺0.5g，每天3次，口服。

六、预防与康复

本病发生多与情绪激动有关，故应注意安定情绪，以利气机条达，促进疾病的缓解。可适当体育活动，如散步、慢跑、太极拳，但应避免过于劳累。饮食宜清淡，忌烟酒、浓茶、咖啡、辛辣之物。可配合食疗康复如龙眼肉、红枣、枸杞子、黑豆等补益气血、宁心安神之品。初愈的康复阶段，应继续养心健脾益肾，并根据余邪的轻重，配以清热解毒、化痰祛瘀的方药以巩固疗效。

病毒性心肌炎引起的早搏应预防感冒配合大剂清热解毒之品，功能性早搏宜调摄情志，忌大喜大悲；冠心病、高血压病所致的早搏宜饮食清淡，积极治疗原发病。

（双晓萍）

第四节　高脂血症

一、概述

高脂血症是指血浆或血清中一种或多种脂质浓度超过正常值高限的状态。由于脂质在血液中几乎都以蛋白结合的形式存在，所以又有人将高脂血症称为高脂蛋白血症。临床表现可无明显症状，一般可见黄色瘤、肥胖、眼底脂质沉着等症，病久者出现动脉粥样硬化表现。本病发病率随年龄的增长而升高，北京成人三个年龄组（20～39岁，40～59岁，60～89岁）高脂蛋白血症检出率分别为4.7%、6.4%及12.8%。根据本病的发病特点和临床表现，主要与中医的“痰证”、“湿阻”等相关。

二、发病机制

中医认为高脂血症属本虚标实之证。本虚主要是指肝、脾、肾三脏虚损，其中以肝肾不足为多见，因高脂血症多发生在四十岁以后，此时肝肾亏损之象渐渐显露；标实主要是痰浊、湿浊和瘀血。其病因多由禀赋不足、饮食不节、七情内伤、久病失治、年老体虚引起脏腑功能失常所致。由于脏腑功能失常或脾失健运，痰湿内生；或肾虚开合不利，水湿内停；或肾阳虚不能温煦脾阳，中土不运，痰浊内生；或肝郁气滞，木横侮土，脾运不健，酿生痰湿；或因气滞、气虚、痰浊而致血行不畅，瘀血内生，痰瘀交互为患，使营血变为“污秽之血”，脂质留而为弊，综上所述，肝肾不足是高脂血症产生的病理基础，痰浊瘀血是高脂血症发生、发展、转归和预后的基本病理机制。痰瘀互结，留滞脉道，可致胸痹、中风等变端发生。

三、诊断

（一）诊断标准（中华医学会心血管病学会1996年“血脂异常防治建议”。）

凡是血清胆固醇>5.72mmol/L或（和）甘油三酯>1.70mmol/L或（和）高密度脂蛋白<0.9mmol/L或（和）低密度脂蛋白>3.64mmol/L者，可诊断为高脂血症。

（二）鉴别诊断

在考虑高脂血症诊断时，应排除糖尿病、肝病、肾病、胰腺炎、甲状腺功能减退症、肥胖等引起的继发性高脂血症，治疗原有疾患可减轻此类高脂血症。

（三）分型与分期

1. 按病因分两大类型：

（1）原发性：病因不明，大多由于遗传缺陷决定，有家族性。

（2）继发性：由多种疾病引起。

2. 按血脂质增高主要成分分为四种类型　高胆固醇血症、高甘油三酯血症、混合型高脂血症、高异常脂蛋白血症。

四、辨证论治

本病属本虚标实之证，故当辨其本虚标实的主次，本虚为主者，可用滋肾、养肝、健脾等法；标实为主者可用化痰、活血等法；虚实夹杂者，根据虚实主次，适当兼顾。

（一）痰浊（湿）内蕴证

症状：头晕目眩，头重如裹，胸闷或痛，身重乏力，口苦，舌苔白腻，脉滑。

证候分析：痰浊内蕴，上蒙清窍，清阳不展，故头晕目眩，头重如裹；痰阻胸膈，气机不畅，胸络不和则胸闷或痛；脾主肌肉，脾为痰浊所困，脾气不运，故身重乏力；口苦，舌苔白腻，脉滑均为痰浊内蕴之征。

治法：祛痰化浊。

方药：温胆汤合半夏天麻白术汤加减。药用制半夏10g，陈皮6g，茯苓12g，枳实9g，白术10g，天麻15g，陈胆星10g。

方解：半夏，陈皮燥湿化痰，理气和胃；茯苓、白术健脾益气渗湿，俾湿去痰消；枳实行气消痰，使痰随气下；天麻、胆星化痰熄风。

加减：痰湿郁而化热，症见口干而苦，舌红苔黄腻，脉滑数者，加黄连3g，山栀10g；便秘者加生（或制）大黄6g；脾虚气弱，见气短乏力，脘腹痞胀，舌淡或胖，脉弱者，加党参、黄芪各15g；兼饮食积滞，见脘腹胀闷，嗳腐厌食者，加山楂20g，炒麦芽15g，莱菔子10g。

（二）肝肾阴虚证

症状：腰膝酸软，头晕目眩，耳鸣健忘，目涩口干，形体消瘦，肢体麻木，舌质红，苔少或无苔，脉细数或细弦而数。

证候分析：腰为肾府，肾之经脉循脊背足膝，故肾虚可见腰膝酸软；肾生髓、充脑，开窍于耳，肝开窍于目，肝肾阴虚，脑髓失养，耳目失濡，则见头晕目眩，耳鸣健忘，目涩；阴亏液不上润则口干；肝肾阴虚，不能充养肢体，濡养经脉，则形体消瘦，肢体麻木；舌质红，苔少或无苔，脉细数或细弦而数均为肝肾阴虚之象。

治法：滋肾养肝。

方药：一贯煎合二至丸加减。药用生地黄15g，枸杞子12g，女贞子、旱莲草各15g，沙参、麦冬、当归各10g，川楝子6g。

方解：生地、枸杞子、女贞子、旱莲草滋补肝肾；沙参、麦冬、当归滋阴养血以柔肝；川楝子疏肝理气，补而不滞。

加减：阴虚生内热，见五心烦热，颧红盗汗者，加知母10g，黄柏8g，丹皮9g；肝肾阴虚，肝阳上亢，症见头目胀痛，面红目赤者，加石决明20g（先煎），钩藤15g（后下）；阴虚及阳，阴阳两虚，见畏寒肢冷者，加仙灵脾、菟丝子各10g。

（三）气滞血瘀证

症状：胸胁胀闷，胸背疼痛，痛处固定，妇女可见经闭痛经，经色紫暗，夹有血块，舌质紫暗或有瘀斑瘀点，脉弦涩。

证候分析：情志不调，肝失疏泄，气机郁滞，故见胸胁胀闷；气郁日久，瘀血内停，络脉不通，故见胸背疼痛，痛处固定；肝主藏血，为妇女经血之源，经脉瘀阻，故见经闭痛经，经色紫暗，夹有血块；舌质紫暗或有瘀斑瘀点，脉弦涩，均为气滞血瘀之候。

治法：活血化瘀，兼以理气。

方药：血府逐瘀汤加减。药用桃仁 10g，红花 8g，川芎 10g，牛膝 15g，生地 10g，醋柴胡 5g，枳壳 10g，甘草 3g。

方解：桃仁、红花、川芎、牛膝活血化瘀；生地滋阴养血；柴胡、枳壳理气解郁；甘草和中。

加减：瘀血甚，见有癥积者，加三棱、莪术各 10g；见有胸痛甚者，加降香 6g，郁金、延胡索各 10g。

（四）中成药

（1）脂必妥片：适应证：适用于高脂血症表现为脾虚食滞者。

用法：口服一次 3 片，一日 3 次。

（2）山楂精降脂片：适应证：适用于高脂血症以瘀血轻证为主要表现者。

用法：口服一次 1～2 片，每日 3 次。

（3）藻酸双酯钠：适应证：适用于高脂血症表现为血行失畅者。

用法：口服一次 1～2 片，一日 3 次。

（4）月见草胶丸：适应证：适用于高脂血症兼肥胖者，作为肥胖的辅助治疗药。

用法：口服一次 3～4 粒，一日 2 次。

（5）绞股蓝总甙片：适应证：适用于高脂血症兼免疫功能低下者。

用法：口服一次 2～3 片，一日 3 次。

（6）心可舒：适应证：适用于高脂血症气滞血瘀型。

用法：口服一次 4 片，一日 3 次。

（7）山绿茶降压片：适应证：适用于高脂血症表现为肝阳上亢者，尤适宜于血压偏高者。

用法：口服每次 2～4 片，一日 3 次。

（8）心元胶囊：适应证：适用于高脂血症表现为心肾阴虚，心血瘀阻者。

用法：口服每次 3～4 粒，一日 3 次。

（9）全天麻胶囊：适应证：适用于高脂血症见肝风内动者，特别是以头痛、眩晕、肢体麻木为主诉者。

用法：口服每次 2 粒，一日 3 次。

（10）心达康片：适应证：适用于高脂血症见心气虚弱，痰瘀痹阻者。

用法：口服每次 2 片，一日 3 次。

（11）大黄蛰虫丸：适应证：适用于高脂血症表现瘀血重证，见有癥积者。

用法：口服，每日 2 次，每次 3g。

（12）血脂康：适应证：适用于高脂血症见脾虚痰瘀阻滞者。

用法：口服，一次 2 粒，一日 2 次，早晚饭后服用。

（13）多烯康：适应证：用于高脂血症的治疗，也适用于冠心病、脑血栓的防治。

用法：口服，一日 3 次，每次 2 ~4 粒。

（五）专病方

（1）海藻降脂方：淡海藻 12g，菟丝子 12g，柿树叶 10g，粉葛根 9g，海蛤壳 9g。以上药水煎 3 次，早中晚各服煎液 150 ~200ml，每日一剂，适用于高脂血症属脾失健运，肝郁肾虚，痰瘀同病者。

（2）降脂灵：以制何首乌 15g，决明子 15g，泽泻 18g，枸杞子 15g，生大黄 6g，荷叶 10g，生山楂 20g，蒲黄 10g 为基本方。若脾虚痰多者加胆南星 6g，石菖蒲 10g，陈皮 10g；气虚血瘀者加当归 15g，丹参 15g；肝肾阴虚者加熟地黄 15g，山茱萸 15g，肝阳上亢者加钩藤 10g，菊花 10g；气虚血亏者减生大黄，加黄芪 30g，当归 10g。上药水煎服，日 1 剂，早晚两次分服。适用于原发性高脂血症。

（3）红荷散：红花、党参、白术各 12g，丹参 15g，红景天、荷叶、赤芍、法半夏各 9g，橘红 6g。水煎分 2 次服，日一剂。适用于高脂血症属肝脾肾虚，痰阻血瘀之本虚标实证。

（4）补阳还五汤加味方：黄芪 30g，当归 20g，赤芍、地龙、泽泻、虎杖各 15g，红花、桃仁各 12g，川芎、首乌、决明子、生山楂各 20g，以上为基本方。若头晕头痛，耳鸣甚者，加钩藤、菊花各 12g；恶心、呕吐痰涎者，加半夏、白术、天麻、竹茹各 12g；心悸少寐，胸闷甚者，加炒枣仁 30g，瓜蒌 20g；腰膝酸软者，加杜仲 12g，枸杞子 20g；气血亏虚者，加人参 9g，生黄芪 9g。水煎至 300ml，分 2 次口服，日一剂。适用于高脂血症符合气血亏虚，肝肾阴虚，痰浊内阻者。

（5）防芪抵脂汤：防己 12g，黄芪、党参各 18g，白术 12g，泽泻 15g，大黄、水蛭各 6g，桃仁 9g，生姜 3 片，大枣 6 枚，甘草 6g。煎服法同上，日一剂。适用于高脂血症属脾胃气虚，痰瘀阻络者。

（6）清脂五味汤：生黄芪 30g，山楂 30g，泽泻 10g，红花 10g，桃仁 10g。煎服法同上，日一剂。适用于高脂血症属气虚血瘀者。

（7）化瘀豁痰饮：葛根 15g，丹参 10g，田七 10g，首乌 15g，赤芍 10g，浙贝 10g，法夏 10g，北杏仁 10g，山楂 10g，泽泻 10g，冬瓜子 10g，绵茵陈 10g，以上为基本方。若气虚加黄芪、党参；血虚加川芎、当归；血瘀甚加蒲黄、五灵脂、红花、桃仁；痰多加瓜蒌实，再加重浙贝量；湿重加猪苓、苡米仁。煎服法同上，日一剂。适用于高脂血症以痰瘀内结为主证者。

（8）参乌降脂饮：生何首乌 30g，泽泻 15g，柴胡 10g，大黄（后下）3g，红参粉 3g，（分冲），水蛭粉 2g（分冲），三七粉 3g（分冲）。煎服法同上，日一剂。适用于高脂血症属肝郁脾虚，肾阴不足，痰瘀互结者。

（9）降脂Ⅱ号方：黄芪 15g，荷叶 10g，生蒲黄 10g，青葙子 15g，大黄 5g，片姜黄 10g，九节菖蒲 10g，全瓜蒌 10g。煎服法同上，日一剂。适用于高脂血症气虚瘀浊型。

（10）益气通脉汤：黄芪 30g，桂枝 10g，白术 10g，茯苓 30g，泽泻 15g，山楂 20g，丹参 15g，瓜蒌 30g，半夏 10g，大黄 10g。煎服同上，日一剂。适用于高脂血症属气虚痰湿瘀滞者。

（六）针灸

（1）体针：选内关、公孙、三阴交、曲泉、丰隆、中脘等穴，针刺得气后留针 15 ~20

分钟，10 次为一疗程，休息 3 ~ 5 天后再行第 2 疗程。

（2）耳针：取内分泌、脾、肾、肝、口、直肠下段等穴，或取敏感点，用短毫针刺或用王不留行籽压穴。

五、西医治疗

1. 治疗原则　对继发性高脂血症的治疗，主要针对其基础疾病，如果基础疾病得到治愈或控制，则高脂血症亦将得到纠正。对原发性高脂血症的治疗，一般先膳食治疗及改善生活方式，如无效则考虑药物治疗。

2. 膳食治疗及改善生活方式

（1）控制摄入总热量：原则上使患者达到并保持理想体重，也就是使体重指数保持在 20 ~ 25 范围内。体重指数 = 体重（kg）/身高（m^2）。体重指数 > 27 即为超重，应减少摄入总热量，降低体重的速度以每周减轻 0.5 ~ 1kg 为宜。

（2）低脂饮食：日常饮食中的脂肪成分不超过总热量的 30%（甚至 20%），饱和脂肪摄入量必须低于总热量的 10%，多不饱和脂肪酸为总热量的 10%，但不超过 10%，胆固醇摄入量限制在每天 250 ~ 300mg，食物纤维素成分每天应≥35g，食物蛋白质、维生素和无机物应在要求范围内。

（3）改善生活方式：停用女性激素类口服避孕药；戒烟；避免过度饮酒；根据年龄、性别等不同特点，适当增加体力或文体活动，消除过度的精神紧张。

3. 药物治疗

（1）纤维酸或安妥明衍生物—血聚脂蛋白脂酸酶激活剂：①非诺贝特：降低血清甘油三酯（TG）有强效，降血清胆固醇（TC）效力较差，能降低低密度脂蛋白胆固醇（LDL – C），升高高密度脂蛋白胆固醇（HDL – C），常用量一般每日 300mg，分 3 次饭后服。副作用常见有中上腹不适，少数病例出现暂时的肝功谷丙转氨酶（SGPT）轻、中度升高和尿素氮（BUN）增高，停药后即能恢复正常。②吉非罗齐：对各型高脂血症有效。常用量 900mg/日，分 3 次服。副反应有胃肠道不适，SGPT 升高，少数人出现皮疹等，停药后症状消失。

（2）HMG – COA（B – 羟 B – 甲基戊二酰辅酶 A）还原酶抑制剂（他汀类）：降低血清 TC 为主，降血清 TG 效力稍差，并能升高 HDL – C，降低 LDL – C。常见不良反应为胃肠道不适，肌痛，肌无力，头痛和皮疹，实验室指标有 SGPT 和磷酸肌酸激酶轻、中度升高，可自行恢复或药物减量和暂停用药得到恢复。①洛伐他汀：常用量一般从 20mg，每晚一次开始，视疗效情况可作增减。②辛伐他汀：常用量一般可从 20mg 每晚一次作为起始剂量。③普伐他汀：常用量一般从 10 ~ 20mg 每晚一次作为起始剂量。④氟伐他汀：常用量一般从 20mg 每晚一次作为起始剂量。

（3）烟酸及其衍生物—抑制脂解剂：①烟酸：常用量每日 3 ~ 6g，适用于高胆固醇血症和（或）高甘油三酯血症。常见副作用有脸红、皮肤瘙痒、恶心呕吐、腹痛、腹泻等；少见的副作用有高尿酸血症、轻度糖耐量降低及可逆性转氨酶升高。一般从小剂量开始，逐渐增加至治疗量，以避免皮肤反应。②阿西莫司：常用量每次饭后服 0.25g，每日 3 次。适应范围与烟酸同，但不影响糖及尿酸代谢，可用于糖尿病及高尿酸血症患者，副作用明显少于烟酸治疗者。③烟酸肌醇酯：常用量为每次服 0.2 ~ 0.6g，每日 3 次，主要降低血清甘油三酯。

(4) 胆酸螯合剂：适用于高胆固醇血症，对高甘油三酯血症无效。副作用为恶心、腹胀、便秘。①考来烯胺：常用量每次4~5g，每日1~6次，总量一天不超过24g。②考来替泊：常用量每次10~20g，每天1~2次。

六、预防与康复

(1) 预防本病的关键在于合理膳食、适当的体育锻炼及体力劳动、保持心情舒畅三个方面。当然本病的发生与遗传有一定关系，有高脂血症家族史者，尤应做到未病先防，有病早治，以防发生胸痹真心痛及中风等变端。

(2) 本病发展呈慢性过程，治疗难以奏速效，一般需坚持长期服药，并注意调节饮食、情绪，进行体育锻炼，以求提高疗效。患者宜进低脂肪及有降脂作用的食物如海藻、紫菜、山楂、黑木耳、香菇、荸荠、蔬菜及豆类食品等；多食富含维生素、纤维素及钾、碘、铬等元素的食品。

(双晓萍)

第五节　心绞痛

一、概述

心绞痛是指心肌需氧与供氧失去平衡而致的急性暂时性心肌缺氧所引起的一组临床综合征。临床表现是指突然发生的胸骨后或心前区压榨性或窒息性疼痛，可向左肩背及左上肢、颈部放射和/或胸闷、呼吸困难等，重者可有濒死感，出汗。本病多发于40岁以上，男性多于女性。

根据本病的发病特点和临床表现，属中医“胸痹”、“心痛”范畴。

二、发病机制

中医认为，本病的发生多由情志内伤、饮食失节、劳逸失度、冷暖失调、年老体衰等引起。本病的病理机制为本虚标实，本虚为脏气亏虚，以心、肾为主，波及肝、脾，这是发病的基础。心之气阳亏虚，运血无力，则心脉痹阻不通而发心痛；心阴亏虚，虚火内炽，营阴固涩，则心脉不畅而发心痛。肾气亏虚，则心气、阳虚损；肾阴亏虚，则引起心阴内耗。肝失疏泄，气机升降失常，则气郁而血行不畅，气滞而津液停留，遂生瘀血、痰浊，痰瘀阻于心脉，痹而不通，以成本病。脾失健运，一则气血生化乏源，心气不足，宗气匮乏，运血无力和心血亏虚，血不养心，心脉不利；二则水液代谢失调，痰浊内生，痹阻心脉，或遏制胸阳，进而导致心痛等症。标实主指寒邪、热邪、气滞、血瘀、痰浊等实邪阻滞，心脉痹阻不通，这是发病的直接原因和诱因。血瘀是冠心病心绞痛最常见的标实之一，其成多因气致瘀，或由于气滞；由于气虚；另外，血亦可因寒凝而瘀，因热结而瘀，痰浊阻滞脉道亦可致血瘀。血瘀则脉道不利，心脉痹阻而发胸闷、心痛。总之，本病为本虚标实证，病机为脏腑自衰，阴阳气血不足，继则痰浊、水饮、瘀血等邪由内而生，致使经脉失荣，血脉阻滞，常因厚味饱餐、情志不遂、劳力失度、寒温失调等诱发或加重胸痹心痛。

三、诊断

（一）诊断标准（采用1979年世界卫生组织制定的命名诊断标准。）

1. 劳累性心绞痛　劳累性心绞痛的特征是由运动或其他增加心肌需氧量的情况所诱发的短暂胸痛发作，休息或舌下含服硝酸甘油后，疼痛常可迅速消失。劳累性心绞痛可分为三类：①初发劳累性心绞痛：劳累性心绞痛病程在1个月以内；②稳定型劳累性心绞痛：劳累性心绞痛病程稳定在1个月以上；③恶化型劳累性心绞痛：同等程度劳累所诱发的胸痛发作次数、严重程度及持续时间突然加重。

2. 自发性心绞痛　自发性心绞痛的特征是胸痛发作与心肌需氧量的增加无明显关系。与劳累性心绞痛相比，这种疼痛一般持续时间较长，程度较重，且不易为硝酸甘油缓解。未见酶变化。心电图常出现某些暂时性的ST段压低或T波改变。自发性心绞痛可单独发生或与劳累性心绞痛合并存在。

自发性心绞痛患者因疼痛发作频率、持续时间及疼痛程度可有不同的临床表现。有时，患者可有持续时间较长的胸痛发作，类似心肌梗死，但没有心电图及酶的特征性变化。

某些自发性心绞痛患者在发作时出现暂时性的ST段抬高，常称为变异型心绞痛。但在心肌梗死早期记录到这一心电图图形时，不能应用这一名称。

初发劳累性心绞痛、恶化型劳累性心绞痛及自发性心绞痛常统称为“不稳定型心绞痛”。

（二）鉴别诊断

在考虑冠心病心绞痛诊断时，应与主动脉夹层瘤、肥厚性心肌病、心脏瓣膜病、心肌心包炎、肋软骨炎、肋间神经痛等所致心胸疼痛相鉴别，也应与消化道溃疡病、胆道疾患、心脏神经官能症等相鉴别。

（三）分型

1. 1979年世界卫生组织规定的心绞痛分型：

（1）劳力型心绞痛：①初发劳力型心绞痛；②稳定劳力型心绞痛；③恶化劳力型心绞痛。

（2）自发型心绞痛：其中心绞痛发作时出现暂时性ST段抬高者，称为变异型心绞痛。初发劳力型心绞痛、恶化劳力型心绞痛和自发型心绞痛统称为“不稳定心绞痛”。但主张不如选用其各自的名称。

2. 补充分型　近年来，经临床研究，有的学者将“卧位型心绞痛”归属为“劳力型心绞痛”范畴，指出卧位型心绞痛是重度劳力型心绞痛的特殊类型。发作频繁者属不稳定型心绞痛。梗死后心绞痛因易发生再梗死，也属于不稳定型心绞痛。1985年Maseri提出混合型心绞痛，有一定的临床意义，可作为心绞痛分型的一种补充类型。其内容包括：①劳力型合并变异型心绞痛；②劳力型合并自发性心绞痛；③劳力型心绞痛伴冠状动脉收缩。心绞痛的特殊临床表现：初发劳力心绞痛，心肌梗死后心绞痛，餐后心绞痛，及因寒冷诱发的心绞痛可归属为混合型心绞痛。

四、辨证论治

本病辨治应以虚实为纲。虚证以心气虚为基础，兼有阴虚、阳虚及血亏，治疗分别予以益气、养阴、温阳、补血。实证以血瘀为多见，可夹有阴寒、气滞与痰浊，治疗分别予以化瘀、通阳、理气、豁痰。因多虚实夹杂，常予补虚与通痹同用，但应辨清二者的主次而相应施治。

（一）心气不足证

主证：心胸隐痛时作，胸闷气短心悸，动则喘息，倦怠乏力，动易汗出，面色㿠白，舌淡红体胖，边有齿痕，苔薄白，脉沉细或结代。

证候分析：心气不足，鼓动血液无力，心脉失养，故心胸隐痛时作；心气不足，胸阳不振，故见胸闷气短心悸，倦怠乏力；劳则气耗，故见动则喘息不能自续；“汗为心液”，心气虚弱，不能固摄自持，故见自汗出；“心主血脉，其华在面”，“舌为心之苗”，心气虚弱，心血失于上荣，故见面色㿠白，舌质浅淡；舌胖边有齿痕，苔薄，脉沉细或结代均是气虚之征。

治法：补益心气，振奋胸阳。

方药：五味子汤合保元汤加减。药用人参6g（或党参15g），黄芪15g，五味子12g，桂枝10g，炙甘草15g，丹参15g。

方解：人参甘温，益气养心怡神；五味子收敛耗散之精气，引气归根；黄芪甘温，大补元气，更得人参、炙甘草之助，能鼓舞宗气，心气能充沛，血脉自然流行；桂枝入血通脉，人参得桂枝之行导，心气能鼓舞，桂枝得甘草之和平，温心阳而和血脉；丹参养血活血。

加减：气虚及阳，心阳不足，症见遇冷心痛加剧，四肢欠温，加熟附片6g，仙灵脾12g；阳虚寒凝，胸痛较明显者，加鹿角片6g，荜茇9g；寒凝血瘀，症见心痛如刺如绞，遇寒即发，形寒肢冷，口唇紫暗，舌暗有瘀点瘀斑者，细辛3g，当归12g。

（二）心阴不足证

主证：胸闷且痛，或灼痛，心悸盗汗，心烦不寐，头晕，口干，舌红少津，苔薄或剥，脉细数或结代。

证候分析：心阴不足，心脉失于濡润，气血运行不畅，故见胸闷且痛；心阴不足，心火内炽，故或见灼痛；心阴虚，虚火扰神则见心悸，心烦不寐；阴虚内热迫津液外泄，故见盗汗；水不涵木，肝阳偏亢，则见头晕；舌红，苔薄或剥，脉细数均为阴虚有热之象。

治法：滋阴养心，活血安神。

方药：天王补心丹加减。药用生地15g，玄参12g，党参15g，丹参12g，茯神12g，麦冬15g，当归12g，柏子仁15g，酸枣仁12g。

方解：生地、玄参、麦冬养阴清热；党参、茯神益气宁心；当归、丹参养血活血；柏子仁、酸枣仁养心安神。

加减：心肝阴虚，阴虚阳亢，症见头晕目眩，舌麻肢麻，面部烘热者，加天麻10g，钩藤15g（后下），生石决明30g（先煎）；阴虚火旺，症见面赤眩晕，耳鸣，口舌生疮等，可加黄连6g，白芍12g，或用黄连阿胶汤加减；阴虚及气，气阴两虚，症见乏力、神疲、自汗者，可加大党参用量至30g，加黄芪20g，五味子12g；阴虚及阳，阴阳两亏，兼见畏寒肢冷，腰酸乏力，唇甲淡白或青紫者，加熟附片9g，桂枝12g。

（三）痰浊阻遏证

主证：胸憋闷痛，阴雨天加重，咳唾痰涎，口粘无味，纳呆恶心，形体肥胖，倦怠乏力，舌苔白腻或白滑，脉滑或濡缓。

证候分析：痰浊停滞心胸，故见咳唾痰涎；闭塞阳气，阻滞心脉，故见胸憋闷痛；痰浊为阴邪，故阴雨天胸憋闷痛加重；脾主四肢，痰浊困脾，脾气不运，故倦怠乏力；痰阻气机，胃失和降，故纳呆恶心；形体肥胖，舌苔白腻或白滑，脉滑或濡缓，均为痰浊内蕴之象。

治法：宣痹化痰，通阳泄浊。

方药：瓜蒌薤白半夏汤合菖蒲郁金汤加减。药用瓜蒌30g，薤白10g，半夏10g，陈皮10g，茯苓15g，石菖蒲6g，郁金10g。

方解：瓜蒌开胸中痰结；薤白辛温通阳，豁痰下气；半夏化痰降逆；陈皮理气通阳豁痰；茯苓健脾，使痰无由生；石菖蒲通阳化浊；郁金理气宣痹。

加减：痰浊化热，症见胸脘烦热，口苦苔黄腻，加黄连5g，胆星6g，竹茹15g；痰阻血瘀，甚至痰瘀互结，症见胸痛时作，舌质青紫或有瘀斑者，加丹参15g，红花9g。

（四）血瘀阻络证

主证：心胸疼痛，如刺如绞，痛有定处，胸闷，口唇紫暗，舌暗滞有瘀点或瘀斑，舌下血脉青紫，脉弦涩或结代。

证候分析：瘀血内停，心脉不通，故见心胸疼痛，如刺如绞；血脉凝滞，故痛有定处；口唇紫暗，舌暗滞有瘀点或瘀斑，舌下血脉青紫，脉弦涩或结代均为瘀血之征象。

治法：活血化瘀，通脉止痛。

方药：血府逐瘀汤合失笑散加减。药用桃仁10g，红花10g，当归12g，川芎10g，赤芍12g，枳壳10g，生蒲黄12g，五灵脂10g。

方解：桃仁、红花、当归、川芎、赤芍活血化瘀；枳壳理气，气行则血行；生蒲黄、五灵脂通利血脉，祛瘀止痛。

加减：血瘀气滞，症见胸胁胀痛，每因精神刺激而加重者，加香附12g，郁金12g，元胡12g；血瘀明显，症见疼痛较剧烈，加乳香6g，没药6g，莪术10g；瘀热互结，症见心胸部灼热，舌红苔黄，脉数者，加生地15g，丹皮12g。

概言之，以上各证中如心痛发作较剧，应急治其标，可予麝香保心丸2粒含化，或酌加芳香温通药（阴虚火旺者除外）。阴寒或痰浊痹阻心窍，痛甚致厥者，可加服苏合香丸芳香化浊，温开通窍。

（五）中成药

（1）麝香保心丸：适应证：用于寒邪内犯，气血阻滞之冠心病心绞痛。

用法：每次1~2粒，每日3次，或发作时服用。

（2）复方丹参滴丸（片）：适应证：主要用于心绞痛之气滞血瘀证，特别是胸闷、憋气症状明显时。

用法：每次10粒（或3~4片），每日3次。

（3）乐脉颗粒：适应证：用于心绞痛之气滞血瘀证。

用法：每次1~2包，温开水冲服，每日3次。

（4）地奥心血康胶囊：适应证：主要用于瘀血内阻之冠心病心绞痛。

用法：每次100~200mg，每日3次。

(5) 速效救心丸：适应证：用于冠心病之胸闷憋气、心前区疼痛者。

用法：每次4~6粒，含服，每日3次。急性发作时10~15粒含服。

(6) 舒血宁（银杏叶片）：适应证：用于血瘀型冠心病心绞痛及合并高血脂等症者。

用法：每次2~4片，每日3次。

(7) 银可络：适应证：用于心血瘀阻型冠心病心绞痛。

用法：每次2片，每日3次。

(8) 养心氏片：适应证：用于气虚血瘀型冠心病心绞痛及合并高血脂、高血糖等症者。

用法：每次2~3片，每日3次。

(9) 心源胶囊：适应证：用于心肾阴虚、心血瘀阻型冠心病心绞痛。

用法：每次2~4片，每日3次。

(10) 通心络胶囊：适应证：用于冠心病心绞痛证属心气虚乏，血瘀阻络者。

用法：每次4粒，每日3次，4周为1个疗程。

(11) 心达康：适应证：用于缺血性心脏病，心脉瘀阻之心绞痛为主者。

用法：每次10~20mg，每日3次。

(12) 心可舒片：适应证：用于冠心病心绞痛属气血瘀滞者。

用法：每次4片，每日3次。

(13) 川芎素片：适应证：用于冠心病心绞痛属瘀血阻络者。

用法：每次2~4片，每日3次。

(14) 血府逐瘀口服液：适应证：用于冠心病心绞痛属气滞血瘀者。

用法：每次1支，每日3次。

(15) 心通口服液：适应证：用于冠心病心绞痛属气阴两虚、痰瘀交阻者。

用法：每次10~20ml，每日2~3次。

(16) 补心气口服液：适应证：用于冠心病心绞痛证属心气虚损者。

用法：每次1支（10ml），每日3次。

(17) 滋心阴口服液：适应证：用于冠心病心绞痛证属心阴不足者。

用法：每次1支（10ml），每日3次。

(18) 参附注射液：适应证：用于冠心病心绞痛之阳气暴脱的厥脱证及证属气阳虚者。

用法：肌内注射，每次2~4ml，每日1~2次；静脉滴注，每次10~20ml，加入5%或10%葡萄糖注射液250~500ml，每日1次；静脉推注，每次5~20ml，加入5%或10%葡萄糖注射液20~40ml，每日1次。

(19) 参麦注射液：适应证：用于冠心病心绞痛证属气阴两虚者。

用法：肌内注射，每次2~4ml，每日1次；静脉滴注，每次5~20ml，加入5%或10%葡萄糖注射液250~500ml，每日1次。

(20) 生脉注射液：适应证：用于冠心病心绞痛证属气阴两虚者。

用法：每次30~60ml，加入5%葡萄糖注射液250~500ml，静脉滴注，每日1次，10~15天为一疗程。

(21) 黄芪注射液：适应证：用于冠心病心绞痛以气虚为主者。

用法：每次20~40ml，加入5%葡萄糖注射液250~500ml，静脉滴注，每日1次，10~15天为一疗程。

（22）脑明注射液：适应证：用于冠心病心绞痛以瘀血阻络为主证者。

用法：每次0.4g，加入5%葡萄糖注射液250~500ml，静脉滴注，每日1次。

（23）川芎嗪注射液：适应证：用于冠心病心绞痛证属气滞血瘀者。

用法：每次80~160mg，加入5%葡萄糖注射液500ml，静脉滴注，每日1次，10~15天为一疗程。

（24）复方丹参注射液：适应证：用于冠心病心绞痛证属气血瘀滞者。

用法：每次20~40ml，加入5%葡萄糖注射液250~500ml，静脉滴注，每日1次，10~15天为一疗程。

（25）脉络宁注射液：适应证：用于冠心病心绞痛证属气阴两虚兼心血瘀阻者。

用法：每次10~20ml，加入5%或10%葡萄糖注射液250ml，静脉滴注，每日1次，10~15天为一疗程。

（26）普乐林注射液：适应证：用于冠心病心绞痛以瘀血阻脉为主者。

用法：每次300~500mg，加入5%葡萄糖注射液250ml，静脉滴注，每日1次，10~15天为一疗程。

（27）心痛气雾剂：适应证：热证心痛气雾剂用于心绞痛属热证者；寒证心痛气雾剂用于心绞痛属寒证者。

用法：心绞痛发作时对准舌下喷雾，每次1~2下。

（28）复方细辛气雾剂：适应证：用于冠心病心绞痛属气滞寒凝者。

用法：心绞痛发作时对口喷2~5次。

（六）专病方

（1）合欢汤：柴胡6g，枳壳6g，黄连6g，淫羊藿6g，肉桂6g，白芍20g，杞子15g，黄芪30g，全瓜蒌30g，合欢皮25g。每日1剂，水煎服。治疗37例，心绞痛有效率为91.89%，心电图有效率为78.38%。适用于冠心病心绞痛证属肝气郁结、肾气虚衰者。

（2）心痛饮：丹参30g，三七2g（冲服），降香5g，薤白10g，远志10g，琥珀2g（冲服），柴胡（醋）5g，杭白芍10g，五味子5g，橘叶10g，卧蛋草10g，党参10g，炒枳壳5g，桔梗5g，炙甘草5g。每日1剂，水煎服。治疗114例，总有效率92.9%。适用于冠心病心绞痛属气滞血瘀、痰浊壅塞者。

（3）养心疏肝汤：柴胡10g，香附10g，川芎15g，栀子10g，党参30g，五味子12g，麦冬15g，赤芍15g，蒲黄10g，枣仁30g，山楂15g。每日1剂，水煎服。治疗160例，总有效率90.6%。适用于冠心病心绞痛证属肝气郁滞、气阴两虚者。

（4）通化补心汤：丹参15g，瓜蒌15g，赤芍10g，郁金10g，麦冬10g，桂枝6g，人参6g。每日1剂，水煎服。治疗60例，总有效率95%。适用于冠心病心绞痛属气血阴阳亏虚，气滞血瘀痰阻者。

（5）复心汤：太子参12g，炙黄芪30g，当归12g，赤芍10g，郁金12g，丹参15g，桂枝6g，地龙6g，首乌16g，黄精20g，薤白6g。每日1剂，水煎服，连服2周。治疗46例，心绞痛有效率93.48%，心电图有效率63.04%。适用于冠心病心绞痛属气虚血瘀，兼有气滞者。

（6）补肾活血方：首乌15g，菟丝子15g，枸杞子15g，山药15g，五灵脂15g，山茱萸15g，蒲黄15g，地龙10g，红花10g，丹参10g。每日1剂，水煎服，2个月为一疗程。治疗

68例，心绞痛总有效率92.7%，心电图总有效率78.2%。适用于冠心病心绞痛属肾虚血瘀证者。

（7）益气活血汤：黄芪30g，当归10g，参三七10g，川芎9g，苏木9g，茵陈9g，丹参15g，鸡血藤15g，赤芍12g，红花12g，麦冬12g，党参12g，益母草30g。每日1剂，水煎服，1个月为一疗程。治疗1336例，显效824例，有效412例，无效100例，总有效率92.52%。适用于冠心病心绞痛属气虚血瘀证者。

（8）参元丹煎剂：黄芪15g，党参15g，玄参15g，丹参15g，地龙10g，元胡10g，地鳖虫6g，水蛭6g。每日1剂，水煎服，4周为一疗程。治疗不稳定心绞痛（UA，血瘀证）113例，总有效率90.3%。适用于冠心病心绞痛瘀血内阻证，或兼有气虚、阴虚证候者。

（9）冠心参龙液：党参、麦冬、丹参各15g，枳实、酸枣仁各12g，五味子、郁金、竹茹各10g，陈皮、甘草各6g，三七末（冲）3g，五爪龙30g。上药由广州兴华制药厂调配成浓缩口服液，每支10ml，相当于原方生药量35g。每次2支，口服，每日2次，4周为一疗程。治疗90例，心绞痛症状疗效总有效率96.5%，心电图疗效总有效率55.6%。适用于冠心病心绞痛证属气阴两虚，兼痰热血瘀者。

（10）太圣镇心痛口服液：由三七、延胡索、地龙、葶苈子、薤白、肉桂、冰片、薄荷脑组成，每次服该口服液20ml，每日3次，疗程为3周，连服2个疗程。适用于冠心病心绞痛证属瘀血痰阻者。

（七）针灸

（1）体针：心俞、厥阴俞为主穴。配穴为内关、膻中、通里、间使、足三里等穴。辨证选穴：心阴虚可加三阴交、神门、太溪；心阳虚可加关元、气海；痰瘀痹阻者加膻中、丰隆、肺俞。每日1次，每次3~5穴，10~15次为一疗程，采用中轻刺法，留针20分钟。急性发作期立即用泻法针刺膻中、内关、心俞、神门、厥阴俞等穴。

（2）耳针：主穴为心、皮质下、神门、交感。配穴为内分泌、肾、胃。每次3~5穴。亦可采用王不流行籽压埋法，每日2~3次。心痛发作即刻按压。

五、西医治疗

1. 一般疗法　本病应避免劳累，低盐、低脂、低糖饮食，保持情绪稳定，注意保暖，戒烟，积极治疗易患因素，如高血压、高血脂等。

2. 药物治疗

（1）终止发作的治疗：立即安静休息。硝酸甘油：0.5mg，舌下含化；硝异山梨醇：5~10mg，舌下含化；硝苯地平：10mg，舌下含化（适合变异型心绞痛）。

（2）预防发作：①硝酸酯类药物：硝异山梨醇：5~10mg，口服或舌下含化，每日3次，或6小时1次。硝酸甘油：0.3~0.6mg，舌下含化，每日3次，或6小时1次。硝酸甘油皮肤贴片：4小时1次。长效皮肤贴可24小时1次。单硝酸异山梨酯（如：鲁南欣康）：20mg，口服，每日3次；缓释片或胶囊：50mg，每日1次。二硝酸异山梨醇（如：易顺脉）：20mg，口服，每日3~4次。喷雾，每次喷用1~3揿。②钙拮抗剂：硝苯地平：10~20mg，每日3~4次。硫氮唑酮：30~60mg，每日3~4次。维拉帕米：40~80mg，每日3~4次。③β－受体阻滞剂：阿替洛尔：常用剂量为6.25~100mg/日，分1~2次服用。美托洛尔：常用剂量为50~200mg/日，分2~3次服用。普萘洛尔：10~40mg，每日3次。因其对心脏无选择性，无内源性拟交感活性作用，故禁用于慢性阻塞性肺部疾患及周围动脉闭塞性疾患。该类药一般从小剂量开始，逐渐加量，直至达到满意疗效且患者能耐受或出现明显的副作用（如心率<50次/分，Ⅱ度以上房室传导阻滞）为止。适用于劳力型心绞痛，但禁用于冠状动脉痉挛发作者及病窦综合征、房室传导阻滞、低血压者。④抗血小板药物：阿司匹林：50~150mg/日，长期口服维持。可选用肠溶制剂，或缓释剂以减少胃肠道刺激。双嘧达莫：25mg，每日3次。

（3）稳定型心绞痛的治疗：轻者可用β-受体阻滞剂或合用硝异山梨醇，重者则加用钙拮抗剂。

（4）不稳定型心绞痛的治疗：卧床休息；镇静。①加大硝酸酯类药物剂量或同时合用β受体阻滞剂及/或钙拮抗剂。②疼痛较剧，频繁发作，含化药物难以控制者，可用硝酸甘油10mg加入5%葡萄糖250~500ml中，开始剂量10~15μg/分，最大剂量200μg/分速度静脉滴注，持续静点3天后减量，连用5~7天。应用时注意观察血压变化。③阿司匹林：始0.3g/天，3天后改为50~150mg/日，长期口服。④肝素：6250单位加入5%葡萄糖液300ml，静脉滴注，每日1次。目前常用低分子肝素，如速避凝，0.4ml，腹部皮下注射，每日2次，连用5~7天。

（5）卧位型心绞痛的治疗：卧位型心绞痛病情重，是劳力型心绞痛的晚期表现，主要是心肌耗氧量增加所致，故在临床上主张以β-受体阻滞剂作为主要药物，联合应用硝酸酯类或/和钙拮抗剂。应用β-受体阻滞剂治疗卧位型心绞痛要注意诱发左心功能不全，特别是需要较大剂量时，必要时与洋地黄等正性肌力药合用。β-受体阻滞剂与地尔硫䓬联合应用，要密切注意心率的变化，如心率<50次/分，可减少剂量或先停用地尔硫䓬。对卧位型心绞痛伴有心功能不全者，应在强心、利尿的基础上联用小剂量β-受体阻滞剂治疗。常用药物如下：①β-受体阻滞剂：目前国内常用药物为心脏选择性阻滞剂，如氨酰心安6.25~37.5mg/次，每日2次口服；美多心安12.5~50mg/次，每日2次口服。②硝酸酯类：常用药物为硝酸甘油、二硝酸异山梨醇酯、单硝酸异山梨醇酯。用法同上。③钙离子拮抗剂：常用药物为地尔硫䓬、维拉帕米等。硝苯地平由于其反射性引起心率增快，对此不宜选用。若需要用，可于β-受体阻滞剂合用。④抗血小板及抗凝治疗：常用药物为阿司匹林、肝素等。用法同上。⑤强心剂：一般选用洋地黄类制剂，如地高辛0.125mg/次，每日1次；西地兰0.2mg加入5%葡萄糖20ml，缓慢静脉推注，每日1次。⑥利尿剂：常用药物为速尿20mg/次，每日1~2次；氨苯蝶啶50mg/次，每日1~2次；安体舒通40mg/次，每日1~2次。

（6）变异型心绞痛的治疗：预防治疗首选药物为钙拮抗剂，其与硝酸酯类药物配合有协同作用。因其半衰期为4~5小时，为控制夜间发作，口服需4小时1次，最长每6小时1次，或睡前口服单硝基山梨醇酯、或硝酸异山梨醇酯或用硝酸甘油贴膜，以达到后半夜有效血药浓度，预防心绞痛发作。常用药物简介如下：①常用钙拮抗剂：硝苯地平：40~80mg/d，每6小时1次。扩血管作用最强，对于合并有高血压的患者尤为适宜。地尔硫䓬：120~240mg/d，分3~4次口服。用于变异型心绞痛，心率偏快者尤为适宜。维拉帕米：40~80mg/次，每日3~4次。对心动过缓或充血性心力衰竭患者相对禁忌，但对合并有劳力型心绞痛的患者，疗效较佳。②常用抗血小板及抗凝剂：阿司匹林、肝素。用法同上。③β-受体阻滞剂：由于有加重冠状动脉痉挛的可能，一般不宜用于治疗变异型心绞痛。但当合并有劳力型心绞痛时，可白天加用小剂量β-阻滞剂。常用药物：阿替洛尔，3.125～25mg/次，每日2～3次；美托洛尔，12.5～25mg/次，每日2～3次。

对于反复发作的变异型心绞痛主张给予硝酸甘油静脉滴入，待病情稳定后，给予一种钙拮抗剂维持治疗，对于病情严重者，可给予二种药物：如心痛定加地尔硫䓬，往往取得较好疗效。地尔硫䓬与维拉帕米不能合用，以防加重对心率和房室传导的抑制。口服药物一般需维持半年以上后逐渐减量或停药。

3. 主动脉内气囊反搏术　用于急症冠状动脉造影及旁路或其他手术的预备和支持疗法。

4. 经皮穿刺冠状动脉腔内成形术（PTCA）或激光成形术　用于药物治疗不能控制的心绞痛患者。

5. 冠状动脉旁路移植术　用于内科治疗无效者。

六、预防与康复

冠心病是常见病，发病率高，病死率和病残率亦很高，因此应加强预防知识的宣传教育，提高人群的自我保健意识和健康水平，从而防止或减少本病的发生。

（一）一级预防

即病因预防。措施以非药物治疗为主，改变不良生活习惯。因为一旦生活方式和膳食习惯有了较大的不利改变，冠心病发病率明显增高，再控制起发病只能取得事倍功半之效，故通过非药物途径达到预防冠心病发病的目的具有十分重要的意义。

1. 控制危险因素　重点是控制高血压、高血脂、糖尿病、吸烟等危险因素，必要时进行药物干预，预防或减缓动脉粥样硬化的形成。

2. 饮食有节，合理饮食　饮食宜清淡，不过食肥甘厚腻，不饥饱无度，选择和搭配恰当的品种，不偏食。据现代研究，缺乏维生素C和B_6以及微量元素铬、锰、锌、碘、钙、镁等易致冠心病，而补充这些物质对预防冠心病有较好的作用。所以在进食中，要选择富含上述维生素和微量元素的食物，但又不偏食，这样便可有效预防冠心病。

（1）含维生素类食物：富含维生素C的食物当首推绿叶蔬菜和水果，如刺梨、红枣、猕猴桃、山楂、柑橘类及野生酸枣；维生素B_6广泛存在于谷物外皮及绿叶蔬菜中，此外，富含维生素B_6的食物还有酵母、猪肝、糙米、肉类、蛋类、牛奶、豆类和花生等。冠心病患者宜选食上述食物。

（2）含微量元素类食物：粗制糖和红糖中含较多铬；糙米、黄豆、萝卜缨、胡萝卜、茄子、大白菜、扁豆中锰的含量较多；海带含碘量高；全谷类、豆类、坚果、海味、茶叶等锌含量较高；绿叶蔬菜、花生、核桃、牛奶、鱼肉、海产品含镁较多。冠心病患者宜选择食用。此外，硬水中含较多的钙、镁，食用硬水居民冠心病发病率、死亡率明显低于饮软水的居民，为此，应提倡食用硬水，尤以矿泉水为佳。

3. 调摄精神，维持心理平衡　临床上异常的情志刺激，既是心血管疾病的致病因素之一，又是疾病的加重因素。现代医学也证实了情绪易激动的人其冠心病患病率明显高于心理平静的人，心绞痛和心肌梗死的发作也与情绪异常波动有密切的关系。因此，注意精神的调摄，避免过于激动喜怒或思虑无度，保持心情愉快，对于预防冠心病的发生、发展具有重要的意义。

4. 劳逸结合，坚持适当锻炼　现代医学认为，过度安逸，缺乏锻炼，是冠心病的发病因素之一，而耐力运动能预防冠心病。体育锻炼可防止身体超重，可降低血清甘油三酯水平，增加高密度脂蛋白，改善微循环。因此，适当的体力活动对预防冠心病具有一定的意义，但不可过劳。

（二）二级预防与康复

二级预防的对象是冠心病患者，重点在于既病防变，促进其康复。具体措施包括两方面，其一是非药物措施，具体方法同一级预防，而在程度上要求更严格些；其二是药物措施。许多中药既是药物又是食物，如山楂，具有扩冠和持久的降压作用，尚能降血脂，因而能抗冠状动脉粥样硬化形成；莲子、苡仁、红枣用于脾胃虚弱、心血亏虚之人；葱、蒜、韭、薤有“走上焦，通心阳、泻浊阴、开胸痹、散结气”之功，具有降血脂、预防动脉粥样硬化之效。可作为预防性治疗长期服用，达到防病治病的目的。

1. 常用食疗处方

（1）乌鸡汤：雄乌鸡切块，陈皮3g，良姜3g，胡椒6g，草果2个，以葱醋姜炖熟，连汤带肉食之。用于心阳不振，痰浊雍滞者最为相宜。

（2）归参鳝鱼羹：鳝鱼500g，洗净切丝，当归、党参各15g纱布包，合煮1小时，去药包加葱丝、生姜、盐调味，喝汤吃鱼。用于心阳气虚者。

（3）生地黄鸡：生地黄250g，饴糖150g，乌鸡1只，生地切细与糖和匀纳入鸡腹中，蒸熟服食。用于心阴血亏虚者。

（4）八宝粥：芡实、薏米、扁豆、莲肉、山药、红枣、桂圆、百合各6g，加水适量，煮40分钟，入大米150g，熬粥服。心脾气虚，痰湿偏盛者可常服之。

（5）蒜醋鲤鱼：鲤鱼1条，洗净切块，素油煎至焦黄，烹酱油少许，加糖、黄酒适量，小火煨炖至熟。姜蒜捣泥调拌黑醋，浇盖其上即可食用。用于体虚痰湿证。

（6）桃仁粥：桃仁去皮尖10g，煮熟取汁，和粳米适量熬粥食。用于心脉瘀阻型冠心病心绞痛，中病即止，久服防伤正。

（7）山楂荷叶薏米汤：山楂、荷叶、薏米各50g，薤白30g，四味一起煎汤，代茶常饮。用于脾虚湿盛，心脉瘀阻型或兼高脂血症的冠心病患者。

2. 常用茶、酒、醋疗处方

（1）山楂益母茶：山楂30g，益母草10g，茶叶5g，用沸水冲沏，每日饮用。用于瘀血内阻型冠心病心绞痛、高脂血症。

（2）香蕉茶：香蕉50g，茶叶10g，蜂蜜少许，先用沸水一杯冲泡茶叶，然后将香蕉去皮研碎，加蜜调入茶水中，代茶饮，每日1剂。降压、润燥、滑肠，有抗动脉粥样硬化之功效。

（3）茶叶15g，素馨花6g，茉莉花15g，川芎6g，红花1g，后两味焙黄研末，用过滤纸装袋，与前三味同泡茶常年饮用，每日1~2次。用于瘀血阻络型冠心病心绞痛。

（4）灵芝丹参酒：灵芝30g，丹参5g，三七5g，白酒500ml加盖浸泡，每天搅拌1次，15天即成，每次饮20~30g，每日1次。用于气虚血瘀型冠心病心绞痛。

（5）米醋，花生仁，桂花，浸醋24小时，每天起床后取花生仁10~15粒服。有预防动脉粥样硬化之功效。

患者可在医生指导下，根据病情，选用上述处方。

3. 药疗　必要时可进行药物治疗，以巩固疗效，稳定病情。中药可根据辨证选用方药，西药可用硝酸酯制剂、β－受体阻滞剂、钙通道阻滞剂及长期服用小剂量阿司匹林和调血脂药物等。

此外，应避免引起心绞痛发作的诱因，如：饱餐、大量饮酒、过劳、发怒或情绪激动、突然的寒冷刺激等，以防心绞痛复发或加重。

（王锦鹏）

第六节　闭塞性动脉硬化症

一、概述

闭塞性动脉硬化症是因动脉粥样硬化病变而引起的慢性闭塞性疾病。临床表现患肢发凉、麻木、酸胀、间歇性跛行、动脉搏动减弱或消失，肢体营养障碍，远端发生溃疡或坏疽。本病好发于中老年，发病年龄在45岁以上，60岁以上发病者占80%，男性多见。

根据本病的发病特点和临床表现极类似于血栓闭塞性脉管炎，故属于中医“脱疽”范畴。

二、发病机制

中医学认为，闭塞性动脉硬化症的发病原因与心、脾、肾等脏器功能衰竭关系密切。人到中老年，多有心气虚弱，心血不足，血运乏力，最易脉络瘀阻。气虚血瘀可出现肢体怕冷发凉，麻木疼痛等一系列营养障碍的表现。脾为后天之本，主肌肉，主四肢，为气血生化之源，若脾阳不振，或久病及脾，或嗜食肥甘，过饮酒浆，均可致脾气受损，健运失司，痰浊内生，痰阻脉络，血滞为瘀，痰瘀互结阻于脉道而发病。肾为先天之本，主一身之阳气。“肾藏精，生髓主骨”，老年人肾气不足，若房事不节，过服助阳之剂，致使阳精煽惑，淫火旺动，消烁阴液，毒聚肢端，筋涸骨枯而成疾。本病的病理机制为心、脾、肾气不足，气滞血瘀，脉络阻塞。其中心、肾气亏为关键因素。心气虚弱，日久伤阴，可致气阴两虚，心病及脾，一则气血生化乏源，而致心脾气血两虚，一则脾失健运，水聚为痰，痰瘀互结络脉；肾阳不足，可致络脉失煦，气血寒凝，肾阴不足，虚火旺动，消灼阴津，炼液为痰，痰浊内阻。综上所述，气虚瘀滞，脉络闭塞是本病的基本病理。

三、诊断

（一）诊断标准（中国中西医结合研究会周围血管病研究专业委员会诊断标准，1984年）

1. 主要症状及体征　肢体有慢性缺血症状：麻木、怕冷、间歇性跛行、静息痛、皮肤、肌肉、趾（指）甲呈营养不良性改变，肢体发生坏死或坏疽，肢体动脉硬化，大中动脉搏动减弱或消失，少数病例突然进行性加重或突然发生闭塞。

2. 年龄　发病年龄大多在40岁以上。

3. 病史　可能有高血压病史，冠心病史和脑动脉缺血史。

4. 检查　眼底动脉有硬化性改变，血脂过高症，心电图可显示冠状动脉缺血，胸部X光平片可见主动脉突出迂曲，钙化或分支动脉钙化。肢体及脑血流图弹性波不显或消失

（阻抗式或光电式）。

5. 肢体动脉造影　动脉管壁僵硬，有蛇形纡曲。动脉呈节段性阻塞，动脉内壁有粥样斑块突出，凸凹不平，有虫蚀样阴影。严重时有多处狭窄和扩张，呈串珠样改变。

（二）鉴别诊断

在考虑闭塞性动脉硬化症诊断时，需与下列疾病相鉴别。

1. 血栓闭塞性脉管炎　本病多见于男性青壮年，多有吸烟嗜好。主要累及下肢的足背动脉，胫后动脉，腘动脉或股动脉等。主要表现为患肢怕冷、肤温肤色改变、间歇性跛行、静息性疼痛、动脉搏动减弱或消失，肢体坏疽等。40% ~60% 的患者在发病早期或发病过程中，下肢反复发生游走性血栓性浅静脉炎。血管造影显示动脉节段性闭塞。

2. 多发性大动脉炎　多见于青年女性，主要病变位于主动脉弓分叉处与腹主动脉下段。临床表现主要为上肢或下肢动脉搏动减弱或消失，血压明显下降或测不出。在胸腹部可闻及血管收缩期杂音。肾动脉病变时可见肾性高血压。本病活动期可见发热、血沉增快等临床现象。

3. 急性动脉栓塞　常见于严重的心脏病患者。栓子阻塞肢体动脉所引起的急性动脉缺血疾病。主要表现为肢体剧痛、皮色苍白、厥冷、感觉障碍和动脉搏动消失。动脉栓塞慢性期的缺血症状常与本病相似，需注意鉴别。

（三）临床分期分级

同血栓闭塞性脉管炎。

四、辨证论治

本病辨治应区别虚证、实证，虚证以阳气虚弱、气阴两虚为主。治疗分别予以温补阳气、益气养阴。实证以寒盛、瘀血、痰浊及湿毒为多见，治疗分别予以祛寒、活血、化痰及清解湿毒等。但临床上常因虚实夹杂，需详辨治之。

（一）阳虚寒凝证

症状：患肢发凉怕冷，麻木胀痛，遇寒症状加重，间歇性跛行，皮肤苍白，伴腰膝酸软，神疲乏力，纳呆便溏等，舌质淡，苔薄白，脉沉细迟。

证候分析：阳气虚损，不能温煦四末，故患肢发凉怕冷，遇寒加重；气血亏虚则筋脉失养，故见麻木胀痛，间歇性跛行，皮肤苍白；肾阳虚则腰膝酸软乏力；脾阳不振则神疲，纳呆便溏，舌质淡，苔薄白，脉沉细迟皆为虚寒之证。

治法：益气活血，温经散寒。

方药：当归活血汤合参附汤加减。党参 12g，制附子 10g，当归 10g，红花 10g，熟地 10g，赤芍 15g，川芎 10g，丹参 20g。

方解：党参功在益气，制附子温阳散寒；熟地滋肾补血；川芎行气活血；当归、丹参、红花、赤芍养血活血，化瘀通络。

加减：肾阳虚甚，症见形寒肢冷，手足冰凉者，加肉桂 6g（后下），鹿角片 10g；气血不足，症见少言懒语，面色少华，心悸失眠者，加黄芪 15g，白术 10g，阿胶 10g（烊冲）。

（二）气滞血瘀证

症状：患肢麻木肤凉，持续性疼痛，夜间明显，肢端瘀斑或瘀点，皮肤干燥、脱屑、光薄无泽，趾甲增厚或畸形，舌质紫气或瘀点，苔薄白，脉弦涩或迟涩。

证候分析：气滞血瘀，脉道闭塞不通，故见患肢麻木肤凉，持续性疼痛；血瘀于肌肤则见肢端瘀斑或瘀点；瘀血阻于脉络，气血不能畅达，则见肌肤营养障碍，皮肤干燥脱屑，光薄无泽，趾甲增厚畸形；舌质紫气瘀点，脉弦涩或迟涩均为瘀血痹阻所致。

治法：行气活血，化瘀通络。

方药：桃红四物汤加减。桃仁 10g，红花 10g，川芎 10g，赤芍 15g，生地 10g，牛膝 10g，鸡血藤 15g。

方解：桃仁、红花、赤芍活血化瘀；川芎行气活血通络；当归、生地、牛膝、鸡血藤则养血活血，化瘀通络。

加减：气虚甚，症见肢凉麻木明显，气短乏力者，加黄芪 15g，党参 12g，川桂枝 10g；瘀血甚，症见肢体疼痛剧烈，肤色青紫者加地鳖虫 10g，蜈蚣 3 条以逐瘀解痉止痛。

（三）痰瘀阻络证

症状：肢体肿胀怕冷，胀痛，肢端瘀斑或瘀点，伴食欲不佳，纳后作胀，口粘便溏，舌淡胖或紫气，苔厚腻，脉弦滑。

证候分析：痰瘀互结阻于脉络，故见肢体肿胀怕冷，胀痛；瘀血阻于经络，见肢端瘀斑或瘀点；痰湿阻于中焦，脾失健运则见食欲不佳，纳后作胀，口粘便溏；舌质淡胖或紫气，苔厚腻，脉弦滑皆为痰瘀互结之证。

治法：化痰通络，活血止痛。

方药：涤痰汤合桃红四物汤加减。法半夏 10g，陈皮 10g，胆南星 10g，竹茹 6g，桃仁 10g，红花 10g，当归 10g，川芎 10g。

方解：半夏、陈皮燥湿化痰；胆南星、竹茹祛风化痰；桃仁、红花活血通络；当归，川芎养血活血，行气通络。

加减：痰湿重者，症见肢体肿胀，按之凹陷，肢凉麻木者，加白芥子 10g，泽泻 10g，车前子 10g（包）；脾虚湿困，症见纳呆呕吐，腹胀便溏，苔厚腻者，加茯苓 10g，枳实 10g，白术 10g；瘀血甚，症见疼痛明显，舌紫气者，加丹参 20g，制乳香 6g，制没药 6g。

（四）湿热毒蕴证

症状：肢端溃疡或坏疽，局部红肿热痛，肢体肿胀，伴感染时，可见高热，口渴，烦躁等，舌红绛，苔黄腻或灰黑，脉弦数或洪数。

证候分析：湿热壅滞，热盛肉腐则肢体溃疡或坏疽；热毒炽盛则见身热不退，口渴，烦躁；舌红绛，苔黄腻或灰黑，脉弦数或洪数均为湿热或热毒内盛之象。

治法：利湿化瘀，清热解毒。

方药：四妙勇安汤加减。金银花 12g，玄参 20g，当归 10g，牛膝 10g，生甘草 10g，黄柏 10g，赤芍 15g，丹皮 10g。

方解：金银花、玄参清热解毒，养阴生津；生甘草泻火解毒；黄柏泻火清热利湿；当归、牛膝活血化瘀；赤芍、丹皮清热凉血活血。

加减：湿重于热，症见肢体肿胀，身热不扬，口不渴者，加泽泻 10g，车前子 10g（包）；热重于湿，症见身热汗多，面赤心烦，苔黄腻者，加黄连 5g，黄芩 10g，知母 10g；热毒火盛，症见高热、烦渴、脉洪大者，加生石膏 30g（先煎），知母 10g，连翘 20g；热盛伤津，症见口渴唇焦，苔黄而干，舌边尖红者，加石斛10g，麦冬10g，天花粉10g。

（五）中成药

（1）脉络宁注射液：适应证：适用于闭塞性动脉硬化症阴虚瘀阻证。

用法：脉络宁注射液10～20ml加入5%或10%葡萄糖液250～500ml中，静脉滴注。每日1次，2周为1疗程，间隔5～7天后使用第2疗程。

（2）丹参注射液：适应证：适用于闭塞性动脉硬化症血瘀轻证。

用法：丹参注射液20ml加入5%或10%葡萄糖液250～500ml中，静脉滴注。每日1次，10～15天为1疗程。也可连续使用。

（3）通塞脉片：适应证：适用于闭塞性动脉硬化症气血瘀阻证。

用法：本品每次5片，口服，每日3次。

（4）丹参片：适应证：适用闭塞性动脉硬化症血瘀证。

用法：本品每次3～4片，口服，每日3次。

（5）三七总甙片：适应证：适用于闭塞性动脉硬化症气滞血瘀证。

用法：本品每次4片，口服，每日3次。

（6）活血止痛胶囊：适应证：适用于闭塞性动脉硬化症血瘀证。

用法：本品每次4片，口服，每日3次。

（7）乐脉颗粒冲剂：适应证：适用于闭塞性动脉硬化症气滞血瘀证。

用法：本品每次1包，开水冲服，每日3次。

（8）活血通脉片：适应证：适用于闭塞性动脉硬化症恢复期，巩固疗效。

用法：本品每次10粒，口服，每日3次。

（9）川芎嗪注射液：适应证：适用于闭塞性动脉硬化症气滞血瘀证。

用法：川芎嗪注射液400～800ml加入生理盐水500mg内，静脉滴注。每日1次，15～20天为1疗程。

（10）十全大补丸：适应证：适用于闭塞性动脉硬化症气血不足证。

用法：本品每次10g，口服，每日2次。

（11）通心络胶囊：适应证：适用于闭塞性动脉硬化症气虚血瘀络阻证。

用法：本品每次3粒，口服，每日3次。

（六）专病方

（1）荣脉汤：黄芪90g，党参30g，丹参30g，赤芍30g，川芎15g，地龙15g，牛膝15g，海藻15g，水蛭10g。每日1剂，煎2次，取汁300ml，每次服150ml，每日2次，早、晚分服。适用于闭塞性动脉硬化症各期。

（2）黄芪通脉汤：黄芪90g，当归15g，鸡血藤30g，桑寄生30g，赤芍20g，川芎12g，桃仁12g，葛根30g，莪术20g，地龙15g，水蛭10g。每日1剂。煎服法同上。适用于闭塞性动脉硬化症各证型。

（3）丹参通脉汤：丹参、黄芪各30g，石斛、鸡血藤、牛膝各15g，郁金、当归、川芎各10g，甘草6g。每日1剂，煎服法同上。适用于闭塞性动脉硬化症各证型。

（4）清脉胶囊：全蝎、水蛭、玄参、玄胡等，相当于处方剂量的中药饮片浓缩颗粒剂。每日3次，每次服4粒，疗程1至2月。适用于闭塞性动脉硬化症各证型。

（七）针灸

（1）体针：可取足三里，三阴交、阳陵泉、阴陵泉、绝骨、太冲、太溪等穴。每次取3~4穴，每日1次，每次40~60分钟，1月为1疗程。止痛可配用电针。

（2）耳针：可取交感、心、肝、肾、皮质下、内分泌等穴，配以相应部位穴位（膝、踝、肘、腕）。每次4~5穴，强刺激，留针1小时，每日1次，10~15日为1疗程。

五、西医治疗

1. 一般治疗　对疑有动脉硬化的患者或已确诊的早期患者，应减少动物脂肪、碳水化合物的摄入量。肥胖患者，要减轻体重，鼓励患者增加力所能及的活动量。防治高血压，定期检查血液流变和血脂。严格戒烟，少饮酒，少食辛辣刺激食物。注意肢体保暖，运动量要适宜。

2. 药物治疗

（1）降血脂药物：安妥明0.5g，每日3~4次，口服。烟酸0.1~1.0g，每日3次，口服。非诺贝特100mg，每日3次，口服。

（2）抗血小板聚集药物：阿司匹林25~50mg，每日1~3次，口服。己酮可可碱100~200μg，每日3次，口服。

（3）血管扩张药物：前列腺素E_1 100~200ug，加入生理盐水或葡萄糖溶液250~500ml，静脉滴注，每日1次，15次为1疗程。妥拉苏林25~50mg，每日3~4次，口服；或者10~50mg，血管内注射，每日1次。脉栓通，第1天150mg，每日3次，口服；第2天300mg，每日3次，口服；第3天以后450mg，每日3次，口服。服药后有皮肤发热、潮红、心率加快等反应。

合并有冠心病、高血压病、高脂血症或糖尿病等，可参照有关章节的治疗。

3. 手术治疗

（1）单纯坏死组织切除术：适用于病情稳定，坏死组织与健康组织分界明显，但不能作创口缝合的患者，作坏死组织切除术，以便创口生长、愈合。

（2）截趾（指）术：适用于趾（指）末端局限性坏疽或慢性溃疡的患者，分界线形成明显，作患趾（指）截除术，如有足够的皮瓣，可考虑缝合。

（3）截肢术：肢端坏疽或溃烂延及足背、手背、及足踝、手腕关节以上，或严重感染患者，则考虑行高位截肢术。

4. 其他疗法

（1）药物动脉注射疗法：0.5%普鲁卡因15~20ml，654－2注射液10mg，妥拉苏林25mg，庆大霉素16万u，混匀后作患者股动脉注射，每日1次，10次为1疗程。或视病情而定，避免长时间使用。

（2）抗感染治疗：肢体溃烂或坏疽合并感染时，可作分泌物培养及药敏试验，选择适当敏感之抗生素以控制感染，防止疾病的发展。

六、预防与康复

（1）高脂血症是动脉硬化发生的重要因素之一，长期大量地食入含脂肪和胆固醇过高的食物，能使动脉硬化及早发生和发展。因此，应坚持饮食清淡的原则。特别是中、老年人即使血脂正常，也应避免经常食入过多的动物性脂肪，如动物内脏、鸡蛋黄等，应多食新鲜蔬菜、水果，最好不饮酒，严格戒烟。

（2）适当的体育锻炼或体力劳动，不仅能调节生活、消除精神疲劳，还有助于促进体内的脂肪代谢，是防治动脉硬化症的积极而有效的好方法，因此，要鼓励中、老年人多参加一些力所能及的体育活动。对肢体已出现闭塞性动脉硬化症的患者，也应鼓励其适度地活动，以利改善肢体的血液循环。

（3）注意肢体的保护，寒冻及各种外伤等都能促使病情加重。闭塞性动脉硬化患者，出现足癣、甲沟炎等时，切忌滥用刺激性、腐蚀性的药物或拔甲术，应待肢体血液改善后进行治疗，否则可能会加重病情。

（王锦鹏）

第七节　低血压

低血压可分为急性和慢性两大类，急性低血压指血压由正常或较高的水平突然明显地下降，其主要表现为晕厥与休克两大临床综合征。慢性低血压又名原发性低血压，常见于体质较弱的人，女性多见，并可有家族遗传的倾向。不少原发性低血压者无明显症状，仅在体检时被发现，这种情况并无重要临床意义。但有些人因血压低而产生明显症状并影响工作，如自觉头晕，头痛，甚至晕厥，疲乏，心悸，气短，心前区不适等，就需要进行必要的治疗。所以我们定义慢性低血压为长期收缩压≤90mmHg 和（或）舒张压≤60mmHg 而伴有症状。但老年人由于动脉硬化，需要较高的收缩压来保证脑及其他重要脏器的正常灌注，故老年人收缩压≤100mmHg 时即为低血压。本篇主要讨论慢性低血压。

低血压与中医“眩晕”、“虚劳”、“心悸”等病有关，低血压所致晕厥又属“厥证”、“脱证”范畴。

一、病因病理

低血压的发生，多因先天不足或后天失养，或劳倦伤正，或失血耗气，或久病缠绵，脏腑虚损等诸般因素所致。

心主血脉，肺主气，血之运行有赖气的推动。心肺气虚，则气血不能上奉于脑，故虚而作眩。《灵枢·口问》云“故上气不足，脑为之不满，耳为之苦鸣，头为之苦倾，目为之眩”即是。气虚日久，渐至阳虚，清阳不升亦可发为眩晕晕厥，且阳虚致血脉滞涩，不能上达可加重眩晕等症。

脾主运化，为气血化生之源，升降之枢。脾胃虚损致中气不足，气血两虚，气虚则无以上荨，血虚则脑失所养，清阳不升。《证治汇补》云“血为气配，气之所丽，以血为荣、凡吐衄崩漏产后之阴，肝家不能收摄荣气，使诸血失道妄行，此眩晕生于血虚也”即说明脾虚气血两亏亦可为低血压眩晕等症。

肾为先天之本，藏精生髓，为真阴元阳之所。先天不足、肾阴不充或老年肾亏皆可致肾精亏耗，髓海不足，则脑为之不满，上下俱虚，发为虚损、眩晕诸症，如《灵枢·海论》所言“髓海不足，则脑转耳鸣，胫酸眩冒，目无所见，懈怠安卧”即是。临床上又有多脏俱虚并存者，如心脾两虚、脾肾双亏、心肾皆损者。

总之，本病低血压以气血亏虚，脏腑功能低下，髓海不足表现为主，出现头晕、耳鸣、肢软乏力，倦怠气短，甚或形成精神委顿，四末不温，腰膝酸软，不欲饮食等症。

二、诊断

（一）诊断依据

本病诊断较为容易，凡成年人肱动脉血压低于90/60mmHg，即可诊断为低血压。典型症状为头昏、眩晕，可有反复发作史，常伴神疲乏力，不耐劳作。

（二）分型诊断

产生低血压的原因很多，常见有：

1. 原发性低血压　多见于女性体质虚弱者，一般无症状。

2. 继发性低血压　慢性消耗性疾病、内分泌性疾病如肾上腺皮质功能不全、脑垂体功能低下等，心脏疾病如主动脉瓣和二尖瓣狭窄、心肌炎、缩窄性心包炎等均可引起。

3. 高原性低血压　有一定地域性。

4. 体位性低血压　如患者直立位收缩压较卧位下降50mmHg，舒张压下降20～30mmHg，有肯定的诊断价值。其中特发性者除直立位血压降低症状外，其心率无改变，伴尿失禁、尿频、排尿困难、阳痿、腹泻或便秘、少汗或无汗等自主神经功能障碍症状，及说话缓慢、写字手颤或笨拙、协调动作欠灵活、步态不稳等躯体神经症状。继发性者除血压降低症状外，可伴有原发疾病症状或体征及用药史，结合针对原发病的实验室检查可明确诊断。

5. 慢性低血压　诊断主要依据是：低血压及神经症症状而无器质性病变或营养不良表现，并可与其他原因所致低血压相鉴别。

三、鉴别诊断

原发性低血压即体质性低血压，多发于体质较瘦弱的人，女性多见，可有家族遗传倾向，血压低者多无自觉症状，往往于体检中发现。本病需与内分泌性低血压及心血管疾病所致继发性低血压相鉴别。内分泌性低血压包括慢性肾上腺皮质功能减退症，糖尿病体位性低血压，醛固酮减少（高肾素型），嗜铬细胞瘤，垂体前叶功能减退症，慢性肾上腺皮质功能减退症等。心血管疾病所致低血压包括：重度主动脉瓣狭窄，急性心肌梗死，急性肺源性心脏病，心包压塞，急性心衰所致休克等。可通过临床症状体征结合检查肾功能，血、尿皮质醇，17-羟皮质类固醇，血浆ACTH、醛固酮、血管紧张素肾素系列，血、尿儿茶酚胺，心脏彩超，心电图，全胸片等进行鉴别诊断。

四、并发症

老年人低血压会增加中风与心肌梗死的风险。因为随着年龄增大，人的血管硬化程度会不断加重，特别是脑动脉与冠状动脉硬化，可使其调节血流的功能逐渐减弱甚至丧失，此时只有维持一定的血压才能保证有效灌注。当血压过低时，血流缓慢，脑动脉和冠状动脉的血流量减少，导致供血、供氧不足，同时，血流变缓还容易引致栓塞，从而诱发中风或心肌梗死。

五、临证要点

（一）辨证多属虚证，“损者益之，虚者补之”当为治疗总则

低血压多表现为头晕目眩，心悸气短，神疲懒言，失眠健忘等一系列症状，以虚为多。如气血俱虚，气阴两虚，心阳不振，脾肾两虚等。通过益气养血，滋阴壮阳，健脾益胃，养心安神，重建人体阴阳平衡，恢复和协调各脏功能，多可得到满意疗效。

（二）辨证施治为主，适当加用具有升压药理作用的单味中药

据现代药理研究表明，麻黄碱、人参皂苷、甘草次酸、黄芪甲苷、陈皮苷、辛弗林等均有升压作用；党参、黄芪有增强细胞免疫的作用，能促进淋巴细胞转化，并可增进食欲；生脉散有升高血压，强心及改善循环作用，并能调节神经．体液．内分泌，增强机体的免疫力和防御能力。在辨证施治的基础上适当选加含上述成分的单味中药可明显提高疗效。

六、西医治疗

（一）一般处理

睡眠时头部垫高20～25cm，有助于起床时的血压调节，直立时要慢慢逐步站起，久病卧床者必须逐渐起坐活动，然后下地活动。反复多次发作者可在下肢用绷带缠扎或穿弹力长袜，或束腹以减少身体下部血液积滞。

（二）扩容

在饮食中增加食盐摄入量，但注意在老年人可引起水肿甚至心力衰竭。地塞米松能增加血容量，开始0.75mg每天2次，当已矫正低血压，改为0.75mg每天1次。也可以用激素如9－α氟可的松，每次0.5～1mg口服，每天2次，还可以用醋酸氟氢可的松，通常用量是每天日服0.1～0.2mg。亦有试用甘草浸膏者。鼻腔吸入脑垂体后叶粉等治疗方法均可能有一定的价值。

（三）针对原发病治疗

直立性低血压系由血管内容量降低引起者，应予纠正血容量。如系肾上腺或垂体功能不全所致者，须用适量激素替代治疗。而与周围神经病或特发性疾病有关的直立性低血压须对症处理。特发性直立性低血压有自主神经病变者释放去甲肾上腺素量少，β受体过度兴奋，故可由β受体阻滞剂以增高血压，尤其用具有内源性拟交感作用类，如吲哚洛尔。部分自主神经病变者可用抑制前列腺素生成的药物如吲哚美辛或非甾体类消炎药，使患者对去甲肾上腺素的加压反应增强。拟交感神经作用药如Paredrine或麻黄素也用于治疗，但效果不肯定。α受体激动药，如口服盐酸米多君2.5mg，每日3次。管通是目前临床应用的唯一一种口服α_1肾上腺素能兴奋剂，可提高血管平滑肌的张力和预防四肢血液积蓄而改善低血压，广泛应用于原发性低血压和体位性低血压的治疗，对脑血栓患者的低血压亦有轻度提升作用。单胺氧化酶抑制剂等也曾用于治疗体位性低血压。

七、中医治疗

低血压中医证候表现以虚为主，病变脏腑多与心脾肝肾关系密切，故在治疗上重点调理

心脾肝肾的功能失调与调补气血阴阳之不足，现归纳为五个证型分述如下：

（一）分型施治

1. 心脾两虚　主症：头晕目眩，倦怠乏力，失眠多梦，心悸气短，食少纳呆，腹胀便溏，面色无华，舌质淡，苔薄白，脉细弱。

治法：益气健脾、养心安神。

处方：归脾汤加减。

枳壳10g，党参10g，黄芪10g，炒白术10g，茯苓10g，龙眼肉10g，远志10g，当归10g，陈皮10g，炙甘草10g，炒枣仁10g。

方中党参、黄芪、白术、甘草补气健脾；远志、龙眼肉、茯苓、当归、炒枣仁养心安神；陈皮理气舒脾，使之补而不滞。全方共奏益气健脾、养心安神之功。方中党参、枳壳等具有升高血压的药理作用。

2. 气阴不足　主症：头晕目眩，心悸气短，神疲乏力，心烦失眠，自汗盗汗，少气懒言，口干咽燥，尿赤，舌偏红，脉细弱无力。

治法：益气养阴、安神定志。

处方：生脉饮加味。

党参10g，黄芪10g，黄精10g，生地10g，麦冬10g，五味子10g，白芍10g，远志10g，甘草10g，黄连3g。

方中党参、黄芪、甘草益气；生地、麦冬、白芍滋阴养血；五味子、远志安神定志；黄连清热泻火，以防补气助热伤阴，全方共奏益气养阴，安神定志之功，生脉饮本身具有升高血压的药理作用。

3. 痰湿中阻　主症：头晕目眩，头重如蒙，胸脘满闷，恶心纳呆，神疲多寐，舌苔白腻，脉濡滑。

治法：燥湿祛痰、健脾和胃。

处方：二陈汤加味。

陈皮10g，半夏10g，茯苓10g，枳实10g，青皮10g，竹茹10g，菖蒲10g，郁金10g，白术10g，炙甘草10g。

方中陈皮、半夏、茯苓燥湿祛痰；炙甘草、白术健脾益气；枳实、青皮理气和胃降逆；菖蒲、郁金开窍化痰，全方共奏燥湿化痰，健脾和胃之功，方中枳实、青皮具有升高血压的药理作用。

4. 肝肾亏虚　主症：头晕目眩，耳聋耳鸣，多梦健忘，口干眼涩，腰膝酸软，舌淡红，苔薄白，脉沉细。

治法；滋补肝肾，养血填精。

处方：六味地黄丸加减。

熟地15g，山药15g，山萸肉10g，菟丝子30g，枸杞子10g，当归10g，白芍15g，沙参15g，麦冬10g，鹿角胶10g。

方中熟地、山药、山萸肉、菟丝子、鹿角胶补肾填精；沙参、麦冬、枸杞子、当归、白芍滋阴养血柔肝，全方共奏滋补肝肾，养血填精之功。

5. 心肾阳虚　主症：头晕目眩，心悸气短，神疲乏力，少气懒言，形寒肢冷，腰膝酸软，舌淡，苔薄白，脉沉细。

治法：温补心肾、益气助阳。

处方：金匮肾气丸加减。

附子10g，肉桂6g，熟地15g，山萸肉10g，山药15g，黄芪20g，党参15g，仙灵脾10g，枸杞子10g，甘草10g。

方中熟地、山萸肉、山药、枸杞子补肾益心；附子、肉桂、仙灵脾温阳；黄芪、党参、炙甘草补气助阳，全方共奏温补心肾，益气助阳之功。

（二）中成药

1. 生脉注射液　适应证：气阴两虚证。

用法：本品60ml加入0.9%氯化钠注射液250ml中静滴，每日1次，14天为一疗程，疗程间隔7天。

2. 参麦注射液　适应证：气阴两虚证。

用法：本品60ml加入0.9%氯化钠注射液500ml中静滴，每日1次，10天为一疗程，疗程间隔3~5天。

3. 参附注射液　适应证：气阳不足证。

用法：本品50~100ml加入NS 250~500ml中静滴，每日1次，10天为一疗程，疗程间隔3~5天。

3. 生脉饮　适应证：气阴两虚证。

用法：本品20ml口服，每日3次，气虚甚者加黄芪口服液10ml、每日3次，阴虚甚者加杞菊地黄口服液10ml、每日3次，阳虚甚者加金匮肾气丸6g、每日3次。

5. 黄杨宁　适应证：各型均可。

用法：本品1mg，每日3次。

6. 驴胶补血颗粒　适应证：气血两虚证。

用法：本品1包，每日3次。

（三）针灸

1. 体针

（1）主穴：晕听区、四神聪、风池、印堂

配穴：心脾两虚配心俞、脾俞、胃俞、气海、足三里；髓海不足配肾俞、关元、太溪；健忘失眠配内关、神门、三阴交。

双侧取穴：常规针刺，用补法，留针30分钟，四神聪、气海、关元、足三里、三阴交可针后加温和灸10分钟，每日1次，6日为一疗程。

（2）取百会穴：针与皮肤成15°角，百会透四神聪，艾条灸百会，以百会穴最热但能耐受为度，7日为一疗程，共2~4个疗程，疗程间休息2天。

2. 灸法　取百会穴，温和灸法，距百会3cm处，每次15分钟，每日1次，10天为一疗程。

3. 耳压　用王不留行籽胶粘于双侧耳穴的心、头兴奋点和敏感区，按摩各60次，餐后睡前各1次，5~7天更换一次。

八、饮食调护

低血压患者临床常见头晕、头痛、心悸、乏力，严重者甚至引起晕厥，影响了患者日常生活及工作。平时应教育患者注意营养，摄入足够热量，饮食应做到高维生素、高蛋白及低脂，并适当补充盐分。

可以适当食补，进食药膳如气血两虚者可用羊肝汤煮散，脾不健运者可用参山薏苡仁粥，心肾不交者可用天麻炖鸡汤。

避免吃有降压作用的食物，如芹菜、山楂、苦瓜、绿豆、海带、大蒜等。

（王锦鹏）

第十六章　心血管系统常见疾病的护理

第一节　原发性高血压的护理

原发性高血压系指病因未明、以体循环动脉血压升高为主要表现的临床综合征。长期高血压可成为多种心血管疾病的重要危险因素，并影响重要脏器如心、脑、肾的功能，最终可导致这些器官的功能衰竭。可通过药物治疗和非药物治疗使血压降至正常范围，防止和减少心脑血管及肾脏并发症，降低病死率和病残率。少数患者病情发展急骤，可出现恶性高血压。常见并发症有高血压危象、高血压脑病、脑血管病、心衰、慢性肾功能不全、主动脉夹层等。

一、护理措施

（一）一般护理

（1）保持病室安静，光线柔和，减少探视，护理人员操作亦相对集中，动作轻巧，防止过多干扰患者。

（2）提供保护性护理，教会患者缓慢改变体位，避免跌倒、坠床等意外。

（3）劳逸结合，保证充足的睡眠，有失眠或精神紧张者，在进行心理护理的同时遵医嘱给予镇静剂。指导患者使用放松技术。

（4）每日摄钠量不超过6g，减少热量、胆固醇、脂肪摄入，适当增加蛋白质，多食新鲜蔬菜水果，摄入足量钾、镁、钙。戒烟酒及刺激性的饮料。

（5）避免屏气或用力排便。

（6）指导患者规范测量血压并记录。

（二）症状护理

（1）症状指导：患者出现头痛时要注意疼痛程度、持续时间，并卧床休息，抬高床头；有头晕、眼花、耳鸣、恶心、呕吐等症状时应卧床休息，下床活动时有人陪伴。

（2）用药指导：应用某些降压药物后，应指导患者避免体位突然改变、洗热水澡，下床活动时穿弹力袜，站立时间不宜过久。发生头晕时立即平卧取头低足高位以增加回心血量和脑部供血。

（3）遵医嘱按时按量服用降压药物并监测血压变化，观察药物不良反应。不可随意增减、漏服、补吃上次剂量或突然停药。

（4）合并高血压危象。

1）密切观察意识及瞳孔变化，定时监测生命体征并记录。若出现血压急剧升高、剧烈头痛、恶心、呕吐、烦躁不安、视力模糊、眩晕、惊厥、意识障碍等症状时立即报告医师。

2）绝对卧床休息，保持呼吸道通畅，吸氧。

3）遵医嘱给予速效降压药、脱水利尿剂，尽快降低血压。

4）使用硝普钠者，应避光，根据血压调整给药速度。连续使用时间不超过24h。

5）抽搐、烦躁不安者，遵医嘱给予镇静剂。

（5）合并主动脉夹层瘤。

1）胸痛发作时可行药物止痛，指导患者减轻疼痛的方法（如嘱患者放松、深呼吸）。

2）详细记录疼痛的特征、部位、形式、强度、性质、持续时间等。

3）控制血压。

二、健康教育

（1）向患者及家属讲解高血压的知识和危害，引起患者足够重视。

（2）建议患者改进饮食结构，肥胖者控制体重。

（3）养成良好的生活习惯，戒烟、限酒、劳逸结合，保证充足的睡眠，保持健康心态，减少精神压力。避免过度劳累、情绪激动等诱发因素。

（4）根据年龄及病情选择慢跑、快步走、健身操、骑自行车、游泳、太极拳、气功等运动。当出现头晕、心慌、气急等症状时应就地休息。

（5）告诉患者及家属有关降压药的名称、剂量、服药时间、用法、作用与不良反应。强调规律服药、终生治疗、将血压控制在正常或接近正常的水平，以预防或减轻靶器官损害。

（6）教会患者或家属正确测量血压的方法并定时测量、记录。定期门诊复查，若血压控制不满意或有心动过缓等不良反应应随时就诊。

（高千惠）

第二节　心绞痛的护理

心绞痛是一种由于冠状动脉供血不足，导致心肌急剧的、暂时的缺血与缺氧所引起的，以发作性胸痛或胸部不适为主要表现的临床综合征。常因体力劳动或情绪波动诱发，疼痛多于停止原来的活动后或舌下含服硝酸甘油后1～1.5min内缓解。发作时患者出现面色苍白、表情焦虑、皮肤冷或出汗、血压升高、心率增快等。

一、护理措施

（一）一般护理

（1）给予高维生素、低热量、低脂肪、低盐饮食，避免过饱，禁烟酒，保持大便通畅。

（2）运动量以不引起心绞痛为准，必要时可事先含服硝酸甘油类药物。

（3）保持情绪稳定，避免精神紧张。

（二）症状护理

1. 急性期

（1）心绞痛发作时立即停止活动，卧床休息，协助患者采取舒适体位，解开衣领，指导患者采用放松技术，如缓慢深呼吸，全身肌肉放松等。解除紧张不安情绪，以减少心肌耗氧量。

（2）描记心电图，通知医师，吸氧2～4L/min。

（3）遵医嘱给予硝酸甘油或硝酸异山梨醇酯舌下含化。若服药后3～5min仍不缓解者可再服一片。低血压、青光眼者忌用。

（4）观察疼痛部位、性质、程度、持续时间、用药效果，观察生命体征及有无伴发症。

2. 恢复期

（1）遵医嘱预防性应用硝酸酯类制剂、β－受体阻滞剂、钙离子拮抗剂等。

（2）减少或避免诱因如过度劳累、情绪过分激动、寒风刺激、饱餐等。

（3）适当活动，最大活动量以不引起心绞痛症状为度。

（4）如心绞痛发作频繁、持续时间较长、含服硝酸甘油不能缓解，或出现心率减慢、血压波动、呼吸急促，伴恶心、呕吐、出冷汗、烦躁不安者，应立即报告医师及早处理。

二、健康教育

（1）宣传饮食保健的重要性，取得患者主动配合，保持大便通畅，戒烟酒，避免情绪激动，肥胖者控制体重。

（2）合理安排工作和生活，适当参加体力劳动和身体锻炼有利于心脏侧支循环的建立。避免重体力劳动、竞赛性运动和屏气用力如推、拉、抬、举等动作，避免精神过度紧张的工作或过长的工作时间。

（3）坚持按医嘱服药，随身携带硝酸甘油。

（4）定期进行心电图、血糖、血脂的检查，积极治疗高脂血症、高血压病、糖尿病等。

（5）如心绞痛发作，立即停止活动，就地休息，含服硝酸甘油。

（6）指导患者识别急性心肌梗死的先兆症状并即刻就诊。

（高千惠）

第三节　急性心肌梗死的护理

急性心肌梗死是心肌的缺血性坏死，在冠状动脉病变的基础上，发生冠状动脉血供急剧减少或中断，使相应的心肌严重而持久地急性缺血所致。临床表现为持久的胸骨后剧烈疼痛、发热、白细胞计数和血清心肌酶增高及心电图进行性改变，可发生心律失常、休克或心力衰竭，属冠心病的严重类型。

一、护理措施

（一）一般护理

（1）床边心电、呼吸、血压监护，配备必要的抢救物品及药物，便于抢救。

（2）急性期绝对卧床休息1周，做关节被动运动，协助日常生活，避免不必要的搬动，并限制探视，防止情绪波动。病情稳定后，鼓励患者在床上做肢体活动。有并发症者应适当延长卧床休息时间。限制探视人员数量。

（3）给予清淡易消化的流质或半流质饮食，少量多餐，伴心功能不全者应适当限制钠盐。

(4) 间断或持续吸氧，以改善心肌缺氧及提高血氧含量。重者可给面罩吸氧。

(5) 保持大便通畅，必要时服用缓泻剂。

(6) 护士与患者保持良好的沟通，了解其思想活动，接受患者对疼痛的行为反应。并给予解释病情，缓解其焦虑情绪，以减轻心脏负担，同时保证足够的睡眠。

(7) 控制输液速度和量，准确记录出入量。观察并记录尿量，判断有无肾功能不全。

（二）症状护理

(1) 疼痛发作时遵医嘱给予吗啡或哌替啶止痛，给予硝酸甘油或硝酸异山梨酯，烦躁不安者可肌注地西泮，并及时询问患者疼痛及其伴随症状的变化情况，注意有无呼吸抑制、脉搏加快等不良反应。

(2) 加强心电监护，密切观察24h心电图、血压、呼吸，必要时进行血流动力学监测。

(3) 经溶栓治疗，冠状动脉再通后又再堵塞，或虽再通但仍有重度狭窄者，可紧急行经皮冠状动脉腔内成形术扩张病变血管。

(4) 合并心源性休克时，遵医嘱应用升压药物及血管扩张剂，补充血容量，纠正酸中毒。同时注意保暖。

(5) 合并心衰或心律失常的护理。参见“急性心力衰竭”“心律失常”。

(6) 密切观察生命体征变化，预防并发症。

（三）溶栓护理

溶栓疗法是指在急性心梗发生4～6h内使用纤溶酶激活剂激活血栓中纤维蛋白溶酶原，使其转变为纤维蛋白溶酶而溶解冠脉内的血栓，心肌得到再灌注，濒临坏死的心肌可能得以存活或使坏死范围缩小。溶栓可导致出血、严重心律失常等并发症。

1. 适应证　所有在症状发作后12h内就诊的有ST段抬高的心肌梗死患者。

2. 禁忌证

(1) 既往发生过出血性脑卒中，1年内发生过缺血性脑卒中或脑血管意外。

(2) 颅内肿瘤。

(3) 近期（2～4周）有活动性内脏出血。

(4) 可疑为主动脉夹层。

(5) 入院时严重且未控制的高血压（>180/110mmHg）或慢性严重高血压病史。

(6) 目前正在使用治疗剂量的抗凝药或已知有出血倾向。

(7) 近期（2～4周）创伤史，包括头部外伤、创伤性心肺复苏或较长时间（>10min）的心肺复苏。

(8) 近期（<3周）外科大手术。

(9) 近期（<2周）曾有在不能压迫部位的大血管行穿刺术。

3. 常用药物及方法　常用药物有尿激酶（UK）、链激酶（SK）、重组组织型纤溶酶原激活剂（rt-PA或艾通立）。给药途径可有静脉给药及冠脉内给药。静脉给药为UK 100万～150万U在30min内静脉滴注，同时配合肝素；SK皮试阴性后150万U在30～60min内静脉滴注；rt-PA 100mg在90min内静脉给予。其顺序为：①15mg静脉推注。②50mg 30min内静脉滴入。③35mg 60min内静脉滴入。

4. 护理措施

（1）询问患者是否有溶栓禁忌证。

（2）溶栓前先检查血常规、出凝血时间和血型，配血备用。做12导联心电图，氧气吸入，连接心电监护，备好利多卡因、除颤仪等抢救物品。

（3）迅速建立静脉通道，保持输液通畅。遵医嘱应用肝素、阿司匹林及溶栓药物，确保用药剂量、滴速准确。

（4）观察患者用药后有无寒战、发热、皮疹等过敏反应，是否发生皮肤、黏膜及内脏出血等不良反应，一旦出血严重应立即停止治疗，紧急处理。

（5）观察并记录患者胸痛减轻或缓解的程度及时间。

（6）使用溶栓药物后，应定时描记心电图、查心肌酶学，以判断溶栓是否有效。

（7）为患者采血、注射后按压时间适当延长，尽量避免采血后立即在同侧肢体测量血压，以防出血、渗血。

（8）严密心电监测，如出现室颤立即抢救。

（9）溶栓后检查血、尿常规、肝功能、出凝血时间至恢复正常。

5. 判断溶栓有效的指征

（1）心电图抬高的ST段于2h内回降大于50%。

（2）胸痛2h内基本消失。

（3）2h内出现再灌注性心律失常。

（4）血清CK－MB峰值提前出现（14h内）。

二、健康教育

除参见“心绞痛”的健康教育外，还应注意：

（1）低盐、低脂、低胆固醇饮食，肥胖者限制热量摄入；克服急躁、焦虑情绪，保持乐观，平和的心态。

（2）患者生活方式的改变需要家人的积极配合与支持，指导家属为患者创造一个良好的休养环境。

（3）建议患者出院后，继续进行康复治疗：一般分阶段循序渐进增加活动量，提倡小量、重复、多次运动，适当的间隔休息，可以提高运动总量而避免超过心脏负荷。运动内容包括个人卫生、家务劳动、娱乐活动、步行活动。患者在上下两层楼或步行2km而无任何不适时，可以恢复性生活。经2～4个月的体力活动锻炼后，酌情恢复部分或轻工作，以后部分患者可恢复全天工作，但避免从事重体力劳动、驾驶员、高空作业及其他精神紧张或工作量大的工种。

（4）指导患者遵医嘱服用β－受体阻滞剂、血管扩张剂、钙通道阻滞剂、降血脂药及抗血小板药物等。学会观察药物不良反应，定期门诊复查。

（高千惠）

第四节　心律失常的护理

心律失常是指心脏冲动的频率、节律、起源部位、传导速度与激动次序的异常。临床上根据心律失常发作时心率的快慢，分为快速性心律失常和缓慢性心律失常。前者包括期前收缩、心动过速、扑动或颤动等；后者包括窦性心动过缓、房室传导阻滞等。

一、护理措施

（一）一般护理

（1）根据病情合理安排患者的休息与体位。对无器质性心脏病的良性心律失常患者，鼓励其正常工作和生活，注意劳逸结合，避免过度劳累；当心律失常发作导致胸闷、心悸、头晕时应适当休息，采取高枕卧位、半坐位或其他舒适体位，尽量避免左侧卧位；严重心律失常者应卧床休息，为患者创造良好的安静休息环境，协助做好生活护理。

（2）对伴有气促、发绀等缺氧症状的患者，给予氧气吸入。

（3）饮食不宜过饱，保持大便通畅。

（4）给患者必要的解释和安慰，消除患者焦虑、恐惧情绪，有利于配合治疗。

（5）密切观察患者的意识及生命体征。

（6）做好抢救准备，建立静脉通道，备好纠正心律失常药物及其他抢救药品、除颤器、临时起搏器等。

（二）症状护理

1. 遵医嘱给予抗心律失常药物　口服药应按时按量服用，静脉注射药物时速度严格按医嘱执行。必要时监测心电图，注意用药过程中及用药后的心率、心律、血压等，判断疗效和有无不良反应。

2. 对严重心律失常进行心电监护　护士应熟悉监护仪的性能、使用方法，要注意有无引起猝死的危险征兆，发现频发、多源性、成对的或呈 RonT 现象的室性期前收缩、第二度Ⅱ型房室传导阻滞、心动过缓（HR < 50 次/min），尤其是室性阵发性心动过速、第Ⅲ度房室传导阻滞等应立即报告医师，做出紧急处理。

3. 阿 - 斯综合征抢救的护理配合

（1）立即叩击心前区及进行人工呼吸，通知医师，备齐各种抢救药物及物品。

（2）建立静脉通道，遵医嘱按时正确给药。

（3）心室颤动时积极配合医师做电击除颤或安装人工心脏起搏器。

4. 心脏骤停抢救的护理配合

（1）同阿 - 斯综合征抢救配合。

（2）给氧，保持呼吸道通畅，必要时配合医师行气管插管及应用呼吸机辅助呼吸，并做好护理。

（3）脑缺氧时间较长者，头部可置冰袋或冰帽。

（4）注意保暖，防止并发症。

（5）监测每小时出入量，必要时留置导尿管。

（6）严密观察病情变化及时填写特护记录。

5. 对室上性心动过速发作时，可首先试用机械刺激迷走神经的方法进行自救

（1）刺激咽部，诱发恶心。

（2）深吸气后屏气，再用力做呼气动作。

（3）按压一侧颈动脉窦 5s。

（4）将面部浸于冰水内。

二、健康教育

（1）向患者及家属讲解心律失常的常见病因、诱因及防治知识。

（2）嘱患者劳逸结合、生活规律，保证充足的休息与睡眠；保持乐观、稳定的情绪；避免劳累、情绪激动、感染，以防止诱发心力衰竭。

（3）嘱患者戒烟酒，多食富含纤维素的食物，避免摄入刺激性食物如浓茶、咖啡等，避免饱餐，保持大便通畅。

（4）有晕厥史的患者避免从事驾驶、高空作业等有危险的工作。有头昏、黑矇时立即平卧，以免晕厥发作时摔伤。

（5）说明坚持服药的重要性，不可自行减量或更换药物，如有异常及时就诊。

（6）教会患者及家属测量脉搏和心律的方法，对反复发生严重心律失常危及生命者，教会家属心肺复苏术以备急用。

（高千惠）

第五节　急性心力衰竭的护理

急性心力衰竭是指由于急性心脏病变引起心排血量显著、急骤降低导致组织器官灌注不足和急性淤血综合征。临床上以急性左心衰竭较常见，多表现为急性肺水肿和心源性休克，是严重的急危重症。患者可突发严重的呼吸困难，端坐呼吸，频繁咳嗽，咳大量粉红色泡沫样痰，有窒息感，面色灰白或发绀，大汗，皮肤湿冷。听诊双肺布满湿啰音和哮鸣音，心尖部可闻及舒张期奔马律，肺动脉瓣第二心音亢进。

一、护理措施

（1）将患者安置于危重监护病房，持续心电、呼吸、血压、血氧饱和度监测，严密观察心率、心律、呼吸频率及深度变化，观察意识、皮肤颜色及温度、肺部啰音的变化，并详细记录。

（2）立即协助患者取坐位，双腿下垂，以利于呼吸和减少静脉回流。注意预防坠床。

（3）给予高流量（6～8L/min）吸氧。病理特别严重者可面罩给氧或采用机械通气。可在吸氧的同时加入抗泡沫剂，使肺泡内泡沫表面张力降低而破裂消失。一般通过 50% 乙醇湿化，若患者不能耐受可降低乙醇浓度或间歇使用。

（4）迅速建立两条有效的静脉通路，遵医嘱给予快速、强效的强心、利尿剂，严格控制输液速度。准确记录出入量。观察药物的效果及不良反应。硝普钠连续使用不得超过 24h。

（5）协助患者咳嗽、排痰，保持呼吸道通畅。

（6）给予心理支持，简要介绍本病的救治措施及使用检测设备的必要性。医护人员在抢救时必须保持镇静、操作熟练、忙而不乱，使患者产生信任、安全感。避免在患者面前讨论病情，以减少误解。

(7) 必要时应用四肢轮扎法减少静脉回心血量。

二、健康教育

(1) 向患者及家属介绍急性心力衰竭的病因，嘱患者继续积极治疗原有心脏病。

(2) 告知有心脏病史的患者，在静脉输液前应主动向医护人员说明病情，便于在输液时控制输液量及速度。

(高千惠)

第六节　慢性心力衰竭的护理

心力衰竭是指心肌收缩力下降使心排血量不能满足机体代谢的需要，器官、组织血流灌注不足，同时出现肺循环和（或）体循环淤血表现的一种综合征。根据发病过程分为急性、慢性两种。慢性心力衰竭是大多数心血管疾病的最终归宿，也是最主要的死亡原因。左心衰以肺循环淤血和心排量降低为主，右心衰以体循环静脉淤血为主。

一、护理措施

(一) 一般护理

(1) 休息与活动需根据心功能受损程度而定。

Ⅰ级　不限制一般的体力活动，避免剧烈运动和重体力劳动。

Ⅱ级　适当限制体力活动，增加午休时间，但能起床活动。

Ⅲ级　严格限制一般的体力活动，增加卧床休息时间。

Ⅳ级　患者绝对卧床休息，原则上以不出现临床症状为限。

(2) 提供低盐、高蛋白、高维生素、易消化的清淡饮食，少量多餐，避免过饱。每日食盐摄入量少于5g，服利尿剂者可适当加量。保持大便通畅，勿用力大便，必要时使用缓泻剂。

(3) 给予氧气吸入，根据缺氧程度调节氧流量。

(4) 严格控制输液速度和量，向患者及家属强调此做法的重要性，以防其随意调节滴速。

(5) 定时翻身，预防压疮。呼吸困难者易发生口干、口臭，应做口腔护理。

(6) 耐心倾听患者诉说，帮助患者树立战胜疾病的信心。

(二) 症状护理

1. 监测生命体征变化　了解咳嗽发生的时间，咳痰、咯血的性状及量。注意血压及血氧饱和度的变化，观察呼吸型态有无异常。

2. 呼吸困难的护理

(1) 观察意识、面色、呼吸（频率、节律、深度）、心率、心律、血压及血氧饱和度等变化。

(2) 取坐位、半坐位或伏桌安静休息，并给予吸氧。

(3) 遵医嘱及早、准确使用镇静、强心、利尿、血管扩张剂。注意观察药物不良反应。

3. 预防感染 保持室内空气新鲜，定时翻身叩背，鼓励和协助患者咳嗽，预防呼吸道感染。

4. 鼓励患者做床上肢体活动或被动运动，预防深静脉血栓形成 当患者肢体远端出现疼痛、肿胀时，应及时检查及早诊断处理。

5. 注意观察水肿消长情况，准确记录24h 出入量 注意有无电解质紊乱。每天测量体重。

6. 应用洋地黄制剂的护理

（1）洋地黄用量个体差异很大，老年人、心肌缺血缺氧如冠心病、重度心力衰竭、低钾低镁血症、肾功能减退等情况对洋地黄比较敏感，使用时应严密观察患者的用药反应。

（2）不应与奎尼丁、普罗帕酮、维拉帕米、钙剂、胺碘酮等药物合用，以免增加药物毒性。

（3）必要时监测血清地高辛浓度。

（4）严格按医嘱给药，当脉搏 <60 次/min 或节律不规则应暂停服药并告诉医师。用毛花苷 C 或毒毛花苷 K 时务必稀释后缓慢静注，并同时监测心率、心律及心电图的变化。

（5）密切观察洋地黄毒性反应：①胃肠道反应如食欲减退、恶心、呕吐。②神经系统表现如，头痛、乏力、头晕、黄视、绿视。③心脏毒性反应如频发室性期前收缩呈二联律或三联律、心动过缓、房室传导阻滞等各种类型的心律失常。

（6）一旦发生洋地黄中毒，立即协助处理：①停用洋地黄。②补充钾盐，可口服或静脉补充氯化钾，停用排钾利尿剂。③纠正心律失常，快速性心律失常可选用苯妥英钠或利多卡因，缓慢性心律失常可用阿托品或临时起搏。

二、健康教育

（1）指导患者积极治疗原发病，注意避免心力衰竭的诱发因素如感染、过度劳累、情绪激动、输液过多过快等。

（2）饮食宜清淡、易消化、富营养，每餐不宜过饱，多食蔬菜、水果。

（3）根据心功能合理安排活动与休息，如散步、打太极拳、练气功等。

（4）严格遵医嘱服药，应会识别洋地黄中毒反应并及时就诊。

（5）每日测量体重。

（6）出现再发症状如憋喘、水肿等要及时就诊。

（7）育龄妇女应在医师指导下控制妊娠与分娩。

（高千惠）

第三篇

技术篇

第十七章　心脏起搏技术

第一节　概述

心脏起搏器是一种植入人体内的电子治疗仪器，通过人工心脏起搏器发放的脉冲电流刺激心脏，代替心脏的起搏点，引起心脏搏动的一种治疗和诊断方法。主要应用于治疗致命性心动过缓，也可用于药物治疗无效，不宜行射频治疗，超速起搏治疗有效的异位性快速心律失常如超速抑制治疗室性心动过速。近年，起搏器用途进一步拓展，如通过左右心室同步起搏治疗左束支传导阻滞相关的心力衰竭等。

人工心脏起搏器自 1952 年由 Zoll 首先应用于临床后，各种类型的起搏器陆续问世。随着电子工程技术的发展，电池和电极的不断改进，起搏器的体积逐渐缩小，质量不断提高，功能增多，使用寿命延长。临床应用范围也逐渐扩大，对延长患者生命和提高生活质量起了重要作用。

1. 起搏器的构成　由脉冲发生器、电源、电极及其导线 3 个部分组成。脉冲发生器是起搏器的主体，故又将脉冲发生器单独称为起搏器，而将所有 3 个组成部分合称为人工心脏起搏系统。

（1）脉冲发生器：作用是形成和发放脉冲，并感知心电活动或其他生理反应，根据患者生理参数的变化自动调整起搏频率和起搏方式等。有些起搏器还具有信息存储功能，如心律失常事件选择性记录，治疗过程的记录。现代起搏器实现了小型化、程控化、多功能化及智能化。临床应用范围也逐渐扩大，脉冲发生器的类型也不断增加，功能更复杂和贴近临床治疗需要。

（2）电源：主要应用体积小、容量大、自放电少和电流稳定而耐用的化学能电池。固态锂电池应用较广。使用寿命 10～12 年。脉冲发生器和电池一起密封在金属外套内，呈长方形或椭圆形，边缘圆钝，重量 18～135 g 不等。

（3）电极和导线：使脉冲发生器发放的起搏脉冲传到心肌，同时又将心腔内心电图信号从心脏传递到起搏器。电极和导线与体液接触，且随心脏的搏动而不断摆动，要求有高度的耐腐蚀性，生物相容性和耐屈折。目前电极多用铂、铂铱合金或爱尔近合金及极化性能较优的热解碳制成。导线的金属材料要求电阻率小，强度高，选用的材料有不锈钢丝和银丝、镍合金丝和银丝拧合以及碳。导线的外绝缘材料多用硅胶。根据手术途径和要求的不同，电极可分为心外膜电极，心肌电极和心内膜电极三类。目前多用心内膜电极。心内膜电极又分单极和双极。双极起搏可避免胸肌刺激。另外，为了防止或减少电极移位及术后阈值升高等并发症的发生，制成了多种特殊结构的心内膜电极，主要分为：主动电极和被动电极。主动电极，其前端可旋入心肌内，操作简便，不易发生脱位。另外，右室间隔部希氏束和浦氏纤维或希氏束起搏可保留正常的心室激动顺序，改善血流动力学，右室流出道间隔部起搏时，电极位置接近希氏束和浦氏纤维系统，因而较右室心尖部起搏可取得更好的血流动力学效果。由于流出道的部位被动电极不可能固定，故近年来螺旋电极应用增多。被动电极主要通过电极头端的特殊设计，如倒叉状，伞状。为预防阈值升高设计的有多孔型电极、碳电极、及类固醇激素洗涤电极。用于心房内膜起搏的 J 形电极，以便使电极易放置在右心耳内。

2. 起搏方式

（1）胸外起搏：系经胸壁放置特制的圆形或长方形的大面积的起搏电极进行起搏。1 个电极放置在左肩胛与脊柱之间，另一电极放置在相当于 V_2 导联的部位或心前区。脉冲幅度为 25 ~ 150 V，脉宽 2 ~ 3 ms。需用大功率特殊的起搏器。输出电流从 20 mA 开始，并以 10 mA递增，直至夺获心室。因电流大，多引起胸痛和明显的胸壁肌肉收缩，患者不易耐受。一般应用于心脏骤停的急救。

（2）经食管起搏：将双极食道起搏电极导管涂上石蜡油，经鼻将电极送入食道。深度约 30 ~ 40 cm 即达心房中部水平，记录食道导联心电图显示 P 波呈正负双相，且振幅最大处为起搏最佳位置，然后接上起搏器，脉宽在 1.5 ~ 5.0 ms，输出电压 15 ~ 40 V，频率 70 次/分，进行起搏。如需心室起搏，将电极插入深达 40 ~ 55 cm 处，食道导联心电图显示正相 P 波，QRS 呈 qR 型，T 波直立，即可起搏心室。

（3）直接心脏起搏：电脉冲直接发放到心脏，起搏稳定、可靠。应用最多的是经心内膜起搏。有时根据需要采用心外膜起搏和心肌起搏。

1）心外膜起搏：开胸，切开心包，将盘状电极与心外膜缝合。电极固定可靠，但手术创伤大，术后电极周围结缔组织增生，电阻增大，需提高脉冲的幅度。另一种心外膜的临时起搏是为防止心脏手术后发生的传导阻滞或心律失常。在关胸前将金属导线缝扎在心外膜上，待病情稳定，不需起搏保护时将导线拉出。

2）心肌起搏：将电极埋入心肌。电极有柱状、环状、螺旋状等。经剑突下上腹切口或经胸膜外前纵向切口，暴露心包，并纵行切开，在右心室壁无血管区用电极旋入器将电极旋入心肌。心肌起搏也容易发生阈值升高，主要用于静脉途径不宜送入电极的患者。目前也应用于同步化起搏中，冠状静脉窦静脉无合适血管分支时，可选择经胸放置左心室起搏电极。

3）心内膜起搏：临时经静脉心内膜起搏时，可选用贵要静脉、锁骨下静脉、颈内、外静脉和股静脉。因上肢活动较多，易造成电极移位，使起搏失败。作为抢救或保护性起搏，一般多选用颈内静脉和股静脉。颈内静脉和股静脉穿刺安全，电极到位后，固定导管电极对患者的活动限制较小。紧急时，在心电图监护下盲目插入电极。确定电极达右心室的方法有：①监护心腔内心电图，当出现 rS，ST 段呈弓背形抬高，P 波极小时，说明电极已接触心内膜；②电极导线与起搏器相连接，使起搏器处于工作状态，插电极过程中监护心电图，出现右室起搏图形时提示电极已到位。

导管电极分单极和双极。单极导管的特点是对 QRS 波的感知比较灵敏，按需功能好；

在体表心电图上脉冲信号较大，易于识别；耗电省；起搏阈值稍高。适用于永久起搏。双极导管的特点是对 QRS 感知的敏感度差，按需功能差；在体表心电图上脉冲信号较小，有时不易识别；耗电较多；起搏阈值稍低；不需另安无关电极。但抗肌电干扰的能力较强。

4）冠状静脉窦内起搏，目前应用于再同步化起搏的患者。冠状静脉分支内起搏实际上是左心室起搏，有可能优于右心室尖部起搏。

（杜来义）

第二节　永久人工心脏起搏器

一、永久人工心脏起搏器的适应证

植入型心脏起搏器治疗的适应证主要是“症状性心动过缓”。所谓“症状性心动过缓”是指直接由于心率过于缓慢，导致心排出量下降，重要脏器及组织尤其大脑供血不足而产生一系列症状，如晕厥、近似晕厥、黑矇等；长期心动过缓也可引起全身性症状，如乏力、运动耐量下降及充血性心力衰竭等。2008 年美国 ACC/AHA/HRS 将植入型心脏起搏器治疗的适应证分为 3 类：Ⅰ类适应证：根据病情，有明确证据或专家一致认为起搏器治疗对患者有益、有用或有效。相当于绝对适应证；Ⅱ类适应证：根据病情，起搏器治疗给患者带来的益处和效果证据不足或专家意见有分歧。又分Ⅱa 类（倾向于支持）和Ⅱb 类（意见有分歧）。是相对适应证；Ⅲ类适应证：根据病情，专家一致认为起搏器治疗无效，甚至在某些情况下对患者有害，因此不需要或不应该置入心脏起搏器。也即非适应证。

1. 病窦综合征（sick sinus syndrome，SSS）

（1）Ⅰ类：SSS 表现为症状性心动过缓；或必须使用某些类型和剂量的药物进行治疗，而这些药物又可引起或加重心动过缓并产生症状者；因窦房结变时性不良而引起症状者。

（2）Ⅱa 类：自发或药物诱发的窦房结功能不良，心率 < 40 次/分，虽有心动过缓的症状，但未证实与所发生的心动过缓有关；不明原因晕厥，若合并窦房结功能不良或经电生理检查发现有窦房结功能不良。

（3）Ⅱb 类：清醒状态下心率长期低于 40 次/分，但症状轻微。

（4）Ⅲ类：无症状的患者，包括长期应用药物所致的窦性心动过缓（心率 < 40 次/分）。虽有类似心动过缓的症状，也已证实该症状并不来自窦性心动过缓；非必须应用的药物引起的症状性心动过缓。

2. 成人获得性房室传导阻滞

（1）Ⅰ类：任何阻滞部位的Ⅲ度 AVB 伴下列情况之一者：①有 AVB 所致的症状性心动过缓（包括心力衰竭）；②需要药物治疗其他心律失常或其他疾病，而所用药物可导致症状性心动过缓；③虽无临床症状，但也已证实心室停搏≥3 s 或清醒状态时逸搏心率≤40 次/分；④射频消融房室交界区导致的Ⅲ度 AVB；⑤心脏外科手术后发生的不可逆性 AVB；⑥神经肌源性疾病（如肌发育不良等）伴发的 AVB、无论是否有症状均列为Ⅰ类适应证，因为 AVB 随时会加重。

（2）Ⅱa 类：无症状的Ⅲ度 AVB，清醒时平均心室率≥40 次/分，尤其合并心肌病和左心室功能不全；无症状的Ⅱ度Ⅱ型 AVB，心电图表现为窄 QRS 波。如为宽 QRS 波则为Ⅰ类适应证；无症状性Ⅱ度Ⅰ型 AVB，因其他情况行电生理检查发现阻滞部位在希氏束内或以下水平；Ⅰ度或Ⅱ度 AVB 伴有类似起搏器综合征的临床表现。

（3）Ⅱb 类：合并有左心室功能不全或充血性心力衰竭症状的显著Ⅰ度 AVB（PR 间期 > 300 ms），缩短 AV 间期可能降低左心房充盈压而改善心力衰竭症状者；神经肌源性疾病（肌发育不良等）伴发的任何程度的 AVB，无论是否有症状，因为传导阻滞随时会加重。

（4）Ⅲ类：无症状的Ⅰ度 AVB；发生于希氏束以上及未确定阻滞部位是在希氏束内或以下的Ⅱ度Ⅰ型 AVB；预期可以恢复且不再复发的 AVB。

3. 慢性双分支和三分支阻滞

（1）Ⅰ类：双分支或三分支阻滞伴间歇性Ⅲ度 AVB；双分支或三分支阻滞伴Ⅱ度Ⅱ型 AVB；交替性双束支阻滞。

（2）Ⅱa 类：虽未证实晕厥由 AVB 引起，但可排除由其他原因（尤其是室性心动过速）引起的晕厥；虽无临床症状，但电生理检查发现 HV 间期≥100 ms；电生理检查时，由心房起搏诱发的希氏束以下非生理性阻滞。

（3）Ⅱb 类：神经肌源性疾病（肌发育不良等）伴发的任何程度的分支阻滞，无论是否有症状，因为传导阻滞随时会加重。

（4）Ⅲ类：分支阻滞无症状或不伴有 AVB；分支阻滞伴有Ⅰ度 AVB，但无临床症状。

二、永久人工心脏起搏器的类别及性能

起搏器命名代码为适应描述起搏器功能和起搏方式命名的需要，1987 年北美起搏电生理学会（NASPE）和英国起搏电生理专业组（BPEG）推荐五字母命名代码，简称 NBG 编码（表 17 – 1）。

表 17 – 1　NBG 起搏器编码表

	编码排列				
	Ⅰ	Ⅱ	Ⅲ	Ⅳ	Ⅴ
	起搏心腔	感知心腔	反应方式	程控、遥测、频率应答	抗快速心律失常作用
编码字母	V A D O S	V A D O S	T I D O O	P M C R	P S D O

Ⅰ起搏心腔：A = 心房起搏，V = 心室起搏，D = 心房、心室顺序起搏；S = 特定的心房或心室起搏，O = 不起搏。

Ⅱ感知心腔：A = 心房感知，V = 心室感知，D = 心房和心室双腔感知，S = 特定的心房或心室感知，O = 不感知。

Ⅲ反应方式：T = 感知后触发，I = 感知后抑制，D = 触发 + 抑制，O = 不感知。

Ⅳ体外程控、遥测、频率应答方式：P = 单一程控方式，M = 多程控功能，R = 频率应

答功能，C＝遥测功能。

V 抗心动过速功能：P＝起搏抗心动过速，S＝电击，D＝P＋S，O＝无。

三、起搏器的类型

2001 年 4 月，对 NASPE/BPEG 起搏器编码进行修订（表 17－2）。

表 17－2　修订后的 NASPE/BPEG 起搏器编码注释

编码	意义
VOO，VOOO，VOOOO	非同步心室起搏，无感知、无频率应答或心室多部位起搏
VVIRV	心室抑制型起搏，有频率应答和多部位心室起搏（双室起搏或单室多部位起搏）
AAI，AAIO，AATOO	可感知同步心房除极的心房起搏，无频率应答或多部位起搏
AAT，AATO，AATOO	有触发功能的心房起搏，在心房警觉期感知时不延迟，无频率应答和多部位起搏
AATOA	有触发功能的心房起搏，在心房警觉期感知时不延迟，无频率应答。但有多部位起搏（双房起搏或者单房多部位起搏）
DDD，DDO，DDDOOO	双腔起搏（在 V－A 间期内房、室感知后有正常的抑制，在 A－V 间期内可感知心室的信号，在程控的 P－V 间期后、V－A 间期感知到 P 后可触发心室起搏），无频率应答及多部位起搏

1. 非同步型起搏器（AOO、VOO）　亦称固定频率起搏器。以固定频率发放起搏脉冲，不受患者自发心搏的影响而变动。故在治疗过程中，当出现较快的自发心搏时，起搏脉冲与自主节律发生竞争。如起搏脉冲落在自发心搏的易损期中，可引起严重的室性心律失常而威胁患者生命。因此，本型起搏器仅适用于Ⅲ度 AVB 而无室性期前收缩患者，或作超速起搏治疗异位快速心律失常。临床上基本不用。

2. 同步型起搏器

（1）心房按需型起搏器（AAI）：为单腔起搏器，通过放置在心房的电极，起搏器可感知自发心搏的变化并自动调整起搏脉冲的发放，与自发心搏取得同步，因而不致发生竞争心律。临床上用于明显的窦性心动过缓或窦性静止、窦房阻滞，而房室传导功能正常的患者。

（2）心房同步、心室触发型起搏器（VAT）：实际为房室双腔起搏。在心房内的电极只感知心房的电活动，称为感知电极。在心室内的电极只发放起搏脉冲，激动心室，称为刺激电极。当心房的电活动（P 波）经心房内电极传入起搏器时，经过 0.12～0.20 s 延迟后，起搏器通过心室电极发放起搏脉冲激动心室。本型起搏器有 400～500 ms 的不应期，使之只能感知频率在 125～150 次/分内的 P 波，从而将起搏的心室率限制在此范围内，避免由于患者发生室上性快速心律失常时引起相应的快速心室率。反之，当患者出现窦性心动过缓或窦性静止时，起搏器将自动转为 60 次/分的频率起搏心室。此种起搏器比较符合生理过程，最适用于 AVB 而窦房结功能良好的患者。

（3）心室同步型起搏器（VVT、VVI）：此型起搏器可根据患者自发心搏的变化而自动调整起搏脉冲的发放，与自发心搏取得同步，因而不致发生竞争心律。这类起搏器又分为：①R 波触发型：如有自身心搏的 QRS 波出现，并超过起搏器的频率或自发心搏提前出现时，都将触发起搏器提前发放起搏脉冲，使之落在患者自发心搏的绝对不应期中，成为无效刺激，并重新安排起搏脉冲的释放，因而避免发生竞争心律。如无自身心搏发生，则起搏器发放脉冲，激动心脏。本型起搏器的主要缺点是耗电较多，故较少应用。②R 波抑制型：当有自身心搏的 QRS 波出现时，经起搏器感知，取消下一个预定刺激脉冲的释放，而从自身心搏的 QRS 波开始重新安排刺激脉冲的周期。在此 QRS 波后的规定时间内，无自身心搏发生时，起搏器将等待预定的一段时间（逸搏间期）再发放脉冲。当自身心搏频率超过起搏器频率时，起搏器不发放脉冲。而当自身心率慢于起搏频率时，起搏器又发放脉冲，因此又称按需型起搏器。这种起搏器不发生竞争性心律，比 R 波触发型起搏器耗电少。临床应用较广泛。

（4）房室顺序型起搏器（DVI、VDD、DDD）：DVI 适用于窦性心动过缓的患者。需放置心房和心室电极。心房电极无感知功能，仅能按固定频率释放脉冲至心房。心室电极具有感知和发放脉冲的功能。在正常工作时，起搏器经心房电极发放脉冲使心房激动，经 120 ~ 200 ms 延迟后，经心室电极发放起搏脉冲使心室激动，心房和心室按先后顺序收缩，保持接近正常的血流动力学效果。当患者自发激动下传引起心室激动或有自发心室激动时，起搏器则抑制经心室电极发放的起搏脉冲。由于无心房感知功能，故可出现心房节律的竞争，体力活动时不能自动改变起搏频率。VDD 适用Ⅲ度 AVB 而窦性频率稳定的患者：起搏器正常工作时，心房电极感知心房电活动（P 波），经过一段时间的延迟后，经心室电极发放起搏脉冲，激动心室。此种起搏器能保证心房、心室顺序收缩，并且使心室率随窦性频率变化而改变。DDD 起搏器称为全功能起搏器。具有双腔起搏，双腔感知，具有抑制或触发两种功能，为多个起搏器功能的组合。DDD 与 VDD 的主要差别是 DDD 能起搏心房。目前应用的 DDD 起搏器能按照需要进行自动起搏模式的转换，如 AAI、VVI、VOO、DDI、VDD、DVI 等。

（5）程控起搏器：是可在体外遥控调节起搏参数的埋藏式起搏器，由程控器和起搏器 2 个部分配合工作。体外程控器根据临床需要编排程控参数，使用时将程控器放在囊袋处的皮肤上，按下程控启动按钮，向起搏器发放指令，起搏器接受后立即进行相应改变。

只能调节 2 个以下参数的称为简单程控，调节参数在 2 个以上的称为多功能程控。一般可对下列参数进行程控调节：①起搏频率：大多数起搏器的频率可调范围在 45 ~ 120 次/分。可据患者需要适当调节，如外科手术、心力衰竭时可提高起搏频率，以适应暂时性生理情况的变化。而有时患者在心室起搏时有不适感，或出现不良的血流动力学作用，调低起搏频率以保持患者的窦性心律。当然减慢起搏频率也可以延长起搏器的使用寿命。②输出强度和脉冲宽度的程控：起搏器的总能量输出是电压和脉宽的函数。大多数起搏器的输出是可以在 2 ~ 10 V 范围内调节。输出电压调低，有助于延长电池寿命。此外，当起搏阈值升高时，可增加电压输出到 7 ~ 10 V。降低脉宽输出也能延长电池寿命。但脉宽降低至 0.3 ms 以下时需要较高的刺激电压，故脉宽一般选择 0.5 ms。③感知灵敏度：大多数起搏器对 R 波感知范围在 1.25 ~ 5 mV（感知越低表示灵敏度越高）。对 P 波的感知范围在 0.3 ~ 2.5 mV。这项参数程控有助于解决感知不良和过度感知，避免再次电极定位。④不应期：起搏器的不应期是指感知起搏脉冲发出后的一段时间，在这段时间内，起搏器不能感知任何电活动。这项参数程控主要防止对 T 波的感知，在 AAI 型起搏器中，预防对远场（farfield）R 波的感知。⑤滞后：通常以低于程控心率的每分钟脉冲发放数表示。换句话说就是起搏器的逸搏间期要比起搏间期或自主心律的间期长。一个程控频率为 60 次/分、滞后 20 次/分的起搏器，当自身心率 >40 次/分时，起搏器不发放起搏脉冲。自身心率 <40 次/分时，起搏器发放脉冲。这样

可使患者有较多机会维持窦性心律。一旦起搏器夺获心室，自身心率需快于起搏频率才能抑制起搏器发放脉冲。⑥起搏方式可根据临床需要转换起搏方式。DDD 起搏器可根据需要自动进行模式转换，如 DDD 转换为 AAI，VVI，DDI 等。

（6）抗心动过速起搏器：这一类型起搏器多属于双重按需类型。在心动过速时释放短阵刺激脉冲，或扫描刺激脉冲终止之，而心率过缓时又能释放起搏脉冲起搏心室。可以是自动识别室上性心动过速，自动释放短阵或扫描刺激脉冲。也可由医生或患者在体外控制脉冲的释放方式和扫描时间，以终止过速型心律失常。目前此种功能主要应用在 ICD 中，采用抗心动过速功能，可减少除颤放电，延长起搏器的寿命。

（7）频率应答式起搏器：这类起搏器通过心电图或生物感知器感知人体信息变化，如血液酸碱度、氧和二氧化碳含量、体温、血压、心腔容量、每分通气量、呼吸频率及人体运动等，自动改变其脉冲输出频率，增加心排出量，以适应人体代谢增加的需要。对间歇性出现窦性心律的患者，在心室刺激时，可发生室房逆传，可能抵消频率改变增加心排出量的好处。

（8）自动阈值测定和自动夺获起搏器：为克服起搏器植入后起搏电压设置的盲目性，此型起搏器中增加了自动起搏阈值测定功能（vario 功能）和自动夺获功能。在测出起搏阈值后，起搏器可自动调节输出电压，以最大限度地减少电能消耗。同时为了保证可靠的起搏，该起搏器同时增加了自动夺获的功能。自动夺获功能包括四个方面：①起搏夺获的自动确认功能：起搏器刺激信号发出后，判定是否跟随着心脏的除极反应。自动夺获型起搏器增加了心脏刺激除极波（EvokedResponse，ER）感知系统，当起搏器发放刺激信号时，自动使心脏自发除极波感知系统关闭，直到心肌兴奋，有效不应期过后，才再次开放。ER 感知系统为了避免将电刺激发出后引出的电极头极化作用产生的电位误为心脏刺激除极波，也在刺激信号后暂时关闭 15 ms。15 ms 后 ER 检出系统立即开放。如果检出窗口 47. 5 ms 中不能检出 ER 信号，连同前 15 ms，总共 62. 5 ms 即刺激信号发出后 62. 5 ms 内，不能检出 ER 信号，则认为未能夺获，随之则发出电压 4. 5 V，脉宽 0. 49 ms 的保护性起搏刺激保证有效的起搏。②自动保护性起搏：在起搏器工作期间，凡是起搏信号后 62. 5 ms 内，ER 感知系统未能检出心脏刺激波时，则确定为未能夺获，起搏器立即发出高能有效的脉冲信号夺获心脏。③刺激阈值的自动确定：自动确定刺激阈值在两种情况时发生，第一种情况，是在起搏器稳定起搏工作了 8 h 后，自动确定一次，稳定起搏时的刺激电压为基础电压，自动确定时在其基础电压减 0. 3 V 所得值开始起搏，如果连续夺获两次，则再减 0. 3 V 继续起搏，如果仍能连续夺获 2 次，则可再减 0. 3 V，直到不能有效夺获两次，则认为该起搏电压值为阈值下刺激，即在此值基础上加 0. 3 V 起搏，如果能稳定起搏，则认为该值为起搏阈值，在所测阈值基础上再加 0. 3 V 作为此后 8 h 实际起搏电压。第二种情况是在每 8h 规律起搏中间遇到起搏阈值突然升高，原起搏电压不能有效起搏时。这种情况下的起搏阈值自动确定是用原来起搏电压为基础值，先加 0. 3 V 起搏，直至稳定有效起搏为止，该值为起搏阈值，再加 0. 3 V 为下一阶段的实际起搏值。④起搏电压的自动调节及确定：如上所述应用类似 vario 功能测定稳定有效的起搏电压后，该值则为起搏阈值，在此基础上，起搏器能够自动加上 0. 3 V 作为下一阶段的实际起搏电压。因此，具有自动阈值管理的起搏器使用寿命长，安全可靠，随访简化、省时等。

（9）预防阵发性房颤起搏治疗的程序：目前许多起搏器针对房颤或房性心律失常发

生的电生理机制应用了预防阵发性房颤的起搏程序，常用的起搏程序工作模式有如下5种：①持续或动态超速起搏；②干预短－长心动周期或心室反应性起搏；③超速抑制房性期前收缩后心房电活动；④窦性心律转复后的超速抑制起搏；⑤预防运动后不相称性的心率下降。

四、起搏器的选择

在选择起搏器时，要根据不同的心律及患者的年龄、心功能、活动要求、原发心脏病史、经济承受能力及其他并发症等来综合考虑，如条件允许应首选仿生理型起搏器，对年轻患者，心房变时性不良者应选用频率应答式起搏器。

1. 完全性或高度房室传导阻滞　要根据心房的变时性反应、有否合并心房颤动、心房扑动及阵发室上性心动过速，以及是否有巨大的右心房、心房麻痹（P波极小）等。

（1）心房变时性正常者：最好选用VDD或DDD，一般也可用VVI。

（2）心房变时性不良者：应选用VVIR，也可用DDDR，一般仍可用VVI。

（3）伴有持续的心房颤动、心房扑动或频发室上性心动过速或巨大右心房者：可选用VVIR。年龄大、体力活动少，亦可用VVI。

2. 病态窦房结综合征

（1）窦房阻滞、窦性静止，窦性心律基本正常，房室传导功能正常（房室结文氏点>130次/分），既往无AVB，在颈动脉窦按摩时无AVB，左心房直径<50 mm，左室EF>40%者，选用AAI。如合并AVB，则用DDD或VDD。

（2）严重窦性心动过缓、窦房阻滞、窦性静止而房室传导功能正常者应选用AAIR或DDDR。若伴AVB，则选用DDDR或VVIR。

（3）病态窦房结综合征表现持续、心室率很慢的心房颤动、心房扑动或频发室上性心动过速及巨大右心房者应选用VVIR。

（4）心动过缓与心动过速交替发作，心动过速为快速心房颤动或室上性心动过速者可选用DDI或DVI，可以用VVI。

（5）房室结或心室逸搏节律者可用DVI、DVIR或DDDR。

五、永久起搏器的安置

目前对适合安装永久心脏起搏器的患者，均选用经静脉心内膜导管起搏。可供选择的静脉途径有头静脉、锁骨下静脉、颈内、外静脉。头静脉切开术是常用的血管途径，头静脉解剖位置恒定，体表标志明确，位置较深且固定，导线不易因肢体活动牵拉而脱位。但也有缺点，如10%～15%患者血管较细、畸形、严重扭曲、狭窄或缺如。遇到上述情况，只能改用其他血管途径。锁骨下穿刺途径应用方便、切口小、快捷，是最常用的血管途径。但锁骨下静脉穿刺可出现并发症，以及电极导管被锁骨和肋骨磨损，导致起搏失败。

1. 头静脉途径　左、右头静脉均可选用

（1）患者仰卧在X线检查床上，常规消毒颈部和胸部皮肤，铺消毒巾。

（2）1%利多卡因作局部浸润麻醉，在右锁骨中外1/3交界下方2 cm处作4～5 cm长横切口，逐层分离皮下组织，达胸大肌肌膜，沿胸大肌找出胸大肌与三角肌之间的肌间沟，顺此沟向下分离脂肪层，即可暴露出其内的头静脉，分离出 2 ~ 3 cm 长。结扎头静脉远端。

（3）用眼科手术剪刀剪开头静脉口径约为头静脉的 1/3 或 1/2，将电极头轻轻插入。

（4）在 X 线透视下将电极由头静脉送入锁骨下静脉、无名静脉、上腔静脉、右心房，再利用远端呈弯曲弧形的导向钢丝使电极进入右心室尖部，嵌在心肌小梁内。通过胸透、心腔内心电图及起搏阈值确定电极位置。

（5）定位：X 线透视下，平卧位时电极头端指向心尖，吸气时应在横膈上，侧位透视导管头端应指向前胸壁，几乎与前胸壁相贴。心腔内心电图呈 rS 型，r 波振幅变动不超过 1.5 mV。ST 段明显抬高，看不到 P 波或 P 波很低，深呼吸，体位改变心腔内心电图无改变。测起搏阈值在 0.5 ~ 1.0 V（脉宽 0.5 ms 时），起搏心电图呈 $R_{Ⅰ}$、$S_{Ⅱ}$、$S_{Ⅲ}$、V_{1} 呈 rS 型。符合上述条件才能确定起搏导管头端已嵌入右心室心尖部。

（6）主动电极的植入：先用头端形成 180°的弯钢丝将电极送入右室流出道，撤出钢丝，继而对直钢丝进行塑形并送至电极头端，在后前位投照体位下逐渐回撤到达室间隔。在左前斜 45°投照体位下确认电极头端垂直指向室间隔，此时电极头必须垂直指向脊柱，也就是垂直指向室间隔，这样可保证电极指向室间隔。心电图 QRS 综合波无相对宽大畸形，心电图Ⅱ、Ⅲ、aVF 导联 QRS 波群直立，电轴不偏。测定起搏阈值、阻抗、R 波振幅，达到要求后（阈值 <1.0 V，阻抗 500 ~ 2000 Ω，R 波 >5.0 mV），后将螺旋电极旋入心内膜下。一般旋出电极以 8 ~ 10 圈为宜，透视中看到电极头端旋出标志分离即可，不要旋转电极过多。再次复测各项参数。测试满意后，经深呼吸、咳嗽等动作观察电极是否脱位，然后调整导线张力，缝扎固定电极。

（7）心房电极的植入：起搏心房用的 J 型电极进入右心房后，在下腔静脉口附近退出钢丝 10 cm 左右，使远端呈自然 J 型弯曲，在右前斜位 45°透视下，旋转导管，使电极指向前方（胸骨），再轻轻回撤导管，使电极头端进入右心耳内。进入右心耳的标志是透视下见导管顶端指向左前上，正位透视下见电极头端随心搏向右沿纵轴明显摆动。测心房起搏阈值应 <1.5 V，心腔内心电图显示 PR 段明显抬高。

（8）透视下调整电极导管在心腔内的屈曲度。然后结扎头静脉近端，使电极导管固定。

（9）1% 利多卡因浸润麻醉将要埋入起搏器处的皮肤。

（10）可用同一切口或再作一切口制作囊袋。囊袋的位置在锁骨中外 1/3 交界下方第二前肋间向下的部位。钝性分离皮下组织至胸大肌肌膜上，胸壁很薄的患者，囊袋可在胸大肌前筋膜内。囊袋要稍大于起搏器，故放入的起搏器应离囊袋口 2 cm 左右，以免张力过大不易缝合及张力过大引起皮肤压迫坏死。

（11）将电极导管尾端与起搏器上的插孔相接，然后拧紧固定螺丝。

（12）将起搏器放入皮下囊袋内，调整电极导管的位置，将多余的导线近肌肉面放置，避免形成锐角。起搏器有字一面朝外放入囊袋内。再记录起搏心电图，X 线透视电极导管的位置。

（13）逐层缝合皮下组织及皮肤，囊袋内彻底止血，如有渗血，可于囊袋底部放置橡皮片引流条一根。也有应用凝血酶处理囊袋内出血。为了减少术后感染，一般不放置引流条。手术完毕，切口用敷料覆盖，及时放置沙袋压迫止血。

2. 颈外静脉途径　如头静脉太细或走行异常，可选用颈外静脉。该血管暴露好，手术操作方便。手术方法：仰卧位，不用枕头，头转向左，常规消毒皮肤，铺手术巾。右颈静脉切口取位于右锁骨中点上方 2 ~ 3 cm 处，作 2 ~ 3 cm 长横切口，切开皮肤，浅筋膜和颈阔肌，暴露颈外静脉。结扎远端，近端切开，插入起搏电极导管。起搏器囊袋仍制作在前胸部，电极导管经皮下隧道达囊袋处。电极导管可以经锁骨上或下穿过，在锁骨下穿过易损伤血管。经锁骨上穿过时，皮下隧道应尽量靠内侧。因为锁骨的胸骨头活动幅度小，可减少对电极导管的牵拉。其他步骤与头静脉途径相同。此途径不美观，患者不易接受，故应尽可能选择其他途径。

3. 锁骨下静脉途径　一般认为锁骨下静脉途径比颈外静脉途径好，最适合作生理性双腔起搏，但有可能出现气胸，出血等并发症。具体操作过程：取仰卧位，穿刺侧肩部略垫起，头转向对侧。常规消毒皮肤。铺手术巾。选择锁骨中内 1/3 交界下方约 2 cm 处为穿刺点，先用 1% 利多卡因麻醉，切开皮肤约 1 cm，用血管钳分离切口深部皮下组织和肌肉。然后用尾部接有生理盐水的 5 ml 注射器的穿刺针，抽吸成负压，针头斜面向下，进针方向为向上向内，指向胸骨上窝和甲状软骨之间，针超过锁骨的后缘后，基本与胸壁保持平行，不宜过深，以免穿破胸膜或损伤神经与动脉。当阻力突然消失，见有静脉回血时，固定穿刺针，取下注射器，插入导引钢丝，并在 X 线下将其软头送达右心房，退出穿刺针，沿导引钢丝插入可纵行撕开的外套管与扩张管。退出扩张管和导引钢丝。迅速将起搏电极导管通过外套管插入右心房中下部，然后退出外套管，并将其与电极鞘管脱离。其他步骤与头静脉途径相同。如需同时放置两根电极导管，可经鞘管放置两根导引钢丝至上腔静脉，退出鞘管，再先后分别经导引钢丝插入扩张管和鞘管，退出导引钢丝和扩张管，经鞘管送入电极导管。

4. 腋静脉途径　锁骨下途径植入电极可以出现电极磨损断裂并发症，故为了保证起搏安全，可选择穿刺腋静脉途径放置起搏电极。选锁骨中点下缘 1. 5 cm 为 A 点，锁骨中点内侧 2. 5 cm 为 B 点，A 点与 B 点连线的反向延长线距 A 点 2 cm 为穿刺进针点（C 点），朝锁骨 A 点方向进针，穿刺针与胸壁成 30° ~ 45°穿刺，进针 2 ~ 4 cm 即可到血管。也可根据解剖定位、静脉造影定位和超声定位。

六、安置起搏器患者的术后护理

（1）术后记录 12 导联体表心电图。

（2）术毕摄正、侧位胸片，观察电极位置及导线系统，以便随访参考。

（3）进监护室进行心电监护，观察起搏效果，按需功能等。

（4）术后卧位，少活动，特别是囊袋侧上肢应避免大幅度活动，以免电极脱位。

（5）术后 24 h 左右拔除橡皮片引流条，及时更换敷料，用抗菌素 3 d。

（6）治疗原发病，纠正电解质紊乱及其他心律失常。

（7）详细填写手术记录单。填写安置起搏器患者随身携带的登记卡，包括患者姓名、住址、安置起搏器的医院、医生及其联系电话号码，安置起搏器的日期、起搏器型号，以备随访和发生意外时处理。

（8）术后 7d 拆线。

（9）切口应用黏合剂的患者，可以不更换敷料，可在术后 3 d 出院。

七、安置人工心脏起搏器的并发症及其处理

人工心脏起搏器的并发症可分为：手术并发症、伤口并发症和后期并发症（表 17－3）和起搏功能障碍。随着起搏器质量的提高和手术经验的积累，这些并发症已很少见。

表 17－3　安置起搏器的并发症

分类	并发症
手术并发症	胸血管损伤、空气栓塞、心脏穿孔、心包填塞、电极移位、神经损伤（膈神经和喉返神经损伤）、囊袋内积气
伤口并发症	血肿、感染、皮肤破溃、起搏器移位、骨骼肌抽搐
后期并发症	静脉血栓、肺栓塞、Twidder 综合征、缩窄性心包炎、三尖瓣关闭不全、起搏器综合征

1. 手术并发症　当电极进入心室腔、安放心外膜或心肌电极时，由于机械性刺激，可引起室早、室速、室颤，或心室停顿。因此，在手术前必须作好一切准备，必要时在安置永久起搏电极之前先行临时性起搏保护。

采用锁骨下静脉途径，可并发气胸、血管损伤、气栓及起搏器囊袋内积气。囊袋积气可继发于气胸，或在囊袋关闭时留有空隙。电极导管经颈内静脉可引起隔神经和喉返神经损伤。各种途径插入的电极都可引起心肌穿孔。因此，术中定位时要求 ST 段抬高不应超过 8mV，过分抬高可能发生心肌穿孔。发生心肌穿孔时，一般只需在 X 线透视下将电极稍退回心脏重新安置即可，多数不需要外科手术。心肌穿孔时很少发生心包内积血及心包填塞，如出现心包积血、压塞表现，应考虑心包穿刺引流，或心脏修补。电极脱位多发生在术后 1 月内，发生率为 5% 左右，术中仔细定位，以及让患者深呼吸、咳嗽试验，可减少电极脱位的危险。因电极移位导致起搏失效时，应立即重新调整电极的位置。

此外，冠状静脉窦内放置电极可并发冠状静脉穿孔，夹层等，以及心包压塞。

2. 伤口并发症　最常见的伤口并发症是血肿形成。因此，术中需认真止血，术后应用沙袋压迫止血。如血肿较大，可开放切口，取出血凝块。更换起搏器的患者应去除多余的囊壁，以防止无菌性浆液瘤形成。伤口感染是少见的并发症。严格无菌操作和术前、术中及术后预防性应用抗菌素可避免发生。通常一旦发生感染应取出起搏器和电极导管，静脉注射抗生素，必要时安置临时心脏起搏器，待感染完全消除后，再从对侧静脉途径重新植入起搏器。皮肤坏死为起搏系统埋置浅，引起局部皮肤缺血所致，常见于消瘦的患者。故对消瘦的患者，应将起搏器埋入皮下组织较深的部位或埋入胸大肌下。起搏器常发生向胸外侧面移位，此时可发生皮肤压迫坏死，将靠近起搏器的电极导管缝扎在深筋膜上可防止移位发生。当发现皮肤受压变色时，应及时更换起搏器的位置。

3. 后期并发症　不常见的并发症有上腔静脉血栓形成，引起上腔静脉综合征，以及颅内静脉窦血栓及右心房、室血栓形成。在低心排出量并有右心房或右心室有血栓的患者可发生肺栓塞。有报道经静脉途径或经胸放置电极的患者发生缩窄性心包炎。三尖瓣关闭不全是非常少见的并发症，可继发于电极导管的置入或去除后。起搏器在囊袋内可发生旋转移位（Twidder 综合征）。心室起搏的患者，由于心房和心室收缩的不同步，可使心室充盈量减少，而致心搏量减少，血压降低，脉搏减弱，可伴有相应的症状，称为人工心脏起搏器综合征，发生率可达 15% 左右，如症状明显需换用心房同步或房室顺序起搏或左右心室同步化

起搏。

4. 起搏器功能障碍　生物医学工程技术的发展已使起搏器寿命延长，质量非常可靠。但是，起搏器功能障碍仍有发生。因此，对安置起搏器的患者行适当的长期随访。起搏器功能障碍可表现为预置起搏频率的改变（加速或减慢）、不规则起搏、感知失灵。这几种表现可单独存在，或并存。起搏频率突然加速称奔放，可引起室性心动过速；或室颤，导致患者死亡，故需紧急处理。可行电极复律，切断电极导管，然后重新安置新的起搏器。心率变慢是起搏器功能障碍最常见的表现，多为电池耗竭。不规则起搏也多见电池临近耗竭时，可伴有起搏频率加快或变慢。也可见于电极导管间歇断裂、电极移位、穿孔或阈值升高。感知功能失灵可单独出现，但也可伴有起搏脉冲不能心室夺获。不能感知的原因有信号太小，电极移位，电池不足、电路故障。当感知电路故障时，按需型起搏器仅作为固定频率起搏器工作。起搏脉冲不能心室夺获，表现为持续性、或间歇性出现。最常见的原因是电极移位或导管断裂。电极移位多发生在起搏器植入后 1 个月内。而在后期可能是电极周围纤维化、心脏原发病变的发展、严重高血钾或低血钾，以及药物中毒，尤其是奎尼丁和普鲁卡因胺。如不存在以上因素可能是起搏器本身的故障。骨骼肌电位有时抑制单极起搏系统的按需型起搏器。由深吸气，用力或咳嗽产生的膈肌收缩也可暂时抑制按需型起搏器功能。电离辐射也能引起新一代程控起搏器故障，应避免接触。与固定频率起搏器相比，按需型起搏器产生室颤的可能性很小，但它更易受各种电磁源如雷达的干扰，应避开高能量的电磁源，以免生意外。新型的起搏器基本上克服了受外界磁场的干扰。目前市场上已经有可以接受磁共振检查的起搏器，即强磁场不影响的起搏器的功能。

八、安置人工心脏起搏器患者的随访

使用永久起搏器的患者，经常随访检查是确保患者安全和起搏长期有效的重要措施。出院前向患者及其家属介绍有关起搏器的知识和注意事项。嘱患者每晨醒后检查自己的脉搏并随时记录，发现心率改变及时与医生联系。根据起搏器厂家的警告，告知患者相关的注意事项，如避免进入有电磁场的环境，以防起搏器电路受干扰而引起的起搏或感知失常。

出院后 2 个月内应每 2 ~3 周随访 1 次，2 个月至 1 年内每 1 ~2 个月随访 1 次。1 年后每 3 ~6 个月随访 1 次。在起搏器预期寿命到达前半年，增加随访次数至每 3 个月或每月 1 次。发现电池有耗竭倾向时，宜每周随访 1 次，直至更换新的起搏器。随访检查的主要项目如下。

1. 心电图　通过心电图记录，可观察起搏器的按需功能和起搏功能。如脉冲频率下降 10%，应更换起搏器。必要时行动态心电图检查。

2. 起搏阈值测定　术后 6 周左右进行。测定方法因起搏器类型和厂家的不同而异。一些起搏器通过缩短脉宽逐渐降低输出强度，而另一些起搏器通过降低输出电压来降低输出强度，通过观察夺获丧失点，确定起搏阈值。还有一些起搏器通过将磁铁放在起搏器的上方，该起搏器便自动开始递减其输出强度的周期，从心电图上观察其起搏失败的起始脉冲，从而可推算出起搏阈值。由于在术后开始几周内，起搏阈值可能上升，故在 4 ~6 周内不应降低输出强度。6 周后，为延长电池使用寿命，可降低输出强度，但应维持输出强度是起搏阈值的 2 倍，以策安全。

3. 胸部 X 线拍片　摄正、侧位胸片以了解电极位置是否良好，有无移位或电极有无断裂。

4. 起搏脉冲图检查　用脉冲分析仪测量脉冲周期和脉冲宽度，根据脉冲周期计算脉冲频率。方法简单、直观。或通过示波器作类似心电图标准导联Ⅱ或Ⅰ的连接，观察起搏脉冲的波形、频率和脉宽，并与该起搏器原来的参数比较。如脉宽增加 15%，脉冲幅度下降 20%，提示电池临近耗竭，需更换起搏器。但是，目前已经基本不用。但在无程控仪的条件下，仍可作为评价起搏功能的一种方法。

（李占海）

第三节　临时心脏起搏器

临时心脏起搏为非永久性置入起搏电极的一种起搏方式。起搏电极一般放置 1 ~ 2 周．患者心动过缓恢复正常或引起心动过缓的原因去除后，就可终止临床起搏器的应用。

一、临时心脏起搏的适应证

（1）AMI 伴有Ⅲ度或高度 AVB 者或下壁 AMI 伴有Ⅲ度或高度 AVB 经药物治疗无效者。

（2）急性心肌炎或心肌病伴阿斯综合征者。

（3）药物中毒引起阿斯综合征发作者。

（4）心脏手术后发生Ⅲ度 AVB 者。

（5）电解质紊乱（如高血钾）引起高度 AVB 者。

（6）超速抑制以诊断及治疗其他方法不能终止的室上性心动过速或室性心动过速。

（7）预防性应用于更换或安置永久型起搏器、冠状动脉造影、电击复律及外科手术治疗。

二、临时起搏器置入术

1. 静脉途径　包括锁骨下静脉，颈内、外静脉，股静脉和肱静脉。其中股静脉、颈内静脉及锁骨下静脉是最常用的静脉入路。

2. 电极定位　临床心脏起搏通常采用单腔按需起搏器，即 VVI，在体表心电图指引下应用漂浮导管电极，不需 X 线指导。心腔内心电图可指导电极的定位：电极到达右房时呈现巨大 P 波，进入右心室时记录到巨大 QRS 波，电极接触到心内膜时 ST 段呈弓背向上抬高 1.5 ~ 3.0 mV 是重要的定位指标。

右心室心尖部起搏时体表心电图呈左束支传导阻滞及左前分支阻滞样图形，心电轴显著左偏 −30° ~ 90°，V_5、V_6 导联 QRS 波形态可表现为以 S 波为主的宽阔波。右心室流出道起搏时 QRS 波群呈类似左束支传导阻滞样图形，Ⅱ、Ⅲ、aVF 导联的主波向上，心电轴正常或右偏。

3. 并发症　并发症的发生与术者技术水平、起搏器电极的留置时间及术后护理状况密切相关。最常见的并发症是导管移位，其次是穿刺并发症、心律失常、膈肌刺激、感染、导管断裂、心肌穿孔等。

（杜来义）

第四节 心脏的再同步化治疗

心脏的再同步化治疗（cardiac resynchronization therapy，CRT）是通过双心室起搏的方式治疗心室收缩不同步的心力衰竭患者。理论上讲，左右心室同步起搏可恢复正常的左右心室及心室内的同步激动，减轻二尖瓣反流，从而增加心输出量。

一、CRT 适应证

CRT 适应证详见表 17－4。

表 17－4 CRT 治疗适应证（2010 年 ESC《心力衰竭患者器械治疗指南》）

CRT－D 或 CRT－P 置入推荐	患者人群	推荐级别和证据水平
推荐降低患病率/病死率	心功能 NYHA Ⅲ级或可走动的Ⅳ级、LVEF≤35%、QRS 宽度≥120ms、窦性心律且接受了最佳的药物治疗	Ⅰ A
推荐降低患病率，预防疾病进展	心功能 NYHA Ⅱ级；LVEF≤35%、QRS 宽度≥150ms、窦性心律且接受了最佳的药物治疗	Ⅰ A
可考虑用于降低患病率	永久性房颤房室结消融后起搏器依赖者、心功能 NYHA Ⅲ～Ⅳ级，LVEF≤35%、QRS 宽度≥130ms	Ⅱ A，B
可考虑用于降低患病率	永久性房颤伴缓慢心室率且起搏比率≥95%者、心功能 NYHA Ⅲ～Ⅳ级、LVEF≤35%、QRS 宽度≥130ms 并接受了最佳的药物治疗	Ⅱ A，C
推荐降低患病率	Ⅰ级起搏器植入适应证、心功能 NYHA Ⅲ～Ⅳ级、LVEF≤35%、QRS 宽度≥120ms	Ⅰ B
可考虑用于降低患病率	Ⅰ级起搏器植入适应证、心功能 NYHA Ⅲ～Ⅳ级、LVEF≤35%、QRS 宽度＜120ms	Ⅱ A，C
可考虑用于降低患病率	Ⅰ级起搏器植入适应证、心功能 NYHA Ⅱ级、LVEF≤35%、QRS 宽度＜120ms	Ⅱ B，C

二、CRT 置入技术

除常规右心房、右心室起搏部位外，CRT 还需要进行左心室起搏。目前左心室起搏的主要途径是经冠状静脉窦将起搏电极送至心脏静脉起搏左心室。

冠状静脉窦电极导线的置入方法如下。

1. 冠状静脉窦插管　一般选择左锁骨下静脉穿刺或分离头静脉送入导引钢丝，然后将特殊设计的冠状静脉窦长鞘送入冠状静脉窦。

2. 逆行冠状静脉窦造影　在置入冠状静脉窦电极导线前，首先应进行逆行冠状静脉窦造影，了解冠状静脉窦及其分支血管的走形。

3. 冠状静脉窦电极导线置入　冠状静脉窦逆行造影后，撤出造影导管，再沿静脉鞘将电极导线送入心脏静脉，最好选择左室侧或后静脉，也可选择其他血管。

4. 心室起搏阈值测定　因为是心外膜起搏，因此左心室起搏阈值较高。记录左心室心电图及体表心电图。最后再将右心房、右心室电极导线置入，分别测试右心房、右心室及双心室起搏阈值。

三、并发症及处理

除了与常规起搏器植入类似的并发症外，CRT 独特的并发症主要与冠状静脉窦和左室起搏导线有关。与导线有关的常见并发症：①左室起搏导线置入未成功：左室导线的置入是 CRT 的关键环节。目前认为最佳的起搏点通常是在左室侧静脉或侧后静脉。据报道左室起搏导线置入失败率为 5% ~13%；②冠状静脉窦夹层、穿孔，发生率为 2% ~4%。一般夹层仅表现为造影剂在局部潴留，只需密切观察病情进展。如夹层严重影响冠状静脉窦血液回流，并向心包腔内弥散，应及时终止手术并采取相应措施；③心肌穿孔、心脏压塞：预防的关键在于轻柔操作，遇到阻力适当回撤导线。大部分穿孔在导线撤出后自行愈合，较少发生心脏压塞。一旦发生心脏压塞要严密观察，立即进行心包穿刺和引流；④膈肌刺激：膈肌刺激主要表现为随起搏出现的呃逆或腹肌抽动，发生率为 1.6% ~3%。术中导线固定后应行高电压刺激试验，观察是否有上述现象。如有发生需要调整导线位置。

（杜来义）

第十八章　冠状动脉内支架置入术

第一节　冠状动脉内支架置入的指征

1969 年，Dotter 首先报道了在人体外周动脉置入支架治疗动脉狭窄性病变的经验。他发现经过球囊扩张后，在外周动脉病变部位置入支架能有效预防或减轻术后近、远期再狭窄的发生。但是，在 1977 年 Gruanzig 发明经皮球囊冠状动脉腔内成形术（PTCA）后，外周血管支架技术未能马上被移植采用。其原因是：①最初的 PTCA 都限制在单支病变的 A 型病变上，PTCA 效果较好；②有限的病例数目对处理急性闭塞和再狭窄的要求尚不迫切；③临床上没有现成的冠状动脉支架可供使用。

随着 PTCA 适应证的不断扩大和治疗病例的积累，PTCA 的急性闭塞率和远期再狭窄率逐渐增加，且越来越成为制约冠心病介入治疗发展的重要因素。1986 年，在法国工作的瑞士籍学者 Ulrich Sigwart 首次将冠状动脉支架应用于人体，他的研究成果被发表在 1987 年《新英格兰医学杂志》上，冠状动脉支架时代从此开始。1994 年，Palmaz - Schatz 裸金属支架率先通过美国 FDA 认证并应用于临床，从此，冠状动脉支架术得以在临床上广泛推广。然而，裸金属支架术后令人难以接受的较高的再狭窄率也逐渐成为制约冠状动脉内支架置入技术发展的最大障碍，直到 2001 年 9 月，欧洲心脏病学会议上公布了第一个药物洗脱支架的临床试验结果（RAVEL 试验），从此冠状动脉支架进入了药物支架时代，药物洗脱支架以其卓越的抗再狭窄效果荣登当年 AHA 十大研究进展的榜首，从而也改变了冠心病血运重建治疗的格局，扩大了支架治疗冠心病的适应证。

根据支架在冠状动脉病变处的释放方式，可将支架主要分为两大类，即自扩张支架和球囊扩张支架。前者多呈螺旋状，预先被压缩在导管腔内，当定好位后，固定支架，回撤导管，于是支架从导管的束缚中逐渐松脱恢复原有形状，从而达到支撑病变组织的目的。由于支撑力有限、操作复杂、脱载率高、支架定位不准确等缺点，目前，冠状动脉支架中，这种自扩张支架已经被球囊扩张支架所取代。

下面将重点介绍不同支架时代的冠状动脉内支架置入指征。

一、裸金属支架时代的支架置入指征

球囊扩张支架的操作原理是：金属支架被预先压缩在折叠好的球囊导管上，通过导丝和指引导管将预装好的球囊支架送到病变部位，在透视下准确定位支架，然后通过压力泵充盈球囊，使支架充分扩张并支撑在血管病变部位。这种支架具有操作简单、通过性好、脱载率低、定位准确和支撑力强等优点（图 18 - 1）。

裸金属支架时代，在国外多数医疗机构的心脏介入治疗中心，采用支架置入手段治疗冠心病的比例在 80% 左右，而国内由于受各个医疗机构介入医生的经验、技术以及设备状况

差异较大的限制，一些到没有实施介入手术条件或条件欠缺的医疗机构就诊的冠心病患者，常常被转往大的心脏介入中心接受支架置入治疗，因此在大的心脏介入中心，支架的使用率高达95%以上。由于支架置入可有效解决PTCA夹层引起的急性冠状动脉闭塞、冠状动脉弹性回缩和提高冠状动脉长期开通率的作用，加之心脏介入医生技术和经验不断积累完善、有效抗血小板药物的不断发展和广泛应用、支架设计和制作工艺的不断改进以及患者对支架治疗冠心病的观念的改变，支架的使用越来越广泛，冠状动脉内支架置入的指征也在不断扩大。然而，冠状动脉支架置入也有其局限性和并发症。作为术者，要时刻从患者能否获益或获益是否最大角度出发，让支架置入真正成为救治患者并改善患者生活质量的一种治疗手段。通过回顾以往的临床研究结果并结合作者的经验，建议在以下情况选择支架置入：

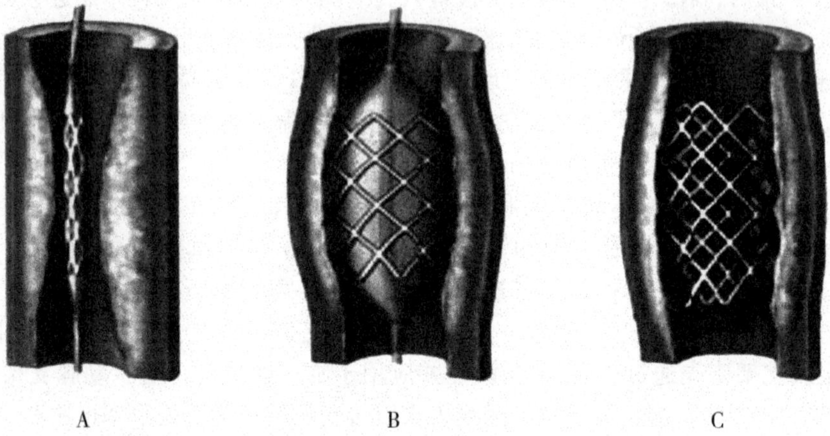

图18-1　球囊扩张支架治疗冠状动脉狭窄性病变的示意图

A. 在病变部位定为支架；B. 通过压力泵充盈球囊，使支架充分扩张并支撑在血管病变部位；
C. 退出球囊后，支架依靠自身的轴向支撑力继续对血管病变部位起支撑作用

（一）处理PTCA后急性血管闭塞或夹层

被扩张段冠状动脉夹层和继发性血栓是PTCA后急性冠状动脉闭塞的主要原因。在冠状动脉内支架问世以前，对这类严重并发症的处理方法是采用灌注球囊长时间低压贴靠或进行紧急冠状动脉搭桥手术。由于病变部位血管内膜撕裂是PTCA发生作用的主要机制，因此，如何处理好扩张不够导致弹性回缩和扩张过度导致严重夹层就成为PTCA操作者必须很好把握的重要问题之一。

1987年，Sigwart等首先报道了使用Wallstent自扩张支架的经验。随后，数种球囊扩张支架陆续应用于临床，均取得了满意结果。在PTCA的血管病变部位置入支架，由于支架的支撑作用，使得血管弹性回缩情况大大降低；其次，支架使得发生夹层部位的血管内膜与中膜贴靠更好，从而减少和防止了内膜下血栓形成的发生，降低了PTCA后急性冠状动脉闭塞率。

在PTCA中出现下列情况时，提示单纯球囊扩张效果不好、发生急性冠状动脉闭塞的可能性较大或者远期再狭窄率高，应置入支架加以预防：①血管壁弹性回缩造成PTCA后管腔直径残余狭窄>30%；②严重血管夹层；③血管病变处存在血栓影或管腔内膜不光滑，前向血流缓慢；④多次球囊扩张后患者仍然存在持续性心绞痛或心电图提示有心肌缺血；⑤无保

护左主干 PTCA 后；⑥主要冠状动脉开口病变 PTCA 后。

在置入支架前，应首先明确如下问题：①造成急性冠状动脉闭塞的主要原因是血管夹层还是血栓形成。如果是前者，应尽快置入支架；如果是后者，置入支架后有可能诱发新的血栓形成，使病情恶化。应该在支架置入的同时或先后进行溶栓、抽吸血栓和有效的抗血小板治疗。②发生急性闭塞的冠状动脉病变处是否存在严重的冠状动脉痉挛。严重的冠状动脉痉挛一方面造成支架通过病变困难，另一方面影响对支架参数的正确选择。因此，当判断此情况存在时，应先向冠状动脉内注射硝酸甘油 100 ~ 200μg，缓解冠状动脉痉挛，恢复冠状动脉的实际管腔。

（二）预防近、远期再狭窄的发生

靶病变再狭窄是制约 PTCA 技术广泛应用和发展的主要原因。冠状动脉内支架问世以前，临床上曾探索过很多预防、抑制和减轻再狭窄的措施，包括药物治疗、冠状动脉内放射治疗和激光治疗等，但效果并不理想。

理论上，对在体血管壁的任何损伤都会引起内膜增生性修复反应，如果这种非特异性组织增生反应过度，就会造成再狭窄。对机体组织而言，冠状动脉内支架一方面是一种异物，另一方面在支架置入过程中会造成不同程度的血管内膜损伤。因此，在置入支架后即开始出现血管壁对异物刺激的增生反应和血管对损伤产生的修复反应，表现为血管内膜的增生、中层平滑肌细胞的增殖和迁移，而且这种血管内膜和中层平滑肌细胞的增殖反应程度与血管壁损伤的严重程度有关，在哺乳动物，则损伤程度越重，修复反应越强烈。

随着大量随机临床试验的完成，越来越多的证据表明，对经过选择的冠状动脉病变，支架置入可使 PTCA 术后的再狭窄率显著下降，对于复杂病变和再狭窄风险高的病变，PTCA 后置入支架是非常必要的。这些病变包括大血管开口病变、弥漫性长病变、成角病变、钙化病变、完全闭塞病变、严重偏心病变、分叉病变、溃疡病变、PTCA 后再狭窄病变以及旋切/旋磨后的病变。

冠状动脉内支架的抗再狭窄作用主要是通过增加有效管腔面积来实现的，除了少数特制的支架如放射支架、涂层支架外，大多数普通支架本身对血管的再狭窄过程并无抑制作用。研究结果表明，PTCA 后，血管壁的弹性回缩可使 PTCA 获得的最大管腔损失 50% 以上，置入支架可将这种损失减少到小于 8%（图 18 - 2）。

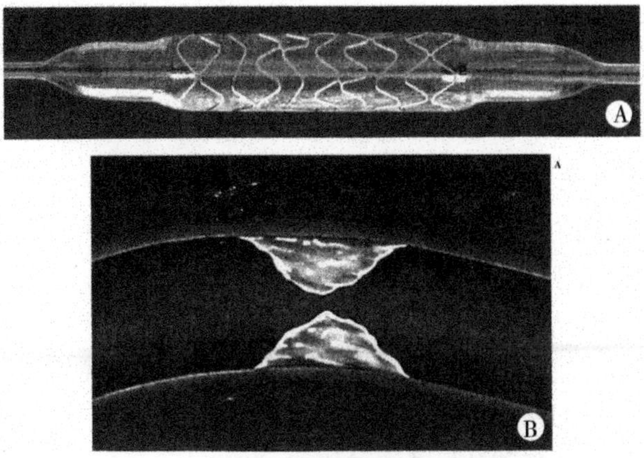

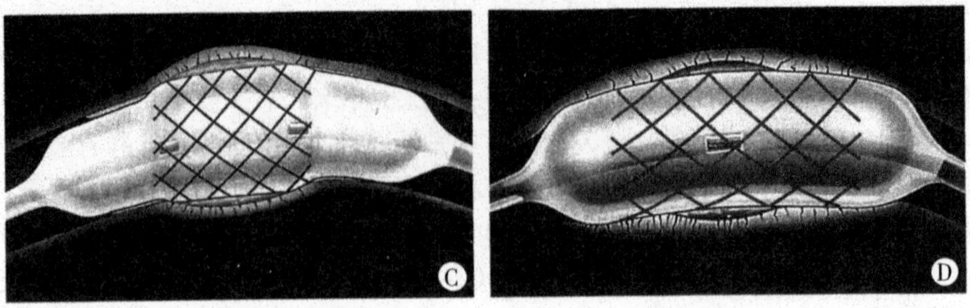

图 18－2　对冠状动脉内病变置入支架后，能增加球囊扩张后的最小内径，有效防止病变血管壁的弹性回缩，预防再狭窄；图示 CVD 公司根据病变特点设计的“聚焦”支架（focus stent）

A. 扩张支架的球囊两端逐渐变细，称为无损伤两端，可防止在扩张支架时球囊两端过度扩张造成支架近端或远端血管壁损伤或夹层；B. 典型的冠状动脉内局限性狭窄病变模式图；C. 聚焦支架扩张时，球囊张力主要集中于支架和支架下病变血管壁，防止对病变近远端血管壁（支架两端）的过度撕裂；D. 采用常规球囊扩张支架时，有可能对支架两端对正常的血管壁造成过度撕裂或夹层，诱发支架内血栓或早期支架内再狭窄

（三）处理冠状动脉桥血管的狭窄病变

冠状动脉动脉搭桥术后，因桥血管或桥血管吻合口部位发生狭窄或闭塞而再次发生心绞痛的治疗较为困难。早期曾经采用再次搭桥术进行处理，但手术难度较大，并发症和病死率较高，患者难以接受。裸金属支架时代，对这类病变的处理，只要技术上可行，应首选 PTCA 后支架置入术。

冠状动脉动脉搭桥术后早期（＜30 天）发生心肌缺血，通常是桥血管血栓形成所致，可发生在大隐静脉桥和动脉桥，应在积极抗血小板的前提下尽早实施介入治疗；如缺血发生在术后 1～12 个月，其病因通常是吻合口附近的桥血管发生狭窄，这段吻合口狭窄（无论是动脉桥还是静脉桥）对球囊扩张反应较好，只要技术上可行，应首选 PTCA 后支架置入术，对大隐静脉桥血管实施介入治疗时，可因为斑块脱落等原因造成桥血管血流减慢，常可导致血栓形成、远端血管栓塞和急性心肌梗死发生，远端保护装置能降低远端血管栓塞的并发症，建议在介入治疗时应用远端血栓保护装置；冠状动脉动脉搭桥术后 1 年以上发生的缺血，通常提示桥血管和（或）自体冠状动脉发生了新的狭窄病变，对于自体冠状动脉的病变，只要技术上可行，应首选 PTCA 后支架置入术，对于桥血管病变的介入治疗要充分评价患者的获益后做出决定。

（四）冠状动脉内支架置入的具体适应证

药物洗脱支架问世以前，多数冠心病介入治疗专家认为，在下列情况下实施冠状动脉内支架置入具有较好的危险/利益比：

（1）球囊成形术后明显弹性回缩或残余狭窄＞30% 的病变。

（2）急性血管闭塞或接近闭塞的病变（如严重夹层、血栓等）。

（3）大隐静脉桥血管的狭窄病变。

（4）左主干和主要冠状动脉开口部狭窄病变。

（5）直径较大的血管的局灶性狭窄病变。一般认为，对于直径 >3mm 的血管置入支架能明显降低再狭窄率。

（6）直径较大的血管再狭窄病变，尤其是经单纯 PTCA、旋切/旋磨和支架治疗后的再狭窄病变。

（7）急性心肌梗死的罪犯血管病变。

（8）严重影响心脏功能的重要血管的狭窄病变，如左前降支和优势右冠近段的病变。

（9）术者认为需要置入支架处理的其他病变。

二、药物洗脱支架时代的支架置入指征

针对裸金属支架术后较高的再狭窄率问题，人们曾尝试改进支架表面性质、使用切割球囊血管成形术、定向冠状动脉内斑块切除术、血管内近距离放射和药物治疗等方法消除支架内再狭窄，都未取得满意结果。为了解决上述问题，由美国强生公司率先研制出的药物洗脱支架（即雷帕霉素洗脱支架 – Cypher™）在欧洲应用于临床，早期的临床试验（如 FIM、REVAL）显示置入该支架 6 个月时的支架内再狭窄率和靶病变血运重建率均为 0，心脏不良事件的发生率明显低于裸金属支架，药物洗脱支架以其卓越的安全性和效果被誉为介入心脏病学领域的又一个里程碑，开创了介入心脏病学的新纪元。于是，美国 FDA 于 2003 年 4 月批准了该支架在美国上市，同年晚些时候在全球很多国家陆续上市。2004 年 3 月 FDA 又批准另一种药物洗脱支架——紫杉醇洗脱支架（TAXUS™）上市。此后，国内一些企业研发的药物洗脱支架也陆续上市。不同厂家的支架，其制作工艺有所不同。到目前为止，市场上的药物洗脱支架已经有较多种类。为了便于了解这些药物支架的特点，我们人为地对其进行了分类。按照支架所携载的药物分为雷帕霉素及其衍生物洗脱支架（如美国生产的 Cypher™ 和 Endeavor™；国产的 Firebirdr™、Partner™和 EXCEL™等）和紫杉醇洗脱支架（如美国生产的 TAXUS™系列支架）两种；按照支架使用的聚合物是否可降解分为聚合物不可降解药物洗脱支架（如 Cypher™、Endeavor™、Firebird™、Partner™以及 TAXUS™系列支架）和聚合物可降解药物洗脱支架（如 EXCEL™）。

在介绍药物洗脱支架之前，首先要明确药物支架的概念。到目前为止，药物支架大体上分为两大类：一类是在金属支架表面包被磷酸胆碱、肝素、地塞米松和碳化物的药物涂层支架；一类是通过高分子聚合物将具有抗增殖作用的药物携载到支架表面的药物洗脱支架。本章节将要介绍的是后者。目前，国内使用的药物洗脱支架主要有强生公司生产的 Cypher™和 CYPHER Select™支架、波士顿公司生产的 TAXUS™系列支架、美敦力公司生产的 Endeavor™支架和我国上海微创公司生产的 Firebird™支架、山东吉威医疗制品有限公司生产的 EXCEL™支架和北京乐普医疗器械有限公司生产的 Partner™支架等。这些药物洗脱支架的共同特点：它们都是由裸金属支架平台、高分子聚合物（药物载体）和抗平滑肌增殖药物三个部分组成的。所不同的是：①高分子聚合物不同。EXCEL™支架所使用的高分子聚合物在体内 3 ~6 个月以后可以降解成 H_2O 和 CO_2，而其余支架的高分子聚合物都不能降解，将和金属支架部分一起永久留在冠状动脉内。②所携载的抗平滑肌增殖作用的药物不同。TAXUS™支架携载的是具有抗肿瘤作用的紫杉醇，Endeavor™支架携载的是 ABT – 578（一种雷帕霉素衍生物），其余支架携载的均为雷帕霉素。③涂层方法和工艺不同。EXCEL™支架采用的是专利技术的单面涂层工艺，即仅在支架接触血管壁的一侧涂聚合物和药物，而其他支架则

是在支架的所有部位都涂有聚合物和药物。正是药物洗脱支架之间的这些不同特点，导致了它们不同的临床效果。

自2003年美国FDA批准药物洗脱支架（Cypher™）上市以来，全球实施的心脏介入手术量逐年增加。2004年，美国有近100万例、我国大约5万例冠心病患者接受了冠状动脉支架置入治疗；到2005年，全球冠心病介入手术量超过240万例，我国有8万例。而事实上，我国需要置入支架治疗的冠心病患者远远大于这个数字，实际的年增长率在30%～40%，其中使用药物洗脱支架的比例为70%～90%，在许多大的心脏介入中心这个比例高达95%以上。

因为药物洗脱支架表面有聚合物和药物涂层，为防止因操作不当造成支架涂层的破坏，操作时要注意：避免用手直接抓握或擦拭支架、对钙化或狭窄较重的病变要充分预扩张后再送入支架；其余操作与裸金属支架相同。

药物洗脱支架在处理PTCA后靶血管急性闭塞或夹层等方面的作用与裸金属支架完全相同。所不同的是药物洗脱支架对预防靶血管近、远期再狭窄的作用明显优于裸金属支架。目前为止，关于药物洗脱支架的临床试验结果和专家共识都认为，对于再狭窄风险高的患者（如合并糖尿病的患者）和冠状动脉病变（如左主干病变、开口病变、前降支病变、小血管病变、弥漫性病变、偏心性狭窄病变、慢性闭塞病变和严重狭窄病变等），只要技术上可行，均可首选介入治疗并植入药物洗脱支架。但以下情况应列为药物洗脱支架的禁忌证：①对316L不锈钢、支架所使用的高分子聚合物和药物过敏者；②存在抗凝和抗血小板禁忌证者；③预期寿命小于6个月者；④孕妇及哺乳期妇女；⑤严重钙化病变，预期支架不能被充分扩张者。

具体植入药物洗脱支架的指征如下：

（1）术前存在PTCA后再狭窄的高危因素的患者，如高龄、不稳定型心绞痛、糖尿病、高血压、高胆固醇血症、肾脏疾病、吸烟及多支冠状动脉病变的患者。

（2）合并或不合并左前降支近段严重病变、无创检查提示有大面积或中等面积存活心肌的不稳定心绞痛/非ST段抬高性心肌梗死患者的1支或2支冠状动脉病变者。

（3）病变的解剖特点适合支架置入治疗，且患者左心室功能较好的多支冠状动脉病变患者。

（4）药物治疗无效、不适合再次外科手术治疗的大隐静脉桥局限性狭窄或多处狭窄的患者。

（5）严重的左主干病变（直径狭窄>50%）患者，存在外科手术禁忌证或者存在血流动力学不稳定情况需要在冠状动脉造影时急诊介入治疗的患者。

（6）术者认为需要置入药物支架的其他病变。

三、临床常用支架及其特点

（一）裸金属支架及其特点

临床上应用的支架绝大多数都是球囊预装被动扩张支架，反映这种支架主要特点的参数有：①支架直径，主要包括两个直径，即预装在球囊上的外径和球囊扩张、支架伸展后的内径。前者主要影响支架的通过能力和到位率，常用French号数表示；后者主要用于与病变血管相匹配，常用毫米（mm）表示。②支架长度，一方面反映支架金属撑杆的节段数，另一方面反应与病变长度的匹配情况，常用毫米（mm）表示。值得注意的是，当支架扩张后，都存在不同程度的缩短，因此，在定位病变（尤其是开口部位）时要考虑到这一点。

③支架的支撑力，为了直观反映支架扩张后的支撑力，临床上常根据支架的结构进行大致分类，即支撑力较强的管状支架、较弱的缠绕支架和介于二者之间的混合支架。④支架扩张压力，包括3种。命名压，指将支架伸展到其标定直径所需要的压力，用大气压表示；爆破压：即引起支架球囊破裂的最小压力；伸展压：指支架伸展超过标定直径所需要的压力，介于命名压和爆破压之间。⑤可透视性，指支架两端的X线标志及支架本身在透视下的可见程度，可以帮助支架到位和准确定位。⑥顺应性，指支架通过弯曲血管或阻力病变时的可变形通过能力（图18－3）。⑦分支血管保护能力，即当支架盖过非开口病变分支血管时，对分支血流的影响程度；当盖过开口存在病变的分支血管时，通过支架网眼送入导丝、球囊和支架扩张分支病变的能力。

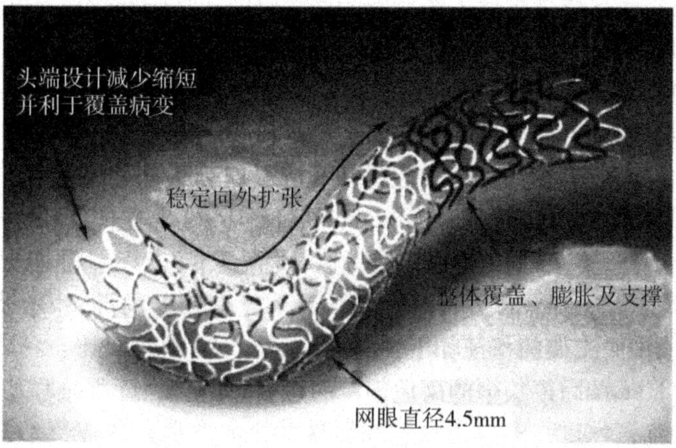

图18－3 举例说明冠状动脉内支架的常用参数，包括：①扩张后的外径（如3.0mm）；②扩张后的长度（如20mm）；③扩张后对血管壁的支撑力（管状支架）；④支架扩张压力（命名压：6个大气压；爆破压：16个大气压）；⑤可透视性（不带X线标记）；⑥顺应性：通过弯曲病变的能力；⑦分支保护能力（能通过支架网眼扩张分支血管）

世界各国制造冠状动脉内支架的厂家很多，他们所生产的支架在材料的选择、结构和外形的设计、制作工艺和性能方面都有所不同。由于受多种因素的影响，不同的医院、不同的导管室和不同的术者针对不同或相同的病变或病例所选用的支架也很不相同。这些情况虽然有利于支架制造的多样化和发展，但客观上也增加了临床医生对支架选择、使用和评价的难度。因此，目前很难从整体角度来评价各种支架之间的优缺点。对支架的比较结果大多数是基于支架的某一个或某几个特性而得出的。临床医生往往根据各自的知识、经验、条件和实际情况来选择支架。临床上曾应用较多的几种主要冠状动脉内裸金属支架有以下几种：

1. AVE支架　该支架的材料是316L不锈钢。早期的支架由0.008in的不锈钢丝编制而成，形状类似多个“Z”字连成的圈。单节长4mm，将不同数量的单节用激光焊接起来分别制成直径大小为2.5mm、3.0mm、3.5mm和4.0mm；长度为8mm、12mm、24mm、30mm和40mm几种规格的支架。X线下有一定可视性，易于准确定位。后期推出的支架仍然使用了不锈钢材料，但是采用较为先进的激光切割技术成形、之后采用特殊的清洗和抛光等一系列处理程序制成，在支架的节段长度和节段数方面都做了相应的调整，因此，依然保留了该支架良好顺应性的特点。另外，该支架的网眼直径还能满足通过支架网眼对分支血管进行扩张和置入支架。因为这些优点，该直径常常被首选用于冠状动脉弯曲多、弯曲幅度大的病变和分叉病变。

2. BeStent 支架　BeStent 支架是美敦力公司生产的一种管状支架。支架材料是316L 不锈钢，经激光雕刻而成。由于采用了多节结构，其顺应性好，可通过弯曲的冠状动脉到达病变。常用型号有：直径2.5mm、3.0mm、3.5mm、4.0mm、4.5mm、5.0mm 和5.5mm；长度15mm、25mm 和 35mm。

BeStent 支架的辐射支撑力较好；伸展后无缩短现象；支架两端各有一个金标志点，是准确定位支架的重要标志；其支架网眼也可满足对分支血管进行扩张或支架置入的操作。BeStent 支架的缺点是使用前需要术者将支架捏装在球囊上，因此，降低了支架的顺应性，增加了支架的脱载率；此外，如果支架扩张不充分或者球囊有压迹，还需换用非顺应性高压球囊对支架未充分扩张部位进行后扩张。因为这些原因，临床上几乎不再使用该种支架。

3. XT 支架　是由爱尔兰 BARD 公司生产的球囊扩张支架。1995 年 10 月用于临床，有非预装和预装球囊扩张支架两种。XT 支架结构与 AVE 支架类似的“Z”构造，每个“Z”圈由一根钢丝联接，用以增加支架的顺应性。支架在 X 透视下可视性较好，易于定位。

XT 支架的钢丝较粗，支撑力较好，但弹性回缩的程度也较大，需通过 7F 指引导管输送。常用型号有：直径有 2.5mm、3.0mm、3.5mm 和 4.0mm 四种；长度有 6mm、11mm、15mm、19mm、24mm、30mm 和 37mm 七种。除严重钙化病变外，XT 支架可用于其他各类病变。

4. Gianturco - Roubin Ⅱ 支架　Gianturco - Roubin Ⅱ 支架（简称 GR Ⅱ 支架）是一种缠绕型球囊预装支架，对分支血流影响较小。与其前身 GR 支架相比，GR Ⅱ 具有重要改进：①由不锈钢圆柱体变成椭圆体，提高支架的顺应性，更容易通过弯曲血管；②各圈之间由长条钢丝焊连，防止在置入过程中因血管壁和球囊挤压而变形；③在支架两端增加 X 线识别标志，便于准确定位。常用型号有：直径 2.5mm、3.0mm、3.5mm、4.0mm、4.5mm 和 5.0mm 六种，长度为 20 ~40mm。

5. Multi - Link 支架　Multil - Link 支架（又称为 Bronco ACS 支架），1993 年用于临床。材料为不锈钢，经激光雕刻制成。由于环与环之间的间隙较小，伸展后所支撑的血管内壁也较光滑，对血管壁夹层、血栓和内膜片等具有较好的覆盖和贴附作用。与其他支架相比，Multi - Link 支架的金属表面积有所降低，有利于减少血栓形成。

常用型号有：直径2.5 ~4.0mm，长度 15mm、25mm 和 35mm 三种。支架伸展后其长度基本不缩短。由于外径较小和顺应性较好，这种支架可通过 6F 指引导管输送。

6. Nir 支架　Nir 支架由 Boston Scientific 公司生产，也是由不锈钢管经激光雕刻而成，支撑力适中，纵向弯曲性能好，可通过明显弯曲的血管到达远端病变，而且支架伸展后病变血管段仍然能保持原有的弯曲度。常用型号有：直径 2.5 ~ 5.0mm，长度 9mm、16mm、25mm 和 32mm 四种。

Nir 支架的优点有：①外径小（ <1.0mm）；②金属表面积小（11% ~18%），可通过 6F 指引导管输入；③弹性回缩小于 <1%，支撑力适中，伸展后的缩短率 <3%；④适用于绝大多数类型和部位的狭窄性病变。

7. Palmaz - Schatz 支架　Palmaz - Schatz 支架（简称 PS 支架）是由美国 Cordis - Johnson& - Johnson 公司生产管状支架，由不锈钢管经激光雕刻而成，具有较强的支撑能力。

同其他类型的支架相比，PS 支架的顺应性相对较差，通过弯曲度较大或角度较大的分支血管较为困难，常需使用支持力较强的指引导管，例如 Amplatz 指引导管。

PS 螺旋支架 1994 年试用于临床，对原有 PS 支架作了很多改进：骨架厚度增加 60%，达到 0.07 ~ 0.09mm，支撑力增强，可透视性提高。有四种长度可供选择，分别为 8、10、15 和 20mm。8mm 支架为单节结构，中间无关节；10mm 支架为双节，中间 1 个关节；15mm 和 20mm 支架为三节，中间有两个关节。这种设计提高了长支架的顺应性。

PS 支架多用于无明显弯曲的冠状动脉血管病变（如主干病变）、开口处病变和严重钙化的病变。此外，PS 支架在首次膨胀后，常需要再次使用非顺应性球囊进行高压扩张，使支架壁贴良好。

8. Wallstent 支架　是由瑞士的公司制造的自膨胀支架，也是第一种应用于临床的冠状动脉支架。支架由数根不锈钢丝编成，经压缩后固定在球囊上，支架外面包有二层反折膜，向后回拉支架包膜可使支架释放并自动膨胀。为了使支架扩张完全，多数情况下须采用球囊对支架进行辅助扩张，使支架贴壁更好，减少血栓发生率。常用型号：直径 2.5 ~ 6.0mm，长度 15 ~ 50mm。

1989 年以后出厂的 Wallstent 支架在其钢丝表面镀上了一层聚乙烯膜，目的是减少血栓形成。Wallstent 自膨胀支架主要用于粗大、走行较直且无重要分支的血管病变，如右冠、大隐静脉桥等。

Wallstent 支架的禁忌证：①距左主干不到 10mm 的病变，防止因 Wallstent 支架两端血管内膜增殖造成左主干狭窄；②漏斗状或锥形血管病变；③过度弯曲的病变；④病灶近端血管径 <3.0mm。

9. Wiktor 支架　是由美国 Medtronic 公司生产的一种球囊扩张支架。用钽丝交错弯曲织成，各个弯曲之间互不重叠，在扩张状态下结构疏松，按表面积算只覆盖很少一部分血管内壁（$<10\%$）。钽丝表面经过特殊电化学处理，能减少血栓形成。Wiktor 支架经压缩后预装在聚乙烯球囊上，支架扩张后缩短不明显。由于柔顺性较好，易于通过弯曲的血管段；在 X 线下可视性好，易于示踪和准确定位；但是该支架的支撑力略低于 PS 支架，与 GR 支架相似。

10. Tenax - X 支架　是由德国 Biotronik 公司生产的 316L 不锈钢支架，表面覆盖一层 0.08μm 的 S - H 膜，在支架靠两端的两个单元骨架外表面还覆盖一层 7μm 厚的金膜，透视下清晰可见。

此外，该公司还生产一种球囊和支架联体导管，球囊和支架呈串联方式排列在导管头端。主要设计目的是可以不必交换导管，就可以一次完成对病变的预扩张和支架置入。

11. CVD 支架　CVD 公司生产一种具有独特特点的冠状动脉内支架，即聚焦支架（focus stent）。特点是当球囊扩张支架时，球囊两端的非损伤性设计可以防止对病变近远端血管壁的过度扩张或撕裂，对预防血管夹层和术后再狭窄有益。

聚焦支架由于球囊压力相对集中于支架部位，因此，可采用高压力安全扩张病变，同时发生支架两端血管壁撕裂和夹层的危险性并不增加很多。这样，能更为完全地扩张病变，增加病变部位的最小管腔内径，减少血管弹性回缩，降低术后支架内再狭窄率（图 18 - 4，图 18 - 5）。

12. BiodivYsio 支架　BiodivYsio 公司生产的特征性支架有两种：①PC 涂层支架：这种支架的骨性结构表面涂有一层亲水涂层，能有效防止血小板的黏附和聚集，预防支架内血栓形成；②小血管支架：一般认为，对直径为 3.0mm 以下的冠状动脉小血管置入金属支架的再狭窄率和支架内血栓发生率都很高，因此，临床上一直避免在这些小血管内置入支架，大多数公司在很长时间内也一直不生产直径3.0mm以下的冠状动脉支架。自从BiodivYsio公司的亲水涂层支架获得满意的临床效果后，便开始向临床推广应用直径≤2.75mm的小血管支架。实际应用结果表明，支架内血栓和再狭窄的发生率与直径3.0mm以上的支架相比没有显著差别。

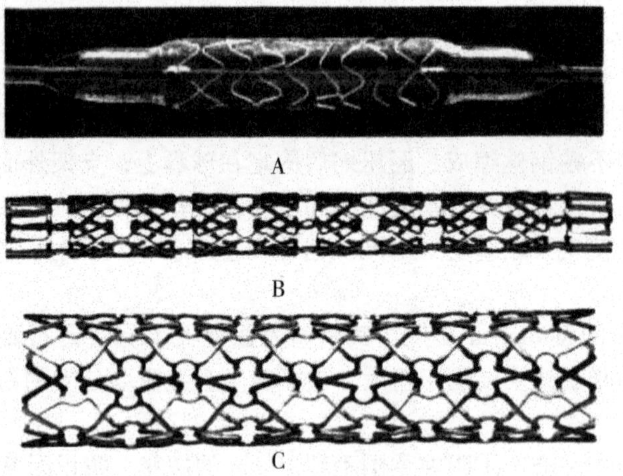

图18-4　CVD公司的聚焦支架

A. 球囊扩张时，张力主要集中在支架部分以及支架周围血管壁的病灶，对支架两端相对正常的血管壁损伤很小，能有效防止发生支架近远端血管撕裂或夹层；B. 呈球囊捆绑状态的聚焦支架；C. 完全扩张后，支架长度有所缩短

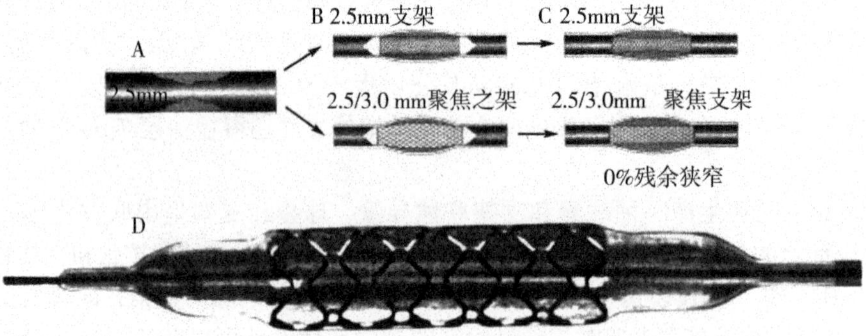

图18-5　CVD公司聚焦支架的病变扩张原理

A. 直径2.5mm冠状动脉血管的局限性狭窄病变模式图；B. 采用不同的支架扩张病变，普通支架能达到支架外径：血管内径1：1（上图），而聚焦支架则能扩张到支架外径：血管内径1.2：1（下图）；C. 撤除球囊后，经普通支架扩张的病变将发生弹性回缩，留下不同程度的残余狭窄（上图），经聚焦支架扩张的病变虽然也存在弹性回缩，但可以不遗留残余狭窄（下图）；D. 聚焦支架扩张到标准外径时，支架两端的非损伤性设计使裸露的球囊部分不会过度扩张，有效减轻对支架两端临近血管的撕裂和损伤

13. AMG支架　Aing GMBH公司生产的冠状动脉内支架具有很好的柔顺性和血管跟随

性，也容易通过支架网眼扩张被支架覆盖的血管分支。在高倍镜下观察，支架基本骨架结构表面非常光滑，病变通过能力较强（图 18－6）。

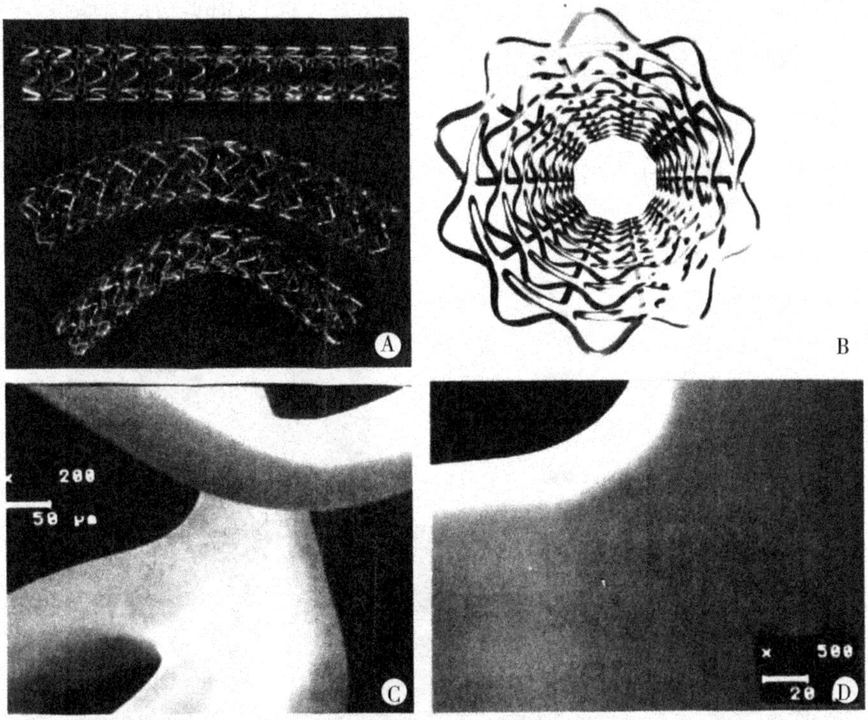

图 18－6　Amg GMBH 公司生产的冠状动脉内支架

A. 支架扩张后，具有很好的病变血管顺应性和弯曲血管跟随能力；B. 较为稀疏的支架网眼很容易通过导丝、扩张球囊和支架球囊，处理被支架覆盖的分支血管病变；C. 放大 200 倍观察，支架骨架结构表面光滑；D. 放大 500 倍观察，支架表面仍然很光滑

14. 国产微创支架　中国微创公司生产的 microport 冠状动脉内支架。为激光雕刻的 316L 不锈钢支架，预装在 monorail 球囊导管上，价格相对便宜。

（二）药物洗脱支架及其特点

1. Cypher™ 支架　是全球第一个药物洗脱支架。由强生公司生产制造，最早于 2000 年 8 月在欧洲进行了多中心人体试验研究（RAVEL 试验），该试验于 2001 年 8 月全部完成随访工作。该支架通过对 RPM 的可控性释放来抑制血管平滑肌细胞的增长，降低再狭窄的发生。心扉支架在 2003 年 4 月获得美国 FDA 认证，试验结果于 2001 年 9 月在斯德哥尔摩召开的欧洲心脏病学会议上公布。6 个月 QCA 分析：试验组（Cypher™ 支架组）平均管腔直径减少（0.01 ±0.33）mm，再狭窄发生率 0，随访 1 年试验组 MACE 发生率 5.8%；对照组（裸支架组）平均管腔直径减少（0.80 ± 0.53）mm，再狭窄发生率为 26%，随访 1 年试验组 MACE 发生率 28.8%。该支架以其神奇的抗再狭窄效果和较低的心脏事件率被誉为介入心脏病学领域的第三个里程碑，并荣登 2001 年 AHA 十大研究进展榜首，开创了冠心病介入治疗的新纪元。

Cypher™ 的裸支架平台为闭环结构的 Bx VELOCITY™，是经激光雕刻而成的 316L 不锈钢支架，支架被三层不同的不可降解聚合物包被。其中，第一层（最里面的一层）为聚对二甲苯－C，这一层不含有雷帕霉素；第二层为高分子的 PEVA 和 PBMA 聚合物和雷帕霉素的混合物，两种高分子材料为雷帕霉素的载体；第三层（最外面的一层）：是 PEVA 和PB－MA 两种高分子材料的混合物，作为控制层控制雷帕霉素的释放速度，这些聚合物在体内均不能降解。

随后，强生公司又开发出了 Cypher™系列产品 Cypher－Select™支架。二者的裸支架材料、涂层材料、所携载的药物和涂层工艺完全相同，只是改进了裸支架的结构，见图 18－7。

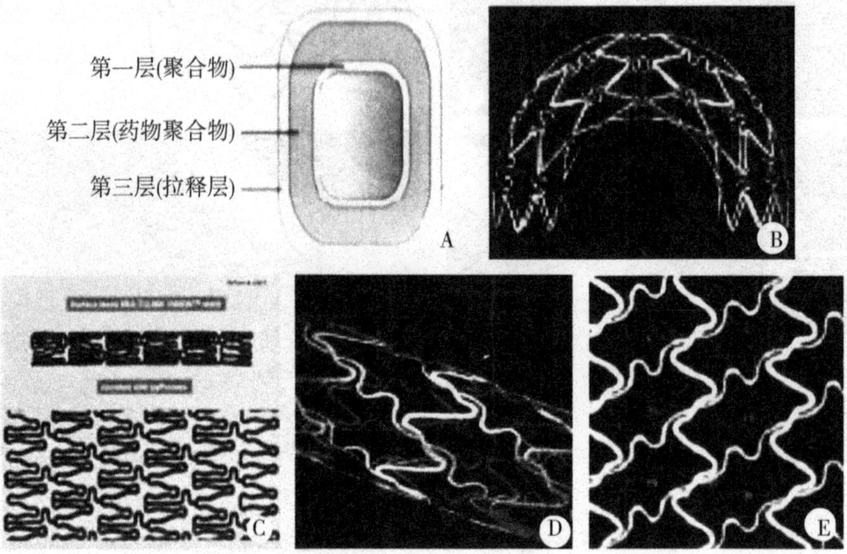

图 18－7　Cypher™系列支架（图 A、B 和 C 是 Cypher™支架；图 D 和 E 是 Cypher－Select™支架）的结构及特点

A. 支架撑杆的截面图，所示为涂层的三层结构示意图；B. 为支架展开的立体结构图，显示了支架顺应性和支架网眼情况；C. 支架展开前及展开的平面图；D. 支架展开的立体结构图，与 Cypher™支架比较，在金属环的连接臂方面做了改进；E. 支架展开的平面图

2. Taxus™支架　是波士顿科技公司制造的另一种药物洗脱支架，其裸支架平台是Ex－press－2，所使用的药物是具有抗肿瘤作用的紫杉醇，通过聚合物将紫杉醇携载到裸支架上，其中的聚合物起到控制紫杉醇释放速度的作用，紫杉醇则通过多种途径抑制支架内平滑肌细胞过度增生而防止再狭窄。进入人体后药物的释放方式与 Cypher™支架有所不同，最初的 48 小时，药物以爆炸式的方式释放，随后 10 天内缓慢释放，30 天内，支架上药物释放完毕。2003 年 11 月获得美国 FDA 认证。随后在欧洲的许多国家、新加坡、中国香港、印度、南非、中东部分地区、墨西哥、阿根廷、土耳其、中国内地和巴西等国家和地区上市。

有 Taxus SR™、Taxus MR™、Taxus Express－2™和 Taxus Liberte™等几个品种的支架。Taxus Liberte™是针对弯曲度大、直径小的血管病变设计的，见图 18－8。

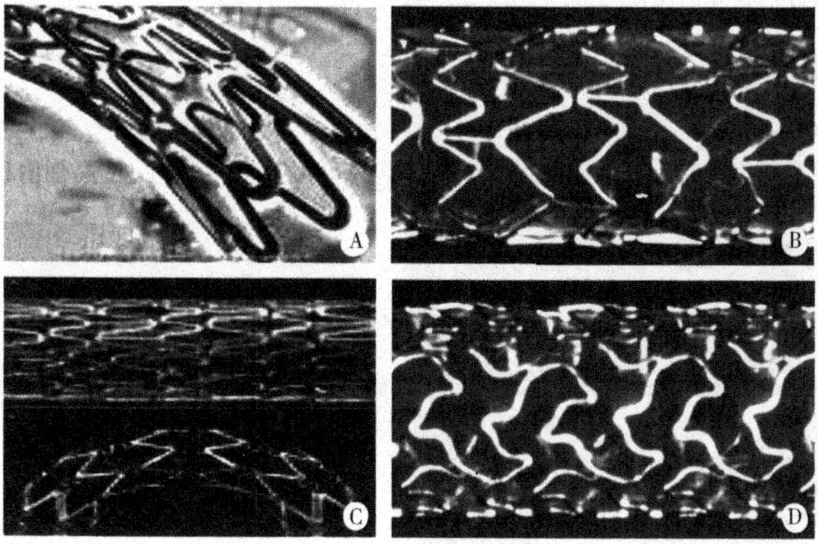

图 18－8　Taxus™系列支架的结构及特点

A. Taxus™展开的立体结构图；B. Taxus Express－2™支架展开的立体结构图；C. Taxus Express－2™支架展开前及展开后的立体图；D. Taxus Liberte™支架展开的立体结构图

3. Champion™支架　是佳腾（Guidant）公司研制生产的药物洗脱支架，有两种不同的类型。两者的裸支架平台分别为不锈钢材料的 S－支架和 ML Vision 支架，前者使用了可降解聚合物作为药物载体，后者使用了不可降解聚合物作为药物载体，但是二者所携载的药物都是雷帕霉素的衍生物（everolimus）。

4. Endeavor™支架　是美顿力（Medtronic）公司研制生产的，其裸支架平台是钴铬合金材料的 Driver 支架，使用的药物载体是磷酸胆碱，所携载的药物是一种平滑肌细胞抑制剂 ABT－578，与雷帕霉素的作用机制近似。该支架进入中国市场的时间较晚。

5. Firebird™支架　2003 年，国产第 1 个药物洗脱支架在上海微创医疗器械有限公司研制成功，2004 年 10 月经国家食品药品监督管理局（SFDA）批准上市。2008 年 1 月 16 日，该公司又研制出第二代药物洗脱支架也获得了 SFDA 的上市批准。

6. Excel™支架　是由吉威医疗制品有限公司率先开发和研制的第一个聚合物可降解药物洗脱支架。其生产商将其称为第三代药物洗脱支架，其裸支架平台是开环结构的不锈钢 S－Stent，使用的聚合物为可降解聚乳酸，聚合物所携载的药物为雷帕霉素。与其他的药物洗脱支架比，其突出的特点有：第一，载药聚合物为聚乳酸，在人体内最终可降解为 CO_2 和 H_2O；第二，单面涂层（也称为非对称涂层），仅在支架接触血管壁一侧的支架撑杆上涂一层聚合物和雷帕霉素的混合物；第三，现有的管状支架中，其顺应性和分支保护能力较好，易于通过成角病变、弯曲较多的血管到达病变，常用于成角和分叉病变。理论上，该支架除了具有抗再狭窄的作用外，可以克服以前的药物洗脱支架因为全面涂层导致的内皮化延迟和聚合物不降解所致的局部炎症反应的缺点，见图 18－9。

7. Partner™支架　2005 年 12 月经国家食品药品监督管理局（SFDA）批准上市，在支架材料、涂层材料和涂层工艺方面与 Firebird™和 Cypher™支架相似。

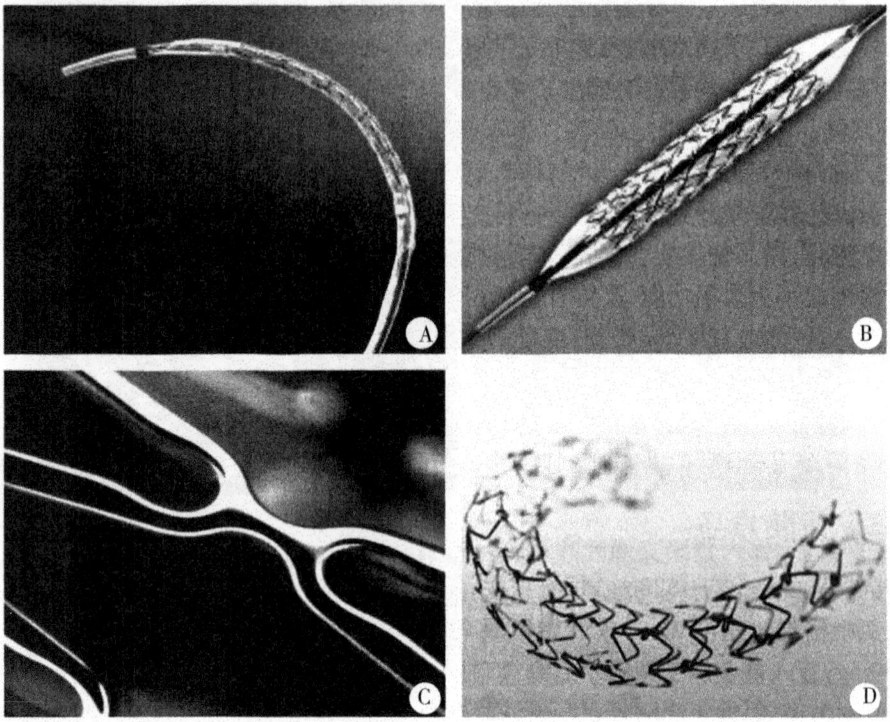

图 18－9　Excel™支架的结构及特点

A. 支架预装在球囊上，支架预装后整个输送系统的顺应性较好；B. 支架被充分扩张后，其缩短率较低；C. 涂层后的支架撑杆表面；D. 充分扩张后的支架，其顺应性较好

（李　晖）

第二节　支架置入的术前准备与术后处理

一、患者术前准备

（一）一般准备

（1）术者要向患者及家属讲明手术的主要操作过程、危险性、可能的并发症及其处理措施（尤其临时起搏器和 IABP 置入等严重并发症的处理措施）。

（2）再次询问相关病史（是否有心肌梗死、糖尿病、肾脏病、消化性溃疡及不能长时间卧床等病史）。

（3）碘过敏试验。

（4）触诊双侧股动脉、足背动脉和双侧桡动脉搏动并听诊有无血管杂音，拟行桡动脉途径手术者，需做 Allen 试验并将结果记录在手术申请单上。

（5）深吸气、屏气、咳嗽及床上排尿、排便训练。

（6）双侧腹股沟区备皮（桡动脉途径的双上肢备皮）。

(7) 对过度紧张焦虑的患者，术前一天晚上给适当镇静剂口服，保证休息。

(8) 术前6h禁食、禁水并建立静脉通道酌情补液。

(9) 签署手术知情同意书。

(10) 核实手术押金的落实情况。

(二) 常规检查项目

(1) 血、尿、粪常规及粪潜血。

(2) 血生化（尤其肾功能、肝功能、电解质、心肌标志物）和血清学检查。

(3) 检测血小板聚集功能，了解有无阿司匹林和（或）氯吡格雷抵抗。

(4) 心电图和（或）Holter检查，以了解术前心肌缺血的部位、程度和有无影响手术安全的心律失常。

(5) 心肌梗死或心功能不全的患者，术前行超声心动图检查，了解室壁运动、有无室壁瘤、左心室附壁血栓和左心室功能，以便判断靶病变部位和选择恰当的血运重建策略。

(三) 药物准备

1. 阿司匹林　100～325mg，每日1次，术前3～5天开始至术后长期服用。

2. 氯吡格雷　术前3～5天开始口服75mg，每日1次；如果急诊手术，则至少术前6h顿服300mg；置入裸金属支架者术后继续口服至少1个月；置入药物洗脱支架者双联抗血小板治疗至少1年，但近年来随着对药物洗脱支架晚期血栓事件的关注和认识，国外一些学者建议对复杂病变和血栓形成风险高的患者置入药物洗脱支架（尤其是置入多支架）者，双联抗血小板治疗的时间应延长到患者不能耐受为止；但是随着药物支架的不断改进，支架术后的抗血小板治疗也将发生改变。

3. 在进行介入操作前，确认患者已经肝素化。

4. 糖蛋白Ⅱb/Ⅲa受体阻断剂　该类药物的抗血小板效果和安全性已经被国外多个大规模临床试验证实。目前国产的盐酸替罗非班已经在临床上广泛应用，PCI术中的使用方法：在导丝通过病变前，10μg/kg静脉注射3min以上，之后0.15μg/（kg·min）持续静脉滴注36h；用药期间检测血小板数量和血小板聚集功能；对于年龄>75岁以上者，术中肝素用量应减半。

5. 他汀类药物　对于急性冠状动脉综合征患者，其重要性不亚于抗血小板药物。

(四) 特殊准备

(1) 对术中急性闭塞风险高、心功能较差和高危左主干病变等患者，要事先通知心血管外科做急诊搭桥手术的准备。

(2) 对术前肾功能异常（尤其肌酐清除率<30ml/min）的患者，术前6～12h至术后12h持续静脉输入等渗生理盐水1～1.5ml/（kg·h）水化治疗，监测尿量，对左心功能不全者要监测血流动力学和合理使用利尿剂；术中使用等渗造影剂并严格控制造影剂用量。术前1天口服乙酰半胱氨酸600mg，每日2次，对预防造影剂肾病更为有利。

二、术者的术前及术中准备

(1) 参加术前讨论，全面了解患者的病情和主要病史。

(2) 亲自核实患者各项术前准备的落实情况和结果。

（3）对曾经接受 PCI 治疗的患者，要仔细阅读其手术光盘以获取必要信息。

（4）对高危和病情复杂的患者应制定个体化的术前准备和手术方案，并通知手术班子成员做好手术设备（包括除颤器、IABP 和临时起搏器等）、器械、抢救药品和物品的准备。

（5）完成冠状动脉造影后，仔细分析病变特点，评价所选择的支架能否顺利通过并到达病变部位；对于需要预扩张的病变，确认进行了充分预扩张并借此了解病灶的可扩张性。

（6）检查并确认指引导丝稳定位于病变血管的最远端，能为支架置入提供必要的支撑力和轨道。

（7）检查指引导管与病变血管开口处于稳定的同轴状态，不至于因为推送支架或在需要深插指引导管提供额外支撑力时，造成引起指引导管移位而损伤血管内膜。

（8）打开支架无菌包装前，再次核对包装上所标示的支架参数与所需要的参数一致。

（9）分析支架不能通过或到达病变时，为防止支架脱载所采取的撤出支架的措施的安全性和可能性。

（10）术者在术中要不断根据随时发生的情况，分析和判断支架置入后，通过支架处理远端血管严重夹层、冠状动脉穿孔、大的分支闭塞、无复流、再灌注心律失常、循环崩溃等紧急情况的可能性和具体方法。

三、患者的术后处理

（一）普通情况的处理

（1）返回病房即刻测血压、做心电图（病情不稳定者给予心电监护）、听诊心肺。

（2）患者转移到病床后，即刻查看血管穿刺部位有无出血、血肿；比较双侧肢体的皮肤温度、颜色、静脉回流及足背动脉（或桡动脉）搏动情况；之后 2h 内，每 15min 巡视上述情况 1 次，2 ~6h 期间每 1h 巡视 1 次，6h 后常规巡视。

（3）术后 ACT <180 秒即可拔除鞘管，在压迫止血过程中出现迷走反射者，可静脉注射阿托品（0.5 ~1.0mg/次）和（或）多巴胺（5 ~20mg/次），与此同时可适当加快补液速度，使血压维持在 90/60mmHg 以上、心率不低于 50 次/分为宜。

（4）股动脉穿刺部位的止血方法不同，术肢制动和平卧时间不同。缝合止血者卧床 4 ~6h 后可床上活动（老年患者要适当延长卧床时间）；手工压迫止血者，弹力绷带加压包 12h，之后改成非加压包扎，12 ~24h 可以在床上活动，无血管并发症者 24h 后可下床活动。

（5）对卧床期间排尿困难者，可在医生协助下在床上排尿，仍排尿困难者，应及时导尿，以免因为尿潴留引起心率、血压波动。

（6）置入药物洗脱支架者，术后双联抗血小板时间至少 12 个月（阿司匹林 100 ~325mg，每日 1 次；氯吡格雷 75mg，每日 1 次），之后阿司匹林长期服用；期间注意监测血小板数目、血小板聚集功能和有无消化道出血等情况；对于术后需要持续静脉输注 GPⅡb/Ⅲa 受体拮抗剂者，要监测血小板聚集功能和血小板数目，防止致命性出血并发症的发生。

（7）监测心电图变化，术后 6h 常规复查 CK、CK – MB 及肌钙蛋白的变化，了解有无术后新发心肌梗死。

（8）对于具有造影剂肾病高危因素的患者，术后 2 ~3 天要及时复查肾功能。

（9）对于无并发症的患者，术后 72h 可以出院。

（10）所有患者都应该接受冠心病危险因素的干预和预防。

(11) 根据患者的具体情况，出院前制定未来的运动或体力劳动计划。

(12) 出院前，详细告知患者随访时间、方式和随访内容。

(二) 特殊情况的处理

(1) 可疑腹膜后出血者，快速静脉补液，争取时间行超声和腹部 CT 检查明确诊断；对确诊腹膜后出血者，根据血压、血红蛋白（或红细胞比积）变化，快速补液或输血，如补液或输血中血压仍难维持者，急诊外科手术修补。

(2) 发生动静脉瘘者，先保守治疗，无效者请外科手术修补。

(3) 发生假性动脉瘤者，根据超声检查结果采取手工压迫、超声引导下压迫或者超声引导下瘤腔内注射凝血酶粉的方法消除瘤腔，之后理疗促进积血吸收。

(4) 因卧床导致下肢深静脉血栓者，应及时发现，尽早给予抗凝或溶栓治疗，无效者请血管外科取栓或者放置下腔静脉滤器。

(5) 术前存在肾功能损害者，术后继续水化治疗 12h，600mg 乙酰半胱氨酸每日 2 次口服，连服 1～2 天；监测血肌酐变化，必要时血虑或透析治疗，防止永久性肾功能不全发生。

(6) 心绞痛复发且持续不缓解者，尤其伴有心电图缺血改变或较术前缺血加重者，应急诊复查冠状动脉造影了解是否发生了支架内血栓。

(7) 对于发生了支架内血栓者，根据现有条件、患者血流动力学情况、靶血管供血范围、术者对手术成功的把握以及患者和家属的愿望，选择药物治疗（包括溶栓、抗血小板和抗凝治疗等）、再次 PCI 或急诊冠状动脉旁路移植术。

（李占海）

第三节　冠状动脉支架置入的操作技术

无论是 Bail Out 还是 De Novo 支架置入，其操作步骤基本相同。在实际送入支架以前，首先要根据病变特征和病变所在血管的特征选择合适的支架。一旦支架选择妥当，即可按下述步骤进行置入操作。

一、支架置入前的准备工作

(一) 药物准备

请参见本章第二节。

(二) 仔细判读病变，对将要采取的支架置入策略心中有数

(1) 首先分析判断所选择的支架能否顺利到达和通过病变：对于需要预扩张的病变，确认进行了充分预扩张（尤其是拟置入药物支架的病变）。对病变预扩张的目的是：①了解病变的可扩张性。球囊不能充分预扩张的钙化性病变不宜置入支架，以免支架被卡在病变处脱载或者支架伸展不理想，造成支架贴壁不良。②为送入支架建立通道。为达到这一目的，对于预扩张后有明显弹性回缩者，可考虑更换较大直径的球囊再次扩张。③了解患者对病变血管完全闭塞的反应，以便在置入支架前采取适当的预防措施。例如对于预扩张时出现严重心绞痛者，可进行抗心绞痛治疗；出现心动过缓者，放置临时起搏器；出现明显血压下降者要用升压药或考虑置入 IABP；出现心律失常者使用抗心律失常药物。

（2）检查导丝稳定位于病变血管的最远端，能为支架置入提供必要的支撑力和轨道。

（3）检查指引导管与病变血管开口处于稳定的同轴位置，不至于因为推送支架引起移位；当需要深插指引导管提供额外支撑力时，导管头端不至于引起血管壁损伤。

（4）评价如果支架不能到达或通过病变时，撤出支架的可能性、安全性和方法。

（5）评价支架扩张后，通过支架处理远端血管严重夹层的可能性和方法。

（三）支架和相关器械的准备

（1）再次核对无菌包装上的支架参数与所需要的参数一致。

（2）牢记将要扩张支架的命名压和球囊爆破压。

（3）不要浸泡、挤压、折叠、手捏或用纱布擦拭药物洗脱支架。

（4）不要预先负压抽吸预装支架的球囊。

（5）根据病变特点选择合适的导丝并对导丝头端进行塑形。

（6）检查压力泵并抽吸适量经过稀释的造影剂。

二、支架的输送和定位

目前使用的大多数球囊预装支架都采用端轨球囊导管。具体输送操作步骤如下：

（1）术者固定指引导管和导丝，助手将导丝尾端穿入球囊导管端轨开口并轻轻送至指引导管尾端附近并固定导丝。

（2）术者完全松开指引导管 Y 形接头的活瓣开口，轻柔、无阻力地向前推送支架，直至球囊导管的端轨结束，导丝和导管分开。

（3）拧紧 Y 形接头活瓣，松紧程度以既能顺利抽送导管又不出血为宜。

（4）此时助手松开导丝，术者一手固定指引导管和导丝，一手稳定向前推送支架。当到达导管尾部的两个标志处时，开始在透视下观察指引导管、导丝和支架的位置。

（5）在透视下前送支架，观察球囊标志的移动，直到支架到达指引导管开口处。

（6）造影确认指引导管和导丝的位置是否正常，留意病变周围的透视参照标志，以便帮助粗略地指导支架定位。

（7）在透视下前送指引导管，体会支架输送过程中的阻力，同时观察指引导管回缩和移位情况。一旦阻力过大或指引导管移位明显，应停止前送支架。

（8）调整好指引导管的位置，仔细查找阻力过大的原因。如果是由于指引导管的支撑力太小引起，可考虑深插指引导管增加其支撑力。

（9）当预计支架到达病变部位时，停止向前推送支架。推注造影剂以协助支架准确定位。必要时进行电影造影确认支架位置满意（图 18 – 10B）。

（10）术者固定指引导管、球囊导管和导丝，助手连接压力注射器，负压抽吸排空球囊，迅速充盈球囊使支架扩张。

对于经过较完全预扩张的病变，较容易将支架输送到位。但对于未能充分预扩张的钙化病变或严重弯曲的血管，在输送支架时如果阻力较大，不要勉强用力推送，以免造成支架脱载或嵌顿。一条重要的经验是：推送单纯球囊导管具有明显阻力的血管或病变，在输送支架时一定会非常困难。此时，应换用顺应性好的短支架或者采用耐高压球囊再次对病变进行充分预扩张。必要时可对支架进行适当的预成形，但这种操作只能由具有丰富经验的术者进行。

在定位支架时，应注意如下问题：①对于左主干开口和右冠开口的病变，由于主动脉壁肌肉丰富，弹性回缩明显，应使支架近端超出血管开口 1.0～2.0mm（突出于主动脉腔内 1.0～2.0mm），以便支架能发挥有效的支撑作用。此外，当支架扩张后，一定要用耐高压球囊对冠状动脉开口处或支架扩张不充分的部位进行高压后扩张，保证支架贴壁良好；②对于冠状动脉其他大分支开口处的病变（三叉病变），则不应使支架超过开口，以免影响分支血管的血流；③对夹层病变置入支架时，首先要保证支架远端能完全覆盖夹层，以便在支架偏短时能顺利地在支架近端置入第 2 枚支架，尽可能避免通过支架处理远端病变。

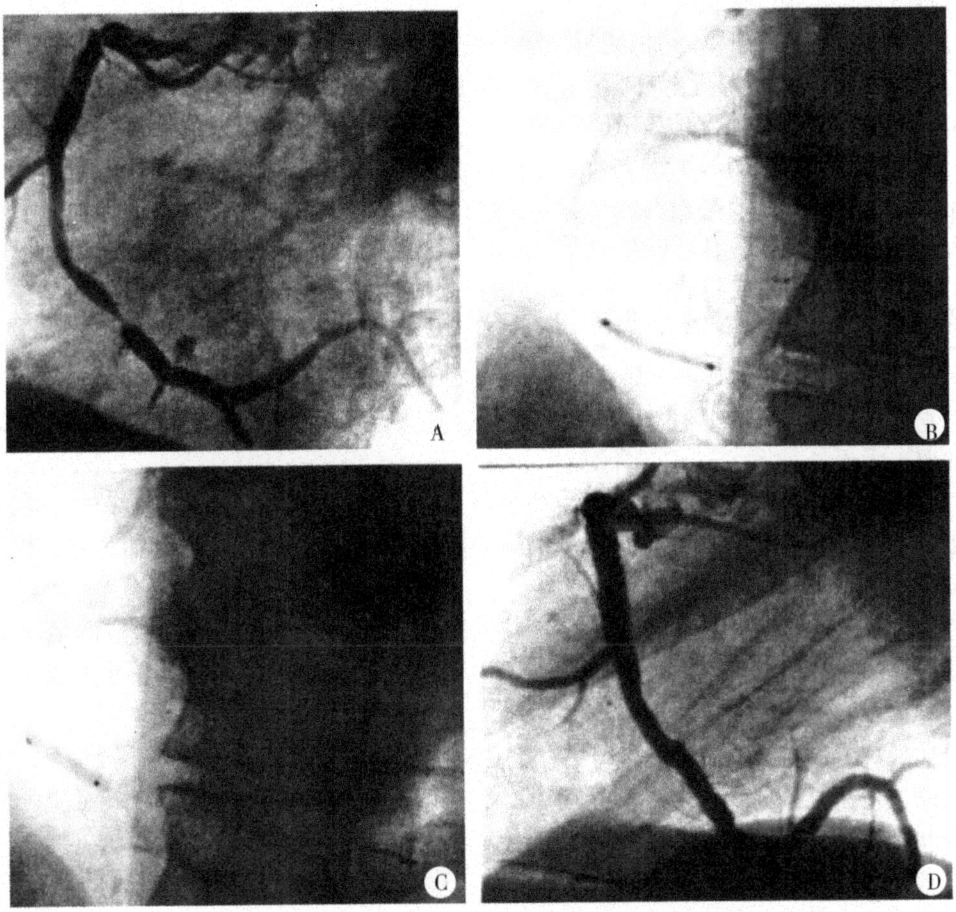

图 18－10　右冠状动脉中段病变内支架置入基本操作过程

A. 支架置入前右冠状动脉造影，评价需置入支架的病变特点，选择合适的支架参数；B. 将支架送至病变处完全覆盖病变，透视或造影评价支架定位准确；C. 在透视下观察球囊充盈情况；D. 撤除球囊导管后，造影评价支架扩张效果，仔细排除血管夹层、痉挛或血栓情况

三、支架的扩张和效果评价

（1）在透视下充盈支架球囊（图 18－10C），达到命名压力并保持 15～30 秒后排空球

囊，如果扩张到命名压时球囊仍然存在切迹，可继续增加压力直到切迹消失或接近球囊爆破压。必要时换用耐高压球囊再次进行扩张，直到球囊切迹消失。此时，应谨慎地考虑到可能出现的支架近、远端严重夹层问题。在左主干内扩张支架时，每一次球囊扩张充盈时间不宜超过10秒。

（2）有些术者习惯将球囊回撤3～5mm后，在支架近端以略微增加的压力进行一次整形扩张，目的是确保支架贴壁良好。但是，大多数术者习惯先造影评价支架扩张效果（图18－10D），然后决定是否进行高压后扩张；已有研究发现，药物洗脱支架的支架内血栓和再狭窄与支架贴壁不良密切相关，因此，建议对支架扩张不充分或者弹性回缩明显的部位一定要进行高压后扩张，确保支架贴壁良好。

（3）调整指引导管位置，将深插的指引导管回撤到冠状动脉开口处。

（4）将支架的球囊撤回到指引导管内，取两个以上体位造影，评价支架扩张效果和是否出现支架近远端夹层（图18－10D）。

（5）根据造影结果，决定是否进行高压后扩张。理想的支架效果是：①支架贴壁良好，在两个以上造影体位上显示血管腔光滑，无残余狭窄；②无支架近远端夹层和支架内血栓；③前向血流TIMI 3级。

四、注意事项

（1）当准备置入支架的血管段存在大分支血管时，应选用支架网眼疏松的支架，以免影响分支血流；或者当分支血管因支架扩张导致血流受影响时，能通过支架网眼对分支血管扩张或置入支架。

（2）当输送球囊穿过支架网眼进入分支或从分支撤出球囊时，应谨慎操作，防止因此造成支架移位；当输送支架通过主支支架的网眼时，应非常谨慎，以防分支支架被卡在主支支架网眼上或造成支架脱载。

（3）对于支架置入后，支架近远端血管出现新的狭窄或支架远端无血流的情况，应冠状动脉内给硝酸甘油，以区别是否有血管痉挛、夹层、支架内血栓或残余狭窄，以便采取合适的处理措施。

具体处理方法是：①以不同体位进行冠状动脉造影，分析发生上述情况的原因；②如果鉴别困难，可向冠状动脉内注射硝酸甘油100～300μg。如果狭窄解除，远端血流恢复，表明是冠状动脉痉挛所致；如果注射硝酸甘油效果不明显，但又没有明显的血管夹层，可对狭窄血管段进行低压（<4atm）持续扩张整形（1～2min），有利于消除严重的冠状动脉痉挛或急性血栓；③如果确定存在支架远端夹层，可先用球囊在夹层处持续低压贴靠性扩张（持续1～2min），如果扩张后夹层消失，前向血流正常，可不再做特殊处理。如果扩张后夹层持续存在且影响到前向血流，则置入支架处理；④通过支架向远端血管置入支架时，操作有一定难度，有可能造成支架嵌顿在已置入的支架上或支架脱载。因此，要充分估计发生支架嵌顿或脱载的风险，最好选择顺应性好、外径小、预装牢固的短支架解决这一问题。

（4）如果支架不能顺利到达病变部位，应尽早将支架撤出，查找原因并确认病变已被充分扩张后再次前送支架到位。注意：回撤支架时，应在持续透视监视下缓慢而轻柔地操作，如果支架在退入指引导管开口处遇到阻力，应避免强行回撤支架，以免造成支架脱载。

正确的做法是将支架导管、指引导管和导丝一起撤出。

（5）一旦支架脱载，应尽量保证脱载的支架位于导丝上，以便使用圈套器或钳具将支架取出。

（梁　鹍）

第四节　分叉病变药物支架置入技术

目前，对冠状动脉分叉病变的分类基本沿用金属裸支架时代的分类方法。其特点是充分考虑各大分支的病变特征，根据分叉类型预期病变对介入操作的反应，同时协助制定介入策略和选择介入器械。当介入心脏病学进入药物支架时代后，这些原则和观念虽然仍然非常重要，但是在分类对介入操作的指导作用方面，增加了不少新的内容。例如，虽然支架技术的应用越来越多，Y 形和 V 形支架术的应用明显减少。

结合各种分叉病变分类方法的特点，我们从实际介入应用角度出发，提出了针对分叉病变的两步分类法，具体方法如下。

第一步，根据分支血管参考直径的大小分为大分支分叉病变和小分支分叉病变。大分支分叉病变是指两个分支的参考直径都大于 2.5mm，在实际介入操作中一般按双支架原则处理，即对两个分支的原发或继发病变都要积极处理，必要时置入两枚支架。小分支分叉病变是指两个分支中至少有一支的参考直径小于 2.5mm，在实际介入操作中一般按照单支架原则处理，即对参考直径小于 2.5mm 的分支原则上只进行保护，必要时也只作球囊对吻扩张，不置入支架。对于大分支分叉病变，作如下进一步的分类。

第二步，根据分支血管参考直径是否相等分为对等分支分叉病变和优势分支分叉病变。对等分支分叉病变是指两个分支的参考直径相等或接近（相差小于 30%），在实际介入操作中一般按照双支架原则处理。优势分支分叉病变是指两个分支血管的参考直径相差较大（30% 以上），在实际介入操作中一般按照单支架原则处理，只是在十分必要时才置入小分支支架。

尽管金属裸支架时代针对分叉病变的各种操作技术都能用于药物支架，但是，越来越多的大型随机临床试验结果都表明：①对分叉病变进行简单处理的效果等于或好于复杂处理。②对分叉病变采用单支架术的效果好于或等于双支架术。因此，我们建议只要情况许可，对分叉病变尽量采用单支架术做简单化处理。以下介绍这些操作技术在药物支架时代的应用和操作特点。

一、单支架术

单支架术（single stent technique）适用于具有如下特点的分叉病变：①分支血管直径小于 2.5mm。②分支血管开口和近段无病变。③主支血管置入支架后分支血管开口狭窄小于 70%。采用单支架术处理分叉病变的优点是操作简单、手术和辐射时间短、费用相对低、并发症少，缺点是分支受累严重时需要进行补救性支架术，甚至需要更换器械后再操作。

对分叉病变进行单支架术的操作与普通病变的介入操作基本相同，所不同的是在操作前、中和后要充分考虑非介入小分支闭塞的危险性。其处理原则是：①在置入支架前，对开口原发性狭窄50%以上的小分支要事先进行导丝保护，对开口原发性狭窄在70%以上的小分支除了导丝保护外，还要进行预扩张。②在撤出被主支支架压迫的分支保护导丝后，要重新对主支支架进行整形扩张。③在置入支架后，对开口继发性狭窄70%以上的小分支，要进行双球囊对吻扩张。

二、侧吻支架术

侧吻支架术（T－stenting）是指将分支支架在主支支架的分支开口处进行吻合扩张，其优点是支架能良好覆盖全部分叉病变，没有支架重叠，分叉处支架金属成分少，支架贴壁好。缺点是分支支架难以准确定位，容易在分支开口处（尤其是开口顶部）造成支架覆盖不全，称为区域丢失，从而诱发再狭窄。根据分支支架的置入时机不同，可以细分为经典侧吻支架术、补救侧吻支架术和改良侧吻支架术。

（一）经典侧吻支架术（standard T－stenting）

这种技术在金属裸支架上市初期应用的比较普遍，其优点是操作步骤相对简单，手术即刻效果好。缺点是置入分支支架后，主支支架难以到位和容易造成分支支架开口处变形。目前已经较少应用于药物支架的置入。

经典侧吻支架术的基本操作步骤如下：

（1）分别向两个分支送入0.014in的导丝至血管远端。

（2）预扩张主支分叉处和分支开口后，撤出球囊，保留导丝。

（3）送入分支支架，定位于分支开口处，支架近端突入主支血管腔内1～2mm（图18－11A）。

（4）充分扩张分支支架后，撤出支架球囊和分支导丝，保留主支导丝（图18－11B）。

（5）送入主支支架并准确定位，充分扩张后撤出球囊（图18－11C、D）。

（6）通过主支支架网眼向分支送入0.014in的导丝至血管远端（图18－11E）。

（7）通过分支导丝将预扩张球囊送至分支开口处，对开口处主支支架网眼进行预扩张后，撤出球囊，保留导丝（图18－11F）。

（8）分别向主支和分支送入高压后扩张球囊，准确定位于分叉处后，同时充盈两个球囊进行高压后扩张（图18－11G）。

（9）先抽空位于分支开口的高压球囊，再抽空位于主支的内的高压球囊。

（10）依次退出高压球囊，保留导丝，造影评价即刻效果（图18－11H）。

（二）补救侧吻支架术

对于计划不置入分支支架的分叉病变，如果主支支架置入后分支发生继发性高度狭窄或闭塞，可以采用补救侧吻支架术（provisional T－stenting）来保证分支的安全。

补救侧吻支架术的基本操作步骤如下：

（1）分别向两个分支送入0.014in的导丝至血管远端。

（2）预扩张主支分叉处和分支开口后，撤出球囊，保留导丝。

（3）送入主支支架并准确定位，充分扩张后撤出支架球囊（图18－12A）。

（4）撤出被主支支架压迫的分支导丝，造影评价分支开口（图18－12B）。

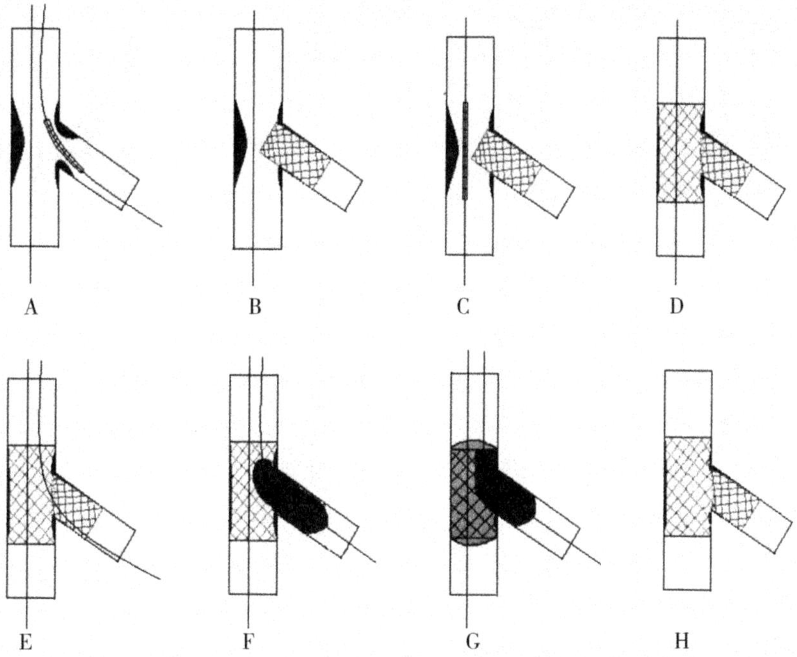

图 18 –11　经典侧吻支架术主要操作过程

A. 送入分支支架，定位于分支开口处，支架近端突入主支血管腔内 1 ~2mm；B. 充分扩张分支支架后，撤出支架球囊和分支导丝，保留主支导丝；C、D. 送入主支支架并准确定位，充分扩张后撤出球囊；E. 通过主支支架网眼向分支送入 0. 014in 的导丝至血管远端；F. 通过分支导丝将预扩张球囊送至分支开口处，对开口处主支支架网眼进行预扩张后，撤出球囊，保留导丝；G. 分别向主支和分支送入高压后扩张球囊，准确定位于分叉处后，同时充盈两个球囊进行高压后扩张；H. 造影评价即刻效果

（5）如果分支开口狭窄 70% 以上，通过主支支架网眼向分支送入 0. 014in 的导丝至血管远端（图 18 –12C）。

（6）通过分支导丝将预扩张球囊送至分支开口处，对开口处主支支架网眼进行预扩张后，撤出球囊，保留导丝（图 18 –12D）。

（7）向分支开口处送入支架并准确定位后充分扩张；定位时尽量保证支架近端突入主支管腔内 1 ~2mm（图 18 –12E、F）。

（8）向主支送入高压后扩张球囊，准确定位于分叉处。

（9）对主支和分支球囊同时充盈进行高压后扩张（图 18 –12G）。

（10）先抽空位于分支开口的高压球囊，再抽空位于主支的内的高压球囊；依次退出高压球囊，保留导丝，造影评价即刻效果（图 18 –12H）。

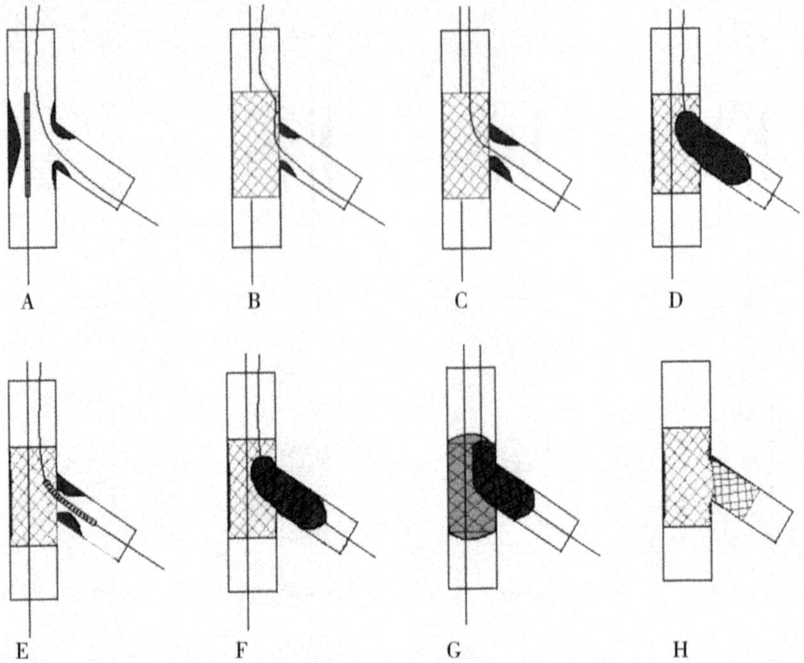

图 18－12　补救侧吻支架术主要操作过程

A. 送入主支支架并准确定位，充分扩张后撤出支架球囊；B. 撤出被主支支架压迫的分支导丝，造影评价分支开口；C. 通过主支支架网眼向分支送入 0.014in 的导丝至血管远端；D. 通过分支导丝将预扩张球囊送至分支开口处，对主支支架网眼进行预扩张后，撤出球囊，保留导丝；E、F. 向分支开口处送入支架并准确定位后充分扩张。定位时尽量保证支架近端突入主支管腔内 1～2mm；G. 对主支和分支球囊同时充盈进行高压后扩张；H. 依次退出高压球囊，保留导丝，造影评价即刻效果

（三）改良侧吻支架术

采用经典侧吻支架术操作时，在置入好分支支架后，主支支架有时很难再通过分叉部位，甚至需要对分支支架头端整形扩张后才能将主支支架送到位。改良侧吻支架术（modi－fied T－stenting）就是为了克服上述缺点而设计的，其具体操作步骤如下：

（1）分别向两个分支送入 0.014in 的导丝至血管远端。

（2）预扩张主支分叉处和分支开口后，撤出球囊，保留导丝。

（3）送入分支支架，定位于分支开口处，支架近端突入主支血管腔内 1～2mm（图 18－13A）。

（4）送入主支支架，准确定位在分叉处（图 18－13A）。

（5）充分扩张分支支架后，撤出支架球囊和分支导丝，保留主支导丝和支架（图 18－13B）。

（6）充分扩张主支支架后，撤出支架球囊，保留导丝（图 18－13C）。

（7）通过主支支架网眼向分支送入 0.014in 的导丝至血管远端（图 18－13D）。

（8）通过分支导丝将预扩张球囊送至分支开口处，对开口处主支支架网眼进行预扩张后，撤出球囊，保留导丝（图 18－13E）。

(9) 分别向主支和分支送入高压后扩张球囊，准确定位于分叉处后，同时充盈两个球囊进行高压后扩张（图 18－13F）。

(10) 先抽空位于分支开口的高压球囊，再抽空位于主支的内的高压球囊。

(11) 依次退出高压球囊，保留导丝，造影评价即刻效果（图 18－13G、H）。

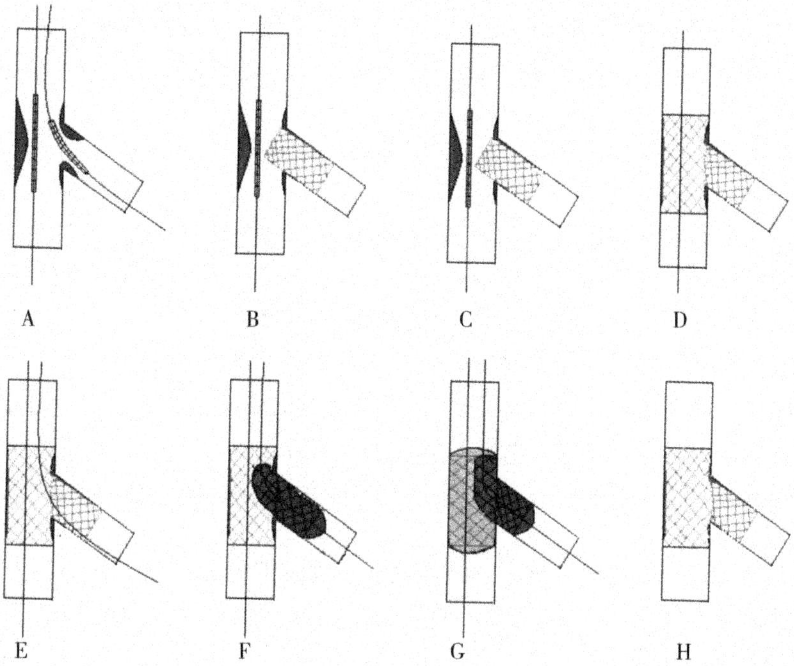

图 18－13 改良侧吻支架术主要操作过程

A. 送入分支支架，定位于分支开口处，支架近端突入主支血管腔内 1～2mm，送入主支支架，准确定位在分叉处；B. 充分扩张分支支架后，撤出支架球囊和分支导丝，保留主支导丝和支架；C. 充分扩张主支支架后，撤出支架球囊，保留导丝；D. 通过主支支架网眼向分支送入 0.014in 的导丝至血管远端；E. 通过分支导丝将预扩张球囊送至分支开口处，对主支支架网眼进行预扩张后，撤出球囊，保留导丝；F. 分别向主支和分支送入高压后扩张球囊，准确定位于分叉处后，同时充盈两个球囊进行高压后扩张；G. 依次退出高压球囊，保留导丝；H. 造影评价即刻效果

三、挤压支架术

在金属裸支架时代，为了完全覆盖分叉部位的病变，减少区域丢失，在侧吻支架技术的基础上，进一步设计了挤压支架术（crush stenting）。其主要原理是在置入分支支架时，将支架近段直接定位在主支血管内 5mm 左右，完全扩张后，再以主支内的支架或球囊将露出分支开口的分支支架头端挤压到主支血管壁上，最后通过双球囊对吻扩张对分叉部位进行整形。该方法的优点是分叉部位的病变组织覆盖完全，即刻效果好，缺点是分叉部位的金属成分多，有时导丝再次进入被挤压的分支支架困难，术后再狭窄率较高。根据挤压分支支架的方法和时机不同，可以分为经典挤压支架术（standard crush stenting）、微型挤压支架术

(mini - crush stenting)、补救挤压支架术（provisional crush stenting)、球囊挤压支架术（bal - loon crush stenting)、对吻挤压支架术（kissing crush stenting)。

（一）经典挤压支架术

由于需要向分叉病变部位同时送入两枚支架，因此在开始操作前，尽量选用7F以上的指引导管。为了完成精细的定位操作，指引导管需要有较好的支撑力或后座力。为了两枚支架定位操作顺利和保证定位期间的前向血流，应尽可能对病变进行较为充分的预扩张。其主要操作步骤如下：

（1）选择7F以上有较强支撑力的指引导管，调整头端与血管开口良好同轴且保持稳定。

（2）分别向主支和分支送入0.014in的指引导丝，避免相互交叉。

（3）分别对主支和分支病变进行较为充分的预扩张后，撤出球囊，保留导丝。

（4）将主支和分支支架分别送达分叉病变部位（图18 - 14A)。

（5）调整主支支架位置，使其能够完全覆盖分叉前后的病变组织。

（6）在保持主支支架位置稳定的前提下，调整分支支架位置，使其完全覆盖分支开口病变，同时头端进入主支腔内与主支支架重叠5mm左右。

（7）造影确认两个支架位置正确后，充分扩张分支支架，保持主支支架在位（图18 - 14B)。

（8）撤出分支支架球囊和导丝后，再次确认主支支架位置正确（图18 - 14B)。

（9）充分扩张主支支架，将分支支架头端完全挤压至分支开口上端的主支血管壁内，撤出主支支架球囊（图18 - 14C)。

（10）将分支导丝送至分支开口处，通过主支支架网眼和受到挤压的分支支架头端进入分支远端（图18 - 14D)。

（11）通过分支导丝对分支开口处的主支支架和分支支架网眼进行充分预扩张后，撤出球囊（图18 - 14E)。

（12）根据主支和分支血管参考直径选择两个高压球囊送至分叉病变部位，准确定位后进行高压对吻扩张（图18 - 14F)。

（13）先抽空分支球囊，再抽空主支球囊。

（14）先撤出分支球囊，再撤出主支球囊。

（15）造影评价即刻效果，必要时以IVUS或OCT检查支架置入质量（图18 - 14G)。

（二）微型挤压支架术

微型挤压支架术的基本原理和操作方法都与经典挤压支架术相同，所不同的是在定位分支支架时，其头端进入主支血管腔内较少，在1～2mm左右，分支支架头端在主支内受到挤压的长度介于经典侧吻支架术和经典挤压支架术之间。其主要目的是在保证完全覆盖病变、防止区域丢失的前提下，尽量减少分支支架受挤压的长度，进而减少分叉部位的金属成分，降低术后再狭窄和血栓形成的风险。

（三）补救挤压支架术

补救挤压支架术主要用于在置入好主支支架后，较大的分支血管开口原有病变因斑块移位而加重或者新出现了70%以上的继发性病变，需要补救性置入分支支架进行处理的情况。

其主要操作原理和方法与经典挤压支架术基本相同，所不同的是主支支架已经置入好，需要通过主支支架网眼向分支开口置入分支支架。其主要难点是在以主支球囊挤压分支支架后，分支导丝难以再次通过主支和分支支架网眼进入分支远端，造成对吻扩张失败。其主要操作步骤如下：

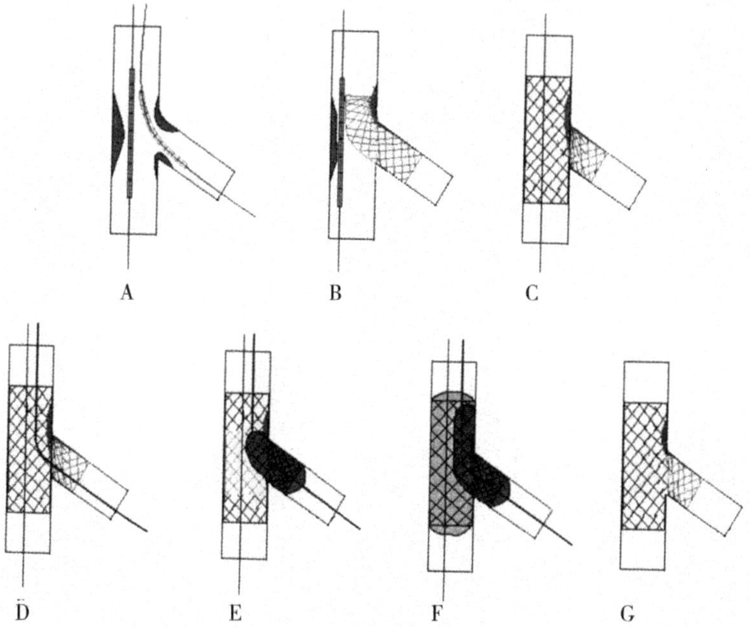

图 18－14　经典挤压支架术主要操作过程

A. 将主支和分支支架分别送达分叉病变部位；B. 造影确认两个支架位置正确后，充分扩张分支支架，保持主支支架在位；C. 充分扩张主支支架，将分支支架头端完全挤压至分支开口上端的主支血管壁内，撤出主支球囊；D. 将分支导丝送至分支开口处，通过主支支架网眼和受到挤压的分支支架头端进入分支远端；E. 通过分支导丝对分支开口处的主支支架和分支支架网眼进行充分预扩张后，撤出球囊；F. 根据主支和分支血管参考直径选择两个高压球囊送至分叉病变部位，准确定位后进行高压对吻扩张；G. 造影评价即刻效果

（1）经主支支架网眼将 0.014in 导丝送至分支远端（图 18－15A）。

（2）对分支开口处的主支支架网眼进行充分预扩张后，撤出球囊（图 18－15B）。

（3）在分叉处主支支架内置入保护球囊，并指导分支支架定位（图 18－15C）。

（4）送入分支支架并仔细定位，充分扩张后撤出分支球囊和导丝（图 18－15D）。

（5）扩张主支球囊挤压分支支架近端和对主支支架整形后，撤出主支球囊（图 18－15E）。

（6）经主支支架网眼和受挤压的分支支架头端网眼送入分支导丝到达其远端（图 18－15E）。

（7）对分支开口进行充分预扩张后撤出球囊，有时需要从小到大换用多个球囊（图 18－15F）。

（8）向主支和分支分别送入高压球囊，对分叉处进行对吻扩张整形（图 18－15G）。

（9）先抽空分支球囊，再抽空主支球囊。

（10）先撤出分支球囊，再撤出主支球囊。

（11）造影评价即刻效果，必要时以 IVUS 或 OCT 评价分叉处支架置入质量（图 18－15H）。

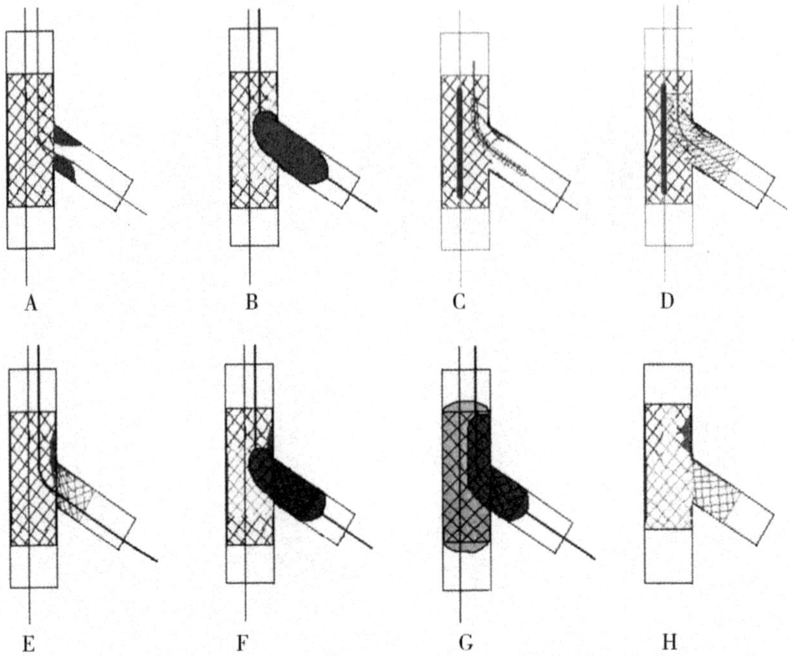

图 18－15　补救挤压支架术主要操作过程

A. 经主支支架网眼将 0.014in 导丝送至分支远端；B. 对分支开口处的主支支架网眼进行充分预扩张后，撤出球囊；C、D. 在分叉处主支支架内置入保护球囊，送入分支支架并仔细定位，充分扩张后撤出分支球囊和导丝；E. 扩张主支球囊挤压分支支架近端和对主支支架整形后，撤出主支球囊，经主支支架网眼和受挤压的分支支架头端网眼送入分支导丝到达其远端；F. 对分支开口进行充分预扩张后撤出球囊；G. 向主支和分支分别送入高压球囊，对分叉处进行对吻扩张整形；H. 造影评价即刻效果

（四）球囊挤压支架术

球囊挤压支架术的基本原理和主要操作步骤与经典挤压支架术基本相同，所不同的只是在分支支架到位后，向主支送入挤压扩张球囊，而不是主支支架，其主要目的是保证分支支架准确定位、保护分支支架在充分扩张前不受到损伤、便于在主支支架扩张前先扩张分支支架网眼，为成功进行最终对吻扩张奠定基础。该方法的缺点是操作较复杂，分支导丝和球囊通过多个支架网眼再次进入分支有时较困难，球囊挤压支架术的主要操作步骤如下：

（1）分别向主支和分支送入 0.014in 导丝到达血管远端。

（2）预扩张主支和分支病变后撤出球囊，保留导丝。

（3）向主支送入挤压扩张球囊，定位于分叉处后，向分支送入支架（图 18－16A）。

（4）准确定位分支支架，充分扩张后撤出球囊和导丝（图 18－16B）。

（5）扩张主支球囊，挤压分支支架位于主支内的头端部分（图 18－16C）。

（6）撤出主支球囊，将分支导丝通过受到挤压的分支支架网眼进入分支到达远端（图18－16D）。

（7）以预扩张球囊扩张分支开口，为最终双球囊对吻扩张做准备（图18－16E）。

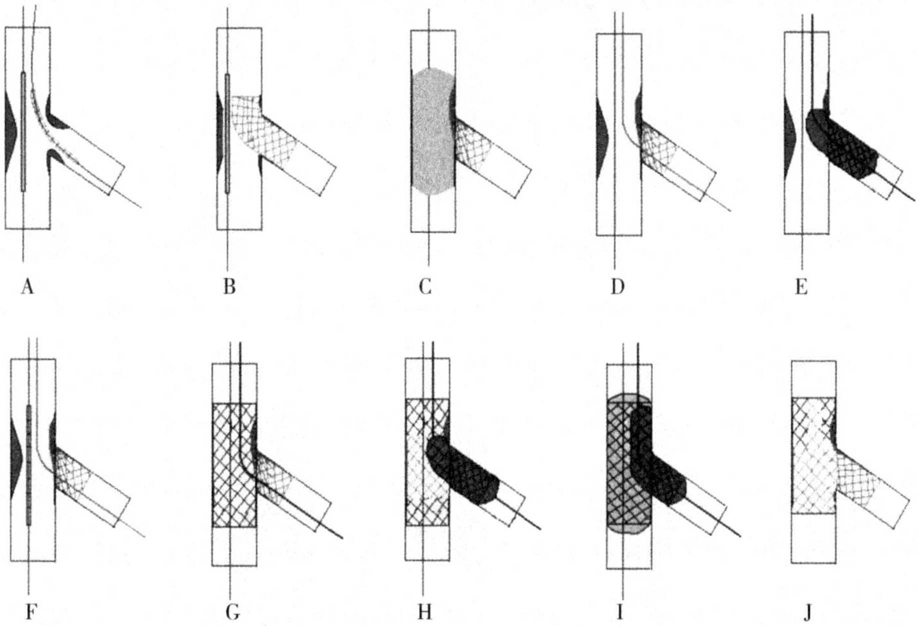

图18－16 球囊挤压支架术主要操作过程

A. 向主支送入挤压扩张球囊，定位于分叉处后，向分支送入支架；B. 准确定位分支支架，充分扩张后撤出球囊和导丝；C. 扩张主支球囊，挤压分支支架位于主支内的头端部分；D. 撤出主支球囊，将分支导丝通过受到挤压的分支支架网眼进入分支到达远端；E. 以预扩张球囊扩张分支开口；F. 撤出分支球囊和导丝，送入主支支架到达分叉处准确定位；G. 充分扩张主支支架后，撤出球囊，将分支导丝再次通过主支和分支支架网眼送入分支并到达远端；H. 再次通过支架网眼扩张分支开口；I. 送入主支球囊，对分叉后病变处进行高压对吻扩张整形；J. 造影评价即刻效果

（8）撤出分支球囊和导丝，送入主支支架到达分叉处准确定位（图18－16F）。

（9）充分扩张主支支架后，撤出球囊。

（10）将分支导丝再次通过主支和分支支架网眼送入分支并到达远端（图18－16G）。

（11）再次通过支架网眼扩张分支开口（图18－16H）。

（12）送入主支球囊，对分叉后病变处进行高压对吻扩张整形（图18－16I）。

（13）先抽空分支球囊，再抽空主支球囊。

（14）先撤出分支球囊，再撤出主支球囊。

（15）造影评价即刻效果，必要时以IVUS或OCT评价分叉处支架置入质量（图18－16J）。

（五）对吻挤压支架术

对吻挤压支架术的基本操作过程相同，所不同的是主支球囊挤压分支支架后，对分叉处先进行对吻扩张整形，然后在置入主支支架。其优点是能够保证在主支支架扩张后，导丝能够顺利进入达分支血管并安全到达远端。其主要操作过程和步骤如下：

（1）分别向主支和分支送入0.014in导丝到达血管远端。

（2）预扩张主支和分支病变后撤出球囊，保留导丝。

（3）向主支送入球囊，定位于分叉处后，向分支送入支架（图18－17A）。

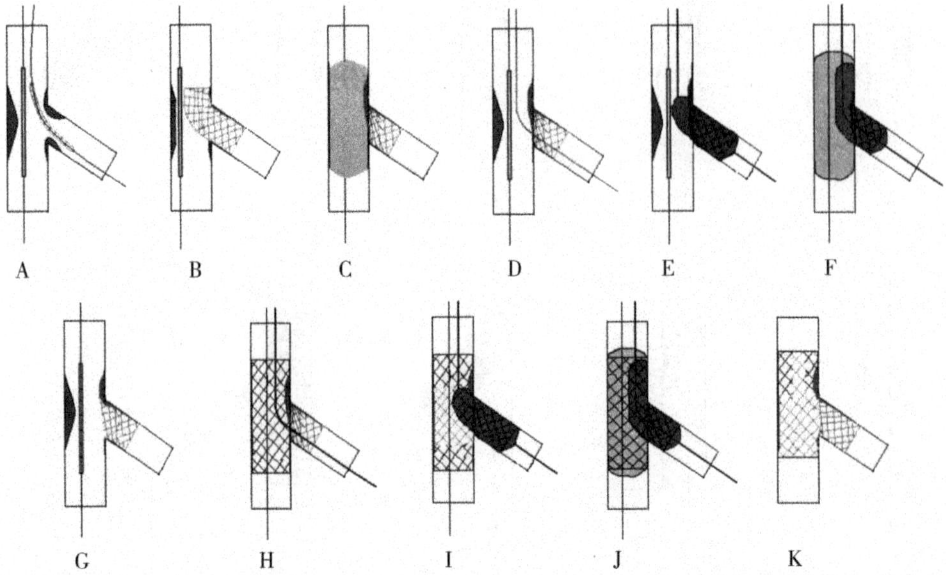

图18－17 对吻挤压支架术主要操作过程

A. 向主支送入球囊，定位于分叉处后，向分支送入支架；B. 准确定位分支支架，充分扩张后撤出球囊和导丝；C. 扩张主支球囊，挤压分支支架位于主支内的头端部分；D. 将分支导丝通过受到挤压的分支支架网眼进入分支到达远端；E. 以预扩张球囊扩张分支开口，为最终双球囊对吻扩张作准备；F. 同时扩张主支和分支球囊，对分叉处进行对吻扩张整形；G. 将主支支架送至分叉处准确定位；H. 将分支导丝再次通过主支和分支支架网眼送入分支并到达远端；I. 再次通过支架网眼扩张分支开口；J. 再次同时送张主支和分支球囊，对分叉后病变处进行最终高压对吻扩张整形；K. 造影评价即刻效果

（4）准确定位分支支架，充分扩张后撤出球囊和导丝（图18－17B）。

（5）扩张主支球囊，挤压分支支架位于主支内的头端部分（图18－17C）。

（6）将分支导丝通过受到挤压的分支支架网眼进入分支到达远端（图18－17D）。

（7）以预扩张球囊扩张分支开口，为最终双球囊对吻扩张做准备（图18－17E）。

（8）同时扩张主支和分支球囊，对分叉处进行对吻扩张整形（图18－17F）。

（9）先撤出分支球囊和导丝，再撤出主支球囊。

（10）将主支支架送至分叉处准确定位（图18－17G）。

（11）充分扩张主支支架后，撤出球囊。

（12）将分支导丝再次通过主支和分支支架网眼送入分支并到达远端，再次通过支架网眼扩张分支开口（图18－17H、I）。

（13）再次同时送张主支和分支球囊，对分叉后病变处进行最终高压对吻扩张整形（图

18－17J）。

（14）先抽空分支球囊，再抽空主支球囊。

（15）先撤出分支球囊，再撤出主支球囊。

（16）造影评价即刻效果，必要时以 IVUS 或 OCT 评价分叉处支架置入质量（图 18－17K）。

四、贯穿支架术

设计贯穿支架术（culotte stenting）的主要目的是为了在分支支架受到挤压和变形后，导丝和球囊能够再次顺利进入分支血管。根据分支支架置入的时机和过程，可以进一步分类为经典贯穿支架术（standard culotte stenting）和补救贯穿支架术（provisional culottestenting），其具体操作步骤如下：

（一）经典贯穿支架术

（1）分别向主支和分支送入 0.014in 导丝到达血管远端。

（2）预扩张主支和分支病变后撤出球囊和主支导丝，保留分支导丝。

（3）向分支送入支架，保证支架近端位于主支内 10mm 以上（图 18－18A）。

（4）充分扩张分支支架后，经支架网眼送入主支导丝到达血管远端（图 18－18B、C）。

（5）撤出分支导丝，扩张位于主支内的分支支架网眼后，撤出扩张球囊（图 18－18D、E）。

（6）送入主支支架，准确定位于分叉处后扩张支架（图 18－18F、G）。

（7）撤出球囊，经主支支架网眼送入分支导丝到达血管远端（图 18－18H）。

（8）经主支支架网眼扩张分支开口（图 18－18I）。

（9）送入主支高压球囊，定位于分叉处。

（10）同时扩张主支和分支球囊，对分叉处进行高压对吻扩张整形（图 18－18J）。

（11）先抽空分支球囊，再抽空主支球囊。

（12）先撤出分支球囊，再撤出主支球囊。

（13）造影评价即刻效果，必要时以 IVUS 或 OCT 评价分叉处支架置入质量（图 18－18K）。

（二）补救贯穿支架术

（1）分别向主支和分支送入 0.014in 导丝到达血管远端。

（2）预扩张主支和分支病变后撤出球囊和分支导丝，保留主支导丝。

（3）向主支送入支架，准确定位于分叉处（图 18－19A）。

（4）充分扩张主支支架后，经支架网眼送入分支导丝到达血管远端（图 18－19B）。

（5）经主支支架网眼扩张分支开口后，撤出扩张球囊（图 18－19C）。

（6）送入分支支架定位于分叉处，同时保证支架近端位于主支内 10mm 以上（图 18－19D）。

（7）撤出主支导丝，充分扩张分支支架（图 18－19E）。

（8）通过位于主支内的分支支架网眼再次送入主支导丝并到达血管远端（图 18－19F）。

（9）撤出分支导丝，经主支导丝扩张分支支架近端，打通主支管腔（图 18－19G）。

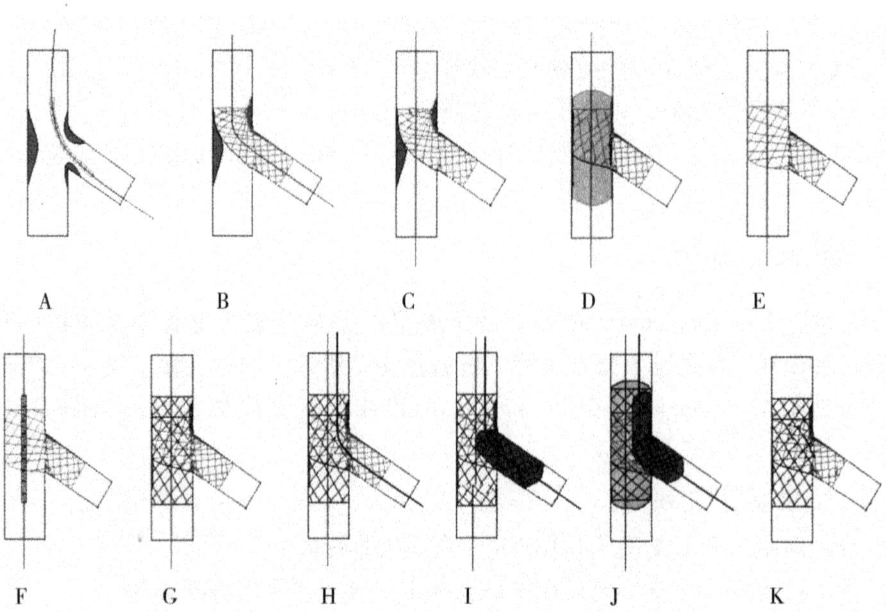

图 18－18　经典贯穿支架术主要操作过程

A. 向分支送入支架，保证支架近端位于主支内 10mm 以上；B、C. 充分扩张分支支架后，经支架网眼送入主支导丝到达血管远端；D、E. 撤出分支导丝，扩张位于主支内的分支支架网眼后，撤出扩张球囊；F、G. 送入主支支架，准确定位于分叉处后扩张支架；H. 撤出球囊，经主支支架网眼送入分支导丝到达血管远端；I. 经主支支架网眼扩张分支开口；J. 同时扩张主支和分支球囊，对分叉处进行高压对吻扩张整形；K. 造影评价即刻效果

（10）再次送入分支导丝并到达血管远端（图 18－19H）。

（11）经分支导丝送入球囊，充分扩张分支开口（图 18－19I）。

（12）经主支导丝送入高压球囊，定位于分叉处。

（13）同时扩张主支和分支球囊，对分叉处进行高压对吻扩张整形（图 18－19J）。

（14）先抽空分支球囊，再抽空主支球囊。

（15）先撤出分支球囊，再撤出主支球囊。

（16）造影评价即刻效果，必要时以 IVUS 或 OCT 评价分叉处支架置入质量（图 18－19K）。

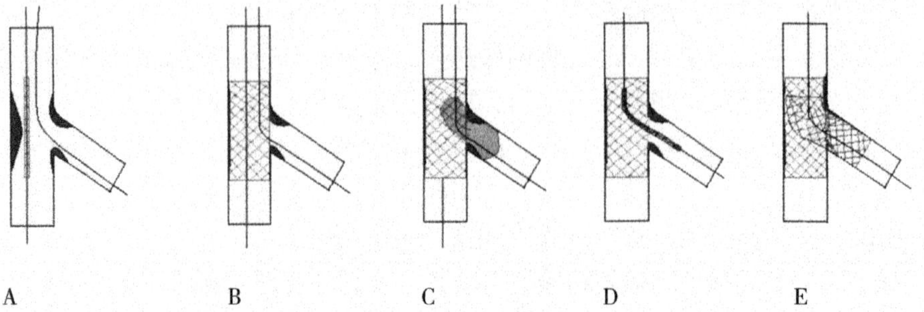

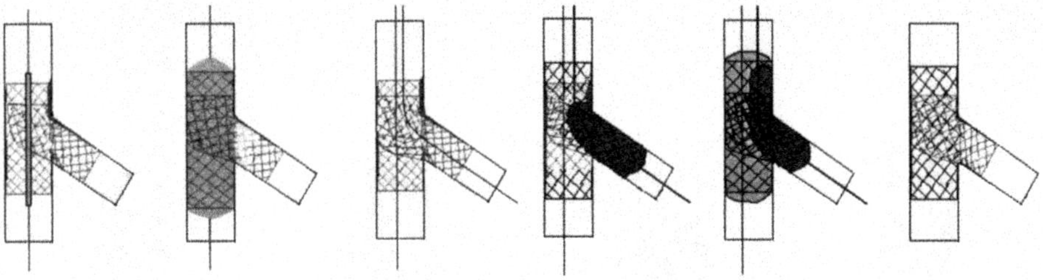

图 18－19　补救贯穿支架术主要操作过程

A. 向主支送入支架，准确定位于分叉处；B. 充分扩张主支支架后，经支架网眼送入分支导丝到达血管远端；C. 经主支支架网眼扩张分支开口后，撤出扩张球囊；D. 送入分支支架定位于分叉处，同时保证支架近端位于主支内 10mm 以上；E. 撤出主支导丝，充分扩张分支支架；F. 通过位于主支内的分支支架网眼再次送入主支导丝并到达血管远端；G. 撤出分支导丝，经主支导丝扩张分支支架近端，打通主支管腔；H. 再次送入分支导丝并到达血管远端；I. 经分支导丝送入球囊，充分扩张分支开口；J. 同时扩张主支和分支球囊，对分叉处进行高压对吻扩张整形；K. 造影评价即刻效果

五、对吻支架术

对吻支架术（kissing stenting）一般应用于主支和分支都比较粗大且两个分支直径接近相等的分叉病变，根据两个支架头端接触的程度，可以进一步分为 Y 形对吻支架术和 V 形对吻支架术。其具体操作步骤如下：

（一）Y 形对吻支架术（Y stenting）

（1）分别向两个大分支送入导丝并到达血管远端（图 18－20A）。

（2）对分叉病变进行预扩张后撤出球囊，保留导丝。

（3）分别向两个大分支送入支架，使两个支架的远端覆盖各自的病变，近端在粗大的主支内平行排列（图 18－20B）。

（4）同时以相同压力扩张两个支架，在主支的中央形成由两层支架组成的金属中脊（图 18－20C）。

（5）同时抽空两个支架球囊并撤出分叉处。

（6）造影评价即刻效果，必要时以 IVUS 或 OCT 评价分叉处支架置入质量（图 18－20D）。

（二）V 形对吻支架术（V stenting）

（1）分别向两个大分支送入导丝并到达血管远端（图 18－21A）。

（2）对分叉病变进行预扩张后撤出球囊，保留导丝。

（3）分别向两个大分支送入支架，使两个支架的远端覆盖各自的病变，近端位于各自的分叉开口处；同时以相同压力扩张两个支架（图 18－21B）。

（4）同时抽空两个支架球囊并撤出分叉处。

（5）造影评价即刻效果，必要时以 IVUS 或 OCT 评价分叉处支架置入质量（图

18－21C)。

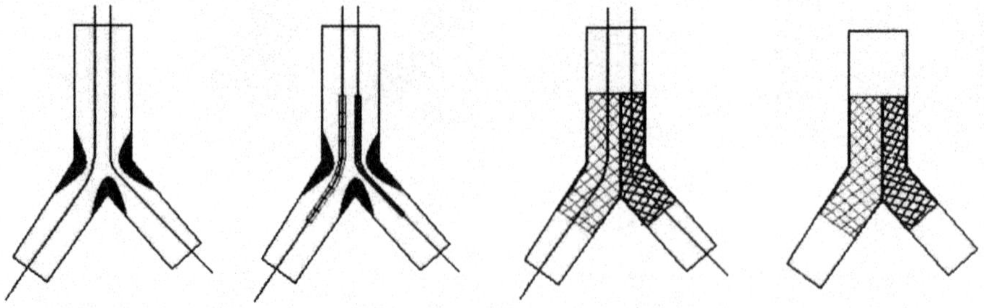

图 18－20　Y 形对吻支架术主要操作过程

A. 分别向两个大分支送入导丝并到达血管远端；B. 分别向两个大分支送入支架，使两个支架的远端覆盖各自的病变，近端在粗大的主支内平行排列；C. 同时以相同压力扩张两个支架，在主支的中央形成由两层支架组成的金属中脊；D. 造影评价即刻效果，必要时以 IVUS 或 OCT 评价分叉处支架置入质量

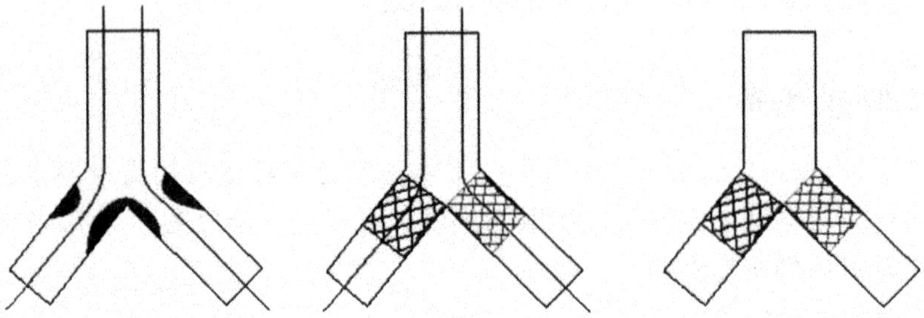

图 18－21　V 形对吻支架术主要操作过程

A. 分别向两个大分支送入导丝并到达血管远端；B. 分别向两个大分支送入支架，使两个支架的远端覆盖各自的病变，近端位于各自的分叉开口处；同时以相同压力扩张两个支架；C. 造影评价即刻效果

（梁　鹍）

第五节　慢性完全闭塞病变的支架置入术

冠状动脉慢性完全闭塞（chronic total occlusions，CTO）病变约占全部冠状动脉造影的1/3，但接受经皮冠状动脉介入治疗（percutaneous coronary intervention，PCI）者少于 8%，约占全部 PCI 病例的 10%～20%。CTO 病变接受 PCI 比例偏低的主要原因是技术上存在难点，文献报道即刻成功率多在 50%～80%，平均仅约 65%，远低于其他病变 PCI，且其术后再闭塞和再狭窄发生率高。CTO 病变 PCI 成功后可缓解心绞痛症状、改善左室功能、提高远期生存率，但 PCI 失败或术后发生再闭塞者长期预后较差。虽然近年来随着 CTO 专用器械的研发、推广及术者经验水平的提高使 CTO 病变 PCI 的总体成功率有所提高，但 CTO 仍

被认为是目前PCI领域最大的障碍和挑战。

一、定义

CTO的定义主要包括闭塞时间和闭塞程度两个要素。闭塞时间可由冠状动脉造影证实，如缺乏既往造影资料则常根据可能造成闭塞的临床事件推断，如急性心肌梗死、突发或加重的心绞痛症状且心电图改变与闭塞部位一致等，但部分患者闭塞时间的判断并不十分肯定。以往文献关于CTO闭塞时间的定义差异较大，范围从>2周到<3个月不等，由于闭塞时间<3个月的病变PCI成功率较高，因此CTO闭塞时间的定义不统一可影响临床研究结果。2005年在美国《循环》杂志发表的“CTO经皮介入治疗共识”建议闭塞时间>3个月方可称为“慢性”，以此作为目前临床诊断的统一标准，有利于对CTO临床研究结果进行对比。根据冠状动脉造影结果将CTO闭塞程度分为前向血流TIMI 0级的绝对性CTO（真性完全闭塞）和TIMI血流1级的功能性CTO，后者尽管有微量造影剂的前向性充盈，但闭塞管腔的微量灌注血流实际上缺乏供血功能。

二、CTO病变PCI的依据

绝大多数CTO病变都存在同向或逆向的侧支循环，使闭塞段远端保持一定的血供，但是，即使侧支循环建立充分也仅相当于功能上90%狭窄的血管，这些侧支循环维持心肌存活，但在心肌需氧增加时仍产生临床症状，如心绞痛等。因此，开通CTO病变有助于改善远端心肌供血，缓解心肌缺血症状。

此外，有临床研究表明，CTO病变行成功血运重建并保持长期开通可显著提高左室功能、降低远期死亡率并减少外科搭桥（coronary artery bypass graft，CABG）的需要。美国中部心脏研究所对连续2007例CTO病例PCI结果进行分析，发现PCI成功者住院期间主要不良心脏事件（major adverse cardiac events，MACE）发生率低于PCI失败者（3.2%比5.4%，P=0.02），且其10年存活率远高于PCI失败者（73.5%比65.0%，P=0.001）。英国哥伦比亚心脏注册研究中，共对1458例CTO病变患者行PCI，随访7年PCI成功者死亡风险较失败者降低56%。前瞻性的TOAST-GISE研究对369例患者的390处CTO靶病变行PCI，1年随访结果表明，PCI成功者心性死亡和心肌梗死发生率（1.1%比7.2%，P=0.005）和CABG的比例（2.5%比15.7%. P<0.0001）均显著低于PCI失败者。荷兰胸科医院报道对10年间874例CTO-PCI病例进行随访，结果表明，PCI成功者5年存活率（93.5%比88.0%，P=0.02）及无MACE存活率（63.7%比41.7%，P<0.0001）均显著高于未成功者。因此，对CTO病变行PCI可使患者长期获益，具有较大的临床意义。

三、患者选择与治疗策略

并非所有的CTO病例都适合PCI治疗。由于CTO病变实施PCI技术难度较大，成功率较低，应结合患者临床及造影特点，如年龄、症状严重程度、合并疾病（糖尿病、肾功能不全等）、全身重要脏器功能状况、造影所见病变复杂程度、左室射血分数、是否存在瓣膜性心脏病等因素，充分权衡获益/风险比，选择合适的病例进行PCI。

CTO病变实施PCI的主要指征如下：①有心绞痛症状或无创性检查存在大面积心肌缺血的证据，CTO远端侧支血管直径≥2.5mm，长度≥30~40mm；②CTO病变侧支循环较好；

③闭塞血管供血区存在存活心肌；④术者根据经验、临床及影像特点判断成功可能性较大（60%以上）且预计严重并发症发生率较低。

对单支血管CTO，如存在心绞痛且影像学提示成功概率较高者可优先考虑行PCI，如临床存在活动受限，即使影像学提示成功概率不高也可尝试行PCI。如患者为多支病变且伴有一支或多支血管CTO，尤其存在左主干、前降支CTO病变、复杂三支病变伴肾功能不全或糖尿病、多支血管CTO等预计成功率不高者，应慎重考虑PCI或CABG何者更为合适。原则上应先对引起心绞痛或局部心肌运动障碍的罪犯CTO病变血管行PCI，如手术时间过长，患者不能耐受，可仅对罪犯血管或主要供血血管行部分血运重建PCI，其后对其他病变血管行择期PCI达到完全血运重建；经较长时间PCI手术仍未成功或预计成功率不高时可转行CABG。

四、PCI成功率及其影响因素

受术者经验、器械选择、操作技术、CTO定义不同及病例选择等因素影响，文献报道CTO病变PCI的成功率差异较大，在55%～90%，平均约65%。近5年来，随着术者经验、技术水平的不断提高以及新器械的研发，CTO病变PCI成功率有增高趋势，尤其一些经验丰富的术者个人成功率可达到80%～90%甚至更高，但总体水平仍远低于非闭塞病变PCI。在所有的失败病例中，导丝不能通过CTO病变是最主要的原因，约占80%～89%，其次为球囊不能通过病变，约占9%～15%，球囊不能扩张病变占失败总例数的2%～5%。

CTO病变特征与PCI成功率密切相关，以往文献报道下列因素是导致PCI失败的预测因素：①闭塞时间长，尤其>1年者；②闭塞段长度>15mm；③残端呈截然闭塞状；④闭塞段起始处存在分支血管；⑤闭塞段或其近端血管严重迂曲；⑥严重钙化病变；⑦血管开口处病变；⑧远端血管无显影；⑨近端血管严重狭窄；⑩存在桥侧支（图18－22）。有学者根据临床经验总结的CTO病变特征难度分型详见表18－1，可用以预测CTO病变PCI成功率。

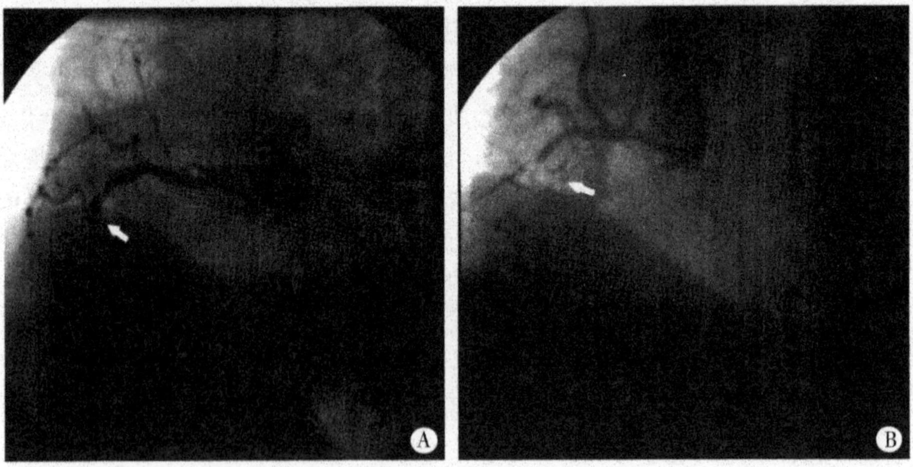

图18－22 复杂CTO病变

A. RCA中段CTO，残端呈截然闭塞，附近有分支血管开口，近端血管多处严重狭窄；B. RCA中段CTO，伴大量桥侧支

表 18-1 CTO 病变特征难度分型

	简单	中等	复杂
闭塞时间	3~12 个月	1~3 年	≥3 年
远端 TIMI 血流	1 级	0~1 级	0 级
闭塞端形态	长鼠尾状	短鼠尾状	齐头
闭塞段长度	≤15mm	15~30mm	>30mm
桥侧支	无	无或微量	少量到大量
近端迂曲或钙化	无	轻度	中到重度
首次 PCI	成功	首次失败无假腔	失败并出现假腔
病变处分支	无	不需要保护或易保护分支	多个需保护或不易保护分支
病变部分	近段	近中段	口部或远段
病变血管	前降支	小夹角旋支	大夹角旋支或右冠
再狭窄病变	否	是，次全闭塞	是，完全闭塞
冠状动脉开口	正常	轻度畸形或狭窄	严重畸形或狭窄
外周血管	基本正常	轻度狭窄迂曲	严重狭窄迂曲
有无同侧、对侧侧支	完好	少量	无或极少量
CTO 近端血管	基本正常	轻度狭窄	多处严重弥漫性狭窄
其他狭窄或闭塞冠状动脉	无	其他冠状动脉有狭窄	其他冠状动脉有闭塞病变
病变段钙化	无	轻至中度	重度

五、通过闭塞段的技巧

CTO 病变 PCI 失败最主要的原因是导丝或球囊不能通过闭塞段，约占全部失败病例的 90% 以上。除术者的手法和经验外，适当选择器械、合理应用特殊技术有助于提高导丝/球囊通过闭塞段的成功率。

（一）器械选择

1. 指引导管　原则上应选择强支撑力的指引导管，如 XB、EBU、Amplaz 等，必要时选用双层套接指引导管（如 5F 指引导管套在 6F 或 7F 指引导管腔内的“子母型”指引导管）。左前降支（left anterior descending，LAD）病变首选 Voda、左 XB、EBU，支持力不够时可选左 Amplatz；左回旋支病变首选左 Amplatz、XB、EBU，主动脉根部扩张或 JL 4.0 顶端指向 LAD 则选 JL 5.0、EBU；右冠状动脉（right coronary artery，RCA）病变首选右 XB、EBU 或左、右 Amplatz。对较简单的 CTO 病变，指引导管的外径以 6F 或 7F 为宜，可防止导丝远端受阻时在较大指引导管腔内拱起，而且远端较细的指引导管有利于在必要时深插入冠状动脉内以便增加主动支持力。对病变复杂、需要较强支撑或需要在同一指引导管内插入双套球囊或支架导管时，应选用 7F 或 8F 外径指引导管。

2. 指引导丝　指引导丝（简称导丝）的选择是影响 CTO 病变 PCI 成败的关键。理想的 CTO 介入治疗导丝应具有一定硬度，在阻塞段中可被灵活旋转，不易进入内膜下，易穿过 CTO 病变两端的纤维帽，但目前尚无任何一种用于 CTO 完美无缺的导丝。影响导丝性能的主要特征包括硬度、头端形状、涂层性质等（详见表 18 - 2），不同材质和结构的导丝在 PCI 术中表现出的扭矩反应、触觉感受、推进力、支持力、可操控性、尖端塑形和记忆能力也大相径庭。

硬度越大的导丝越容易穿透坚硬病变，但并非所有病变都需选用硬导丝，有些简单 CTO 甚至采用较软导丝即可开通。初学者通常首选中等硬度导丝，失败后可渐次提高导丝硬度，技术熟练者可首选较硬导丝或在中等硬度导丝失败后直接选用硬或超硬导丝，以节省手术时间和减少器材消耗。

表 18 - 2　CTO 病变 PCI 常用指引导丝的特征

制造商	导丝商品名	头端特征			
		形状	直径（in）	涂层	硬度（g）
Guidant	Cross IT 100 ~ 400	锥形	0.010	非亲水	2 ~ 6
	Whisper	平头	0.014	亲水	1
	Pilot 50 ~ 200	平头	0.014	亲水	2 ~ 6
BSC	Choice PT	平头	0.014	亲水	2
	PT Graphix Int/PT2 MS	平头	0.014	亲水	3 ~ 4
Cordis	Shinobi/Shinobi Plus	平头	0.014	亲水	2，4
Terumo	Crosswire NT	平头	0.014	亲水	2
Asahi	Miracle 3 ~ 12	平头	0.014	非亲水	3 ~ 12
	Conquest/Conquest Pro	锥形	0.009	非亲水*	9，12

注：* Conquest Pro 头端 1mm 为非亲水涂层，其余部分为亲水涂层。

亲水涂层导丝的优点在于推进时阻力小、容易循新生毛细血管或微孔道到达远端真腔，尤其适合于摩擦力较大的病变；其缺点是操纵性差，导丝常沿阻力最低的路径前进，易进入 CTO 近端分支或主支血管内膜下，触觉感知亦较差，即使进入假腔仍能前进较长距离而无明显的阻力感，易于造成更大的假腔，也容易穿入细小分支或滋养血管而造成穿孔。亲水导丝常适用于闭塞段近段无分支开口、病变长度 < 20mm、闭塞残端呈鼠尾状以及有微孔道的 CTO 病变。闭塞段或其近端血管有严重迂曲的病变可首选亲水导丝。硬的亲水导丝较其他导丝更容易进入内膜下或造成穿孔，不推荐初学者使用。

非亲水涂层导丝的优点是触觉感知较好，有利于术者以微细动作精确操纵导丝穿过纤维钙化或存在桥侧支的病变。但其寻径能力不如亲水导丝，需要术者有较强的操控能力。目前常见的非亲水导丝均为头端缠绕型导丝，如 Cross IT 系列、Miracle 系列、Conquest 系列等，均适用于血管残端呈齐头或仅存在较小的鼠尾形态、长度 > 20mm 且较硬的病变。在具体临床选用时几种非亲水涂层导丝之间有一定差别，有学者根据临床经验和操作体会总结于表 18 - 3。

CTO 病变 PCI 常需根据不同的病变特征，手术步骤选用不同的导丝，因此 PCI 过程中可能需要更换几种导丝。大部分病例可首选 Cross IT 100 ~ 200、Miracle 3 ~ 4.5g、Pilot 50 和 Whisper。如 CTO 血管扭曲或钙化则宜选用 PT2 MS、PT Graphix Intermediate、Pilot 50、Whisper 或 Crosswire NT 等亲水导丝。普通导丝通过失败后换用更硬的非亲水导丝（如 Cross IT 300 ~ 400）或亲水导丝（如 Shinobi 或 Shinobi Plus，Pilot 150 ~ 200），仍有 30% ~ 60% 通过

的概率。硬度更高的非亲水导丝除可选用 Cross IT 300～400 之外，还可选用近年日本 Asahi 公司生产的 CTO 专用导丝 Conquest 9g、Conquest pro 9g、Conquestpro 12g 以及 Miracle 6～12g 等。

表 18－3　缠绕型指引导丝的病变适应证

	Cross IT	Miracle	Conquest
TIMI 血流	0～1 级	1～2 级	0～1 级
病变近端及走行	轻中度弯曲	中重度弯曲	较直
闭塞段长度	中～长段（>30mm）	长段（>30mm）	短～中等，短更佳
残端形态	齐头或小鼠尾	小鼠尾	齐头
纤维帽硬度	有一定硬度	较硬	坚硬
钙化、纤维化	轻度	轻中度	中重度
需要穿透支架网眼	可行	不易	较佳
存在桥侧支	可试用	可试用	适合
球囊通过能力	可	最好	较好

3. 球囊　球囊的作用在于帮助导丝通过 CTO 病变（借助球囊快速交换导丝，改变导丝尖端形状、提高导丝硬度及在病变段内的操作能力，便于其跨越病变，并证实导丝在真腔）和扩张病变。常选单标记、整体交换、直径 1.25～1.5mm、外形小的球囊，如 Maverick，Sprinter、Rujin 等。熟练术者对预计成功率较高的病变可直接选用 1.5～2.5mm 小直径快速交换球囊，如 Maverick、Sprinter、Rujin、Voyager 等。

4. 其他新型器械　近年日本及欧美研发了许多新型器械以提高开通 CTO 的成功率，如 Safe Cross 光学相干反射系统（Intraluminal Therapeutics）、Frontrunner 导管系统（Lumend）、CROSSER 导管系统（Flowcardia）、Venture 导丝控制导管（St Jude）、Tornus 螺旋穿透导管（Terumo）等，对常规方法不能开通的 CTO，使用上述器械后额外有 50%～85% 的机会通过闭塞段。但是上述器械的价格均较昂贵、临床应用经验不多，尚未在临床广泛推广，其有效性、安全性及效价比还有待进一步观察。

（二）操作技巧

1. 穿刺方法　要求动脉穿刺安全顺利。如病变复杂、手术过程又不需要置入大直径的器械时，通常用 6F 指引导管。需要双侧冠状动脉造影时同侧或对侧股动脉或桡动脉可插入 4～5F 动脉鞘。对髂动脉高度迂曲者可插入长鞘。

2. 术前造影　选择合适的体位充分暴露病变对开通 CTO 病变非常重要。下述影像信息对评价 CTO 病变成功率十分必要：CTO 是否位于血管口部或远端；与最近的分支血管的关系；是否存在钙化；阻塞类型（鼠尾状或刀切状）；闭塞长度；CTO 病变近端是否存在高度迂曲；是否存在桥侧支等。血管造影机的“放大”功能（Zoom）对分析信息有助。某些 CTO 病变行同步双侧冠状动脉造影是评价病变长度的最好方法。

3. 导丝尖端塑形的方法　可根据病变形态将导丝尖端塑成不同的弯度：①渐细和同心状的断端，做成约 30°角小 J 形弯曲以利于导丝通过 CTO 病变，J 形头部分的长度接近参考血管直径。②渐细和偏心的断端，增大 J 形角度（约 50°）及长度（较参考血管直径长约 1/3），有利于通过 CTO 病变。③刀切状（齐头）的断端，需要 30°小角度和较长的 J 形（较参考血管直径长约1/4 ~ 1/3）。

4. 导丝通过CTO病变的方法　逐渐递增导丝硬度。可将快速交换球囊、微导管或OTW球囊其中之一送至CTO闭塞段的近端处，以增加导丝支撑力，利于其通过病变近端纤维帽，但应注意除非已确认导丝走行在真腔内，不要轻易将球囊或微导管送至闭塞段内。球囊辅助下应用硬导丝的技术可增高导丝穿透血管壁的危险，需要术者有丰富经验及很强的控制远端导丝的技术。导丝在CTO中段行进时可顺时针和反时针≤90°旋转，同时缓慢推送导丝。如果CTO病变长、弯曲、超过3个月、含有钙化的混合性斑块，并有明显的负性血管重塑，则导丝通过的难度较大。触到动脉壁时可能阻力感减小，此时应将导丝退回至CTO近端换成另外的通路推进，或换为另一条导丝重新送入。在保证导丝在真腔内行进的前提下，可小心加用球囊辅助以利于通过病变。如无近端纤维帽或闭塞时间较久的CTO，则可能存在远端纤维帽。此时导丝的选择同近端存在纤维帽的CTO，有时需要更换导丝。如通过困难，可≤180°旋转导丝，并最好做一次穿刺动作以设法使导丝通过远端纤维帽。

5. 检测远侧导丝位置的方法　导丝穿过CTO病变全段之后，应当被较易推进且进入远端真腔血管内。需用至少2个不同体位投照检测导丝位置并确定导丝不在分支。如不能确定导丝是否在真腔，或球囊不能通过病变而必须用旋磨术，或应用加强型硬导丝（尤其是应用球囊支持）时，则必须应用对侧造影或OTW球囊行中心腔造影来检测远端导丝的位置，以确保导丝在真腔内。其他判断导丝位于真腔的方法还包括多体位投照；导丝穿过闭塞段时的突破感；导丝推送顺畅、转向灵活且回撤后仍能按原路径前进（进入心包腔则走行无定路）；导丝尖端塑形存在（不变直）且可进入相应分支；球囊易通过病变等。

6. 球囊通过与扩张　如果指引导管的支撑力良好，球囊的通过与扩张均比较容易。先选择尖端超细的1.25 ~ 2.5mm直径球囊，球囊可被扩张至“命名压”或以上。如CTO长度超过20mm，则最好应用长球囊。扩张之后原先消失的远端血流可被显示，但常较细小，系因缺乏长期灌流所致的负性血管重塑，需要冠状动脉内注射较大剂量的硝酸酯类以恢复远端血流。有时需要再次球囊扩张以使新开通后的血管变粗。如球囊通过失败，可试用以下方法：①改善指引导管的支撑力。交换器械时可将第二条0.035in或0.014in导丝置于指引导管内主动脉的部位，以加强指引导管支撑力。②检测导丝远端位置后应用旋磨术，需要送入较硬旋磨专用导丝，1.25 ~ 1.5mm直径的磨头足以扩大血管腔并改善斑块的顺应性。③采用Tornus导管辅助球囊通过。④多导丝挤压斑块使导丝周围腔隙变大。如球囊通过病变后扩张失败，可尝试用双导丝球囊、切割球囊、乳突球囊或耐高压（30atm）非顺应性球囊扩张，或采用旋磨术。

7. 高级技巧　在常规方法失败后可尝试采用下列技巧，有助于提高PCI成功率，但部分技术较常规方法的风险更大，仅适用于操作熟练和经验丰富的术者。

（1）平行导丝（parallel wire）或导丝互参照（seesaw wire）技术：“平行导丝技术”是指当导丝进入假腔后，保留导丝于假腔中作为路标，另行插入导丝，以假腔中的导丝为标志，尝试从其他方向进入真腔，避免再次进入假腔。“导丝互参照技术”与“平行导丝技术”原理相近，以第1根进入假腔的导丝作为路标，调整第2根导丝方向；如第2根导丝亦进入假腔，则以其为参照，退回第1根导丝重新调整其尖端方向后再旋转推进，如此反复，两根导丝互为参照，直至进入真腔，必要时可用3条导丝互为参照。

（2）双导丝轨道（buddy wire 或 track wire）技术：PCI 过程中向 CTO 病变远端插入两根导丝，为球囊或支架顺利通过病变提供轨道；或向另一非 CTO 血管插入另一根导丝，与单导丝相比，双导丝能提供更强的支撑力，使指引导管更为稳定。向同一病变血管内插入双导丝可使迂曲或成角的血管变得略直，因而促进支架通过钙化成角病变或近端的支架，在球囊扩张时还可防止球囊滑动以减少损伤。因此“Buddy 导丝技术”适用于成角或迂曲病变、近端已经放置支架的病变、纤维化钙化病变以及支架内再狭窄病变。

（3）多导丝斑块挤压（multi－wire plaque crushing）技术：用于导丝成功通过闭塞段而球囊通过失败时。保留原导丝在真腔内，沿原导丝再插入 1 ~2 根导丝进入真腔使斑块受到挤压，然后撤出其中1 ~2 根导丝，使 CTO 病变处缝隙变大，有利于球囊通过病变（图18－23）。多导丝斑块挤压技术的特点是较为安全、效果好，且受血管本身条件限制少，对设备要求不高。对于多数 CTO 病变，在开通时使用的导丝常≥2 根，因此使用此方法通常不会明显增加患者的经济负担，是一项安全且效价比高的新技术。

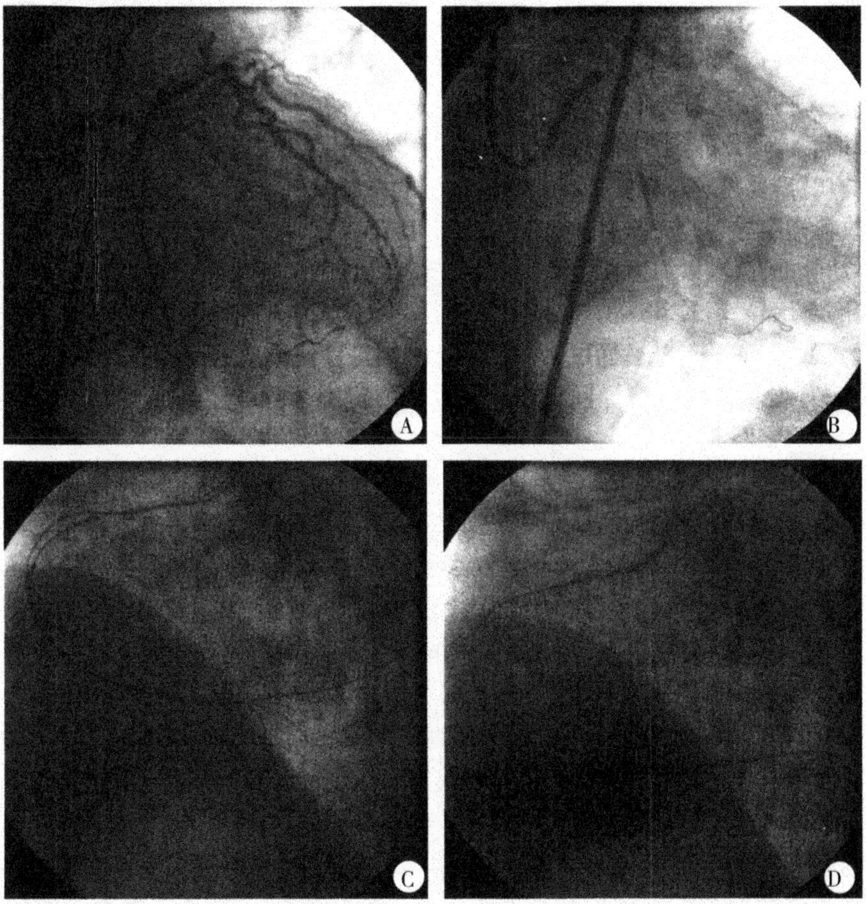

图18－23　多导丝斑块挤压技术

球囊不能通过病变，分别通过双导丝（A）和三导丝（C）挤压斑块，其后撤出其他导丝，仅保留1根导丝在真腔内，使球囊顺利通过。B 和 D 为球囊通过靶血管闭塞段后的影像

（4）逆向导丝（retrograde wire）技术：适用于正向导丝通过病变困难且逆向侧支良好的病例。在微导管或球囊支持下由对侧冠状动脉插入导丝（多为亲水滑导丝），经逆向侧支循环到达闭塞段远端。此时可将逆向导丝作为路标，操控正向导丝调整其方向从病变近端进入远端真腔，亦可采用逆向导丝穿过病变远端纤维帽到达病变近端，与正向导丝交会（图18－24）。特定条件下应用"逆向导丝技术"可提高 CTO 介入治疗的成功率，如某些 CTO 斑块近端存在不利于 CTO 介入治疗成功的形态学特点，或近端纤维帽较硬使导丝难以通过，而远端斑块可能较松软，导丝易于通过。"逆向导丝技术"的另一优势是，即使逆向导丝进入假腔（内膜下），因正向血流方向与逆向导丝行进的方向相反，故病变开通后血管壁受正向血流压力的影响，假腔容易自然闭合。而正向导丝一旦造成假腔，因冠状动脉血流与导丝行进方向一致，可使假腔不断扩大而致血管真腔闭塞。虽然"逆向导丝技术"在特定条件下有较大的应用价值，但因其技术难度大，耗材多，且有损伤侧支血管的风险，因此不应作为 PCI 的常规技术，在实际应用中应当严格掌握适应证。

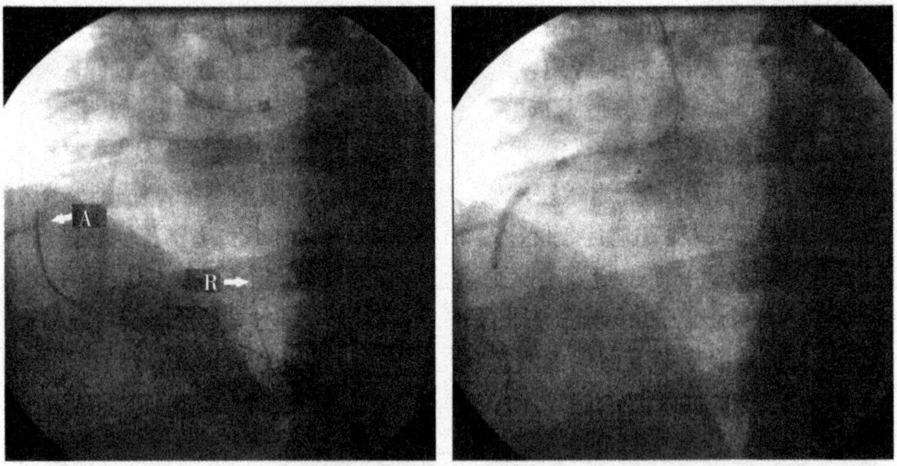

图 18－24　逆向导丝技术

左图为反向导丝（R）通过间隔支侧支循环从远端真腔逆向通过 RCA 闭塞段，与正向导丝（A）交会。右图为球囊沿正向导丝通过闭塞段并扩张

（5）锚定（anchoring）技术：指引导管移位或支撑力不足是球囊不能通过闭塞段的主要原因之一。"锚定技术"是指在靶病变近端的分支血管或另一支非靶血管中扩张球囊并轻轻回拖，以此固定指引导管并增强其同轴性和支撑力，有利于球囊或支架通过病变（图18－25）。"锚定技术"适用于预计球囊或支架通过比较困难的病变，需采用外径 6F 以上的指引导管。潜在的风险包括导管损伤靶血管口部、锚定球囊损伤分支血管等，因此回拉球囊前应操纵指引导管使其同轴并处于安全位置，锚定球囊应尽量采用低压扩张。以上技术称为"分支锚定技术"。在 CTO 近端无分支的情况下，也可采用"主支锚定技术"，即在 CTO 病变近端扩张球囊的同时推进硬导丝，适用于病变坚硬而指引导管支撑力不够的近端 CTO 病变。

（6）内膜下寻径及重入真腔（subintimal tracking and reentry，STAR）技术：在球囊支持下操纵导丝（通常为亲水滑导丝）进入内膜下造成钝性撕裂，导丝在内膜下行进直至进入远端真腔，然后在内膜下空间行球囊扩张并置入支架。“STAR 技术”的优点是在常规技术失败后较快地经内膜下进入远端真腔，可提高成功率，但缺点是容易损伤远端分支、穿孔风险较大、再狭窄发生率高等。“STAR 技术”适用于主要分支远离 CTO 的病变（如 RCA 病变），不适合用于分支较多的 LAD 病变，置入支架应尽量采用药物洗脱支架（drug elutingstent，DES）。“STAR 技术”仅作为常规方法失败后的补救措施，初学者慎用。

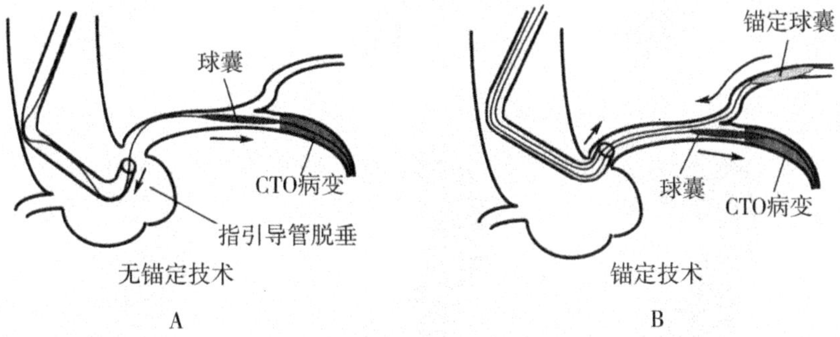

图 18－25 锚定技术示意图

A. 无锚定技术，指引导管脱垂；B. 锚定技术，指引导管支撑力加强

（7）血管内超声指导导丝（intravascular ultrasound guiding wire）技术：在有分支的情况下，可用血管内超声（intravascular ultrasound. IVUS）确定 CTO 病变的穿刺入口。PCI 术中一旦导丝进入内膜下假腔且尝试进入真腔失败时，可采用 IVUS 定位指导导丝重新进入真腔，但此时需先用 1.5mm 小球囊扩张假腔，IVUS 导管才能进入内膜下。此方法可导致较长的夹层，可损伤大分支，并有引起穿孔的风险，仅作为常规方法失败后的应急手段，初学者慎用。

（8）控制性正向和逆向内膜下寻径（controlled antegrade and retrograde subintimaltracking，CART）技术：采用正向和逆向导丝在 CTO 病变局部造成一个局限的血管夹层，便于正向导丝进入远端真腔。具体操作过程如下：首先，将正向导丝从近端血管真腔进入 CTO，然后使其进入内膜下，有经验的 CTO 介入医生可以从导丝头端或导丝前进时阻力减小判断导丝进入内膜下。然后从对侧冠状动脉在微导管或球囊支持下逆向插入导丝，经间隔支的侧支循环送至 CTO 病变远端。将逆向导丝从远端真腔插入 CTO，然后进入内膜下，随后用直径 1.25～1.3mm 的小球囊以 2～3atm 扩张间隔支，其后沿逆向导丝进入内膜下并扩张球囊。扩张后将球囊撤压并留置于内膜下以维持内膜下通道开放（图 18－26）。通过上述步骤，正向和逆向的内膜下空间很容易贯通，正向导丝得以循此通道进入远端真腔。“CART 技术”操作方法较复杂，与“STAR 技术”相比其优点在于可使内膜下撕裂仅限于闭塞段内，避免了损伤远端大分支的风险。与 STAR 及 IVUS 指导导丝技术一样，此技术也需在闭塞远端的血管内膜下扩张球囊，有造成穿孔的危险，不宜作为常规手段，仅用于常规技术开通比较困难和解剖特点比较适合的病变。

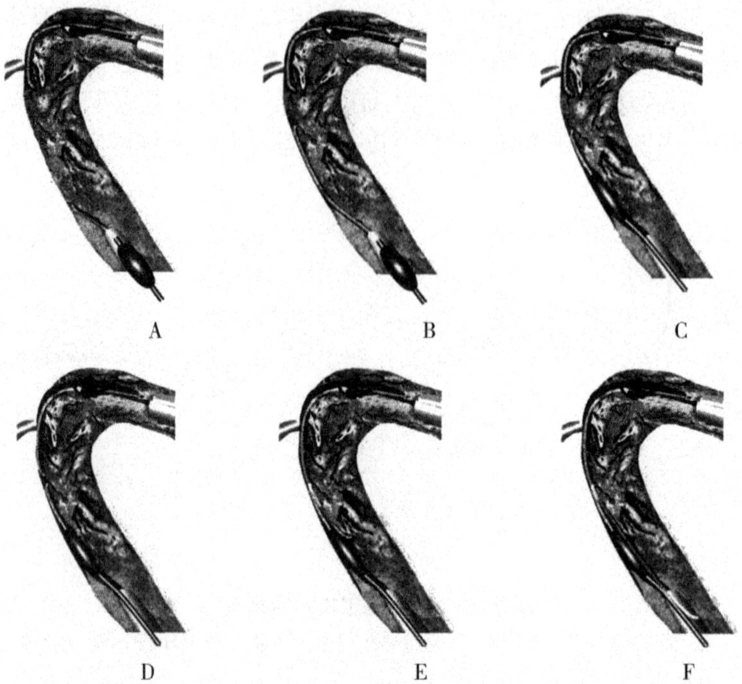

图 18－26　CART 技术示意图

六、支架置入术

1996 年发表的慢性冠状动脉闭塞支架术研究（SICCO）随机对比了单纯球囊扩张术和冠状动脉内裸金属支架（bare metal stent，BMS）植入术治疗 CTO 病变的疗效。结果发现，BMS 组患者心绞痛缓解率高于球囊扩张组（57% 比 24%，$P<0.001$），接受 BMS 治疗者 6 个月造影随访再狭窄（32% 比 74%，$P<0.001$）和再闭塞（12% 比 26%，$P=0.058$））发生率以及 300 天靶病变血运重建（TLR）发生率（22% 比 42%，$P=0.025$）均低于接受单纯球囊扩张者。GISSOC 研究对 110 例成功行 CTO－PCI 的患者进行了长达 6 年的随访，结果表明，接受 BMS 治疗者无 MACE 存活率与接受单纯球囊扩张者相比有降低趋势（76.1% 比 60.6%，$P=0.0555$），而无 TLR 存活率则显著低于后者（85.1% 比 65.5%，$P=0.0165$）。美国 Mayo 心脏中心 25 年 CTO－PCI 经验表明，支架时代治疗 CTO 病变的成功率与支架前时代相比并无显著提高，但住院期 MACE 及 1 年随访的靶病变血运重建率降低约 50%。因此，为防止再闭塞和减少再狭窄发生，CTO 病变成功开通后均应置入支架。

尽管冠状动脉内支架的广泛应用显著降低了 CTO 介入治疗术后发生急性再闭塞的风险，但长期再狭窄率仍高达 30%～40%。近年 DES 在临床得到广泛应用，且已被证实能够降低“真实世界”PCI 后的再狭窄率。新近发表的数项临床研究表明，与 BMS 相比，DES 能够显著降低 CTO 介入治疗后的长期再狭窄率和 MACE 发生率，初步证实了 DES 治疗 CTO 病变的长期疗效和安全性。SICTO 研究观察了雷帕霉素洗脱支架治疗 25 例 CTO 的长期疗效，12 个月再狭窄率和 MACE 发生率均为 4%，显著优于 BMS 时代的结果。Werner 等对比了紫杉醇洗脱支架与 BMS 治疗 CTO 的效果，接受紫杉醇洗脱支架治疗者 12 个月造影再狭窄率

(8.3%比51.1%，$P<0.001$）和 MACE 发生率（12.5%比47.9%，$P<0.001$）均显著低于 BMS 治疗者。葛雷等报道雷帕霉素洗脱支架治疗 CTO 的长效疗效显著优于 BMS 历史对照，6 个月造影再狭窄率和 MACE 发生率分别为（9.2%比 33.3%，$P<0.001$）和（16.4%比 35.1%，$P<0.001$）。PRISONⅡ研究是迄今发表的唯一的 DES 治疗 CTO 病变的随机对照研究，研究共入选 200 例 CTO 患者，随机接受雷帕霉素洗脱支架或 BMS 治疗，DES 组 6 个月造影再狭窄率（11%比 41%，$P<0.0001$）和 MACE 发生率（4%比 20%，$P<0.001$）均显著低于 BMS 组。上述研究结果表明，DES 作为改善 CTO 病变 PCI 后再狭窄的一项有效手段，其前景已经初现曙光。但应该看到，上述研究多为注册研究或回顾性分析，不能完全排除因技术进步或支架平台改善造成的疗效差异，因此其临床证据等级不高，目前欧洲心脏协会 PCI 指南（2005）建议 DES 治疗 CTO 病变仅为Ⅱ aC 类适应证。此外，对第一代 DES 的迟发不良事件如迟发血栓、再狭窄等问题目前仍存在争议，还需要大规模随机临床研究的长期随访结果来明确 DES 在 CTO 治疗中的地位。

CTO 病变的支架置入技巧与非闭塞病变相同，但考虑到 CTO 病变往往斑块负荷较重、常存在不同程度的钙化，因此应在充分预扩张及多次较大剂量硝酸酯类冠状动脉内注射使血管腔充分扩张之后置入支架。支架直径与参考血管直径的比例以 1 ∶ 1 为宜。支架与病变长度的比值目前无定论，但最好应用单个支架完全覆盖病变，已有报道证实置入单个长支架可产生理想的长期效果，多支架的支架间间隙或重叠可能降低 BMS 的临床效果。葛雷等报道的一组病例中，DES 与病变长度比值为 1.8，而作为对照的 BMS 组中支架与病变长度比值仅为 1.2，每病变支架数在 DES 组为 1.4 个，BMS 组则为 1.2 个，提示在 DES 时代有采用长支架或多个支架重叠充分覆盖病变的趋势，但 Moschi 等报道支架长度是 DES 治疗 CTO 病变术后再狭窄的独立危险预测因素，病理研究则表明重叠 DES 可导致局部血管内皮化进一步受损从而增加再狭窄和血栓风险，因此，即使应用了 DES，仍宜选用合适长度的支架，尽量避免多支架重叠置入。此外，DES 置入后应以较短的球囊在支架内实施后扩张以使支架充分贴壁，在支架重叠处尤应注意充分后扩张，但应避免后扩张球囊在支架范围之外扩张，以免损伤血管内皮导致再狭窄。

七、并发症

过去通常认为 CTO 病变 PCI 的风险较小，但事实上临床研究报道其住院期主要不良事件发生率在 4%左右，与非完全闭塞病变 PCI 相近。

1. 死亡　发生率<1%，可能的原因包括术中侧支循环中断、损伤近端血管或主要分支血管、血栓形成、心律失常、空气栓塞以及穿孔导致的心脏压塞和失血性休克等。

2. 心肌梗死　发生率约 2%，多为非 Q 波心肌梗死，常由开通的靶血管再次闭塞引起，早年多为血管塌陷引起的急性闭塞，支架时代则多为血栓性闭塞所致。由于 CTO 血管再闭塞后较少引起急性心肌缺血，因此后果多不严重。

3. 血管撕裂　多由导丝或球囊进入假腔导致，一旦证实导丝进入假腔，切忌旋转导丝或继续推送导丝以避免穿孔。闭塞段血管的撕裂后果多不严重，如无成功把握可停止手术，如闭塞段已开通则可置入支架。有时也可因导管操作不当或频繁操作导管引起近端血管开口处撕裂，如损伤左主干开口则应及时置入支架或行急诊 CABG。

4. 穿孔　是 CTO 病变 PCI 最常见的并发症之一，可由导丝或球囊走行至血管壁内，误扩张分支血管，以及损伤了连接滋养血管的新生孔道等多种机制而造成。通常冠状动脉造影即可做出诊断，但其后需要迅速用球囊扩张近端以限制血流流向穿孔处假腔，静脉注射鱼精蛋白中和肝素，使活化凝血时间（ACT）尽快降至130秒以下。根据穿孔的解剖部位考虑是否应置入带膜支架封阻破口，根据临床病情决定是否行心包穿刺放血术及自体血液回输等。心包穿刺放血后向心包腔内局部注射鱼精蛋白可能比全身应用鱼精蛋白更有效。绝大多数穿孔，如果仅是导丝穿孔而未行球囊扩张，或患者接受的肝素剂量适当，均可通过药物治疗治愈。少数情况下患者必须急送至手术室行心包切开引流术及CABG。

5. 急诊CABG　发生率<1%，公认的指征是大的边支闭塞、重要血管近端损伤（如左主干）、血管壁穿孔和器械断裂、嵌顿等。器械不能通过闭塞病变或靶血管急性闭塞均不属于急诊CABG的指征。

6. 器械打结、嵌顿或断裂　PCI过程中频率交换和重复使用器械、操作不当等可导致各种器械的打结、嵌顿或断裂。操作中应避免同一方向旋转导丝超过180°，发生导丝打结或嵌顿后可小心逆方向旋转导丝，以减少扭转力。经微导管或整体交换（OTW）球囊选择性冠状动脉内注射硝酸酯或钙拮抗剂有时可帮助解除器械嵌顿。器械断裂后可通过扩张球囊将器械固定于指引导管内取出，或采用Snare装置抓取，如失败则转外科行CABG或外周血管手术，以便取出断裂在血管中的器械。

7. 其他　由于CTO病变PCI通常造影剂用量较大、X线曝光时间长，因此可能导致造影剂肾病和放射性皮肤损害。应尽量选用非离子型等渗造影剂，轻度肾功能不全（内生肌酐清除率30~50ml/min）者造影剂用量应控制在150ml以内，如PCI持续2~3小时仍无明显成功迹象者，可停止手术以免对患者造成损伤。对多支病变手术耗时较长者，可考虑分次行PCI，以减少单次造影剂用量和曝光时间。

（梁　鹍）

第六节　弥漫性长病变的现代处理策略

一、概述

一般认为，对冠状动脉弥漫性长病变介入治疗的成功率低，并发症率高，出现这种反向关系的原因主要是斑块总质量大以及球囊扩张对内膜的撕裂重。此外，经常与弥漫性长冠状动脉病变合并存在的糖尿病和慢性肾功能不全也会对介入治疗结果产生不利影响。

近年来，人们研究了很多设备和药物来克服冠状动脉病变介入治疗时的限制因素。例如，采用更好的指引导管和导丝提供更好的支撑效果，研制多种导丝协助通过严重弯曲的血管和坚硬的慢性闭塞性病变；对严重钙化性病变采用旋切技术消除或减小斑块质量；生产具有很好跟随性的各种支架，加强抗血小板治疗来防止术后血小板聚集和血栓形成。但是，在弥漫性长病变的介入治疗方面则进展较少。因此，随着人口老年化程度的加重和慢性病的增加，冠状动脉弥漫性长病变仍然是介入工作必须面临的重要挑战之一。

二、定义

对冠状动脉病变长度的测量一般采用从肩部到肩部的方法，即在最能反映病变长度的透视体位上（最小的透视缩短）测量从病变近端“肩部”到远端“肩部”的距离。如果此距离短于10mm，称为局限性病变；如果长度在10～20mm则称为管状病变；如果长度大于20mm则称为弥漫性病变。这种长度分类分别对应于ACC/AHA分类法的A、B、C三类。这三种长度的病变呈规律性的阶梯性递减，即局限性病变占95%，管状病变占85%～91%，弥漫性病变占78%～89%。

根据临床观察，目前弥漫性长病变介入治疗前并发症的发生率是局限性病变的2.6倍（弥漫性病变为8.5%，局限性病变为3.3%）。但是，不同术者报道的急性闭塞性发生率各有不同，出现这种差别的原因与技术上的区别外，还与对病变长度的测量有关。目前多数术者以指引导管的内径作为参考尺寸来测量病变的长度。例如，根据所用指引导管的型号不同，参考血管的内径可以是指引导管的0.8～2.0倍。当采用这种方法来测量长病变时，误差会很大。根据上述测量方法，当病变长度大于指引导管内径2倍时，发生急性闭塞的可能性要比短病变增加2倍。

采用“从肩到肩”的测量方法的另外的一个限制是难以准确确定病变“肩部”的起点。有人采用狭窄程度作为“肩部”的起点，他们发现以58%狭窄作为起点测量病变的长度时，对急性闭塞发生率的预测价值最大。

三、弥漫性长病变单纯球囊扩张术

在20世纪80年代，当采用标准的长度20mm的球囊扩张弥漫性长病变时，成功率很低（80%～90%），并发症率高（5%～20%）。有人发现，多次、反复和节段性扩张与并发症有关。于是开始采用特殊的长球囊技术来扩张弥漫性长病变。理论上，较长的球囊能更好的适合于血管的自然弯曲，对动脉壁产生更好的渐进性应力分布，从而使动脉壁逐渐伸展。但是，长球囊也有其缺点。首先，长球囊更容易破裂，尤其是当病变钙化较严重时，通常需要较高的扩张压力才能完全充盈球囊和扩张病变，这样，很容易在球囊两端相对正常的血管段造成血管破裂或夹层。其次，对于一条逐渐变细的30～40mm长的血管，如果采用一个较长的非逐渐变细的球囊扩张容易引起血管损伤，但如果采用一个逐渐变细的球囊或用两个不同直径球囊顺序扩张，则对血管的损伤较小。

四、弥漫性长病变介入治疗并发症

由于病变本身比较长，因此病变段常常发出分支，存在弯曲段，远端逐渐变细，病变远端常累及远端分支血管。例如，右冠的长病变常累及远端的右降支和左室后侧支。这些因素都明显增加弥漫性长病变介入治疗的并发症。根据20世纪90年代初期ACC/AHA公布的资料，A、B、C三类病变进行单纯球囊扩张的成功率分别为95%、89%和56%，并发症率分别为1.2%、3.7%和13%。弥漫性长病变患者很多是老年人，伴有糖尿病，且合并陈旧心梗和左心功能不全，常常不适合于冠状动脉搭桥手术。如果弥漫性长病变多支多处病变，小血管病变和严重钙化病变同时出现，则远端血管更不适合于搭桥，即使搭桥后，其近远期效果也差。

五、再狭窄

造影测定的病变长度是再狭窄的重要预测因素之一，其他相关因素有病变部位，PCI前后狭窄程度和血管直径。值得庆幸的是，长病变发生再狭窄时，再狭窄段一般比较短，比较容易再次扩张。

六、长病变的支架置入对策

虽然随机试验表明，支架能改善很多种冠状动脉病变的近远期预后，包括主动置入支架的病变、再狭窄病变、完全闭塞病变和大隐静脉桥病变。但支架术对长病变的影响目前尚不清楚。以前对长病变采用支架治疗不满意的原因主要有两个：一是支架内血栓发生率较高；二是序贯式置入多个支架的再狭窄率高达70%。

但随着抗血小板药物的使用，支架设计、制作和置入技术的改进，冠状动脉内支架术的近远期效果得到了大幅度提高。

长期随访结果表明，置入支架长度<20mm、20~35mm和>35mm的患者的再狭窄率分别为24%、35%和47%。

为了减少对弥漫性病变使用长支架时的再狭窄率，人们采取了很多办法。例如Colombo等提出采用点状支架术，即在血管内超声指引下，先根据病变处血管中膜到中膜的内径为参考选择1：1的球囊对病变进行扩张，然后重复血管内超声检查，如果病变处达到管腔截面积（CSA）$\geqslant 5.5mm^2$或大于病变处血管截面积的50%，则不置入支架，如果没有达到上述标准，则置入支架。通过比较分析，发现采用这种方法置入支架的长度要比采用传统方法置入支架的长度明显缩短［(10.4±13) mm比(32.4±13) mm，$P<0.005$］，同时，远期的并发症和再狭窄率也明显降低。点状支架术的缺点是操作时间长，基本材料费用高，且对20mm以内的病变效果不如传统支架术。

有人比较对长病变系统置入支架和因并发症放支架的效果。发现对长病变采用1：1球囊扩张发生影响血流的夹层并发症和残余狭窄大于50%的比例高达30%以上，而且系统支架组和补放支架组两者远期效果相同。因此，对长病变进行PCI时，如果效果不理想或残余狭窄明显，应补放长支架。

七、对弥漫性血管激光切割成形术

激光成形术曾被试用于处理弥漫性长病变，即刻效果和远期临床造影结果均比单纯球囊扩张优越。但是并发率和再狭窄率高。因此，目前临床上很少采用这种技术。

八、对弥漫性病变旋磨治疗

与短病变相比，采用旋磨治疗弥漫性长病变手术成功率低、围手术期并发率高，远期再狭窄率高。尤其是慢血流现象发生率高。此外，旋磨后置入支架，其远期再狭窄率仍然明显高于常规支架术，因此，目前临床已较少采用这种方法。

九、病例选择

对弥漫性长病变是选择PCI还是搭桥，可参考表18-4。

表 18-4 弥漫性长病变治疗对策

PCI	CABG
临床有 Comorbid 情况	无 Comorbid 情况
高龄	低龄
左室功能差	左室功能好
无糖尿病	有糖尿病
单支病变	多支病变
参考血管直径 >2.75mm	参考血管直径 <2.75mm
远端造影剂排空差	造端造影剂排空好

十、操作技术

(1) 所有病例术前口服阿司匹林 100mg（1 次/日)、噻氯匹定 250mg（2 次/日）或者氯吡格雷 75mg（1 次/日)，并累计剂量达到 300mg。

(2) 操作前全身肝素化（70~100U/kg，使 ACT >300 秒)。

(3) 为了获得良好的指引导管支持，建议对弥漫性病变选用股动脉径路，常规选用 8F 指引导管。

(4) 对于预计需要置入支架的病变，建议使用支撑力较好的指引导丝。

(5) 最后根据定量冠状动脉造影结果选择预扩张球囊的大小和长度，球囊的长度最好长于病变长度，以免在球囊一病变结合部造成夹层。

(6) 逐步缓慢对球囊加压，直到透视上球囊的腰凹消失，球囊充盈时间应足够长（如大于 3 分钟)，以便充分扩张病变并良好贴靠可能的血管夹层。

(7) 如果长球囊通过病变有困难，可先采用短的标准球囊对病变预扩张以建立通道。

(8) 球囊扩张后，造影评价扩张结果。如果病变远端血流好（残余狭窄 <30%)，可以不必置入支架。如果一小段病变出现明显回缩或夹层，可采用点状支架术处理。

(9) 如果出现长夹层，可置入长支架或重叠支架处理。

(10) 如果是多个病变被相对正常的血管段分隔，建议采用非重叠的短球囊或标准球囊进行扩张，以免损伤正常血管段，然后，在扩张处置入短支架。

(11) 对非常重要的病变部位（如前降支近端病变)，建议在预扩张后常规置入支架。

(12) 如果血管很细（如 <2.5mm）并伴有明显僵硬或钙化，建议最好选用旋磨术，目的是为预扩张球囊建立通道。但应采用较小的旋磨头，因为大旋磨头常引起无血流现象。

(13) 在进行旋磨操作时，保护远端血流非常重要。当采用小旋磨头通过病变数次后，进行球囊预扩张。扩张压力以恰好充盈球囊为准。然后，仅在存在明显夹层或回缩的病变部位置入支架。

(14) 操作结束 6 小时后拔除动脉鞘管，根据患者病情、支架置入效果决定术后是否持续静脉泵入 GPⅡb/Ⅲa 受体拮抗剂，或者是否皮下注射低分子肝素。

十一、展望

过去数十年间尽管采用了很多扩张器械来处理长弥漫病变，但仍然存在不少问题。与局限性病变相比，对长弥漫病变进行球囊扩张并以支架备用虽然存在急性闭塞和远期再狭窄率较高的危险，但仍然能取得相当比例的可以接受的成形效果。

就目前而言，处理长弥漫病变的各种复杂技术和旋磨和旋切等的效果仍然很有限。此外，采用冠状动脉支架处理非局限性病变的作用也存在争议。考虑到远期再狭窄的危险，目前不主张对长弥漫病变常规放置非药物支架。点状支架术可能有利于降低远期再狭窄。放射治疗术可能是防止长弥漫病变球囊扩张后较有前途的方法之一。目前正进行随机对照试验验证其效果。临床研究表明，药物涂层支架能明显降低局限性病变和主动支架术的远期再狭窄率。虽然关于涂有抗增生药物紫三醇或雷帕霉素的支架能否减少长弥漫病变的远期再狭窄尚存疑问，但这种新的技术可能仍将改变我们将来对长弥漫病变的处理策略。

（梁　鹍）

第七节　小血管病变的支架置入术

一、小血管病变的定义

小血管病变的概念源于 Benestent 等试验，这些试验中将经过确定的参照血管内径 <3mm 的病变规定为小血管病变，也有将参照血管内径 <2.7mm 的病变规定为小血管病变的。

冠状动脉造影证实需行 PCI 的冠状动脉病变中小血管病变约占 30% ~40%，尽管小血管支架置入术的成功率和手术并发症发生率与大血管支架置入术无差异显著，但远期再狭窄率明显高于后者。因此，如何提高冠状动脉小血管病变 PCI 的远期疗效是目前冠状动脉介入研究领域的热点之一，提高多支小血管病变 PCI 的远期疗效更是备受关注的挑战性课题。

二、小血管病变 PCI 操作要领

（1）因血管病变直径小容易嵌顿，应选择带侧孔的 6F 指引导管，并保持较好的同轴性和较强的支撑力。

（2）应选择头端较软的导丝，最好不用中等强度和更硬的导丝；导丝前端的 J 形弯头不宜太长，以利增强导丝的控制力。

（3）应选择小直径球囊以利于通过病变处；因小血管病变较硬，多需高压扩张；小血管病变近远端直径相差较大，有时需选用不同直径的球囊扩张，有时还需适当延长球囊的扩张时间。

（4）球囊扩张后理想结果应无血管内膜撕裂，残余狭窄 <20%，远端血流好并无弹性回缩。根据 IVUS 测量的血管内径选择球囊和支架，QCA 球囊/支架/血管直径比为 1 : 1 : 1。

（5）小血管病变往往伴随长病变，应选择尽量短的支架，以能覆盖残余狭窄 >30% 的血管段为标准。

（6）支架通过病变时用力应适中，避免长时间和过度用力操作；如果支架不宜通过病变时可采用 deep sitting 技术。

（7）支架扩张以前应多体位透视使支架准确定位。

（8）对支架扩张后远端变细的血管，用较大的短球囊扩张支架近端可取得最佳效果。

（9）小血管病变置入支架后扩张应充分，远端不能有残余狭窄和血管内膜撕裂。

（10）小血管病变置入支架后应强化抗血小板治疗。

随着 DES 的广泛临床使用，对于小血管支架的应用有了新的观点。C－SIRIUS 试验对比分析了 Cypher 支架与 BMS 治疗冠状动脉小血管病变 9 个月的随访结果，发现无论是再狭窄率、靶血管重建率还是 MACE 发生率（4.0% 对 18.3%，$P<0.05$），Cypher 支架组都明显低于 BMS 组。东方人种的冠状动脉直径较西方人种略小。冠状动脉小血管病变也可从置入 DES 的 PCI 治疗受益，其机制是 DES 可对抗术后早期血管壁弹性回缩和远期负性重构，并能显著降低术后平滑肌细胞和新生内膜过度增生而导致的再狭窄。

Eeckhout 等报道，直径小于 3.0mm 的冠状动脉病变置入支架后亚急性血栓发生率较高，亦有置入 DES 后数月甚至数年发生血栓的报道。因此，需要重视 DES 置入后的强化抗血小板治疗。

对于多支冠状动脉病变的 PCI 治疗，目前欧洲心脏学会 PCI 指南将此类指征列为Ⅱb。有些研究者不主张对直径 <3mm 的冠状动脉小血管置入长支架或多个支架重叠置入。在实际临床工作中，Cypher 支架和 TAXUS 支架治疗小血管病变安全可行且疗效显著，对多支冠状动脉小血管病变也可得到较为理想的疗效。

三、小血管病变 PCI 总结

（1）小血管病变药物洗脱支架置入后近期疗效与大血管相同，支架内血栓发生率并不比大血管内高，而再狭窄率则较大血管高（32% 比 20%），GPⅡb/Ⅲa 受体拮抗剂等的合理应用会使小血管病变 PCI 更安全。

（2）对无再狭窄高危因素者支架可改善长期预后，但有再狭窄高危因素如糖尿病、复杂病变及长病变的小血管病变支架置入后再狭窄发生率较高。

（3）小血管内放置支架的长度应短于 20mm，尤其对前降支病变和糖尿病患者等高危因素者，仅对残余狭窄 >30% 的血管段放置短支架。

（4）小血管病变置入支架后用球囊/血管直径（B/A）比为 1.3 ∶ 1（QCA）的球囊后扩张可获得较好的结果；若以 IVUS 测量直径，大小血管 B/A 比均接近 1 ∶ 1。

（李　晖）

第八节　开口病变的支架置入术

一、定义

冠状动脉开口病变指距主动脉或主支冠状动脉开口部 3mm 以内的严重的动脉粥样硬化性病变，其冠状动脉造影的检出率约为 0.13% ~2.7%。

二、分型

根据其具体位置以及便于介入治疗的目的，通常将开口病变做如下分型：

（一）主动脉-冠状动脉开口（aorto-ostial）病变

1. 原位血管主动脉-冠状动脉开口病变　指左主干开口病变和右冠状动脉开口病变。

2. 移植血管主动脉-冠状动脉开口病变　指外科冠状动脉搭桥术后静脉桥血管吻合口病变。

（二）非主动脉-冠状动脉开口（non aorto-ostial）病变

该病变指冠状动脉主要分支开口病变，包括前降支和回旋支开口部病变以及二级分支（对角支、钝缘支和右冠状动脉远端分支）开口部病变。临床研究主要涉及前降支和回旋支开口病变。事实上，非主动脉-冠状动脉开口病变属于分叉病变范畴，不属于真正意义上的开口病变范畴。

三、开口病变介入治疗的一般特点

开口病变的病理特征为存在致密的纤维细胞性和钙化性粥样斑块，加之开口病变位于主动脉壁，使得开口病变的僵硬度和弹性回缩明显增加。

由于开口病变的位置处在血管的开口部位，给造影评价带来一定困难，虽然指引导丝易通过病变达远端血管，但指引导管易堵塞开口造成冠状动脉血流中断，患者可能会出现缓慢或快速心律失常，有创压力监测示压力迅速衰减，影像显示造影剂不向主动脉内溢出而滞留于冠状动脉内，同时，患者可能出现心绞痛发作，此时，应迅速后撤导管，暂停操作，因此，指引导管最好能选择带侧孔的短头导管，以避免或减轻导管嵌顿，同时，选择指引导管，要特别注意导管与血管有很好的同轴性及良好的支撑力，便于在需要时轻轻推送或后撤导管，保证清晰的冠状动脉显影。当指引导管不能很好地与冠状动脉口同轴时，可以微调导管，并可借助指引导丝稳定导管操纵，获得良好的导管支撑力和与冠状动脉血管开口的同轴性。

如开口病变有钙化，球囊扩张往往不能奏效，且容易造成冠状动脉夹层，导致冠状动脉急性缺血及闭塞，即使扩张成功，未置入支架，也容易出现再狭窄。支架置入前多需旋磨或旋切，使支架可有效地支撑起开口病变，即刻与长期效果都优于单纯球囊扩张术，经旋切、旋磨后再置入支架，手术更易获得成功，并能在很大程度上改善预后。

大隐静脉桥开口病变的特点与患者自身主动脉-冠状动脉开口病变相类似，一般都伴有较大的、松脆的斑块，其中包含粥样坏死的组织碎片，有的病变血管内膜有血栓附着。静脉桥血管病变的钙化程度相对较轻，但通常较硬且富有弹性，难于扩张，且弹性回缩更加明显，所以，一般不主张单纯球囊扩张术。有时指引导管不能置于开口位置，造影效果不良，给支架置入造成困难。血管内超声（intravascular ultrasound，IVUS）的应用，有助于了解病变情况，能更好地指导介入治疗。如果不进行 IVUS 可将球囊扩张至命名压或稍高于此压力，此时，如球囊不能完全充盈，则需先行旋磨处理。对于球囊不能扩张的硬病变实施旋磨时远端血管很少发生栓塞并发症。对于存在大量血栓负荷的病变，使用血小板（GP）Ⅱb/Ⅲa 受体阻断剂有助于降低远端栓塞的发生率。另外，应用远端保护装置也可有效减少远端栓塞的概率，提高血管再通率。还有研究表明，低压球囊扩张后，高压置入带膜支架 Stent graft™ 可有效阻止静脉桥血管壁上血栓性碎屑的脱落，同样可以减少栓塞发生率。

当左心室功能减低，射血分数小于 40% 或同时合并多支血管病变、严重主干钙化以及左主干短于8mm时，左主干开口病变不宜考虑介入治疗。

一般情况下，开口病变不宜采用直接支架术。

四、非主动脉－冠状动脉开口病变介入治疗的一般特点

非主动脉－冠状动脉开口病变位于冠状动脉血管分叉处，具有一定的分叉病变的特点：分叉病变介入治疗成功率低，主要心脏事件及再狭窄发生率高，一支血管放置支架可能会使另一支血管开口狭窄；一支血管发生夹层可能会波及另一支血管或主支血管；支架近端再狭窄可能会导致主支血管再狭窄，等等。以往分叉病变是属于外科冠状动脉搭桥的适应证，近年来随着介入器械的不断改进，陆续有多种技术用于分叉病变的介入治疗，如双导丝技术、双球囊对吻扩张技术以及各种支架技术（包括T形支架、Y形支架、CRUSH技术等），大大提高了非主动脉－冠状动脉开口病变以及分叉病变的手术成功率。

五、开口病变支架置入术及相关技术的应用

（一）主动脉－冠状动脉开口病变支架置入术

1. 投照体位　投照体位的选择是准确判断开口病变特点的关键所在，合适的体位应充分暴露开口病变，指引导管的同轴性及病变远端情况。如左主干开口病变支架置入术中常用投照角度有：正位加头位、右前斜加头位以及左前斜加足位；支架术后评价角度应选择暴露前降支及回旋支开口较好的体位。

2. 指引导管的选择及操作技巧　原则上应选择支撑力好且不影响血管远端灌注的指引导管，一般选择6F或7F带侧孔的短头指引导管。对原位主动脉－冠状动脉开口病变而言，在处理左主干开口病变时，通常选择标准的左Judkins或Judkins－ST指引导管，当主动脉扩张或开口向上时可以选用EUB、Amplatz 2或Voda－Left等指引导管；处理右冠状动脉开口病变，如果开口向下，常选择右Judkins－ST指引导管，如果开口向上，常选择Hockey－Stick或左Amplatz，对于水平开口的右冠状动脉，可选用右Judkins－ST、右Amplatzl、Amplatz2以及Hockey－Stick指引导管；对移植血管主动脉—冠状动脉开口病变，右冠状动脉静脉桥指引导管应选择多功能导管，也可选用右Amplatz或右Judkins导管，但同轴性不如多用途导管；左冠状动脉静脉桥血管，应视开口方向而定，对于开口向上的前降支静脉桥血管，Hockey－Stick或LCB指引导管可提供良好的同轴性，水平开口者，选择标准的右Judkins导管为宜；处理开口病变时，维持指引导管同冠状动脉口的同轴性或使用带侧孔的导管可以避免压力波形的衰减或消失。虽然带侧孔的导管可以减轻压力衰减，但仍有机械性损伤冠状动脉口的可能，所以，应密切注意压力变化，有时需要重新调整指引导管的位置，行球囊预扩张及释放支架前，将指引导管回撤脱离开口，此时，造影显像质量差，给支架置入造成困难，操作应格外小心、谨慎。

3. 指引导丝的选择　尽量使用尖端柔软的导丝，以避免损伤开口病变斑块，尤其是易损斑块；在操作中常需将指引导管撤离血管开口，或经切割球囊切割、旋磨、旋切后再置入支架，故一般选择支撑力好的指引导丝。

4. 支架的选择及释放　由于开口病变位于主动脉壁，富含弹性纤维及常合并粥样硬化斑块钙化，且开口部位受到主动脉内血流剪切力的冲击，给操作带来困难，易造成治疗结果不满意，且容易发生急性血管并发症，术后再狭窄率高等。因此，在选择支架时，应选择可

视性好、辐射张力好、金属覆盖率高、闭环的管状支架；因为药物洗脱支架再狭窄率低，所以开口病变一般都选择药物支架。支架置入定位时，近端应突出冠状动脉开口外 1～2mm，支架过远，不能覆盖开口病变；支架过近，深入主动脉内，支架易被指引导管损伤变形，使球囊及其他器械再次通过困难，无法治疗其他血管病变，且急性、亚急性血栓发生率和再狭窄发生率高；支架打开时应高压力（一般 16～18atm）、快速释放支架，有时支架近端需换用大型号高压球囊后扩张，使支架外口呈喇叭状。如果支架因移位而没有覆盖口部，通常需要在近端置入第二个支架。

5. 主动脉－冠状动脉开口病变支架置入术基本原则及图示说明

（1）基本原则：

1）选择 6F 或 7F 带侧孔的短头指引导管。

2）应用短时、高压球囊预扩张。

3）选择支撑力好的闭环的药物洗脱支架，支架定位应突出冠状动脉开口 1～2mm，高压扩张使开口外的支架部分呈喇叭状。

4）多角度、多体位投照充分暴露开口病变以及前降支和回旋支开口（指左主干开口病变治疗时支架置入后，明确分支开口是否受到影响）。

（2）图示说明（图 18－27A～F）：主动脉－冠状动脉开口病变支架置入术示意图。

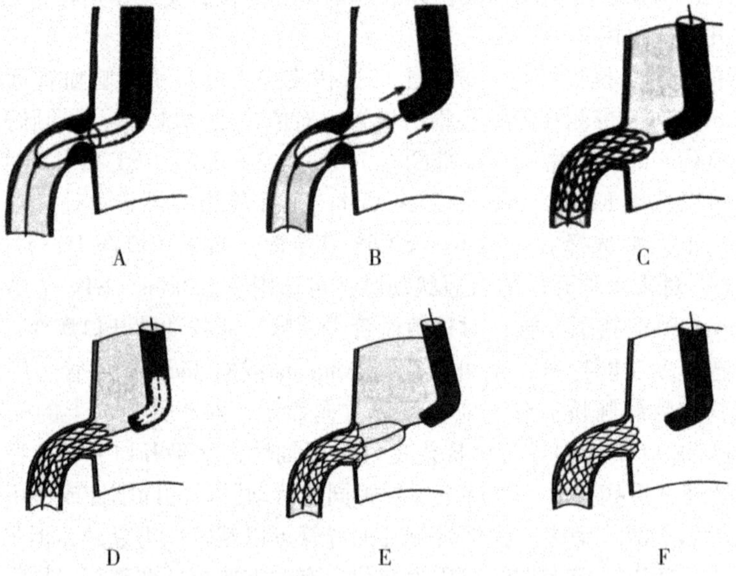

图 18－27　主动脉－冠状动脉开口病变支架置入术示意图

A. 球囊到位；B. 指引导管回撤脱离冠状动脉开口，球囊加压扩张；C. 支架送入冠状动脉内，尾端突入主动脉内 1mm，支架释放前将指引导管回撤离冠状动脉开口；D. 支架释放后回撤球囊时保持对指引导管的回撤张力，防止指引导管前移损伤支架；E. 用高压球囊进行后扩张，保证支架完全展开并贴壁，使支架尾端展开呈喇叭状；F. 最后结果

（二）非主动脉－冠状动脉开口病变支架置入术

临床研究主要涉及前降支和回旋支开口病变。

1. 投照体位　投照体位对于非主动脉－冠状动脉开口病变支架置入术能否获得成功非

常重要，蜘蛛位（左前斜加足位）是前降支和回旋支开口病变介入治疗时常用体位之一，在此基础上，前降支开口病变治疗时右前斜或正位加头可以使前降支更好的展开，利于选择大小合适的球囊和支架；回旋支开口病变治疗时常选右前斜加足体位，更好地暴露病变；有时由于个体差异，具体投照角度的增减需要进行个体化调整，方能满足手术需要。总之，选择合适的投照体位是正确判断开口病变特点并给予针对性治疗的关键，合适的体位应考虑充分暴露病变，并强调与指引导管的同轴性。

2. 指引导管的选择及使用　选择原则为大腔、支撑力好的指引导管。6F 大腔导管内径为 0.070in，能够满足一般双球囊对吻扩张术的要求，但不能适用对吻支架技术，或使用支架球囊行对吻后扩张；7F 指引导管为最常使用型号，而对于需要进行斑块消蚀术（主要指旋切和旋磨）或同时释放两个支架的病变，有时需选用 8F 甚至 10F 的指引导管，依据左冠状动脉开口位置及形状，前降支及回旋支与主干成角情况，结合患者年龄及血管钙化程度，来选择常用的 Judkins 指引导管，还是选择 XB 指引导管以及 Amplatz 指引导管等。

一般情况下，高龄、血管钙化较重及成角大时，常需要选择强支撑力的 XB 指引导管；当左主干较短，距离开口病变较近时，常需要选择短头指引导管，且在操作时应小心，避免指引导管损伤支架近端。

3. 指引导丝的选择及使用　原则上应选择可控性好和操作性能良好的指引导丝。常用的有红或绿的 PT 导丝、BMW 导丝、ATW 导丝、Stabilizer Supersoft 导丝等。

应根据开口病变分叉处血管发出的角度确定指引导丝头端塑形的角度，再根据开口病变前主支血管的直径确定指引导丝头端塑形的长度，即成角越大，指引导丝头端成形的弯曲也大，主支血管直径越大，指引导丝头端需要成形的长度越长，反之亦然。在一些特殊的病变，指引导丝直接进入严重狭窄的开口病变血管困难，可先将指引导丝送入分叉处的另一支血管，再后撤指引导丝跳入病变血管的开口，此时，旋转指引导丝的动作宜轻、小、慢、柔，不宜重、大、快、粗。

对于一般开口病变而言，普通导丝就能较容易通过病变，到达血管远端，如遇到高度狭窄的开口病变，且病变处血管与主支血管成角较大，导丝通过困难时，可试用尖端操纵性能良好的 ATW 导丝。

当严重开口病变治疗时，由于斑块“铲雪效应”（指动脉粥样硬化斑块在球囊扩张时受压而移行），处于分叉处的另一支血管开口可能会受到斑块挤压，造成新的开口狭窄，因此，应进行双导丝保护技术，即分叉处的两支血管各放置一根导丝，一般被保护侧血管选择 BMW 导丝，而应避免使用带超滑涂层的导丝，如 PT 系列，以防止支架置入时导丝受压，断裂于血管内。

支架置入后，如被保护侧血管开口狭窄较重，需进行导丝交换技术，即将治疗侧血管内导丝回撤，经支架网眼送入被保护侧血管，而将原被保护侧血管内导丝回撤后重新送入治疗侧血管内，便于进行接下来的双球囊对吻扩张治疗（如被保护侧血管开口未受影响或虽受影响，但狭窄不重，可不必进行导丝交换）；当导丝通过支架网眼困难时，选择带亲水涂层的指引导丝可能会有所帮助，如 PT 系列导丝。

如果分叉处两支血管都有严重开口病变，必须施行双导丝保护技术。

4. 球囊导管及支架的选择

（1）球囊选择：常规使用单轨球囊导管（monorail），操作方便、可以快速交换；球囊大小最好以病变远段血管直径为参照。

（2）支架的选择：由于普通裸支架开口病变支架内再狭窄率较高，所以，药物洗脱支架在开口病变的应用越来越受到重视，成为首选。支架长短应根据病变位置（距离分叉的远近）、狭窄程度、分叉处血管成角大小、是否合并分叉处另一支血管开口病变等，并根据术者的经验来决定，是选择仅覆盖病变不盖过开口的短支架，还是选择充分覆盖粥样硬化斑块，盖过分叉开口的长支架；因为支架置入时可能会由于“铲雪效应”而引起分叉处另一支血管开口严重狭窄，造成治疗失败，并给补救性治疗带来困难。绝大多数病例仅需一个球囊、一个支架，分叉处另一支血管开口一般不需球囊扩张及置入支架，如果需要处理，球囊应进行双球囊对吻扩张，支架应选择头端外径小、在透视下可见、两端标志清楚的支架，有助于该支架穿过已置入支架的网眼和准确定位。随着药物洗脱支架的临床应用，目前多建议选用药物涂层支架。

（3）双球囊对吻扩张技术（kissing balloon）：指位于开口病变分叉处的两支血管用两个球囊同时加压和减压进行扩张的过程。一般开口病变治疗时不一定需要使用此技术，只有当位于分叉处的两支血管均有严重开口病变，或一支有严重开口病变，治疗时因“铲雪效应”而致另一支血管开口狭窄，必需治疗时，才使用双球囊对吻扩张技术。

（4）由于非主动脉－冠状动脉开口病变位于血管分叉处，如何处理病变，受诸多因素影响，如该部位两支血管是否都有严重开口病变、两支血管成角大小（夹角成锐角时更易受“铲雪效应”影响，夹角大接近直角时受影响相对小些）、斑块扩张时斑块移行的方向（一般分为纵向移动和横向移动）、术者的经验以及对病变的判断及理解等，都将对病变的处理产生影响，归纳起来，常见处理原则及技术有：

1）一支支架＋另一支血管不需处理：包括两种情况，一为支架仅覆盖病变，不盖过分叉开口，当病变相对较轻或稍远离分叉处，球囊扩张后另一支血管开口不受影响时，或开口病变斑块经过消蚀处理后，斑块负荷明显减轻时，可以应用此技术，但支架定位时必须反复寻找暴露开口病变的最佳体位，如两支血管分出的切线位，确保支架定位准确，此时可选择相对短些的支架；二是 Stent Cross－over 技术，有病变侧血管可以放置长支架，跨过并覆盖另一支血管开口，如果后者血管较细小（一般认为直径小于 1.5～2mm，分支较少，供血范围小的血管），开口未被累及，以及“铲雪效应”对分叉处另一支血管开口影响较小时，可以应用此技术。

2）一支支架＋另一支球囊扩张：有病变侧血管置入支架，另一支血管开口球囊扩张，亦是处理非主动脉－冠状动脉开口病变常用的方法，而且费用低、再狭窄率比双支支架低。

3）T－Stent：用于一支放置支架、另一支球囊扩张后有闭塞危险者，第二个支架通过第一个支架网孔置入，最后双球囊对吻扩张。

4）Crush Stenting 技术：与传统双支架置入技术相比，该技术保证了药物涂层支架可完全覆盖病变。需要强调的是拟行 Crush Stenting 的开口病变中两支血管（习惯性称为主支与分支，但前降支与回旋支血管不应称为主支与分支，以下只为描述方便）均较为粗大，有置入支架的必要。其主要步骤是：

A. 放置指引导丝并分别球囊扩张两支血管。

B. 确定药物支架在两支血管的位置。

C. 分支支架突出于主支血管内至少 5mm，扩张分支血管支架。

D. 抽出分支血管导丝。

E. 扩张主支血管支架。

F. 再通过主支血管支架放置导丝至分支血管。

G. 行主支和分支血管双球囊对吻扩张术。

5）改良型的 Crush 技术，其主要步骤是：

A. 放置主支血管支架。

B. 通过主支血管支架放置导丝至分支血管。

C. 应用球囊将支架分支开口的金属网扩开。

D. 放置分支血管支架。

E. 扩张分支血管支架并行 Crush 技术。

F. 行主支和分支血管双球囊对吻扩张术。

6）其他：Y Stent，对吻支架或 V 形支架等，已较少应用。

总之，开口病变介入治疗处理原则是：置入支架时支架的定位非常重要，如果由于“铲雪效应”使另一支血管开口受压，则可能需要对该支血管进行 PTCA 或支架置入；另外可以应用斑块消蚀术或切割球囊技术，然后再置入支架。

（5）图示说明非主动脉－冠状动脉开口病变及其治疗。

1）非主动脉－冠状动脉开口病变（分为 A、B 两种情况，见图 18－28A、B）。

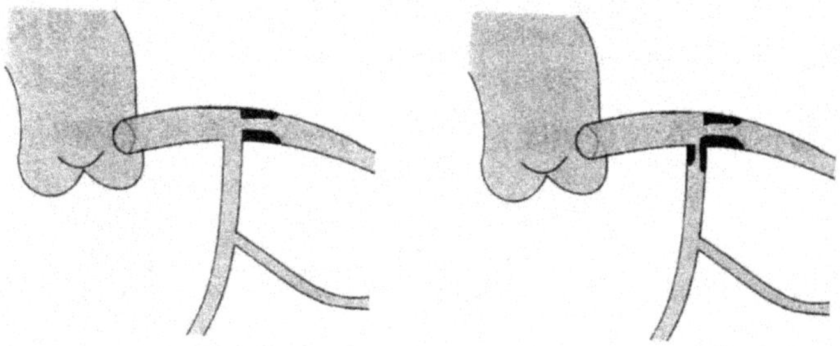

A　　　　B

图 18－28　非主动脉－冠状动脉开口病变（A、B 两种情况）

A. 血管分叉处只有一支血管开口病变；B. 血管分叉处两支血管均有开口病变

2）双球囊对吻扩张术图示（见图 18－29A、B）：双球囊对吻扩张术。

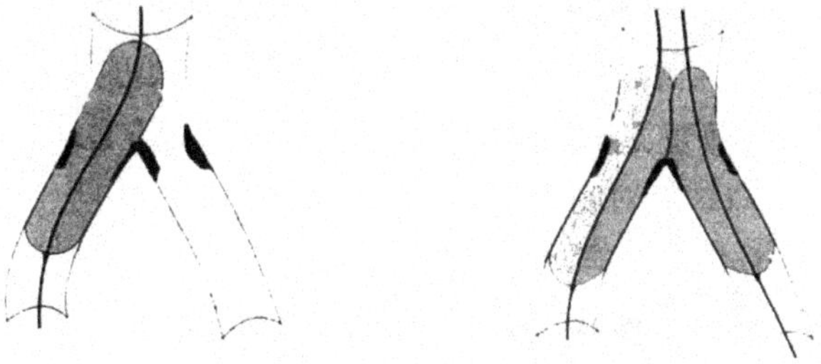

A　　　　B

图 18－29　双球囊对吻扩张术图示

A. 单个球囊扩张开口病变；B. 双球囊对吻扩张

3）非主动脉－冠状动脉开口病变支架置入常见几种情况：

A. 一个支架，但不盖过开口（见图 18－30A～E）。

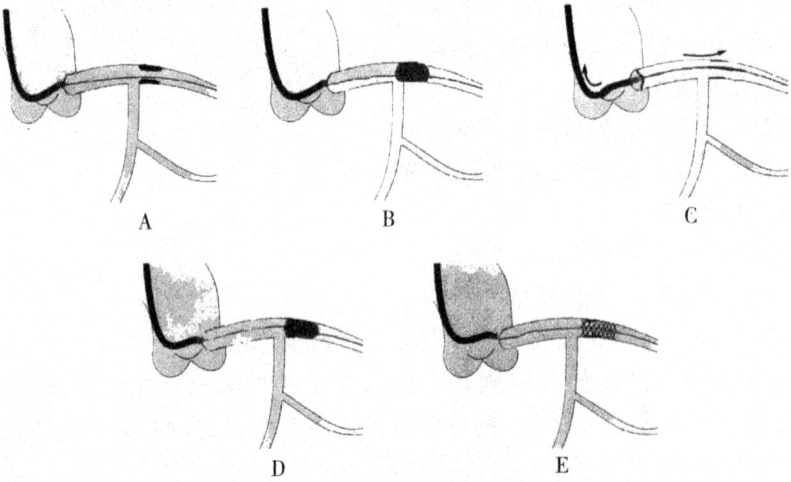

图 18－30　一个支架，但不盖过开口

A. 分叉处单支血管开口病变；B. 球囊扩张病变；C. 支架定位（不盖过开口）；D. 支架球囊扩张；E. 最后结果（支架对分叉处另一血管开口无明显影响）

B. 一个支架，但盖过开口（见图 18－31A～E）。

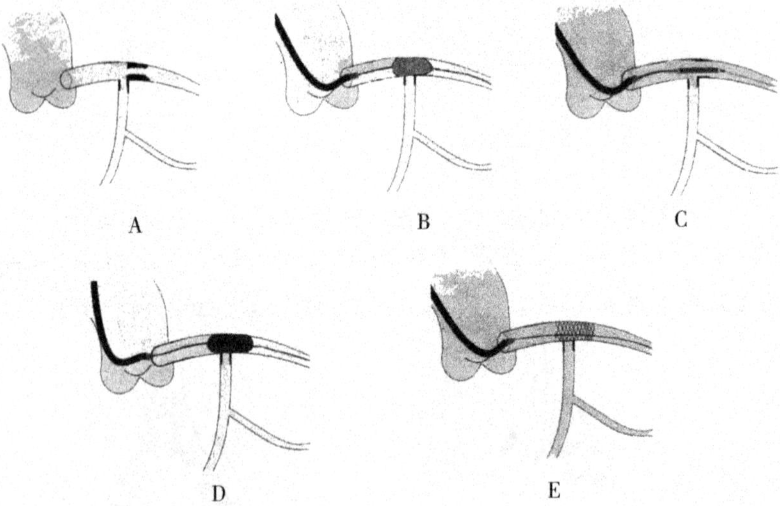

图 18－31　一个支架，但盖过开口

A. 分叉处单支血管开口病变（另一支血管开口无病变或病变很轻）；B. 球囊扩张病变；C. 支架定位（盖过开口）；D. 支架球囊扩张；E 最后结果（支架对分叉处另一血管开口无明显影响）

C. 需要双球囊对吻，包括两种情况：

其一，仅一支血管置入支架（见图 18－32A～H）。

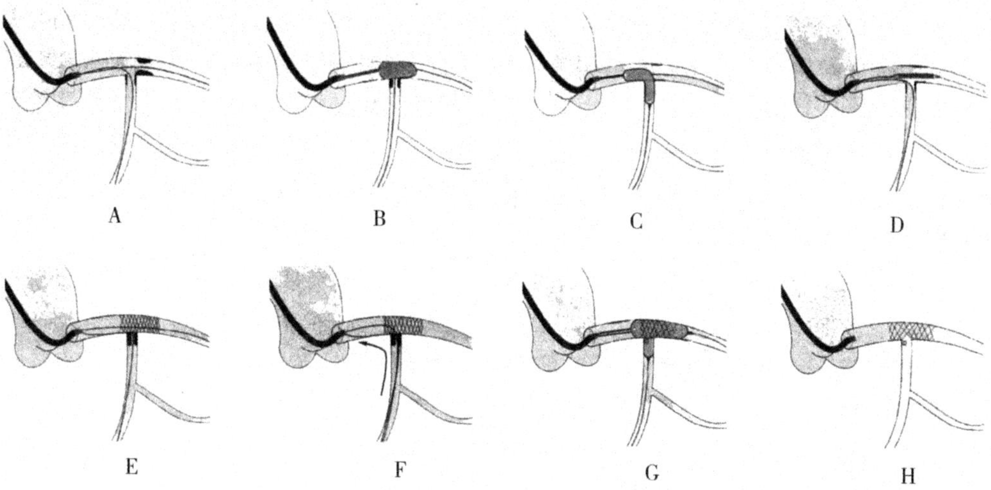

图 18－32 仅一支血管置入支架

A、B. 开口病变情况（两支血管开口病变均较重或虽以一支血管开口病变为主，但因“铲雪效应”，一支血管病变球囊扩张致使另一支血管开口受压，需要处理），双导丝保护；B、C. 分别球囊扩张两支血管开口；D. 支架定位（盖过开口）；E. 支架释放后，分叉处另一支血管开口狭窄加重；F. 交换导丝；G. 双球囊对吻扩张；H. 最后结果

其二，两支血管都置入支架（见图 18－33A～K）。

（三）开口病变介入治疗相关技术的应用

1. 远端保护装置（distal protective device） 远端保护装置是一种可以置于冠状动脉介入治疗血管的远端，捕捉和过滤能引起栓塞的物质的特殊装置，主要有两大类：球囊堵闭系统和滤网系统。堵闭系统在介入治疗时可以堵闭远端血流，在治疗完成后将碎屑和血栓抽吸出体外，从而达到远端保护的目的；滤网系统能使血流通过，通过过滤碎屑和血栓栓子达到远端保护的目的。

开口病变远端保护装置的应用：远端保护装置主要用于外科冠状动脉搭桥术后静脉桥血管再狭窄病变、急性心肌梗死血栓病变以及部分心绞痛患者冠状动脉血管病变的远端保护，包括开口病变和非开口病变；能有效降低术中慢血流及无再流的发生率，降低恶性心脏事件的发生率，改善预后。

2. 血管内超声（IVUS） 血管内超声为一种独特的血管内评价动脉粥样硬化斑块的方法，通过指引导管送入冠状动脉内超声导管至靶血管病变的远端，回撤导管采集图像，能提供360 度环状实时切面，由成像系统进行分析，可得到血管形状、内径、面积、厚度、狭窄程度、斑块大小及成分等信息。由于粥样硬化斑块性质的不同，所以超声回声不同，富含脂质的斑块、肌纤维性斑块和钙化性斑块的回声强度依次递增，回声的强度以血管外膜为参照，回声反射较低说明是高度细胞性病变及富含脂质性病变。冠状动脉内膜增厚但回声强度低于外膜的称为软斑块，反之，回声强度类似或超过外膜的称为硬斑块。

血管内超声在开口病变的应用：

（1）血管内超声与冠状动脉造影比较，对诊断开口病变冠状动脉狭窄有更大的优势。

①定量优势：冠状动脉造影不能像超声那样提供血管腔和血管壁横切面的图像，血管内超声可敏感地反映斑块形态学特征和斑块性质，甚至可以直接测定斑块的厚度，准确提供参照血管的直径；②揭示造影未检出病变的优势：部分临床怀疑冠心病而行冠状动脉造影正常的患者，血管内超声检查接近一半的患者血管内存在粥样硬化斑块，另外，对于自发性冠状动脉夹层、造影剂在血管内分布不均匀等，超声可做出进一步的评价；③揭示造影图像不佳难以确定诊断的优势：有时肥胖、肺气肿或胸廓畸形可导致冠状动脉造影图像质量不佳，对开口病变即使多角度投照也难以做出正确诊断。

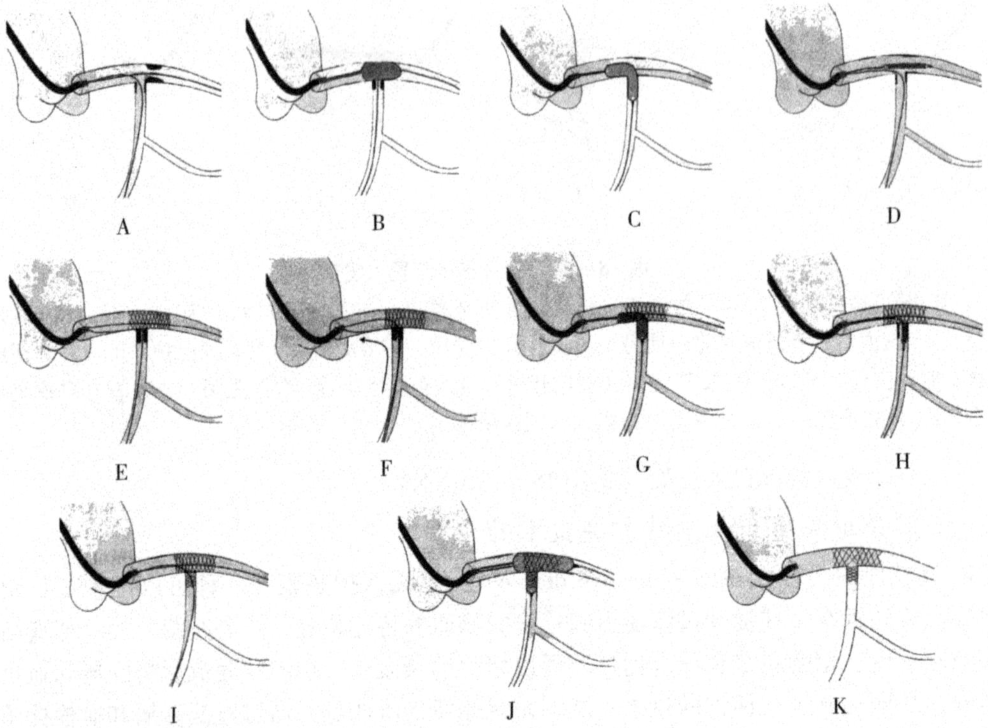

图 18－33　非主动脉－冠状动脉开口病变支架置入术（需双球囊扩张，置入两个支架）

A、B 开口病变情况（两支血管开口病变均较重或虽以一支血管开口病变为主，但因“铲雪效应”，一支血管病变球囊扩张致使另一支血管开口受压，需要处理），双导丝保护；C. 另一支血管开口球囊扩张；D. 支架定位（盖过开口）；E. 支架释放后，分叉处另一支血管开口狭窄加重；F. 交换导丝；G. 双球囊对吻扩张；H. 通过第一个支架的网眼送入第二个支架并定位；I. 第二个支架释放后的影像；J. 在两个支架内同时进行双球囊对吻扩张；K. 最后结果

（2）血管内超声在开口病变介入治疗中的用途：①精确测定靶血管的大小，有助于选择与血管粗细相适宜的介入器械。②确定斑块性质，有助于选择对病变性质针对性强的治疗措施，如病变处仅有表浅钙化适宜旋磨，斑块负荷大的病变适宜旋切，而钙化程度重的病变不适宜旋切等。③估计临界病变的严重程度，以指导进一步的治疗。④指导支架的置入：在超声引导下的支架置入能使支架定位良好，展开充分，确保支架贴壁良好。帮助支架准确放置的方法有：a. 根据 IVUS 测量的中层中层径选择支架与球囊；b. 超声显像同时注射造影剂，找到 IVUS 确定的开口位置在造影图像上的标志；c. 根据造影图像开口标志将支架准确

放置在开口位置；d. 高压球囊扩张后用 IVUS 验证支架位置，应伸出至主动脉内 1mm；e. 开口有回缩或支架未覆盖真正开口部分超过 1mm 时应再放一枚支架。⑤明确支架内再狭窄的性质并指导进一步治疗：血管内超声对支架内再狭窄定性及定量测定效果好，可以分辨清再狭窄是否由机械原因所致，如支架未完全释放到病变部位、支架扩张不充分贴壁不好、重新放入支架时，导丝经由支架孔进入血管壁或经由支架与血管之间穿过，球囊加压将支架挤压到血管壁的一侧或球囊扩张时支架已经脱落，等等。

3. 开口病变切割球囊成形术的应用　切割球囊是在普通球囊基础上的改进。它在常规球囊上安装了 3～4 个纵行的刀片，球囊扩张时，依靠压力和切割力，刀片沿血管壁纵向切开斑块纤维帽、弹力纤维和部分平滑肌，有效地减少了普通球囊扩张时发生的血管壁螺旋型撕裂，减少球囊扩张后血管的弹性回缩和内膜增生，进而减少球囊扩张后的再狭窄。切割球囊的长度有 10mm 和 15mm 两种，直径 2.0～4.00mm 不等，以 0.25mm 标准递增，形成 9 种不同的规格；切割球囊直径的选择需参考病变处正常血管直径来决定。球囊与血管直径的比值为 1 ∶ 1.1～1.2，如果以 IVUS 为指导，对同心性、纤维性软斑块病变，切割球囊的直径应比血管直径小 1/4。

开口病变切割球囊成形术的应用：开口病变是较为理想的切割球囊的适应证，但严重钙化开口病变及无保护左主干开口病变应相对禁忌使用切割球囊，以免造成血管破裂，导致急性血管并发症。开口病变经切割球囊扩张后，可以明显减少常规球囊扩张出现的“铲雪效应”，利于支架置入。研究结果显示：单纯切割球囊成形术的再狭窄率仍较高。

4. 定向冠状动脉内斑块旋切术（directional coronary atherectomy，DCA）　定向冠状动脉内斑块旋切术是采用高速旋转的旋切导管，对冠状动脉内斑块进行切割，并将切割下来的组织碎屑收集在导管远端收集室内，最终移出冠状动脉的介入治疗方法。旋切术不仅切除了斑块组织，而且还切除了动脉中层组织，使动脉壁变薄，血管顺应性增大，管腔扩大。

开口病变定向冠状动脉内斑块旋切术的应用：开口病变可以作为定向冠状动脉内斑块旋切术的适应证，尤其是直径大于 3mm 的非钙化的偏心病变和溃疡病变适于行 DCA。DCA 通过机械装置可以有效地将斑块清除，和扩大管腔。在此基础上再行球囊扩张或置入支架更易获得成功。由于主动脉－冠状动脉开口病变 DCA 操作难度较大，一定程度上限制了其应用。大隐静脉桥开口病变 DCA 成功率高，但预后差。非主动脉－冠状动脉开口病变 DCA 结果优于主动脉－冠状动脉开口病变。DCA 疗效总的评价并不优于 PTCA，DCA 和冠状动脉支架置入术的比较资料较少，DCA 与 PTCA 结合应用优于两者单独使用，DCA 后斑块负荷减轻，有利于支架的释放和展开，因此，DCA 后支架置入成功率提高，预后改善。

5. 冠状动脉内斑块旋磨术（rotational coronary ablation，RCA）　冠状动脉内斑块旋磨术是采用高速旋转的钻石旋磨头将冠状动脉内硬化的斑块组织研磨和切削成极为细小颗粒，由血液冲刷到血管远端并最终予以清除的介入治疗方法。高速旋转的钻头对钙化的或无弹性的斑块组织作用显著，对弹性斑块消蚀的作用略轻，对软斑块的消蚀作用较弱，对正常的血管壁组织无消蚀作用。

开口病变的冠状动脉内斑块旋磨术应用：开口病变是 RCA 的适应证，尤其是合并中－重度钙化的开口病变更适于 RCA。RCA 较单纯 PTCA 获得更大的管腔，但单纯 RCA 再狭窄率高。旋磨后斑块负荷及移位减轻，可以减少分支受压和闭塞的危险，不必进行分支保护，从而避免使用双导丝、双球囊及双支架技术，一定程度上降低手术时间，减少手术费用；另外，RCA 后病变表面光滑，血管的顺应性改善，有利于支架的释放和展开，因此，RCA 后支架置入成功率明显提高，大大改善治疗效果。

6. 斑块旋切吸引术（transluminal extraction catheter，TEC） 斑块旋切吸引术是利用特殊导管将冠状动脉内粥样硬化斑块和管腔内碎屑，特别是血栓成分予以切下并吸出的一种斑块消蚀技术。TEC 切下来的基本上是粥样斑块表面组织，偶尔可达介质层近腔内的 1/4。

开口病变斑块旋切吸引术的应用：冠状动脉搭桥术后大隐静脉桥开口病变是 TEC 的适应证，尤其适用于含血栓的大隐静脉桥开口病变。一般 TEC 与 PTCA 结合使用，单纯 TEC 再狭窄率很高，大隐静脉桥开口病变高达 80%。TEC 后行 PTCA，与单纯 PTCA 相比，管腔增大 22%。

7. 激光冠状动脉成形术（laser coronary angioplasty LCA） 激光冠状动脉成形术是通过高能光纤导管利用激光的液化作用将冠状动脉粥样硬化斑块和血栓消蚀的介入治疗方法。以往研究显示：LCA 可应用于开口病变，手术操作成功率较高，与单纯 PTCA 相比可获得较大的管腔，但近年药物洗脱支架的广泛应用，LCA 已很少单独用于开口病变的介入治疗。

（四）开口病变支架术的预后

开口病变的介入治疗应追求简单、快速、安全、有效，同时还要考虑治疗的费用/效益比，以改善患者的主要症状为目标，而不是去处理所有病变，追求影像的“美观”，以免得不偿失，给患者造成大的损失。目前一致认为：支架置入可有效地支撑弹性较强的开口病变，即刻结果和长期随访结果较单纯球囊扩张和旋切、旋磨等好，合理的应用切割球囊、旋切、旋磨等技术，并在此基础上置入支架，尤其是药物洗脱支架，可以很大程度上改善手术预后，但尚需大规模随机对照试验进一步验证。支架放置的操作成功率达 97% 以上，同其他部位病变一样，开口病变裸金属支架置入的术后再狭窄率较高，初步的试验显示，雷帕霉素洗脱支架明显降低再狭窄率及靶病变血运重建率。

（李　晖）

第九节　成角病变的支架置入术

成角病变（图 18－34）在临床中多见，但在实际工作中，对其难度及危险性的认识往往被初学者忽略，从而造成不必要的“损伤”。目前，随着科技的不断发展，越来越多新型的导丝、球囊、支架不断的问世，可以满足临床中的应用，在成角病变处理方面保证了手术的成功。

一、成角病变的定义

大多数研究者认为成角≥45°定义为成角病变。

轻度成角：＜30°

中度病变：45°～60°

重度成角：>60°

严重成角：>90°

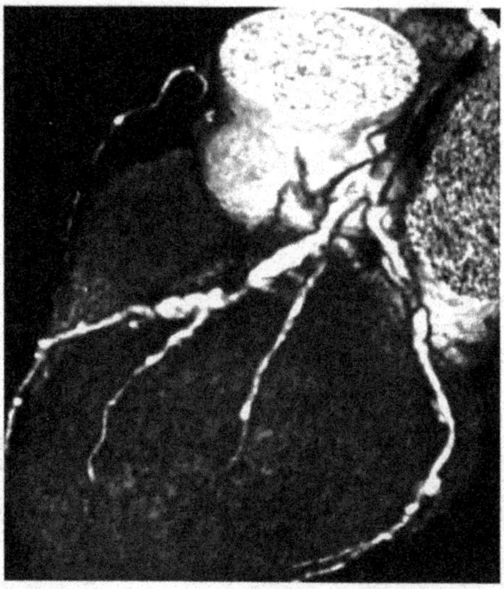

图 18－34 可见右冠近中端成角病变

成角病变 PCI 主要表现为内膜撕裂和血管急性闭塞，尤其是重度成角病变，发生原因主要是球囊或支架扩张时使血管拉直造成球囊或支架近端内膜撕裂。成角病变支架置入后多见的并发症是病变近、远端内膜撕裂、血管痉挛、成角病变斑块未被完全覆盖而突入管腔。

Tan K 等对成角病变患者做介入治疗研究显示：对于成角病变 PTCA 及支架置入的成功率 85% 以上，成角越大，其并发症发生率越高。目前对于成角病变的介入治疗，其中旋磨、旋切技术的应用效果并不十分理想。

二、成角病变的器械选择及操作技巧

成角病变介入治疗的关键是选择合适的手术器械，器械超支持力是支架置入成功的主要因素。

1. 导引导管的选择　选择最好的同轴性和最大支持性，比如 XB、EBU、AMPLATZE 系列。在实际应用中最好选用 6F JL 短头以便于使用深插技术，减少主干损伤风险，便于支架输送。

2. 导引导丝的选择　柔软导丝易通过成角病变远端，但推送支架困难，比如 Choice Pt-Floopy、StaBlizer Supersoft 等利用导引导管的主动支持将支架顺利送至病变远端。超支持力导丝便于支架传送，但不易通过血管远端，而且可能出现狭窄的假象，需置入支架后将导丝撤至近端，通过造影协助判断狭窄的假象，比如 Wizdom－ST、ACS HiTorque Floppy、ATW、BHW 等。因此在临床工作中应根据情况选择合适的导丝。

3. 球囊的选择　尖端柔软、循迹性好、推送杆支持力好、球囊与中心杆同轴性好易通过病变，如 Sprinter，AquaT3、Maverick2 等。

SPRINTER、Extensor 球囊选择性的 Dura－Trac 涂层包裹，能提供耐久的光滑跟踪，易通过病变。CrossSail™球囊冠状动脉扩张导管涂有在湿化时可被激活的 HYDROCOAT 亲水涂层，更适合通过曲折、弯曲的病变。Power Sail™柔软的锥形头端适合穿越曲折的病变，Aqua T3 球囊跟踪性的锥形头端 Tapered Tip 的直径是目前市场上最小的。Trackflex 段具有柔软、易弯曲的远端推送杆，使其在成角血管中具有极佳的跟踪性。但在实践中为防止球囊移位，不太选择短球囊。扩张的压力也不宜过大。当导丝不能通过多个、连续成角时，可采用球囊跟随支持。对于球囊的选择，应避免应用尖断过长、过硬、低顺应性的高压球囊。

4. 支架的选择　支架长度的选择应尽量跨越成角段，以完全覆盖着病变减少成角病变两端血管内膜撕裂的危险（图 18－35）。选择支架时，应尽量选择相对长的支架（图 18－36），以便能跨越病变近、远端，达到完全覆盖病变的作用，减少并发症的发生。

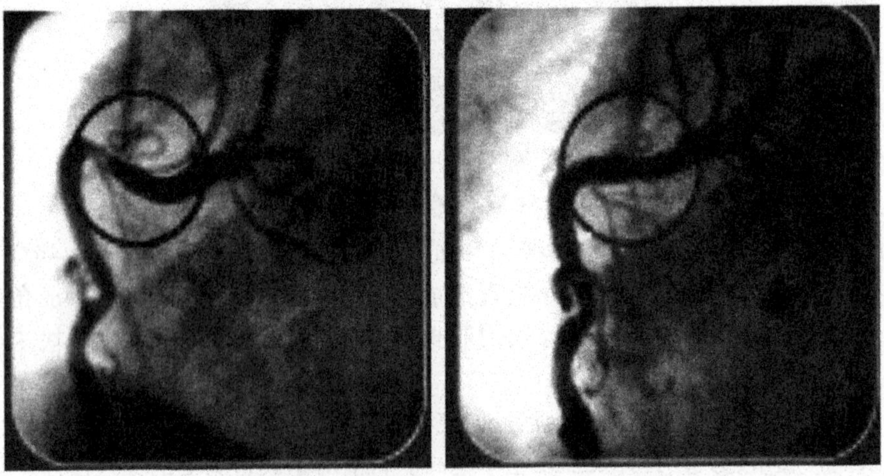

图 18－35　DRIVER 支架置入前后造影效果对比

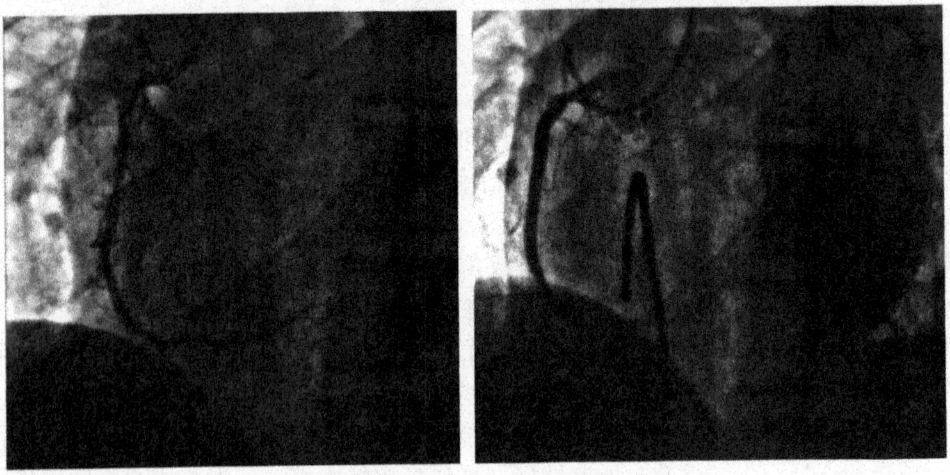

图 18－36　支架置入前后造影效果的比较

对于成角病变，应用缠绕支架以及环状支架将会造成斑块从支架内脱垂，因此术后血管亚急性血栓、再狭窄率均会增加。正弦曲线型的管状支架的应用可以防止斑块的脱落现象，但通过病变的能力较差，如使用“S”形桥连支架，不仅通过成角病变能力强，而且防止斑块脱落。对成角病变推送球囊或支架受阻时，可再送一根导丝，增加对近端扭曲血管的支撑力，以易于支架平滑通过。当支架推送有阻力时，可使患者咳嗽、深吸气、拉直近端成角血管，增加腔内振动，易于推送支架。成角病变不推荐直接置入支架。

（杜来义）

第十节　严重钙化病变的支架置入术

1977年，Gruentzig首先将经皮冠状动脉成形术（percutaneous transluminal coronaryangioplasty，PTCA）应用于临床，开创了介入心脏病学新纪元。30年来，随着经验的积累、器械的改进和技术的提高，经皮冠状动脉介入治疗（percutaneous coronarv intervention，PCI）取得迅速发展，PCI适应证不断扩大，并发症逐渐减少。

早在1988年，美国心脏病学院（ACC）/美国心脏学会（AHA）心血管诊断和治疗操作评估工作组发布的报告提出，中至重度钙化病变被认为是PTCA手术失败和血管急性闭塞的非常重要的危险因素。钙化病变的PCI难度以及对手术成功率和近远期疗效的影响问题越来越被众多心血管介入医生所重视。

多年来，为了克服PTCA不足又相继开发了球囊导管的替代和辅助性器械，派生了一些新的介入诊疗技术，如冠状动脉内支架置入术（Stent）、定向斑块旋切术（directional coro－nary atherectomy，DCA）、斑块旋磨术（rotational atherectomy，ROTA）、冠状动脉内旋切吸引术（transluminal extraction cathrter，TEC）、冠状动脉内准分子激光血管成形术（excimerlaser coronary angioplasty，ELCA）、切割球囊等，这些新技术在拓宽冠心病介入治疗的适应证及处理PTCA的急性血管并发症中曾起过一定的积极作用，但其技术操作均较PTCA复杂，再狭窄率并不低于PTCA，而且其自身缺陷又带来了各种各样新的问题，或被改善或被淘汰，冠状动脉内支架置入术脱颖而出。随着药物涂层支架的广泛应用，明显降低了即刻严重并发症及后期再狭窄的发生率。

在冠状动脉内超声（intravascular ultrasound imaging，IVUS）指导下对冠状动脉钙化病变的斑块旋磨与球囊扩张和（或）支架置入的联合治疗可明显降低手术并发症，改善介入的即刻效果。

一、钙化病变的病理学基础

冠状动脉粥样硬化是冠心病的基本病变，随着其演变进展，可引起心脏解剖与功能的改变。冠状动脉钙化是指在冠状动脉粥样硬化斑块中的钙盐沉着，其形成机制较为复杂。首先，钙化的发生与细胞的变性坏死有关，组织和细胞内的蛋白质变性后暴露出反应基团，后者与细胞分解时释放的磷酸盐结合，磷酸盐再与钙结合形成磷酸钙沉着于粥样斑块内。其次，钙盐的沉积亦与脂质有关，类脂质中磷酸酰丝氨酸对钙的亲合性强，引起钙盐的沉积。

冠状动脉钙化是冠状动脉粥样硬化发展到一定阶段的结果。随着冠状动脉内膜脂质沉积、纤维斑块及复合斑块形成，钙盐沉积使斑块变硬、变脆，容易破裂，从而导致局部出血及血栓形成，使斑块扩大。许多研究表明，冠状动脉钙化多发生于复合斑块期，是动脉粥样硬化的晚期表现。但因为此时粥样斑块可能尚未导致明显的管腔狭窄（狭窄≤50%），所以，相对于已引起明显临床症状的病灶而言，冠状动脉钙化可称为冠状动脉病变的早期表现。

冠状动脉钙化与冠状动脉粥样硬化有着密切联系，是冠状动脉粥样硬化的标志。但两者的病变过程截然不同。Clair 等观察到，在动脉粥样硬化病变退化过程中的动脉壁上显示有钙化成分的增加。Young 等对比观察了冠状动脉粥样硬化与钙化，发现更多的钙化发生于左前降支的近段部分，远段部分相对较少见，这与动脉粥样硬化病变的分布情况显然不同。

少量钙化常发生在邻近内弹力板的纤维斑块内，不伴内膜坏死，冠状动脉狭窄程度很轻；大量钙化灶则见于坏死的内膜内，内弹力板大量消失，这类病变常见明显的冠状动脉狭窄。

冠状动脉钙化与冠状动脉狭窄的关系：大量研究证明冠状动脉钙化与冠状动脉狭窄间有着直接的关系。冠状动脉钙化的记分与冠状动脉狭窄的程度正相关。冠状动脉钙化预测冠状动脉狭窄有着较高的敏感性及特异性。也有研究结果认为，血管钙化作为动脉粥样硬化的标志并非总是意味着所示的冠状动脉显著狭窄。有意义的是，与造影的对照研究表明，EBCT 检出冠状动脉钙化是唯一能够发现尚未引起梗阻的亚临床冠状动脉粥样硬化的无创性检查方法。总之，冠状动脉钙化的程度及范围与冠状动脉粥样硬化存在的范围和程度成正相关，钙化计分越高则冠状动脉粥样硬化的发病率越高。冠状动脉钙化病变的检出对具体病例应具体分析，包括患者的临床症状、心电图、冠心病危险因素、年龄及性别等。

二、钙化病变的影像学评价

1. 胸部平片　X 线平片不易检出冠状动脉钙化，其准确性较低，仅为 42%，仅在高密度及广泛冠状动脉钙化时显示。由于设备、解剖位置的重叠以及心脏瓣膜、锥体钙化的影响，其敏感性低。

2. X 线透视　X 线影像增强透视，由于其有较高密度分辨力，被广泛应用于临床检出冠状动脉钙化。其检出造成 50% 狭窄的冠状动脉钙化的敏感性是 40% ~70%，特异性为 52% ~95%。Loecker 对 613 例无症状的年轻男性［平均年龄（40 ±5）岁］进行透视检出的冠状动脉钙化与冠状动脉造影对照，发现对于严重冠状动脉病变的敏感性为 66%，特异性为 78%，阳性预测值为 38%，阴性预测值为 92%。透视检出的冠状动脉钙化有助于缺血性与非缺血性心脏病的鉴别，但对于老年人，其重要性减低。观察体位的多少，设备条件，患者体型，解剖结构的重叠等因素的影响，且长时间透视 X 线剂量较大，因此，透视不能作为临床检出冠状动脉钙化的常规方法。

3. 超声心动图　经胸超声心动图或经食管超声心动图对于冠状动脉钙化的检查价值不大。

4. 螺旋 CT　CT 具有较高密度分辨率，是检出组织钙化的有效手段。因此有作者也用常规 CT 检查冠状动脉钙化。Timins 等报告常规 CT 检出导致显著冠状动脉狭窄的钙化病变敏感性为 16% ~78%，特异性为 78% ~100%，阳性预测值为 83% ~100%，常规 CT 对钙化病变的显示与冠状动脉造影对比相关性差。螺旋 CT 的扫描速度有所提高，有人尝试将其用于冠状动脉钙化，但其扫描速度人不足以消除心脏移动伪影，对于主动脉窦部及瓣膜的钙化与冠状动脉钙化的鉴别认识难题，对于少量钙化难以发现，且亦不能作精确的定量分析，因此不能作为常规在临床应用。

5. 电子束 CT（electron beam computed tomography，EBCT）检查　EBCT 的扫描速度达毫秒级，较常规 CT 大为提高，消除了心脏的运动伪影，易于检出冠状动脉钙化并可作精确的定量，是冠状动脉钙化检查的较佳方法。发现冠状动脉钙化即表明有冠状动脉粥样硬化存在（但并不一定等于有 50% 冠状动脉狭窄的冠心病存在），冠状动脉钙化记分诊断冠心病的敏感性、特异性与年龄组有关，40 岁以下敏感性虽低，但是特异性达 100%。50 岁以上老年组敏感性虽高，但特异性低。对 50 岁年龄组以上的患者，如果未发现冠状动脉钙化存在，仅 5% 病例有冠心病的可能性。对于青年组（50 岁以下年龄组）少数病例，特别是有冠心病高危因素，已有临床症状或异常心电图者，可以有无钙化性冠状动脉事件发生。冠状动脉明显狭窄甚至阻塞，而 EBCT 未见冠状动脉钙化，多见于年轻患者，冠状动脉痉挛或粥样硬化斑块破裂，引起血小板聚集，不完全血栓堵塞，使病变急剧增大，或血栓完全堵塞，因病变时间短而进展快，可无钙化。尽管 EBCT 检查冠状动脉钙化病变较敏感，但用于冠心病诊断及指导冠心病介入治疗却较少。

6. 多层螺旋 CT（multislice spiral computed tomography，MSCT）　一次扫描可同时获得多幅图像的高空间和时间分辨率的多排螺旋 CT 问世，通过与回顾性心电门控技术的结合，加之多种图像后处理的功能，在诊断冠状动脉狭窄病变，用于冠状动脉狭窄的定量评价和介入治疗的筛选很重要。检测冠状动脉钙化和斑块等方面具有较高的应用价值，为冠状动脉疾病的诊断开辟了一条新的检查途径，成为临床选择性冠状动脉疾病的筛查、诊断重要影像检查方法之一。MSCT 可以显示冠状动脉主干及其主要分支血管近段的粥样硬化斑块，并且根据斑块的密度可大致判断斑块的类型，如软斑块、中间斑块和硬斑块，能可靠地鉴别富含脂质的斑块与富含纤维的斑块，对斑块稳定性的评价有一定帮助。MSCT 有可能检出有破裂倾向的软斑块，以便及早给予治疗，预防急性冠状动脉事件的发生。尽管 MSCT 对冠状动脉斑块的脂核和钙化病变的显示较好，但对斑块组织结构的细微观察如纤维帽厚度等的评价仍有限度。

7. 冠状动脉造影术　是常规诊断冠状动脉疾病的主要方法和金标准，在临床上广泛应用。病理研究表明冠状动脉造影所提示的影像与病理解剖结果有很大差异，其原因之一是冠状动脉造影仅能提供被造影剂充盈的管腔，而不能显示管壁的病变，其二是冠状粥样硬化常是偏心性或不规则性斑块，其三冠状动脉在粥样斑块形成时通常发生代偿性扩大。在这些情况下冠状动脉造影不能完全正确诊断病变的存在及其导致的狭窄程度，不能提供病变的详细形态学特征及斑块的主要成分的区别。

8. IVUS　是应用于临床诊断血管病变的一种新的诊断手段，可显示冠状动脉管腔的断面图像，不仅可显示管壁增厚的状况，尚可提供管腔的结构特征，具有直观、准确等优点，被认为是诊断冠心病新的“金标准”。由于钙质对超声有强烈的反射，超声不能穿透钙质，所形成的声影掩盖其后方的组织结构，因此钙化斑块在 IVUS 中表现为比血管壁外膜回声强并且后方有清楚的声影，即钙化灶表现为有声影的强回声，而无钙化的纤维斑块表现为无声影的强回声。根据钙化在 IVUS 图像上的分布范围，可将钙化程度分成 0 ~ Ⅳ度。0 度：无钙化；Ⅰ度钙化：在 90°弧度范围内；Ⅱ度钙化：91° ~ 180°弧度范围内；Ⅲ度钙化：在 181° ~ 270°弧度范围内；Ⅳ度钙化：271° ~ 360°弧度范围内。

IVUS 能明确病变形态、斑块的组成特征、狭窄程度以及对功能的影响，而这些信息对决定治疗方案非常重要。比如定向旋切选择偏心狭窄并且是非钙化的斑块治疗效果较好，而 ROTA 则对钙化斑块效果更好。严重钙化的斑块最好不用球囊扩张术，因可发生大而深的夹层形成，后者常引起血管闭塞导致急性心肌缺血甚至心肌梗死。即选择合适的技术治疗特定的病变，以期达到更好的效果，尽量减少合并症。

尽管用于冠状动脉钙化病变程度和分类的诊断和评价方法较多，尤其是无创性 MSCT 在临床也逐步广泛应用，但目前冠状动脉介入诊治中有关钙化病变的程度和概念主要取决于冠状动脉造影和 IVUS 评价。在冠状动脉病变中造影发现 15% 病变有不同程度的钙化，IVUS 检查发现的阳性率达 85%。IVUS 较冠状动脉造影评价钙化程度和部位更准确，有更好的特异性和敏感性。两者对照评价见表 18－5。

表 18－5　冠状动脉造影检测钙化病变的敏感性

	IVUS 检查	造影的敏感性（%）
钙化弧度（度）	<90	25
	91～180	50
	181～270	60
	271～360	85
钙化长度（mm）	≤5	42
	6～10	63
	≥11	61
钙化位置	浅表	60
	深层	54
	混合	24

三、钙化病变与临床预后

临床研究表明，冠状动脉粥样硬化的进展对将来的冠心病事件发生是一个强力的独立预测因子。Margolis 等研究了 800 例心绞痛患者，观察发现，传统 X 线检查显示钙化且有症状的患者，其 5 年生存率为 58%，而无钙化者的 5 年生存率为 87%。因此，冠状动脉钙化的预后意义似乎是独立于年龄、性别和冠状动脉造影病变血管的。另外，冠状动脉钙化也独立于运动试验和左室射血分数。Detrano 等的研究也指示，传统 X 线检查显示的冠状动脉钙化有助于识别 1 年期间无症状高危患者心脏事件的风险增加。Naito 等对 241 例老年患者随访 4 年，发现有冠状动脉钙化的 82 例中其 4.9% 发生心肌梗死，而在 159 例无冠状动脉钙化患者中无一例发生心肌梗死，但是这两组的总死亡率无显著差异。Witteman 等应用 EBCT 对 2013 例男女性的钙化记分进行了评价，平均年龄 71 岁，其中 229 例有 MI 病史，冠状动脉钙化量与 MI 之间存在一种明显并且呈分级性的相关关系，且这种关系在高龄患者中仍然存在。

动脉粥样硬化的钙沉积与疾病严重性和不良预后明确相关，因此认为冠状动脉钙化属于“不良”现象。而有些临床和生物力学研究显示，钙沉积趋于去减低斑块破裂的脆弱性，因此认为冠状动脉钙化似乎属于一种“良好”的标志。客观的评价认为，冠状动脉钙化同时具有两方面的作用，钙沉积指示了动脉粥样硬化病变的存在，一般来说，钙沉积越严重，动脉粥样硬化病变范围也越广。然而，一组动脉粥样硬化病变，特别是不稳定型病变可能是无钙化性的，易于造成冠心病事件，而稳定型病变则更可能常为钙化性的。认为冠状动脉钙化属于“不良”现象，是因为钙化斑块的数量大约反映了在冠状动脉分支中动脉粥样硬化区域的总和。然而，决定冠状动脉预后的因素不仅仅是动脉粥样硬化数量，而且也与每一斑块易于破裂的可能性等有关。

四、钙化病变的分类

内膜面钙化：即表浅钙化，严重者可能影响球囊、支架的充分扩张，一般需要旋磨。

外膜或斑块基底部钙化：即深部钙化（位于或接近中膜 - 外膜交界），虽然造影显示钙化明显，通常不影响 PTCA 或支架置入，一般不需要旋磨。

在冠心病钙化病变 PCI 中，CAG 对轻中度钙化病变诊断敏感性低，但对重度钙化病变检出率与 IVUS 相似，目前仍是钙化病变最主要的评估手段。CAG 可发现钙化灶的存在，然后最好应用 IVUS 检查评价钙化灶的深度和范围，见图 18 – 37。

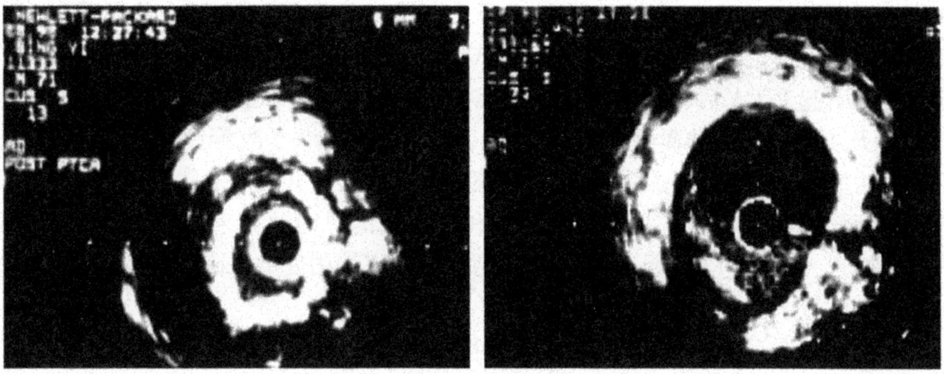

图 18 – 37　IVUS 诊断冠状动脉钙化病变

左图示表浅性钙化，周径大于 270°；右图示深部钙化，周经小于 90°

五、钙化病变的介入诊断与治疗难点

（1）单纯 CAG 评价钙化病变程度和范围欠准确，如不正确指导治疗，将直接造成手术失败；IVUS 能更加精确判断钙化病变，但国内较多的导管室尚无 IVUS 设备，或不能术中常规进行 IVUS 检查。

（2）钙化病变的 PTCA，单纯 PTCA 成功率低，夹层率高，急性血管闭塞率高，高压扩张易出现球囊破裂。

（3）钙化病变的支架置入，如未预扩张或扩张不充分，支架通过病变困难，易造成支架脱载的风险；严重钙化病变，常常高压力（ >20atm）扩张，仍可能不会达到满意支架释放，增加内膜夹层撕裂、血管破裂、心脏压塞及亚急性血栓发生率。

（4）旋磨术适用内膜弥漫钙化病变，利于置入支架的充分扩张，但长病变可能发生无复流和再狭窄的风险较高。

（5）斑块切除术（DCA、TEC、ELCA）等对中、重度钙化病变帮助较小。

六、钙化病变介入治疗的临床评价

钙化病变在临床上较为常见，且手术难度大，再狭窄率高。因此钙化病变的临床评价尤为重要。

Boulmier 等评价了长病变 PTCA 后支架置入的疗效，多中心入选 128 名患者，病变平均长度为（20.7±5.4）mm，平均支架长度（21.4±3.8）mm，采用多变量分析结果显示，钙化病变与直接支架术失败关系密切。在另外一大型多中心研究中，入选患者共 1000 处病变，其结果也证实钙化与 PCI 早期成功率降低相关。Hoffmann 等对 306 例冠状动脉（管径＞3mm）的钙化病变进行斑块旋磨术、支架置入术或两术并用，结果示支架置入术前先行斑块旋磨术处理可获得最好的即时造影结果和更满意的晚期临床疗效。

1. 单纯球囊扩张术（PTCA）　成功率很低（74%），夹层率高，急性血管闭塞率高，IVUS 研究显示，钙化病变对 PTCA 过程中夹层的产生有直接作用，血管夹层最常发生在钙化和非钙化病变的交界处，可能与球囊高压扩张产生不相宜的剪切力有关。但多数钙化病变＜10atm 即可充分扩张；轻中度的钙化病变球囊高压扩张可将斑块撕裂开，中重度的钙化病变在行介入治疗时容易出现球囊扩张不开、急性闭塞以及其他的一些严重并发症。有 3%～5% 的极严重钙化病变即使球囊加压到 20atm 也不能将球囊完全扩张，很有可能会出现血管弹性回缩引起 PTCA 后存在明显的残余狭窄或严重者甚至球囊破裂。

2. 球囊及支架术　在球囊预扩张基础上，行支架置入术可改善钙化病变球囊扩张的后果，提高成功率；但严重钙化病变，单凭高压力置入支架，并发症高，再狭窄率高；有研究表明严重的钙化病变可增加支架不完全扩张和再狭窄的风险。如果病变不能用球囊完全扩张，那么支架置入应视为禁忌证。极严重的钙化斑块应先用旋磨祛除坚硬的钙化斑块后再行球囊扩张或支架置入。

3. ROTA　是目前处理严重钙化病变的独特而有效的方法，是重度钙化病变首选的介入治疗手段。研究表明，旋磨治疗钙化病变的成功率较高可达 90% 以上，与非钙化病变相比。钙化病变旋磨后管腔较大，与非钙化区相比，钙化区分离夹层较少，且更具向心性，同时增加病变的顺应性和对 PTCA 的反应性。在钙化病变斑块旋磨后再行球囊扩张和（或）支架可明显改善钙化病变介入治疗即刻和远期效果。在一项旋磨术加支架术（Rotastent）的 IVUS 研究中显示，Rotastent 能达到更大管腔和更小残余狭窄。ROTA 存在＞5% 的并发症率，如急性血管闭塞、无血流或慢血流现象等，且并不改善再狭窄率。

4. 准分子激光血管成形术　ELCA 治疗与旋磨术治疗相似，对球囊不能扩张的钙化病变效果较好，但其治疗机制与斑块旋磨不同，ELCA 并不消蚀钙化斑块，只能增加钙化病变的顺应性，在其后的球囊扩张时在钙化病变内产生撕裂，从而使管腔增大，Bitt 等报告 170 个钙化病变使用 ELCA 治疗，成功率为 83%，比非钙化病变稍低，从较细的纤维和较高的频率开始可能取得更好效果。但 ELCA 术后血管再狭窄率为 40%～50%，其再狭窄的发生与钙化病变本身关系不大。

5. 定向冠状动脉斑块旋切术　DCA 切除钙化病变的作用有限，而中等或严重钙化病变应避免使用此方法，IVUS 研究显示 DCA 仅切除的是非钙化部分的斑块，而对钙化部分的斑块作用不大，病变钙化和 DCA 切除斑块无效相关。现在 DCA 几乎不应用于临床。

6. 切割球囊　切割球囊是利用球囊上的 3～4 个刀片在球囊扩张时切割血管内膜钙化组

织。适合轻度钙化而普通球囊不能扩张的病变，对高度狭窄的中、重度钙化病变，不宜使用切割球囊。

7. 禁忌证　TEC 不适用于钙化病变。

8. 不能充分扩张的钙化病变处理　旋磨、激光成形术可改善病变顺应性，用切割球囊、旋磨或“双导丝力量聚集型”解除张力，祛除斑块，增加管腔，便于支架置入。

七、钙化病变的介入手术器械选择和介入治疗操作要点

（一）介入手术器械选择

由于钙化病变坚硬不宜完全扩张，有时弹性回缩较明显，因此对预扩张的球囊和置入支架要求比较高。

1. 导引导管　与其他复杂病变一样，选择提供良好支持力的导引导管是严重钙化病变的 PCI 成功关键。一般选用 7F 或 6F 导引导管，对中、重度钙化病变估计旋磨治疗尤其是旋磨头直径大于 1.75～2.0mm 者，应选用 8F 导引导管，以免需要进行旋磨时再次更换导引导管。

2. 导引导丝　大多数钙化病变适合应用 BMW 导引导丝，其前端柔软、扭力好、可控性好、有一定支撑力。如钙化病变狭窄严重，可选择远端亲水涂层导丝，通过病变能力较好、支撑力更好，可帮助球囊和支架顺利通过病变。如进行旋磨术，则需用旋磨专用导丝。

3. 球囊导管　最好选用外径小、推送杆推力好比血管直径小 0.5mm 以上的半顺应性、耐高压球囊。球囊不能通过钙化病变时，同时无法使用旋磨技术时，尽可能短的切割球囊可能是另一选择，适用于轻度钙化或斑块内有纤维环状组织的病变。

4. 支架　一般认为环状或缠绕支架柔韧性好，易通过扭曲病变，但其结构松散，在通过钙化和成角病变时，易与斑块相刮，更不容易通过，选择有适当连接桥的支架更有利于通过病变；早期管状支架较硬，目前改良的管状支架柔韧性明显改善，闭环、支撑力好、金属覆盖率好的支架可保证支架更理想的扩张，血栓率低、再狭窄率可能也低。对长病变优先选择点状支架（短、柔软、网管支架），开口病变选择支撑力强的支架。

5. 旋磨头　主要依据钙化病变的血管直径，由小到大更换，最大旋磨头应选用直径不大于血管直径的 75%；但目前多选用 1.5mm 旋磨头旋磨。

（二）介入治疗操作要点

钙化病变的介入操作与一般病变基本相同，但对于中、重度的钙化病变，介入器材能否顺利通过、球囊或支架能否充分扩张无疑是一个重要问题。需注意以下几点：

（1）IVUS 是评价钙化病变的金标准，对严重钙化病变应先行斑块旋磨术，然后再行球囊扩张或置入支架，可减少缺血并发症及改善远期效果。

（2）钙化病变时单纯球囊扩张容易出现夹层，支架置入是最常用而有效的介入治疗方法。而支架常常不能直接通过钙化病变或支架不能充分扩张，球囊预扩张是非常有必要的。

（3）钙化病变应充分扩张，扩张压力通常在 8atm 以上，逐渐增加压力，直至球囊切迹消失。如果球囊不能充分扩张时，可以尝试换用≥20atm 的高压球囊。严重钙化时应选用旋磨术祛除内膜的钙化层。如不能旋磨，可改行 CABG，不易强行扩张。

（4）支架置入时，为保证支架与钙化斑块的良好帖附，常需要较高压力释放支架，建议选择略小于血管直径的支架并以高压力释放，常需 14 个 atm 以上，但为避免支架远端血管内膜撕裂，应先以支架释放压力（8～10atm）释放支架，再将球囊远端退入至支架内以 14atm 以上充分扩张支架。对于逐渐变细或闭塞的长病变，根据病变特点一般有两种方式选择，其一是使用长支架，由于近段血管直径较大，用较高的压力扩张支架近段，使支架与需治疗的动脉较好匹配；或是使用多个短的不同直径支架，与需治疗的病变各节段更完全匹配，然而后者费用较高同时伴有无支架间隙或支架重叠问题。

（5）旋磨技巧，从 1.5mm 的磨头开始用，逐渐增加磨头的直径。前进时压力要小，每次工作时间以 45 秒为宜。当磨头与动脉的直径比接近 0.8 而且残余狭窄≤20%时，则加用球囊扩张。磨头前进与后退的速度差不能超过 10%，否则容易造成远端栓塞。

（6）严重弥漫性钙化病变，当深插导引导管、超支持力导丝、球囊预扩张及旋磨后，支架仍不能通过钙化病变，首选较大旋磨头再次旋磨，小于血管直径 0.5mm 球囊扩张，并平行植入另一或两根超支持力导丝辅助支架置入。

（7）如果钙化病变不能用球囊完全扩张，置入支架后可引起支架伸展不全，增加支架内血栓形成和再狭窄的危险，是支架置入的禁忌证。

（8）对明显钙化病变不主张直接支架置入术。

（9）支架释放时，高压仍不能充分扩张支架，建议放弃并加强抗凝，防止亚急性血栓形成。

八、钙化病变的介入治疗策略

轻度钙化病变一般不做 IVUS 检查，进行常规冠状动脉介入治疗，中、重度钙化病变使用 IVUS，以指导介入器械的选择。如导管室无 IVUS，建议使用斑块旋磨加 PTCA 和（或）支架。基本治疗策略选择参见图 18－38。

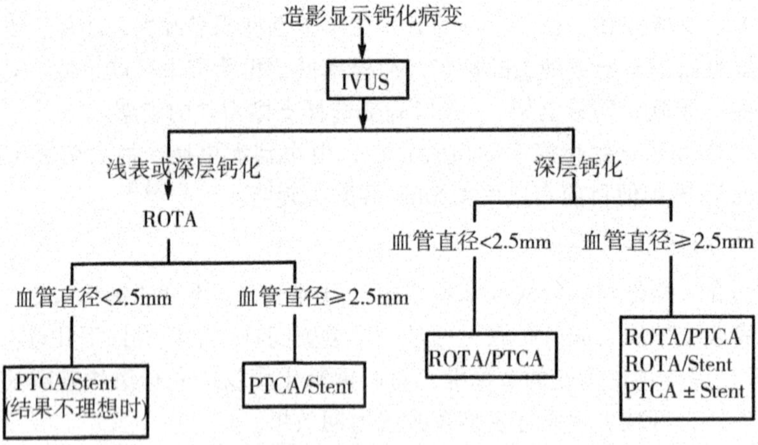

图 18－38　钙化病变的治疗策略（有 IVUS 的情况下）

ROTA：旋磨术；PTCA：球囊扩张术；Stent：支架置入术

（杜来义）

第十一节 血栓性病变的支架置入术

一、冠状动脉内血栓性病变的检测

冠状动脉血管在各种危险因素作用下，血管内皮细胞功能损伤，血液中脂类物质沉积在内皮细胞下，最终形成动脉粥样硬化斑块，粥样斑块对血流动力学等方面造成影响，受血液的剪切力、体内的神经体液调节等作用，斑块由稳定转为不稳定，发生破裂，继发形成血栓，导致冠状动脉管腔急剧狭窄或闭塞。

早在20世纪初已经提出，在粥样斑块基础上的血栓形成是导致急性心肌梗死（acute-myocardial infarction，AMI）的主要原因。但在20世纪70年代，冠状动脉血栓形成被认为是继发事件，而非心肌梗死的启动因素，20世纪70年代后期及80年代早期，来源于血管造影术、外科探查、血管镜、生化标记物以及尸体解剖的大量数据表明，冠状动脉血栓形成是引发急性冠状动脉综合征（aoute coronary syndrome，ACS）包括不稳定型心绞痛（unstable angina pectoris，UAP）、AMI及猝死的直接原因。

冠状动脉血栓形成大都发生在有粥样硬化的病变（灶）处，特别是在已引起血流动力学改变的狭窄部位。病理学资料显示，UAP的斑块大部分为纤维组织的细胞成分，含粥样物质较少，严重狭窄的冠状动脉内常有多孔通道形成，伴或不伴有小的非闭塞性血栓，其血栓成分主要由血小板构成（白色血栓）；AMI的斑块大部分为纤维组织的非细胞成分，含粥样物质多，常形成闭塞性血栓，其血栓主要成分是纤维素和红细胞（红色血栓）。

冠状动脉内血栓的检测方法，目前最直接的是冠状动脉血管内镜（coronory angioscopy，CA），冠状动脉血管内镜具有清晰度高、色彩鲜明等特点，而且通过肉眼可进行活体组织的病理诊断。根据血栓的颜色，可分为以红色为主体的红色血栓，红白相间的混合性血栓，以及以白色为主体的白色血栓和粉红色血栓，前两者为新鲜血栓形成，后两者为陈旧性血栓形成；根据其是否向血管腔内突出及其程度，又可分非闭塞性血栓和闭塞性血栓。血管内镜在冠状动脉内血栓检测方面的特异性和敏感性是最高的，但在操作时，可能会导致短暂的心肌缺血或血流动力学不稳定，并可能导冠状动脉夹层撕裂、急性闭塞和无再流（no - reflow）现象等的发生，且价格昂贵，故目前临床应用并不广泛。

血管内超声（intravascular ultrasound，IVUS）也是较常用的检测冠状动脉内血栓的方法，表现为管腔内不定形，或包绕IVUS导管或附壁的中低度回声团块。新鲜血栓回声特点：①回声强度以低回声为主，不超过外膜回声强度的一半；②呈略松散的棉絮状、层片状结构；③点状闪烁样均质回声，随血流而呈局部移动，机化血栓的回声略增强。但IVUS对血栓和软斑块不能做出可靠的鉴别。

光学相干层析技术（optical coherence tomography，OCT）是近十年迅速发展起来的一种成像技术，它利用弱相干光干涉仪的基本原理，检测生物组织不同深度层面对入射弱相干光的背向反射或几次散射信号，通过扫描，可得到生物组织二维或三维结构图像。它将新发展的光学技术与超灵敏探测合为一体，加上现代计算机图像处理，是一种新的高分辨率断面成像模式，与血管内超声对比，图像更为清晰，目前已经进入临床应用阶段。

临床上目前仍是以冠状动脉造影（coronary arteriongraphy，CAG）作为诊断冠状动脉内血栓的主要手段。血栓的冠状动脉造影（图 18 - 39A ~ E）显示分两大类：一类是虽有血栓但血管还是通的，可在多个投射角度显示冠状动脉腔内有球形或不规则充盈缺损；另一类血栓很大以致完全阻塞了血管，则可看见圆拱状造影剂边缘，并且有造影剂滞留（但经几个心周期后可消失）。冠状动脉造影检测冠状动脉内血栓的特异性高，达 100%，但敏感性低，资料报道最低仅为 19%，而且冠状动脉造影对夹层撕裂或斑块所致的充盈缺损，或图像模糊发白与血栓所致的充盈缺损很难做出肯定的区别。

冠状动脉血栓临床上表现为急性冠状动脉综合征，据报道在 UAP 中血栓发生率为 20% ~60%，AMI 则占 85% ~100%，冠状动脉内大量血栓常见于粗大的右冠状动脉和大隐静脉桥血管，随着冠心病介入治疗的大量开展，支架内血栓形成也越来越受到广泛关注。

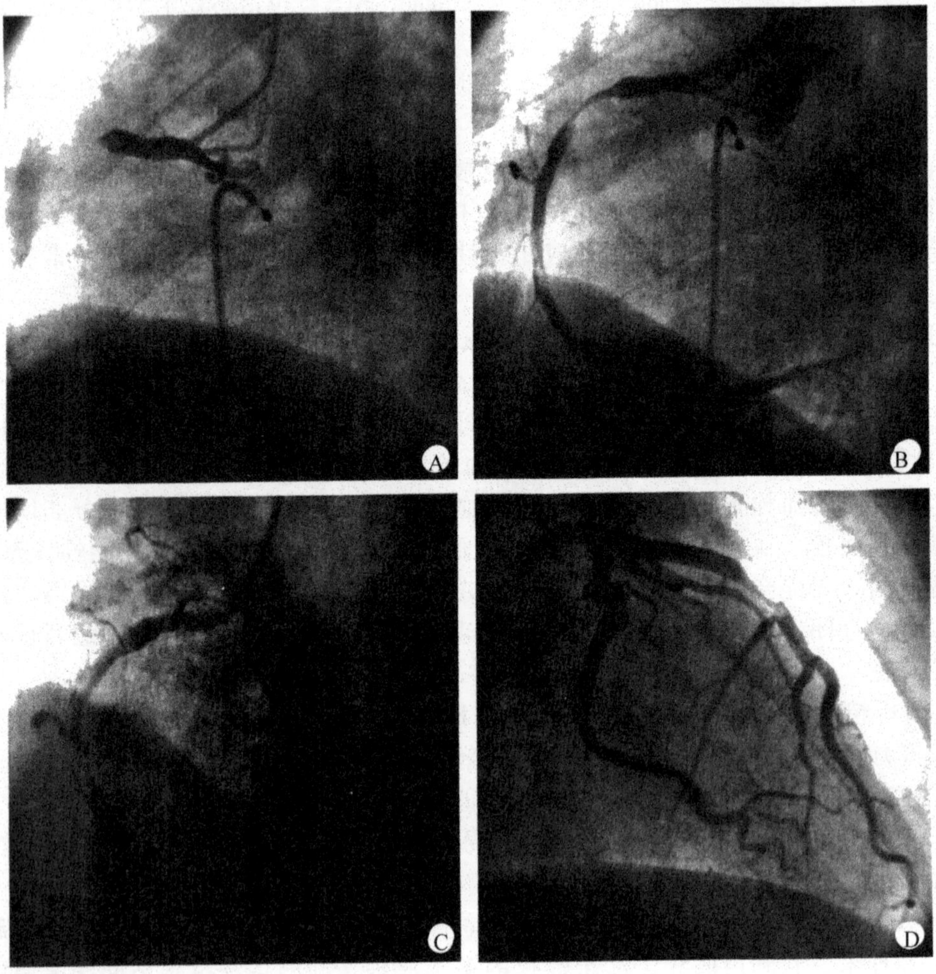

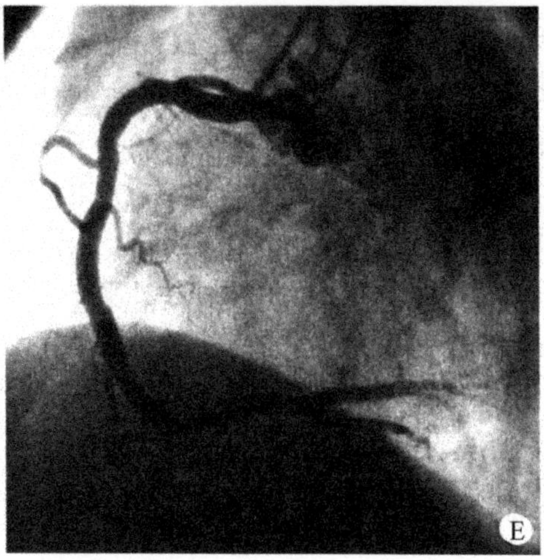

图 18－39　血栓的冠状动脉造影

A. 右冠近端闭塞性血栓；B. 右冠非闭塞性血栓；C. 大量血栓负荷；D. 前降支狭窄伴血栓；E. 右冠远端非闭塞性血栓

二、急性冠状动脉综合征的介入治疗策略

急性冠状动脉综合征（ACS）是一组临床综合征，根据心电图表现分为 ST 段抬高型（STE－ACS）和非 ST 段抬高型（NSTE－ACS），两者有相似的病理生理改变，即冠状动脉粥样硬化斑块由稳定转为不稳定，继发破裂导致血栓形成，NSTE－ACS 大部分为血栓不完全堵塞动脉或微栓塞，STE－ACS 则为血栓完全堵塞动脉血管。

（一）ST 段抬高的急性冠状动脉综合征（STE－ACS）的介入治疗

STE－ACS 即 ST 段抬高的急性心肌梗死（ST－segment elevation myocardial infarction，STEMI），STEMI 是血栓急性闭塞引起，及时打开闭塞的冠状动脉恢复血流可降低病死率，改善预后。

1. 直接 PCI　介入治疗的有效时间窗和溶栓治疗的有效时间窗是一致的。起病 3h 以内，药物溶栓与急诊经皮冠状动脉介入两种策略效果相似；AMI 发病 3～12h 内打开梗死相关动脉（infarction related artery，IRA）可明显改善患者预后；发病在 12～24h 内，若患者仍有胸痛症状或血流动力学不稳定，开通 IRA 利大于弊，发病 24h 后若患者血流动力学已经稳定，此时介入治疗不仅无益，反而有害。

2. 补救性 PCI　对于溶栓治疗未通的患者及时行介入治疗称为补救性 PCI。对溶栓治疗后仍有明显胸痛，ST 段抬高无明显回落，发病时间仍在 12h 之内，应尽快行补救性 PCI。冠状动脉造影 TIMI 2 级血流再次血栓形成阻塞血管的概率大，而且发生梗死后心绞痛的发生率极高，因此需即刻行补救性 PCI。当冠状动脉造影已达 TIMI 3 级，无论 IRA 残余狭窄程度如何，原则上不主张即刻 PCI。因为 TIMI 3 级血流血管残余狭窄为 90% 时，再次发生血栓闭塞的概率为 5% 左右，而此时介入治疗发生无再流的概率为 10%～15%，故此时介入治疗（无远端保护装置）常得不偿失。

3. 延期介入治疗　对于未行介入治疗或溶栓治疗未再通者，以及错过溶栓或急诊介入治疗的 AMI 患者，延期介入治疗是否有利以及何时介入治疗目前尚有争议，目前普遍认为应在 AMI 发病一周后进行为妥。

（二）非 ST 段抬高的急性冠状动动脉综合征（NSTE-ACS）的介入治疗

NSTE-ACS 包括 UAP 及非 ST 段抬高心肌梗死（NSTEMI），此类患者是否均行急诊介入治疗目前尚有争议，多数观点认为大部分患者可先行药物保守治疗，同时采取积极态度，进行危险分层，ACC/AHA 2005 年 PCI 指南中建议早期介入治疗Ⅰ类适应证包括以下高危因素的任何一条：①强化抗缺血治疗基础上仍有反复缺血发作；②肌钙蛋白水平升高；③新出现 ST 段压低；④充血性心衰症状或新出现/加重的二尖瓣反流；⑤左室收缩功能下降；⑥血流动力学不稳定；⑦持续性室速；⑧6 个月内曾行 PCI；⑨既往冠状动脉旁路移植术（CABG）。无上述高危因素的低危险组的患者可先内科保守治疗，择期行介入治疗。

三、冠状动脉内血栓性病变的支架置入

目前认为，冠状动脉内血栓不是冠状动脉内支架置入术的反指征，甚至有许多的多中心随机试验肯定了冠状动脉内支架置入术对 AMI 和 UAP 患者的有效性。但冠状动脉内支架置入术治疗冠状动脉内血栓性病变仍意味着较高的急性闭塞、远端栓塞和严重不良心脏事件的发生率，因此，在实际操作中须谨慎行事，严格选择病例。

（一）术前病变的判断及危险度评估

冠状动脉造影术前，根据体表心电图来判断 IRA 的部位，并进行相应的准备工作。例如，左主干或前降支近段病变者，术前要准备好主动脉气囊反搏装置，以防术中发生急性泵功能衰竭；粗大的右冠状动脉近段病变，术中常有无复流现象、严重房室传导阻滞，应准备远端保护装置或血栓抽吸导管以及临时起搏器，并根据患者年龄、发病时间、心功能状态、有无合并性疾病进行综合危险度评估。

（二）围手术期用药

拟行紧急介入治疗的患者，术前即刻嚼服阿司匹林 300mg 和氯吡格雷 300mg，术中静脉注射肝素 8000～10000IU，术后口服阿司匹林 300mg/d（4 周后改为 100mg/d）和氯吡格雷 75mg/d（裸支架 >3 个月，药物洗脱支架 9～12 个月），必要时静脉应用血小板膜糖蛋白（GP）Ⅱb/Ⅲa 受体拮抗剂，术后皮下注射低分子肝素 1 周，同时根据患者情况，给予肾素血管紧张素转换酶抑制剂、β 受体阻滞剂、硝酸酯类和他汀类降脂药等治疗。

（三）冠状动脉造影

采用股动脉或桡动脉入路，按常规技术完成冠状动脉造影，先行非 IRA 造影，用尽量少的体位，造影剂尽量少用，应采用“bolus”注射造影剂，而不是持续、均匀、缓慢注射。

造影后应认真阅读冠状动脉造影片，首先应判定罪犯血管或罪犯病变，充分了解病变的部位、病变特征、狭窄程度、血管直径、TIMI 血流、侧支循环、循环优势、血栓负荷的轻重等，对多支病变者要正确判定罪犯血管，选择能充分显示完全闭塞病变特征以及能指导操作的投照体位，制定手术方案。

血流动力学障碍或心源性休克时冠状动脉造影和介入治疗应在 IABP 保护下进行。

（四）冠状动脉内血栓性病变的处理策略

当冠状动脉造影血流已达 TIMI 3 级，但有大量血栓负荷时，首选保守治疗，无论 IRA

残余狭窄程度如何，原则上不主张即刻 PCI，除非患者仍有胸痛、血流动力学不稳定或处于心源性休克前状态。应加强抗凝、抗血小板治疗（阿司匹林、氯吡格雷、肝素、GPⅡb/Ⅲa 受体拮抗剂）后行择期 PCI。

也有学者认为，如果显示 IRA 累及重要供血部位（如左主干、前降支口部、巨大右冠状动脉近端），尤其是这些部位的血管残余狭窄大于 85%，病变局部发生再梗死的风险高时，即使血流达到 3 级也可考虑行 PCI，以避免发生再梗死导致急性左心衰、心源性休克、严重心律失常、猝死等恶性心脏事件，但目前缺乏有力的循证医学证据。

TIMI 2 级以下血流再次血栓形成阻塞血管的概率大，而且发生梗死后心绞痛的发生率极高，因此需即刻行 PCI。

必须强调只对 IRA 进行 PCI，禁忌同时对非 IRA 进行干预。

（五）冠状动脉内血栓性病变的器械选择

1. 指引导管　同常规 PCI 术，无特殊，可根据冠状动脉开口的解剖特点，选择同轴性、支持力较好的指引导管。

2. 导引钢丝　对于血栓病变，多数学者建议选用如 BMW、Stablizer Supersoft 等通用型导引导丝，导丝通过病变时动作宜轻柔。这类导丝的尖端比较柔软，选用原因：一是引起急性闭塞的血栓较软，容易通过；二是避免导丝误入不稳定的粥样斑块内造成斑块破裂，血管闭塞导致导丝无法通过，或进入内膜下形成假腔。应避免使用 PT 系列导丝、Whisper、Cross－NT 等超滑导丝，因使用超滑导丝容易误入不稳定的粥样斑块内造成夹层的形成，导致手术失败。

完全闭塞病变可先尝试软导丝，如软导丝不能通过，再换用中等硬度或更硬的导丝。导丝通过闭塞处时，需从不同角度观察以确保导丝位于血管真腔内。

对于完全闭塞性病变，有学者认为体会软导丝通过病变较费时，也常直接选用中等硬度导丝，常用 PT Graphix Intermediate 导丝，感觉比较容易通过闭塞段，可减少手术时间及 X 线曝光时间，亦未明显增加夹层发生。

3. 球囊导管　血栓性病变通常较软，常规球囊均较易通过。

非闭塞病变如果血栓负荷不重，狭窄较轻者，尽量不用球囊预扩张，可直接支架置入（图 18－40A、B），有资料显示，对于冠状动脉简单病变，直接支架置入能明显减少手术时间、X 线曝光时间和造影剂用量，而成功率并不减低。直接支架术以支架直接覆盖病变，减少球囊扩张次数，减少扩张局部血管内膜的损伤，减少病变处急性血栓形成的机会，防止不稳定斑块处的血栓和脂质斑块对心肌微血管的栓塞，可以减少无再流（no－reflow）和慢血流（slow－flow）的发生。

当狭窄较重必须球囊扩张时，球囊宜低压力扩张，球囊的长度也十分重要，由于病变的两端往往有血栓存在，足够长度的球囊不仅可以充分地扩张病变，而且可以对病变两端的血栓予以充分的压挤，预防末端闭塞。

对于分叉病变，特别是左前降支或左回旋支开口部的血栓性病变，须特别谨慎，球囊扩张后应先将球囊送至病变以远，造影观察效果，以免回撤球囊时将血栓带入另一支血管，引起严重心肌缺血和泵功能异常。

4. 远端保护/血栓抽吸装置　对于 ACS 常常伴发的急性血栓，急诊介入（包括 PTCA 和支架置入）可以迅速开通 IRA，但不能阻止新鲜血栓随血流行走，造成远端血管或微血管栓塞，这是形成 no - reflow 现象的重要机制。为了有效地解决这一难题，远端保护/血栓抽吸装置逐步应用于临床，其目的是在介入治疗过程中捕捉动脉粥样硬化斑块和血栓碎屑，防止血管远端栓塞，减少慢血流或无再流现象的发生，增加血栓性病变 PCI 的安全性，改善即刻和远期疗效。

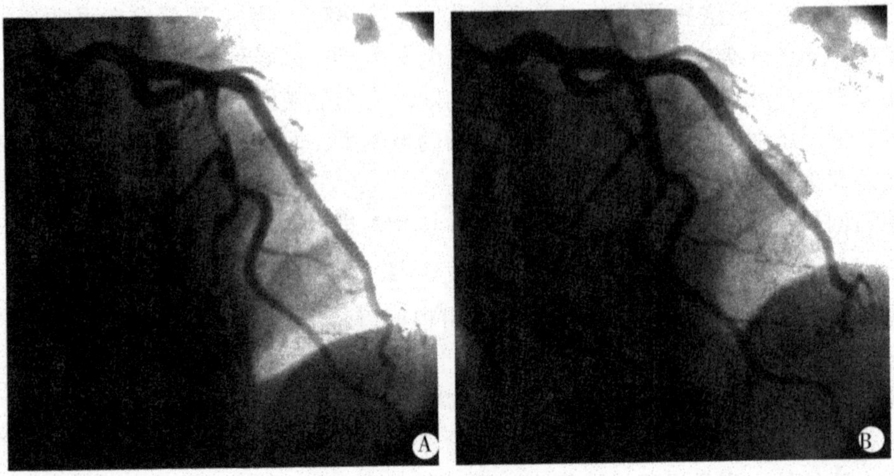

图 18 - 40　前降支病变支架置入前后

A. 前降支血栓病变；B. 直接支架后 TIMI 3 级

远端保护装置是在目标血管远端放置一个球囊或伞状物，以防止介入操作过程中小的血栓或斑块脱落至血管远端导致栓塞，血栓抽吸术是在 PTCA 的基础上，利用负压抽吸原理使血栓通过抽吸导管抽吸到血管外。

目前远端保护/血栓抽吸装置可以分为四大类：①Guardwire Plus 为代表的远端球囊阻塞/血栓抽吸装置；②Diver CE 为代表的单纯血栓抽吸导管；③X - Sizer 为代表的机械血栓抽吸装置；④Filterwire EX 为代表的远端滤过血栓抽吸装置。各种装置原理不同，主要应用于 PCI 术中发现冠状动脉中大量血栓病变的情况，以减少术中血栓负荷，减少 no - reflow 现象的发生，目前临床上常用前两种。

由于左前降支的解剖特点，Guardwire Plus 装置并不适合应用于左前降支病变，该装置的阻塞球囊需要阻塞远端血管，可能延长心肌缺血的时间，并且该装置操作相对复杂；单纯血栓抽吸导管（Diver CE）装置简单，可以不阻断远端血管血流，可有效改善心肌血流，操作方便，容易掌握，推广较易。

对富含血栓的冠状动脉行介入操作必然会增加远端栓塞的可能性，因此，从广义上讲，所有冠状动脉血栓性病变均应使用远端保护/血栓抽吸装置。有经验表明，在部分冠状动脉血栓患者 PCI 时，可用单纯抽吸代替球囊预扩张，血栓移除后直接支架置入，减轻冠状动脉血栓负荷，预防慢血流或无再流，临床即刻效果好，可能是一种较好的选择。

但应当指出，现有国外大部分临床研究均提示上述装置对患者的长期随访结果是中性的，目前尚缺乏大规模的临床循证医学证据。

5. 支架的选择　支架曾经被认为是治疗 AMI 的禁忌证，随着支架术抗凝方案的改进，支架引起的急性或亚急性血栓已经明显减少，与单纯球囊扩张相比，更容易出现 TIMI 3 级血流，死亡率、再梗死及再次血运重建率低。但冠状动脉内支架置入术治疗冠状动脉内血栓性病变仍意味着较高的急性闭塞、远端栓塞和严重不良心脏事件的发生率。支架置入应注意以下几点：

（1）IRA 存在大量血栓，经血栓抽吸或溶栓、抗栓、抗凝后血流改善，若没有明显狭窄则不置入支架。

（2）尽量直接支架置入，可以减少无再流和慢血流的发生。

（3）对狭窄或钙化严重的病变建议先球囊扩张，以利于支架通过，支架置入的直径与参考血管直径比为 1 ∶ 1，支架选择应尽量完全覆盖病变（normal to normal 原则）及残存血栓，释放压力不要过大，有研究报道，置入支架时球囊高压扩张，与无再流、慢血流明显相关，高压扩张患者发生无复流、慢血流的危险性显著增高。

（4）在富含血栓的病变置入药物洗脱支架（drug eluting stent，DES）是否会增加支架血栓事件，这一问题目前仍有争议，早期国内外研究表明，与应用金属裸支架相比，DES 近期疗效、安全性等同于裸支架，但远期再狭窄率低，对 ACS 患者预后有益，可进一步减少再狭窄及再次血运重建率，而不增加急性和晚期血栓形成并发症。但最近关于 DES 导致晚期血栓的报道逐渐增多，因此，建议在具有再狭窄高危因素的患者中使用 DES。

四、支架内血栓

（一）支架内血栓的定义

支架内血栓指成功置入支架（靶血管支架术后 TIMI 3 级且残余狭窄小于 25%）后支架内急性、亚急性、慢性血栓形成，造影显示支架内有造影剂包绕的椭圆形、长条形或不规则的低密度影像，造影剂消散后，血栓处及其近端仍有少量造影剂滞留。根据支架内血栓形成时间的不同，支架内血栓可以分为急性、亚急性、晚期和迟发晚期血栓。

1. 急性支架血栓　成功置入支架后 24h 内发生的血栓称为急性支架血栓。

2. 亚急性支架血栓　成功置入支架后 24h 到 30 天内发生的血栓称作亚急性支架血栓。

急性和亚急性支架血栓也统称为早期血栓。

3. 晚期支架血栓　成功置入支架后 30 天至 1 年发生的血栓称为晚期支架血栓。

4. 迟发晚期血栓　指支架术后 1 年以后发生的支架内血栓。

除冠状动脉造影指标以外，一些临床相关事件如心肌梗死和死亡也用于判定是否发生支架内血栓。

（二）支架内血栓的发生原因

支架内血栓形成机制目前尚未完全明了，可能与以下方面有关：

1. 支架的致血栓源性　包括支架的材料、结构设计以及表面覆盖物均可导致血栓形成；随着药物洗脱支架的大量应用，DES 引起的血栓事件，尤其是晚期支架血栓已引起广泛关注。

2. 患者和病变因素　ACS、合并糖尿病、射血分数低以及靶血管管径细小、多支病变、长病变、分叉病变、血栓性病变、不稳定斑块易致血栓形成。

3. 支架置入的技术因素　支架近远端的夹层、支架扩张不良、残存狭窄、多个支架置入、病变覆盖不完全等。

4. 药物因素　过早停用抗血小板药物、阿司匹林和（或）氯吡格雷抵抗。

（三）支架内血栓的临床表现

支架内血栓临床可表现为心肌梗死或死亡，也可表现为心律失常或心绞痛发作，与血栓形成的急缓、栓塞血管所支配的心肌范围以及患者的基础状态有关。

（四）支架内血栓的处理

（1）尽快行冠状动脉造影，明确诊断后进行 PCI，选择软导丝（导丝头端塑形为大 J 形，以避免导丝从支架与血管壁之间穿行）通过血栓病变，再次 PTCA，扩张至残余狭窄 < 20%，且无充盈缺损，争取恢复血流。如有较大血栓，可应用血管远端保护/血栓抽吸装置，避免无复流现象的发生。

（2）如果造影确定血栓可能与支架近端或远端内膜夹层、支架未完全覆盖病变有关，可再次置入支架。

（3）静脉应用 GPⅡb/Ⅲa 受体拮抗剂。

（4）如果不具备急诊 PCI 条件，可溶栓治疗，争取开通靶血管的时间，挽救心肌。

五、血栓性病变处理的辅助技术

（一）主动脉球囊反搏的使用

主动脉球囊反搏（intra - aorctic balloon counter pulsation，IABP）是一种通过机械辅助对心脏进行救治的方法，其工作原理是通过主动脉内球囊与心动周期同步地充放气，提高心肌氧供，减少心肌氧耗。舒张期球囊充气，增加冠状动脉灌注，进而增加氧的释放；收缩期球囊放气，减少心脏的后负荷，心脏做功减少，从而减少心肌对氧的需求。

在 ACS 合并心功能不全、心源性休克或机械性并发症（如乳头肌断裂、室间隔穿孔）的患者，IABP 作为辅助和过渡治疗与冠状动脉血运重建相结合，可明显增加血运重建的成功率，改善预后。

应当在高危患者 PCI 前，有预见性地做好插入 IABP 的准备，一旦发生并发症导致血流动力学障碍可以马上进行，可能性不大的患者可在床边准备好，贴好反搏心电图电极。

（二）临时心脏起搏

临时心脏起搏可采用不同的电刺激途径，包括经静脉起搏、经皮起搏、经食管起搏、心外膜起搏等。经静脉临时心脏起搏是导管室常用方法，操作方便，效果可靠。

右冠状动脉或左优势的回旋支冠状动脉血栓性病变，特别是闭塞性血栓病变介入治疗过程中，常常发生严重的缓慢性心律失常，所以在右冠状动脉或左优势的回旋支血栓性病变应常规放置临时起搏电极于右房或三尖瓣口（IRA 开通之前临时起搏电极导管送入右室，有刺激右室诱发室性颤动的可能），以备需要时紧急插入。

六、冠状动脉内血栓的药物治疗

冠状动脉内血栓病变介入处理前后应给予充分的抗栓治疗，抗栓治疗包括抗凝血酶治疗和抗血小板治疗，抗凝治疗包括肝素、低分子肝素和直接凝血酶抑制剂，抗血小板药物包括阿司匹林、噻吩吡啶类和 GPⅡb/Ⅲa 受体拮抗剂。

（一）抗血栓形成治疗

血小板是动脉血栓形成的主要环节，阿司匹林和 ADP 受体抑制剂（噻氯匹定、氯吡格雷等）目前已被广泛用于 ACS 的治疗，已有报道对冠状动脉造影发现有血栓性病变的患者，在氯吡格雷、阿司匹林和低分子肝素的治疗后行择期介入治疗，结果发现有部分患者血栓消失，且冠状动脉病变轻微，避免了不必要的支架置入。近来，GPⅡb/Ⅲa 受体拮抗剂的临床应用，更降低了血栓性病变介入治疗的急性闭塞、心肌梗死和紧急血运重建术的发生率，故当冠状动脉造影发现梗死相关血管内血栓较大时，在 PCI 前应常规静脉使用 GPⅡb/Ⅲa 受体拮抗剂，并建议 PCI 术后继续使用 12～24 小时。另外，冠状动脉内 GPⅡb/Ⅲa 受体拮抗剂的应用也备受关注，其效果有待于进一步的临床观察。

（二）冠状动脉内溶栓

过去有研究表明，冠状动脉内溶栓对血栓有一定的疗效，国内多数报道用尿激酶，但剂量和方法报道不一，用量多为静脉溶栓剂量的一半以下，我们也曾对两例冠状动脉内高度血栓负荷的患者（当时无血栓抽吸导管），冠状动脉内缓慢推注尿激酶 50 万 U，静脉滴注 50 万 U 后，血栓消失，血流达 TIMI 3 级。

随着介入器械及药物的发展，远端保护/血栓抽吸装置及 GPⅡb/Ⅲa 受体拮抗剂已经成为冠状动脉内血栓处理的主要手段。

七、并发症及其处理

（一）无再流现象

冠状动脉介入治疗后，靶病变部位无急性闭塞、血栓、夹层、痉挛以及重度残余狭窄，X 线表现为冠状动脉前向血流急剧减少（TIMI 0～1 级）则为无再流现象（no－reflow，图 18－41A～C）；若血流 TIMI 2 级则为慢血流现象（slow－flow）。发生无再流现象的患者远期预后差，死亡率、心功能不全发生率、心梗并发症发生率和再住院率均明显增加。

有经验表明大量冠状动脉血栓的再灌注成功率低，极易引起 no－reflow 现象，其原因可能与 PTCA 引起的末梢栓塞和侧支闭塞引起的血流停滞有关。

无复流现象的临床表现多种多样，常取决于再灌注的时间、受累心肌范围、基础心脏功能以及是否伴有其他冠状动脉病变，极少数可以无临床症状或心电图改变，大多患者出现胸痛、ST 段抬高、心脏传导阻滞、低血压、心源性休克、室颤甚至导致“心血管崩溃（cardiovascular collapse）”死亡。

无再流现象的发生机制不完全清楚，目前认为是多因素综合作用的结果，推测与心肌微血管痉挛、微血栓或碎片栓塞、氧自由基介导的血管内皮损伤、毛细血管被红细胞和中性粒细胞堵塞，导致微循环功能障碍，以及心肌细胞及间质水肿有关，尚无单一有效的治疗方法。目前临床应用较多的是一些作为血管再通治疗的辅助药物，包括腺苷、维拉帕米、硝酸酯类、硝普钠，GPⅡb/Ⅲa 拮抗剂等药物，以及血管远端保护/血栓抽吸装置，它们具有较好的预防、减轻无复流现象的作用，但是还没有随机、双盲的临床实验来评价。

（二）再灌注性心律失常

心肌缺血再灌注后的一个严重后果是再灌注性心律失常（reperfusion arrhythmia，RA），包括室性早搏、室性心动过速、室颤、室性自主心律、阵发性心房颤动、窦性心动过缓或传导阻滞等，有时伴有血压下降，多见于右冠状动脉和回旋支闭塞者，在 IRA 血流通畅的前提下，经药物、临时起搏或电复律多能治愈。

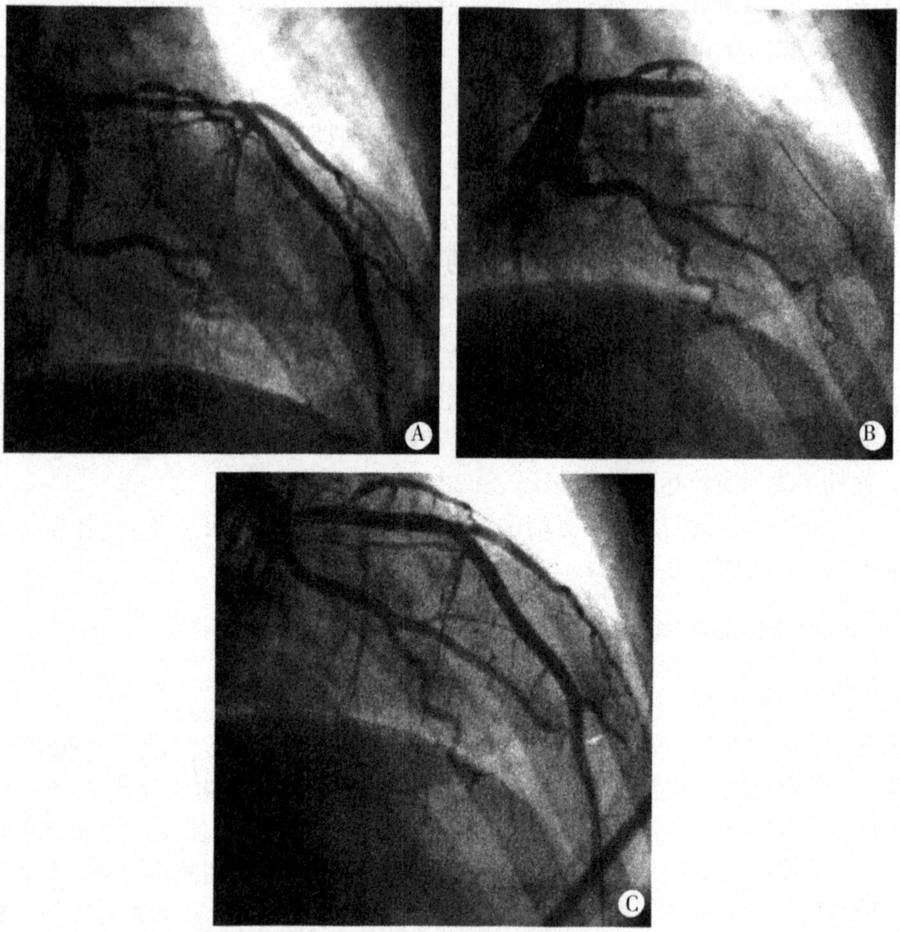

图 18 -41　无再流现象

A. AMI 一周后 CAG 影像；B. 支架置入后 no - reflow 现象；C. 冠状动脉内反复给予硝酸甘油后血流达 TIMI 2 级

八、冠状动脉内血栓性病变的其他介入治疗

（一）冠状动脉内定向斑块旋切术

冠状动脉内定向斑块旋切术（directional　coronary atherectomy，DCA）是利用圆形旋切刀定向直接切除病变血管的内壁组织，并通过 Simpson 导管的侧孔将切下的硬化斑块碎片带出体外的一种方法。含有大量血栓组织的病变（如血栓长度超过或相当于血管直径）时，因有急性闭塞的危险，不适合做 DCA，存在少量血栓时，成功率较高。但最新研究表明，DCA 可增加冠状动脉血栓性病变患者缺血性并发症及紧急冠状动脉旁路术的发生率，因而，目前不主张对冠状动脉血栓性病变行 DCA。

（二）斑块旋磨术

旋磨术（rotational atherectomy）可增加远端栓塞及无再流的危险性，所以冠状动脉内血栓性病变是旋磨术的反指征。

（三）激光血管成形术

激光通过热降解或光化学效应气化斑块，使狭窄管腔扩大，对冠状动脉血栓性病变的成功率较低，价格昂贵，且大多数患者（70%）需辅以球囊扩张方能获得满意效果，近年来应用日趋减少。

（四）冠状动脉内超声血管成形术

冠状动脉内超声血管成形术（intracoronary ultrasound angioplasty，IUA）是通过机械破碎、空穴作用等原理使局部新、旧血栓消除而达到治疗的目的。通过机械破碎作用可使血栓变为小于7μm的微粒，通过毛细血管网进行代谢，而不发生远端血管栓塞。该技术目前临床应用较少，有待器械的进一步改进，技术水平的进一步提高。

九、展望

冠状动脉血栓性病变对介入医生始终是个棘手问题，是冠状动脉内支架术中和术后急性、亚急性血栓以及术中无再流现象甚至猝死的主要威胁，随着抗栓治疗药物氯吡格雷、GPⅡb/Ⅲa受体拮抗剂等强有力的抗血小板制剂等的问世、远端保护/血栓抽吸装置的临床使用以及支架系统的改进，已经使之得以部分解决，我们相信，随着未来基础研究的深化，介入器械的改进，以及循证医学的发展，将使我们临床工作者对冠状动脉血栓性病变建立起更为完善的决策模式。

（李占海）

第十二节　再狭窄病变的支架置入术

冠状动脉支架的广泛使用是冠心病介入治疗的革命性进展之一，它有效克服了球囊扩张的急性严重并发症，降低了远期再狭窄率。支架高压扩张技术和双联抗血小板治疗明显降低了急性和亚急性支架内血栓形成，使得介入治疗的适应证顺利扩展到治疗多支复杂病变，目前介入操作中冠状动脉支架的使用率超过了70%。但是，冠状动脉支架在取得了上述效果的同时，也带来了新的复杂问题，支架内再狭窄。随着复杂冠状动脉病例介入治疗数量的不断增加，支架内在狭窄率也明显增加，仅1999年，全美国的支架内再狭窄病例就达15万人。

目前关于裸金属支架的临床随机试验结果有时很难用于临床实践中，因为临床实际诊疗活动中包括了大量不能进行这些试验的复杂、疑难和高危病例。这也是目前临床报道的再狭窄率差异在10%～58%的原因之一。

一、支架内再狭窄的病理机制

血管壁对支架引起的病理反应很复杂，最早的反应是血小板激活和血栓形成。随后出现炎性细胞向支架网眼内黏附和迁移，从管腔表面进入内膜。第三阶段是中膜和内膜平滑肌细胞的增生，大约从支架置入后第5天开始，持续20天左右。外伤性动脉损伤和随后的炎症都可引起内膜细胞增生，支架的几何形状和设计以及支架网眼表面的光滑程度都对支架引起的血管损伤产生重要影响。

人体冠状动脉对置入支架的组织病理反应如下：①支架置入后头几天，在支架网眼周围出现纤维蛋白、血小板和急性炎性细胞浸润。②大量新生内膜形成，产生的量与支架面积与参考血管横截面的比例有关。因此，支架选择过大以及由此带来的中膜损伤将增加再狭窄率。

有人认为炎症反应与支架内再狭窄的病理过程有关。例如，Kornowski 等曾经设计了一种炎症积分系统，他们发现炎症积分直接与动脉壁损伤和随后的内膜增厚有关。炎症反应的类型与动脉损伤的形式有关，球囊扩张和支架置入所引起的炎症反应类型不相同。

二、支架内再狭窄的分型

临床上提出了多种支架内再狭窄分型方法，最常见的是 Mehran 分型法，该法将支架内再狭窄分为：①局限型（长度≤mm，狭窄局限于支架内或支架两端）；②支架内弥漫型（长度>10mm，不超出支架两端）；③弥漫增生型（长度>10mm，超出支架两端进入邻近血管段）。

三、支架内再狭窄的预测因素

临床研究冠心病介入治疗的远期结果时，常选用多种复发指标，例如，6个月造影病变再狭窄率、临床心血管事件率、靶病变再次血运重建率等。有时，很多研究结果之间的再狭窄率并无可比性，例如，采用了不同的再狭窄标准、选择了不同的治疗人群、再狭窄的病变不同（如动静脉血管和原位冠状动脉动脉）。尽管如此，但至少有一点共同的即以前的再狭窄病史是再次发生狭窄的重要独立预测因素。

四、支架内再狭窄的处理

目前，处理支架内再狭窄的主要方法有：①单纯球囊扩张，包括切割球囊扩张；②病变消融治疗包括支架内旋磨和旋切治疗；③再次置入支架包括药物涂层支架；④血管内放射治疗。

1. 单纯普通球囊扩张　单纯普通球囊扩张处理支架内再狭窄的近远期效果均不理想，再狭窄率为20%～50%，糖尿病患者的发生率更高。

2. 切割球囊扩张　临床观察研究结果表明，采用切割球囊扩张处理支架内再狭窄的效果明显优于单纯普通球囊扩张，无论是术中并发症和即刻造影效果，还是远期再狭窄和心血管事件率都有明显的优点。但有关随机对照试验正在进行之中。

3. 旋磨和旋切治疗　斑块消融治疗虽然能取得较满意的即刻造影效果，但其远期再狭窄率和心血管事件率并不明显低于单纯球囊扩张。因此，目前临床上已较少采用。

4. 再次置入支架　在支架内再次置入支架的效果主要取决于支架血管的参考直径、支架内再狭窄的长度和其他因素如糖尿病等，再狭窄发生率30%～40%。

5. 血管内放射治疗　血管内放射治疗又称为“Brachytherhapy”这里的“Brachy－”字根引自希腊语，即“短距离”的意思，也就是在距病变血管很近的距离实施放射照射治疗。

目前主要采用二种放射源来处理支架内再狭窄：①β 射线，从电子束释放出来，在目标组织数毫米处可被吸收；②γ 射线，从光子束释放出来，穿透力更强，需要对患者和工作人员加以防护。

从放射性同位素发射出来的 β 和 γ 射线能量都能抑制细胞分裂周期，机制是破坏 DNA 双螺旋结构，防止平滑肌细胞的分裂和复制，后者是血管内皮增生的关键步骤。

血管内放射治疗的主要临床问题是照射病变处血栓形成。形成血栓的病变具有如下特点：①在放射治疗的同时新置入支架；②在发生血栓事件前停用噻氯匹定或氯吡格雷。因此，目前的处理原则是在放射治疗后，对没有新置入支架者抗血小板治疗 6 个月，对新置入支架者抗血小板治疗 12 个月。另外一个问题是放射治疗两端再狭窄，发生的原因是：①治疗部位近远端放射剂量逐渐降低；②放射源覆盖病变不当（即形态诱导）。

尽管冠心病介入治疗中采用了药物涂层支架，但支架内再狭窄仍将是今后相当长一段时间内该领域最重要的问题之一。迄今为止血管内放射治疗仍然是治疗支架内再狭窄除药物涂层支架以外最好的方法。这种治疗手段于 1990 年试用于临床，当时主要是采用 γ 射线处理股髂动脉的支架内再狭窄，该方法用于冠状动脉病变始于 1997 年，第一个评价 γ 射线效果的随机临床试验在美国完成，此后，在应用 β 射线方面欧洲人积累了很多经验，7 射线在欧洲使用少的原因是对这种放射性核素屏蔽、储存和运输方面的严格限制所致。

在过去的数年内，学术界在血管内放射治疗很多方面达成了共识，其中最明显的是：①放射活性支架的整体效果并不理想；②β 射线的疗效与 γ 射线基本相同；③血管内放射治疗是处理支架内再狭窄的有效方法，但对再次置入新支架的病变效果不肯定；④今后急需解决的问题包括放射照射后抗血栓治疗的时间、对具有再狭窄高危险性病变预防性置入支架者放射治疗的远期效果等。

放射治疗在如下领域应用很成功：肥厚性瘢痕、瘢痕瘤、异位骨生成、翼状息肉和实质性肿瘤。在非恶性疾病，放射治疗能有效抑制成纤维活性，但不影响正常修复过程，观察长达 20 年不影响远期并发症。

基本放射物理：

（1）放射活性：放射活性是具有太多或太少中子的不稳定性元素被为稳定状态（基态）的自发过程，同时释放大量能量。能量的释放过程称为放射，可表现为电磁波形成（如 γ 射线）和粒子射线形成（如 γ、β 和中子射线）。这一过程通常称为原子的解离（disintegration）。

放射活性（A）可表达为在一定时间间隔内（dt）所发生解离数（dN）的函数，即 $A = dN/dt$，单位是居里（Ci，$1Ci = 3.7 \times 10^{10}Bq$）。

（2）衰减：对大多数原子来说，放射活性正比于原子核的数率（$A = \lambda N$）这一比例常数称之为衰竭常数，衰竭公式为 $At = A_0 \exp(\sim \lambda t)$ 和 $\lambda = Ln2/t_{1/2}$，这里 $t_{1/2}$ 为物理半衰期，是放射性核素的特性之一。

（3）生物半衰期：指机体按固定规律排除体内某种物质的一半所需要的时间。这一时间对稳态和非稳态核素大致相同。

（4）有效半衰期：一旦人体进食放射活性物质，其物理和生物半衰期都应加以考虑，这可用有效半衰期来表示，即 $1/t_{1/2}eff = 1/t_{1/2}phy + 1/t_{1/2}biol$，其中半衰期可以有物理和生物衰减常数替代，即，$\lambda_{eff} = \lambda phy + \lambda_{biol}$。

（5）吸收－放射剂量：当原子由非稳态向稳态转化时，释放的能量都被组织吸收，所吸收的能量可用国际标准单位瑞（Gy = J/kg）来表示。能量的大小与放射源种类、半衰期和停留时间等有关。

（6）放射剂量率：计量率是指单位时间的放射剂量（释放或接受）。放射源释放的剂量率取决于放射源的活性和反射性核素的含量。目前采用的血管照射源都能以很高的计量率释放能量。

（7）剂量：吸收放射能量的生物学作用取决于反射线的种类和组织类型及其放射线特性。剂量的单位是 J/kg，称为希瑞（Sv）。

（8）放射比重因子（WR）：中射线所包含的损害类型的校正因子。

（9）等同剂量（HT）：等同剂量是用于放射防护目的的一种计量单位，它反映了射线作用的概率，可表示为特定器官或组织所吸收的平均剂量（Dr）和射线比重因子（WR）的乘积，即 HT = WRDT。

（10）有效剂量（HE）：即器官、组织等同剂量与放射比重因子的总乘积，即 HE－Σ WR DTWT。

（11）目前使用的核素：目前所使用的放射性核素最主要的物理特性见表 18－6。

表 18－6　临床常用的放射性核素最主要的物理特性

核素	射线	最大能量（keV）	平均能量（keV）	半衰期
^{192}Ir	γ	612	375	24 天
$^{90}Sv/^{90}Y$	β	2270	970	28 天
^{32}P	β	1710	690	14 天
^{90}Y	β	2270	970	64 小时
$^{188}R_e$	β	2130	780	69 天

上述同位素之间的重要区别是 γ 射线由光子组成，而 β 射线由电子组成。

（12）γ 射线：γ 射线是反射性同位素原子核释放的光子，表现为电磁波的形成。一个不稳的重原子核首先放射一个 α 或 β 粒子，然后再发射 γ 射线。γ 射线可以是 1～2 个固定能量值，也可以是很多能量值的宽谱。γ 射线对组织的穿透力强。

（13）X 线：与 γ 射线类似，物理特性也相当，但来源不同。γ 射线的光子来源于原子核，而 X 线的光子来源于电子轨道。导管室使用的 X 线最大能量水平为 125keV。

（14）β 射线：β 粒子是较轻的高能粒子，带有正电荷或负电荷。β 射线在组织中穿透力很弱，当与组织细胞核物质相互作用时，可释放具有强穿透力的 X 线，称之为韧致辐射。

（15）γ 射线和 β 射线的主要区别：光子与其他物质的相互作用明显低于电子，因此，γ 射线对其他物质的能量转换强度也不如 β 射线。在作放射治疗时，可出现两种结果：

1）停留时间：从放射源以一定的距离使某个组织得到一定能量，γ 射线比 β 射线需要更高的活性和更长的停留时间。

2）放射暴露：γ 射线对导管室内外人员的放射强度明显大于 β 射线。因此，在使用 γ 射线进行照射时，所有工作人员都应离开导管室，并佩戴防护装备。

就 γ 射线和 β 射线进行临床和实用性方面的比较结果显示，γ 射线优点：①随机、双盲、安慰剂对照试验证明有效，②深部组织穿透力强（适用于大血管），③支架网架结构不减弱^{192}Ir γ射线的穿透能力；缺点：①需要加强屏蔽（25mm 铅），②对工作人员和患者反射线暴露量大，③在放射治疗期间工作人员需暂时离开导管室，④长停留时间（20 ~ 80min）。β射线优点：①只需厚塑料简单屏蔽，②停留时间短（3 ~ 10min），③放射性仅暴露在患者局部，④对工作人员无放射危险，⑤照射期间工作人员不必离开导管室；缺点：①关于临床应用效果资料偏少，②以现有设备可能不能用于直径大于 4mm 的血管，③剂量不均一性（需中央聚焦）。

6. 药物涂层支架　采用药物涂层支架是否能有效防止支架内再狭窄，目前正进行随机对照试验。初步临床观察结果令人鼓舞。目前采用的药物有多种，每一种药物都针对再狭窄病理过程的不同环节（表 18 - 7）。关于这些药物涂层支架的随机临床试验大部分在进行之中。现有的临床试验结果 RAVEL、ELUTES 和 TAXUS 都表明药物涂层支架能降低远期再狭窄率。但对裸金属支架再狭窄后重新置入药物涂层支架的临床效果研究正在进行之中。

表 18 - 7　药物涂层支架所使用的药物

	血管损伤	增生	迁移	修复
药物种类	抗炎	抗增生	抑制迁移	促使修复和内皮化
药物	甲泼尼龙，地塞米松	雷帕霉素	Batimastat	Estradiol VEGF
		Actiomycin D		
		Paclitaxel		
		Angio Peptim		
		Gmcye		

五、展望

在今后相当长的一段时间内，支架内再狭窄仍将是困扰介入心脏病学者的重要临床问题之一。血管内放射治疗是临床上第一个得到公认的较好的抗支架内再狭窄治疗措施。尽管药物涂层支架抗再狭窄的初期临床试验结果令人鼓舞，但其应用于复杂、高危病变的效果尚不明了。关于药物涂层支架抗支架内再狭窄的实际效果，人们正拭目以待。针对药物涂层支架再狭窄的机制，研发新的功能优化支架势在必行。

（杜来义）

第十九章　经皮心脏瓣膜成形术

第一节　适应证和禁忌证

一、经皮二尖瓣球囊成形术的适应证和禁忌证

（一）适应证

1. 理想适应证

（1）瓣口面积≤1.5mm²，瓣膜柔软，无钙化和瓣下结构异常（Wilkins 超声计分 <8 分）。

（2）窦性心律，无体循环栓塞史。

（3）不合并二尖瓣关闭不全及其他瓣膜病变。

（4）无风湿活动。

（5）年龄在 50 岁以下。

（6）有明确临床症状，心功能为 NYHA Ⅱ ~ Ⅲ级者。

2. 相对适应证瓣口面积≤1.5cm²，合并下列情况者

（1）二尖瓣叶弹性较差及钙化，Wilkins 超声计分 >8 分，或透视下二尖瓣有钙化者。

（2）外科闭式分离术后或 PBMV 术后再狭窄者。

（3）合并轻度二尖瓣关闭不全或主动脉瓣关闭不全。

（4）心房颤动患者食管超声心动图证实无左心房血栓（需抗凝治疗 4 ~6 周）。

（5）合并仅限于左心房耳部机化血栓或无左心房血栓的证据，但有体循环栓塞史者（需抗凝治疗 4 ~6 周）。

（6）高龄患者需行冠状动脉造影。

（7）合并中期妊娠者。

（8）合并急性肺水肿者。

（9）合并其他可行介入治疗的先天性心血管畸形患者，如房间隔缺损、动脉导管未闭、肺动脉瓣狭窄及肺动静脉瘘等。

（10）合并其他不适合外科手术情况的患者，如心肺功能差或因气管疾患等不宜手术麻醉者。

（11）合并其他心胸畸形如右位心或明显脊柱侧弯者。

（12）已治愈的感染性心内膜炎且经超声心动图证实无瓣膜赘生物者。

（二）禁忌证

（1）合并左心房新鲜血栓者。

（2）有活动性风湿病者。

（3）未控制的感染性心内膜炎或有其他部位感染疾患者。

（4）合并中度以上二尖瓣关闭不全、主动脉瓣关闭不全及狭窄者。

（5）瓣膜条件极差，合并瓣下狭窄，Wilkins 超声计分 >12 分者。

二、经皮主动脉瓣球囊成形术的适应证和禁忌证

（一）适应证

1. 明确适应证　典型主动脉瓣狭窄，心排血量正常时经导管检查跨主动脉瓣收缩压差≥50mmHg，无或仅轻度主动脉瓣反流。

2. 相对适应证

（1）重症新生儿主动脉瓣狭窄。

（2）隔膜型主动脉瓣下狭窄。

（3）有明显主动脉瓣狭窄的临床表现而不宜行主动脉瓣置换术者。

（4）迫切需行非心脏手术的主动脉瓣狭窄者。

（5）老年钙化性主动脉瓣狭窄：

1）不能耐受手术者。

2）严重主动脉瓣狭窄需急诊手术者。

3）主动脉瓣狭窄导致急性心力衰竭或心源性休克者。

（二）禁忌证

（1）伴中度以上主动脉瓣反流。

（2）发育不良型主动脉瓣狭窄。

（3）纤维肌性或管道样主动脉瓣下狭窄。

（4）单纯主动脉瓣上狭窄。

三、经皮肺动脉瓣球囊成形术的适应证和禁忌证

（一）适应证

（1）单纯肺动脉瓣狭窄，跨肺动脉瓣收缩压差≥35mmHg；最佳年龄 2～4 岁，其余各年龄均可施行。

（2）重症肺动脉瓣狭窄伴心房水平右向左分流。

（3）合并其他可行介入治疗的心脏畸形，如动脉导管未闭、继发孔型房间隔缺损及室间隔缺损等。

（4）轻、中度发育不良型肺动脉瓣狭窄。

（5）复杂性先天性心脏病合并肺动脉瓣狭窄的姑息疗法，以此来缓解发绀及促进肺动脉发育；部分隔膜型室间隔完整的肺动脉闭锁，先行射频穿孔闭锁的瓣膜，再采用 PBPV 术建立右室－肺动脉间的交通。

（二）禁忌证

（1）合并右室流出道重度狭窄或以其为主者（造影示心室收缩与舒张期狭窄程度变化不大）。

（2）重度发育不良型肺动脉瓣狭窄。

（3）伴重度三尖瓣关闭不全需外科处理者。

（4）余同一般心血管造影术。

（陈 炜）

第二节 危险性和并发症

一、经皮二尖瓣球囊成形术的危险性和并发症

（1）心脏穿孔或急性心脏压塞。

（2）重度二尖瓣关闭不全。

（3）冠状动脉或体循环栓塞。

（4）医源性房间隔损伤及其所致的房水平分流。

（5）心律失常，包括心房颤动、房室传导阻滞等。

（6）急性肺水肿。

（7）股动静脉瘘。

（8）球囊破裂。

（9）死亡。

二、经皮主动脉瓣球囊成形术的危险性和并发症

（1）严重心律失常，包括心动过速、心室颤动等。

（2）心脏穿孔或心脏压塞。

（2）重度主动脉瓣关闭不全。

（4）二尖瓣损伤。

（5）穿刺部位动脉大出血、栓塞及股动静脉瘘等。

（6）死亡。

三、经皮肺动脉瓣球囊成形术的危险性和并发症

（1）心脏穿孔或心脏压塞。

（2）心律失常，包括心动过缓、心脏骤停等。

（3）三尖瓣腱索或乳头肌断裂致重度三尖瓣关闭不全。

（4）肺动脉瓣关闭不全。

（5）球囊导管嵌顿。

（6）股动静脉瘘。

（7）死亡。

（陈 炜）

第三节 经皮二尖瓣球囊成形术

经皮二尖瓣球囊成形术（percutaneous balloon mitral valvuloplasty，PBMV）是利用球囊扩

张的机械力量使粘连的二尖瓣叶交界处分离，以缓解瓣口狭窄程度。根据所用扩张器械的不同可分为Inoue球囊法，聚乙烯单球囊法、双球囊法及金属机械扩张器法。目前临床普遍应用的是Inoue球囊法。自1984年日本心外科医生井上宽治（Kanji Inoue）首先在临床开展以来，此项技术在全世界各大医疗机构迅速推广，成为瓣膜病介入治疗中应用最为广泛的技术之一。

一、操作方法及程序

（一）术前准备

（1）体检、化验、心电图、X线胸片及超声心动图检查，必要时行影像增强器透视，了解有无心律失常、二尖瓣膜条件、有无钙化、狭窄的程度、瓣下结构有无异常及是否合并二尖瓣关闭不全等。心房颤动者应行经食管超声心动图检查，以除外左心房内血栓。

（2）药品：1%利多卡因溶液、肝素、造影剂及各种抢救药品。

（3）器械：血管穿刺针，动脉鞘管（5～7F），0.032in导引钢丝（长145cm）猪尾型导管及端侧孔导管（5～7F），Inoue球囊导管及附件，房间隔穿刺针及其鞘管。

（4）C形臂心血管造影机。

（5）多导生理记录仪、心脏监护仪、临时起搏器和心脏电复律除颤器。

（6）备用氧气、心包穿刺包及气管插管等器械。

（7）向患者说明术中需与医生配合的注意事项。

（8）向患者及其家属或监护人解释术中可能出现的并发症并签署知情同意书。

（二）手术方法

（1）局麻下经皮穿刺股静脉（或颈内静脉），股动脉插管，常规测左心室、主动脉及肺动脉压。

（2）将猪尾型导管置于主动脉根部监测动脉压。

（3）穿刺房间隔后，撤出房间隔穿刺针，将房间隔穿刺针套管送入左心房并测左心房压力；猪尾型导管送入左心室并测跨二尖瓣压差。

（4）经房间隔穿刺针套管将左心房导丝（环形导丝）送入左心房；撤出房间隔穿刺针套管，用扩张管沿环形导丝依次扩张经皮穿刺点、股静脉及房间隔后退出体外，保留环形导丝于左心房内。

（5）观察患者症状、心率、心律、血压及透视下心脏搏动均无异常后，静脉推注肝素0.5～1.0mg/kg。

（6）球囊直径的选择：首次扩张直径的选择应根据患者的二尖瓣条件确定。对于理想适应证患者，首次扩张直径（mm）=［身高（cm）/10］+10。属于相对适应证患者，则应按上述公式减2mm或更小直径开始扩张。

（7）将备好的Inoue球囊导管沿环形导丝送入左心房，撤出延伸器及环形导丝。在右前斜位透视监测下送入二尖瓣探条，逆时针方向旋转二尖瓣探条并同时前后推送球囊导管（前端球囊应酌情部分充盈），使其通过二尖瓣口达左心室心尖部。确定球囊于左心室处于游离状态后，将前端球囊进一步充盈并回撤球囊导管使其卡在二尖瓣口的左心室面，此时快速充盈后端球囊，然后迅速回抽使其退至左心房（图19－1～图19－4）。

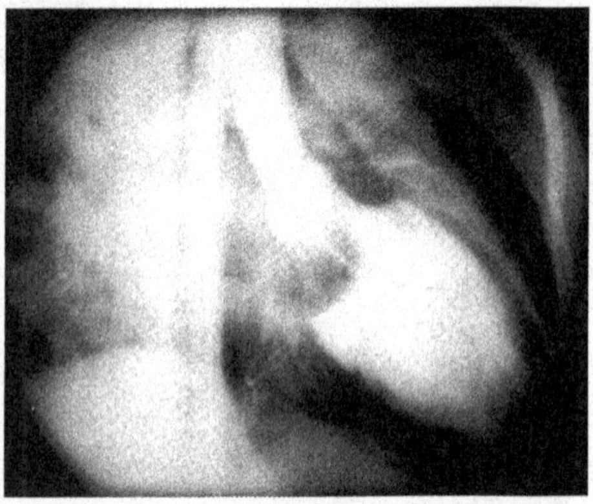

图 19-1 右前斜位左心室造影示二尖瓣开放受限呈圆顶状

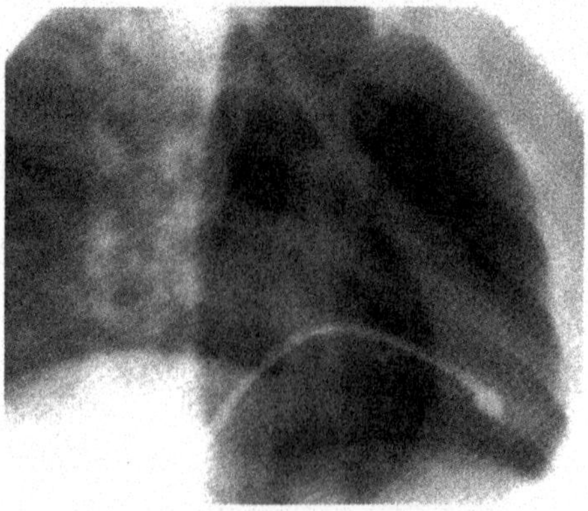

图 19-2 球囊导管进入左心室心尖部

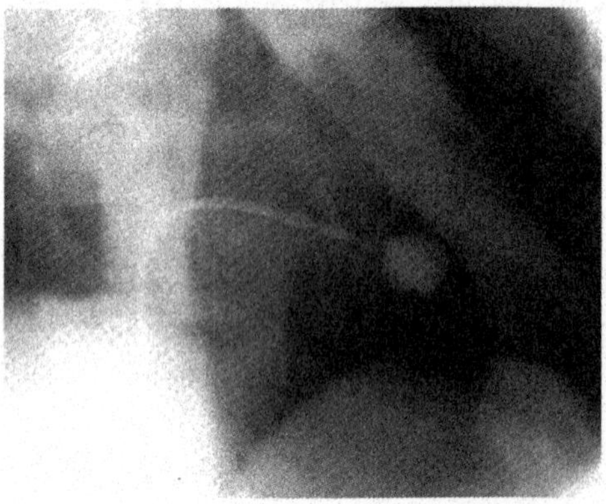

图 19-3 前半部球囊充盈卡在二尖瓣口的左心室面

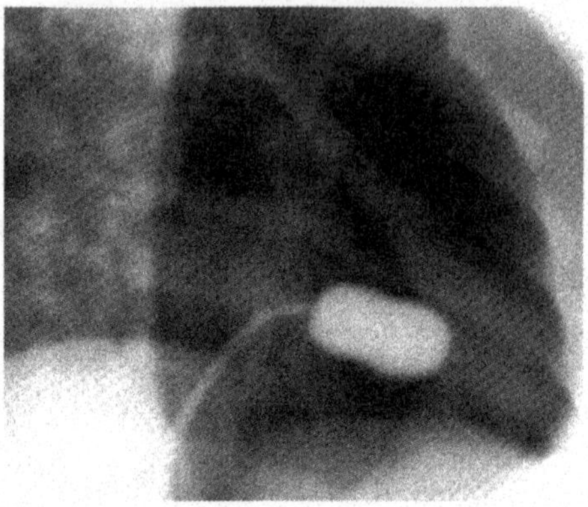

图 19-4 整个球囊充盈扩张狭窄的二尖瓣

（8）核对心尖部杂音，重复测定左心房压力及跨二尖瓣压差。

（9）效果满意后将球囊导管退至右心房，再用二尖瓣探条将球囊导管送至肺动脉，测定肺动脉压力。

（10）操作完毕后，撤出导管，局部压迫止血。

二、疗效评价

二尖瓣球囊成形术后测左心房、室压及跨二尖瓣压差，超声心动图测量二尖瓣口面积。术后无严重并发症，理想适应证患者左心房平均压 < 11mmHg，二尖瓣平均跨瓣压差 ≤ 6mmHg，二尖瓣口面积 ≥ 2.0cm²，心功能提高Ⅰ级以上者疗效为优。相对适应证患者左心房平均压及二尖瓣平均跨瓣压差术前测量值较正常值增高的部分下降 50% 以上、二尖瓣口面积 ≥ 1.5cm²、心功能提高Ⅰ级以上者可为成功。

三、术后处理

（1）穿刺侧肢体制动 8h，卧床 20h，局部沙袋压迫 6h。

（2）严密观察心率、心律、心音、心脏杂音、呼吸及血压情况。

（3）密切注意穿刺部位有无血肿、渗血、下肢浮肿及足背动脉搏动情况。

（4）经静脉给予抗生素 1～3d 以预防感染。

（5）口服肠溶阿司匹林 150～300mg，1 次/日（2 个月）。

（6）心房颤动患者，术后继续应用洋地黄或 β 受体阻断剂控制心室率；若不复律者，应长期服用肠溶阿司匹林或华法林抗凝。

（7）术后 24～48h 复查超声心动图、心电图、X 线心脏正位及左侧位（服钡）片。

四、并发症的预防及处理

（一）心脏穿孔、心脏压塞

多发生于开展介入治疗早期，术者缺乏介入治疗及房间隔穿刺经验或对心脏 X 线解剖不熟悉等原因所致。术中应严密观察患者的一般状况、心率、血压及心脏搏动等，尤其是穿刺及扩张房间隔确认无心脏压塞后可将肝素推注体内。若术中发现大量心包积液，应立即行心包穿刺，将心包腔内的血液抽出后可经静脉通道注入体内，既能降低心包腔内的压力又可避免失血性休克。若发现扩张管已穿破心包腔，切忌退管，应尽快施行外科手术。

（二）二尖瓣关闭不全

对瓣膜条件较差者首次扩张球囊直径不宜过大，且重复扩张时应每次球囊直径增加 0.5mm 为妥，以防止二尖瓣关闭不全发生。若 PBMV 术后发生轻至中度二尖瓣关闭不全，可酌情保守治疗随诊观察；重度二尖瓣关闭不全者应择期施行外科瓣膜置换术。

（三）冠状动脉栓塞、脑栓塞

术中应注意心导管腔内保持含肝素的生理盐水，球囊导管内要排气完全，防止血栓栓塞及空气栓塞的发生。心房颤动患者术前应行严格抗凝治疗。

（四）急性肺水肿

对合并重度肺循环高压患者，术前给予利尿剂，术中应尽量简化操作程序，力争首次扩张成功。

（五）心律失常

并发的心律失常包括房性早搏、室性早搏、心房颤动及房室传导阻滞等。术中操作要轻柔，房间隔穿刺点准确；酌情应用药物处理或安装起搏器。

（六）医源性房水平分流

撤出球囊导管前应尽量抽瘪球囊。一旦发生较大量的医源性房水平分流可采用介入方法进行封堵。

（七）股动静脉瘘

穿刺点要准确，防止入径困难及股动静脉瘘的发生。术中一旦疑有股动静脉瘘，切忌再插入更大直径的导管或扩张管。若瘘口直径 < 3mm 者可采用局部压迫法或随访观察；若瘘口直径 > 3mm 者可施行外科手术或带膜支架置入术。

（八）球囊导管破裂

避免重复使用球囊导管及过度充盈球囊。

（九）死亡

总死亡率<0.5%。发生心脏压塞或心脏穿孔等后应判断准确、及时，并采取适当的处理措施。

五、注意事项

（1）对妊娠患者，术中应尽量简化操作程序，以降低X线量。

（2）窦性心律患者术后一般不用洋地黄类药物。

（3）有风湿活动患者，一般在风湿活动控制后3个月以上才施行PBMV。

（4）有感染性心内膜炎者，若无赘生物，在治愈3个月后才施行PBMV。

（5）应于术后6个月、12个月等定期复查超声心动图、心电图及X线胸片。若发生术后再狭窄可酌情施行再次扩张术或二尖瓣置换术。

（黄宏伟）

第四节　经皮主动脉瓣球囊成形术

经皮主动脉瓣球囊成形术（percutaneous balloon aortic valvuloplasty，PBAV）是利用球囊扩张的机械力量使粘连的主动脉瓣叶交界处分离，以缓解瓣口狭窄程度。根据所用扩张器械的不同可分为聚乙烯单球囊法、双球囊法及Inoue球囊法。1984年，Lababidi等首次报道应用经皮球囊扩张术治疗先天性主动脉瓣狭窄，取得良好的临床效果。1985年，Cribier等采用该技术治疗老年性主动脉瓣狭窄获得成功。我国于1986年引进该技术，由于该病发病率较低，操作技术要求高，术后发生严重并发症的几率也高，且其远期效果有待进一步评价，因此，国内开展的单位及病例数较少。

法国的Alec Vahanian教授在2004年欧洲心脏学会上做“未来的心脏瓣膜介入治疗”的讲座中指出，由于效果与安全问题，各国基本上已不做经皮主动脉瓣球囊成形术；最新的进展是经皮主动脉瓣置换术经初步试验是可行的，但还需进一步准确评估其效果与危险，尤其是与外科手术的对比研究尚缺乏大组的临床资料。目前仅用于不能耐受手术的患者，一旦临床证明其效果满意时，其指征有望扩大到常规患者。

一、操作方法及程序

（一）术前准备

（1）检查：体检、化验、心电图、X线胸片及超声心动图检查，了解主动脉瓣狭窄的类型及其狭窄程度等。

（2）心导管术前常规准备，必要时配血备用。

（3）药品：1%利多卡因溶液、肝素、造影剂及各种抢救药品。

（4）器械：血管穿刺针，动脉鞘管，0.035in导引钢丝（长145cm），0.032in导引钢丝（长145cm及260cm各一根），猪尾型导管及端侧孔导管，适宜的聚乙烯球囊导管或Inoue球囊导管及附件，房间隔穿刺针及其鞘管。

（5）C形臂心血管造影机。

（6）多导生理记录仪、心脏监护仪、临时起搏器和心脏电复律除颤器。

（7）备用氧气、心包穿刺包及气管插管等器械。

（8）向患者说明术中需与医生配合的注意事项。

（9）向患者及其家属或监护人解释术中可能出现的并发症并签署知情同意书。

（二）手术方法

1. 诊断性心导管术　局麻或全麻下（小儿）经皮穿刺股静脉及股动脉插管，先行右心导管检查、升主动脉测压及造影（左前斜位或正、侧位），观察有无主动脉瓣反流及其程度。然后采用指头普通导丝或超滑导丝经猪尾巴导管或端侧孔导管或右冠状动脉造影导管插入左心室，测压后再行左室造影（长轴斜位），了解跨瓣压差及瓣膜狭窄类型，测量瓣环直径。

2. 球囊扩张术

（1）经动脉逆行插管法（聚乙烯单球囊法）

1）最常用的是股动脉途径，一些特殊情况下也可采用颈动脉（适用于小婴儿）或腋动脉插管法行主动脉瓣球囊成形术。

2）经导管将0.035in导引钢丝（长260cm）送至左心室内，退出导管，保留导丝。

3）球囊直径的选择：球囊/瓣环直径比值为0.8～1.0或更小。

4）将备好的球囊导管沿导丝送至狭窄的主动脉瓣区，用1∶3稀释的造影剂快速充盈球囊至腰部切迹消失（图19－5，图19－6），立即抽空球囊并将其撤至升主动脉。

5）核对心脏杂音及主动脉瓣第二心音情况。

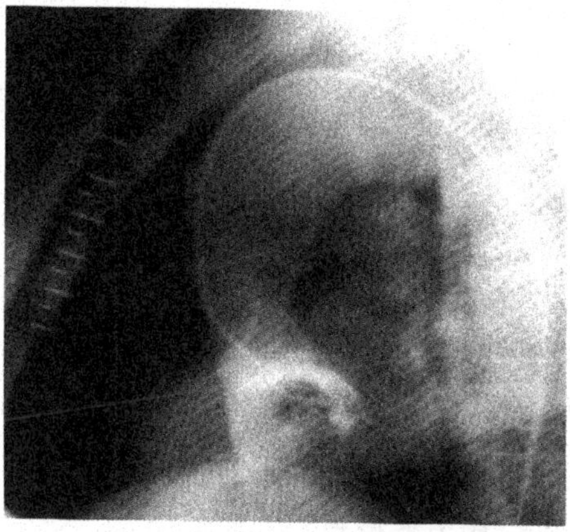

图19－5　左侧位左心室造影示主动脉瓣开放受限，升主动脉呈梭形扩张

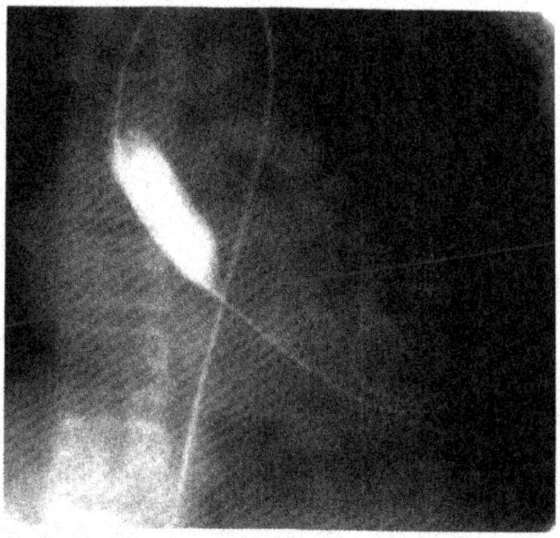

图19－6　采用聚乙烯球囊扩张狭窄的主动脉瓣（后前位）

6）更换导管，测跨主动脉瓣收缩压差及行升主动脉造影，若效果满意，撤出导管，压迫止血。

（2）经静脉顺行插管法（聚乙烯单球囊法或Inoue球囊法）

1）经股静脉插管，穿刺房间隔（或经开放的卵圆孔）。

2）经导管将0.032in导引钢丝（长260cm）通过房间隔左心房－左心室－升主动脉送至降主动脉，退出导管，保留导丝。

3）将备好的球囊导管沿导丝经上述途径送至狭窄的主动脉瓣区，用1∶3稀释的造影剂快速充盈球囊至腰部切迹消失，立即抽空球囊并将其送至升主动脉。

4）余操作同前。

二、疗效评价

根据主动脉瓣球囊成形术后的跨瓣压差、升主动脉造影的结果及主动脉瓣口面积来判定其疗效。扩张术后跨主动脉瓣压差下降50%以上、无主动脉瓣关闭不全、主动脉瓣口面积增大25%以上为效果良好。

三、术后处理

（1）穿刺侧肢体制动8h，卧床20h，局部沙袋压迫6h。

（2）严密观察心率、心律、心音、心脏杂音、呼吸、血压及尿量情况。

（3）密切注意穿刺部位有无血肿、渗血及足背动脉搏动情况。

（4）术后24h内复查超声心动图。

（5）经静脉给予抗生素1～3d以预防感染。

（6）术后第1、3、6个月及12个月以上复查超声心动图、心电图及X线胸片。

四、并发症的预防及处理

（一）严重心律失常

措施有操作轻柔、扩张时球囊导管定位要准确、酌情使用抗心律失常药物等。

（二）左心室穿孔或心脏压塞

尽量将长导丝头端（软头）在左心室内呈大弧形，扩张时（逆行法）避免聚乙烯球囊导管过多进入左心室内。

（三）重度主动脉瓣关闭不全

球囊直径不宜过大。

（四）二尖瓣损伤

顺行法时避免导管和导丝穿过腱索或乳头肌。

（五）穿刺部位动脉大出血、栓塞等

多见于逆行法，酌情使用适宜的动脉鞘管，术后压迫要得当。

（六）死亡

死亡原因主要由于操作中发生严重心律失常或心脏穿孔等治疗无效所致。术前应做好必要的抢救预案，包括紧急手术等。

五、注意事项

（1）Inoue球囊法扩张后主动脉瓣口面积增加较聚乙烯球囊法大，但前者仅适用于顺行法。

（2）双球囊法扩张后主动脉瓣口面积较单球囊法大，但前者操作较复杂，需穿刺双侧股动脉，增加了血管并发症的几率，且费用也较高。

（3）术后1、3、6及12个月以上复查超声心动图、心电图及X线胸片。

（梁　鹍）

第五节　经皮肺动脉瓣球囊成形术

经皮肺动脉瓣球囊成形术（percutaneous balloon pulmonary valvuloplasty，PBPV）是利用球囊扩张的机械力量使粘连的肺动脉瓣叶交界处分离，以缓解瓣口狭窄程度。1982年，Kan等首先采用经皮肺动脉瓣球囊成形术治疗单纯肺动脉瓣狭窄获得成功，此后该技术在国内外被广泛应用。根据使用的球囊不同可分为聚乙烯球囊法和Inoue球囊法。

一、操作方法及程序

（一）术前准备

（1）体检、化验、心电图、X线胸片及超声心动图检查，了解肺动脉瓣狭窄的类型、狭窄程度及除外其他心血管病畸形并存等。

（2）药品：1%利多卡因溶液、肝素、造影剂及各种抢救药品。

（3）器械：血管穿刺针，动脉鞘管，0.035in导引钢丝（长145cm），0.035in导引钢丝（长260cm），猪尾型导管及端侧孔导管（5～7F），适宜的聚乙烯球囊导管或Inoue球囊导管及附件。

（4）C形臂心血管造影机。

（5）多导生理记录仪、心脏监护仪、临时起搏器和心脏电复律除颤器。

（6）备用氧气、及气管插管等器械。

（7）向患者说明术中需与医生配合的注意事项。

（8）向患者及其家属或监护人解释术中可能出现的并发症并签署知情同意书。

（二）手术方法

局麻或全麻下经皮穿刺右股静脉插管，常规测定肺动脉－右心室压力。行左侧位右心室造影，测量肺动脉瓣环直径。对较重的患者应动态监测血压。

1. 聚乙烯球囊法（单球囊法）

（1）经导管将0.035in导引钢丝（长260cm）送至左下肺动脉，退出导管，保留导丝。

（2）球囊直径的选择：一般球囊直径/瓣环直径比值为1.2～1.4。

（3）将备好的球囊导管沿导丝送至肺动脉瓣区，用1∶3稀释的造影剂轻充球囊，若位置准确无误后快速充盈球囊至腰部切迹消失（图19－7），立即抽空球囊并将其送至肺动脉。

（4）核对心脏杂音及肺动脉瓣第二心音情况。

（5）更换导管，测跨肺动脉瓣收缩压差，若效果满意，撤出导管，压迫止血。

2. Inoue球囊法（一般用于成人及体重>25kg的儿童）

（1）经导管将环形导丝送至右心房或主肺动脉内，退出导管，保留导丝。

（2）沿环形导丝引入14F扩张管，扩张穿刺口，退出扩张管，保留导丝。

（3）沿环形导丝送入Inoue球囊导管至右心房，撤出环形导丝及延伸器，换入成形探条（或沿环形导丝送入Inoue球囊导管至主肺动脉内）。

（4）操纵成形探条，将球囊送至右心室—肺动脉（或沿环形导丝直接送入 Inoue 球囊导管至主肺动脉内）。

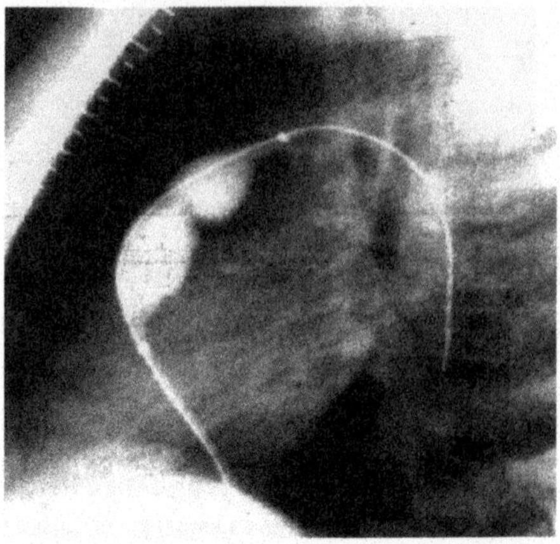

图 19－7　聚乙烯单球囊法扩张狭窄的肺动脉瓣（左侧位）

（5）球囊直径的选择：同聚乙烯球囊法。三尖瓣关闭不全。

（6）先充盈前端球囊并将其回撤至肺动脉瓣口的肺动脉侧，用 1 ：3 稀释的造影剂快速加压充盈后端球囊至腰部切迹变浅或消失后（图 19－8～图 19－10），立即回抽球囊并将其送至肺动脉远端。

（7）核对心脏杂音及肺动脉瓣第二心音情况。

（8）用 Inoue 球囊导管测跨肺动脉瓣收缩压差，若效果满意，撤出导管，压迫止血。若疑有右心室漏斗部反应性狭窄应重复右心室造影，观察肺动脉瓣的扩张效果及漏斗部的情况。

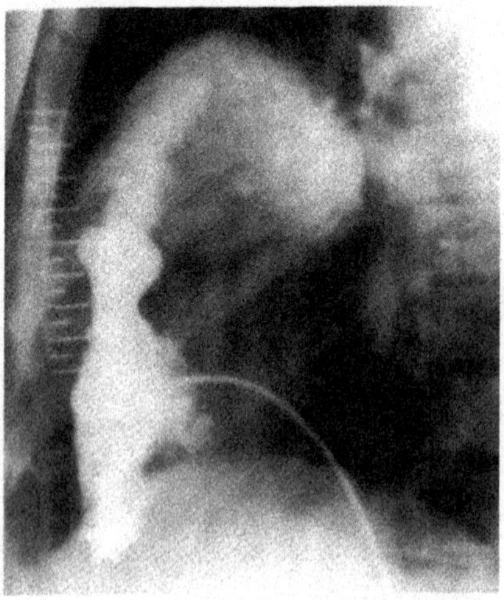

图 19－8　左侧位右心室造影示肺动脉瓣开放受限呈圆顶征及喷射征

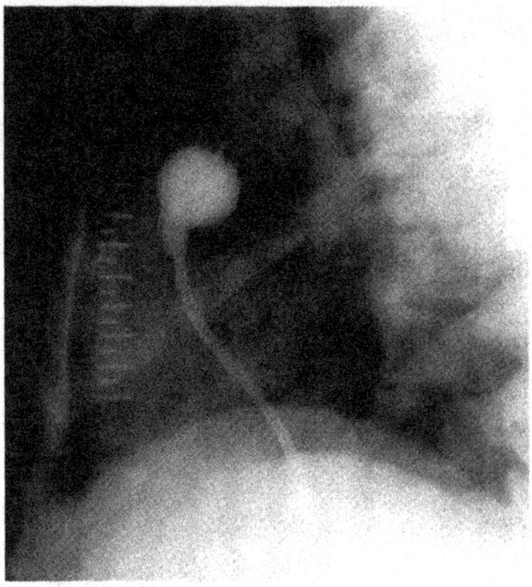

图 19－9　前半部分球囊充盈卡在肺动脉瓣口的主肺动脉侧（左侧位）

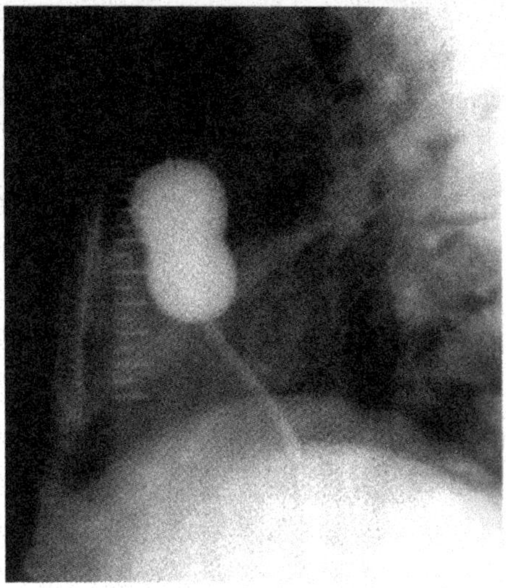

图 19－10　整个球囊充盈扩张狭窄的肺动脉瓣（左侧位）

二、疗效评价

扩张术后肺动脉－右心室（漏斗部）之间的跨肺动脉瓣收缩压差≤25mmHg，右心室造影肺动脉瓣狭窄已解除为效果良好。部分患者由于继发性右心室漏斗部心肌肥厚及术中导管刺激所致反应性漏斗部狭窄，可使右心室压力下降不满意，但连续压力曲线示肺动脉与漏斗部之间的压差已解除，而漏斗部与右心室入口之间存在压力阶差，表明肺动脉瓣球囊成形术有效。因瓣口的阻力减低，一般随着随访时间的延长，这种压力阶差也会逐渐降低。

三、术后处理

（1）穿刺侧肢体制动 8h，卧床 20h，局部沙袋压迫 6h。

（2）密切注意穿刺部位有无血肿、渗血及下肢浮肿。

（3）经静脉给予抗生素 1～3d 以预防感染。

（4）术后伴右室流出道反应性狭窄者，给予 β 受体阻滞剂口服，通常 3～6 个月。

（5）术后 24h 复查超声心动图（了解跨肺动脉瓣压差）。

四、并发症的预防及处理

1. 三尖瓣关闭不全　避免导丝及导管穿过腱索或乳头肌；不宜使用过长的球囊。术后发生轻至中度三尖瓣关闭不全且无症状者，可随访观察；重度三尖瓣关闭不全者应酌情保守治疗及择期外科处理。

2. 心律失常　包括心动过缓、传导阻滞、早搏等；酌情应用药物、心外按摩及安装起搏器等。

3. 心脏压塞及心脏穿孔　避免使用过大直径的球囊。一旦发生该并发症应酌情心包穿刺引流或紧急外科手术。

4. 肺动脉瓣关闭不全　一般无血流动力学意义，可随访观察。

5. 股动静脉瘘　处理方法同 PBMV 法。

6. 球囊导管嵌顿　采用血管鞘可避免该并发症的发生；一旦发生球囊导管嵌顿，经解痉、镇静等治疗措施仍无效者应施行手术处理。

7. 死亡率　总死亡率 $<0.5\%$，多见于新生儿、小婴儿及重症病例，主要为术中发生心脏压塞、心脏穿孔、右室流出道激惹、痉挛、闭塞或严重心律失常等所致。

五、注意事项

（1）对瓣膜狭窄严重者，球囊/瓣环直径的比值选择可偏小，也可首次采用小直径球囊，再用大直径球囊分次或分期扩张。

（2）球囊长度的选择，20mm 长的球囊适用于婴儿；30mm 长的球囊可适用于除婴儿外的所有儿童；成人可用 30 ~ 40mm 的球囊。

（3）应于术后 6 个月、12 个月等定期复查超声心动图、心电图及 X 线胸片。

（梁　鹍）

第二十章　心律失常射频导管消融技术

第一节　概述

一次偶然的意外引发了经导管直流电消融技术在临床的应用。一例患者在电生理检查术中发生心房颤动，体外电复律时，除颤电极碰到已放置在希氏束部位的电极导管连线上，导致完全性房室阻滞。这一出乎预料的结果被 Gonzales 在动物试验中重复出来，形成了经导管直流电消融技术。1981 年 4 月在美国旧金山医学中心，Scheinman 采用此技术，首次对一例慢性心房颤动伴快速心室反应患者的房室交界区进行消融，成功阻断了希氏束，随后植入了心脏起搏器。次年，Scheinman 等和 Gallagher 等分别报道了对 5 例和 9 例患者的消融结果，引起了广泛注意。临床应用表明，经导管直流电消融房室交界区是治疗顽固性室上性心动过速的一个可行方法，能达到有效控制心室率和改善患者症状的目的。1983 年和 1984 年，Weber 等和 Hartzler 分别采用这项技术成功治疗预激综合征和室速。1988 年 11 月底，美国加州大学统计了 747 例直流电消融治疗的患者，552 例接受房室交界区消融和起搏器植入，总有效率 85%，消融房室旁路治疗预激综合征 26 例，成功率 67%；消融室速 169 例，成功率 59%。但是，经导管直流电消融术存在一些明显的不足之处，例如放电产生的气压伤可以引起多种严重并发症（冠状静脉窦或心房壁破裂、心肌梗死和心源性休克等）、难以精确地控制消融损伤的范围、不规则和不均匀损伤病灶的致心律失常作用（术后发生的室性心律失常和猝死），严重地阻碍了其临床广泛应用。

与直流电消融的诸多缺陷形成鲜明对照，用射频电流为能源的消融损伤是由单纯的热效应所致，损伤病灶的界面规整、范围小和程度均匀。射频消融的另一特点是能够在以 IW 为单位，滴定式地逐步调节消融能量。所以，经导管消融的能源很快从直流电转为射频电流，这是临床心脏电生理学领域的又一次突破。1985 年，Huang 等首次报道经导管射频消融犬房室交界区的试验结果，750kHz 的射频电流通过常规的电极导管，消融房室交界区，造成完全性房室阻滞。1987 年，Borggreffe 等进行了世界上首例患者的经导管射频消融，成功消融阻断了右侧房室旁路。从此经导管射频消融术开始被广泛用于临床。在短短几年当中，随着远端可控 4mm“大头”消融电极导管的出现，经导管射频消融治疗预激综合征、房室结折返性心动过速和消融阻断房室交界区的技术基本成熟，1989 ~ 1991 年在美国接受治疗的患者数量以每年约 5 倍的速度增加，成功率达到 90% 以上。尤其是在消融治疗房室结折返性心动过速的技术方面，利用射频消融损伤范围小和消融能量可控的特点，最初采用阻断房室结快径路的消融方法，5% ~ 10% 的患者在术中和术后发生完全性房室阻滞；自 1990 年 Jackman 等首创选择性消融慢径路的技术之后，治疗的成功率和安全性得到显著提高，明显减少了完全性房室阻滞的发生率。随后不久，经导管射频消融术很快地被用于治疗局灶性房性心动过速、典型心房扑动、束支折返性室速和特发性室速。1993 年，Cosio 等以线性消融下腔静脉/三尖瓣环峡部的方法，首先报道了对9例典型心房扑动的消融结果。由于早期的成功消融的终点为放电过程中心房扑动终止和不再被诱发，尽管术中即刻成功率较高，但术后心房扑动的复发率也高达25%以上。1995年，Poty等通过Halo电极导管标测消融前后的右心房激动顺序，提出右心房峡部双向性完全阻滞作为成功消融终点，不仅显著地降低了心房扑动的术后复发率，而且也能在窦性心律下实施有效的消融治疗。1997年，Haissaguerre和Jais等发现9例阵发性房颤患者的肺静脉开口部存在异位兴奋灶，由其发放的单个或连续的冲动可以引起房性早搏、短阵房性心动过速（房速）和阵发性房颤；通过对异位兴奋灶的成功点状消融，9例患者的阵发性房颤（当时被命名为局灶性心房颤动）不再发生。这一发现和消融结果立即引起了广泛的注意。近年来，在这一研究的启发下，基于肺静脉的各种房颤导管消融治疗策略得到了迅速发展，目前针对局灶性房颤的成功率已达到80%以上，而且，更多的持续性或慢性房颤患者也开始接受导管消融治疗，成功率也在逐渐提高。总之，根据20多年的临床应用结果和国内外大规模登记注册资料，经导管射频消融术是目前根治上述各种快速心律失常的最有效方法，已成为首选的治疗手段。

（李妍博）

第二节　导管消融治疗的原理

心律失常导管消融可供选择的能量有射频电能、微波、超声、激光、冷冻和β射线。目前，选择的能量主要是射频电能，下面重点对射频消融和冷冻消融的治疗原理做一概述。

一、射频消融的治疗原理

临床上使用的射频仪通常采用单极放电。射频仪以两根导线与人体相连，其中一根通过导管进入体内，到达消融部位，另一根与皮肤板状电极相连，两根导线通过人体组织构成射频电流回路。导管电极表面积较小，周围电场强度大，可对局部组织起到加热作用。皮肤板状电极面积大，对局部组织不产生加热作用。如果采用双极放电，则射频仪的两根电极均进入人体消融部位，一起加热局部组织，达到消融目的。

射频电流对组织的加热作用是通过电场实现的，电场线从电极头发出，作用于组织中的带电离子，使之运动并与组织介质摩擦生热。局部组织的温度由弥散产热与对流散热决定，对流散热主要由血液循环引起。一旦局部温度达到50℃并持续数秒，即可造成组织的不可逆损伤。故通常将50℃等温线内视为损伤范围，理论上该等温线以内组织的温度均高于50℃。

通过消融电极传导的射频电流对组织的加热作用发生在组织内，而不是在电极本身。电极温度的升高是由于组织向电极的热传导引起，即组织内温度加热了电极。因此，通过测定电极温度可间接反映电极附近组织内温度。当电极周围是均匀组织时，消融损伤的范围或50℃等温线将随电极头温度、电极表面积大小的改变而改变。测量温度电极除了监测消融效果外，还有助于避免局部温度过高，引起组织炭化。当温度固定时，组织损伤范围将随时间延长而增加，在30~60秒达到最大。超过30~60秒后，损伤范围不再增加。

射频电流对电极附近心肌组织的加热作用，随电极与心肌组织的接触程度不同而变化。电极与心肌组织接触的部分将被心肌组织加热，而游离在血液中的部分将被血流冷却。

除了电极或组织温度外，监测阻抗对评价射频电流对组织的损伤作用也具有重要价值。阻抗与电极和组织的界面有关。随着组织被加热，阻抗下降。当温度升高到一定程度时，阻抗又会增加，由于蛋白迅速凝固，电导性能降低，阻抗可升至很高水平。因此，温度及阻抗监测对指导和控制射频消融均具有重要意义。

鉴于传统单极放电系统的局限性，目前已推出了数种改良的电极系统，其中较为重要的一种是冷却电极系统。它的基本原理是通过对导管进行冷却（一般通过灌注盐水来实现），使心内膜面的局部温度不致过高，从而利于能量向较深部位的渗透，同时可产生较大范围的损伤。使用盐水灌注电极外表面的技术，确实可以减少电极附近血凝块的形成。但需要注意的是，它并不能完全避免阻抗升高和微泡形成的危险。

二、冷冻消融的治疗原理

冷冻消融又称冷冻疗法，是应用致冷物质和冷冻器械产生0℃以下的低温，作用于人体局部，破坏相应的组织以达到治疗疾病的目的。冷冻消融需要特定的制冷设备和特定的消融探头。制冷的方法有相变制冷、冷冻物质制冷、节流膨胀制冷等，常用的制冷物质有液氮、氦、氩等。

冷冻消融时，将冷冻探头置于组织的表面产生低温，其周围的组织形成冰球。随着温度的下降，冰球内的细胞产生不可逆性的损伤，后期被纤维组织替代。损伤过程可分为3个阶段：①冷冻/复温期；②出血和炎症期；③纤维形成期。在冷冻/复温期，冷冻使细胞内和细胞外形成冰的结晶体，引起相邻的细胞质和细胞核受压变形。当温度降到－70℃达1min，可见线粒体肿大、基质减少、嵴破坏，肌细胞Z带和I带不连续或消失。在复温时，内质网内液泡扩张，糖原耗竭，线粒体膜的通透性增加，脂质过氧化，酶水解；但组织结构仍保持完整。微血管内皮细胞损伤，血小板聚集，血流阻断。在出血和炎症期，可见出血、水肿、炎症，称为冷凝性坏死。这些变化在复温后48小时内最明显。1周后可见明显的炎性细胞浸润、纤维蛋白和胶原纤维聚集、毛细血管新生。在纤维形成期，大约在冷冻后2～4周，可见致密的胶原纤维和脂肪浸润，周围有许多的小血管形成。心肌组织经冷冻消融损伤后所形成的瘢痕致心律失常的作用较小，这一点与冠心病心肌梗死后形成的瘢痕不同。

（李妍博）

第三节　射频消融的适应证、禁忌证和并发症

一、射频导管消融的适应证

我国2002年对射频导管消融治疗快速性心律失常指南进行了修订，其中将导管消融治疗的适应证分为明确适应证、相对适应证和非适应证3种。

1. 明确适应证　目前多数专家认为此类患者应接受RFCA治疗，但不等于是绝对适应证，包括下列各类患者：①预激综合征合并阵发性心房颤动和快速心室率；②房室折返性心动过速、房室结折返性心动过速、房速、典型房扑和正常心脏室性心动过速（室速）呈反复发作性，或合并有心动过速心肌病，或者血流动力学不稳定者；③发作频繁、心室率不易控制的典型房扑；④发作频繁、心室率不易控制的非典型房扑；⑤不适当窦速合并心动过速

心肌病；⑥发作频繁和（或）症状重、药物预防发作效果差的梗死后室速。

2. 相对适应证　此类适应证尚有争议，需要进行综合评估，权衡 RFCA 对患者的利弊。①预激综合征合并阵发性心房颤动而心室率不快；②预激综合征无心动过速，但是有明显胸闷症状，并排除其他原因；③房室折返性心动过速、房室结折返性心动过速、房速、典型房扑和正常心脏室速发作次数少、症状轻；④阵发性心房颤动反复发作、症状严重、药物预防发作效果不好、患者自己要求根治；⑤心房扑动发作次数少，但症状严重；⑥不适当窦性心动过速反复发作，药物治疗效果不好；⑦梗死后室速，发作次数多、药物治疗效果不好或不能耐受；⑧频发室性期前收缩，症状严重，影响生活、工作或学习。

3. 非适应证　大多数专家认为此类患者不宜接受 RFCA 治疗，但不完全等同于禁忌证。①预激综合征无心动过速、无症状；②房室折返性心动过速、房室结折返性心动过速、房速、典型房扑和正常心脏室速发作次数少、发作时症状轻；③不适当的窦性心动过速药物治疗效果好；④阵发性心房颤动药物治疗效果好或发作减少、症状较轻；⑤频发室性期前收缩，症状不严重，不影响生活、工作或学习；⑥梗死后室速，无特殊标测设备和（或）发作时心率不快并且药物可较好地预防发作。

二、心律失常导管消融治疗适应证的进展

近年来，随着对心律失常发生机制的进一步认识，特别是对房颤等复杂心律失常发生机制的研究进展，加上电生理标测和导管消融手段的不断改进，包括三维电生理标测、多元化的消融能量选择等，对既往认为导管消融治疗效果不佳或被认为是消融治疗禁区的一些心律失常也开始尝试进行导管消融治疗，最显著的变化表现在对房颤和室性心律失常导管消融治疗适应证的扩展上。

1. 房颤治疗适应证　随着导管射频消融治疗房颤技术的不断成熟和发展，接受导管射频消融治疗房颤患者的适应证也在不断扩大，早期经典导管射频消融治疗房颤患者的适应证是没有明确器质性心脏病的阵发性房颤患者，即特发性房颤患者，而随着越来越多的房颤治疗中心对左房明显增大、有严重器质性心脏病或心力衰竭的房颤患者进行导管消融治疗的临床研究，目前房颤消融治疗的类型已经扩大到持续性和永久性房颤患者。虽然对房颤患者行导管消融治疗的适应证目前尚未达成共识，但从目前的经验分析，左心房大小、持续性或永久性房颤的持续时间、有无二尖瓣反流及程度、患者的年龄等可能是影响手术疗效的重要因素。另一方面，房颤导管消融治疗的适应证与消融策略的选择有密切关系，目前主流的房颤消融策略可概括为两种，即基于局灶性房颤的肺静脉电隔离治疗和基于持续或慢性房颤的环肺静脉线性消融治疗。根据 Braunwald 最新版（第 8 版）的《心脏病学》教科书中的描述，肺静脉电隔离治疗适用于无器质性心脏病或抗心律失常药物治疗无效或不愿接受抗心律失常药物治疗的阵发性房颤患者。而环肺静脉线性消融的病例选择包括：存在一定程度器质性心脏病的持续或慢性房颤患者，维持窦律对其十分重要，而且尽管接受了标准抗心律失常药物治疗但房颤仍然反复发作；不能耐受或不愿接受药物治疗的房颤患者。

2. 室性心律失常适应证　室速常反复发作，40% 以上病例抗心律失常药物不能预防复发，且长期服用不良反应大。植入型心律转复除颤器（ICD）可通过抗心动过速起搏或电击终止心动过速，挽救生命，但不能预防复发，且存在价格昂贵，除颤后明显影响患者生活质量等不足。近年来由于标测和消融技术的不断改进，器质性心脏病室速的经导管消融已取得

较好的效果。接受导管消融的室性心动过速患者可分为两大类：一类是没有器质性心脏病，但是症状明显，室速持续发作，表现为单型性室速，对药物治疗无效或不能耐受或者是不愿意接受药物治疗；还有一类是有明确的器质性心脏病，室速发生机制为束支折返所致，发作时血流动力学不稳定的单形性或多形性室速，室速频繁发作药物治疗无效，或植入 ICD 后频繁放电的患者。另外，少数情况下，非持续性室速或可引起严重症状的室性早搏也需要进行导管消融治疗。

三、射频导管消融的并发症

（一）急性心脏压塞

射频导管消融治疗时急性心脏压塞是比较常见的并发症，不同类型心律失常导管射频消融治疗均可出现这一并发症，心脏破裂的部位包括冠状静脉、右心房、左心房、左室等。发生急性心脏压塞时，患者可表现为烦躁、淡漠、面色苍白，心率多为减慢，血压降低，透视下可见心影增大（或不增大）、搏动减弱或消失，严重者意识丧失，呼吸、心跳停止。心脏超声可见心包积液和心脏压塞征。

心脏压塞的常见原因与预防措施如下：

1. 冠状静脉窦穿孔　主要是由于冠状窦电极头端遇阻力后用力推送所致。预防方法是避免盲目快速推送导管，当导管头端遇阻力时应稍回撤导管并逆钟向旋转，然后再推送，少数情况下需要顺钟向旋转。

2. 右心房穿孔　主要是在右心房内用力推送导管所致，导管进入右心耳后头端固定，力量易传导至远端，过分用力推送会导致右心房穿孔。

3. 左心房穿孔　导管经房间隔进入左心耳后头端固定局限，推送导管可导致穿孔，并且该处房壁较薄，穿孔后不易闭合，易导致心脏压塞并且经导管穿刺引流不易控制。

4. 主动脉穿孔　跨主动脉瓣操作时电极导管经动脉窦穿入心包，这种情况罕见，主要原因有：①标测消融导管远端较硬；②导管跨主动脉瓣操作时粗暴用力。

5. 左室穿孔　主要是在左室内操作导管所致，原因有：①消融电极以大弯跨过主动脉瓣后在左心室内伸直时顶破左心室，导管以大弯形状进入左心室后一般应首先使之伸直，然后再使之到达预定位置，伸直操作时应边顺钟向旋转、边回撤导管。在导管伸直之前避免边顺钟向旋转、边推送导管，这种操作易使导管经心尖穿破心室。②经主动脉逆行法消融左侧旁道时，尤其是左前侧壁旁道时消融电极钩挂在左室前侧壁用力推送导管会导致左室前侧壁穿孔，预防方法是避免导管头端固定后过度用力推送导管，另一重要的预防措施是当大弯消融导管总是钩挂到左室侧壁时换用小一号弯度的消融导管。③经主动脉逆行法消融左侧旁道时，导管跨二尖瓣口入左心房操作时导管未能跨过二尖瓣口，相反，顶到左室下后壁，如果此时过度钩挂并且用力推送导管会导致左心室后侧壁穿孔，避免的方法主要是导管头端固定后不能过度用力推送导管。

6. 房间隔穿刺导致心脏穿孔　房间隔穿刺有导致右心房、冠状静脉窦和左心房等部位穿孔的可能。以下导管操作过程会导致穿孔：①没有穿过房间隔，回撤并向上腔静脉方向推送穿刺针时穿破右心房。避免的主要方法有两种：一是撤出穿刺针并通过导丝将房间隔穿刺鞘送至上腔静脉，然后重新穿刺。另一方法不用导丝，但是向右房上部推送时要保证以下几条：穿刺针回撤至房间隔穿刺鞘内；鞘管头端指向患者胸骨方向（即穿刺针指向器在 12 点位置）；上送过程左右旋转房间隔鞘管并同时注射造影剂以确保头端在上送过程中游离。②穿刺针进入左心房，但是鞘管通过房间隔困难，过分用力会因惯性作用进针太深而穿破左心房顶部。避免方法是：①更换穿刺点至真正卵圆窝，此处阻力小，但是少数情况下间隔较厚，各处阻力均较大；②保证穿刺针与鞘管之间匹配好；③鞘管通过房间隔时对导管要有足够的控制力，以免鞘管突然通过房间隔后大幅度快速前行。

7. 消融导致心脏穿孔　消融导致心脏破裂少见，使用温度控制消融可能有助于减少这种并发症，非温度控制消融时根据电极贴靠程度选择不同功率，当发生焦痂粘连电极时不宜过度用力回撤导管，应适当旋转导管以解除粘连，然后才能回撤。

对于怀疑心脏压塞血流动力学尚稳定者（动脉收缩压 80～90mmHg），可在超声检查后再行处理，而对于血流动力学不稳定者应立即行心包穿刺术，切忌犹豫不决、等待超声诊断或直接外科处理，以致延误时机，使脑缺氧时间过长发生不可逆损伤。符合以上临床特征者多为心脏压塞，少数有迷走反射可能，静脉应用阿托品 1～2mg 后症状消失者是迷走反射引起，否则应按心脏压塞处理。对血流动力学不稳定者应立即在 X 线透视和造影剂指示下进行心包穿刺引流，与慢性心包积液发生的急性心脏压塞不同，介入治疗时发生的心脏压塞积液量较少，一般心包穿刺法较难保证安全有效，而需持续的心包引流。X 线透视和造影剂指示下心包穿刺引流术快速、可靠。多数患者一次引流便可完全缓解，并可继续完成治疗。对于穿孔较大、穿孔部位不易闭合者通过这种引流方法可保持患者血流动力学稳定，为开胸手术治疗提供机会，此时应注意在开胸之前的准备过程中应保证持续有效的引流。心包穿刺引流后仍“出血不止”者应采用开胸手术修补。“出血不止”指从心包完全抽出积血（一般为 300ml 左右）后 1h 内仍需继续引流同等量以上的新的积血才能保持血流动力学稳定者。

（二）完全性房室传导阻滞

完全性房室传导阻滞可见于以下心动过速的消融：①AVJRT；②间隔部位旁道；③游离壁部位旁道；④间隔部位房速；⑤房扑；⑥室速（消融部位邻近 His 束）；⑦导管机械损伤房室结或 His 束；⑧原有束支阻滞，因消融或机械损伤导致另一束支阻滞。射频消融导致完全房室传导阻滞后恢复传导的可能性和时间均无大样本文献报道，一般认为射频消融导致完全房室传导阻滞在术后两周即应考虑永久起搏，会议交流资料显示最长有 6 个月后恢复正常传导。因此对无严重心动过缓者（无心脏停搏≥3s 或清醒时逸搏心率 >40 次/分）可延长观察时间。

（三）肺栓塞

肺动脉栓塞主要发生在解除卧位开始活动时。栓塞范围小者症状轻、恢复快，大的栓塞很快导致呼吸心跳停止而丧失抢救机会，因此预防血栓形成很重要。预防的方法是缩短卧床时间，仅穿刺股静脉者下肢限制活动不超过 6h、穿刺股动脉者不超过 12h。有深静脉血栓高危因素者如高龄、静脉曲张、栓塞史、肥胖、口服避孕药物等可在血管包扎 2h 后应用肝素预防血栓形成。

（四）迷走反射

可发生于术中和术后，表现为意识模糊、血压低、心率慢、甚至会有心影搏动消失，严重者会有呼吸心跳骤停。发生迷走反射时的处理包括静脉注射阿托品 1～2mg、补充血容量、升压药物如多巴胺应用。预防迷走反射发生的措施有：①避免空腹时间太长；②补充足够的血容量，空腹时间较长者可在结束操作之前快速补充生理盐水500ml；③避免疼痛。

（五）与血管穿刺有关的并发症

并发症与一般介入操作类似，在此不再重复。

（六）严重过敏反应

严重过敏反应导致喉痉挛者一般情况下经过吸氧、阿托品和镇静剂应用后数分钟可缓解，不缓解者应气管切开，病情紧急外科医师不到位时，介入医生可直接切开环甲膜，能够迅速缓解症状。过敏性休克或以心脏骤停为表现者则按心脏骤停处理原则进行。

（七）死亡

死亡率0.1%左右，导致死亡的可能原因有心脏压塞、肺栓塞、损伤左冠状动脉主干、完全性房室阻滞、气胸、过敏反应、心室颤动、导管室除颤器故障等；另外，严重合并症如脑血管意外、心肌梗死等也会导致死亡。

（八）其他

随着导管消融治疗房颤在临床的逐渐开展，一些与房颤消融治疗相关的并发症也越来越被大家所重视，包括肺静脉狭窄、心房-食管瘘等少见并发症。

（崔文建）

第四节　射频消融术的操作步骤和原则

一、患者准备和术后处理

（一）术前准备

1. 完善术前检查　RFCA术前应详细了解患者病史并对患者进行详细的体格检查，获取重要脏器的功能资料，从而对患者的病情进行全面评价。肝、肾功能和出、凝血异常者应慎重评价其对RFCA的影响，患者是否可耐受RFCA。合并肺部疾患，如肺气肿或肺大疱者，应考虑锁骨下静脉或颈内静脉穿刺不慎导致气胸时可能对患者的肺功能产生严重影响。对于并存器质性心脏病的患者应对其心脏结构和功能进行全面评价，了解心脏结构异常（如主动脉瓣狭窄）可预测术中导管操作的难易程度，选择合适的治疗方案以减少并发症发生率；控制心绞痛、纠正或改善心功能不全有助于提高患者对手术的耐受性；高血压患者术前应尽可能使血压控制在理想水平；对于老年患者应考虑到年龄和动脉硬化造成的血管迂曲或走行异常可能会增加血管穿刺和导管操作的难度。

2. 分析心电生理资料　全面复习患者的心电图（包括窦性心律和快速心律失常发作时）及其他心电生理资料，如食管电生理检查或既往有创电生理检查资料。

3. 术前药物治疗　绝大多数患者术前应停用所有抗心律失常药物至5个半衰期；少数术前心动过速频繁发作的患者，尽可能使用半衰期短的抗心律失常药物或通过非药物手段（如食管心房调搏）终止心动过速发作。部分预激综合征并发房颤且伴快速心室率的患者，术前口服胺碘酮（0.2g，2次/日，用1～2周）可明显减少或避免术中因导管机械性刺激所诱发的房颤，便于手术顺利进行。

4. 术前谈话　术前24h内向患者及其家属说明手术过程、成功率、并发症和复发率等，并获得签字同意，需全身麻醉者通知麻醉科。

5. 术前4h开始禁食水。

（二）术中监护

RFCA术中应至少开放一条静脉通路以便补液、静脉滴注药物或注射抢救药物。配备有功能良好且保证能随时应用（充好电）的除颤器，并有专人负责使用。专人负责监护患者的心电、血压和一般情况。术者在术中应全面观察患者病情变化，特别是心脏X线影像的变化，以及时发现并处理心脏压塞等严重并发症。

（三）术后处理

RFCA过程顺利无并发症的患者可在一般心内科病房观察。穿刺动脉的患者应卧床12～24h，沙袋压迫穿刺部位6h；仅穿刺静脉的患者应卧床6h，沙袋压迫穿刺部位2h。注意观察血压、心律和心电图的变化以及心脏压塞、气胸、血管并发症的发生。有并发症的患者经及时处理后应在监护病房内监护。有深静脉血栓高危因素者，如高龄、静脉曲张、栓塞史、肥胖、口服避孕药物等可在穿刺部位包扎2h后应用肝素。出院前常规复查心电图、超声心动图和超声多普勒及X线胸片，术后建立随访制度。术后口服阿司匹林50～150mg/d，连服1～3个月。

二、操作人员准备

比较理想的导管射频消融操作团队由6人组成，包括术者1人、助手1人、电生理技师1人、X线心脏影像技师1名和巡回护士2人。不同的导管室由于编制和环境不同，手术团队的组成人数略有变化。

1. 术者　每台手术通常只设1人，由具有较丰富的导管介入诊疗经验和心电生理实际诊疗能力的心电生理学专业医师担任。手术者是操作团队中最主要的成员，其职责是负责制定手术方案、承担主要手术操作步骤、决定手术进度、完成电生理诊断和鉴别诊断、确定治疗效果、组织和指挥并发症的抢救、全面检查手术的准备工作和各个手术步骤的执行情况。

2. 助手　每台手术的台上助手通常只设1人，由具有一定心导管介入诊疗经验和心电生理学知识的心内科医师担任。其职责是协助术者完成手术准备、血管插管、电生理检查、射频消融治疗和并发症的处理。

3. 电生理技师　每台手术通常设1人。负责多导生理记录仪、心脏程序刺激仪和射频消融仪、相关电生理抢救设备如除颤仪、临时起搏器等的操作，并协助术者进行电生理参数测量、电生理诊断和鉴别诊断、消融靶点的标测和鉴别、放电效果的评价、电生理诊疗资料的收集、整理、报告和保存。

4. X线心脏影像技师1人　负责心脏造影设备的操作和相关X线图像的处理。

5. 巡回护士　每台手术通常设2人，由经过心血管介入诊疗培训的心内科护士担任。其中1人负责无菌手术器械的准备、提供和维护，另1人负责患者的病情观察、各种手术器械的交换和管理。

6. 麻醉师　常规心律失常导管消融治疗时往往仅在血管穿刺时选择局部麻醉，因此对麻醉师并无特殊要求，但在有些国家规定，导管消融手术过程中必须有麻醉师参与，其主要目的是尽可能减少患者因射频放电导致的紧张和疼痛症状。另外，对于儿童心律失常患者，由于其本身对手术配合程度明显弱于成年患者，也往往需要在麻醉后进行消融操作。除此以外，近年来，随着房颤导管消融手术开展的日益广泛，其手术本身时间长，放电过程容易导致患者明显疼痛症状，有的电生理实验室也开始对房颤消融患者进行常规术中麻醉，这种情况下，最好是有专业麻醉师对患者进行相应麻醉后再开始手术操作。

三、仪器设备

进行心律失常的导管消融治疗需要的基本设备包括以下几方面：心脏电生理检查设备、射频消融设备、X线透视和造影设备、并发症处理设备。

（一）心脏电生理检查设备

1. 多导生理证录仪　一般能同步放大、显示、记录和储存12导联标准体表心电图；8道以上的心腔内电信号；1道以上的心腔内压力信号；3个正交体表心电图导联（Ⅱ、aVF和V_1）。可以同时具有多种显示功能如冻结屏幕、信号触发显示、实时和冻结信号分屏显示。具有多种记录功能如延时记录、冻结记录、同步走纸记录、定时记录等。具有多种信号保存功能如临时储存、硬盘储存、光盘储存等。能对正在进行放大、显示的信号进行随意调整。能对保存的信号进行编辑、处理和数字化交流。

2. 程序刺激仪　应具备如下特点：①采用内置式衡流直流电源，漏电电流小于10μA；②能进行多个早搏程序刺激；③能进行多种非程序刺激；④能进行多部位同步和顺序刺激；⑤具有良好的信号感知功能。

3. 新型电生理标测设备

（1）CARTO系统：CARTO系统又称非X线透视的电解剖标测系统，其特点是可以将心电生理与心腔内的解剖结构结合在一起，并进行三维重建。通过CARTO系统可以确定激动的起源部位、传导顺序、折返环路以及瘢痕组织等，从而有助于鉴别心律失常的电生理机制、设计射频消融方案并指导消融。CARTO系统目前主要用于以下几个方面：①房颤消融，随着对房颤发生机制认识的进展，目前房颤导管消融最主要的一种策略是针对肺静脉前庭进行电隔离，CARTO系统可以重建左房、肺静脉解剖图像，从而指导消融导管对肺静脉前庭进行电隔离。②用于某些电生理基质复杂的心动过速，如心肌梗死后室速、起源于左房或房间隔部位的局灶性房速、手术切口性房速、非典型房扑等的标测。对于这类心动过速，通过CARTO系统可以标测到上述心律失常的起源部位、折返环缓慢传导区的出口、折返环路、瘢痕组织及手术补片等，从而指导消融。③线性消融时，通过激动传导图和电压图可以判断消融径线是否已达连续透壁。④通过标测导管指引系统可以使标测导管迅速准确回到原来的位置、有利于提高消融成功率。CARTO系统目前存在的不足是需要通过接触电极建立标测过程，因此对于持续时间较短和血流动力学不稳定的心动过速难以完成标测。

（2）非接触标测系统：非接触标测系统是另一种具有三维重建功能的标测系统，但其原理与CARTO系统完全不同。使用该系统时标测导管游离于心腔之中，然后通过数学方法将某一心腔（心房或心室）在一个心动周期中整个心内膜的激动进行详细的标测并以不同的色彩动态显示出来，而且还能通过其导航系统指引消融电极到达靶点部位。该系统最大的优点是可以根据一次心跳或相邻的两次心搏确定心律失常的起源部位、激动顺序、折返环路、异常径路及缓慢传导区的出口，拟订消融靶点，并即时判断消融效果。非接触标测系统的这一特点使其特别适用于短阵或血流动力学不稳定的室性心律失常。和 CAR - TO 系统类似，目前非接触标测系统亦主要用于一些复杂的快速心律失常病例的标测，如房颤、心肌梗死后室速、起源于左房或房间隔部位的局灶性房速、手术切口性房速、非典型房扑等的标测。近年来，该系统发展了 NavX 标测技术，该技术不使用心腔内的球囊式多电极矩阵而采用胸壁多电极矩阵，主要功能是提供心腔解剖构型和消融电极的导航，这一技术已经成为房颤导管消融治疗重要的辅助手段之一。

（3）磁导航系统：磁导航技术通过计算机程序指令，变换胸廓两侧磁体的相对位置，计算与改变包绕心脏球形磁场的综合向量，预设和调整体内磁性器件的弯曲、旋转和进退方向，实现了对介入器械的遥控操作。磁导航系统包括以下部件：①Niobe Ⅱ磁体系统，为置于胸廓两侧的永久磁体，磁体材料为铷铁 - 硼复合物。两磁体安装在可多向运动的底座上，在计算机控制下相向互动，360°自由旋转，其磁场在胸腔内会聚，产生包绕心脏、强度相对均匀、约 0.08 ~ 0.10T、直径 15 ~ 20cm 的复合球体（简称导航球），对心脏内的磁性器件导航。在导航球内的磁性器件所受磁力恒定，无吸引和排斥作用，只随导航球的综合向量改变方向。②Navigant 计算机导航系统，由高速计算机硬件和图形交互处理软件组成工作站，整合各种心脏影像，控制磁体自由旋转角度，计算、预设和储存导航球的综合向量，由综合向量调控体内磁性导管的弯曲、旋转与进退方向。操作者可在导管室外计算机屏幕的三维虚拟心脏或心脏解剖影像上，借助方向导航、靶点导航和解剖标志导航实现对磁性导管的遥控操作。方向导航通过预设和改变导航球的综合向量，调整磁性导管的进退方向；靶点导航通过在采集的互交 X 线影像上，点击目标靶点，调整磁性导管的进退方向；解剖标志导航通过预先设定的解剖标志向量，将磁性导管导向某些解剖部位，如三尖瓣环、卵圆窝、冠状窦口、右室心尖、心耳或肺静脉开口等。③Cardiodrive 导管推进器由齿轮驱动器和遥控操纵杆组成，根据设定的导管弯曲与进退方向，以 1 ~ 5mm 的精度自动或手动推进和后撤导管，到达目标。④磁性器件，如磁导管和导丝。最新一代磁导管 Celsius 为顶端与前段镶嵌 3 个长约 1.8mm 磁性材料的 4 极标测和温控消融导管。⑤其他整合系统，包括在强磁场条件下遥控操作使用的 Artis Dfc X 线数字平板影像系统，CartoRMT 电解剖标测系统与多导生理记录仪，电刺激器、射频消融仪和导管床等设备。

2006 年，Greenberg 等报道了用 MNT 遥控标测和消融隔离肺静脉的实验结果。用盐水灌注导管，经穿间隔方法消融 7 只狗的上肺静脉均获成功，长期随访无狭窄。2007 年初，Pappone等用 MNT 已消融治疗 300 例房颤患者。

（二）导管射频消融设备

1. 射频消融仪供给消融的能源——射频电流　目前一般采用频率为 500kHz 的射频电流，波形为连续性非调制正弦波。射频消融仪由三个部分组成：①射频电流发生器；②控制和显示系统；③转换开关。射频消融仪以功率输出或温度控制输出方式工作。放电时间采用顺计时或倒计时方式。放电时输出功率、阻抗、电极头温度及放电时间显示在射频仪的显示器上。温度，阻抗和功率信号输出端可与多道生理记录仪的直流信号输入通道相连，与心电信号同步显示记录。采用功率输出方式工作时。根据不同情况，选择合适的功率放电。在放电过程中，通过功率输出控制旋钮或键，可增加或减少输出功率。根据消融的需要，可随时调整输出功率。阻抗的上、下限值一般由制造商设定，超出上下限值范围时，输出电路自动切断，停止放电。采用温度控制方式放电时，预先设定温度假，不设定功率值。射频仪根据消融电极头的温度，自动调节功率输出值。使电极头局部的温度保持在预先设定位附近。放电过程中，射频消融仪连续监测温度和阻抗的变化，当温度或阻抗达到射频仪安全值上限时，输出电路自动切断，停止放电。

2. 冷冻消融仪　冷冻消融仪是应用致冷物质和冷冻器械产生0℃以下的低温，作用于人体局部，破坏相应的组织以达到治疗疾病的目的。目前国内应用的冷冻消融治疗仪仅有一种类型，即加拿大冷冻消融科技有限公司生产的 CRYOCATH 冷冻消融仪。它通过产生液态一氧化二氮并使其在消融电极头端变为气体，将周围组织的热量带走并产生0℃以下的低温，从而破坏相应心律失常病基，转复窦性心律。CRYOCATH 冷冻消融仪采用了防失控和实时反馈设计，使操作更安全；具有友好的操作界面，直观的操作方式，轻松好学；另外，开机时间短、适合于多种消融导管、消融时间温度均可调等都是其优势方面。

（三）X 线透视和造影设备

1. 双 C 形臂数字减影血管造影仪　用于快速性心律失常导管射频消融的 X 线透视设备最好是一台具有较高分辨率的双 C 形臂数字减影血管造影仪。虽然单 C 形臂也能基本满足临床要求，但是随着射频消融适应证范围的扩展，越来越多的操作需要用到双平面转换透视和数字减影造影。

2. 自动高压注射器　用于进行心腔和大血管的造影，指导电生理检查和射频消融定位。

（四）并发症处理设备

（1）体外心律转复除颤监护仪在进行心脏程序和非程序刺激、心内导管操作和并发症处理过程中，有时会发生需要进行紧急电复律或除颤的恶性心律失常。因此，体外心律转复除颤监护仪应处于良好的备用状态，对高危病例建议检查前即安放好一次性透 X 线粘贴式监护除颤电极。有条件的导管室可以配备自动式体外心律转复除颤仪。

（2）供氧设备除了用于处理并发症外，对某些器质性心脏病者，建议在检查治疗过程中常规吸氧。

（3）吸痰设备用于对严重呼吸性并发症的辅助处理。

（4）临时心脏起搏器用于缓慢性心律失常并发症的处理。

（5）无创性动脉血压自动监测仪用于操作过程中自动监测动脉血压。

四、血管路径和导管的选择

导管射频消融治疗采用标准 Seldinger 血管介入技术，其主要器械包括两方面的内容，一是用于建立无菌操作区，二是对预定的动静脉血管进行穿刺插管。血管路径主要包括颈内静脉、锁骨下静脉、股动静脉等，穿刺技术在前面的章节中有详细描述，这里就不再讨论。

导管消融较常用的导管有：①温控消融导管。与普通消融导管不同，这种导管除可采用阻抗监测方式按预定能量放电外，还可采用温度自动监测方式消融。所测定的温度是大头电极头端附近组织内的温度，而不是大头电极本身的温度。常用的温度感知方式有热敏电阻式和电感应式两种，分别接配不同的射频仪。②8mm 大头电极导管。这种导管的大头电极直径和表面积比普通大头电极导管都要大，因此，常用的50W射频仪很难使这种电极达到70℃以上的有效消融温度，必须采用150W新型温控式射频仪。增加大头电极表面积的目的是使一次放电所形成的有效损伤范围扩大和加深，主要用于对心内膜组织的线性消融和需要扩大有效消融面积的情况。③多极大头导管。这种导管共有4个大表面积电极，即头端的端电极和随后3个相距5mm的直径4mm环状大头电极，其主要设计目的是用于某些需要进行线性消融的情况，可在导管放置稳定后，由温控射频仪自动对这些电极进行顺序放电或同步放电而不必移动导管，这样能很好地保证消融经线的连续性。④球囊消融导管。将放电电极安置在可膨胀球囊上，当充盈球囊后，电极能稳定地贴靠在管腔结构（如肺静脉开口处）的内壁上，通过对多个电极的顺序放电，可迅速造成对管腔内壁的环状消融，并能防止管腔痉挛和闭塞。主要用于对某些管腔结构内壁的电阻断性消融。⑤盐水灌注消融导管。普通射频消融导管的顶端温度达到一定程度时，变性的蛋白质将在电极上形成凝固物，限制损伤的范围和深度。冷盐水灌注消融电极导管在消融过程中由于不断的冷盐水灌注，可以预防和减少电极上的凝固物形成，有效传导能量，增大输出功率，扩大损伤的范围和深度。⑥冷冻消融导管，目前应用于房颤冷冻消融的导管主要有3种，分别是普通冷冻直导管、环状冷冻消融导管及球囊冷冻消融导管。

五、导管消融时的X线影像学

心律失常的射频消融治疗要求精确定位导管。因此，操作者除了要具备扎实的心电生理和心导管实践经验外，还应具有很好的影像学分析和使用技能。影像学知识的掌握程度对射频消融的成功率、并发症率、操作时间、X线透视时间等指标均有重要影响。建议大致按如下原则使用透视体位，但由于个人习惯、和具体临床情况不同，也可选用其他更为有利的透视体位。

（1）对放置冠状静脉窦导管建议在右前斜30°和左前斜45°联合透视下操作。其优点是：①在右前斜位上，能清楚判断导管尖走行与右心房、冠状窦（左房室环）和右心室的相互关系，便于旋转调整管尖的方向。②在左前斜位上，能清楚判断冠状窦开口的高低和方向，导管走行不缩短，能准确判断导管向后进入冠状窦而不是右心室或右心房。

（2）对左侧房室旁道的标测和消融通常在右前斜位30°透视下操作。其优点是：①投照角度与房室环所在平面接近平行，能最大程度地展示左心室长径。②标测导管在左室内的走行投影短缩很少，容易判断管尖的位置和移动方向。③便于观察导管尖跨越二尖瓣逆行进入左心房，保证在左房侧操作导管的安全性。其缺点是当导管头端钩挂于主动脉瓣下中间隔部位时，与钩挂于游离壁的导管走行不易区别，盲目放电有导致完全性房室传导阻滞或左束支阻滞的危险，此时应增加透视左前斜体位加以检验或纠正。

（3）对右侧房室旁道的标测和消融通常在左前斜45°透视下操作。其优点是：①投照角度接近垂直于三尖瓣环，与室间隔平行，能最大程度地展示三尖瓣环，使整个三尖瓣环像时钟一样面向术者，清楚地显示有关重要解剖结构的具体部位。例如，三尖瓣环顶点位于12点，希氏束位于1点，冠状窦口位于5点。②标测导管头端从后向前指向操作者，能清楚地判断和掌握标测电极在整个三尖瓣环上的细微移动。其缺点是不能从影像上准确判断标测电极与三尖瓣的接触关系，必须依靠标测电图配合或右前斜位指导。

（4）对房室结双径路改良建在左前斜位上，能清楚分辨三尖瓣环与冠状窦口的相互关系，能准确判断标测电极与希氏束的上下、前后和左右关系。①在右前斜位上，能清楚分辨标测电极与希氏束的上下关系。②两个透视体位结合，能准确判断标测电极位于冠状窦口前侧或前下侧、希氏束右后下方。

（5）对Ⅰ型心房扑动标测与消融建议在双平面联合透视下操作。其优点是：①通过两个透视体位能准确划出右心房后峡部的消融线。②在消融中通过两个透视平面监测消融导管的移动，能最大程度地保证每次消融操作都固定在同一消融线上。

（6）对左室特发性室速的标测和消融建议在右前斜30°和左前斜45°联合透视下操作。其优点是：①在左前斜位上能清楚辨认标测电极向左室间隔面的贴靠程度。②在右前斜位上能准确判断标测标测电极在间隔面的移动及其具体部位。③联合应用双平面透视能准确判断标测电极与希氏束的距离和相互关系。

（7）对右室流出道特发性室速的标测和消融建议在右前斜30°和左前斜45°联合透视下操作。其优点是：①在右前斜位上，能清楚分辨标测电极在右室流出道的上下和前后关系。②在左前斜位上，能清楚分辨标测电极在右室流出道的上下和左右关系。③对每一标测点都可以通过双平面立体定位，这样，能保证在初标时不遗漏重要部位，在精标时能准确定位，同时还能防止重复标测那些导管非常容易到达部位。

（8）对穿刺房间隔的操作建议在正位和右前斜30°联合透视下操作。其优点是：①在正位透视上，术者能清楚判断穿刺针尖在上腔静脉向前的指向逐步转变为指向脊柱（左后方向），能准确、清楚地观察穿刺针尖滑向卵圆窝的特征性移动，能准确判断预定穿刺点与左心房右缘（以脊柱影像判断）和下缘的相互关系。②在右前斜位上，可通过观察穿刺针走行的伸直程度和指向来判断穿刺针尖与房间隔的垂直程度，准确判断穿刺点距离左心房后缘距离，以及通过注射造影剂观察穿刺针尖和鞘管距离左心房后上壁的相互关系。③结合双平面透视能综合确定房间隔穿刺点、穿刺针在左心房的位置、鞘管进入左心房的程度以及与左心房后上壁的相互关系，有效防止心脏压塞的并发症。

（9）对放置冠状静脉窦导管建议在右前斜30°和左前斜45°联合透视下操作。其优点是：①在右前斜位上，能清楚判断导管尖走行与右心房、冠状窦（左房室环）和右心室的相互关系，便于旋转调整管尖的方向。②在左前斜位上，能清楚判断冠状窦开口的高低和方向，导管走行不缩短，能准确判断导管向后进入冠状窦而不是右心室或右心房。

（10）对右侧肺静脉而言，右前斜是最好的投照方位，而左前斜是左侧肺静脉的投照。

（杜来义）

第五节　游离壁房室旁道的射频消融

一、左侧游离壁房室旁道的消融

（一）左侧游离壁房室旁道的消融途径

目前几乎所有的导管室都将电生理检查和导管射频消融治疗放在一次操作中完成，首先采用电生理检查大致确定是左侧房室旁道后，一般采用以下三种方法进行消融：

1. 经主动脉逆行二尖瓣环心室侧消融　是最常用和最多用的途径。

2. 经主动脉逆行二尖瓣环心房侧消融。

3. 经房间隔穿刺二尖瓣环心房侧消融　是经主动脉逆行途径不可缺少的补充。对有外周动脉和主动脉疾病者是不可替代的途径；对儿童采用该途径可避免采用主动脉逆行途径难以完全避免的严重并发症——主动脉瓣严重反流；另外，在心室侧消融失败是该途径重要的补充。

4. 冠状窦途径是左侧心外膜旁道的消融途径。

在上述各种方法中，临床上最常用方法是经主动脉逆行二尖瓣环心室侧消融。在开始操作之前，先将参考电极片上均匀涂满电糊，糊面向上压在患者的腰骶部，轻轻回拉，检验是否接触良好，然后将电极板延长线接至射频消融仪的相应插口。

（二）标测消融导管操作时投照角度

（1）右前斜位（RAO）30°常用，该投照角度左室长轴展开好，易于指引导管勾挂到二尖瓣环下。

（2）左前斜（LAO）45°是重要补充，在对导管走行有任何疑问时应行左前斜45°投照，这一体位有助于鉴别导管是贴靠于间隔或游离壁，当消融导管顶端位于左室侧希氏束下方，RAO透视下可误认为在左侧游离壁，此处消融有导致三度房室传导阻滞的可能。

（三）经主动脉逆行途径标测消融导管选择

（1）左后侧壁旁道可选择中、小弯导管，如Webster黄把和红把消融导管。

（2）左侧壁旁道多采用中弯消融导管，如Webster红把消融导管。

（3）左前侧壁旁道消融导管选择与在左心室勾挂方式有关。

1）以平行与二尖瓣环方向勾挂：需要中、大弯消融导管，如Webster蓝把和红把消融导管。

2）以垂直于二尖瓣环方向勾挂：需要小、中弯消融导管，如Webster黄把和红把消融导管。

（四）经主动脉逆行二尖瓣环心室侧标测导管操作（见图20－1）

（1）对正常心脏和除少数左前壁外的绝大多数左侧旁道，都可选用小弯导管，对少数大心脏或左侧前壁旁道可选择中弯或大弯消融导管。成人选择7F、110cm的大头电极导管，儿童或婴幼儿则选用5F、90cm的大头电极导管。目前一般都采用温控消融导管。

（2）在正位透视下将大头导管送入降主动脉，然后将导管头端弯曲后跨过主动脉弓进入主动脉根部，伸直导管头端。

（3）轻轻持续前送导管，使头端顶在主动脉瓣上，同时略微旋转导管使其头端弯曲，在导管张力和主动脉瓣开闭运动作用下，导管头端的弯曲部分自动弹入左室。此时可见室早，伸直导管头端并顺钟向旋转，使大头电极指向心尖部。在推送导管头端跨越主动脉瓣时，一定要先在主动脉侧形成头端弯曲，然后在进入左心室，要避免以导管直头强行通过主动脉瓣，防止造成主动脉瓣穿孔或导管进入左心室后因惯性力作用造成室壁穿孔。

（4）在推送导管头端跨越主动脉瓣时，一定要先在主动脉侧形成头端弯曲，然后在进入左心室，要避免以导管直头强行通过主动脉瓣，防止造成主动脉瓣穿孔或导管进入左心室后因惯性力作用造成左室壁穿孔。

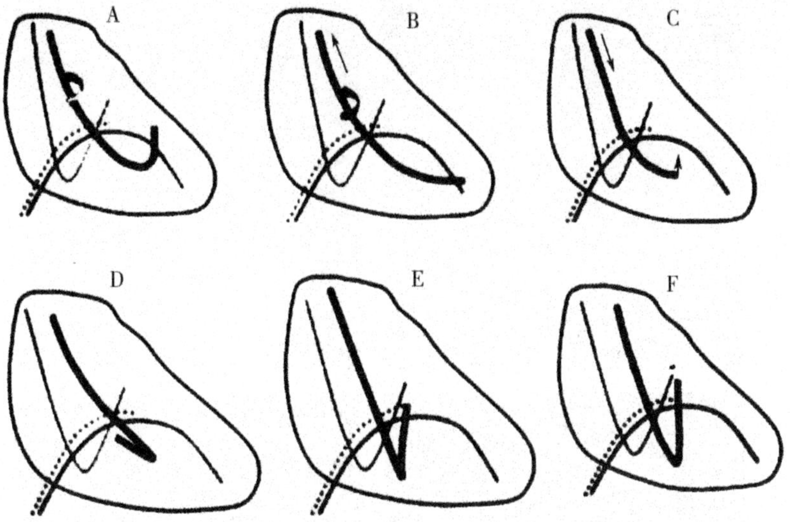

图 20－1　经主动脉逆行途径将标测消融电极勾挂至左室侧壁二尖瓣环下操作

A. 跨过主动脉瓣后标测消融电极多以大弯形进入左心室，头端指向左前侧壁，然后同时顺钟向旋转和回撤导管可使标测消融导管伸直；B. 标测消融电极头端接近指向心尖方向，在该位置同时逆钟向旋转和回撤导管使之指向预定位置；C. 在该位置同时勾挂和推送导管使之二尖瓣环下，如果推送有阻力不可勉强；D. 标测消融电极与冠状窦电极垂直勾挂于二尖瓣环下心室侧；E. 标测与消融电极与冠状窦电极平行贴靠于二尖瓣环下心室侧；F. 标测消融电极呈大弯斜行勾于二尖瓣环前侧壁心室侧

（5）调整标测消融导管远端位置，使之利于完成勾挂。

1）位置太偏向心尖部：勾挂时头端易顶至左室壁，不易勾至二尖瓣环。

2）位置太偏向心室基底部：勾挂时导管易弹回主动脉并需再次跨瓣操作。

3）远端最佳位置：多在心尖与基底部中间偏向基底部侧，但是不同患者会有较大差别，应根据上次勾挂结果确定下次勾挂时导管远端应处的位置。

（6）使导管远端指向准备勾挂的部位。

1）指向是否合适应根据勾挂结果判断。

2）勾挂的部位比预想的部位远：下次勾挂方向应比上次更多一点逆钟向旋转。

3）勾挂的部位比预想的部位近：下次勾挂方向应比上次更多一点顺钟向旋转。

（7）同时推送和弯曲标测消融导管，使远端勾挂到二尖瓣环下。

1）切忌过度用力推送，尤其是在头端固定时，以免心室穿孔。

2）同时推送和弯曲导管过程中根据导管头端前进方向可适当保持顺钟向或逆钟向旋转导管的力量，使头端朝着要求的部位前进。旋转不一定有位移，只是有助于控制方向。

（3）应当注意鉴别左后游离壁与左中间隔的鉴别，见图 20－2 所示。

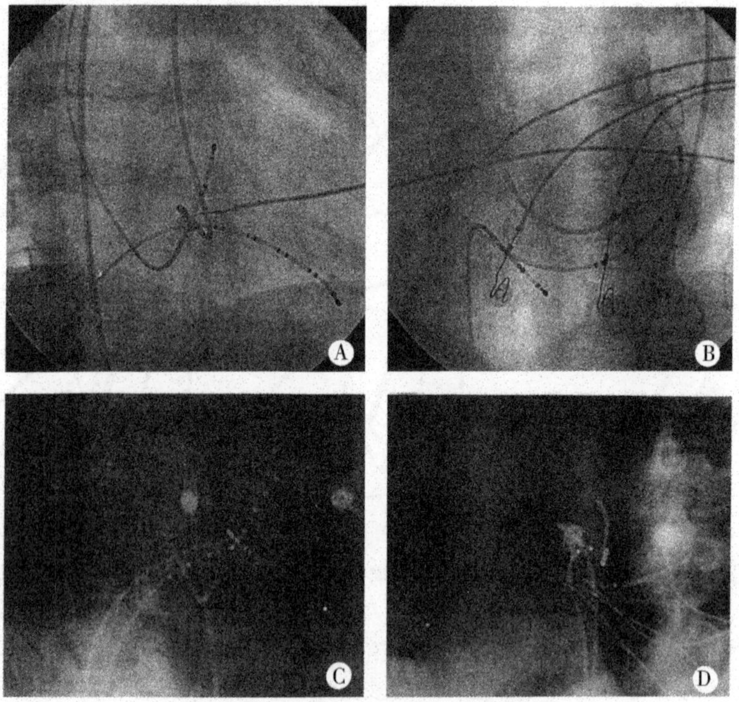

图 20－2　左后游离壁与左中间隔的鉴别

A 图和 B 图分别为消融电极位于左后侧壁二尖瓣心房侧时 RAO 30°和 LAO 45°时的 X 线影像；C 和 D 图分别为左中间隔旁道成功消融病例电极位于左中间隔时 RAO 30°和 LAO 45°的 X 线影像。仅从 A、C 图不易肯定消融电极是贴靠在间隔部位或者是游离壁部位，而左前斜可以将两者明确区分开来。如误将 C 图所示的消融电极认为位于游离壁，消融时有造成三度房室传导阻滞的危险

（五）左前侧壁旁道标测消融导管到位方法

（1）平行勾挂法以平行于二尖瓣环方向勾挂，方法同上所述，见图 20－1 中第 5 图所示的标测消融导管走行，远端部分从左后侧壁勾挂至左前侧壁二尖瓣环下，类似平行于冠状窦标测电极，因此称之为平行勾挂法，这种勾挂法主要用于左前侧壁旁道。

（2）垂直勾挂法以垂直于二尖瓣环方向勾挂，见图 20－1 中第 4 图所示标测消融导管，远端部分直接从左前侧壁勾挂至左前侧壁二尖瓣环下，类似垂直于冠状窦电极，因此称之为垂直勾挂法，由于在左前侧壁直接勾挂，因此需要较小弯度的标测消融导管。这种方法是左后侧壁旁道常用的勾挂方法，即十字交叉法。

（3）两种勾挂方法的区别与联系。对于左前侧壁旁道两种勾挂方法均可以到达同一部位，但是有时平行勾挂不能阻断旁道，而垂直勾挂可以阻断旁道，可能原因是瓣下结构不规则，平行勾挂远端电极不能贴靠心内膜，而垂直勾挂时贴靠较好。

（六）经主动脉逆行途径在二尖瓣环心房侧标测与消融导管操作

相关操作见图 20－3。

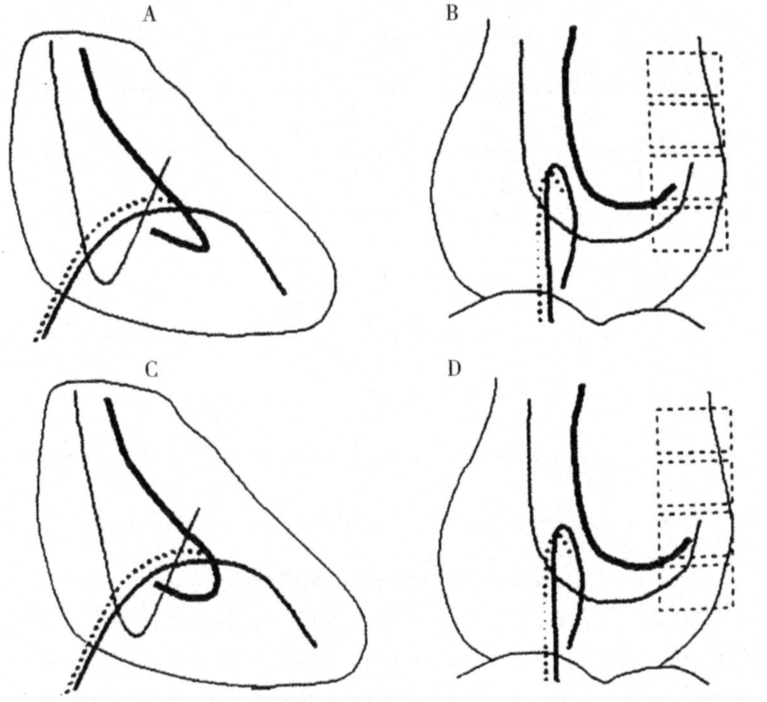

图 20－3　标测消融导管经主动脉逆行途径到达二尖瓣环心室侧和心房侧

A、B. 为勾挂在二尖瓣环心室侧的 RAO 和 LAO；C、D. 为勾挂在二尖瓣环心房侧的 RAO 和 LAO

1. 在二尖瓣环心室侧消融不能阻断旁道时可试用该方法

（1）使标测消融导管远端指向左室后侧壁或左侧壁，少数需指向左前侧壁。

（2）同步弯曲和推送导管。

2. 注意事项

（1）切忌用力推送，以免左室穿孔。

（2）不是在每个患者都能完成该操作，不宜勉强。

（3）虽然该方法是在二尖瓣环心房侧消融，但是不能取代房间隔途径。

（七）左侧游离壁房室旁道的定位及消融靶点图特点

首先，在心房、心室程序刺激或诱发心动过速时，以冠状窦电极导管初步标测左房室环确定患者存在左侧旁道及其大致部位。

（1）以最早心室激动点、最早逆行心房激动点或旁道电位为消融靶点，见图 20－4。

（2）心室侧消融最好以最早前向心室激动点为消融靶点，心房侧消融最好以最早逆行心房激动点为消融靶点。

（3）对显性旁道者，在窦性预激心律下观察并记录心室波（V）最为提前、房室波距离最短，甚至在冠状窦电极 AV 波融合。左侧显性旁道最早心室激动 δ 波的提前一般没有右侧显性旁道大。

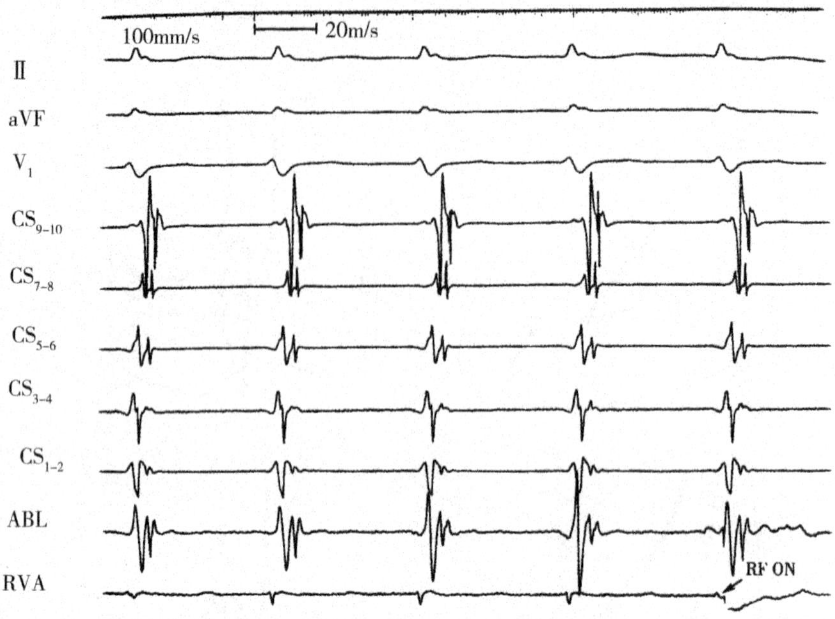

图 20－4　左侧隐匿性旁道靶点图

自上而下依次为体表心电图Ⅱ、Ⅲ、aVF、V_1 导联和冠状窦由近至远 $CS_{9\sim10}$ ~ $CS_{1\sim2}$，标测消融电极（ABL）和右室心尖部（RVA）的心内记录。局部记录呈大 V、大 A，靶点 A 波起点比 CS_{1-2}的 A 波早 5mS。在该靶点及周围消融均不能阻断旁道

（4）对隐匿性旁道者，在快频率心室起搏下观察并记录心房波 A 最提前、房室波最短甚至融合的冠状窦电极对。左侧旁道逆传时旁道部位记录的 VA 通常融合，但是 VA 融合部位不一定临近旁道，例如右室起搏经右侧旁道逆传时二尖瓣环左侧壁心房和心室激动均晚，并且可接近同时激动，因此，左侧壁可表现为 VA 融合，但是远离旁道位置。因此，追求靶点图融合应在宏观方向确定的基础上进行。这些特点可以帮助指导大头电极进一步精确定位初步靶点。通过反复前送和回撤冠状窦电极导管，可以使记录的部位更准确。常用的左侧旁道的表示方法是以旁道距冠状窦口的距离来表示。

（5）右心室起搏有时只经房室结逆传而不经左侧旁道逆传，因此，标测之前应选择不同周长起搏，并确定经旁道逆传。

（6）二尖瓣环心室侧消融最好以最早心室激动点为靶点。

（7）左后间隔旁道逆行心房激动顺序有特殊性，冠状窦近、中、远段心房激动时间差别小。

（8）左后间隔旁道消融靶点图的 A 波通常极小。

（9）有时二尖瓣环下解剖结构不规则，可能需以不同的方向贴靠消融电极才能阻断旁道传导。不能轻易因经心内膜不能阻断旁道而认为是心外膜旁道。

（10）左侧心外膜旁道标测特征：二尖瓣环下最早心室激动点 AV 融合不好，二尖瓣环心房侧最早逆行心房激动点处 VA 融合不好，并且经心内膜消融不能阻断旁道传导。仅靶点图 AV 或 VA 融合不好不能诊断心外膜旁道。

（八）左侧游离壁房室旁道的放电消融

（1）一旦放电，需持续监测消融结果，旁道阻断的征象是显性旁道表现为体表心电图预激波消失，恢复正常 PR 间期和 QRS 波群；隐匿性旁道表现为室房文氏型传导，见图 20－5。

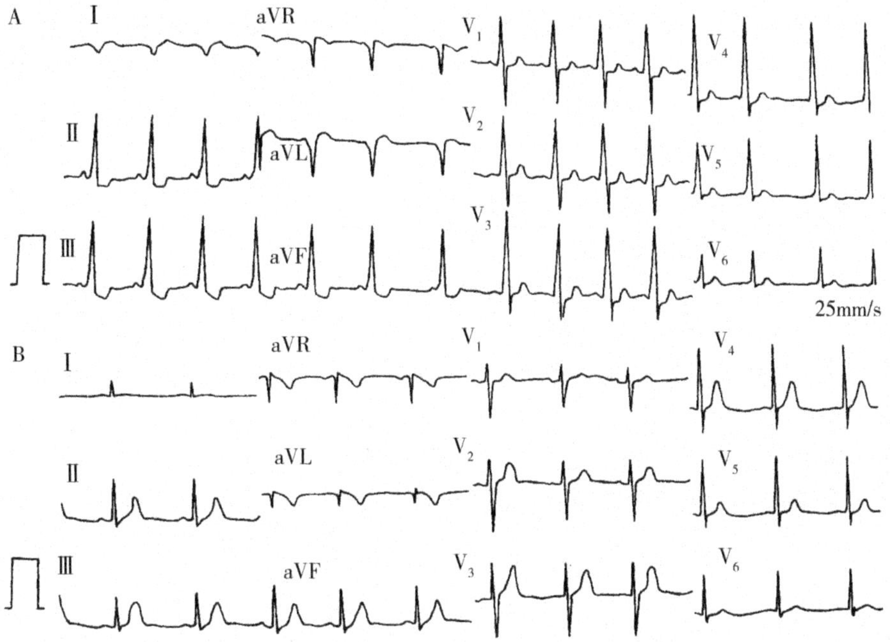

图 20－5　左侧游离壁旁道消融前后体表心电图比较

A. 窦性预激时体表心电图；B. 旁道阻断后窦性心律心电图

（2）如果旁道在一秒钟内阻断，则以 20W 能量持续消融 60s，不必加固消融，除非大头电极不稳定。如果旁道在 5s 内阻断，分别在靶点左右各 1cm 范围内加固两个 60s。如果旁道在 10s 内阻断或阻断后很快恢复传导，提示靶点标测不准确，应重新标测。

（3）放电阻断旁道后，观察 15 分钟进行心房和心室程序刺激加以验证。

二、右侧游离壁房室旁道的消融

对右侧游离壁旁道的消融与左侧有所不同，这是由于在右侧房室环上没有类似于冠状窦的结构作为定位参考，而且由于消融电极位于房室环心房侧，不像在房室环心室侧那样定位稳定。对不同部位的右侧旁道，消融导管的操作方法也略有不同。对右下外侧旁道，常需将导管头端弯成倒 U 字形，以利于导管头端稳定地贴靠于房室环上。对于右前外侧或右上外侧旁道，有时需要使用加硬的鞘管（如 SWARTZ 长鞘管）来保证导管头端与房室环紧密接触。对右后或右后间隔旁道，有时须根据心房大小选用中弯或大弯导管进行标测和消融。

右中间隔旁道则是较为特殊的一种旁道，因为其走行距希氏束较近伸直与希氏束紧邻并行，因此，在标测和消融的过程中很容易损伤希氏束。

（一）右侧游离壁旁道标测和消融特点

（1）多是显性旁道。

（2）三尖瓣环未常规放置标测导管，少见的右侧游离壁隐匿性旁道有被漏诊的可能。

（3）靶点图成分判断的特殊性：多是显性旁路，不能像隐匿旁道那样在窦性心律下评价有无 A 波等现象，因此有时会把单独的 V 波误认为是 AV 融合较好的靶点图。

（4）AV 融合极好（V 波最早）的靶点图之后可有较大的复极波，有时被误认为是 V 波，从而把最好的靶点图误认为是差的靶点图。

（5）粗标测容易，但是标测消融电极稳定贴靠在有效位置难度较左侧旁道大。

（6）右侧游离壁旁路“心外膜旁路”易经心内膜消融成功，见心外膜旁道内容。

（7）标测和消融时常常需要鞘管支撑。

（二）标测消融电极导管“倒 U 字”塑形及操作方法

1. 标测消融电极导管“倒 U 字”塑形操作方法

（1）“倒 U 字”塑形操作方法，见图 20－6～图 20－8。

（2）完成“倒 U 字”塑形后改变标测消融电极位置的方法：标测消融电极导管以“倒 U 字”塑形贴靠于三尖瓣环后，导管同步推送（左手完成）和弯曲（右手完成）导管操作可使标测消融电极向右后侧壁方向移动，同步回撤和伸开导管弯度操作可使标测消融电极向右前侧壁方向移动。

2. 标测消融电极导管“倒 U 字”塑形导管选择

（1）右前侧壁和右侧正前壁旁道：用中、小弯导管，如 Webster 黄把和红把导管。

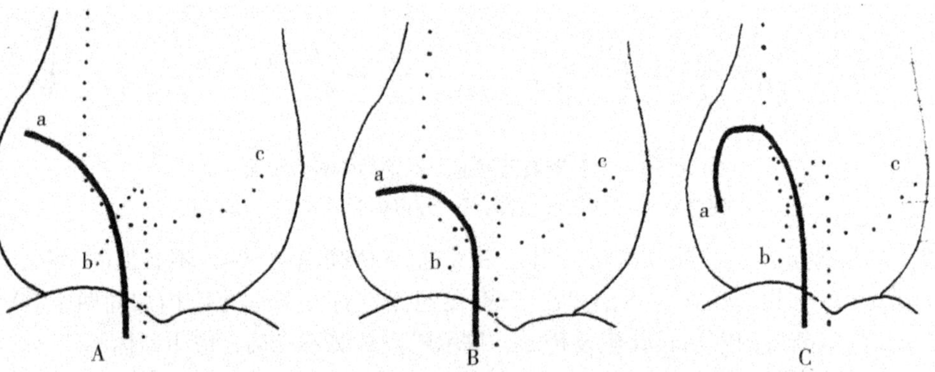

图 20－6　标测消融导管“倒 U 字”塑形模式图

该模式图为左前斜 45°，可见标测消融导管（a）、右心室电极导管（b）和冠状窦电极导管（c）。首先将标测消融导管送至接近高右房部位；A. 然后弯曲标测消融导管，使头端指向三尖瓣环 9 点位置；B. 最后同步继续弯曲和推送导管，标测消融导管远端形成“倒 U 字”形；C. 可适当顺钟向或逆钟向旋转导管使之贴靠于三尖瓣环上

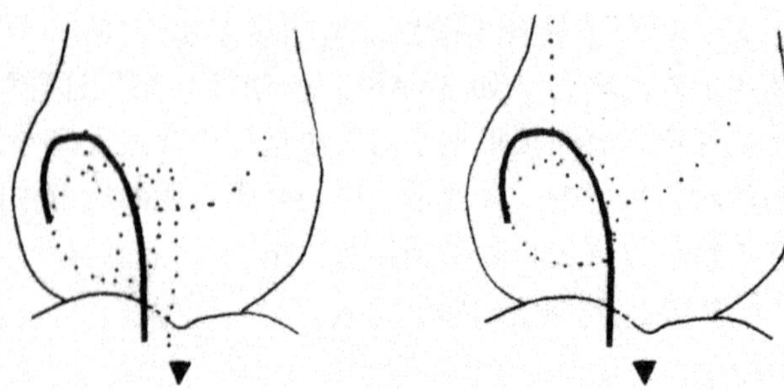

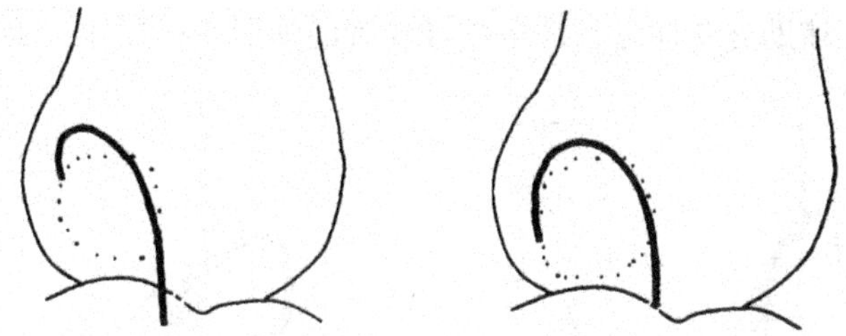

图 20－7　标测消融导管“倒 U 字”导管的移位操作

左图（上下）：如何向远处移动导管；右图（上下）：如何向下移动导管

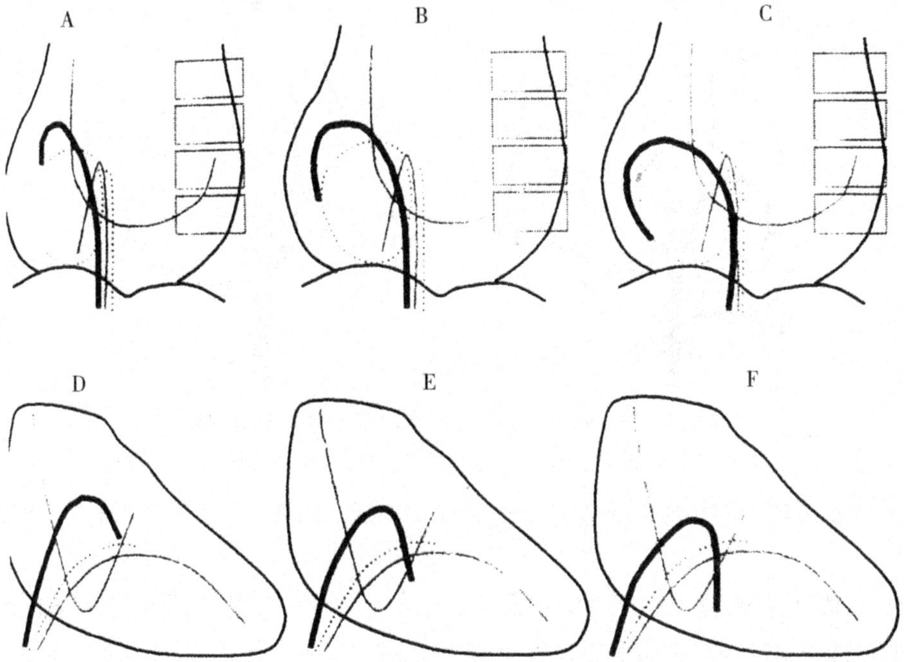

图 20－8　不同部位旁路的“倒 U 字”形导管塑形

A、B. 右前壁“倒 U 字”塑形；C、D. 右侧壁“倒 U 字”塑形；E、F. 右后壁“倒 U 字”塑形

（2）右侧壁和右后侧壁旁路：用中、大弯导管，如 Webster 加硬蓝把和红把导管。

3. 标测消融电极导管“倒 U 字”塑形优点

（1）消融电极与消融靶点部位贴靠好。标测消融导管塑形部分的弹性作用和操作者主动伸开弯度的力量使消融电极与消融靶点部位贴靠好，并且稳定。

（2）消融电极与靶点部位无相对运动。标测消融导管塑形部分随心脏同步运动，心脏位置随呼吸改变时消融电极不会偏离消融靶点部位。

4. 标测消融电极导管“倒 U 字”塑形范围三尖瓣环 6～12 点。

（三）鞘管支撑技术应用（见图 20－9）

（1）Swartz 鞘支持有利于标测消融电极稳定贴靠于靶点部位。

（2）右侧 Swartz 鞘管根据弯度分型　包括 SR0、SR1、SR2、SR3、SR4 五种，设计目的是分别用于三尖瓣环不同位置，实际应用中仅 SR0 常用，其他型号基本上不用。标测消融电极。

（3）SR0 号鞘管辅助支持加标测消融电极导管的塑形　适用于三尖瓣环任何部位。

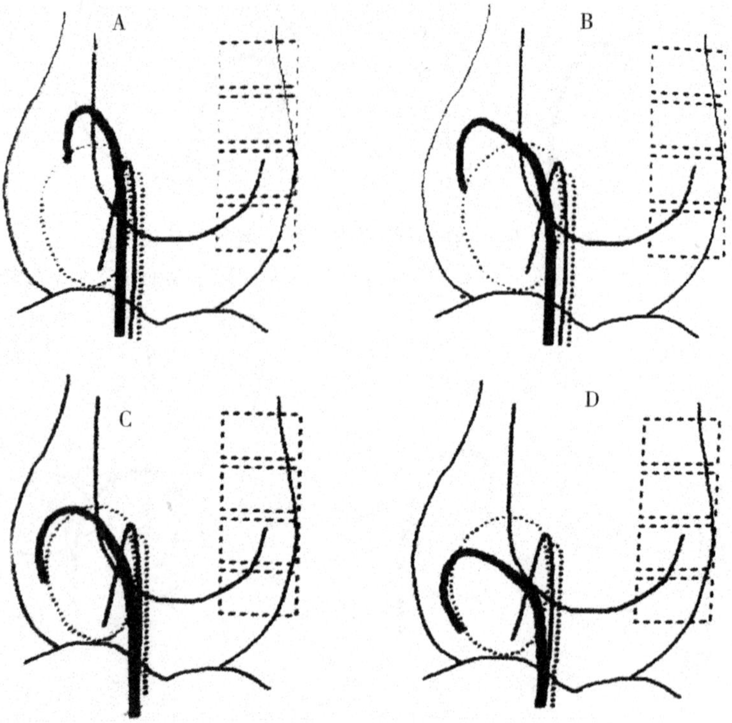

图 20－9　Swartz 鞘管支持下“倒 U 字”导管塑形

A. 前壁；B. 右前壁；C. 右侧壁；D. 后侧壁

（4）注意事项：经长鞘送导管时要在透视下完成，避免心房穿孔，因为导管经鞘管力量传导好。

（四）显性旁道窦性心律靶点图成分分析，即靶点图内有无 A 波的判断方法

右侧显性旁道标测消融初学者容易犯的错误是在没有 A 波的靶点图部位消融，从而导致消融失败，因此判断靶点图内有无 A 波有重要意义。

1. 根据靶点图本身形态特征判断　靶点图起始部有高频碎裂小成分提示起始部有小 A 波，见图 20－10。

2. 与冠状窦口记录的 A 波起点对比（见图 20－11，图 20－12）。

（1）靶点图起始部比冠状窦口记录的 A 波落后：靶点图无 A 波。

（2）靶点图起始部比冠状窦口记录的 A 波早：靶点图可能有 A 波。

3. 标测消融电极远端电极记录（靶点图）与近段电极记录对照。

（1）近段电极一般位于心房侧，记录成分中有 A 波。

（2）靶点图起始部与近段电极记录起始部平齐或接近平齐：靶点图有 A 波。

（3）靶点图起始部明显落后于近段电极记录的起始部：靶点图无 A 波。

4. 动态移动标测消融电极

（1）逆钟向旋转导管时靶点图起始部振幅增大、顺钟向旋转时振幅减小或消失，说明靶点图有 A 波。

（2）将标测消融电极沿三尖瓣环向上下小幅滑动，偏离旁路位置后原来融合较好的 AV

融合程度会减小，较易判断原靶点图内有无 A 波。

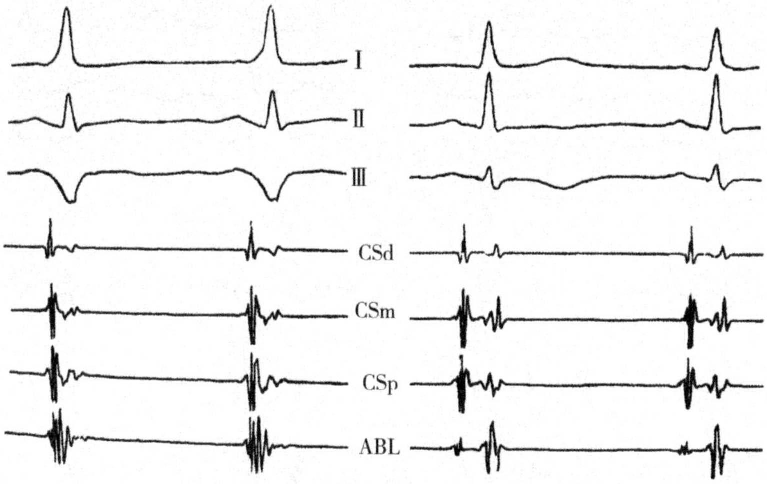

图 20－10　右侧显性旁路成功消融靶点图

位于 9 点旁路，典型理想靶点图，AV 融合波起始部碎裂多折，多折处为 V 波起点，显著早于 δ 波（最早）

5. 旁路逆传时评价　有时窦性心律不好判断有无 A 波，而心室起搏或心动过速旁路逆传时易判断。

6. 简单可靠的方法　根据电极在三尖瓣环上的摆动特征和靶点图本身特征易判断有无 A 波。

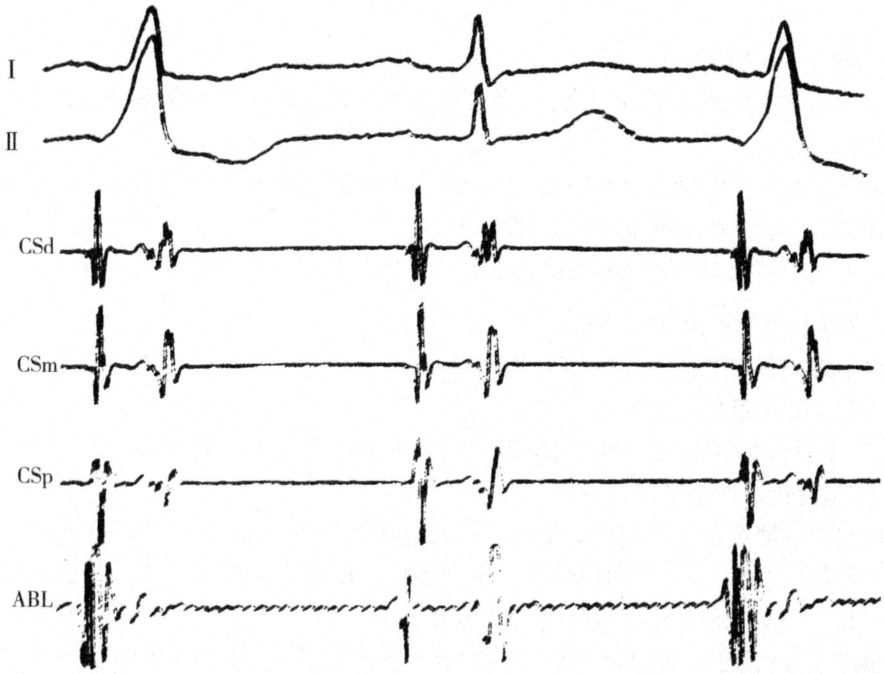

图 20－11　10 点旁路，典型理想靶点图，AV 融合波起始部碎裂多折，多折处为 V 波起点，显著早于 δ 波（最早）。可见靶点图起始部早于冠状窦口记录的 A 波起点，因此靶点图没有 A 波的可能性小

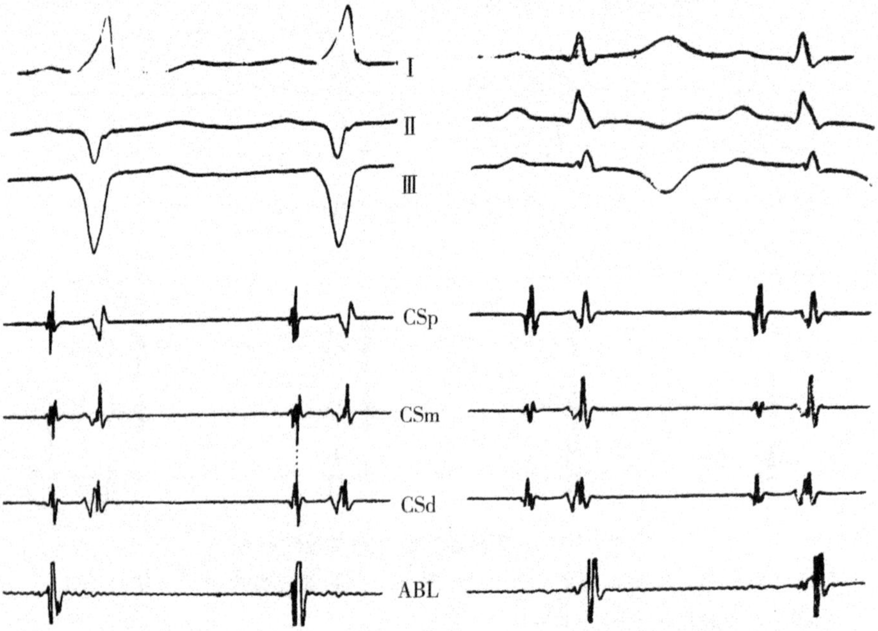

图 20-12　10 点旁路，虽然 AV 不融合，但是 V 波最早，也是理想的靶点图，并且靶点图的大 V 波起点晚于冠状窦口记录的 A 波起点，这可以证明 V 波中无 A 波成分，V 之前与之有间期的低幅波是 A 波

（五）理想靶点图标准

（1）最早前向心室激动点（EVA）：多表现为 AV 完全融合，少数不融合，V 波较 δ 波提前多在 20ms 以上。

（2）最早逆向心房激动点（EAA）：多表现为 VA 完全融合，少数不融合。

（3）在 EVA 或 EAA 附近记录到旁道电位。

（4）以上三种情况对 AV 振幅比值均不要求，但是靶点图成分必须 AV 均有。

（六）右侧显性旁道靶点图例

（1）典型理想靶点图（图 20-10、图 20-11）：AV 融合波起始部碎裂多折处为 V 波起点，显著早于 δ 波（最早）。

（2）AV 不融合的理想靶点图（图 20-12）：呈小 A 大 V、AV 不融合，但是 V 最早（与临近点相比判断是否最早）。

（3）特殊理想靶点图：AV 融合极好（V 波最早）的靶点图之后有时可有较大的复极波，会被误认为大 A 大 V、AV 间期较大，将理想靶点误认为差的靶点图，从而错过旁路位置（图 20-13）。这种特殊靶点图右侧显性旁路多见，多是理想靶点图，误认为是大 A 的 AV 融合波内有高频成分，宽而且多折，其本身已是理想靶点图，根据靶点图起始部形态（有高频成分）较容易判断为理想靶点图。

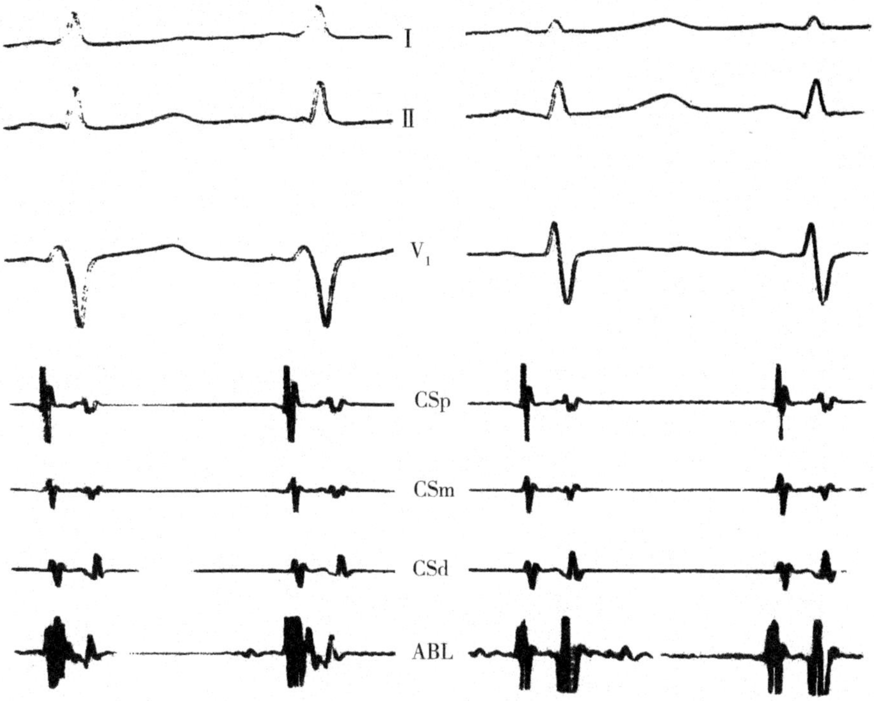

图 20－13　10 点旁路，也是常见的理想特殊靶点图，表面上看呈大 A 小 V、AV 不融合，实际上是大 A 小 V、AV 融合好，根据该靶点图起始部形态容易判断为好靶点图

（七）右侧游离壁隐匿性旁路

1. 以下特征提示有右侧隐匿性旁路

（1）心动过速符合 AVRT，希氏束和冠状窦口逆行心房激动早于左侧壁，局部 VA 间期大，不融合。

（2）心室 S_1S_2 刺激室房无递减传导，希氏束和冠状窦口逆行心房激动早于左侧壁，局部 VA 间期大（不融合）。右侧隐匿性旁路在右室 S_1S_2 刺激时希氏束部位记录的局部会有递减，是因房室结同时参与逆传所致，这种情况要靠标测三尖瓣环才能判断是否有右侧旁路。

（3）高右房记录的逆行心房激动早于希氏束部位。

（4）中右房记录的逆行心房激动早于希氏束部位（不常规）。

2. 根据希氏束部位和冠状窦口处逆行心房激动时间差别估计右侧隐匿性旁路位置（指在初步认为有右后侧隐匿性旁路时），准确定位要靠标测三尖瓣环。

（1）希氏束部位心房激动和冠状窦口同时：正右侧壁旁路。

（2）希氏束部位心房激动晚于冠状窦口：右后侧壁旁路。

（3）希氏束部位心房激动早于冠状窦口：右前侧壁旁路。

（八）移动放电：放电过程中动态移动消融电极（移动放电）

（1）移动放电是指在初步标测靶点部位放电无效时缓慢移动（1 个心动周期移动约 0.2mm）消融电极，去寻找能够阻断旁路的部位，并在阻断旁路部位固定消融电极继续放电，然后将消融电极回撤 2mm 左右巩固放电一次。

（2）移动放电优点：

1）旁路周围相对较大的范围可记录到较好的靶点图，并且有时不易判断那个最好，而移动放电确定消融靶点迅速。

2）移动导管时阻断旁路点是最好的消融靶点，因阻断旁路是在最短放点时间内实现的，滑动放点过程中任何一点的放电时间均很短。

（3）移动放电缺点对阻断旁路"点"判断不准确，从而导致在偏离阻断旁路巩固放电，相反在最好的靶点部位放电时间不够，这会增加复发率，另外有时会导致电极完全滑至心房侧。因此移动放电是对技术要求较高的操作。

（九）消融途径

1. 股静脉途径　除下腔静脉闭塞外，几乎所有右侧游离壁旁路可经股静脉途径消融。

2. 上腔静脉途径　通过颈内静脉或锁骨下静脉操作不便。

3. 肝静脉穿刺途径　仅用于上下腔静脉途径均障碍，而且消融适应证强烈时。

（十）放电时机

（1）窦性心律时放电多在窦性心律时放电，阻断旁路后消融电极稳定。

（2）心室起搏时放电：主要用于心室起搏时标测靶点。

（3）心动过速时放电：

1）主要用于心动过速时标测靶点。

2）确定是终止心动过速后消融电极移位。

（4）右心室起搏拖带心动过速时放电：

1）优点：阻断旁路后消融电极位置较心动过速时放电稳定，主要用于心动过速时标测靶点。

2）缺点：增加操作。

（梁　鹍）

第六节　房室间隔旁道的射频消融

虽然房室间隔部旁道从解剖学上应该包括前间隔、中间隔和后间隔三个部分，但在实际的临床工作中，根据常见的类型可大致分为两种：一种是邻近希氏束和房室结旁路，另一种是后间隔旁路，而发生在间隔其他部位的旁道临床中极少见，为了便于掌握，我们将只对邻近希氏束和房室结旁路及后间隔旁路分别进行详细描述。

一、邻近希氏束和房室结旁路

（一）定义

由于邻近希氏束和房室结旁路标测与消融有较多共同之处，因此在这里放在一起进行讨论。

1. 邻近希氏束和房室结旁路　包括左右心室侧希氏束旁旁路和左右中间隔旁路，其中右侧希氏束旁旁路多见，右中间隔、左中间隔和左侧希氏束旁旁路少见。

2. 希氏束旁旁路　指有效靶点可以记录到希氏束电位的旁路，包括左侧和右侧，通常亦包括消融距离希氏束电极导管在 5mm 以内的右前间隔旁道。

3. 中间隔旁路　指位于希氏束旁旁路和后间隔之间的旁路，是真正的间隔旁路。

（二）邻近希氏束和房室结旁路的特殊性

1. 心房逆行激动顺序呈向心性　心房逆行激动顺序呈向心性或接近向心性，可与正常传导途径混淆，增加确定靶点的难度。

2. 消融的特殊性　有导致房室传导阻滞并发症的可能。

（三）邻近希氏束和房室结旁路标测

（1）心室起搏标测要注意排除室房传导经正常传导途径的可能。

（2）旁路参与的心动过速发作时标测的靶点最可靠，可完全排除正常传导途径的影响，因心动过速时正常传导途径的激动方向与旁路相反；另外，对希氏束旁旁路，心动过速时希氏束电位独立于 VA 融合波之前，易于判断希氏束电位的振幅，因而易估计最早心房逆行激动点（EAA）距最大希氏束电位记录部位的距离。

（3）右室前基底部刺激可排除希氏束逆传的影响，局部心内记录呈 S－VA－H 关系，即希氏束（H）激动在逆行心房激动之后，和心动过速一样可肯定逆行心房激动完全通过旁路逆传。另外，这种刺激方法也可用于确定该部位的旁路。

（梁　鹍）

第二十一章　急性冠状动脉综合征的介入治疗

第一节　急性ST抬高的心肌梗死的PCI治疗策略

急性ST段抬高型心肌梗死（STEMI）的主要病理生理机制为冠状动脉粥样硬化斑块的破裂或内皮侵蚀合并闭塞性血栓形成，导致冠状动脉前向血流的完全中断。因此，STEMI治疗的重点是尽快恢复闭塞冠状动脉的前向血流，目前主要的治疗手段有静脉溶栓、PCI和CABG等方法，以期达到尽快开通闭塞的相关冠状动脉，挽救濒死心肌细胞，缩小心肌梗死的面积，对于降低STEMI的病死率等主要心血管事件是至关重要的。本节主要叙述PCI技术在STEMI治疗中的运用。PCI技术在心肌血流重建术中具有创伤性小、并发症较少、患者恢复快、住院时间短、可反复操作、效果确切且患者乐于接受等优点，临床最早应用的是单纯PTCA术，随着术者经验的积累、介入器材和科技的进步，随后出现了经皮冠状动脉内旋切术、旋磨术、激光成形术、冠状动脉内支架（包括金属裸支架和药物洗脱支架）置入术。STEMI患者的发病时间和就诊时间及其他临床和非临床的因素的差异，临床上实施PCI的时机也不同，根据PCI治疗的时间和时机大致可分为直接PCI、易化PCI、转运PCI、延迟PCI、补救性PCI、择期PCI等。大量的循证医学研究表明直接PCI和补救性PCI的疗效现已明确，而转运PCI和易化PCI对STEMI的确切疗效目前仍未有定论。下面对各种PCI的治疗情况做一说明。

一、急性ST段抬高的心肌梗死的危险分层

危险分层是ACS治疗中的一个重要组成部分，它贯穿了从最初疑诊、收治入住CCU病房及出院后的随访等全过程。STEMI患者进行危险分层不仅对于制定治疗方案而且对于预后的评估等有重要的意义。对于急性胸痛患者的最初疑诊，根据临床表现及辅助检查（主要是心电图）等进行危险评分，可尽快判断是否发生急性心肌梗死。

而对于已经确诊的STEMI患者进行积极的危险评分可决定是否行PCI治疗及采取PCI治疗的具体方式，ACC/AHA和ESC的指南中建议根据下列特点决定是否行血运重建治疗：①是否在治疗时间窗内，一般情况下PCI应在症状出现12h内尽早进行；②患者是否仍有缺血症状；③患者有无心衰的临床表现；④患者有无血流动力学不稳定或电不稳定的临床表现，如心源性休克、持续性室速等；⑤综合评估血运重建治疗的风险。对于未接受冠状动脉造影和血运重建的患者需要进一步危险分层，选择高危的患者接受冠状动脉造影检查，对于合适的病变进行PCI或CABG。其中通过对左室射血分数（LVEF）进行危险分层很重要，ACC/AHA指南建议所有LVEF＜40%（ESC指南为35%）的患者，均应接受冠状动脉造影。LVEF≥40%的患者，则需要进一步进行危险分层，高危的患者需要接受冠状动脉造影。对于已行血运重建治疗的STEMI患者，进行积极的危险分层有待于评价患者术后住院期间和出院后一段时间内并发症的发生率、死亡率及患者生存质量的评估。TIMI危险积分将不

同的危险因素设为不同的得分值，总分 14 分且得分值与死亡率呈正相关，可准确预测死亡风险，它能很好预测接受再灌注治疗（PCI 或溶栓）患者的预后，但对于没有接受再灌注治疗的患者，该评分则低估了死亡率。

另外，临床上还有其他使用较少的危险分层方法，如 GUSTO 危险分层方法加用了左室射血分数这个相对客观的指标，但因其各项评分的计算较复杂，不易应用于临床。CCP 评分主要研究对象是≥65 岁（平均 76.8 岁）的患者，CCP 评分应用于老年人的 STEMI 患者是有一定意义，但是其应用于总体人群的普遍意义相对较差。Zwolle 危险评分是针对 STEMI 病人介入治疗后的预后而制定的，该研究显示评分≤3 分者为低危患者，其 2 ~ 10 天的死亡率仅为 0.20%，而且接受介入治疗的 STEMI 患者有 73.4% 为低危患者，同时该研究也指出接受介入治疗的 STEMI 患者可以安全的更早出院，从而减少住院费用。2004 年发表的 PAMI 积分方法来自于大规模临床试验，也是针对于接受 PCI 治疗的 STEll 患者制定的不同的危险因素（分值不同），其中年龄、Killip 分级、心率 > 100 次/分、糖尿病、前壁心肌梗死及完全性左束支传导阻滞为独立预测因素，PAMI 积分值对出院前、1 个月、6 个月和 1 年的死亡率均有较好的预测价值。因此，该积分方法可用于早期确定为高危患者并选择介入治疗，且可对出院前的患者进行危险评价，高危的患者干预其危险因素；特别需要说明的是，低危的患者并不一定冠状动脉病变不重，而只是在此次发病过程中导致的临床表现不严重。因此，对于这一部分患者需要进行（运动或药物）负荷试验，评价冠状动脉病变导致的缺血严重程度。ESC 指南建议如负荷试验提示大范围心肌缺血（超过存活心肌的 50%），则需要接受进一步冠状动脉造影评价。对于范围较小的缺血心肌（不超过存活心肌的 20%，特别是在梗死区域内的）可选择药物治疗。对于缺血范围介于二者之间的患者，是否需要冠状动脉造影检查则取决于患者的症状。经充分的药物治疗不能控制心绞痛症状者，需要接受冠状动脉造影检查，并对导致症状的血管进行介入治疗。CADILLAC 评分也是针对于接受 PCI 治疗的 STEMI 患者制定的，研究终点为发病后 1 年的死亡率，评分指标将临床症状与冠状动脉造影结果相结合，而且也加入了对左室功能的评价，得到了预期的有意义的结果。

另外，对 STEMI 患者还应评估因恶性心律失常导致猝死的风险，猝死高危的患者需植入埋藏式自动除颤器（ICD）。ACC/AHA 2004 年 STEMI 指南建议：如果患者有自发的心室颤动或发病 48 小时后与短暂缺血无关的导致血流动力学不稳定的持续性室速，则是植入 ICD 的工类适应证（证据等级 A）。

二、急性 ST 段抬高的心肌梗死的治疗策略

（一）直接 PCI 治疗

直接 PCI 是指在 STEMI 患者发病、出现胸痛或其他症状的 12 小时内对梗死相关血管进行干预的 PCI 治疗方法。若 STEMI 患者发病已超过 12 小时，但仍有胸痛症状者亦可进行直接 PCI 治疗。目前，溶栓治疗虽简单易行，但这种方法的再灌注不够充分，再梗死率高，脑出血的发生率高且患者难以接受。而 PCI 弥补了溶栓的上述缺限，即刻闭塞相关血管的开通率在 95% 以上，且冠状动脉再闭塞率低，使缺血的心肌组织得到了充分的血流灌注。对溶栓有禁忌证的 STEMI 患者则更应该行直接 PCI 治疗。临床实验证明直接 PCI 患者与药物静脉溶栓患者相比，出院时或者 30 天时死亡相对危险性降低 34%、绝对危险性降低 21%。一项包括 7739 例 23 个随机对照研究的荟萃分析显示，直接 PCI 能更显著降低总体短期死亡率

(7%比9%，P=0.0002)，非致死性再发心肌梗死（3%比7%，P<0.0001）和脑卒中(1%比2%，P=0.0004)，死亡、再梗死和脑卒中的复合终点事件分别为8%比14%（P<0.0001)。长期随访结果直接PCI依然显著优于溶栓治疗，且其结果不受溶栓剂种类的影响。虽然直接PCI是STEMI首选的治疗方法，然而目前直接PCI的实施并不是很容易的，受患者的情况及患者就诊地的医疗情况（医疗技术及医疗设施等）的多种因素的影响，这些因素影响了直接PCI的实施及其疗效。Zijlstra等分析了在不同时间延误下直接PCI与溶栓治疗的效果，结果表明，溶栓治疗效果呈时间依赖性，2小时以后其效果减弱并有较高的病死率；而直接PCI的治疗时间延误效应仅在不超过60分钟情况下才出现；如果症状发作后2~3小时行PCI，则时间延误不再影响死亡率。急性心肌梗死合并心源性休克最主要的原因是患者大面积的心肌坏死所致的急性左心室功能障碍，急诊应用直接PCI疗效较佳，可明显降低患者住院期间的病死率。

在目前的药物洗脱支架时代，直接PCI在降低主要心血管事件方面仍然起着重要的作用，大量的研究结果显示了药物洗脱支架用于STEMI的安全性和有效性。96例STEI行PCI并置入雷帕霉素支架，术后TIMI血流3级者为93.3%，住院病死率为6.2%，6个月时，70%造影随访无早期或晚期血栓形成、无造影再狭窄。Lemos研究表明药物洗脱支架不增加STEMI行直接PCI患者的支架内血栓的危险，同时能够有效减少远期不良事件的发生率。Cheneau等的试验研究提示药物洗脱支架主要通过减少再次血管重建改善长期结果。

（二）易化PCI治疗

时间是选择再灌注治疗方式的极为重要的因素，直接PCI使闭塞的冠状动脉血流恢复更加完全和可靠，但并不是每个医院均有条件进行，即使在美国也仅有20%的医院具有心导管室设备，大规模注册研究显示，仅有8%的患者能在发病2小时内接受直接PCI的治疗，从而降低了这种方法的时效性。此外，直接PCI术中梗死相关血管的无复流现象亦不同程度地降低了这种方法的益处。为了发挥溶栓和直接PCI两种方法的优势并克服各自的局限性，有人提出了易化PCI的概念，希望联合药物和机械的方式使梗死相关血管再通以获得更大的益处。易化PCI是指首先有计划地给予减量的溶栓治疗和血小板GPⅡb/Ⅲa受体抑制剂等抗栓治疗，然后再行PCI。根据是否联合血小板GPⅡb/Ⅲa受体抑制剂可细分为：①溶栓易化PC；②血小板GPⅡb/Ⅲa受体抑制剂易化PCI；③溶栓联合血小板GP Ⅱb/Ⅲa受体抑制剂易化PCI。需要说明的是，不论是哪种易化PCI，PCI治疗不受溶栓时间的限制。

目前对易化PCI的研究较多，但所得出的结果却不同。早期的试验研究表明，如果直接PCI在时间上延误2小时，直接PCI的益处几乎被抵消，所以认为联合使用溶栓药物之后再进行PCI治疗可能有以下的益处：①更优的价格-效应比；②患者到导管室后可能病情更稳定；③减少不必要的导管室操作；④更好的心肌梗死溶栓后血流分级及微循环的灌注率。也有研究表明立即介入组较延迟治疗组和保守治疗组有更高的CABG率，在立即介入治疗组中累计PTCA操作的比例更高，因此认为保守治疗方案是一个很好的选择。然而随着新一代的抗血小板制剂的使用，以及PCI技术的不断完善、介入器材的逐步改进，溶栓联合PCI治疗情况又是如何呢？ROSS等研究结果表明溶栓联合PCI治疗可以有更高的早期（在到达导管室之前）血管开通率，是保护左室功能的重要因素，并且没有增加不良反应。SPEED研究则对比评价了小剂量溶栓治疗、阿昔单抗及早期介入治疗的三联治疗对于STEMI患者的疗效和安全性，结论：联合溶栓、阿昔单抗及PCI治疗组的结果均优于单用r-tPA治疗组，而以半量 r－tPA＋阿昔单抗＋PCI 组的疗效为最佳，且这种药物再灌注和机械再灌注的联合治疗不增加出血并发症的发生机会，这一试验奠定了易化或联合 PCI 在 STEMI 再灌注治疗中的优势地位。然而，下面的几个重要试验则得出了不同甚至相反的结论：Svensson 等研究了使用阿昔单抗进行易化 PCI 的研究，在 30 天的死亡、脑卒中、再梗死等联合终点的发生率在溶栓组和介入治疗组无显著性差异，甚至 PCI 后梗死相关血管的血流通畅程度更好 oKeeley 等对直接 PCI 和易化 PCI 疗效的 17 项临床试验进行了荟萃分析，结果显示，虽然易化 PCI 组冠状动脉血流在术后立即达到 TIMI 血流 3 级者多于直接 PCI 组，但两组最终冠状动脉血流达到 TIMI 血流 3 级者的比例相似；与直接 PCI 组相比，易化 PCI 组的近期死亡率较高（5% 比 3%），非致死性心肌梗死率较高（3% 比 2%），梗死相关血管的紧急血运重建率较高（4% 比 1%），大出血率也较高（7% 比 5%）。提前终止的 AS－SENT－4 PCI 研究是比利时 Gasthuisberg 大学医院 van deWerf 等发起，拟入选 4000 例患者，因提前结束实际入选人数只有 1667 人，试验的阶段性结果显示：替奈替普酶和 PCI 治疗组 30 天内患者的死亡率明显高于单纯 PCI 治疗组，住院病死率（6% 比 3%，P＝0.0105）和主要终点（90 天死亡、充血性心力衰竭或休克 19% 比 13%，P＝0.0045）均显著增加，住院期间脑卒中显著增加。但是进一步分析发现：ASSENT－4 PCI 临床试验在去除了患者年龄、性别等干扰因素后，两组患者的死亡率并无统计学差异，因此易化 PCI 治疗组患者死亡率相对较高的原因可能与该组患者中女性和老年患者较多有关，无论如何，ASSENT－4 PCI 试验至少说明易化 PCI 与单纯 PCI 相比并没有取得更好的临床效果。

总之，易化 PCI 的临床疗效目前倾向于不如直接 PCI，STEMI 易化 PCI 的荟萃分析提示易化 PCI 增加初始 TIMI 血流 3 级的 2 倍，但远期随访易化 PCI 组的死亡率、再梗死发生率以及紧急靶血管重建率显著增加，不良事件的增加主要见于溶栓治疗基础上的 PCI。易化 PCI 对于 STEMI 并无额外的益处，应避免使用，特别是溶栓易化 PCI。

（三）转运 PCI

转运 PCI 是指将 STEMI 患者从不具备施行 PCI 条件的初诊医院转往具备施行 PCI 条件的医院立即行 PCI 治疗的一种措施。目前的荟萃分析表明，转运 PCI 优于溶栓治疗，但转运的最佳时机的把握还有待进一步的探讨，一般来说，在 STEMI 患者发病的 3～12 小时行转运 PCI 较为合适，转运过程中时间也不应太长，2 小时内为宜。多数文献报道显示，STEMI 患者行转运 PCI 的临床疗效仍优于溶栓治疗的疗效，表现为病死率和脑卒中的发生率降低，心肌梗死面积减少，但在 STEMI 发病 3 小时以内，若无溶栓禁忌证，则不主张行转运 PCI。因为，此时行溶栓治疗的血管再通率也较高，其临床疗效与行直接 PCI 疗效相当。PRAGUE 试验比较了无 PCI 设备的医疗中心 3 种再灌注策略对发生在 6 小时内的 STEMI 患者近期预后的影响，结果发现，30 天的死亡、再梗死、脑卒中等联合终点事件发生率在就地药物溶栓组、转运过程中给予药物溶栓治疗和随后的 PCI 组、仅单纯转运行 PCI 治疗组分别为 23%、15% 和 8%（P＜0.02）；再梗死发生率则分别为 10%、7% 和 1%（P＜0.03）。DANAMI－2 试验结果显示，转运 PCI 组的死亡、再梗死、脑卒中等联合终点事件发生率较单纯药物溶栓组下降 40%（P＝0.0003）；同时药物溶栓组 30 天时的再次血运重建率（16.6%）也明显高于直接 PCI 组（59%，P＜0.001）。这两个研究表明，对于 STEMI 病人进行转运 PCI 治疗，即使转运途中可能延迟治疗时间，其预后仍比溶栓治疗明显较优。在 PRAGUE 研究中病人入院到球囊扩张的时间为 245 分钟，入院到溶栓药的时间 183 分钟，而 DANAMI－2 研究中二者分别为185分钟和162分钟，转运PCI虽然优于溶栓治疗，但延缓可能会在一定程度上削弱转运PCI的益处。PRAGUE－2研究的结论进一步说明将STEMI患者长途转运到能做PCI的中心行PCI是安全的，有降低30天死亡率的趋势，尤其对于症状发作3小时以上者转运治疗可以明显降低30天死亡率。Dudek等研究提示，联合阿昔单抗和半量的阿替普酶是保护梗死相关血管的血流，争取为血管再灌注创造有利条件。这种药物治疗可用于远程转院PCI病人。Dalby等报告显示，转院的时间小于3小时，同就地溶栓治疗相比，转院PCI治疗的复合事件终点（死亡、再梗死、脑卒中）减少42%（$P<0.001$），再梗死减少68%（$P<0.001$），脑卒中减少56%（$P=0.015$），全因死亡率下降19%（$P=0.08$）。所以当STEMI的患者存在溶栓禁忌证，症状发作时间尽管大于2～3小时以及预计延迟时间小于60分钟等情况，指南建议行转院PCI。

（四）延迟PCI

STEMI患者发病12小时内未接受再灌注治疗，且患者血流动力学稳定、无缺血症状者行PCI治疗称为延迟PCI。目前对延迟PCI治疗的效果评说不一，PRAGUE－2、PLAT等研究提示延迟PCI可能有益于改善预后；也有报道心肌梗死后延迟PCI可改善左心室重构和收缩功能，提示延迟PCI虽然错过了挽救心肌的最佳时机，亦可使患者获益。然而也有一些研究报道得出了相反的结论，DECOPI临床研究中109例STEMI患者于发病2～15天行延迟PCI，尽管6个月随访时左心室射血分数及闭塞血管开通率均显著高于药物治疗组，但平均近3年的随访结果表明，延迟PCI组和药物治疗组一级终点事件（心因性死亡、再梗死或室性心动过速）发生率并无显著差异。BRAVE－2研究中182例STEMI患者于发病12～24小时内行延迟PCI，30天随访结果表明，虽然PCI组梗死面积显著小于药物治疗组，但两组死亡、再梗死和脑卒中的复合终点发生率并无差别。上述两项研究的样本量较小，随访时间较短，而且DECOPI研究中延迟PCI组再狭窄发生率高达49.4%，这些因素是否影响评判延迟PCI的治疗效果还需要大规模临床随机对照试验研究进一步证实。

（五）补救性PCI治疗

补救性PCI是指溶栓治疗失败后，患者仍有持续性心肌缺血症状而在12小时内实施的PCI治疗方法。对溶栓失败患者，行补救性PCI以开通溶栓后仍然闭塞的梗死相关血管，成功补救后可以使患者的临床和左室功能均有较好的改善。补救性PCI的临床价值已在美国Cleveland临床研究中得以证实，补救性PCI组病人的病死率与严重心力衰竭的发生率由保守治疗组的17%下降到6%，说明补救性PCI的临床疗效优于再次的溶栓或保守治疗。早期RESCUE研究结果也表明，对溶栓失败后的患者行补救PCI与药物治疗相比可使一级终点事件（死亡、心功能Ⅲ/Ⅳ级）从16.6%降至6.4%，且左心室射血分数改善更明显。Eillis荟萃分析了9个随机对照研究和4个当时的PCI注册资料以及其他相关研究，结果显示，对溶栓失败后行PCI可减少早期严重心力衰竭；对于中、大面积心肌梗死的患者，改善1年的存活率，并可能减少早期再梗死。近年发表的REACT研究入选427例溶栓失败的STEMI患者，随机接受补救PCI、药物保守或再次溶栓治疗，6个月随访结果表明补救PCI组无事件存活率显著高于其他两组（84.6%、70.1%和68.7%，$P<0.01$），且再次血运重建率有降低趋势。2006年，Patel等发表的另一项荟萃分析则显示，补救性PCI组与保守治疗相比，死亡等主要终点的混合危险比减少36%（$P=0.048$）；心力衰竭等次要终点减少28%（P＝

0.06)，而血栓栓塞性脑卒中比率增加（P=0.07），表明补救性PCI可减少死亡率，但有增加脑卒中的趋势。

总之，目前临床研究结果表明，补救性PCI治疗优于药物保守治疗和再次溶栓治疗，对STEMI患者溶栓45～60分钟内仍无再通征象者，应尽快行急诊冠状造影，如TIMI血流0～1级应行补救PCI。即使溶栓成功者，由于机械性狭窄因素仍然存在，约30%可发生再闭塞，故对溶栓成功者，无论有无缺血症状，均应在24小时内行冠状动脉造影，必要时行补救性PCI，以进一步改善预后。对于溶栓失败后发生心源性休克（年龄≤75岁）或肺水肿的患者，AHA/ACC指南推荐补救性PC工为较好的指征（Ⅰb)，对于年龄≥75岁的心源性休克的患者或血流动力学或电活动不稳定或有持续性心肌缺血的患者，溶栓治疗失败后，指南建议补救性PCI为Ⅱa/b类适应证。

（六）择期PCI

择期PCI是指对STEMI发病数日后，溶栓治疗后已再通，但有残余狭窄的梗死相关血管或溶栓失败及未行溶栓治疗的闭塞梗死相关血管行PCI治疗，其目的在于预防缺血复发，挽救存活心肌，改善左室重构及功能，改善急性心肌梗死患者梗死区或梗死节段的微循环，并提高患者的生存率。急性ST段抬高心肌梗死的患者出现左心功能不全，常提示梗死面积大，且多为多支冠状动脉病变、左主干病变等，是再梗死、心源性休克及死亡率增加的重要危险因子。择期PCI治疗的最佳时机目前有不同的看法，也研究认为在STEMI发病数日内行择期PCI的效果并不佳，原因可能在于发病早期梗死相关血管血液流变学尚不理想、血栓未机化、梗死区瘢痕尚未形成、组织脆弱，术中易造成反复再次血栓形成及心脏破裂等并发症；而在STEMI发病7～14天行择期PCI的时机比较理想，此时患者梗死相关血管血流动力学比较稳定，且患者多已从心肌梗死打击中恢复，精神及体力状态较好，对介入治疗的配合和耐受能力提，手术成功率高、心脏破裂等并发症发生率降低，且血栓已开始机化或自溶，术中发生无复流现象的比例相对降低。DANAMI临床试验表明，对溶栓治疗后仍有梗死后心绞痛及运动试验阳性的患者行择期PCI（平均时间为心梗后18天）可减少临床终点事件，减少抗心肌缺血药物的应用，减少不稳定心绞痛及再梗死的发生，但长期随访（平均2.4年）病死率在两组间无统计学意义。Caspi等报道择期PCI较药物治疗可以降低50%的中、长期病死率。

总之，择期PCI治疗能改善STEMI患者的预后，减少死亡率和再梗死率，但对于具体病人选择PCI的时间应该灵活掌握，根据患者临床症状（活动性心肌缺血）及冠状动脉造影的结果等综合评价，其基本原则为：①对于溶栓治疗失败或未行溶栓治疗患者梗死相关血管仍闭塞虽无临床症状的患者，择期PCI亦有助于促进梗死区心肌的愈合、改善左心室射血分数、提高生存率；②对于STEMI患者恢复期有活动性缺血症状或持续性血流动力学不稳定者，应尽早行PCI治疗；③对于左心室射血分数小于40%，有充血性心力衰竭或严重室性心律失常且经冠状动脉造影证实病变适宜PCI者应考虑行择期PCI；④梗死相关血管完全闭塞但左室壁运动尚可或临床检查（心肌显像等检查）证实梗死区有较多存活心肌者，应行择期PCI以改善左室功能提高生存率；⑤在急性期曾发生左心衰竭，但恢复期显示左心功能代偿良好者（左心室射血分数大于40%）也应行冠状动脉造影及择期PCI，完全的血管重建术后可保护心功能、避免再梗死发生；⑥对于无症状的患者若有心电图ST段抬高及Q波形成梗死史、TIMI血流≤2级、多支血管病变及侧支循环中供血支狭窄大于90%者，亦应考虑择期PCI以改善患者的心功能和生存率。

（七）无复流现象与远段保护装置

无复流现象（NR）是指解除梗死血管的堵塞后，组织灌注并无改善的现象。最早在1967年通过研究兔子脑缺血实验发现该现象，1974年在犬的心脏实验中亦观察到心肌组织的无复流现象。无复流现象是PCI术中严重并发症之一，在STEMI的PCI术中发生率可高达12%。对冠状动脉中存在的无复流现象的判断可以通过不同的技术来确定，包括冠状动脉造影、心肌灌注扫描（SPECT）和心肌声学造影等，目前临床应用最多的是冠状动脉造影，基本标准是梗死相关血管的堵塞已完全解除，但前向血流小于TIMI血流2级，心肌细胞血液灌注无法恢复正常，通过冠状动脉造影显示无复流的发生率约0.6%～14%。如果采用灵敏度较高的心肌声学造影检测，显示无复流现象发生率为11%～30%。无复流现象的发生机制非常复杂，目前尚不十分清楚，可能与微循环障碍、再灌注损伤、内皮细受损和机械压迫、化学因子的相互作用、血栓或斑块碎片堵塞远端血管等有关。还有研究报道血糖增高是STEMI术中PCI术中出现无复流的独立危险因素，是否可通过降低血糖水平以达到减少无复流发生的目的，这需要进一步的临床研究中进行证实。无复流现象的防治措施有两种方法即通过药物和机械的手段消除无复流现象，药物的使用包括钾通道开放剂（如尼可地尔）、血小板GPⅡb/Ⅲa受体拮抗剂、钙拮杭剂、腺苷、硝普纳和α受体阻滞剂等；机械的方法如使用远端保护装置，主动脉球囊反搏必要时可以提高冠状动脉灌注，逆转无复流现象。临床上由于患者个体差异，对不同的药物敏感性不一样，实际操作中难以预测使用何种药物更有效，故药物的作用在临床上十分有限，而随着科学技术的进步医疗器械也不断发展，人们把更多的希望寄托于机械装置（即远端保护装置）逆转无复流现象。目前使用的远端保护装置分两种，一种为抽吸类，另一种为微孔滤网类，不同远端保护装置在使用中可以有细微的区别，但二者的原理均为预防或治疗因血栓、粥样斑块破碎脱落而引起的靶血管远端小血管栓塞，防止因栓塞而引起的冠状动脉无复流现象，改善心肌灌注，缩小心肌梗死范围。早期Grube等临床研究中共入选26例患者（其中急性心肌梗死仅2例，占7.7%），证实在冠状动脉病变和静脉桥血管病变中行PCI时，血栓保护系统可使微血管阻塞及无复流的发生明显减少。但近期Stone等研究发现，虽然远端保护装置能有效抽出血栓碎片，但并不能进一步改善微循环血流、提高再灌注成功率、减少梗死面积以及提高心脏事件的存活率。故使用机械方式减少无复流或达到彻底解决无复流现象还有待进一步的研究。因无复流现象的产生机制复杂，不论是药物还是机械的手段，都不能从根本上解决无复流现象。因此临床上应根据患者的实际情况，针对无复流现象的临床特征进行分析，找出可控、可治的危险因素加以治疗以降低无复流现象的发生率。

（黄宏伟）

第二节　特殊人群急性冠状动脉综合征的PCI治疗策略

一、老年人患ACS的PCI治疗策略

（一）概述

1. 流行病学　不同的时期以及不同的国家对老年人划定的界限不同，1982年联合国老龄问题世界大会上提出60岁为老年期的开始年龄，最近世界卫生组织提出了新的划分标准：

60～74 岁的人群为老年前期或准老年期，75 岁以上人群称为老年人，90 岁以上的人群称为长寿老人；我国将 45～59 岁为老年前期，60～89 岁为老年期，90 岁以上为长寿期。20 世纪 90 年代美国调查发现，全国 12.6% 的人数年龄为大于 65 岁，6.1% 的人数年龄大于 75 岁；我国也已经进入老年社会。流行病学调查研究表明，冠心病的患病率随着年龄的增加而增加，老年人大约占所有 ACS 患者的 10%，占所有心肌梗死患者的 60%，尽管老年人占 ACS 患者的比例逐步增加，但临床上缺乏对 ACS 老年患者的系统研究，大规模的随机注册研究常将老年患者排除在外或仅把老年患者当作一个亚组来分析。

2. 病理生理改变及临床表现　老年人和老年 ACS 患者有一些独特的病理生理特征，归纳起来包括：①血管弹性下降使心脏舒张充盈障碍，致心室舒张功能不全增多，同时心肌缺血会进一步损害心室舒张功能，增加心室舒张压；②血管内皮功能的改变减少冠状动脉血流，其在急性冠状动脉综合征中起重要作用；③老年人交感神经系统对急性心肌损伤的代偿能力下降；④老年人丧失了梗死前心肌缺血的保护作用；⑤增龄伴随着心肌细胞凋亡增加，进一步减少心脏储备，而且老年人血管再生功能下降，侧支血管形成不良等。另外，老年 ACS 患者往往同时合并有慢性肺病、肾功能不全及脑血管疾病等，使老年 ACS 患者的临床表现非常不典型，如呼吸困难、意识障碍、乏力、消化道症状及精神状态异常等多见，而无典型的心绞痛临床表现，致老年 ACS 患者往往不能及时就医，另外老年 ACS 患者基线心电图多有异常，如束支阻滞、心室肥厚/扩大、伴缓慢和快速的心律失常等对 ST 段的影响可能延误早期的诊断，丧失了最佳的再灌注治疗时间窗，这些改变使老年 ACS 患者有较多的并发症和死亡率及更差的预后。早期的 TIMIⅢ注册研究表明，与年轻患者相比，老年 ACS 患者的死亡风险增加 3.76 倍，再发心肌梗死增加 2.02 倍。荟萃分析表明，对于 ACS 患者，年龄是近期死亡率的最强预测因子，是死亡和心肌梗死复合终点的强烈预测因子。

（二）PCI 治疗策略

目前关于冠状动脉血运重建（包括 PCI 治疗）的临床随机试验一般将 75 岁以上的老年人群排除在外，尽管冠状动脉造影和 PCI 治疗在老年人中的使用较少以及这些操作带来的风险较高，但从大型的临床随机试验的亚组分析初步表明大于 75 岁以上的老年人仍可从 PCI 治疗中获益。对非 ST 段抬高的 ACS 患者的 PCI 治疗前面已经提到，中高危患者行早期 PCI 治疗患者获益大于药物保守治疗，但低危患者并不能从早期的 PCI 治疗中获得更多的益处，考虑到老年非 ST 段抬高的/CS 患者往往合并多种疾病，其危险因素较多，危险性高，理论上行早期 PCI 治疗能获得更多的益处。最近的二个大规模随机对照试验情况在严格抗血小板治疗的背景下对早期 PCI 治疗和有创治疗进行了比较。FRISCⅡ试验的亚组分析结果表明，在大于 65 岁老年患者中（1490 例），早期 PCI 治疗与药物保守治疗比较，1 年的死亡和心肌梗死的相对危险率为 0.63，且优于小于 65 岁患者（相对危险率 0.93），说明老年非 ST 段抬高的 ACS 患者能从早期的 PCI 治疗中获益更多。TACTICS 试验结果的亚组分析也表明大于 65 岁的患者早期 PCI 治疗和药物保守治疗的比值比点估计优于 65 岁以下的患者。上述二个试验的结果初步表明，对老年患者早期 PCI 治疗同样获益甚至更多于年轻患者。根据目前大量的循证医学证据，ACC/AHA 对非 ST 段抬高 ACS 的处理指南中强调对待老年 ACS 患者提出了如下建议：①应当像对待年轻患者一样，评估 ACS 老年患者的即刻和长期治疗干预（证据级别：A）。②有关老年 ACS 患者的治疗决策不仅要考虑年龄，还要以患者为中心，考虑患者的一般状况、功能和认知状态、并发性疾病、预期寿命和患者的意愿与目标（证据级别：B）。③应当注意合理调整老年 ACS 患者所用药物的剂量（证据级别：B）。④与年轻患者相比，ACS 老年患者面临的血管重建治疗早期手术风险增加，但是有创治疗策略的总体获益相当或更大，因此建议施行（证据级别：B）。⑤在 ACS 老年患者，应当考虑患者和家属的意愿、生活质量、生命终结方式和社会文化差异等问题（证据级别：C）。

急性心肌梗死中老年人的比率很高，据统计，在全部急性心肌梗死患者中，年龄≥75 岁者几乎占 1/3。由于老年急性心肌梗死患者的症状不典型，并存病多，就诊迟等原因，使老年急性心肌梗死患者接受再灌注疗法的比例随年龄增长反而下降：65～69 岁者 64.8%，70～74 岁者 60.1%，75～79 岁者 50.4%，80～84 岁者 35.4%，≥85 岁者 20.4%。与常规再灌注治疗一样，对 STEMI 老年患者的再灌注治疗包括静脉溶栓和有创血运重建二种方法，大量的研究结果表明，直接 PCI 较早期溶栓能使老年 STEMI 患者获益更大，并对无溶栓指针的老年患者首选 PCI 尽快开通梗死相关血管。较早的 PiMI－I 研究中亚组分析显示，PTCA 与溶栓治疗比较，前者的死亡或缺血复发率虽无统计学意义但有下降趋势，而再梗死率及病死率显著降低（$P<0.01$）。GUSTO－Ⅱb 也证实≥70 岁 STEMI 患者直接 PCI 术后 30 天的病死率低于溶栓治疗。Zijlstra 等进行的临床 Meta 分析显示，与溶栓疗法比较，直接 PCI 在减少 30 天病死率方面，在≥70 岁者比<70 岁者更有效。Nallamothu 等认为，在能迅速、熟练进行 PCI 的大型医院，PCI 疗效超过溶栓疗法。Zeymer 等分析 ACOS 方案中 154 个医院≥75 岁的 2045 例 STEMI 患者，直接 PCI 使住院及 1 年死亡率明显降低，而溶栓能改善出院死亡率。因此对高龄者的早期血管重建，应优先考虑直接 PCI。CADILLAC 是迄今为止研究老年心肌梗死患者机械性再灌注治疗结局的规模最大的随机对照试验，共入选 9 个国家 76 个医学中心的 2681 例急性心肌梗死患者（除外合并心源性休克患者），结果表明，老年急性心肌梗死患者 PCI 成功率与年轻者相似；按年龄分析临床结局时发现，老年组（>65 岁）30 天和 1 年病死率、卒中或大出血率明显高于较年青组；而 PCI 后 30 天及 1 年再狭窄、再梗死、亚急性血栓形成、梗死相关血管血运重建率等与年龄无关，总的说，老年人可明显从常规置入支架中受益，另外常规给予阿昔单抗，虽然安全，却无明显益处。虽然直接 PCI 使老年人急性心肌梗死病死率下降，但年龄>75 岁者住院病死率仍为<75 岁者的 7 倍。

总之，无论溶栓治疗还是急诊 PCI，均已成为提高老年急性心肌梗死患者存活率的重要手段，选择何种再灌注治疗方案应根据患者病情和就诊条件充分权衡利弊后决定，以便最大程度地挽救存活心肌。溶栓时辅助应用血小板 GPⅡb/Ⅲa 受体拮抗剂在老年人 STEMI 的疗效尚未得到证实。

二、女性的 ACS 的 PCI 治疗策略

（一）概述

女性冠心病发病率较男性偏低，45 岁以前女性冠心病患病率显著低于男性，45 岁以后女性患病率逐年增高，至 60 岁时男女患病率之比已无明显差别。据研究统计女性初发冠心病时间较男性平均晚 10 年，出现 STEMI 或猝死等严重心血管事件较男性晚 20 年。这种保护机制尚不十分明确，一般归因于生理性雌激素对女性冠心病的预防作用，但对绝经女性雌激素替代治疗预防冠心病已明确其无效甚至有害女性健康。和男性相比，女性的一些重要的危险因素在逐步增加（如高血压、肥胖、糖尿病、吸烟及喜静的生活方式等），部分危险因素与 ACS 的相关性较男性更高，糖尿病使女性的冠心病的风险增加 3～7 倍，而在男性为

2～3 倍。在脂代谢方面，女性的 HDL 降低比 LDL 升高有更强的危险因素，高三酰甘油血症也是女性冠心病的独立危险因素，绝经后女性冠心病的发病率是绝经前同龄女性的 2～3 倍。女性吸烟也是一个值得特别关注的因素，它与口服避孕药物之间有不利的相互作用。上述种种因素可能与女性高龄患者 ACS 发病率高、病变重、预后差等有关，也可能与目前女性 ACS 的死亡率仍相对稳定有关。

临床表现上，女性 ACS 患者比男性 ACS 患者更加不典型，无心绞痛发作而代之亦不典型颈部、背部或其他部位的疼痛或放射痛，恶心、呕吐、乏力和呼吸困难也是女性 ACS 患者常见的临床表现。在合并高龄、糖尿病等危险因素的女性中，较男性更易出现无症状性心肌梗死、易发生再梗死且部分患者以心力衰竭为首发临床表现。女性 ACS 患者的不典型症状往往导致其就医较晚，常规心电图的表现上女性患者往往有更多的 ST 段和 T 波的不典型改变，运动负荷试验有更多的假阳性，这些因素致女性 ACS 患者较少且较晚接受再灌注治疗。研究表明对非 ST 抬高的 ACS 患者女性比男性预后要好，而对于 STEMI 女性患者则较男性 STEMI 患者预后更差，可能与 STEMEI 女性患者往往合并高龄、糖尿病及高血压病等危险因素，易出现心力衰竭、出血及恶性室性心律失常甚至心室壁破裂等并发症有关。故女性 STEMI 患者短期及长期预后均较差。有报道提出：小于 50 岁的女性患者心肌梗死后早期病死率是同龄男性的 2.1 倍，这种性别差异随年龄递增而递减，至 74 岁以后差异基本消失。冠状动脉造影资料显示：女性冠状动脉较细，病变累及前降支或其他单支病变较男性多，也有报道示女性中无明显冠状动脉狭窄较多。

（二）PCI 治疗策略

循证医学已经证实 PCI 比溶栓治疗能更有效地降低 STEll 患者的死亡率及再梗死率，但这种益处在女性急性心血管事件发生后并没有被充分利用，约比男性少 55%。女性再灌注比例少，与女性发病时年龄较大、心梗后就诊时间延迟、缺乏典型的临床表现及心电图 ST 段抬高不明显等有关。导致经 PCI 治疗后女性患者住院的死亡率高于男性患者，存在这种差异的因素是女性患者本身，还是另有其他的因素，有待进一步的研究证实。女性 ACS 患者往往同时并发糖尿病、高血压、年龄大、动脉相对细小、并发症较多及较晚和较少行 PCI 治疗等因素。Adamian 等研究共纳入 2360 例病人，其中男性 2113 例，女性 247 例，结果表明，住院期间、1 个月、6 个月的主要心血管事件男性分别为 0.9%、1.3% 和 4.7%，而女性分别为 3.6%、4.8% 和 9.8%，女性患者明显高于男性患者。Kelsey 的研究也支持上述结论。carevo 研究提示虽然女性患者住院死亡率高于男性，但总生存率及无事件生存率和男性相似，在校正行 PCI 的女性患者的部分临床因素后，研究发现性别对 PCI 治疗的临床结果影响较小或无影响。TACTICS 试验将男性患者（n＝1463 例）和女性患者（n＝757 例）随机分配到早期有创治疗组或药物保守治疗组，有创治疗组和药物保守组相比较，6 个月的主要心血管事件在男性（15.3% 比 19.4%）和女性相似（17.1% 比 19.6%），表明有创治疗无明显性别差异。上述试验的矛盾结果促使研究者进一步的设计大规模、随机临床对照试验，已趋达到一致的结果。支架的广泛使用和辅助药物治疗的不断进步，已经改善了现在 PCI 患者地预后，特别是药物洗脱支架地问世，以及药物洗脱支架在小血管中的使用显示，男性和女性的长期结果良好，这在女性患者中尤其重要。在 ACS 患者的支架治疗中，死亡率的性别差异始终存在，期望支架完全消除性别带来的差异，还有漫长的路要走。无论如何，目前大量地临床研究证明 PCI 治疗使 ACS 女性患者明显受益，故目前的 ACC/ZAHA 关于 ACS 治疗建议强调指出，若无禁忌证，应该同等地对男女患者进行治疗。

三、糖尿病患者 ACS 的 PCI 治疗策略

（一）概述

糖尿病是一种常见病、多发病，目前在全球范围内其患病率不断增加，临床上分为 1 型糖尿病和 2 型糖尿病，前者多侵犯患微血管和大血管，后者主要侵犯大血管。糖尿病是一种复杂的代谢性疾病，其中 50% 的患者并发冠心病，20% ~35% 患者并发 ACS，糖尿病使形成冠心病的风险增加 2 ~6 倍，糖尿病已成为是冠心病的独立危险因素，又称为冠心病的等危症。Mak 等研究证实，在排除年龄等多项危险因素影响后，糖尿病患者发生 ACS 的风险比非糖尿病患者高 2 倍。21 世纪，随着糖尿病患者的不断增加，连同其伴随的心血管事件成为全球性的健康危机。糖尿病患者易并发冠心病的机制复杂，目前认为可能与血小板作用紊乱、内皮细胞功能障碍、纤维蛋白溶解系统紊乱、脂代谢紊乱以及过度的炎症反应等有关，上述因素引发冠心病甚至 ACS。而并发 ACS 的糖尿病患者易出现慢性心力衰竭和再发心肌梗死，这是导致患者死亡的两大主要原因。

糖尿病患者心脏主要的病理改变为：微血管病变，内皮细胞增生、变性、基底膜增厚；心肌肥大，弥漫性心肌纤维化和心肌细胞局灶性坏死；心肌间质、冠状动脉粥样硬化。冠状动脉的病理改变经尸检和冠状动脉造影证实：多存在左主干病变、多支血管病变、小血管病变及弥漫长病变。这些改变导致心肌僵硬，心室顺应性减退，另外由于广泛的心肌细胞坏死、心肌淀粉样变、冠状动脉广泛病变致心肌的血流储备受损，心脏的收缩和舒张功能均降低，诱发心力衰竭，同时广泛的冠状动脉粥样硬化、冠状动脉内斑块的更加不稳定性使冠状动脉弥漫病变，导致缺血事件和复发性缺血事件的发生。这些心脏缺血性事件的其临床预后较非糖尿病差。糖尿病患者的心肌梗死的急性期和恢复期死亡率、再梗死率、心衰发生率等心血管事件明显增高，研究表明糖尿病并发冠心病患者 5 年死亡率超过非糖尿病的冠心病患者 2 倍以上。而且糖尿病常常与女性、老年等因素密切关联，老年女性糖尿病患者并发 ACS 属于高危冠心病范畴，其危险性更高、并发症更多，而治疗方案棘手且效果差、预后不良。

（二）PCI 治疗策略

介入治疗早期即单纯的 PTCA 时期，由于 PCI 治疗的并发症、死亡率及再狭窄率明显增高，糖尿病合并多支血管病变、小血管病变等均是 PTCA 的禁忌证。大量的临床研究提示与非糖尿病冠心病患者相比，糖尿病冠心病患者的死亡率、再血运重建率、再发心梗、心力衰竭发生率均高于前者，糖尿病冠心病患者冠状动脉的再狭窄率、晚期管腔丢失和晚期血管闭塞率亦均高于非糖尿病冠心病患者。糖尿病冠心病患者行单纯 PTCA 治疗其主要的心血管事件发生率高于药物保守治疗和 CABG 治疗患者。金属裸支架和血小板 GPⅡb/Ⅲa 受体拮抗剂的使用降低了 PCI 的并发症，提高了操作的安全性，尤其是降低了再狭窄率，但糖尿病患者并发 ACS 的早期血运重建术后的靶血管重建率、支架内再狭窄率、心脏事件的发生率仍高于非糖尿病患者。FRISCⅡ研究中，非糖尿病患者早期行 PCI 治疗和药物保守治疗相比，患者的心脏事件发生率（7% 比 12%，$P=0.0018$）和死亡率（2% 比 3.5%，$P=0.027$）明显低于保守治疗组，但糖尿病患者早期 PCI 治疗组和保守治疗组的心脏事件发生率分别为 17% 和 28%（$P=0.06$），死亡率分别为 7% 和 11%（$P>0.05$），糖尿病患者早期行 PCI 治

疗并没有获得更大的益处，但对于65岁以上的患者以及心肌坏死的血清标志物升高的高危患者，早期的介入方案似乎更有利。PRESTO大规模临床随机对照试验（2694例糖尿病患者比8798例非糖尿病患者）研究表明，糖尿病是支架术后9个月病死率的独立危险因素。上述试验表明在冠状动脉支架时期，糖尿病仍然是决定冠状动脉介入治疗后疗效的重要因素之一。STEMI的糖尿病患者因易于发生急性左心衰竭而倾向于优先使用直接PCI，与静脉溶栓相比，直接PCI显著降低了STEMI的糖尿病患者的死亡率和再次心梗发生率。Villareal研究比较了糖尿病患者行支架置入（n=468例）和CABG（n=762例）血运重建的疗效，结果提示：住院死亡率和心肌梗死的发生率CABG组高于支架组（$P<0.05$），分别为5.5%比0.4%和5%比1.5%，但靶病变重建率低于支架组（0.4%比3.2%）。Pereira等进行的随机对照试验纳入病例数较少（支架组44例、CABG组46例），随访1年，结果提示支架组发生的主要心血管事件和CABG组无统计学差异（22.7%比19.5%）。

ACC/AHA指南中建议CABG用于PCI失败或有机械性并发症的糖尿病ACS患者，对于左主干病变、三支血管病变等复杂冠状动脉病变，建议行CABG治疗。

药物洗脱支架的使用被称为介入治疗的第三次里程碑，已经有大量的临床试验证实药物洗脱支架在降低支架内再狭窄方面优于金属裸支架。在口服降糖药或饮食控制的糖尿病患者，其心血管事件发生率较非糖尿病患者下降更多（63%比61%），而对于使用胰岛素治疗的糖尿病患者合并冠心病时行药物洗脱支架（雷帕霉素）治疗后，支架内再狭窄下降77%。DIABETES是一个多中心、随机、对照临床试验，比较药物洗脱支架（雷帕霉素）和金属裸支架在糖尿病患者的冠状动脉病变PCI后的疗效，两组均进行有效的药物治疗（59%以上的患者使用血小板GPⅡb/Ⅲa受体拮抗剂的使用），随访9个月，结果表明：支架内管腔丢失，药物支架组明显低于金属裸支架组［(0.06 ± 0.4) mm比(0.47 ± 0.5) mm］，靶血管重建率和主要的心血管事件，药物洗脱支架组也明显低于金属裸支架组（7.3%和11.3%比31.3%和36.3%），而药物洗脱支架组未出现支架内血栓发生，金属裸支架组有2例出现了支架内血栓，说明在糖尿病合并冠状动脉病变的患者中使用雷帕霉素药物洗脱支架能有效降低支架内再狭窄，其使用也是安全有效的。对紫杉醇药物洗脱支架的研究，Dawkins等综合分析了TAXUSⅡ、Ⅳ、Ⅴ、Ⅵ系列研究，在糖尿病患者中使用TAXUS支架与金属裸支架相比，靶血管重建率在口服降糖药组和胰岛素治疗组分别降低59%相66%，支架内再狭窄下降65%，这些结果也说明使用TAXUS支架是安全有效的。RESEARCH注册研究结果显示：6个月的再次血运重建药物洗脱支架和裸支架分别为2.7%和7.1%。荟萃分析发现6个月和1年的死亡率和MI发生率药物支架与裸支架无显著差异。

在糖尿病患者的冠状动脉中，单支原位病变（denovo）的PCI治疗，药物支架已经显示出其安全性和有效性，而对于糖尿病患者的冠状动脉中多支血管病变的使用药物支架的情况又是如何？ARTSⅡ试验研究目的是评价雷帕霉素支架在糖尿病患者多支冠状动脉血管病变中的安全性以及该药物洗脱支架与ARTS工试验中金属裸支架和CABG疗效的比较，治疗30天的主要心血管事件药物洗脱支架组显著低于金属裸支架组（4.4%比12.5%）$P=0.02$），1年的死亡率三组无明显差异，心肌梗死的发生率药物洗脱支架组与CABG组无差异但显著低于金属裸支架组（0.6%比6.3%，$P=0.01$），需再次血运重建率药物治疗组显著高于CABG组（12.6%比4.2%，$P=0.027$），无主要心血管事件生存率药物支架组与CABG组相似（84.3%比85.4%，$P>0.05$），但显著高于金属裸支架组（84.3%比63.4%，P<

0.01）。ERACIⅢ的试验研究结论与 ARTSⅡ相似，糖尿病多支血管病变患者药物支架置入组 1 年无主要心血管事件高于 CABG 组和金属裸支架组（分别为 88%、80.5%、78%，$P<0.05$），再次血运重建率与 CABG 组相似但低于金属裸支架组。上述结果表明，在药物洗脱支架时代，由于药物洗脱支架在糖尿病患者并发冠状动脉病变中的使用的安全性和有效性，将大大拓宽 PCI 治疗的适应证，而有些特殊人群中更复杂的病变如无保护左主干病变、三支血管病变合并左心功能不全时等，药物洗脱支架能否适用还有待进一步的临床研究。

总之，总结目前的文献，支持运用与总人群相似的临床方法处理合并有糖尿病的 ACS 患者，对于大多数 ACS 的循证医学证据表明，糖尿病患者比非糖尿病患者获得更大的益处。虽然药物洗脱支架的应用和抗血小板药物的应用能明显改善糖尿病患者 PCI 的效果，但合并糖尿病的 ACS 患者病人的预后取决于血糖的控制情况，糖基化血红蛋白的水平每升高 1%，缺血性心脏病的危险增加 10%，美国糖尿病协会建议治疗得目标是将糖基化血红蛋白控制在 7% 以下，尤其对 2 型糖尿病患者。另外，生活方式的改变，积极控制多种心血管疾病危险因素，强化降职、积极控制血压等 ACS 的二级预防也将影响着治疗的远期效果。

（牛少辉）

参考文献

[1] 樊新生．实用内科学．北京：科学出版社，2015.
[2] 张文武．急诊内科学．北京：人民卫生出版社，2012.
[3] 刘大为．实用重症医学．第1版．人民卫生出版社，2010.
[4] 郭继鸿．心电图学．北京：人民卫生出版社，2005：191－192.
[5] 陈新，黄宛．临床心电图学．第6版．北京：人民卫生出版社，2009：50－51.
[6] 贾满盈，许顶立．临床心血管内科急诊学．北京：科学技术文献出版社，2009.
[7] 赵宁，沙秀敏，孙又良．现代危重病治疗学．军事医学科学出版社，2010.
[8] 石兰萍．临床内科护理基础与实践．北京：军事医学科学出版社，2012.
[9] 杨华，闫雪洁，张洪青，等．临床内科疾病诊疗学．北京：知识产权出版社，2014.
[10] 李小鹰，程友琴．老年心血管急危重症诊治策略．北京：人民军医出版社，2010.
[11] 曾武涛，柳俊，陈国伟．心血管病最新诊断与防治策略．北京：人民军医出版社，2011.
[12] 卢才义．临床心血管介入操作技术．第二版．北京：科学出版社，2009.
[13] 吴艳芳．恶性心包积液的内科治疗进展．癌症进展杂志，2007，5（1）：352－354.
[14] 耿德章，陈可翼，钱贻简，等．老年肺栓塞．中国老年医学，2002，4：440－445.
[15] 于宝成．老年肺栓塞的诊治进展．国外医学老年医学分册，2002，23：137－139.
[16] 郭继鸿．心电图学．北京：人民卫生出版社，2005：191－192.
[17] 姜宗来．胸心外科临床解剖学．济南：山东科学技术出版社，2010.
[18] 汪小华，慧杰．心血管护理学．北京：科学出版社，2007.
[19] 杨丽娟．实用心血管疾病护理．北京：人民卫生出版社，2009.
[20] 吕树铮．陈韵岱．冠心病介入治疗经典病例解析．北京：人民卫生出版社，2005.
[21] 王学红，卢雪峰．诊断学．第8版．北京：人民卫生出版社，2013：483.
[22] 卢喜烈．301临床心电图学．北京：科技文献出版社，2010.
[23] 王吉耀主编．内科学．第二版．北京：人民卫生出版社，2012：43－49.
[24] 周爱卿．先天性心脏病心导管术．上海：上海科学技术出版社，2009.
[25] 孙立忠．主动脉外科学．北京：人民卫生出版社，2012：127－173.
[26] 李滋冲，王丽敏，蒋勇．2010年中国成人高血压患病情况．中华预防医学杂志，2012，46（5）：409－413.
[27] 吴茵，汪小华，朱雅萍，等．急性主动脉夹层病人控制血压的护理．护士进修杂志，2009，24（8）：704－705.
[28] 吴丽华，汪小华，卢钰．30例慢性心力衰竭病人实施自我管理的效果．中华护理杂志，2012，47（2）：176－178.

[29] 任群，付蕴韵．冠状动脉瘘与冠状动脉窦瘤破裂超声心动图的鉴别诊断．慢性病学杂志，2010，12（10）：1225－1226.

[30] 冯毅，马根山，严金川，等．冠状动脉内超声指导下药物涂层支架植入在支架内再狭窄处理中的应用．江苏医药，2007，33（7）：3.

[31] 周凤兰，康群风，赵建华，等．128 螺旋 CT 冠状动脉造影成像质量与护理的相关性．中国误诊学杂志，2010，10（23）：5748－5749.

[32] 中华医学会心血管病学分会，中华心血管病杂志编辑委员会．中国慢性心力衰竭诊断治疗指南．中华心血管病杂志，2007，35（12）：1067－1095.